ATLAS D'ANATOMIE

MORPHOLOGIE • FONCTION • CLINIQUE

Pierre KAMINA

Professeur Émérite d'Anatomie

Université de Poitiers

ATLAS D'ANATOMIE

MORPHOLOGIE • FONCTION • CLINIQUE

2e tirage révisé

MALOINE

23, rue de l'École de Médecine

75006 Paris

2013

Du même auteur, chez le même éditeur

■ ***Anatomie clinique*** (5 volumes)
- Anatomie générale, membres
- Tête, cou, dos
- Thorax, abdomen
- Organes urinaires et génitaux, pelvis, coupes du tronc
- Neuro-anatomie

■ ***Carnet d'anatomie*** (3 volumes)
- Membres
- Tête, cou, dos
- Thorax, abdomen, pelvis

■ ***Petit atlas d'anatomie***

■ ***Planches d'anatomie***

■ ***Anatomie opératoire en gynécologie-obstétrique***
(Prix de l'Académie Nationale de Médecine)

Illustrations
Conception : Pierre Kamina
Réalisation : Cyrille Martinet

Conception graphique
(mise en pages et couverture)
Sophie Martinet

ISBN : 978-2-224-03221-0
Dépôt légal : juillet 2012
Imprimé à Singapour

À ma femme
À mes enfants
À mes petits-enfants

Avant-propos

Chaque homme est un être unique dans sa personnalité biochimique. Cependant, les hommes, revêtus de leurs téguments, semblent constituer des populations spécifiques et singulières. Néanmoins, en écorché ou sous le champ opératoire, tous les hommes ont en commun une anatomie semblable et un même sang. Les variations morphologiques constatées, comme celles du sang, sont minimes, voire insignifiantes.

Cet atlas reflète cette universalité de l'anatomie du corps humain.

L'homme, en présence de tout acte physiologique ou signe pathologique, a toujours voulu connaître l'organe responsable, soit pour traiter son handicap, soit pour en améliorer la performance. La connaissance des structures du corps humain est donc une nécessité pour répondre à cette quête de connaissance.

Le corps humain reste toujours mystérieux et énigmatique pour celui qui n'a jamais ouvert un atlas d'anatomie. Celui-ci est un recueil d'images signifiantes destinées à donner, d'un coup d'œil, des informations sur un organe ou une région du corps. Il est le reflet de mon enseignement d'anatomie médicale de 40 années, où le dessin à la craie de couleur au tableau noir était primordial. En effet, le dessin en construction devant l'étudiant exprime une pensée que l'on développe progressivement et clairement. En accompagnant l'enseignant, par le dessin, l'étudiant stimule le circuit de sa mémoire écrite.

L'image anatomique scientifique, initiée par Léonard de Vinci, ne doit pas être la traduction de tous les détails du corps, mais un choix délibéré, réfléchi et pédagogique de la structure et de la fonction. La débauche de détails nuit à l'apprentissage de l'anatomie. Cependant, la représentation picturale du corps humain doit traduire la réalité scientifique de la dissection anatomique, base de l'examen clinique, de l'imagerie médicale moderne et de la chirurgie.

Les figures de cet atlas, loin de l'imagerie cadavérique confuse et répulsive, reflètent l'anatomie du corps en vie. Cependant, certaines structures, tels les nerfs, ont été grossies pour plus de lisibilité et de compréhension. Les nombreuses coupes transversales sont les reflets exacts des coupes de laboratoire et d'imagerie médicale.

Cet atlas est au service de la connaissance et de la pédagogie : comprendre l'enchevêtrement des structures anatomiques et appréhender leur fonctionnement et dysfonctionnement potentiel.

Pour faciliter l'acquisition des connaissances, l'anatomie systématique précède souvent l'anatomie topographique. Des notes concises apportent un complément d'information essentiel que la figure ne donne pas.

La terminologie anatomique internationale (TA), francisée, a été adoptée. Seuls les éponymes couramment usités ont été signalés entre parenthèses.

Cet atlas exhaustif contient toutes les structures du corps humain, y compris celles de la neuroscience et de la reproduction. La richesse de son index en fait un véritable répertoire des termes anatomiques.

Notre objectif sera pleinement atteint si cet ouvrage, feuilleté par le lecteur, contribue à l'éveil de sa découverte du corps humain, suivant en cela le précepte de François Rabelais : *« Par fréquentes anatomies, acquiers-toi la parfaite connaissance de l'autre monde qui est l'Homme. »*

Pierre KAMINA

Ancien gynécologue-obstétricien des Hôpitaux
Professeur Émérite d'Anatomie
Université de Poitiers

Remerciements

Je suis très reconnaissant à Monsieur Daniel Vigot, Directeur Éditorial des Éditions Maloine, pour sa clairvoyance et son soutien sans faille dans la réalisation du premier Atlas d'Anatomie français, complet et en couleur, depuis le XIXe siècle. Un atlas aussi complexe et original ne pouvait être réalisé que par un éditeur compétent et enthousiaste.

Mes vifs remerciements s'adressent à Monsieur Cyrille Martinet, dessinateur médical. Sa convivialité sereine et sa patience ont permis de réaliser les détails assommants, parfois insignifiants, qu'exige l'Anatomie. Son talent artistique remarquable a su, par ailleurs, donner à mes esquisses scientifiques et pédagogiques de la beauté et de la vie.

Mes remerciements vont aussi à mes collègues et amis qui m'ont donné les clichés qui accompagnent certaines planches : le Professeur Luc Christiaens, le Docteur Philippe Chartier, le Docteur Thierry Diesce, le Docteur Jacques Drouineau et le Docteur Michel Sapanet.

Je remercie également mon ami le Professeur Jean-François Delattre qui m'a offert la photo page 4 de couverture, prise lors d'une conférence.

Abréviations utilisées

A. = Artère	Lig. = Ligament	post. = postérieur
Aa. = Artères	Ligg. = Ligaments	R. = Rameau
Art. = Articulation	M. = Muscle	Rr. = Rameaux
Artt. = Articulations	Mm. = Muscles	sup. = supérieur
ant. = antérieur	N. = Nerf	V. = veine
inf. = inférieur	Nn. = Nerfs	Vv. = Veines

Sommaire

	Anatomie générale	3
1	Tégument commun	15
2	Tête et cou	27
3	Dos	167
4	Thorax et abdomen	189
5	Pelvis et périnée	301
6	Coupes transversales (axiales) du tronc	397
7	Membre supérieur (ou thoracique)	419
8	Membre inférieur (ou pelvien)	501
9	Système nerveux	589
	Annexes	717
	Index	719
	Bibliographie	739

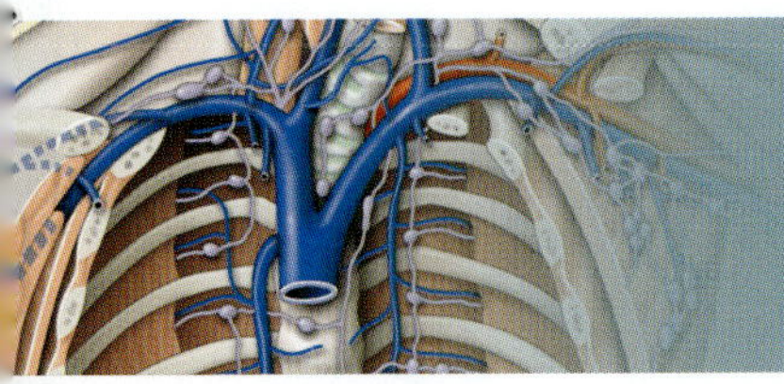

Anatomie générale

Terminologie : axes et plans anatomiques ... 5

SYSTÈME SQUELETTIQUE

Squelette - vue antérieure ... 6
Squelette - vue postérieure ... 7

SYSTÈME MUSCULAIRE

Musculature du corps (1) ... 8
Musculature du corps (2) ... 9

SYSTÈME VASCULAIRE

Artères périphériques du corps ... 10
Veines et lymphatiques périphériques du corps ... 11

SYSTÈME NERVEUX PÉRIPHÉRIQUE

Nerfs périphériques du corps (1) ... 12
Nerfs périphériques du corps (2) ... 13

Terminologie : axes et plans anatomiques

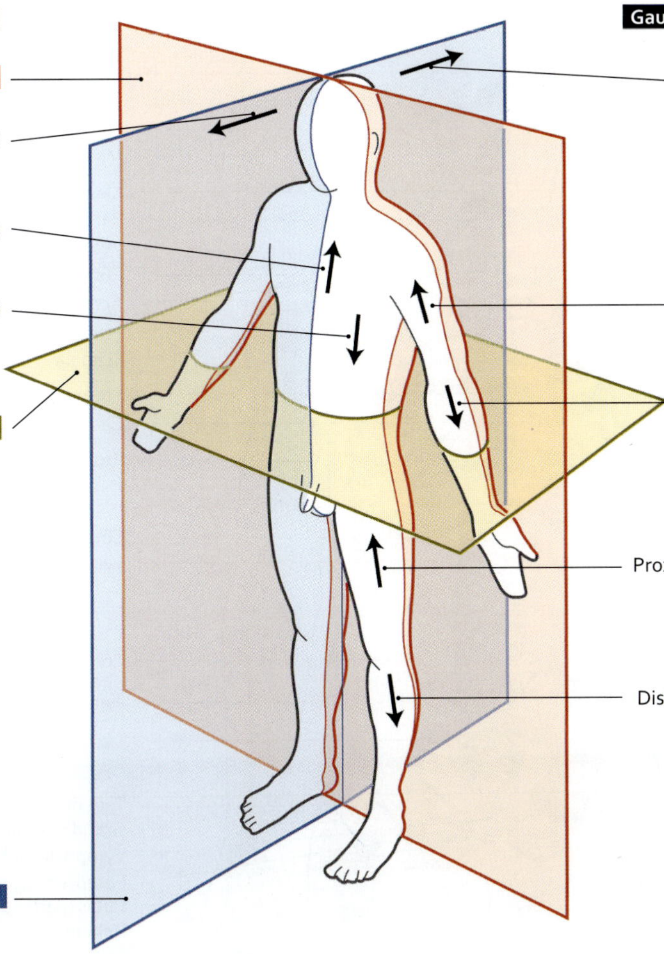

Plans fondamentaux de référence chez l'adulte

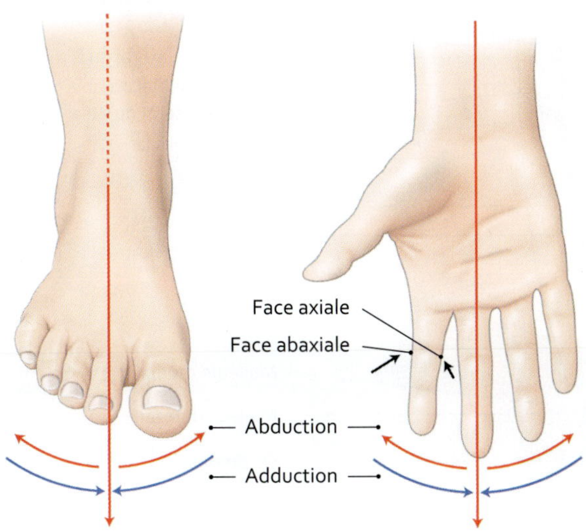

Axes du pied et de la main

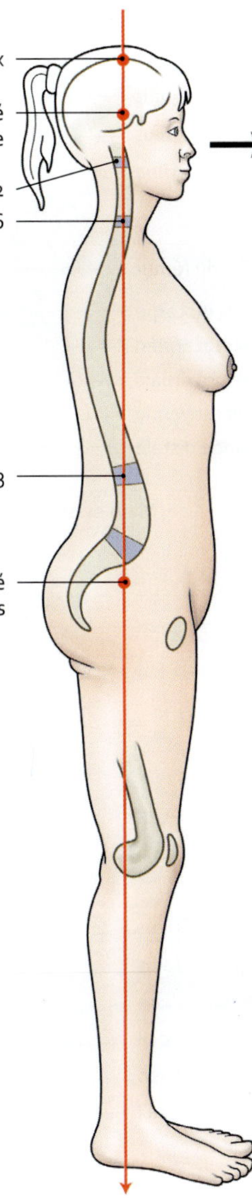

Axe du corps

Squelette - vue antérieure

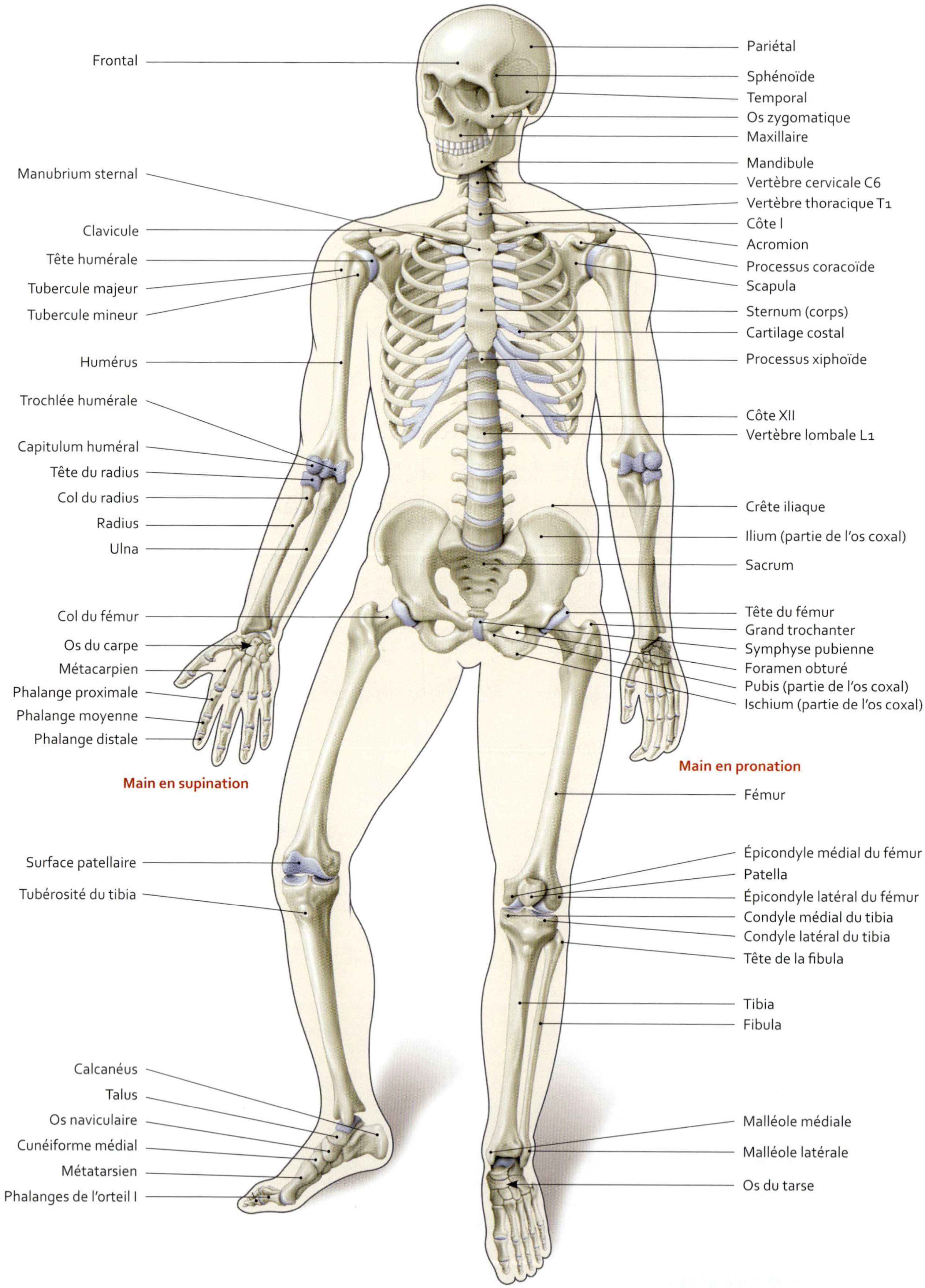

Squelette - vue postérieure

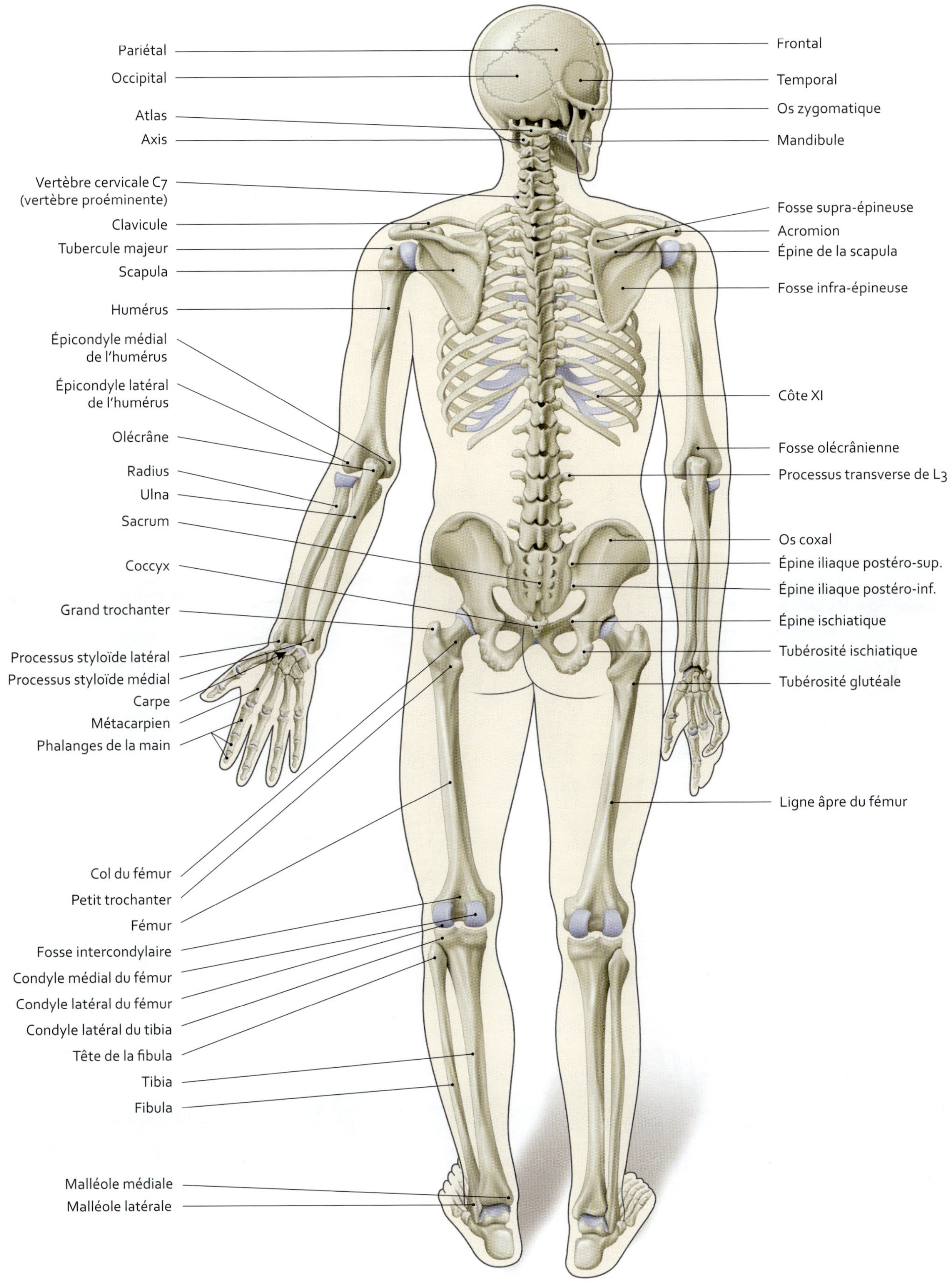

Musculature du corps (1)

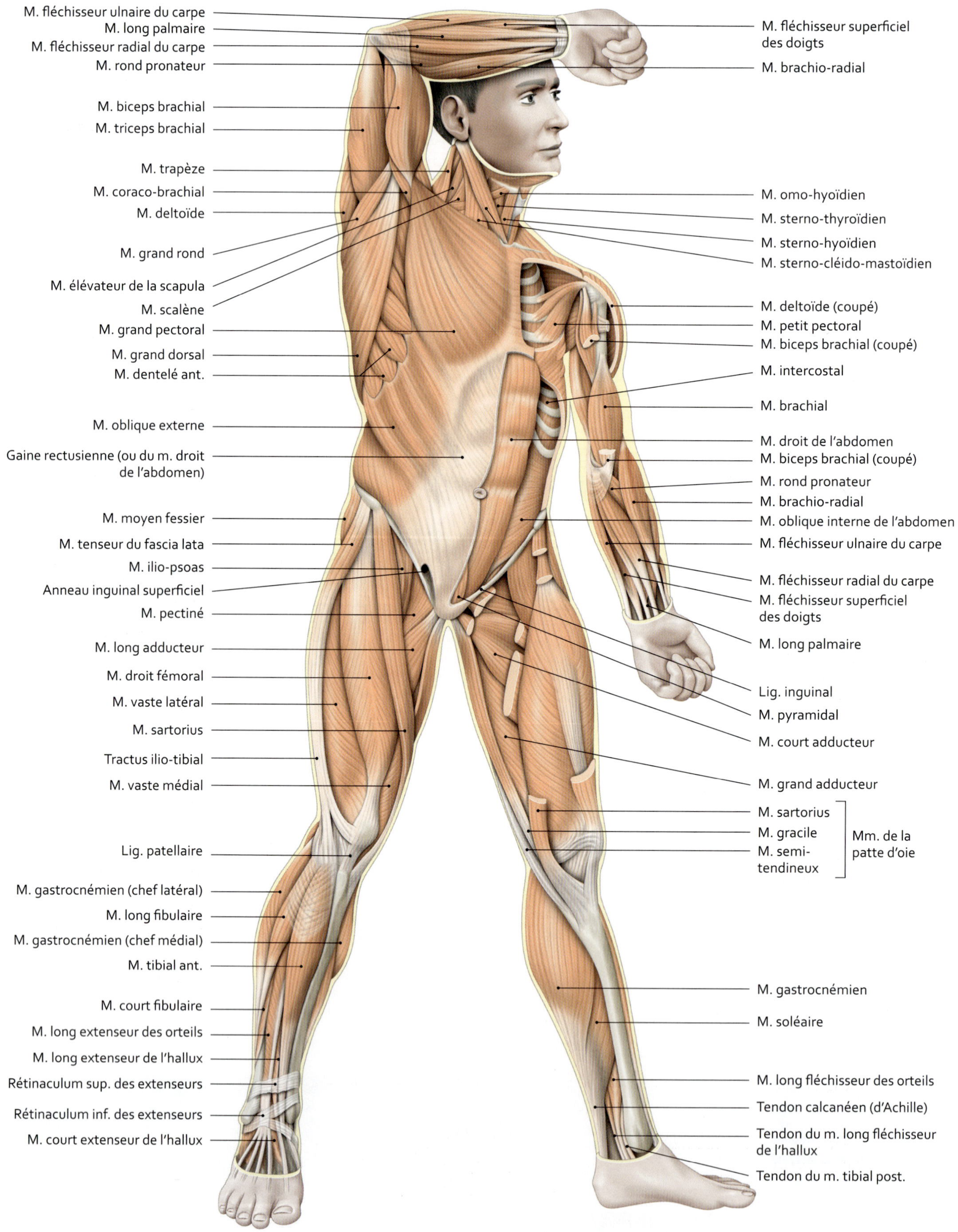

Musculature du corps (2)

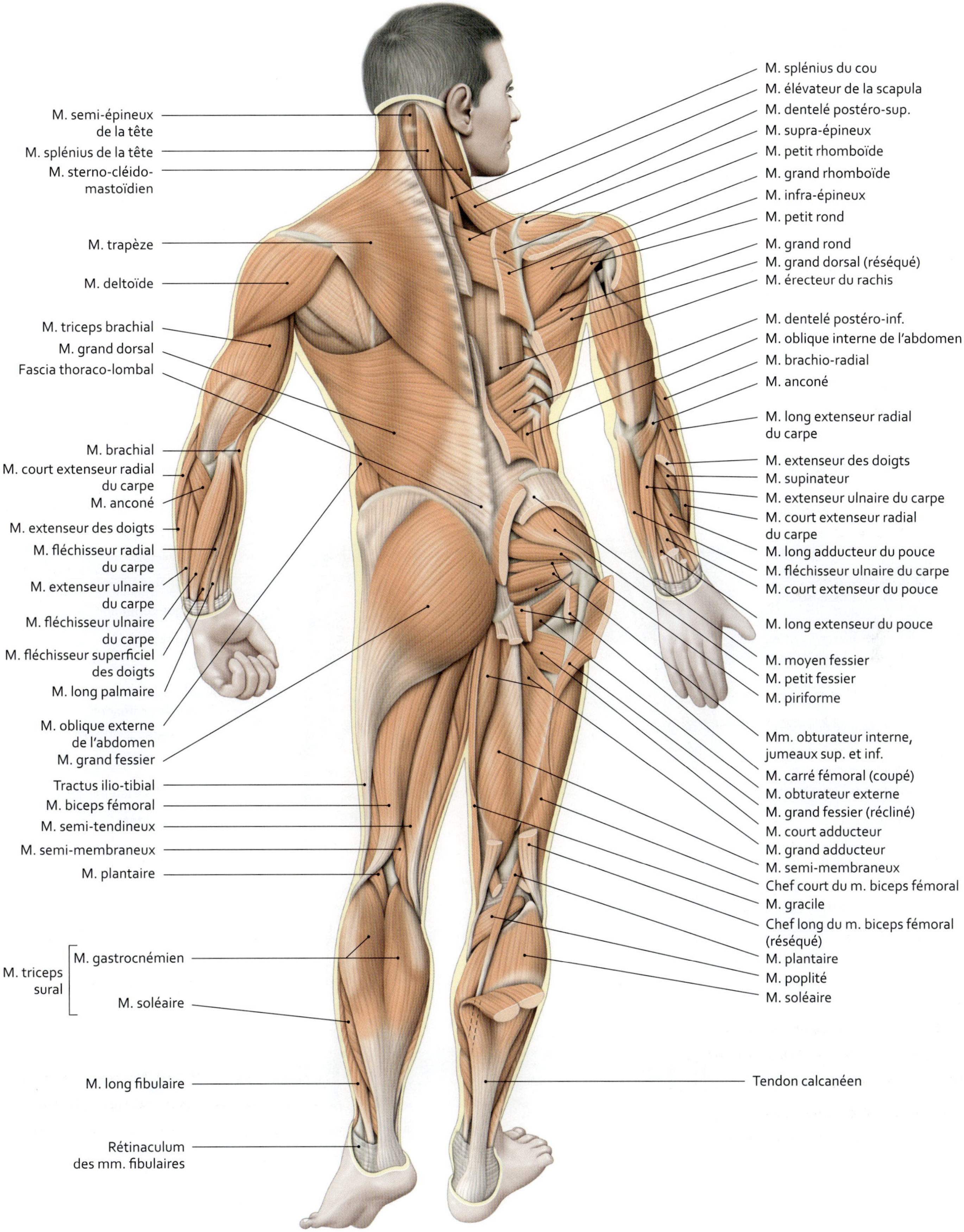

Artères périphériques du corps

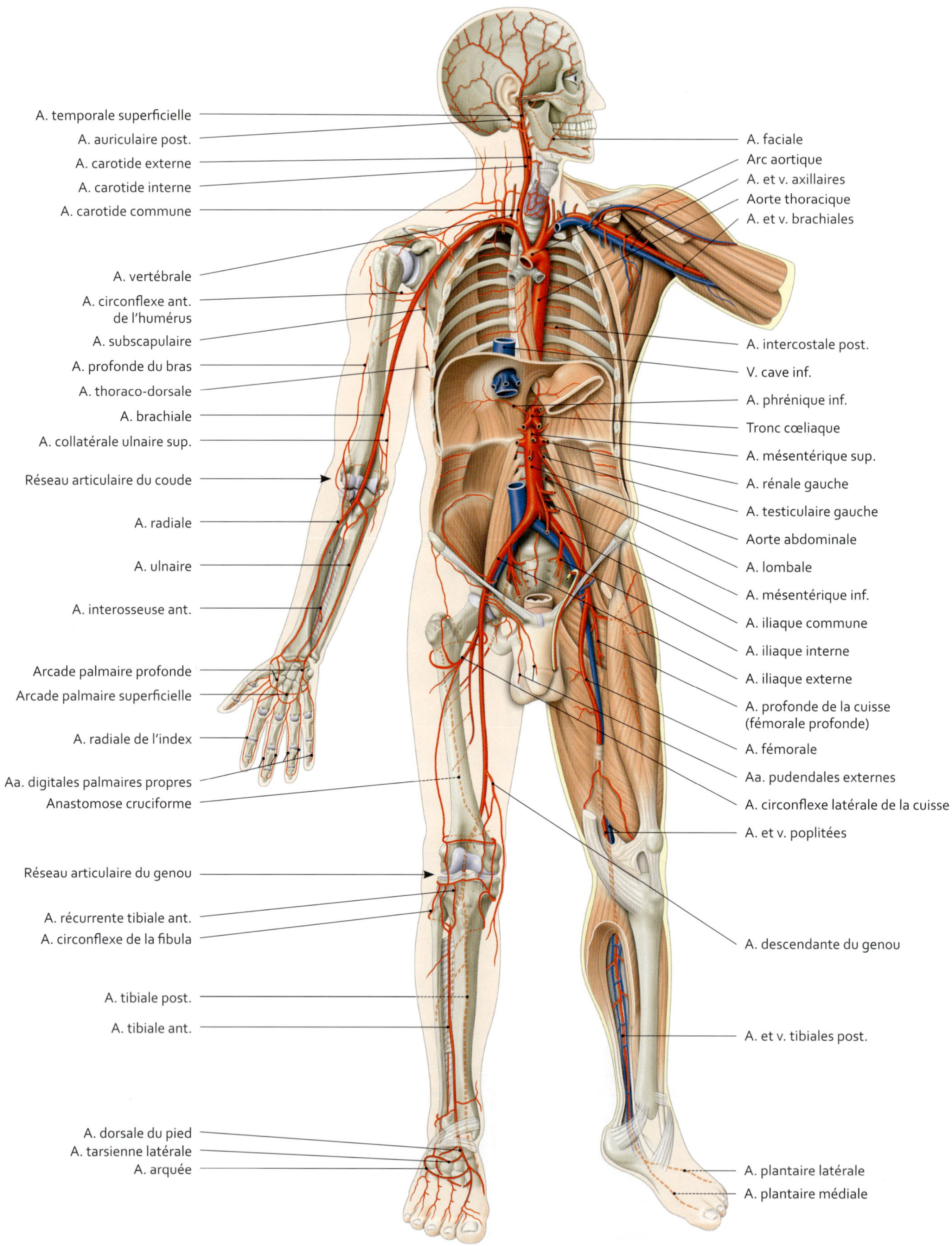

Veines et lymphatiques périphériques du corps

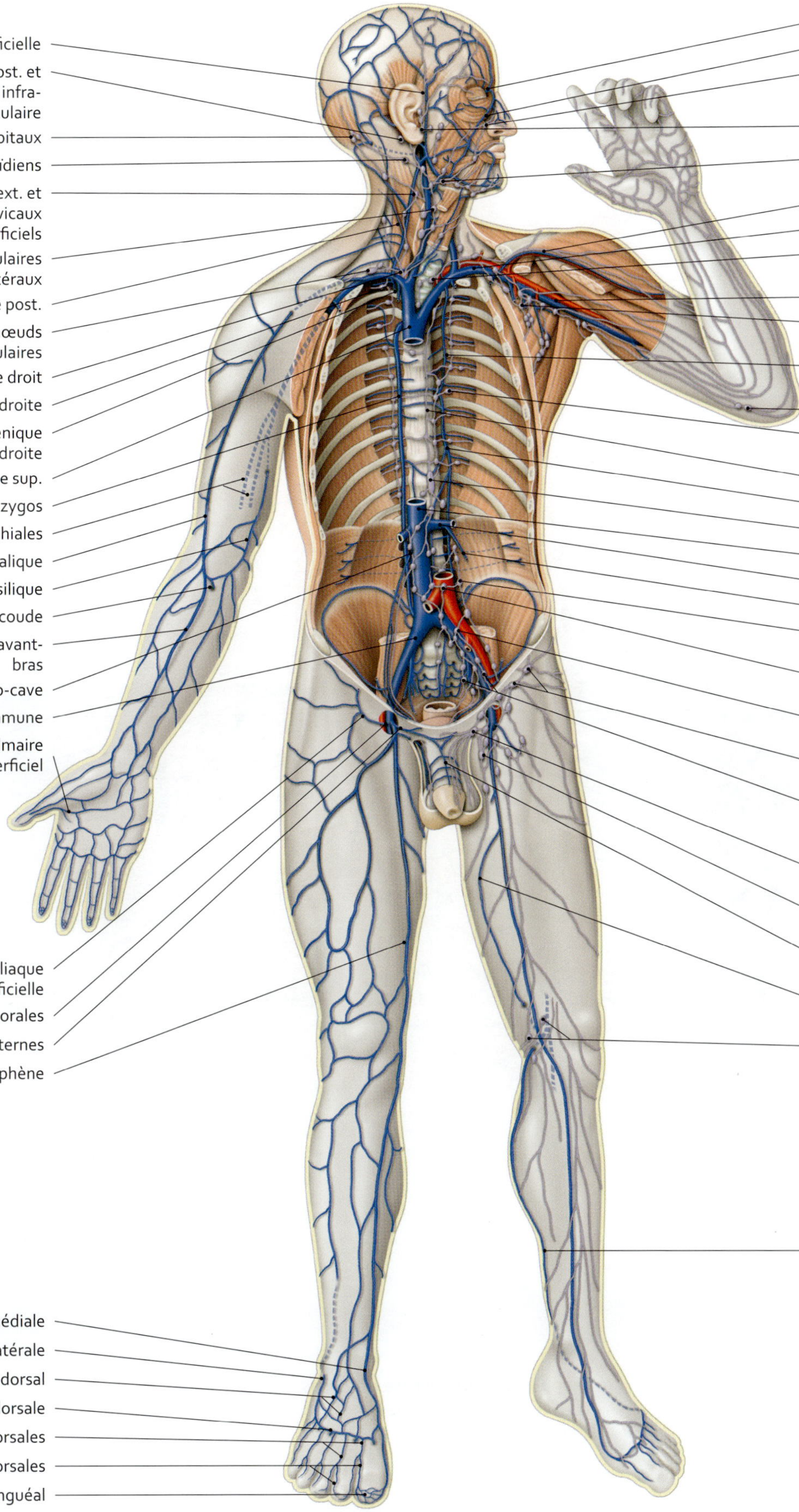

Nerfs périphériques du corps (1)

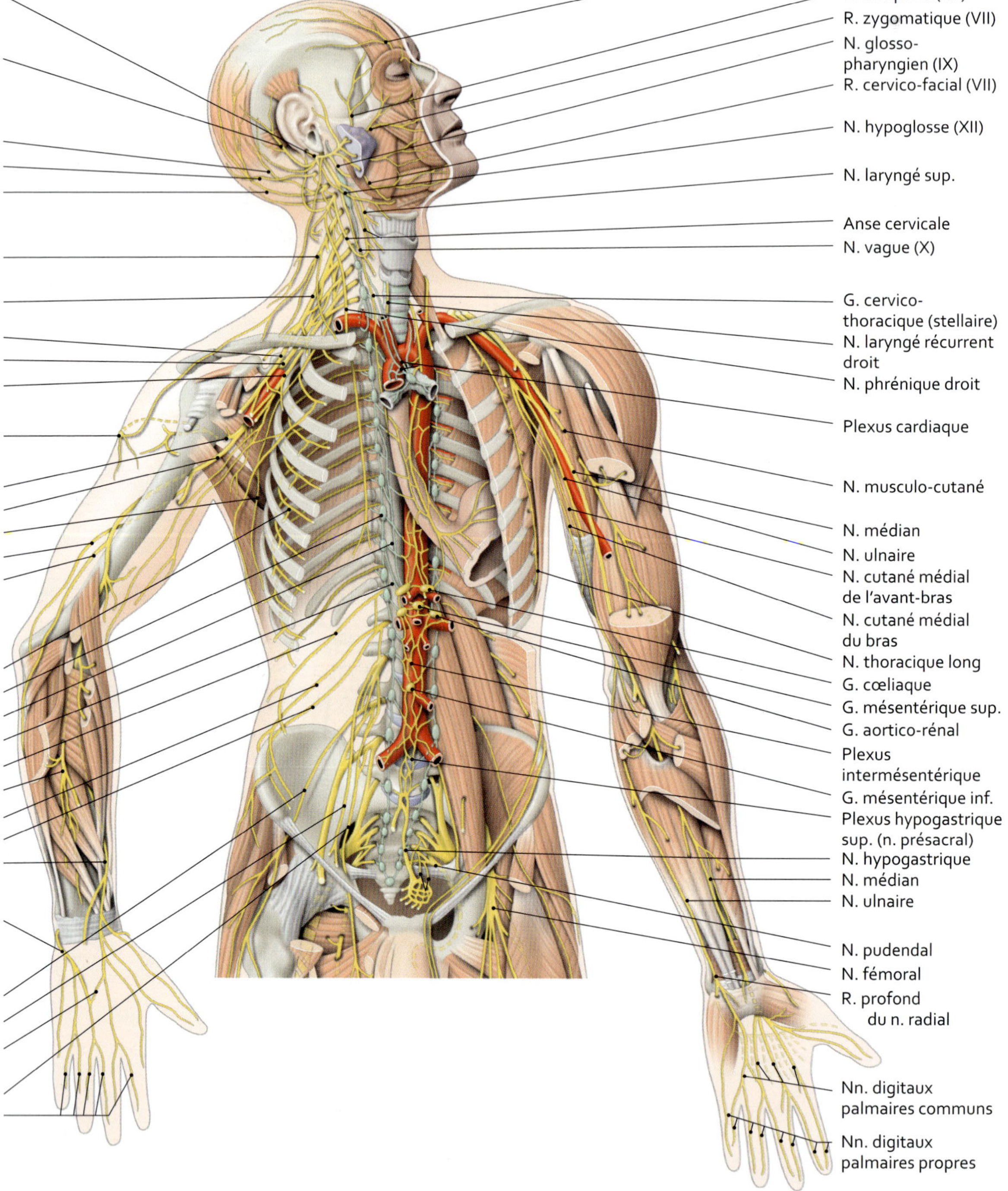

Partie supérieure du corps
(vue antérieure)

Nerfs périphériques du corps (2)

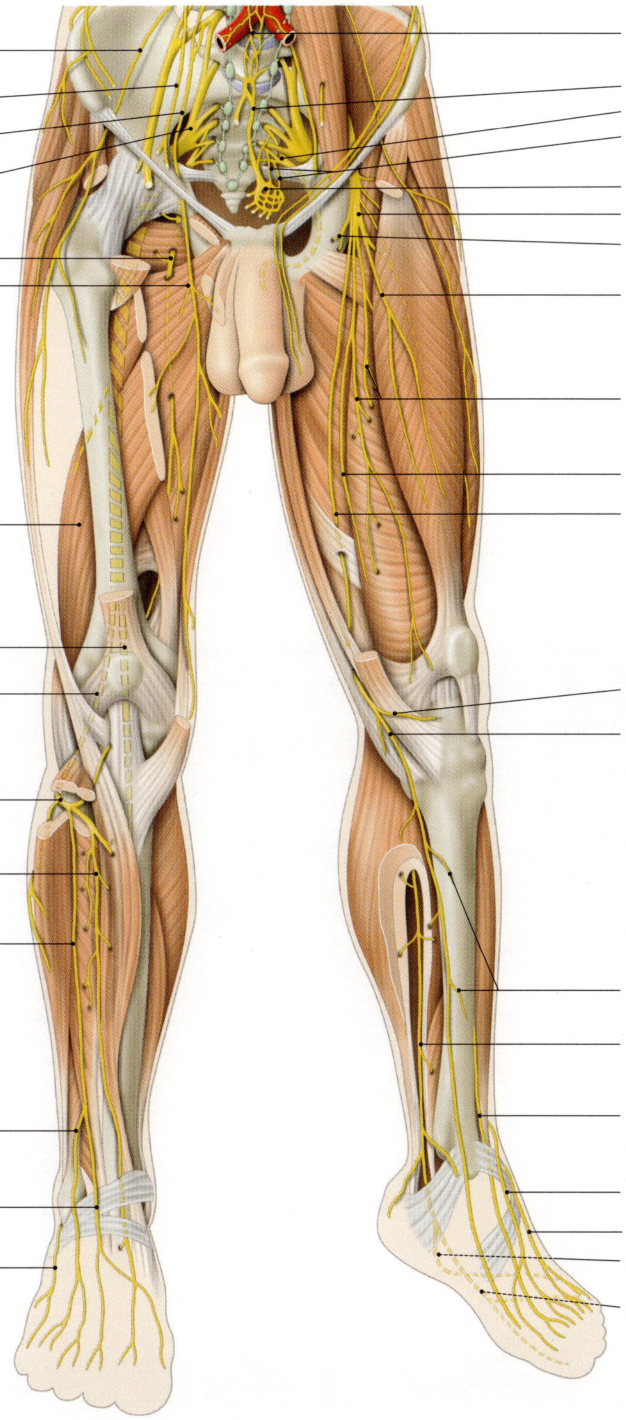

Partie inférieure du corps
(vue antérieure)

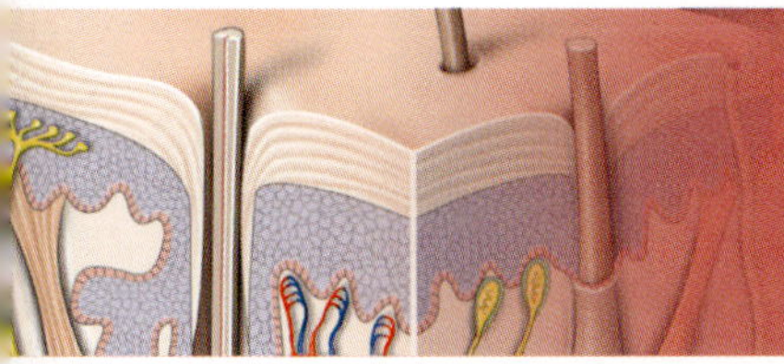

1 Tégument commun

PEAU ET ONGLE

1.1. **Structure de la peau** 17
1.2. **Pilosité et ongle** 18
1.3. **Structure du poil** 19

SEIN

1.4. **Morphologie externe du sein** 20
1.5. **Morphologie interne du sein** 21
1.6. **Structure du sein** 22
1.7. **Vaisseaux du sein** 23
1.8. **Lymphatiques du sein** 24
1.9. **Innervation du sein** 25

1.1 Structure de la peau

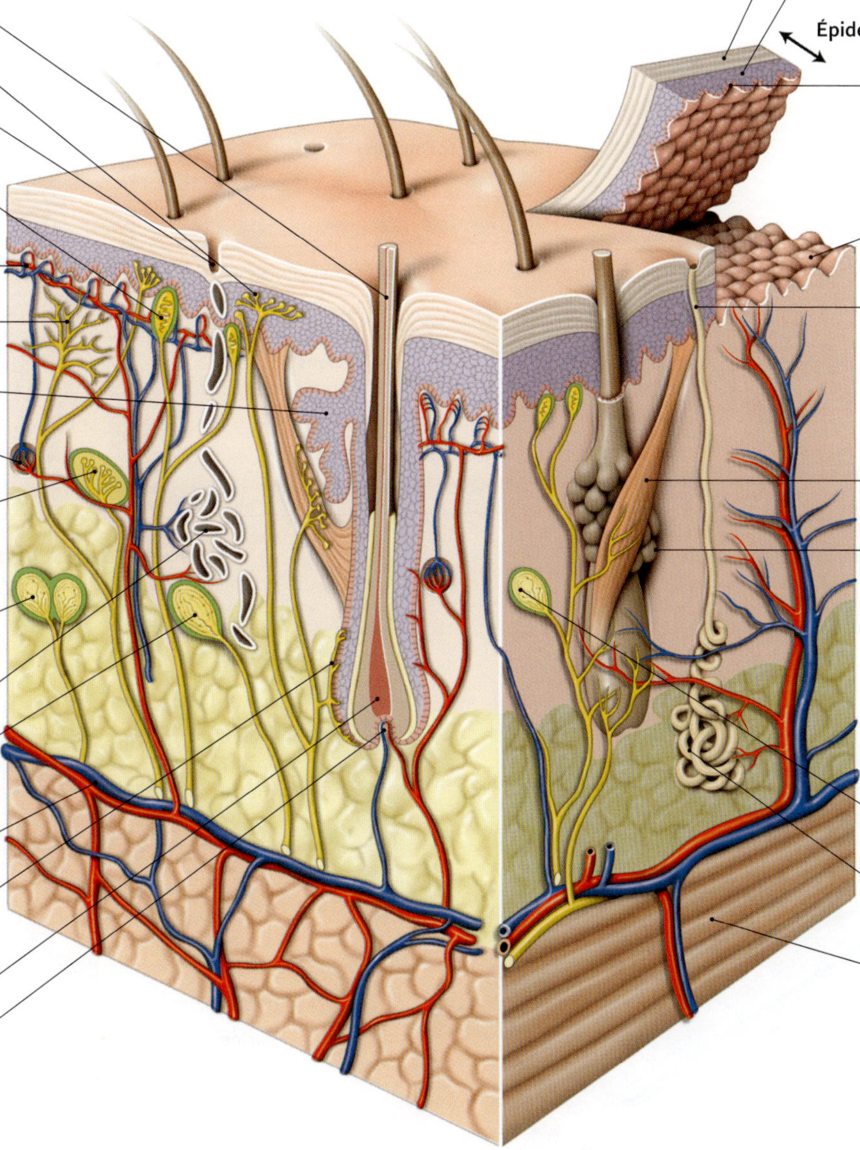

Note

Le tégument commun (*integumentum commune*) [TA] ou téguments représente l'ensemble des revêtements du corps. Cet organe (16 % du poids du corps) assure :

- une protection physique et microbienne,
- une régulation thermique,
- des fonctions excrétrices et métaboliques (production de vitamine D),
- une activité immunologique (richesse en lymphocytes),
- et une fonction sensorielle importante.

1.2 Pilosité et ongle

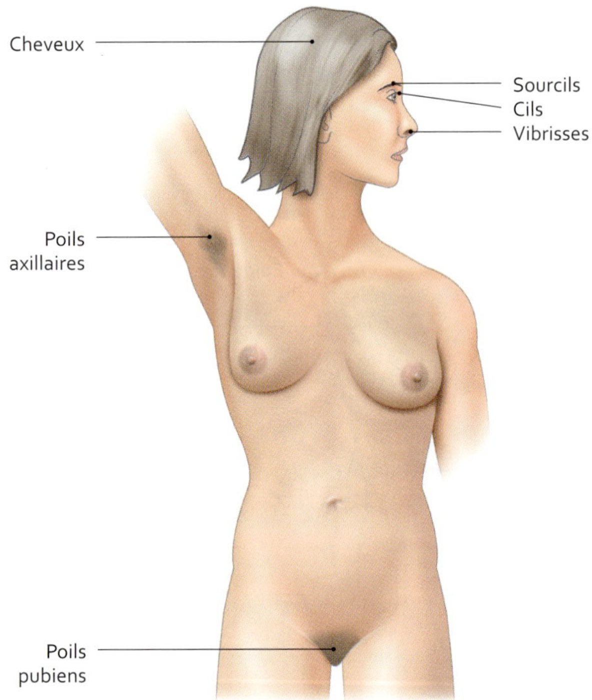

Pilosité féminine

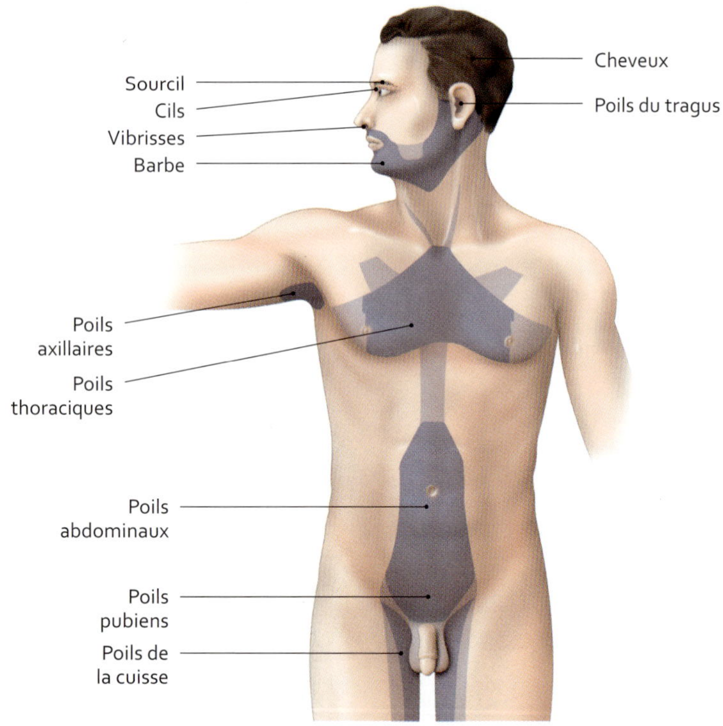

Pilosité masculine

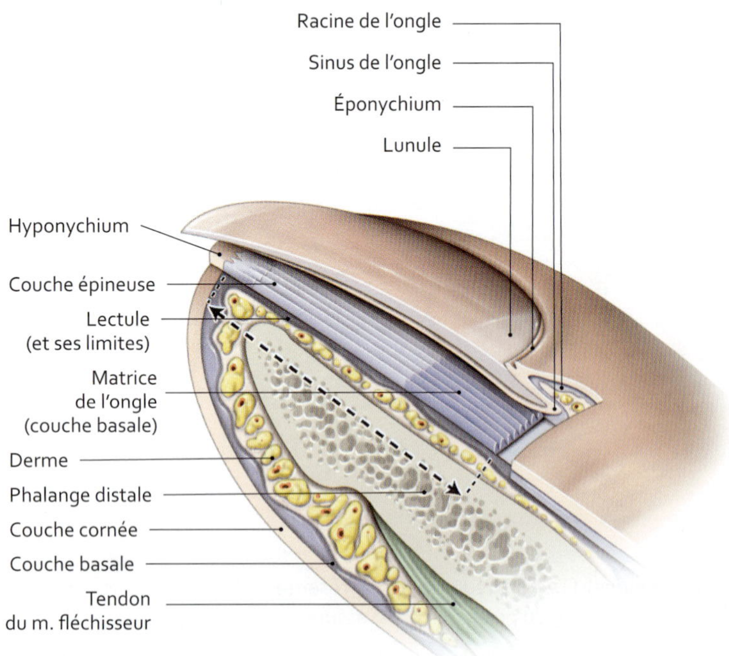

Ongle
(coupe longitudinale)

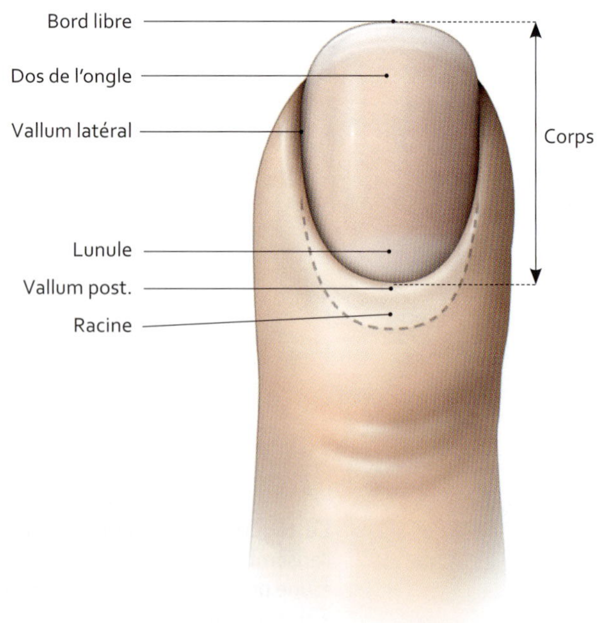

Ongle
(vue dorsale)

1.3 Structure du poil

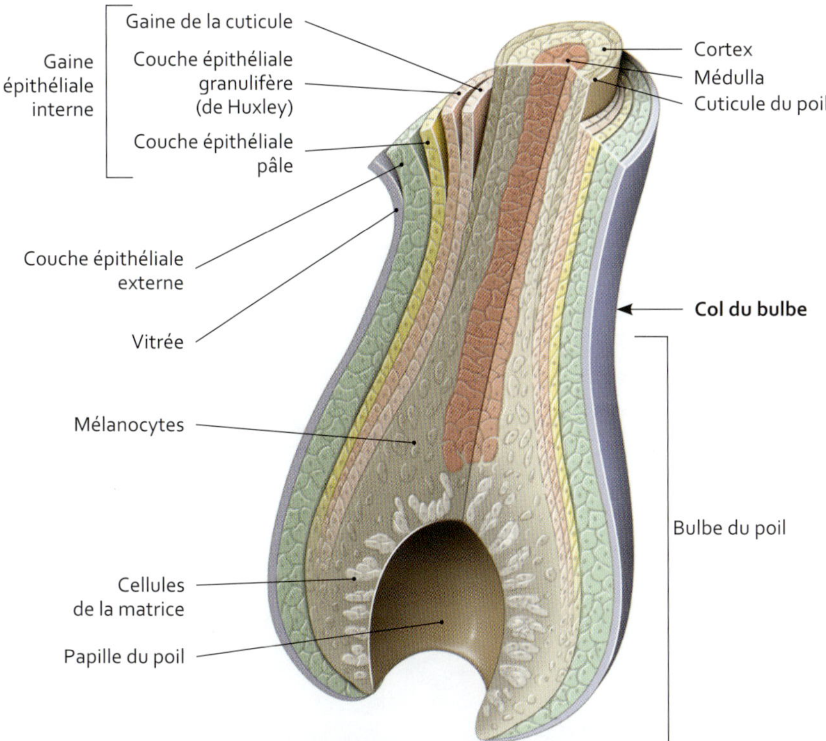

Racine du poil

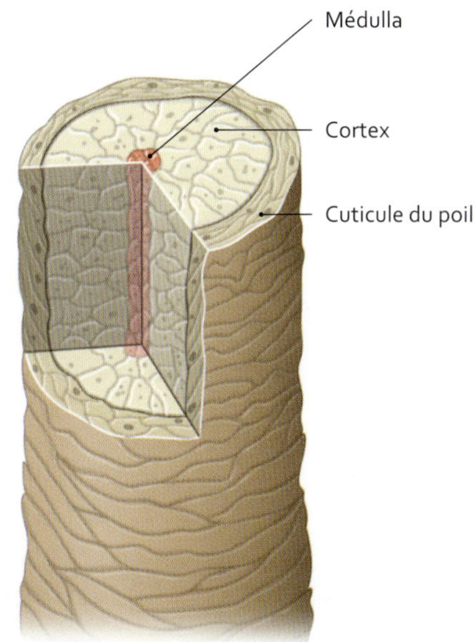

Tige du poil

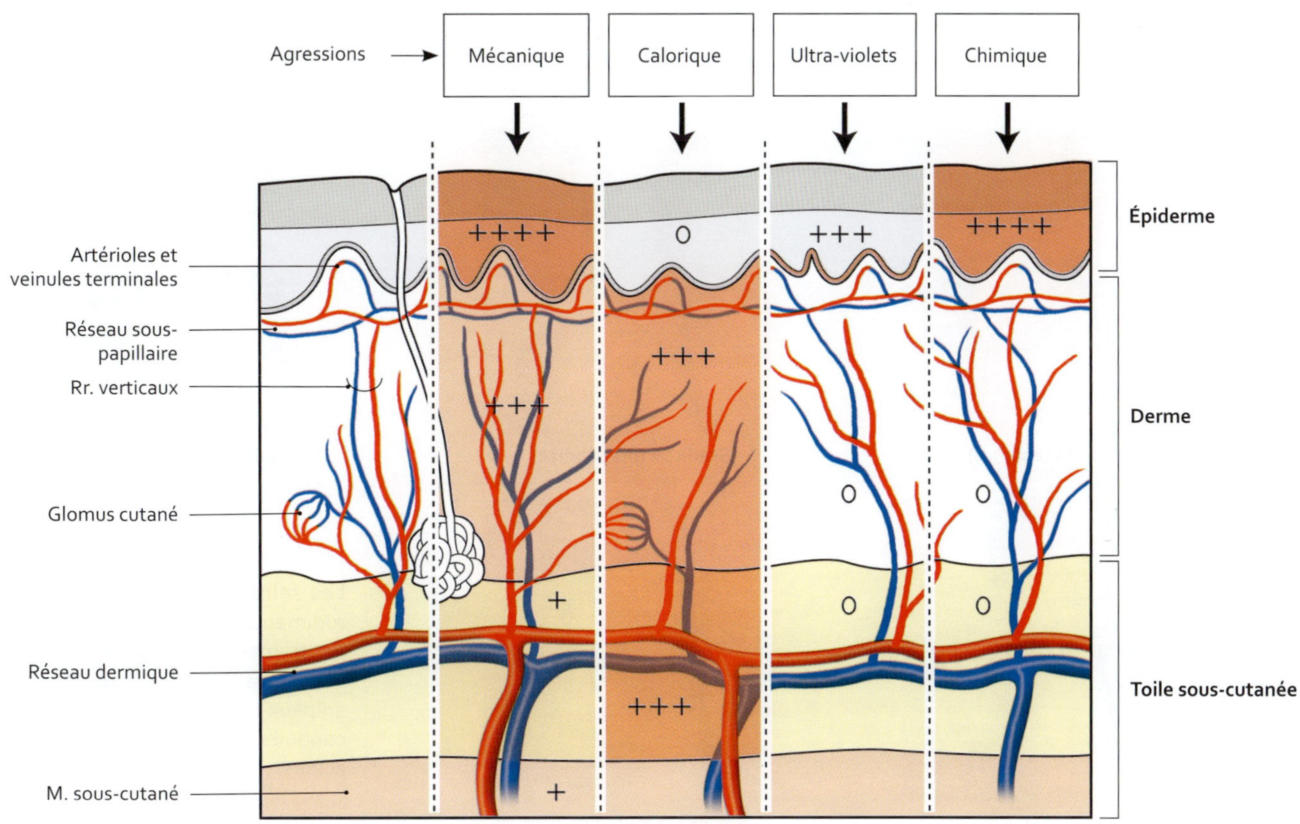

Vascularisation de la peau
(importance du rôle (O,+) des couches cutanées contre des agressions)

1.4 Morphologie externe du sein

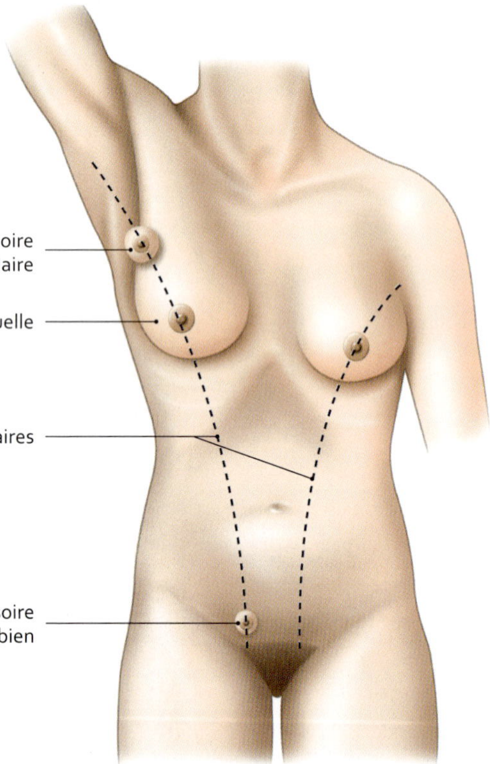

Situation du sein en polymastie

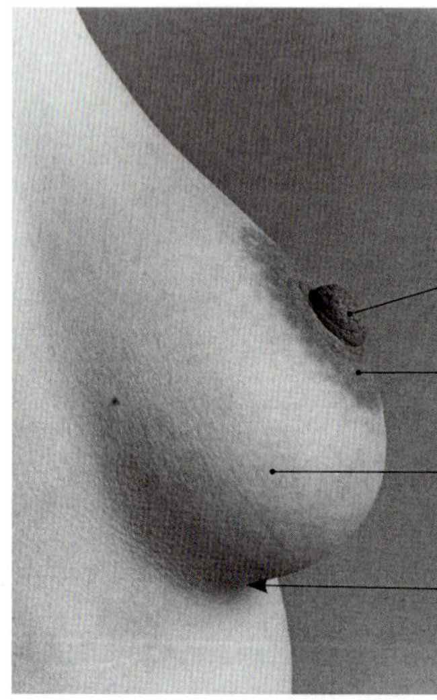

Sein féminin
(vue latérale)

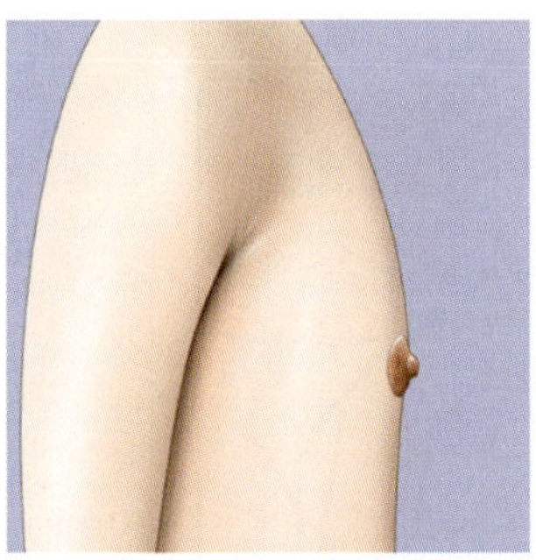

Stade S1 (enfance)

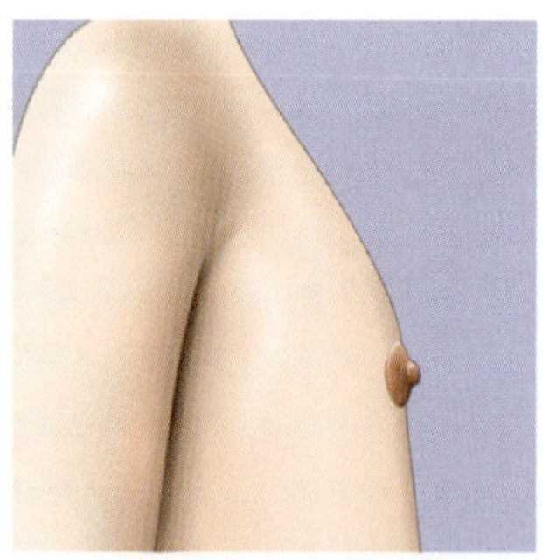

Stade S2 (prépuberté)

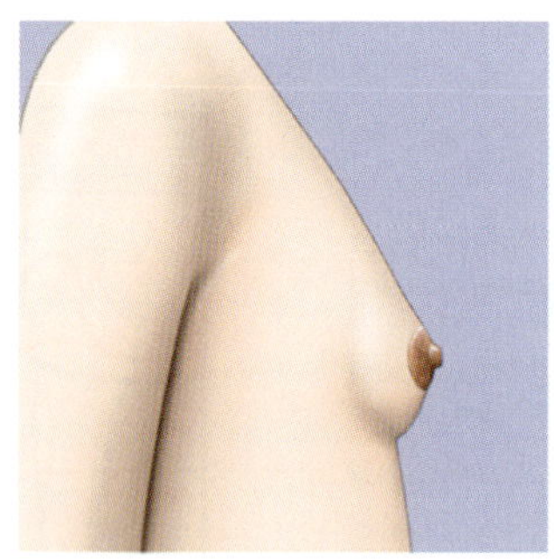

Stade S3 (puberté)

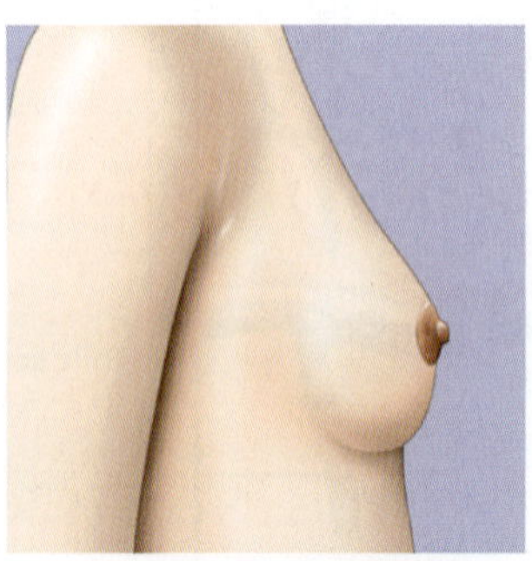

Stade S4 (adolescence)

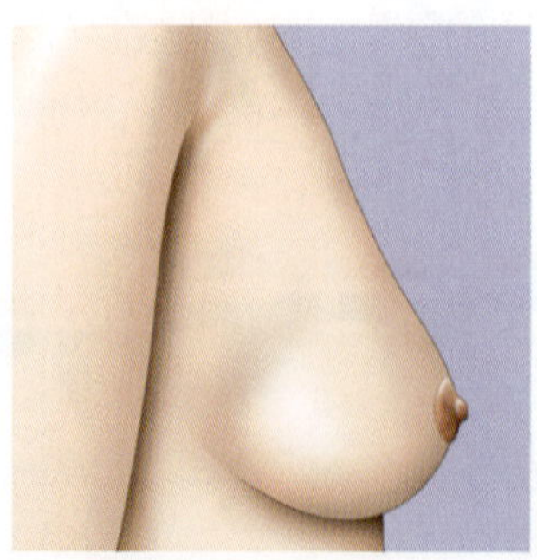

Stade S5 (adulte)

Stades de développement du sein

Note

Les seins masculins sont rudimentaires, avec de petits mamelons. Ils sont constitués d'un tissu fibro-adipeux réduit et de petits conduits lactifères sans acinus.

1.5 Morphologie interne du sein

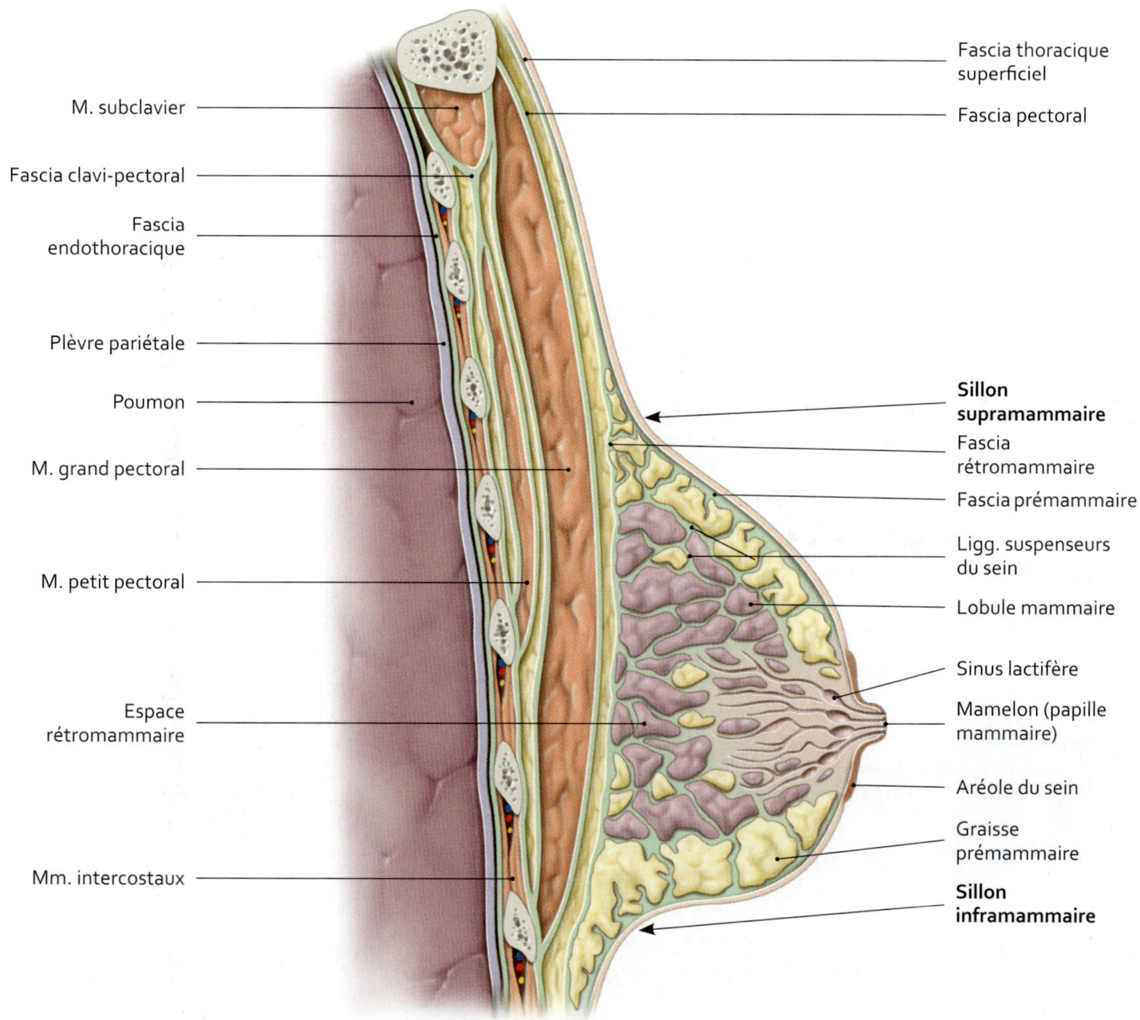

Sein féminin
(coupe sagittale)

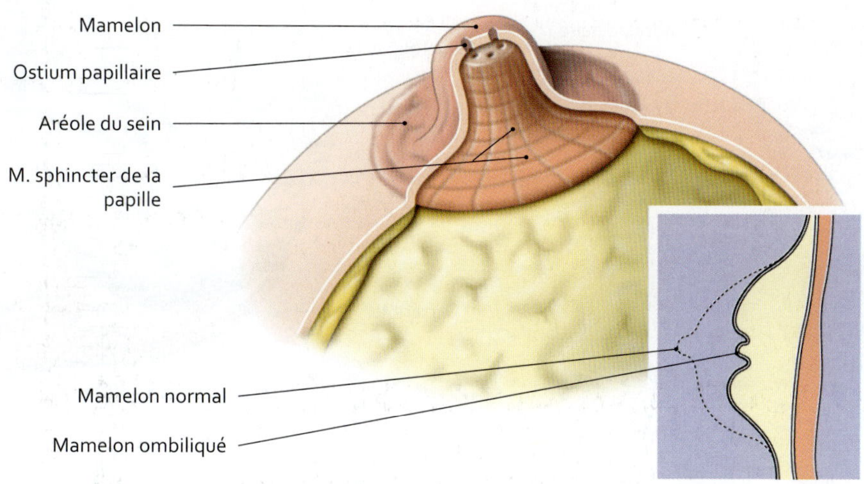

Mamelon : morphologie

1.6 Structure du sein

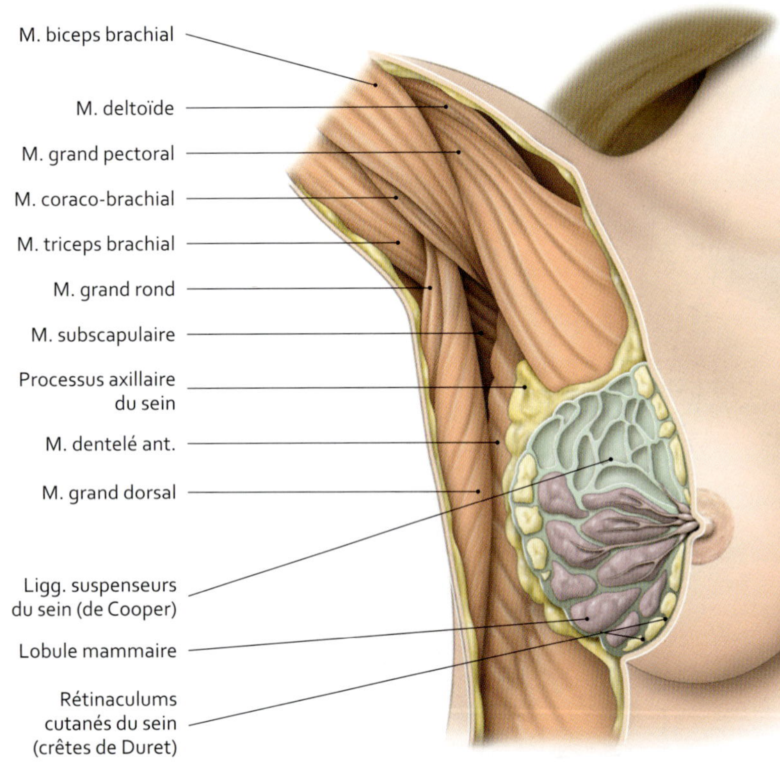

Corps mammaire: rapports et structure

Clinique

La pathologie du sein, polymorphe, est dominée par le cancer du sein, qui représente le premier cancer chez la femme. La connaissance de l'état d'envahissement de ses lymphonœuds est importante pour le choix de la thérapeutique et l'évaluation du pronostic.

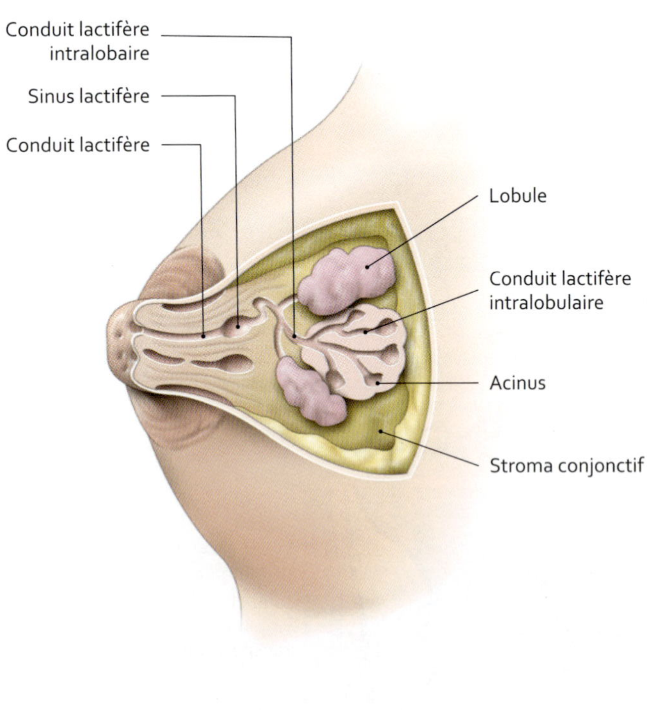

Constitution d'un lobe mammaire

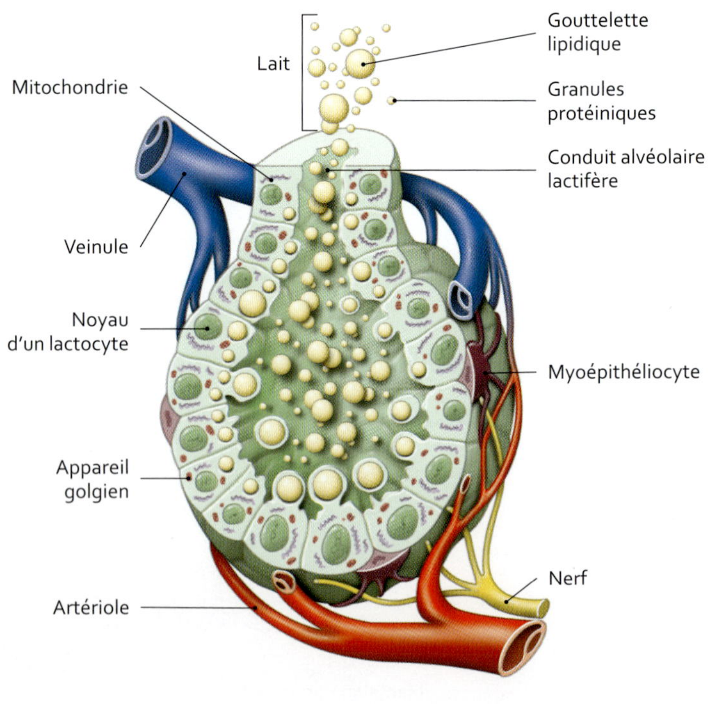

Alvéole mammaire : structure

1.7 Vaisseaux du sein

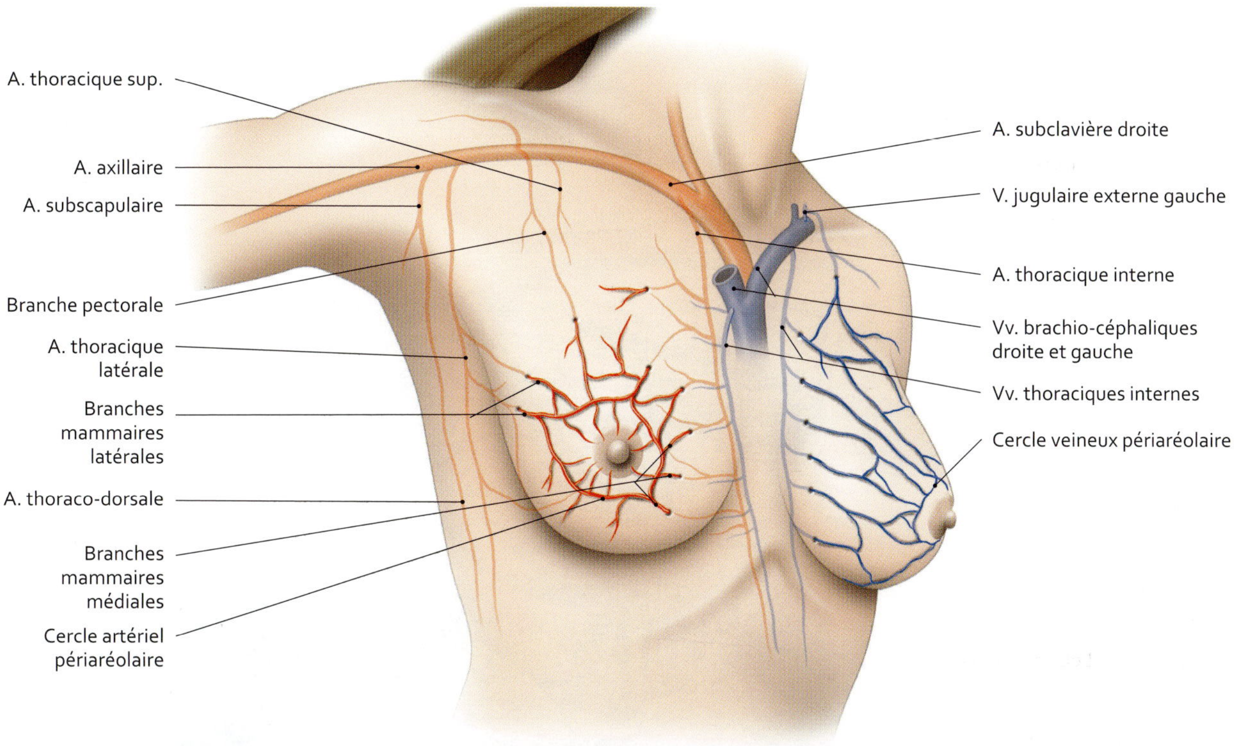

Artères et veines du sein
(réseau sous-cutané : couleurs foncées)

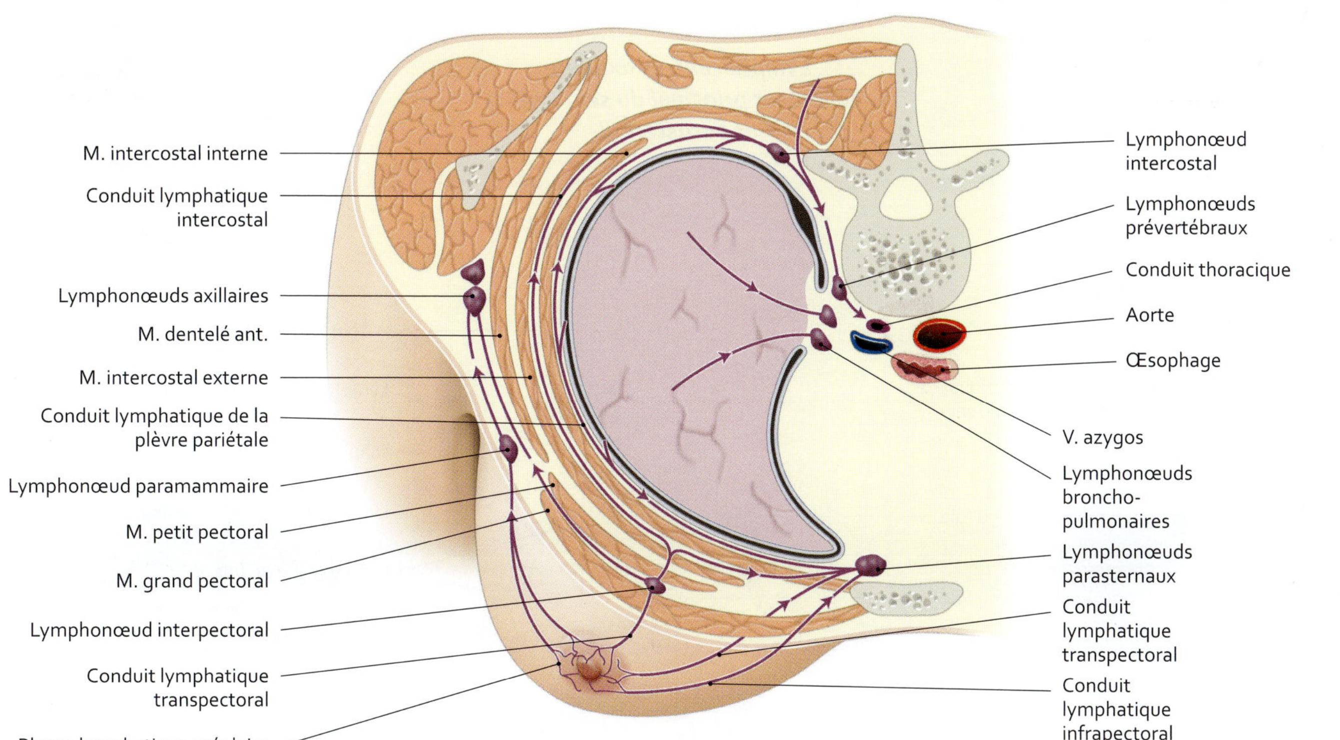

Drainage lymphatique du sein
(coupe transversale, vue supérieure)

1.8 Lymphatiques du sein

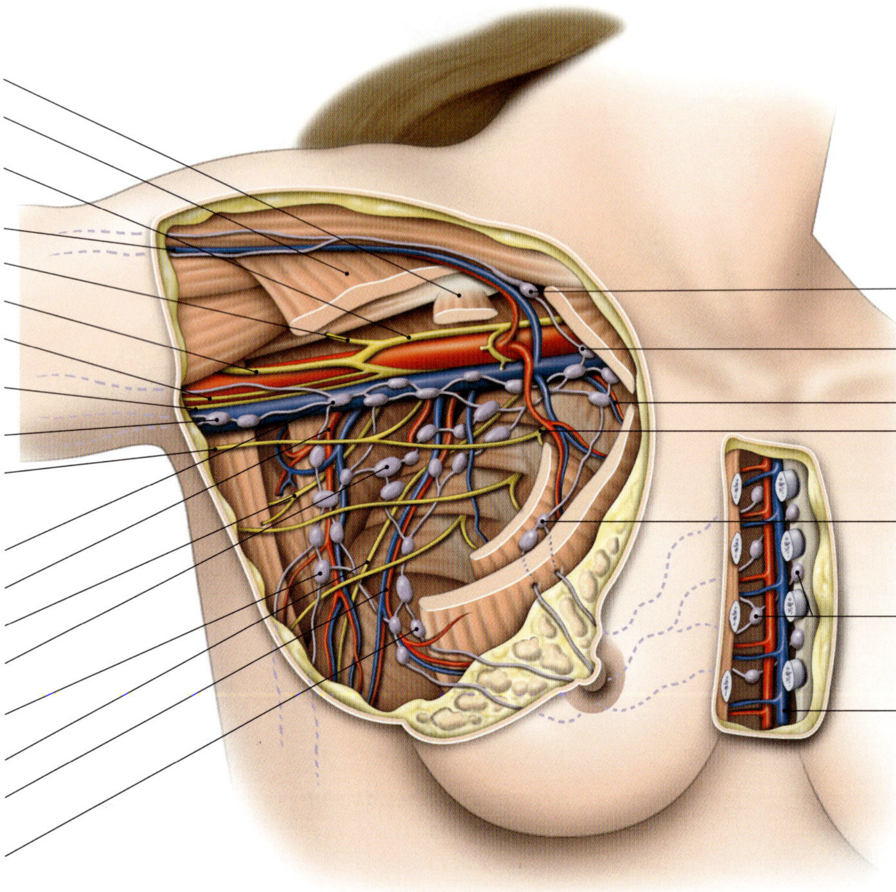

Lymphocentres axillaire (collecteur principal du sein : 75 %) et parasternal

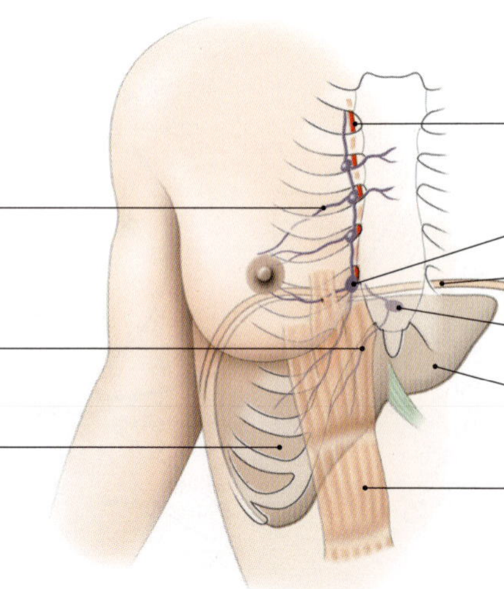

Drainage lymphatique commun au sein et au foie

1.9 Innervation du sein

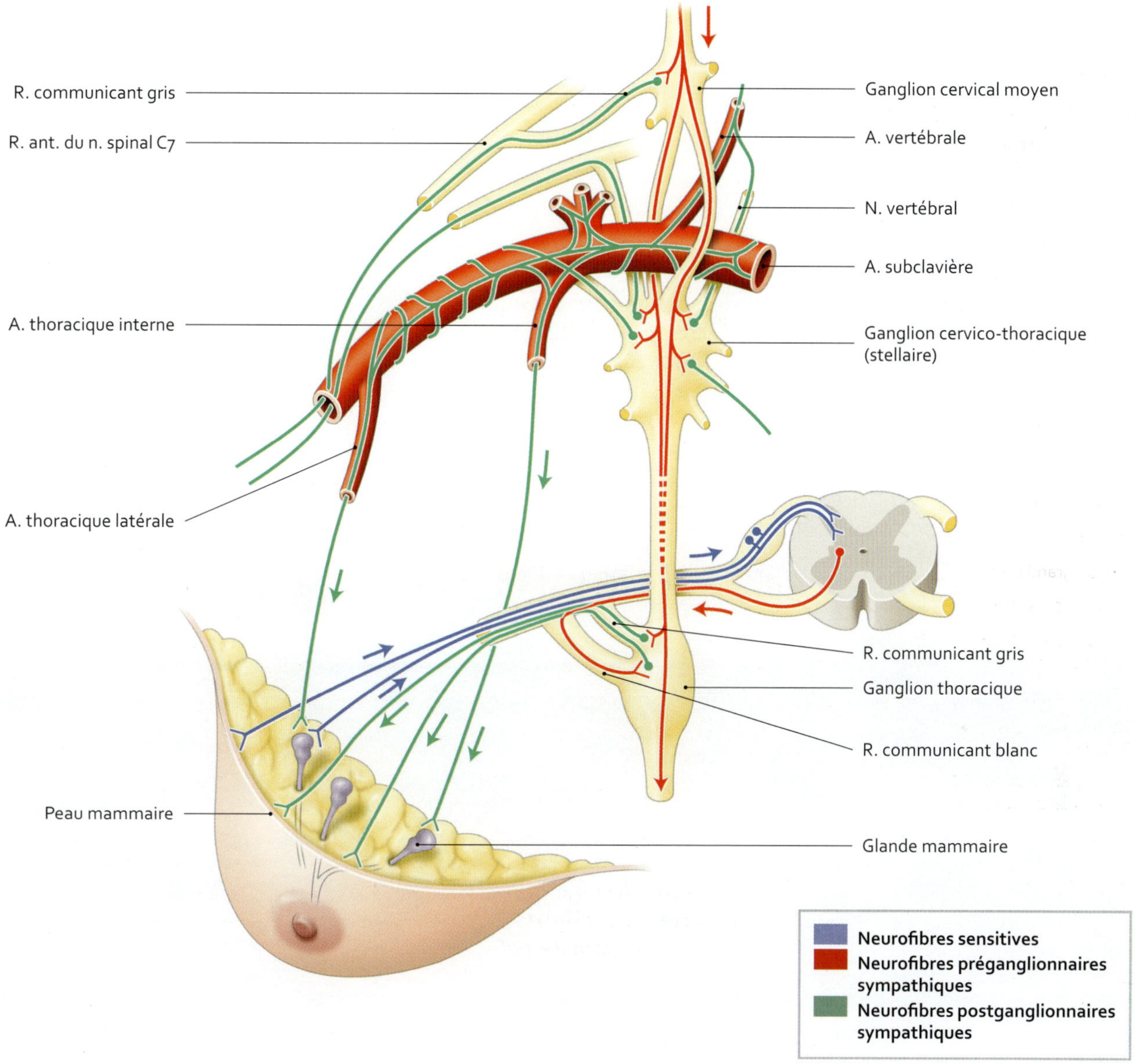

Systématisation des voies nerveuses du sein

Note

Le sein est riche en neurorécepteurs qui en font une zone érogène, et en récepteurs hormonaux qui assurent sa fonction lactogène ou lactation.

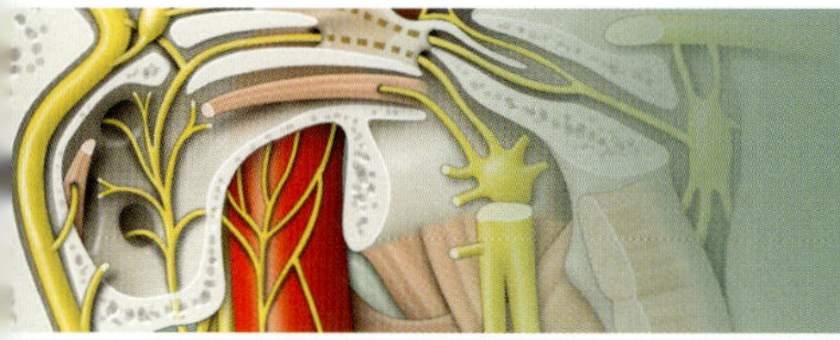

Tête et cou

2

2.1. **Régions de la tête et du cou** 31

TÊTE OSSEUSE

2.2. **Norma faciale** 32
2.3. **Normas occipitale et supérieure** 33
2.4. **Norma latérale – crâne du nouveau-né** 34
2.5. **Fosses infra-temporale et ptérygo-palatine** 35
2.6. **Base externe du crâne** 36
2.7. **Os du crâne (1)** 37
2.8. **Os du crâne (2)** 38
2.9. **Os du crâne (3)** 39
2.10. **Base interne du crâne** 40
2.11. **Trous de la base interne du crâne** 41
2.12. **Région nasale** 42
2.13. **Cavité nasale osseuse** 43
2.14. **Sinus paranasaux** 44
2.15. **Os hyoïde** 45
2.16. **Mandibule** 46

MUSCLES DE LA TÊTE

2.17. **Muscles superficiels de la face et du crâne** 47
2.18. **Muscles de la face (1)** 48
2.19. **Muscles de la face (2)** 49
2.20. **Muscles de la calvaria** 50
2.21. **Fonction des muscles de la face** 51
2.22. **Muscles suboccipitaux** 52

ARTICULATION TEMPORO-MANDIBULAIRE

2.23. **Morphologie temporo-mandibulaire** 53
2.24. **Muscles masticateurs (1)** 54
2.25. **Muscles masticateurs (2)** 55

BOUCHE

2.26. **Cavité orale** 56
2.27. **Muscles de la langue** 57
2.28. **Muscles et vaisseaux de la langue** 58
2.29. **Muqueuses de la langue** 59
2.30. **Organe du goût** 60
2.31. **Dent et son environnement** 61
2.32. **Dents déciduales** 62
2.33. **Nomenclature des dents** 63

2.34. **Dents permanentes** 64
2.35. **Dents permanentes supérieures : morphologie externe** 65
2.36. **Dents permanentes inférieures : morphologie externe** 66
2.37. **Innervation de la dent** 67
2.38. **Glandes orales** 68

RÉGIONS PAROTIDO-MASSÉTÉRIQUE ET LATÉRO-PHARYNGIENNE

2.39. **Région parotido-massétérique** 69
2.40. **Espace latéro-pharyngien (1)** 70
2.41. **Espace latéro-pharyngien (2)** 71

NERFS CRÂNIENS EN GÉNÉRAL

2.42. **Nerfs crâniens : nomenclature** 72
2.43. **Trajet crânien des nerfs crâniens** 73
2.44. **Noyaux des nerfs crâniens (1)** 74
2.45. **Noyaux des nerfs crâniens (2)** 75

ORGANE DE L'OLFACTION ET NERFS OLFACTIFS (I)

2.46. **Organe olfactif** 76
2.47. **Régions olfactives** 77
2.48. **Voies olfactives** 78
2.49. **Rhinencéphale** 79

ORGANE DE LA VISION

2.50. **Œil** 80
2.51. **Axes de l'œil et fond d'œil** 81
2.52. **Corps ciliaire** 82
2.53. **Choroïde et corps vitré** 83
2.54. **Muscles du bulbe de l'œil** 84
2.55. **Fascias et espaces orbitaires** 85
2.56. **Innervation des muscles de l'œil** 86
2.57. **Fonction des muscles de l'œil** 87
2.58. **Artère et veines ophtalmiques** 88
2.59. **Paupières (1)** 89
2.60. **Paupières (2)** 90
2.61. **Appareil lacrymal** 91

NERF OPTIQUE (II)

2.62. **Récepteurs optiques** 92
2.63. **Voies visuelles (1)** 93
2.64. **Voies visuelles (2)** 94
2.65. **Voies visuelles (3)** 95
2.66. **Réflexes optiques** 96

NERFS OCULOMOTEUR (III), TROCHLÉAIRE (IV) ET ABDUCENS (VI)

2.67. **Nerfs de l'orbite (1)** 97
2.68. **Nerfs de l'orbite (2)** 98
2.69. **Nerfs de l'orbite (3)** 99

NERF TRIJUMEAU (V)

2.70. **Nerfs ophtalmique (V1) et maxillaire (V2)** 100
2.71. **Nerf mandibulaire (V3) [1]** 101
2.72. **Nerf mandibulaire (V3) [2]** 102
2.73. **Ganglions otique et ptérygo-palatin** 103

2.74. **Nerfs de la fosse nasale** 104
2.75. **Systématisation du nerf trijumeau (V)** 105

NERF FACIAL (VII)

2.76. **Nerf facial (VII) : trajet et branches collatérales** 106
2.77. **Nerf facial (VII) : branches terminales** 107
2.78. **Systématisation du nerf facial** 108

ORGANE VESTIBULO-COCHLÉAIRE

2.79. **Topographie de l'oreille** 109
2.80. **Oreille externe** 110
2.81. **Oreille moyenne (1)** 111
2.82. **Oreille moyenne (2)** 112
2.83. **Oreille moyenne (3)** 113
2.84. **Oreille interne (1)** 114
2.85. **Oreille interne (2)** 115
2.86. **Organe vestibulaire** 116
2.87. **Organe cochléaire** 117

NERF VESTIBULO-COCHLÉAIRE (VIII)

2.88. **Fosse crânienne postérieure** 118
2.89. **Noyaux vestibulo-cochléaires** 119
2.90. **Voies vestibulaires** 120
2.91. **Voies cochléaires** 121

NERFS GLOSSO-PHARYNGIEN (IX), VAGUE (X) ET ACCESSOIRE (XI)

2.92. **Nerfs de la fosse crânienne postérieure** 122
2.93. **Nerfs crâniens au cou** 123
2.94. **Nerf glossopharyngien (IX)** 124
2.95. **Nerf vague (X) [1]** 125
2.96. **Nerf vague (X) [2]** 126
2.97. **Nerf accessoire (XI)** 127

NERF HYPOGLOSSE (XII)

2.98. **Région submandibulaire** 128
2.99. **Systématisation du nerf hypoglosse (XII)** 129

MUSCLES DU COU

2.100. **Régions antérieures du cou** 130
2.101. **Muscles antérieurs superficiels du cou** 131
2.102. **Muscles antérieurs intermédiaires du cou** 132
2.103. **Muscles antérieurs profonds du cou** 133

VAISSEAUX DU COU

2.104. **Anatomie de surface** 134
2.105. **Artères de la tête et du cou** 135
2.106. **Artère subclavière** 136
2.107. **Artères carotides et subclavière** 137
2.108. **Branches de l'artère carotide externe (1)** 138
2.109. **Branches de l'artère carotide externe (2)** 139
2.110. **Branches de l'artère carotide externe (3)** 140
2.111. **Veines de la tête et du cou** 141
2.112. **Lymphocentres de la tête et du cou** 142

NERFS DU COU

2.113. **Plexus cervical** 143
2.114. **Branches du plexus cervical** 144
2.115. **Tronc sympathique cervical** 145
2.116. **Systématisation du sympathique cervical** 146

VISCÈRES DU COU

2.117. **Carrefour aéro-digestif** 147
2.118. **Cavité du pharynx** 148
2.119. **Muscles du pharynx (1)** 149
2.120. **Muscles du pharynx (2)** 150
2.121. **Muscles de l'isthme du gosier** 151
2.122. **Cavité du larynx** 152
2.123. **Cartilages du larynx** 153
2.124. **Ligaments et membranes du larynx** 154
2.125. **Muscles du larynx (1)** 155
2.126. **Muscles du larynx (2)** 156
2.127. **Mouvements laryngés (1)** 157
2.128. **Mouvements laryngés (2)** 158
2.129. **Glande thyroïde** 159
2.130. **Glandes parathyroïdes** 160

COUPES TRANSVERSALES DU COU

2.131. **Coupe au niveau de l'articulation occipito-atloïdienne** 161
2.132. **Coupe transversale de la tête et du cou au niveau de la vertèbre C2** 162
2.133. **Coupe au niveau de la vertèbre C5** 163
2.134. **Coupe au niveau de la vertèbre C7** 164

2.1 Régions de la tête et du cou

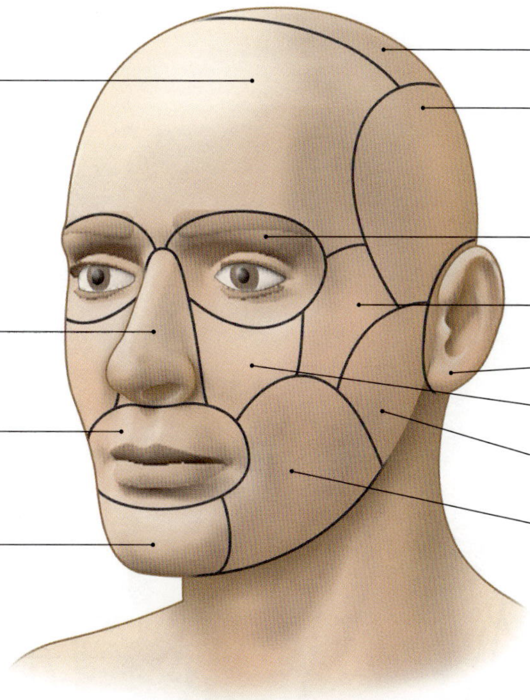

Régions de la tête
(vue antéro-latérale)

Note

Région cervicale antérieure = vert + violet + marron + rose
Région cervicale latérale = bleu

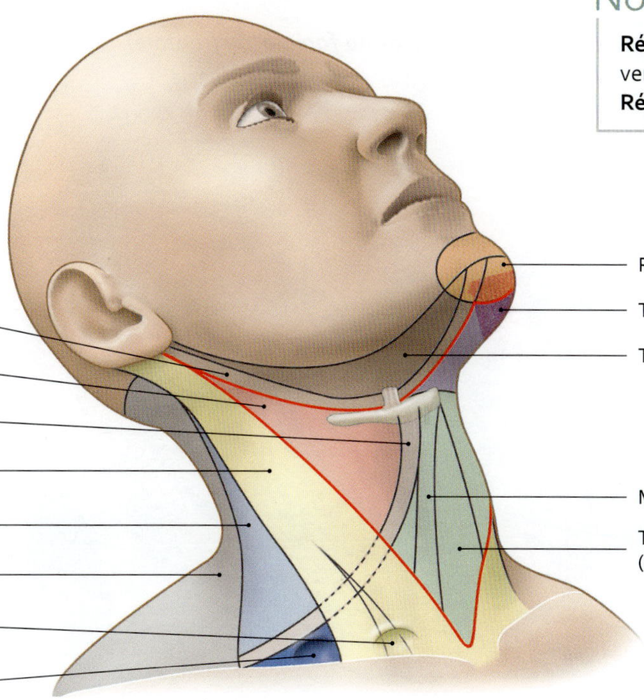

Régions du cou
(vue antéro-latérale)

2.2 Norma faciale

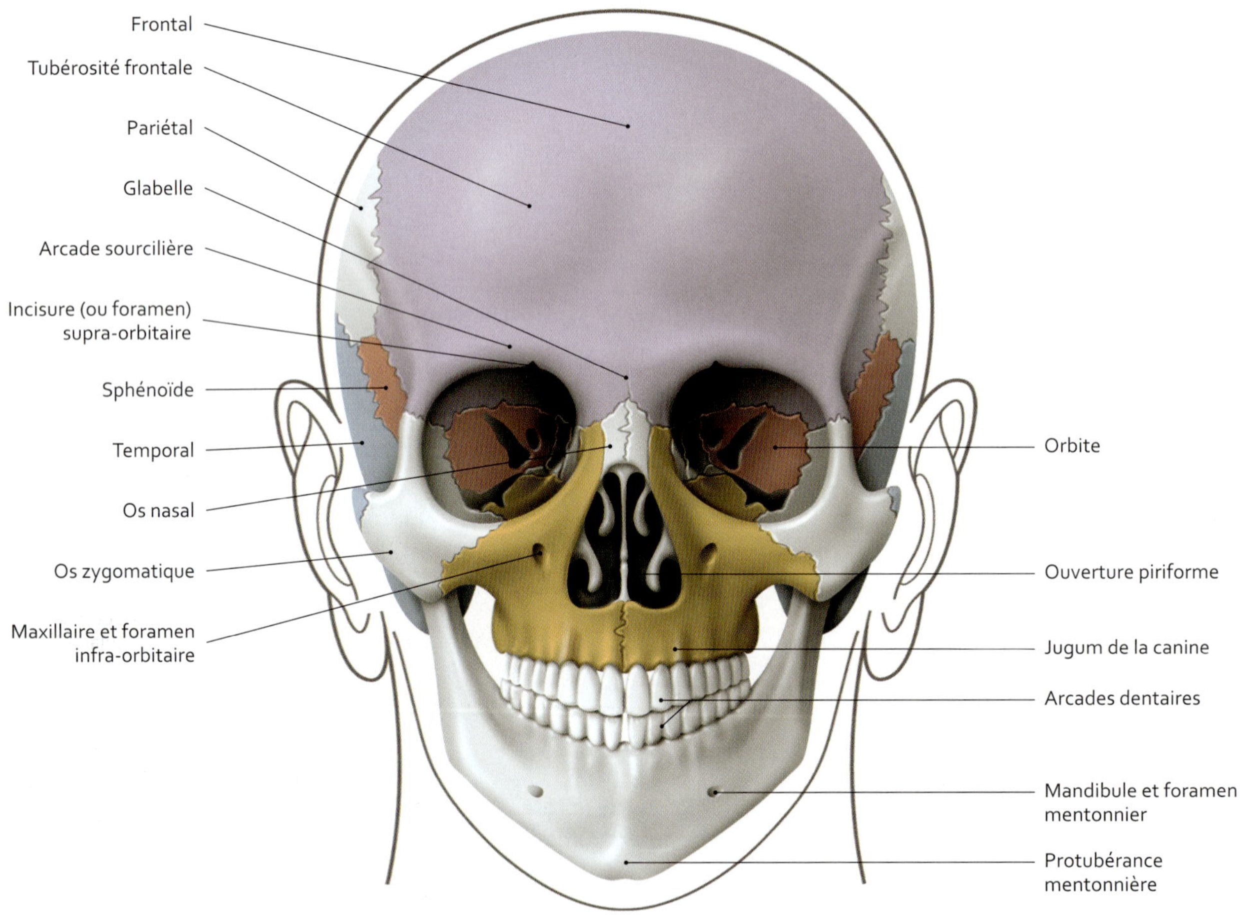

Norma faciale (ou frontale)

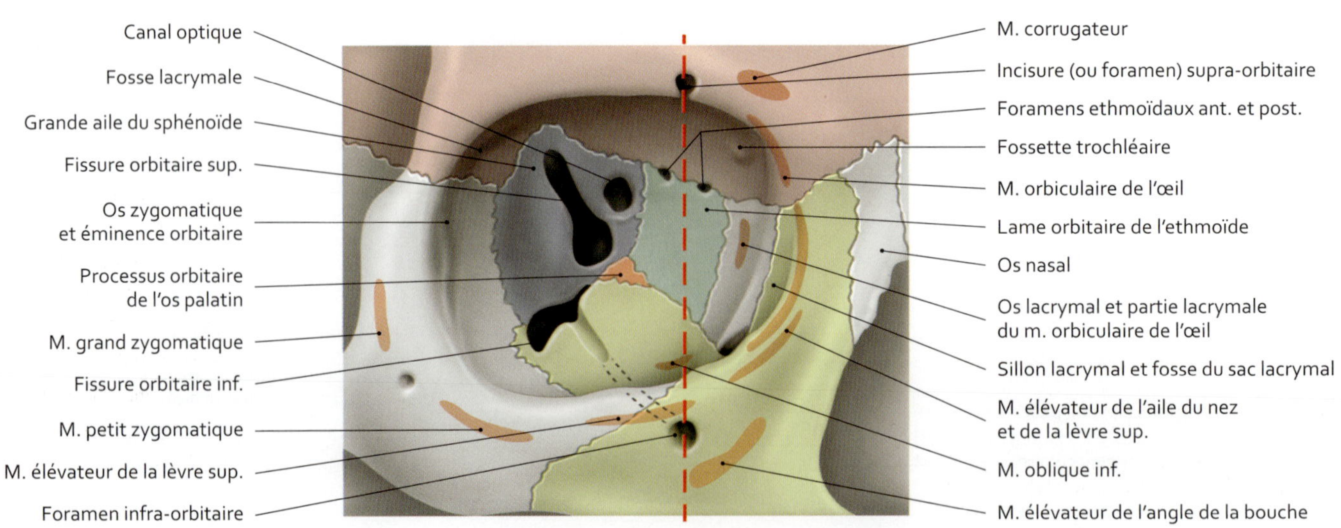

Orbite et insertions musculaires

2.3 Normas occipitale et supérieure

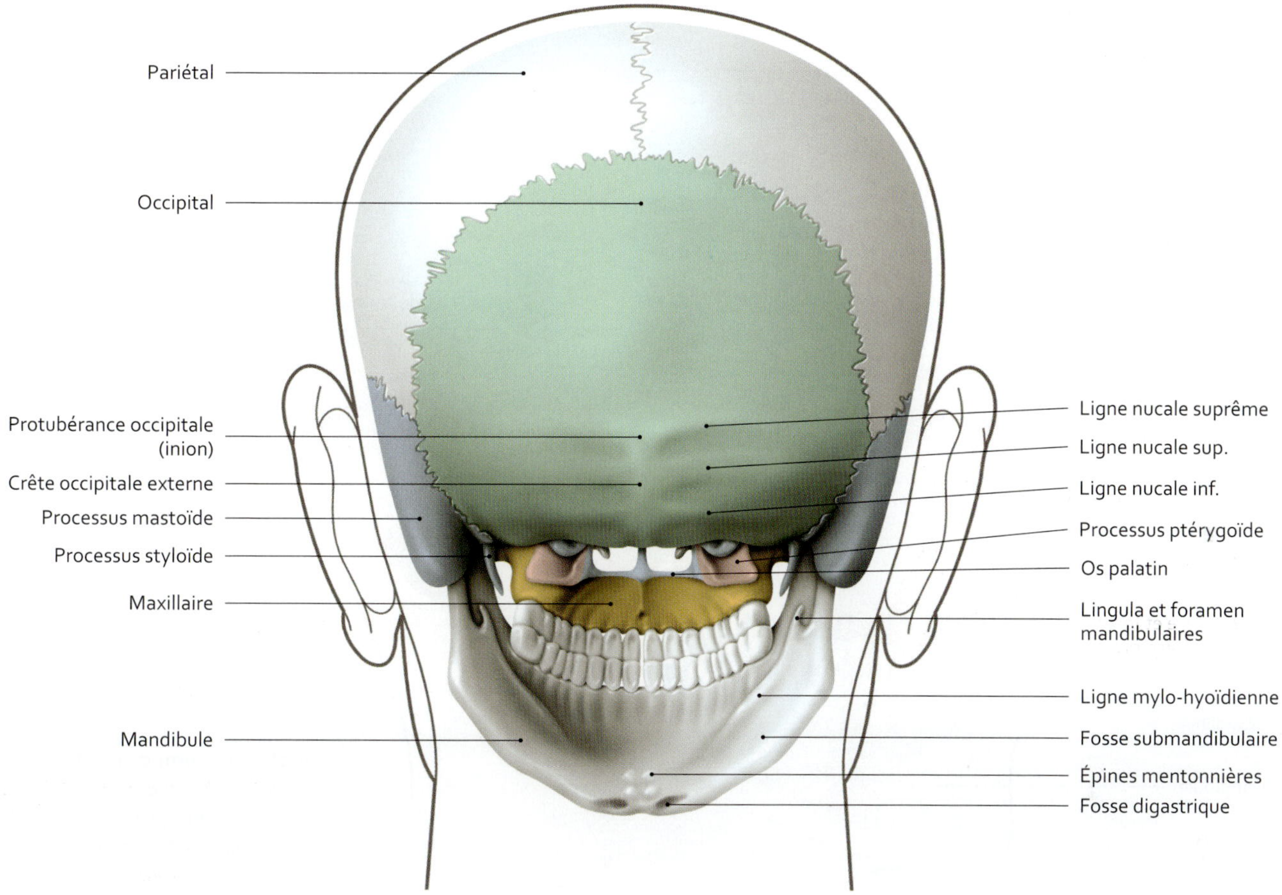

Norma occipitale

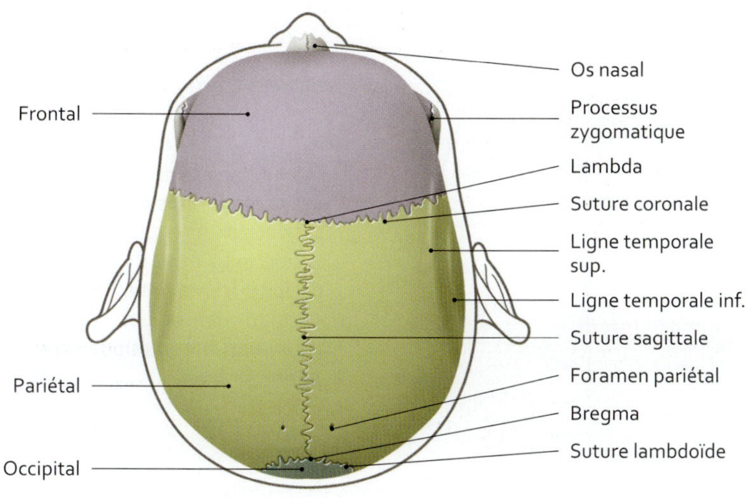

Norma supérieure (ou verticale)
(face externe de la calvaria)

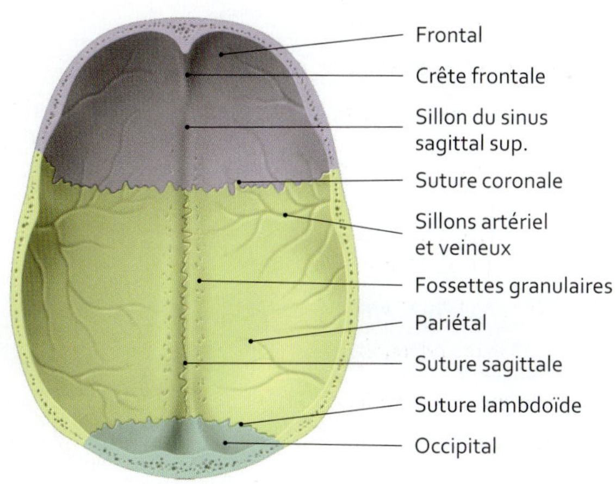

Calvaria
(face interne)

2.4 Norma latérale – crâne du nouveau-né

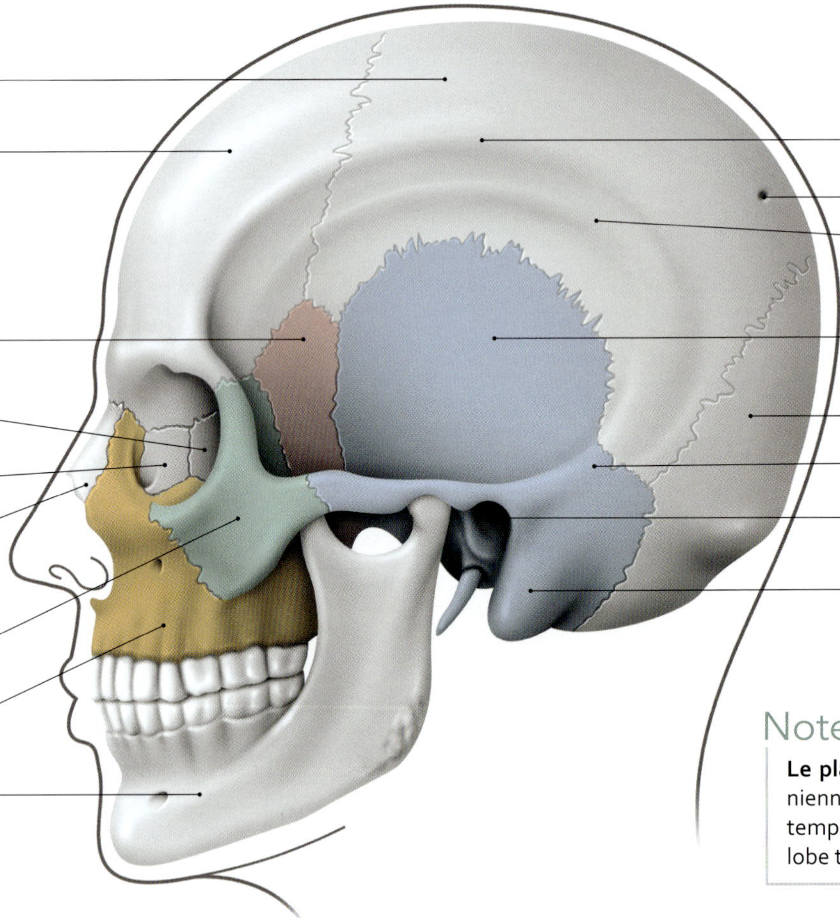

Note

Le planum temporal est l'aire crânienne située en dessous de la ligne temporale inférieure. Il répond au lobe temporal du cerveau.

Norma latérale

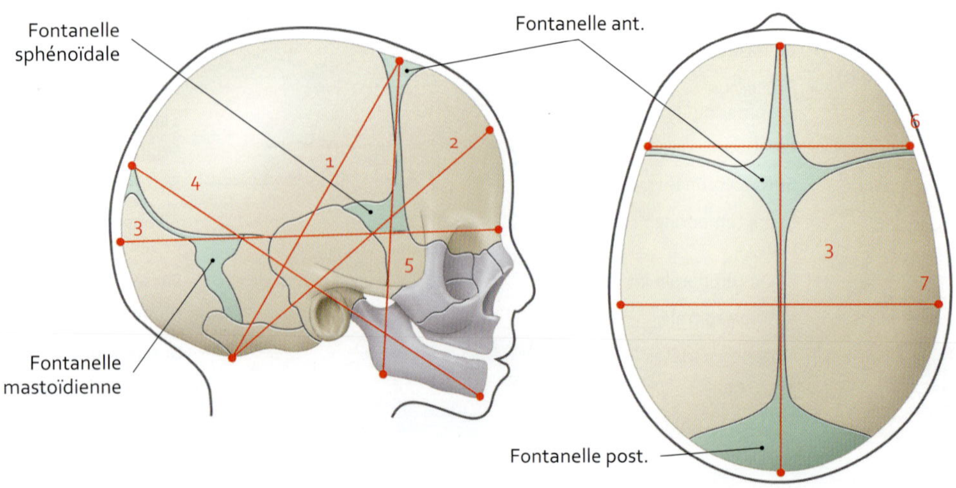

Note

Valeurs moyennes en cm

1. suboccipito-bregmatique = 9,5
2. suboccipito-frontal = 10,5
3. occipito-frontal = 12
4. occipito-mentonnier = 13,5
5. submento-bregmatique = 9,5
6. bitemporal = 7,5
7. bipariétal = 9,5

Diamètres céphaliques du nouveau-né à terme

2.5 Fosses infra-temporale et ptérygo-palatine

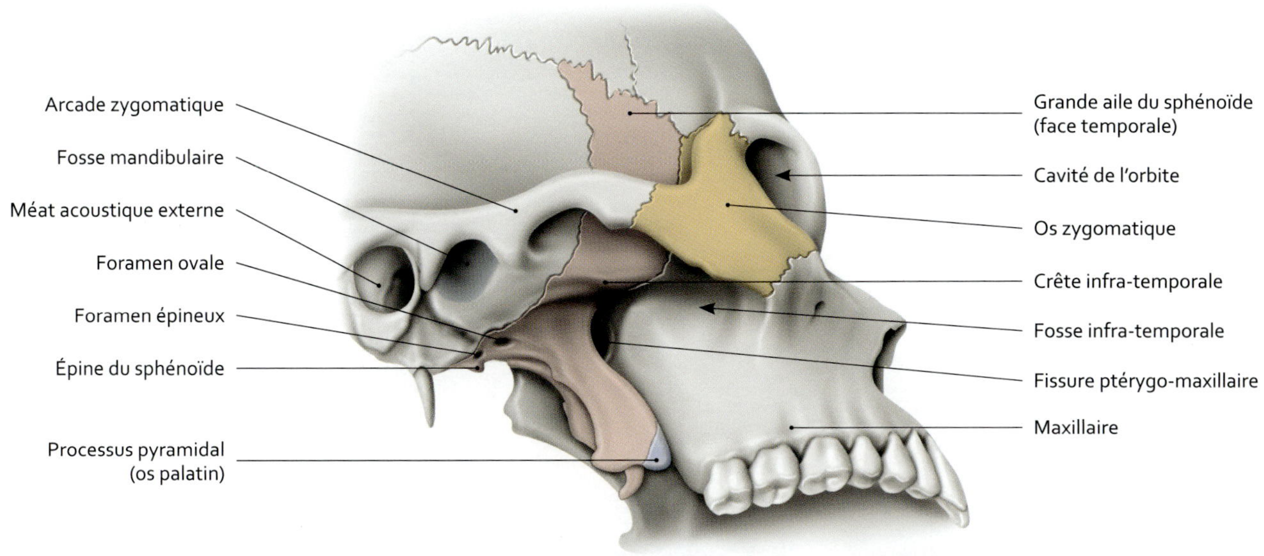

Fosse infra-temporale
(vue inféro-latérale)

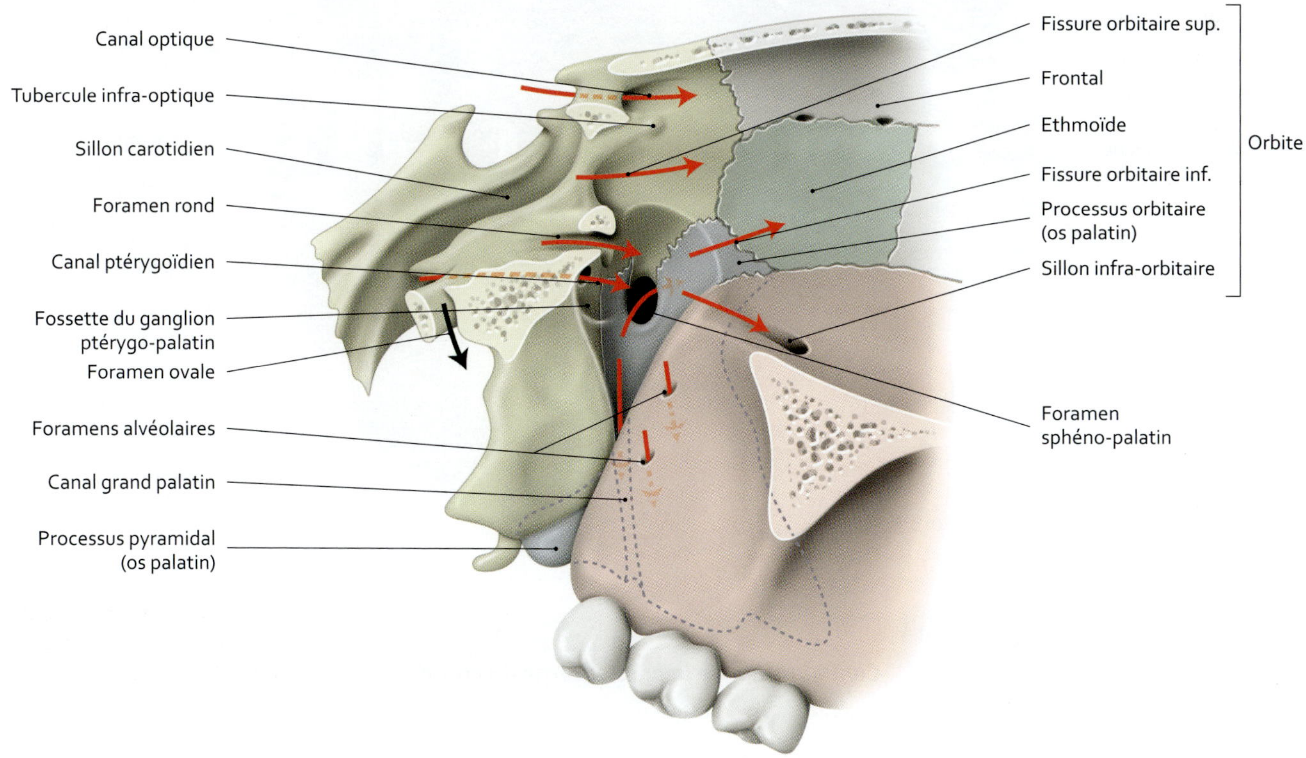

Fosse ptérygo-palatine
(vue latérale après résection des ailes du sphénoïde et de la paroi latérale de l'orbite)

2.6 Base externe du crâne

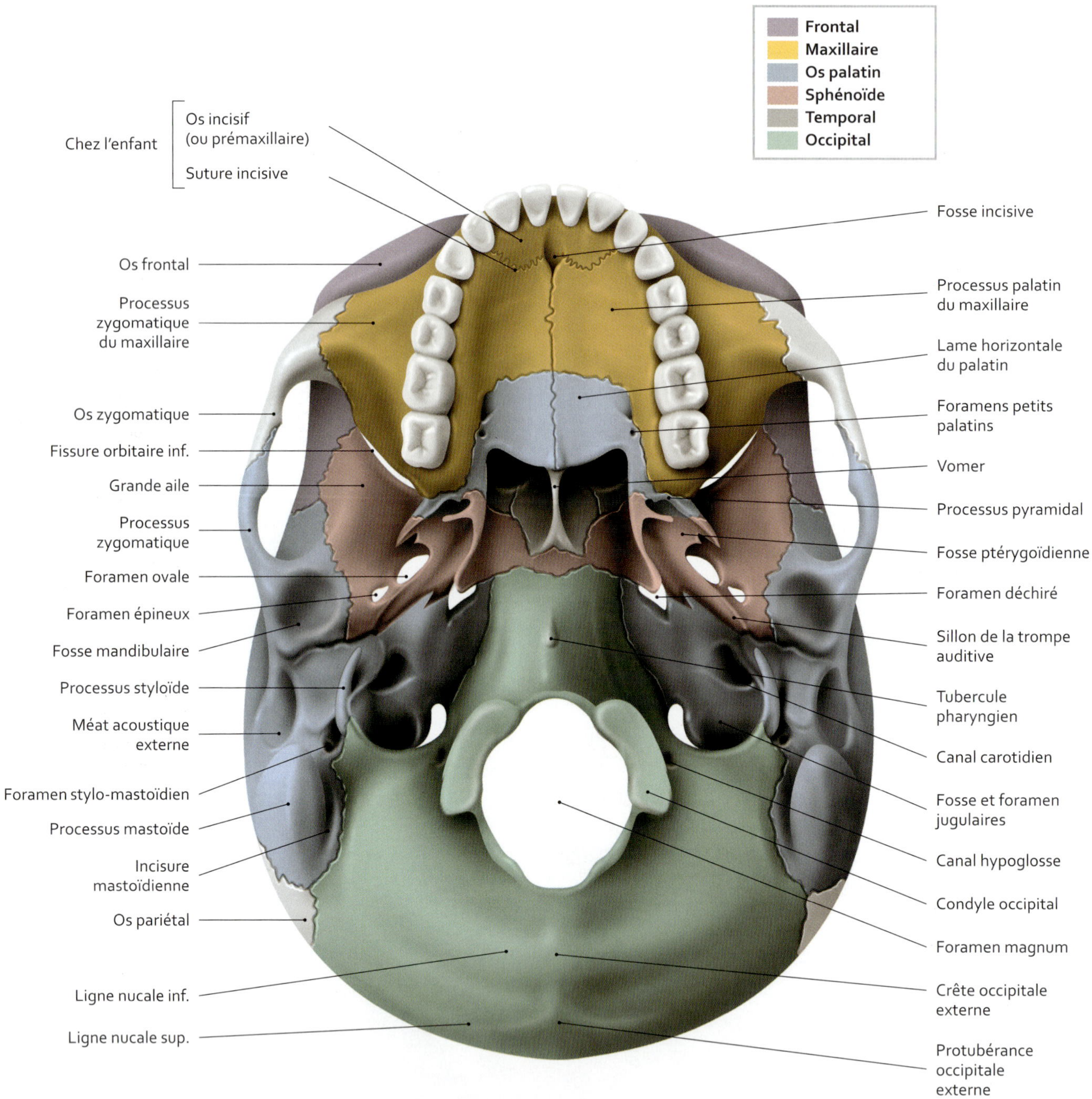

Configuration de la base externe du crâne

2.7 Os du crâne (1)

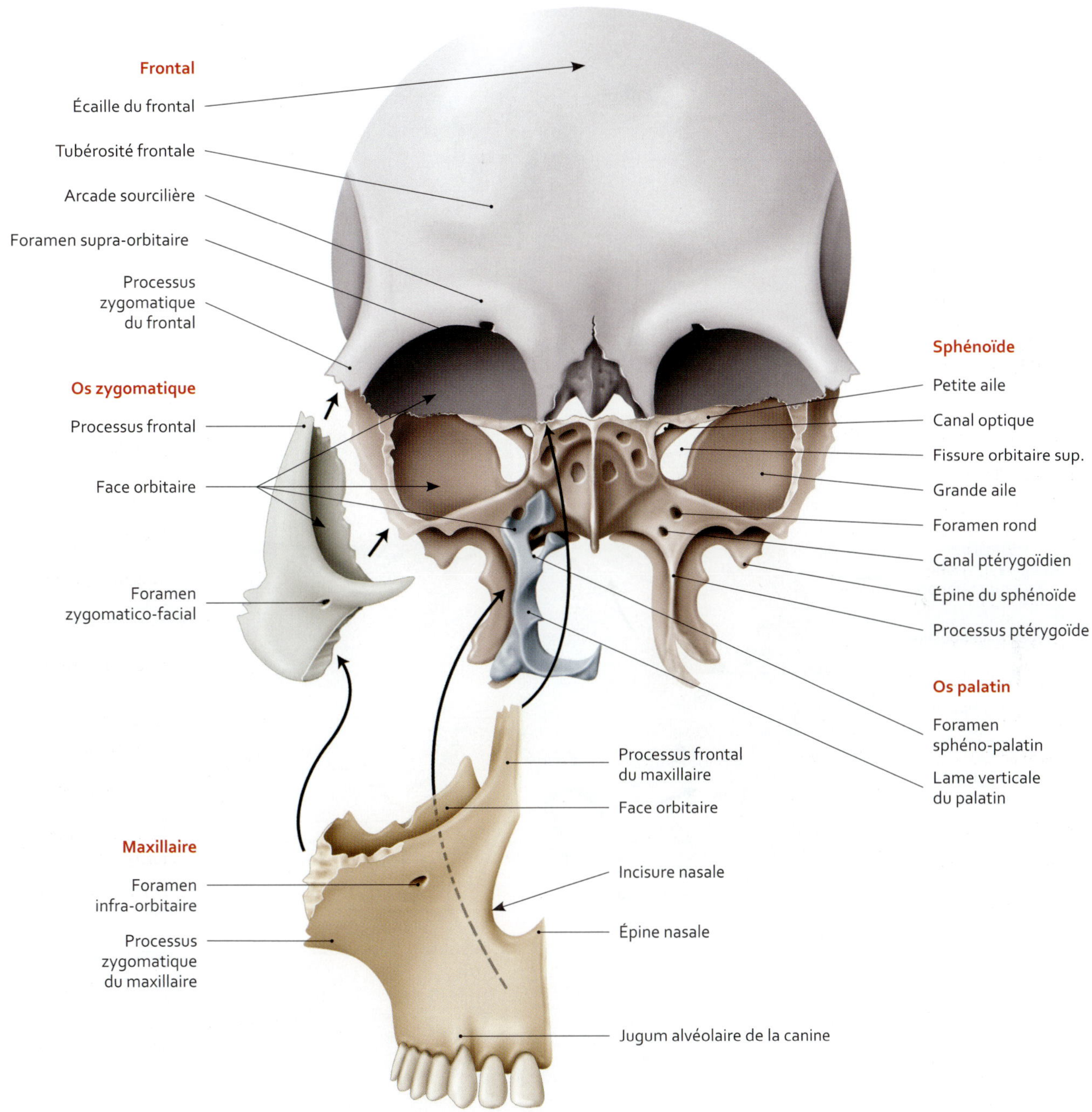

Puzzle crânien sans l'ethmoïde et le temporal : le frontal et l'os palatin droit en situation
(vue antérieure)

2.8 Os du crâne (2)

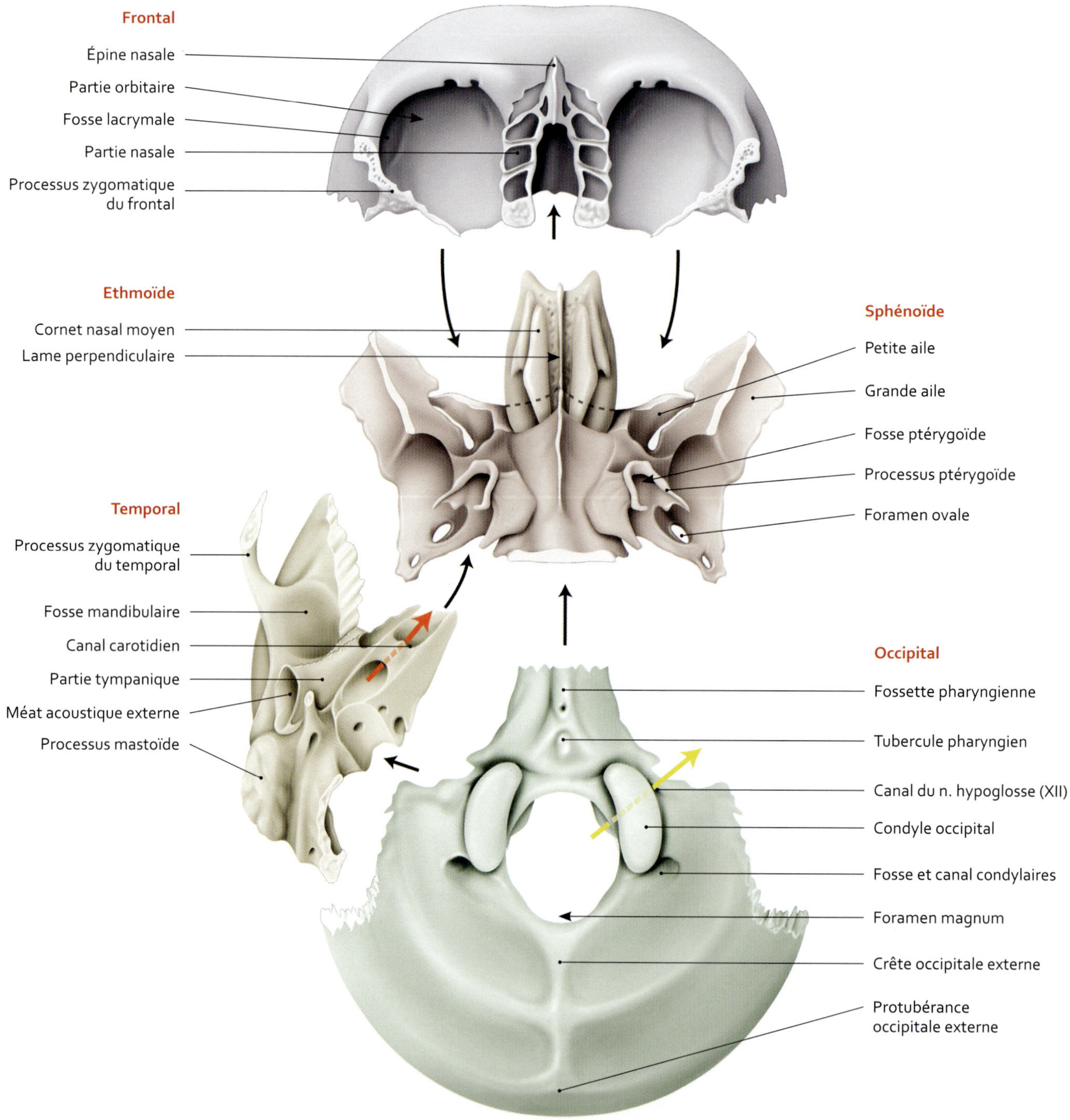

Puzzle crânien sans le pariétal
(vue inférieure)

2.9 Os du crâne (3)

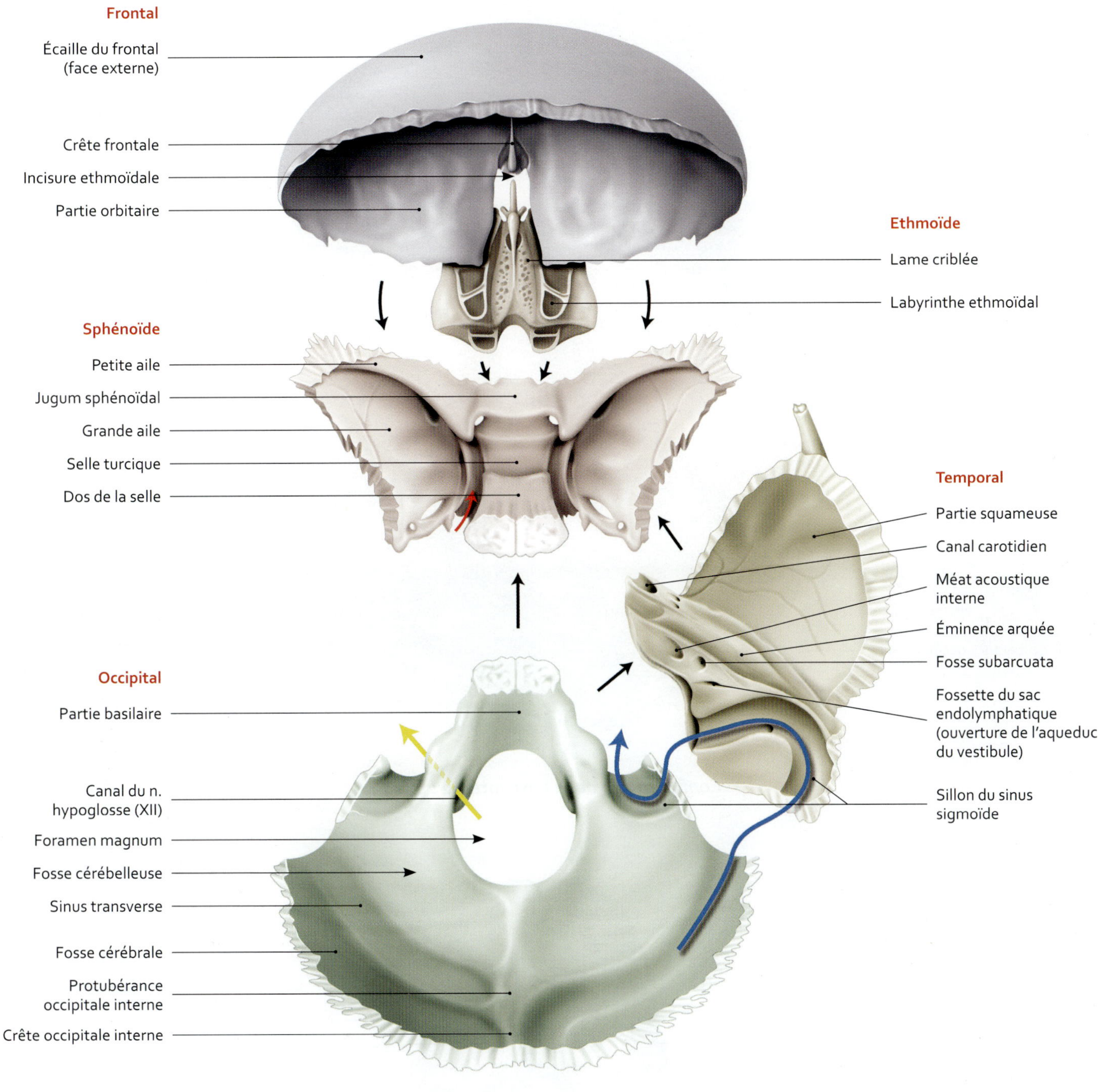

Puzzle crânien sans le pariétal
(vue interne)

2.10 Base interne du crâne

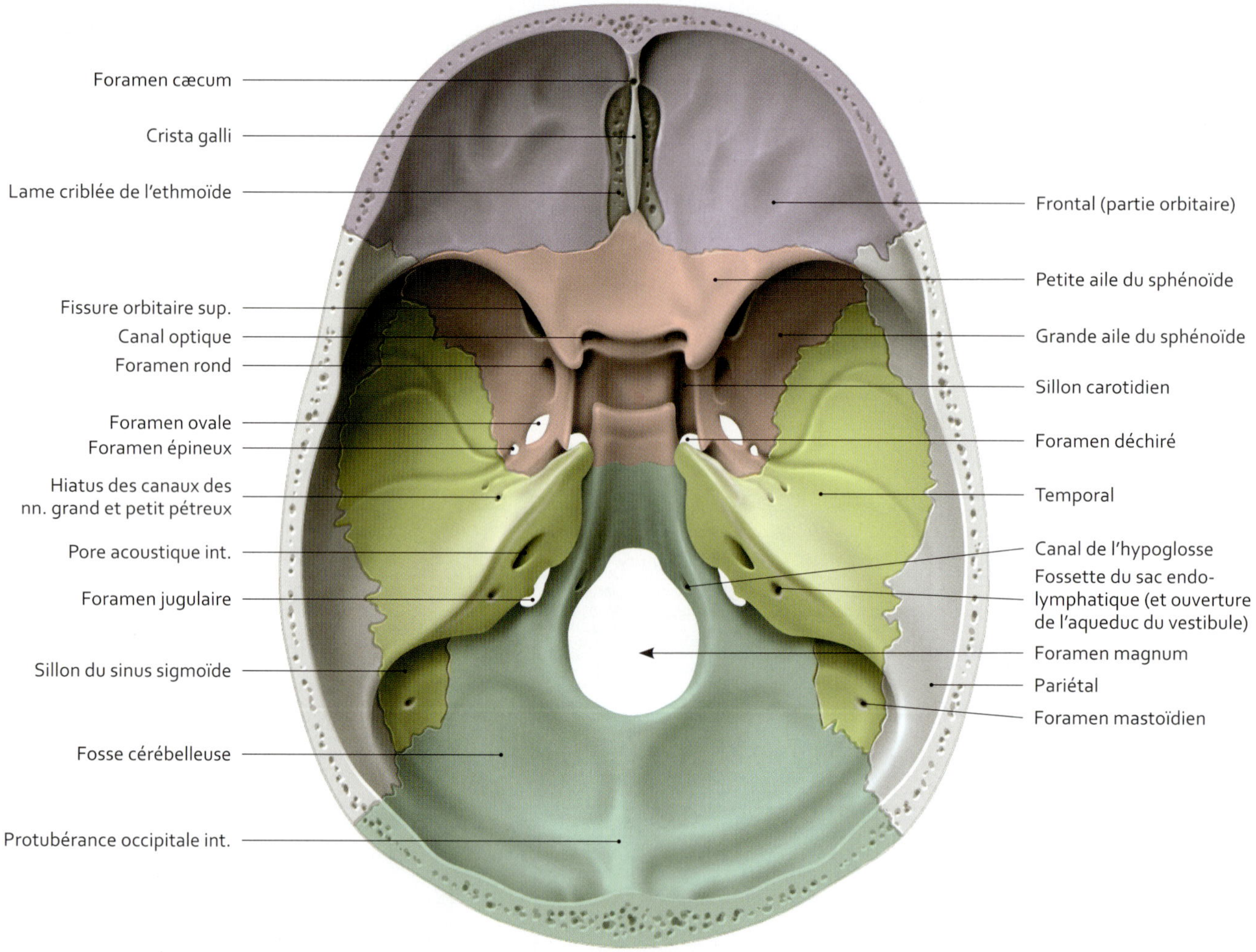

Configuration de la base interne du crâne

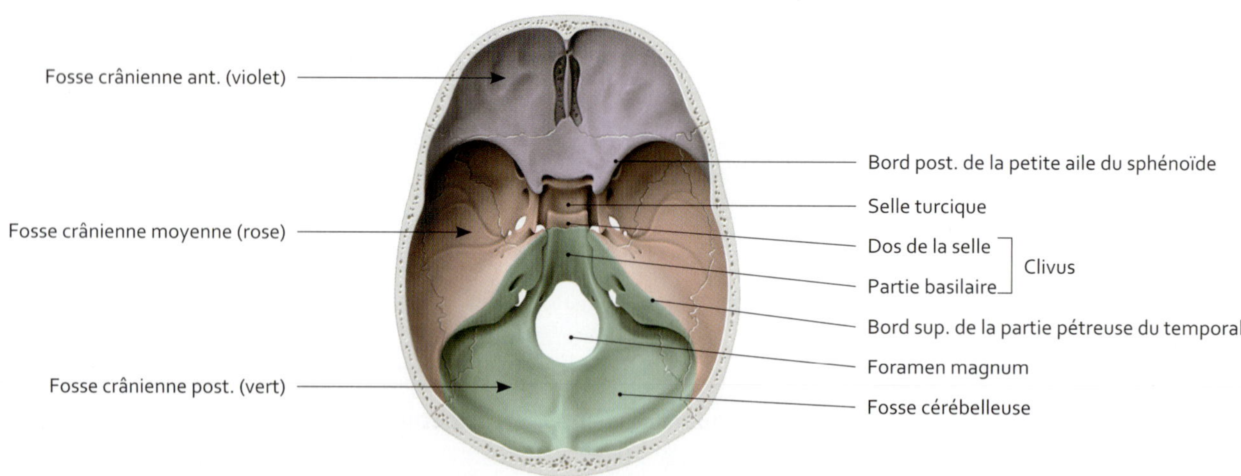

Fosses crâniennes
(vue supérieure de la base interne du crâne)

2.11 Trous de la base interne du crâne

Topographie	Foramens et ouvertures	Contenu
Fosse crânienne antérieure	Foramen cæcum	v. émissaire du sinus saggital sup.
	Foramens de la lame criblée	nn. olfactifs (I)
	Foramen ethmoïdal antérieur	a., v. et n. ethmoïdaux antérieurs
	Foramen ethmoïdal postérieur	a., v. et n. ethmoïdaux postérieurs
Fosse crânienne moyenne	Canal optique	• a. ophtalmique • n. optique (II)
	Fissure orbitaire supérieure	• v. ophtalmique supérieure • nn. oculomoteur (III), trochléaire (IV), abducens (VI), ophtalmique (V1) • r. sympathique • r. orbitaire de l'a. méningée moyenne
	Foramen rond	n. maxillaire (V2) et v. émissaire
	Foramen ovale	• n. mandibulaire (V3) • a. méningée accessoire • plexus veineux du foramen ovale
	Foramen épineux	• a. et vv. méningées moyennes • n. épineux (r. méningé du n. mandibulaire)
	Foramen déchiré	• *partie médiale* : a. carotide interne, plexus sympathique et veineux carotidiens • *partie latérale* : n. pétreux profond, branche de l'a. pharyngienne ascendante, vv. émissaires du sinus caverneux
	Hiatus du canal du n. grand pétreux	• n. grand pétreux • branche pétreuse de l'a. méningée moyenne
	Hiatus du canal du n. petit pétreux	• n. petit pétreux
Fosse crânienne postérieure	Foramen magnum	• moelle allongée et ses méninges • vaisseaux spinaux antérieurs et postérieurs • aa. vertébrales, plexus sympathiques vertébraux • vv. émissaires du plexus basilaire • membrana tectoria • racine des nn. accessoires (XI)
	Canal du n. hypoglosse	• n. hypoglosse (XII) • branche méningée de l'a. pharyngienne ascendante • plexus veineux du canal du n. hypoglosse
	Canal condylaire	v. émissaire condylaire
	Méat acoustique interne	• a. et v. labyrinthiques • n. facial (VII) • n. intermédiaire (VII bis) • n. vestibulo-cochléaire (VIII)
	Foramen jugulaire	• *partie antérieure* : sinus pétreux inférieur, n. glosso-pharyngien (IX) • *partie moyenne* : nn. vague (X) et accessoire (XI), branches méningées des aa. occipitale et pharyngienne ascendante • *partie postérieure* : bulbe supérieur de la v. jugulaire interne
	Fossette du sac endolymphatique	• ouverture de l'aqueduc du vestibule • sac endolymphatique
	Ouverture du canalicule de la cochlée	• v. du canalicule de la cochlée • conduit périlymphatique
	Foramen mastoïdien (inconstant)	• v. émissaire mastoïdienne • branche méningée de l'a. occipitale

2.12 Région nasale

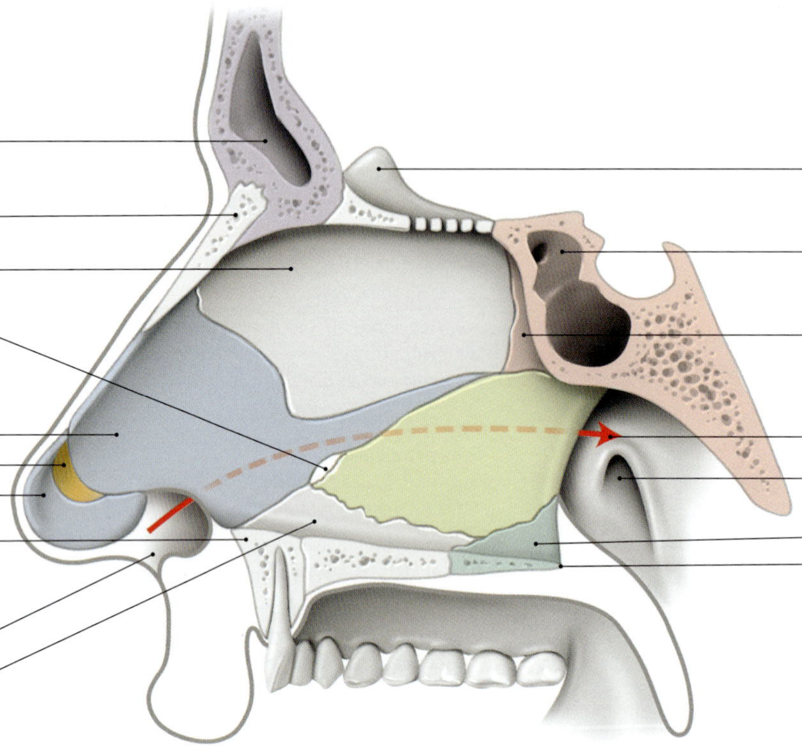

Septum nasal

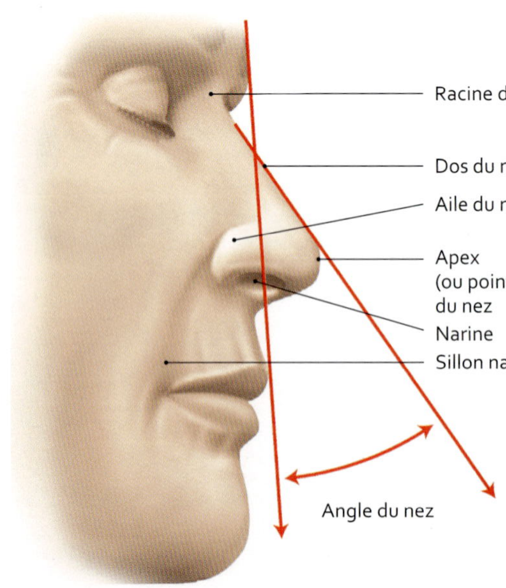

Parties externes du nez

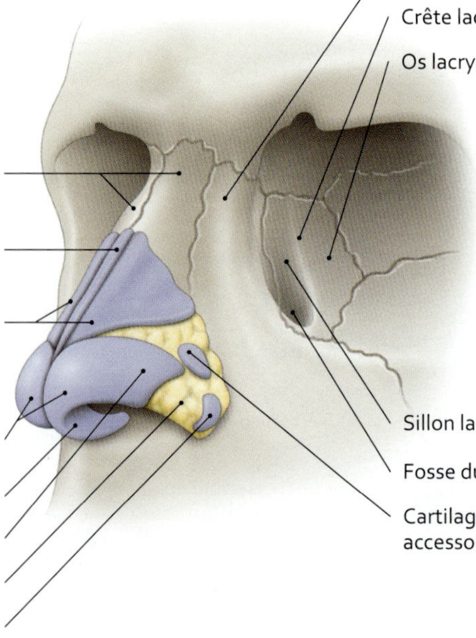

Cartilages nasaux

2.13 Cavité nasale osseuse

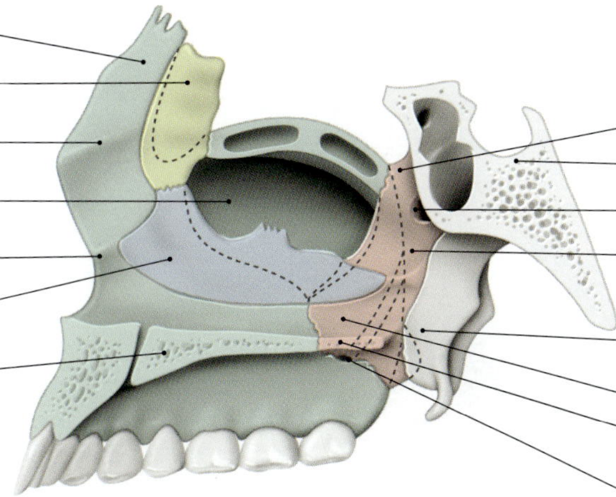

A. Sans l'ethmoïde

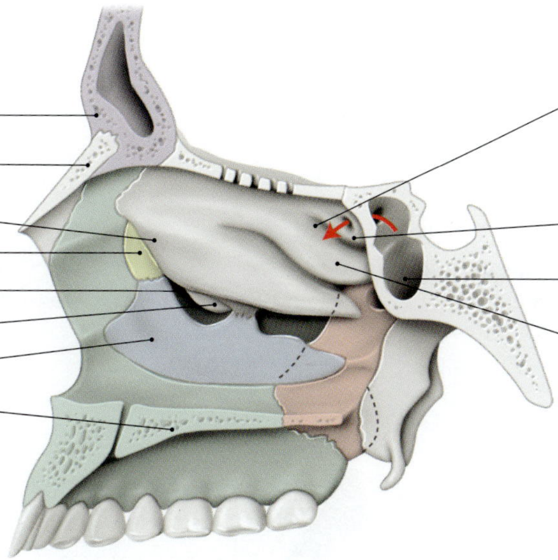

B. Avec, en place, l'ethmoïde, le frontal et l'os nasal

Paroi latérale de la cavité nasale
(constitution et vue médiale)

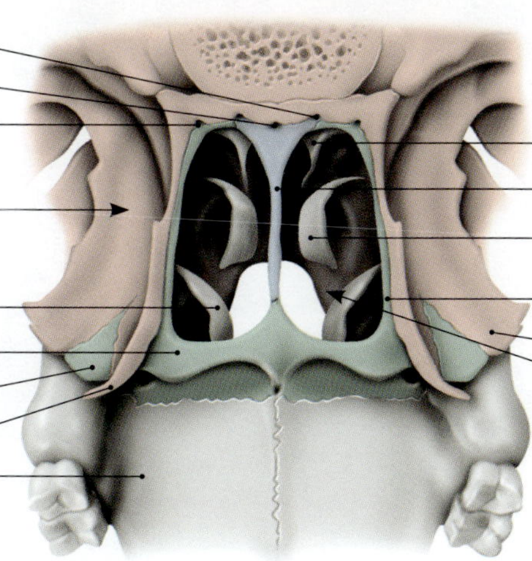

Choanes
(vue postéro-inférieure du naso-pharynx)

2.14 Sinus paranasaux

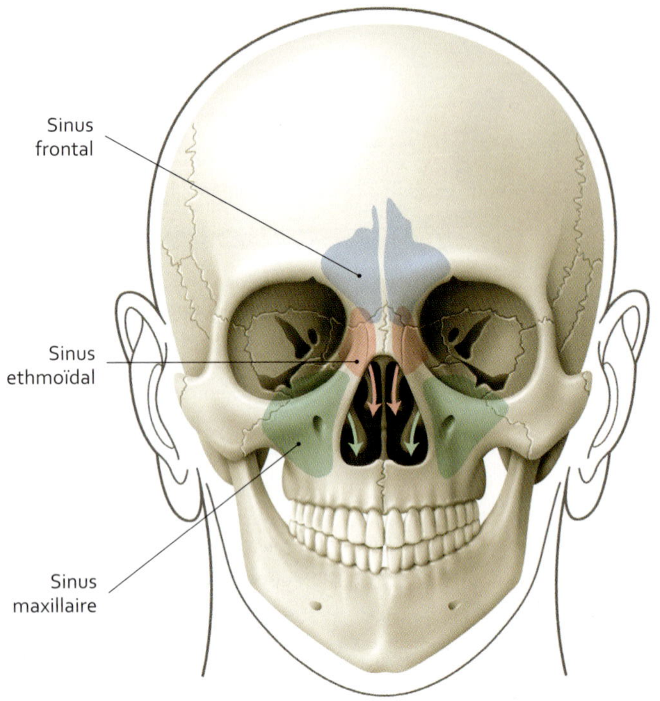

Topographie des sinus paranasaux
(vue antérieure)

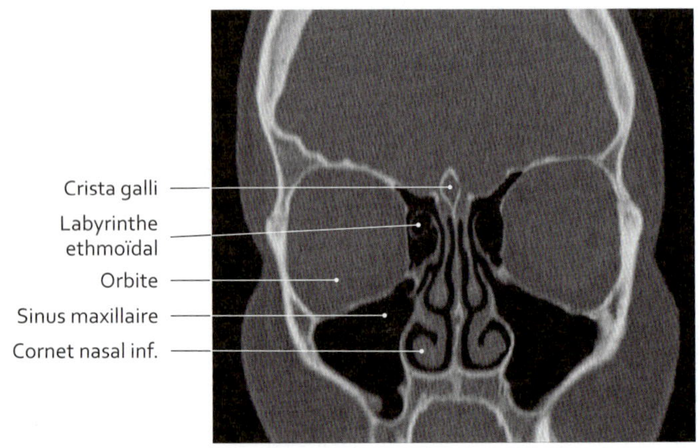

Coupe TDM coronale de la face
(cliché Dr T. Diesce)

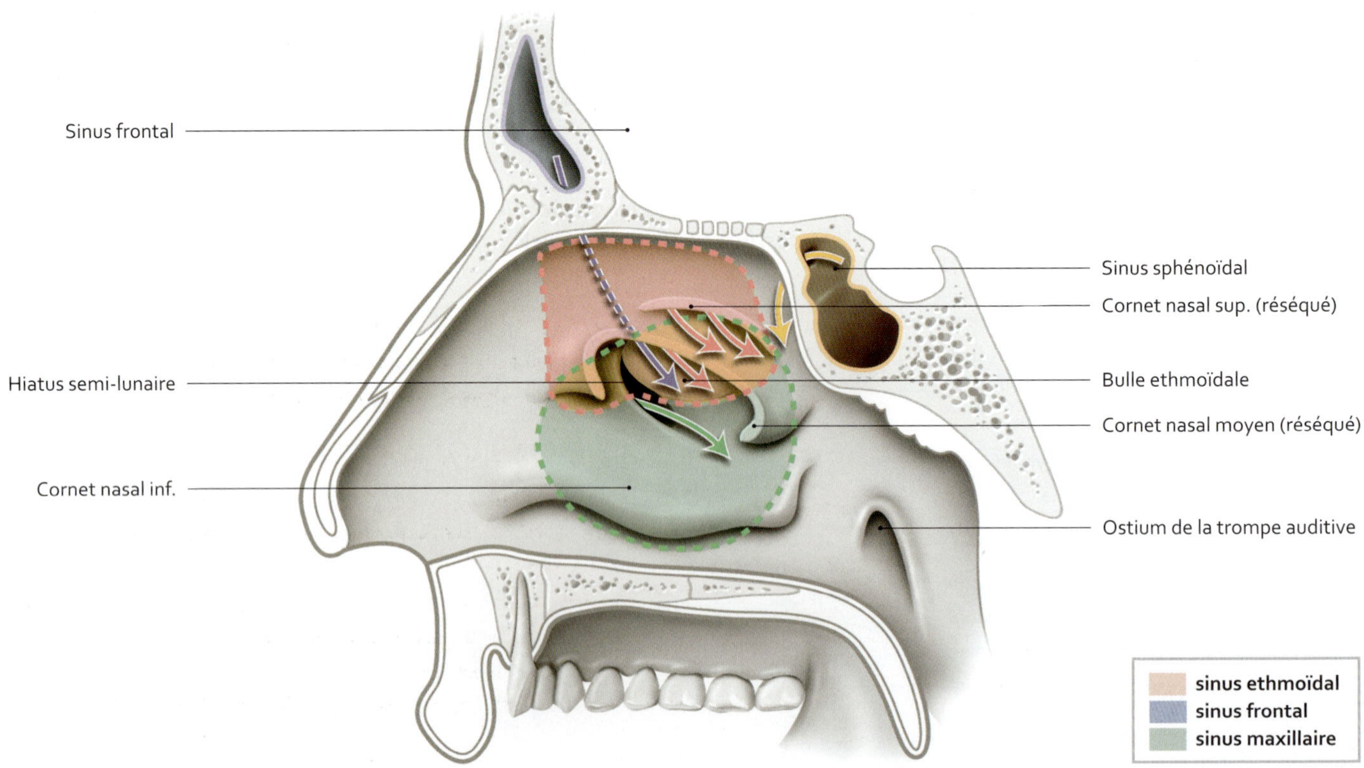

Sinus paranasaux : projections et drainages
(vue médiale de la paroi latérale de la cavité nasale)

2.15 Os hyoïde

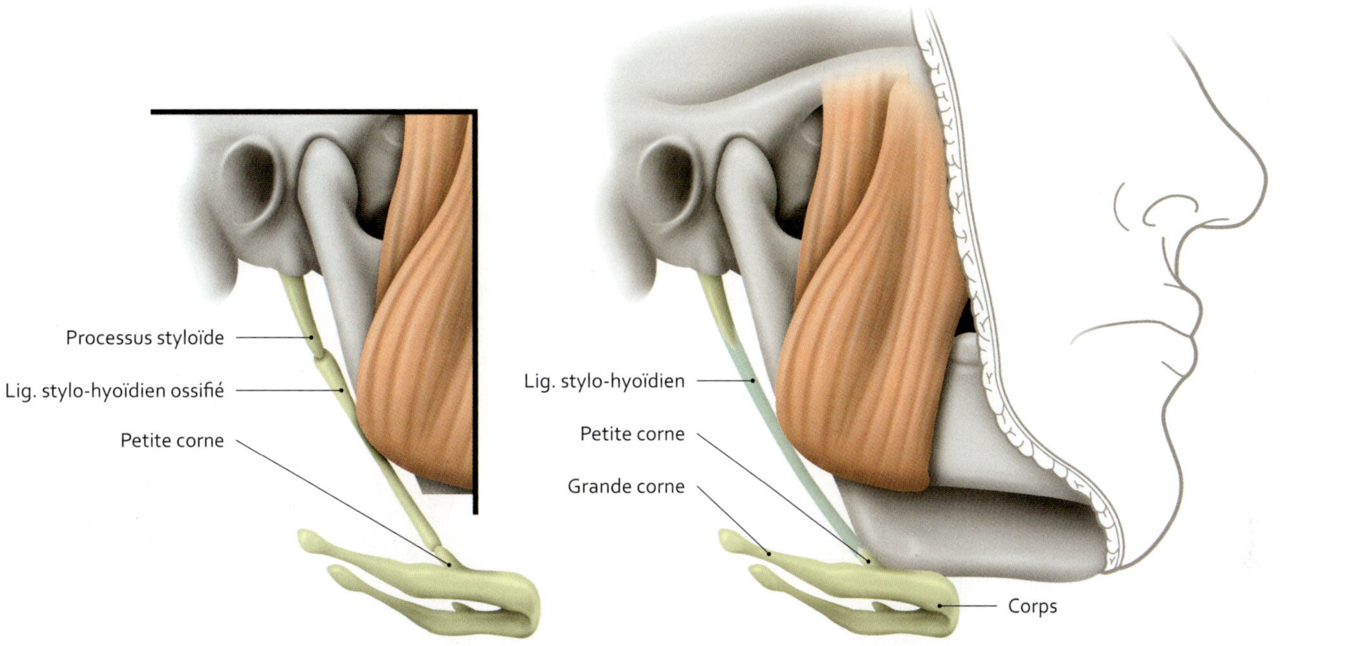

Squelette hyoïdien
(cartouche : squelette hyoïdien ossifié)

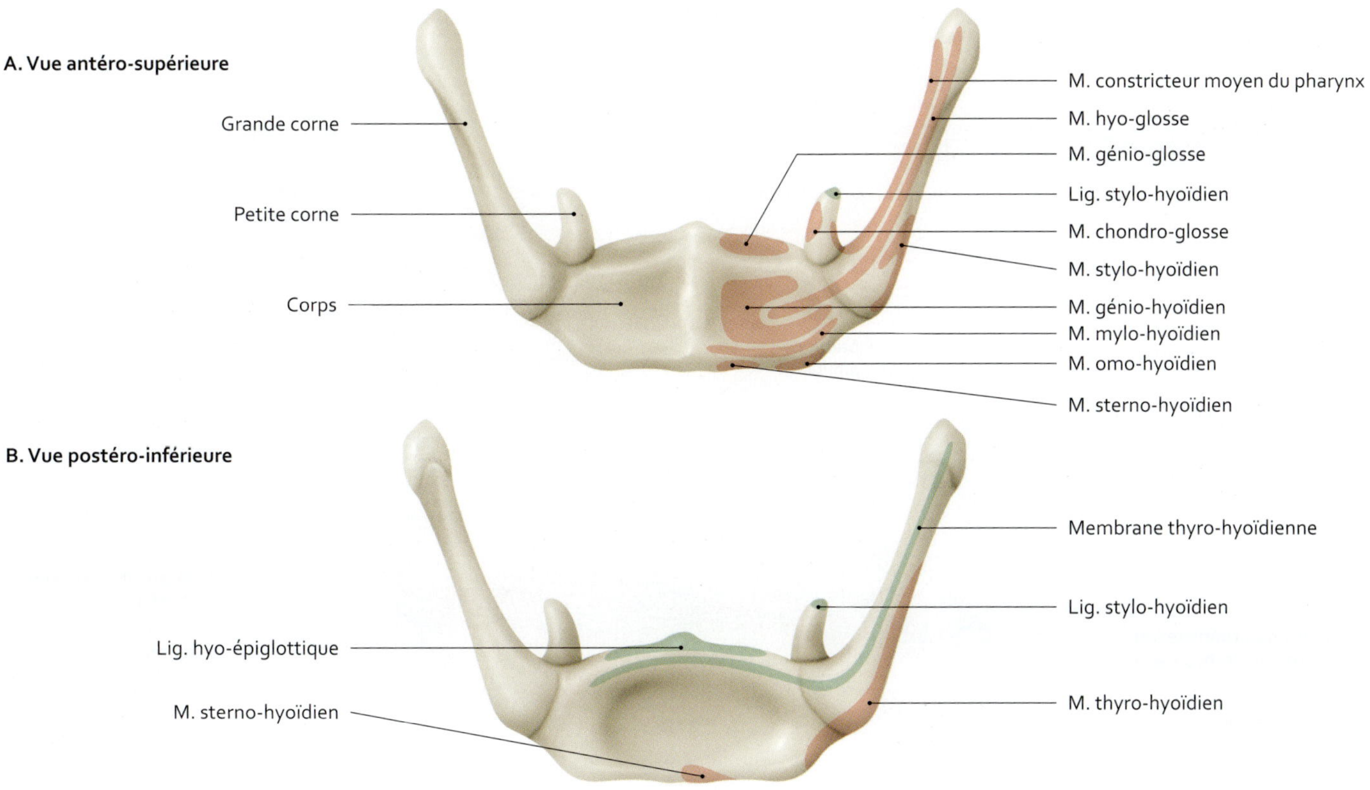

Os hyoïde

2.16 Mandibule

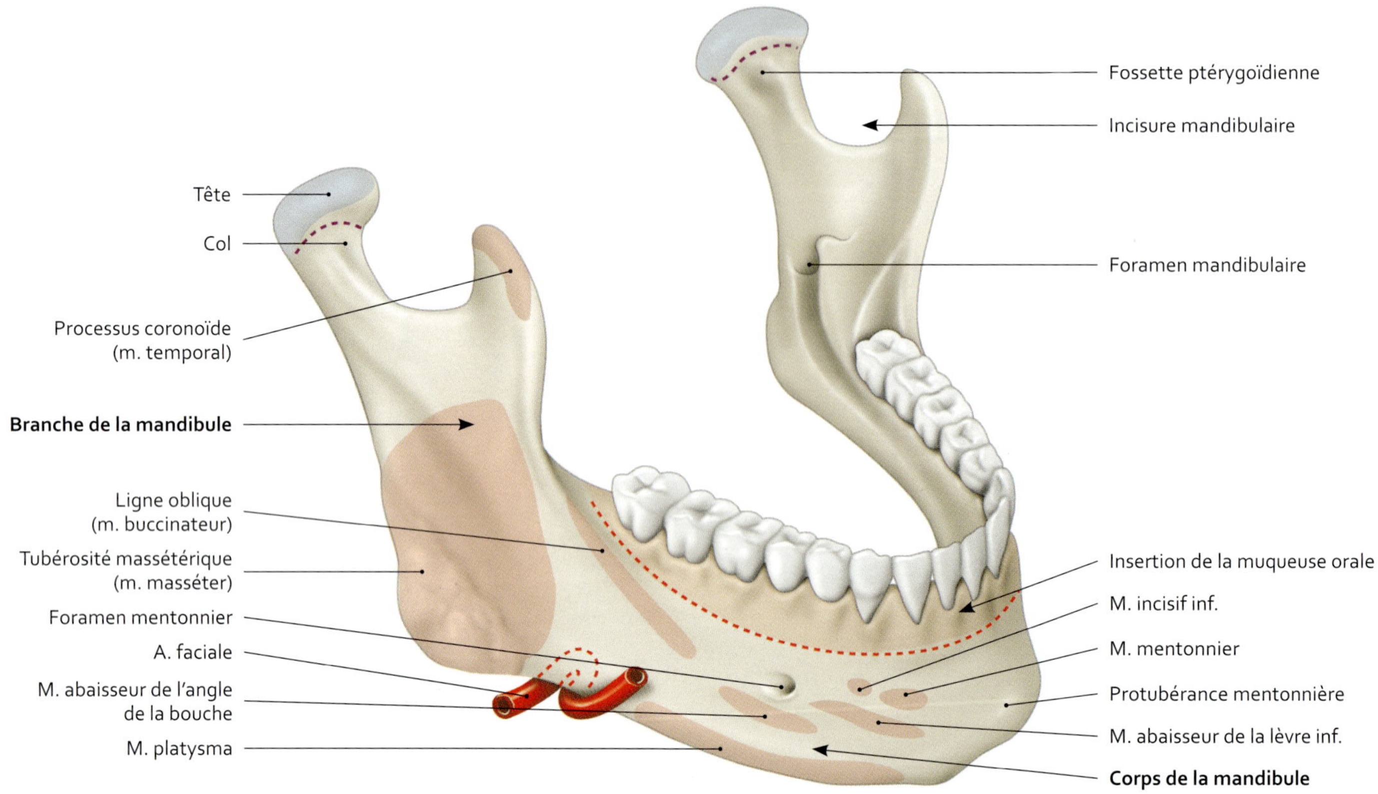

Mandibule
(vue latérale et antéro-supérieure)

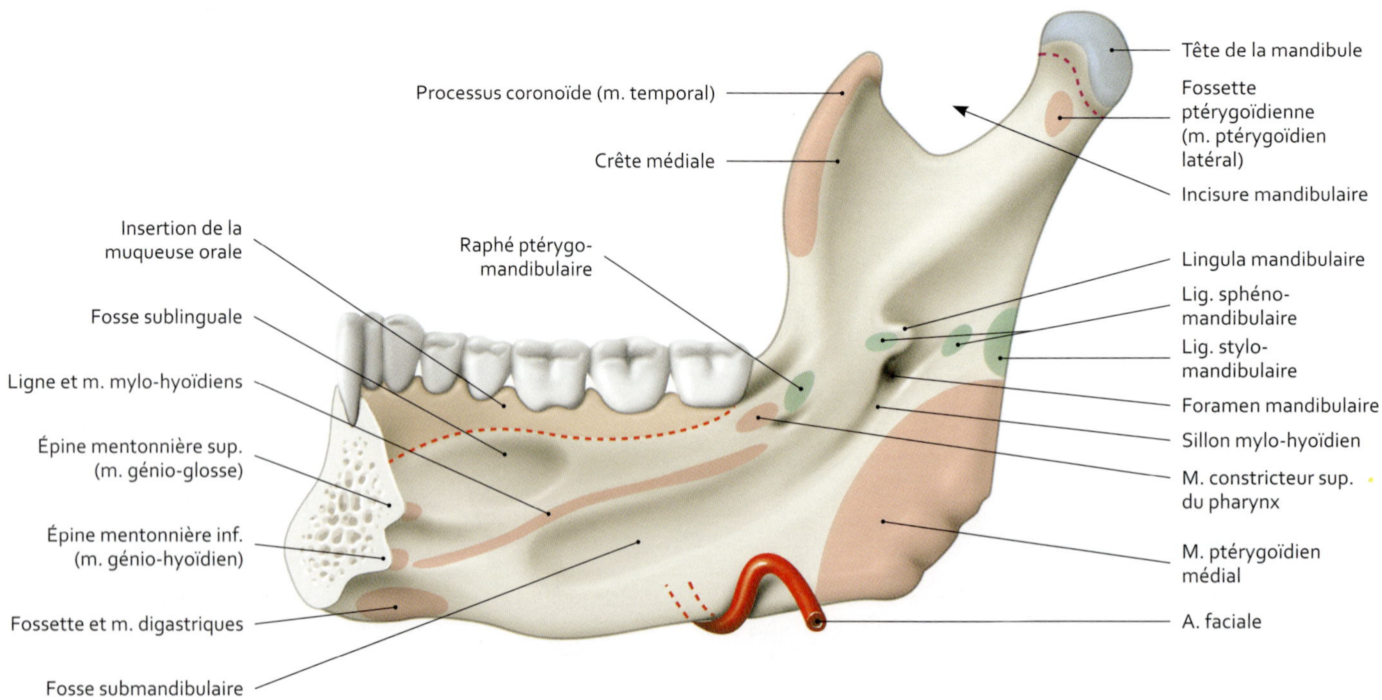

Mandibule *(vue médiale)*

2.17 Muscles superficiels de la face et du crâne

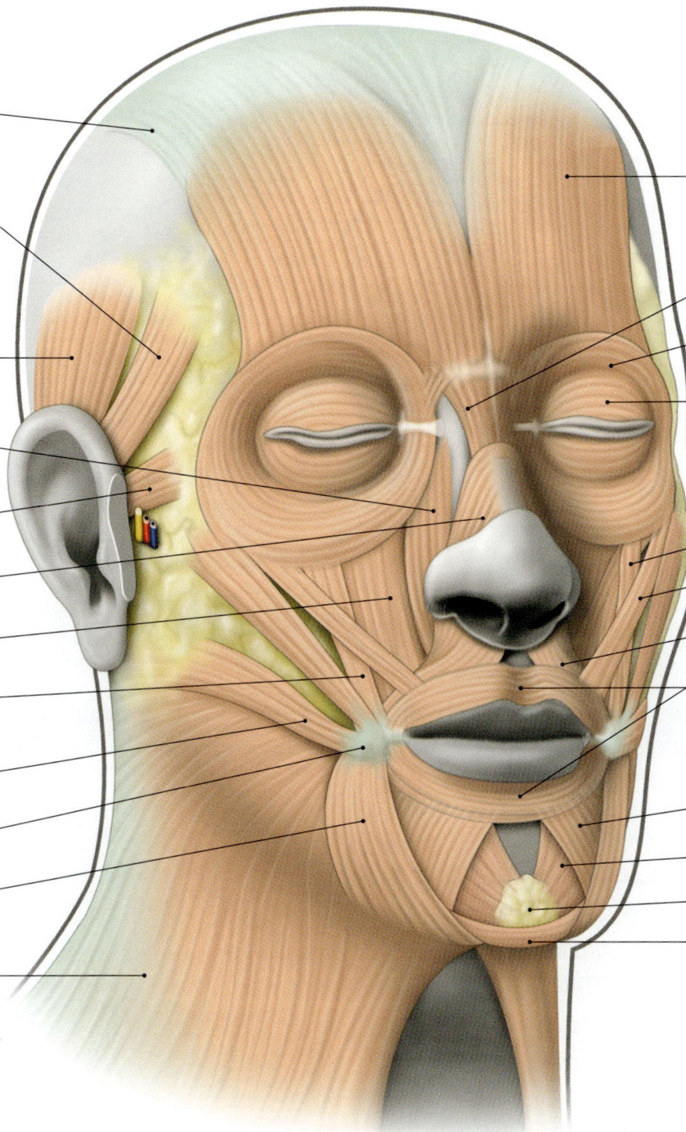

Note

Modiolus de l'angle de la bouche : centre d'insertion fibro-musculaire situé à 12 mm environ de l'angle de la commissure labiale et adhérent à la muqueuse orale.
Il harmonise l'activité des muscles de la face au cours des mouvements buccaux ou d'expression émotionnelle.

Muscle risorius : propre à l'homme.
- **Action :** étire l'angle de la bouche en arrière et latéralement, et provoque le sourire.
- **Innervation :** nerf facial (VII).

2.18 Muscles de la face (1)

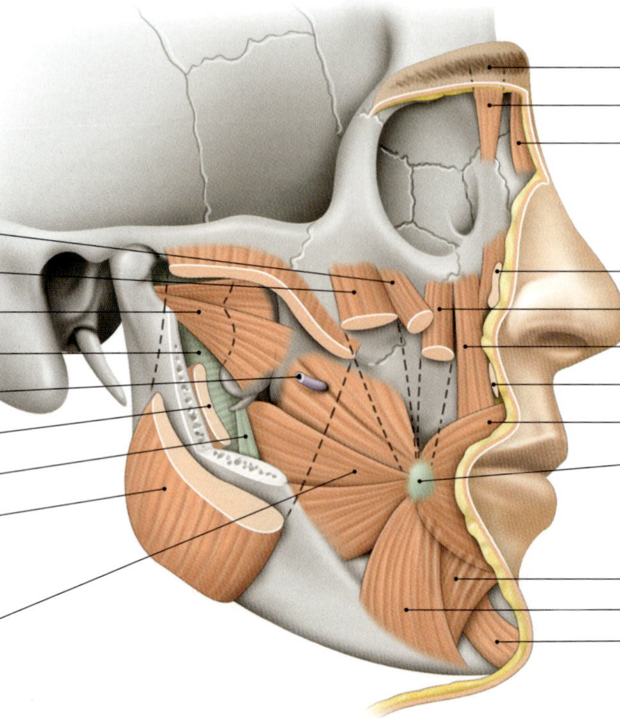

Muscles	Action	Innervation
Orbiculaire de la bouche[1]	• Ferme la bouche. • Projette les lèvres en avant. • Rôle important dans la parole et la mastication.	Nerf facial (VII)
Élévateur naso-labial	• Élévateur et éverseur de la lèvre supérieure. • Dilatateur de la narine.	Nerf facial (VII)
Élévateur de l'angle de la bouche	• Élévateur de la lèvre supérieure et de l'angle de la bouche, découvrant la canine. • Exprime la menace.	Nerf facial (VII)
Petit zygomatique	• Élévateur de la lèvre supérieure. • Exprime le dédain et le mépris.	Nerf facial (VII)
Grand zygomatique	• Dilatateur de la fente orale. • Exprime la joie.	Nerf facial (VII)
Buccinateur	• Attire l'angle de la bouche en arrière et latéralement. • Intervient dans l'action de souffler. • Participe à la mastication.	Nerf facial (VII)
Abaisseur de l'angle de la bouche	• Abaisseur de la commissure labiale. • Exprime la tristesse.	Nerf facial (VII)
Abaisseur de la lèvre inférieure[2]	• Abaisseur et éverseur de la lèvre inférieure. • Exprime la moue, le dégoût et l'ironie.	Nerf facial (VII)
Mentonnier (ou du menton)	• Élévateur de la partie molle du menton qui se ride. • Participe à l'action de boire et à la mastication. • Exprime le doute et le dédain.	Nerf facial (VII)

1. **Les muscles incisif de la lèvre supérieure et incisif de la lèvre inférieure** sont des faisceaux inconstants du muscle orbiculaire de la bouche, qui s'insèrent dans les fosses canines.
2. **Le muscle transverse du menton**, inconstant, unit les muscles abaisseurs de la lèvre inférieure. Il harmonise l'action de ces deux muscles.

2.19 Muscles de la face (2)

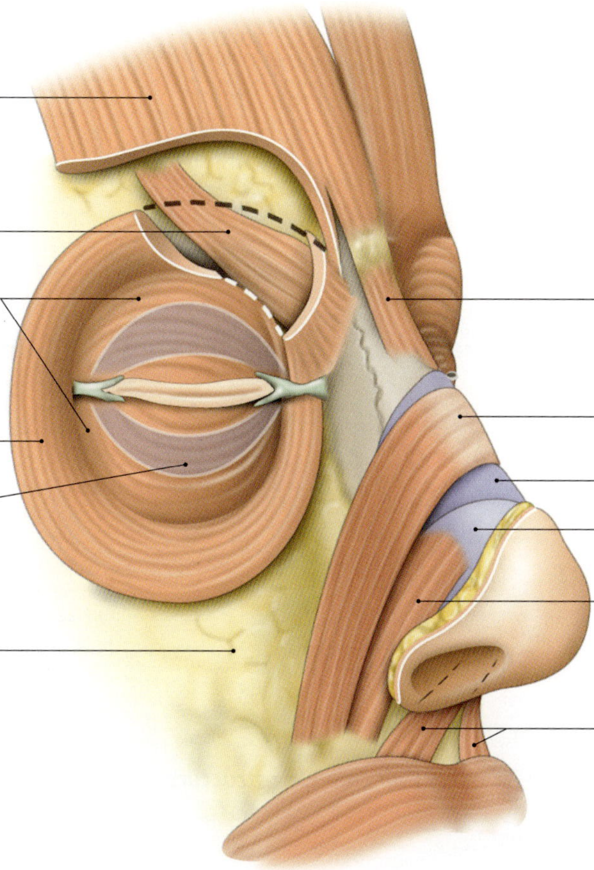

Muscles	Action	Innervation
Orbiculaire de l'œil[1]	Protège l'œil des agressions lumineuses et mécaniques : – partie palpébrale : fermeture légère des yeux ; – partie orbitaire : fermeture forte des yeux (apparition des rides de la patte d'oie) ; – partie lacrymale : favorise l'écoulement des larmes.	Nerf facial (VII)
Corrugateur du sourcil	Rapproche les sourcils en déterminant des rides verticales intersourciliaires.	Nerf facial (VII)
Abaisseur du sourcil	Abaisse la tête du sourcil.	Nerf facial (VII)
Procérus	Abaisse la peau de la région intersourciliaire et provoque une mimique menaçante.	Nerf facial (VII)
Nasal	Dilatateur de la narine.	Nerf facial (VII)
Abaisseur du septum nasal	Abaisse le septum nasal. Agrandit l'orifice nasal au cours de l'inspiration profonde.	Nerf facial (VII)

1. Sa paralysie provoque la chute de la paupière inférieure avec un larmoiement continu.

2.20 Muscles de la calvaria

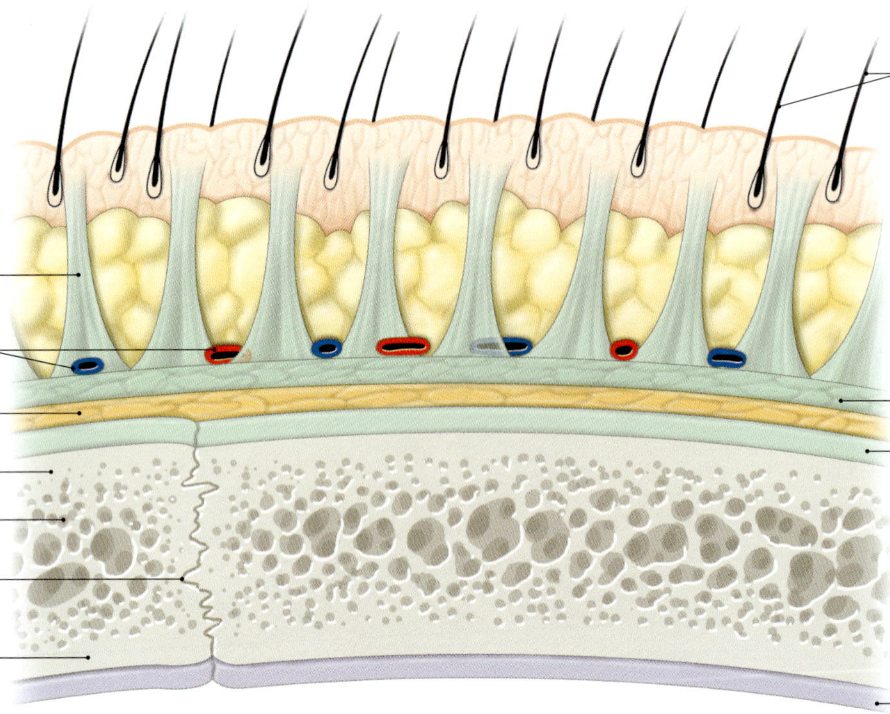

Cuir chevelu : structure

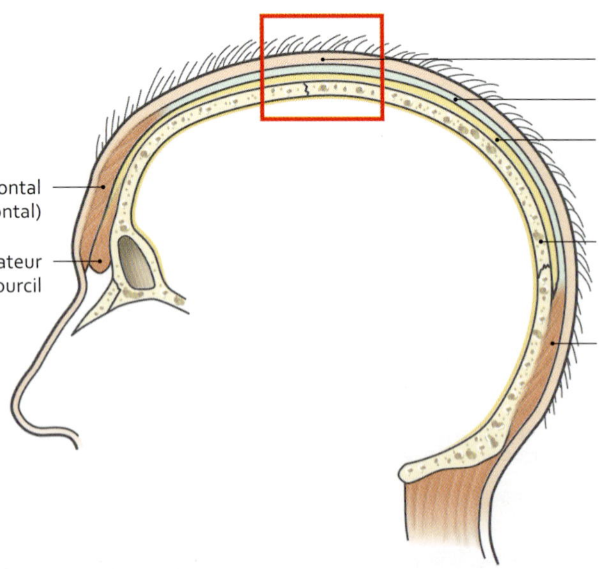

Muscle occipito-frontal
(coupe sagittale de la tête)

Note

Muscle occipito-frontal

- *Action*
  - Mobilise le cuir chevelu dans le sens antéro-postérieur.
  - Élève les sourcils.
  - Plisse le front en écarquillant les yeux.
  - Muscle de la surprise et de l'effroi.
- *Innervation*
  - Ventre frontal : branche temporale du nerf facial (VII).
  - Ventre occipital : branche auriculaire du nerf facial (VII).

2.21 Fonction des muscles de la face

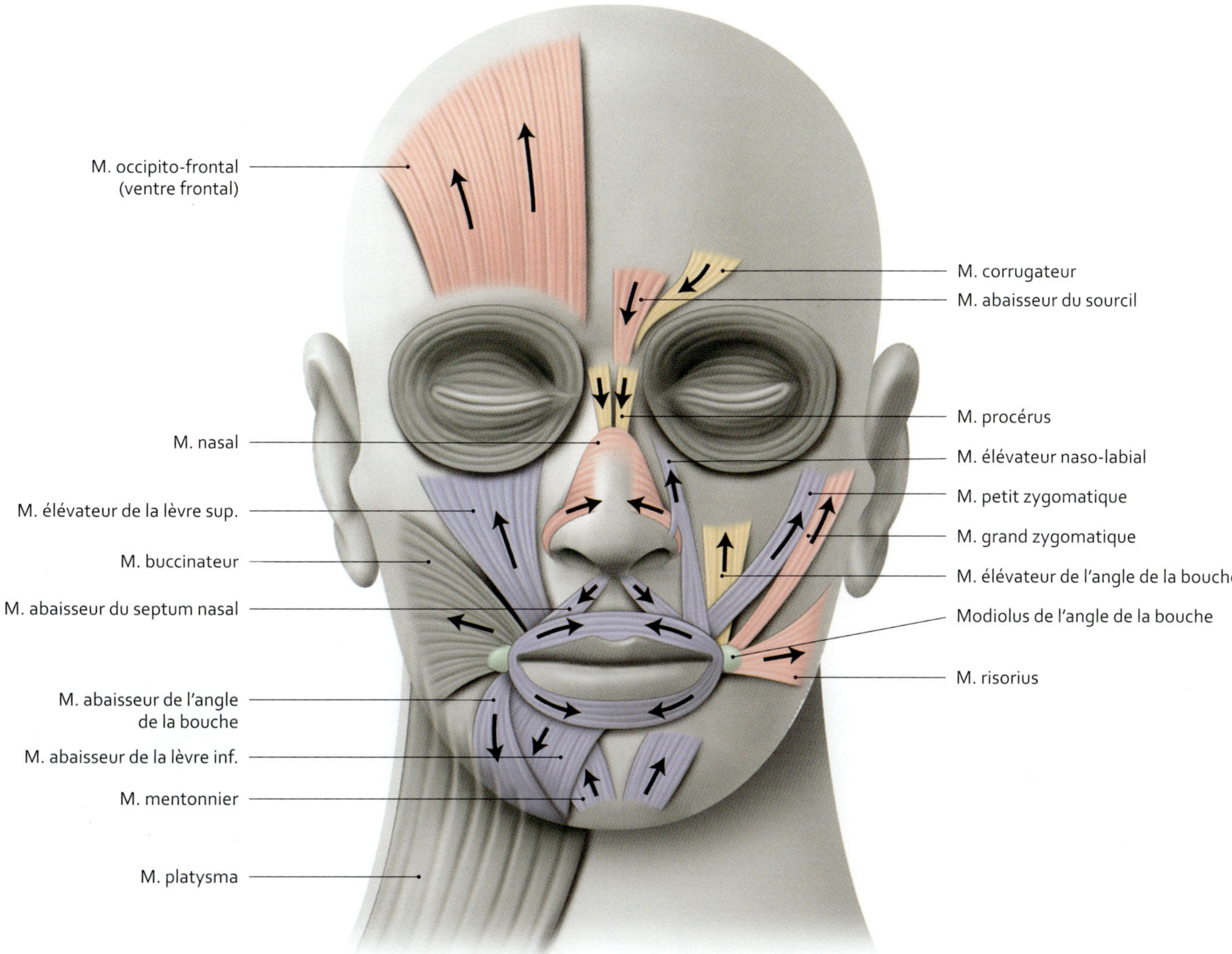

Muscles de la mimique de la menace

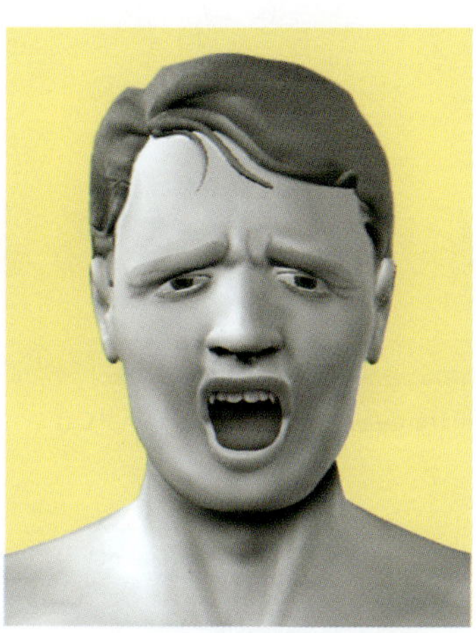

Muscles de la mimique du sourire, de la joie
(leur contraction spasmodique se traduit par le rire sardonique)

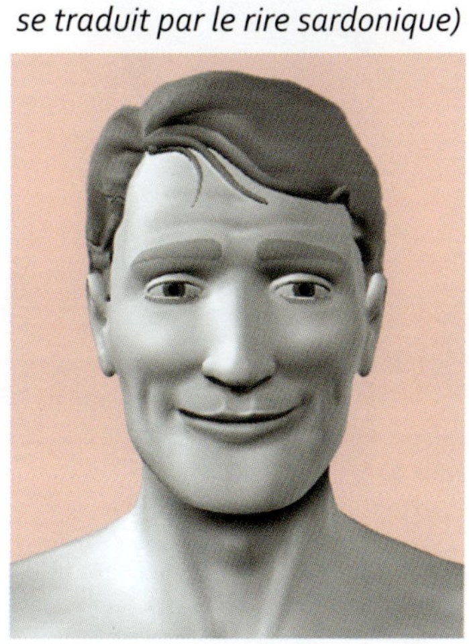

Muscles de la mimique de la tristesse, du mépris, de l'ironie

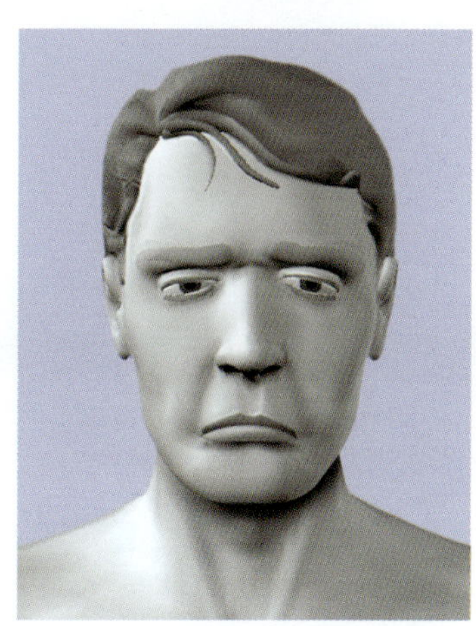

2.22 Muscles suboccipitaux

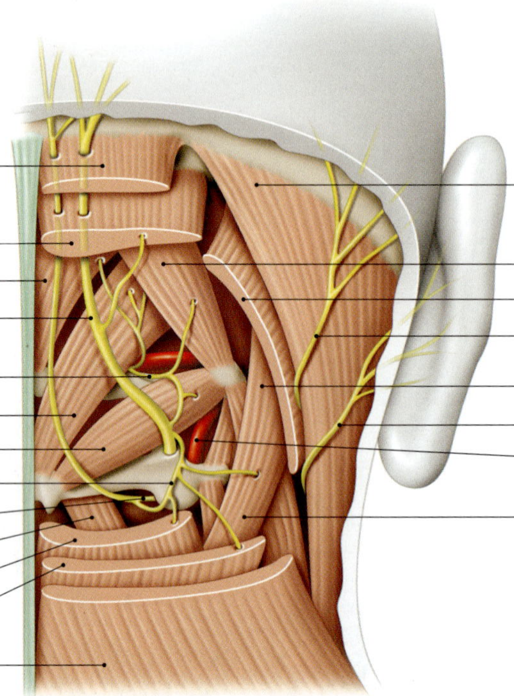

Muscles et nerfs de la nuque
(vue postérieure)

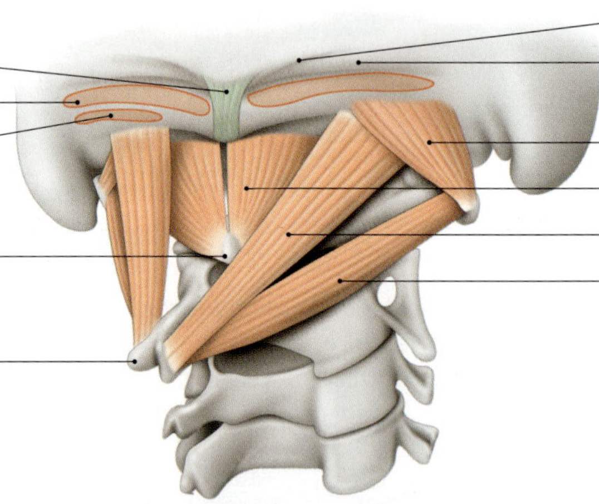

Muscles de la nuque
(vue postéro-latérale)

Muscles	Action	Innervation
Grand droit postérieur de la tête **Petit droit postérieur de la tête**	• Unilatérale : extension et inclinaison homolatérale de la tête. • Bilatérale : extension de la tête.	Nerf suboccipital (rameau dorsal du nerf spinal C1)
Oblique supérieur de la tête **Oblique inférieur de la tête**	• Inclinaison et rotation homolatérales de la tête. • La face regarde du même côté.	Nerf suboccipital (rameau dorsal du nerf spinal C1)

2.23 Morphologie temporo-mandibulaire

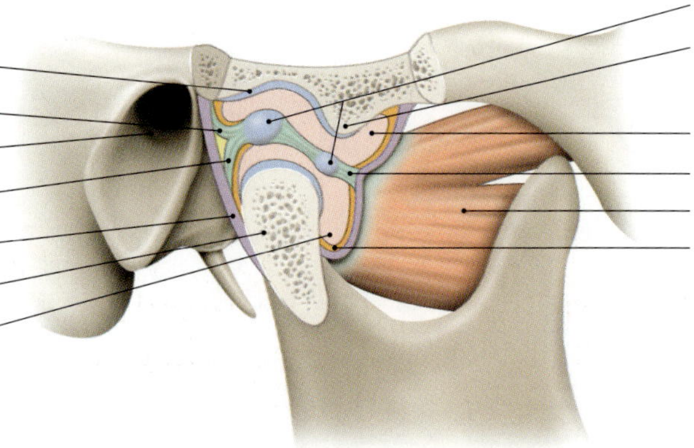

Carité articulaire temporo-mandibulaire
(coupe sagittale)

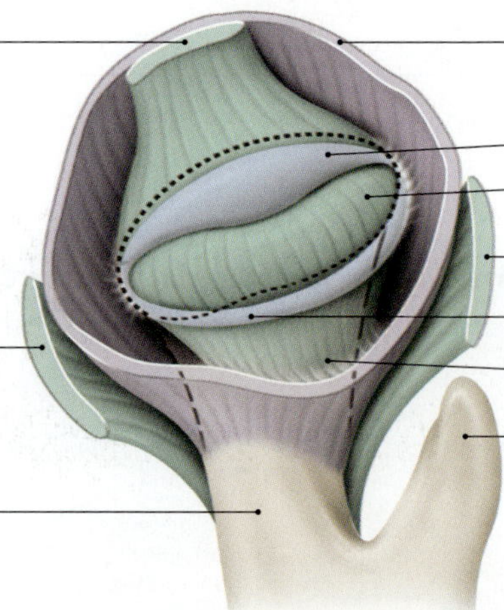

Capsule et disque articulaires de l'articulation temporo-mandibulaire
(vue supérieure de la partie inférieure de l'articulation ouverte.
La membrane synoviale de la capsule articulaire n'a pas été représentée)

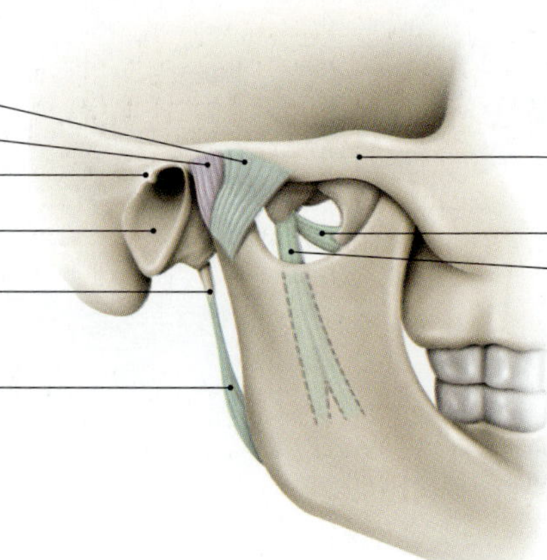

Ligaments temporo-mandibulaires
(vue latérale)

2.24 Muscles masticateurs (1)

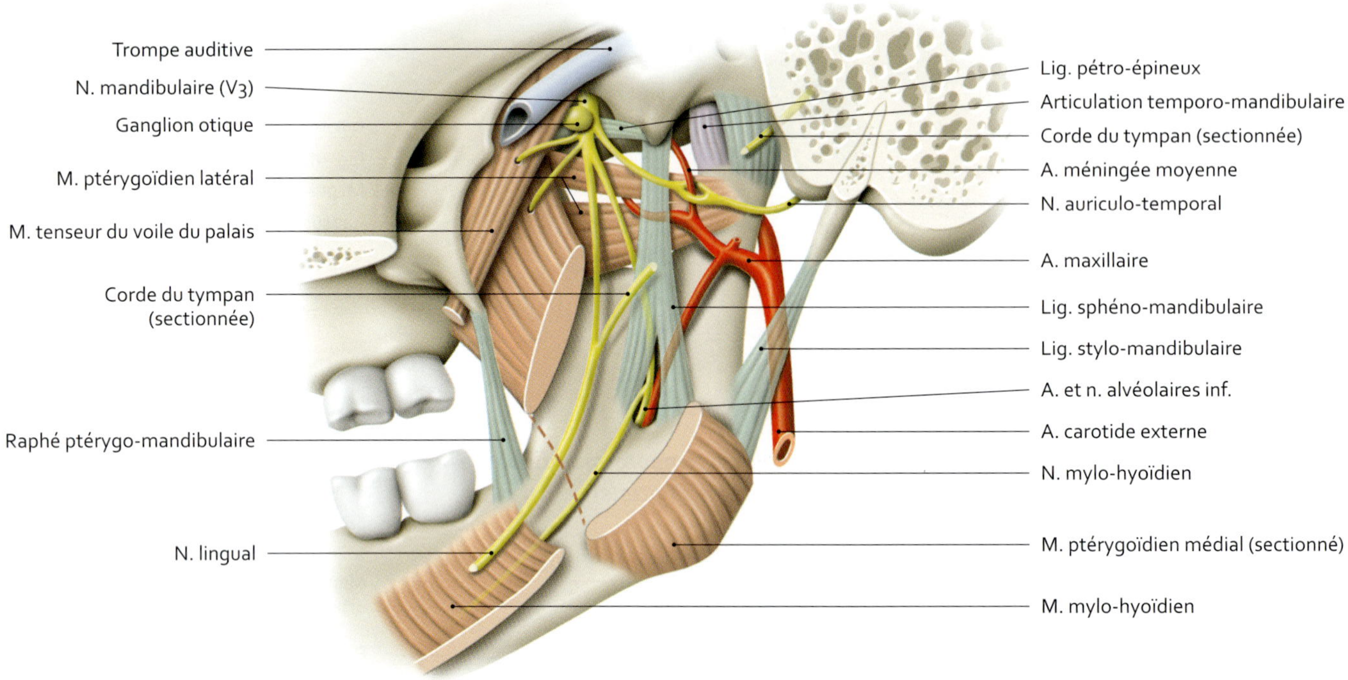

Articulation temporo-mandibulaire
(vue médiale)

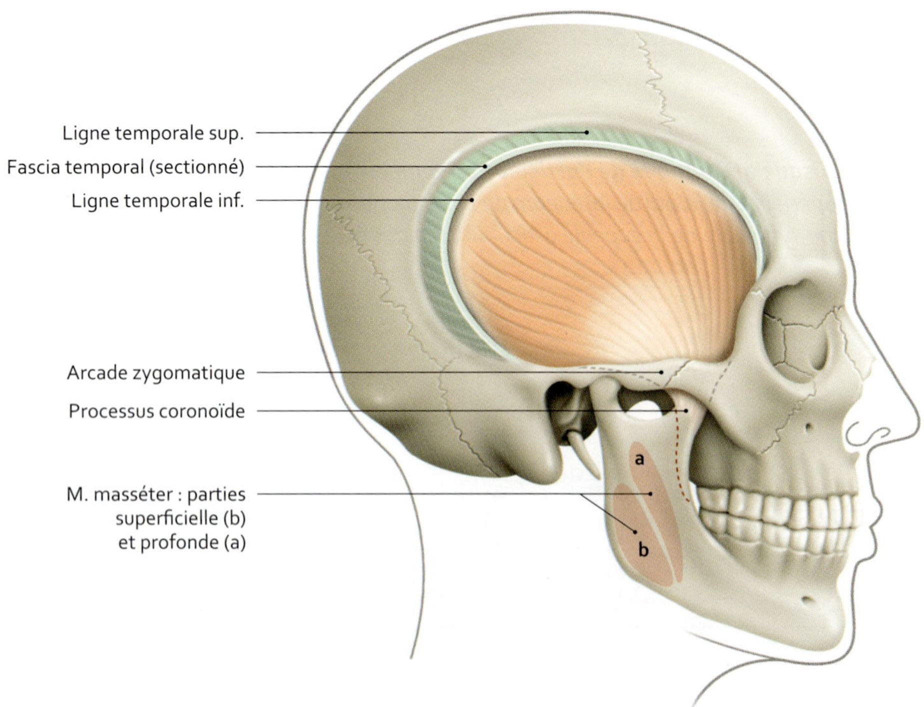

Muscle temporal
(vue latérale)

2.25 Muscles masticateurs (2)

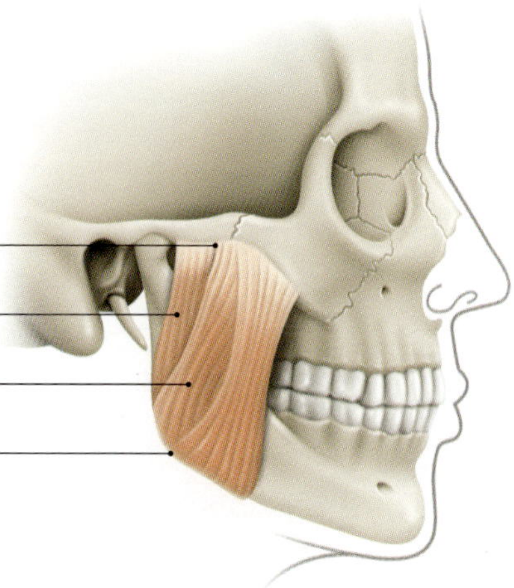

Muscle masséter
(vue latérale)

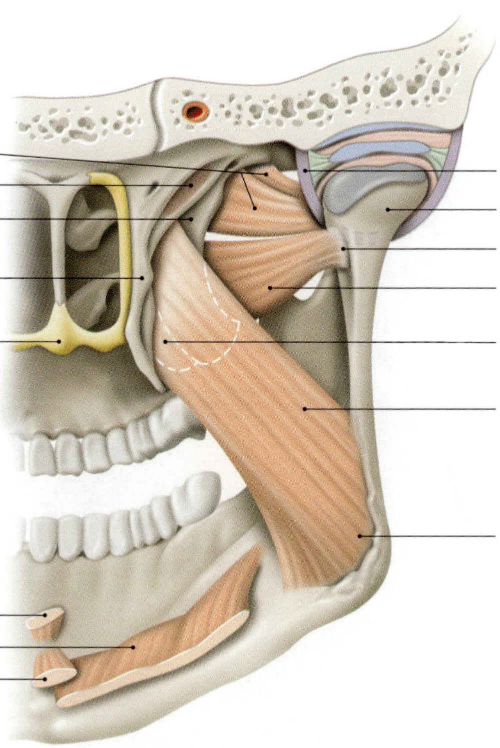

Muscles ptérygoïdiens
(vue postérieure)

Muscles	Action	Innervation
Temporal	• Élévateur et rétropulseur de la mandibule.	Nerfs temporaux profonds, branches du nerf mandibulaire (V3).
Masséter	• Élévateur de la mandibule. • Ferme la bouche.	Nerf massétérique, branche du nerf mandibulaire (V3).
Ptérygoïdien latéral	• Unilatérale : diduction. • Bilatérale : propulsion de la mandibule.	Nerf ptérygoïdien latéral, branche du nerf mandibulaire (V3).
Ptérygoïdien médial	• Unilatérale : diduction. • Bilatérale : élévateur et propulseur de la mandibule.	Nerf ptérygoïdien médial, branche du nerf mandibulaire (V3).

2.26 Cavité orale

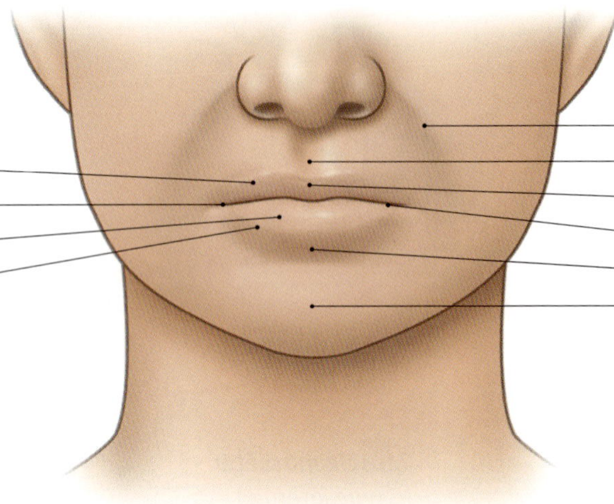

Bouche fermée

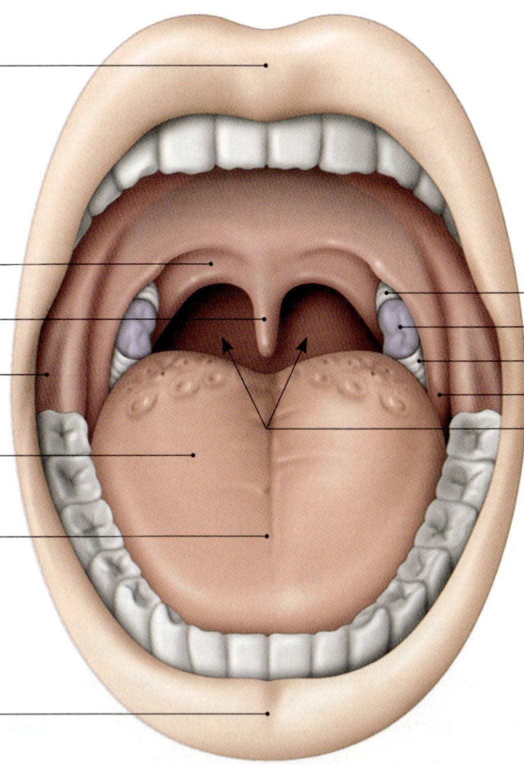

Bouche ouverte

2.27 Muscles de la langue

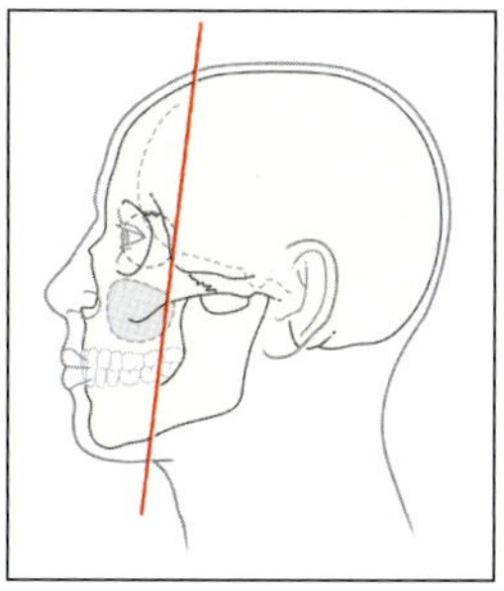

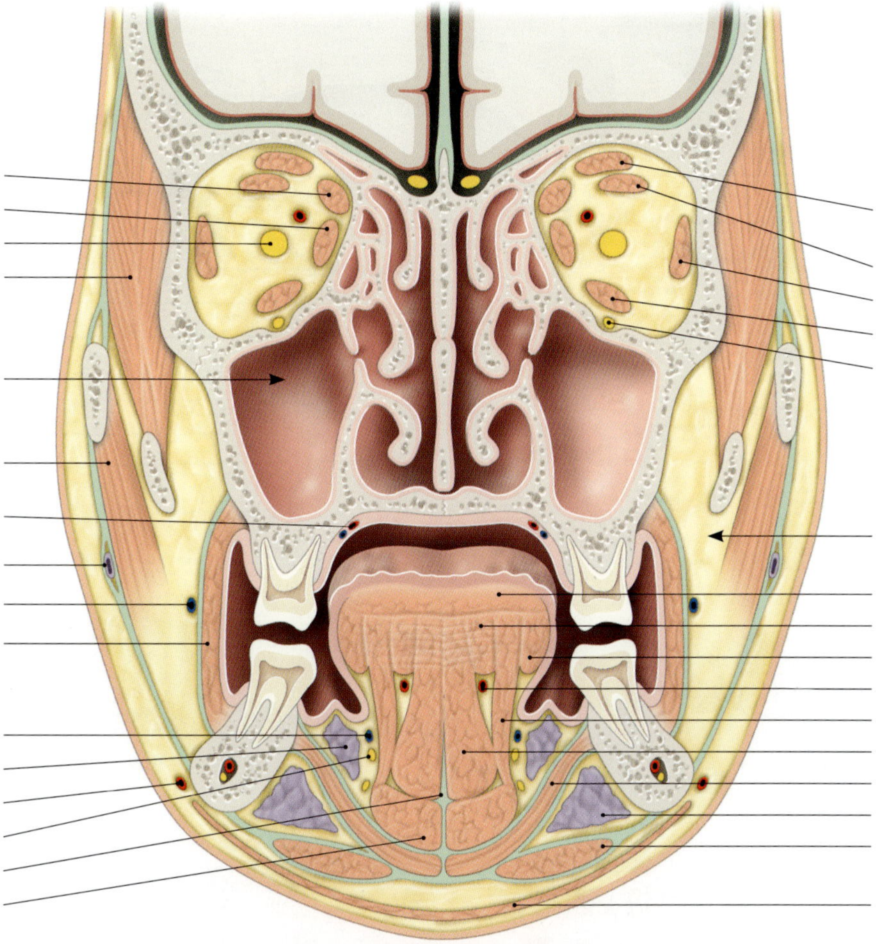

Coupe coronale de la face
(vue antérieure)

Muscles	Action	Innervation
Longitudinal supérieur	• Raccourcit la langue et incurve latéralement l'apex de la langue.	Nerf hypoglosse (XII)
Longitudinal inférieur	• Raccourcit la langue et incurve en bas l'apex de la langue.	Nerf hypoglosse (XII)
Transverse	• Rétrécit et allonge la langue.	Nerf hypoglosse (XII)
Vertical	• Aplatit et élargit la langue.	Nerf hypoglosse (XII)
Génio-glosse	• Protrusion de la langue (creuse le centre de la langue).	Nerf hypoglosse (XII)
Hyo-glosse	• Abaisse, rétracte et creuse la langue.	Nerf hypoglosse (XII)
Stylo-glosse	• Élève et rétracte la langue.	Nerf hypoglosse (XII)
Palato-glosse	• Creuse le palais mou. • Rapproche les plis palato-glosses. • Bombe la base de la langue. • Rétrécit l'isthme du gosier.	Nerf vague (X) *via* le plexus pharyngien

2.28 Muscles et vaisseaux de la langue

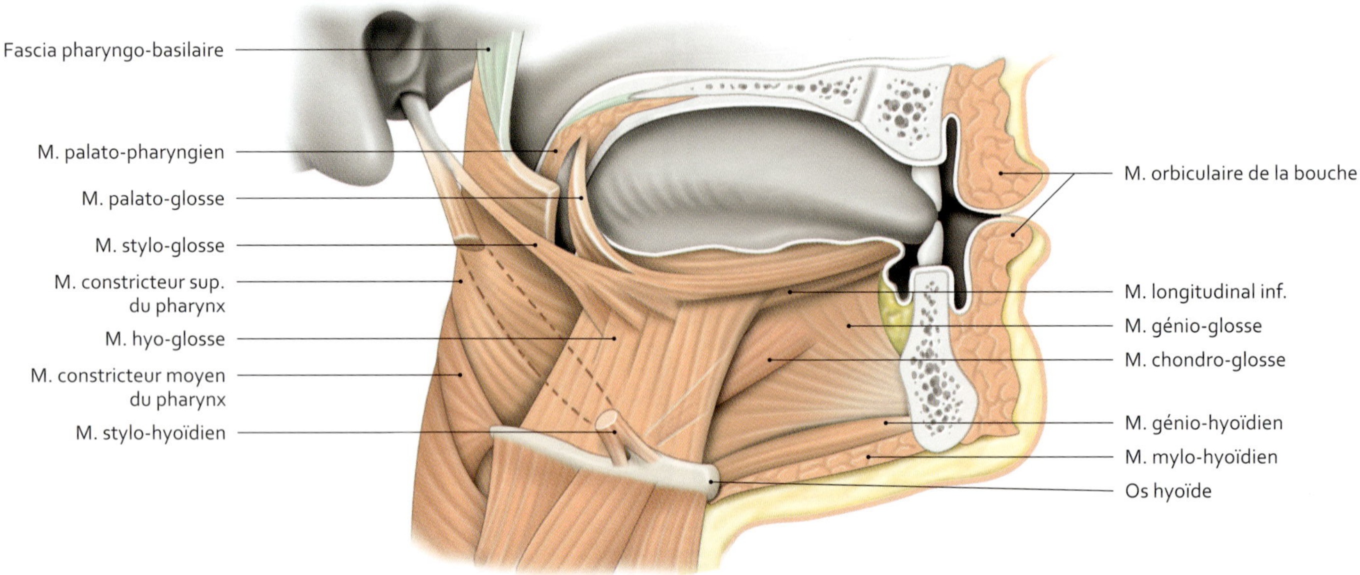

Muscles de la langue
(vue latérale)

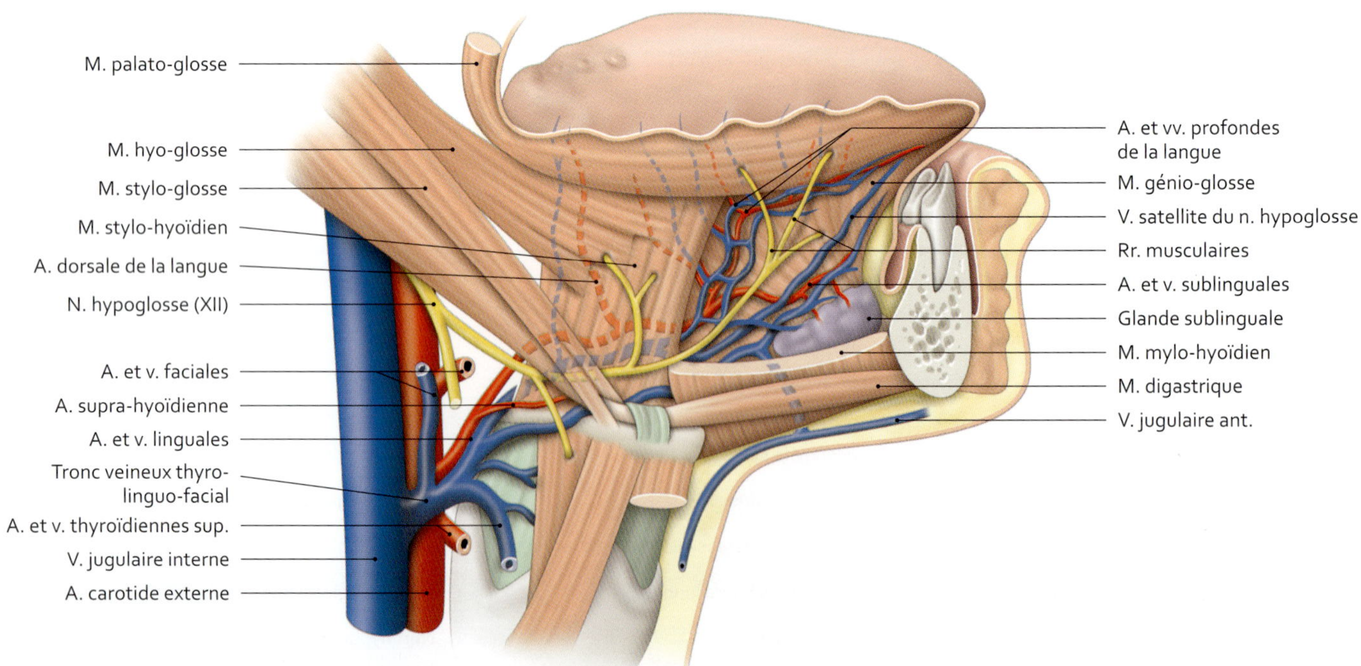

Vaisseaux de la langue
(vue latérale)

2.29 Muqueuses de la langue

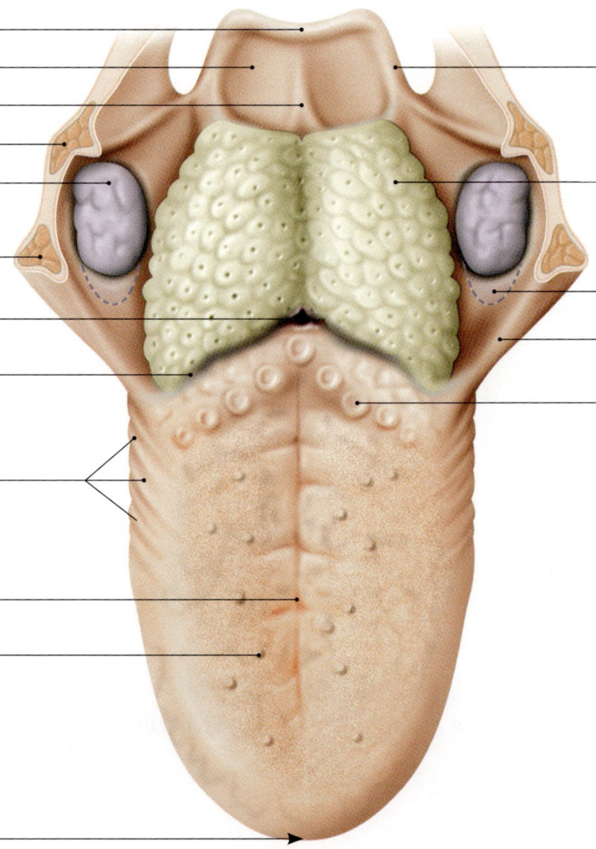

Dos de la langue

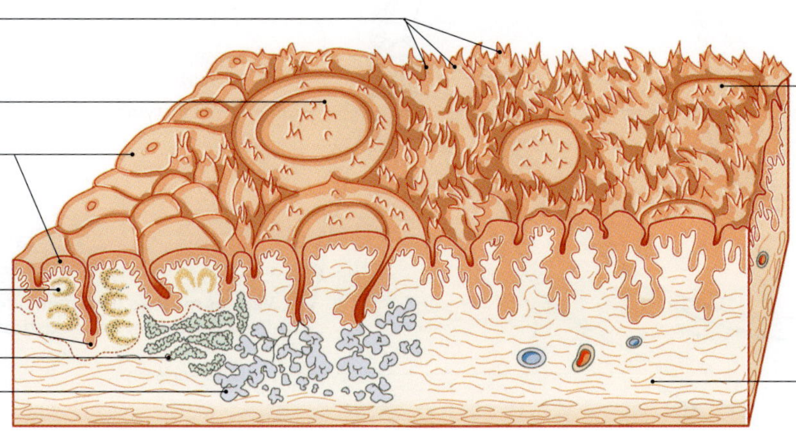

Muqueuse de la langue
(structure)

2.30 Organe du goût

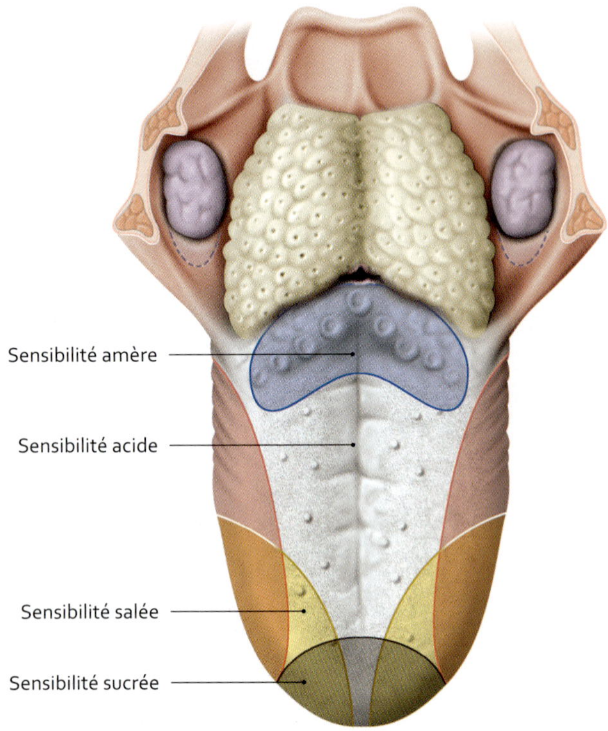

Topographie de la sensibilité gustative

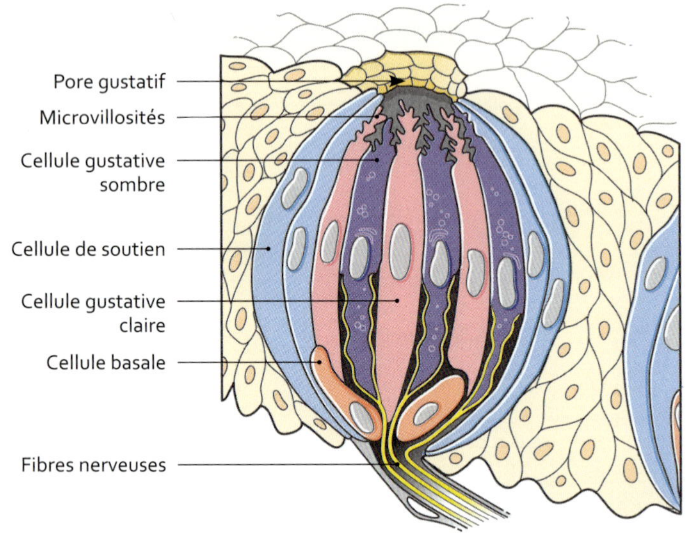

Structure d'un callicule gustatif, récepteur gustatif

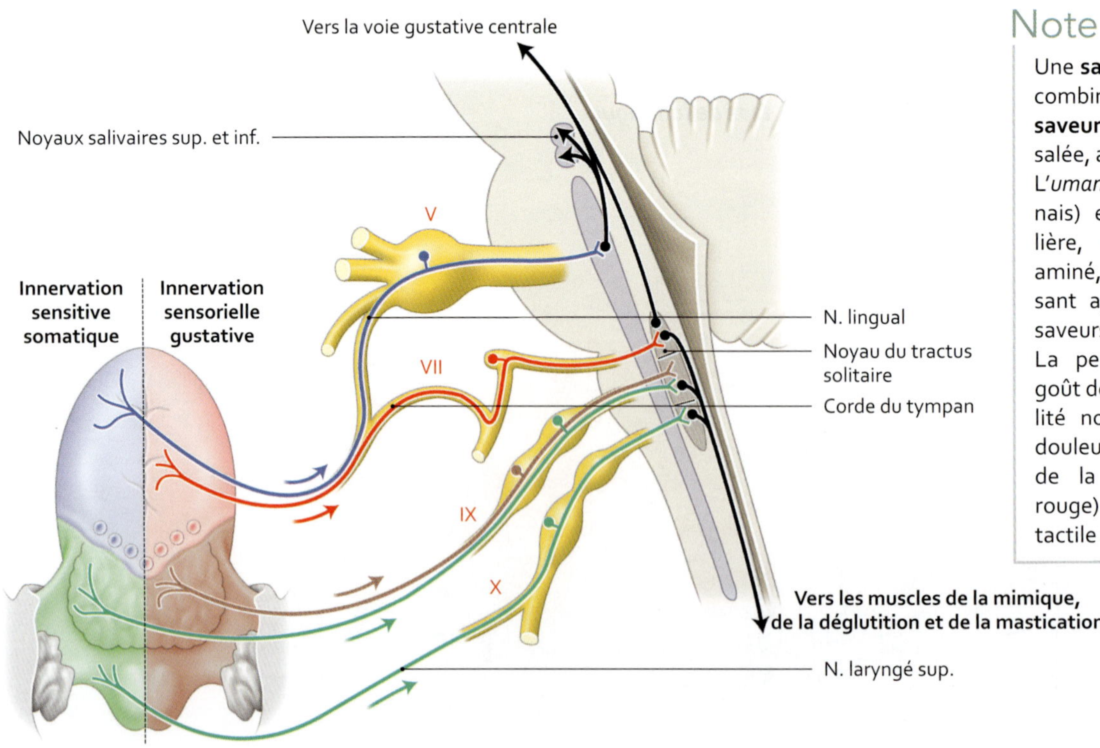

Systématisation de l'innervation sensitive et sensorielle de la muqueuse de la langue

Note

Une **saveur secondaire** est une combinaison harmonieuse des **saveurs primaires**, sucrée, salée, acide et amère.

L'*umami* (« délicieux » en japonais) est une saveur particulière, induite par un acide aminé, le glutamate, rehaussant agréablement les quatre saveurs primaires.

La perception sensorielle du goût dépend aussi de la sensibilité nociceptive (température, douleur relevant par exemple de la capsucine du piment rouge) et aussi de la sensibilité tactile (forme, consistance).

2.31 Dent et son environnement

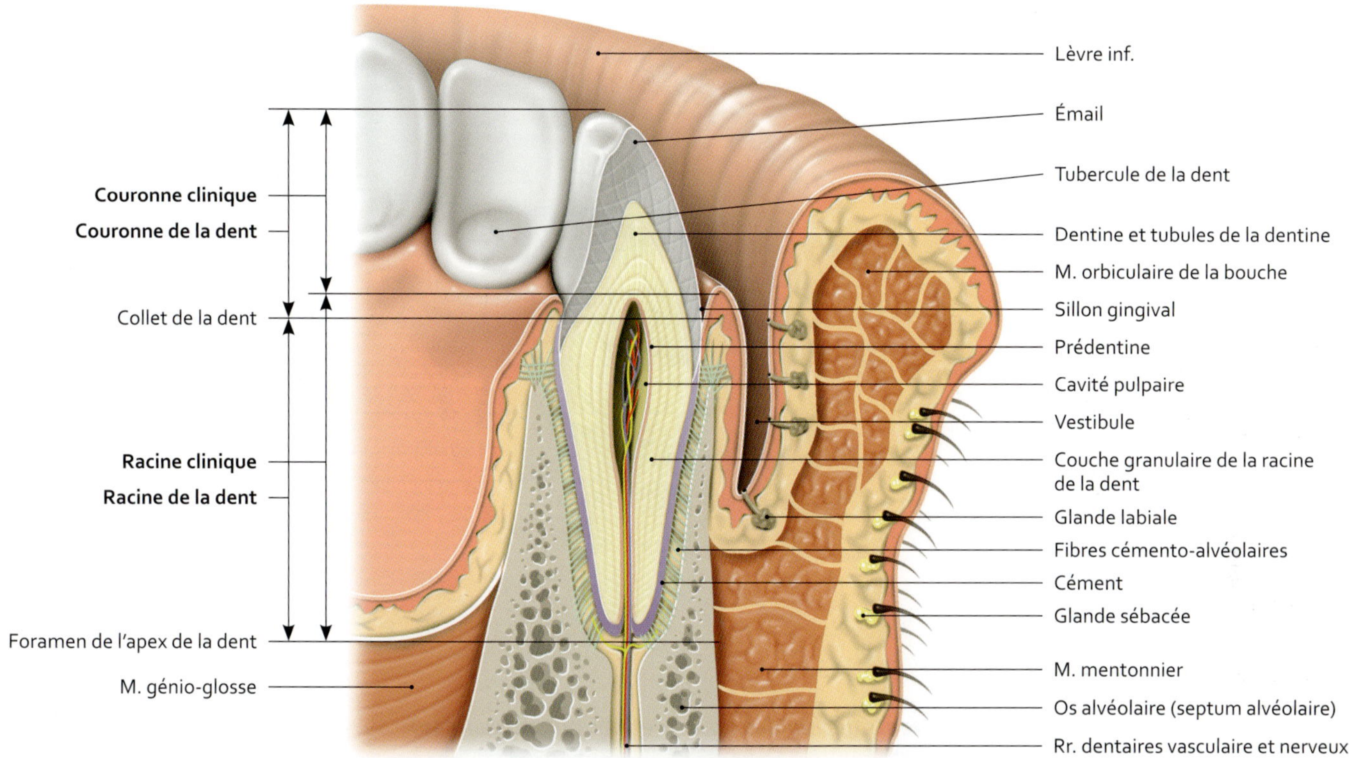

Dents et lèvre inférieures
(coupe sagittale)

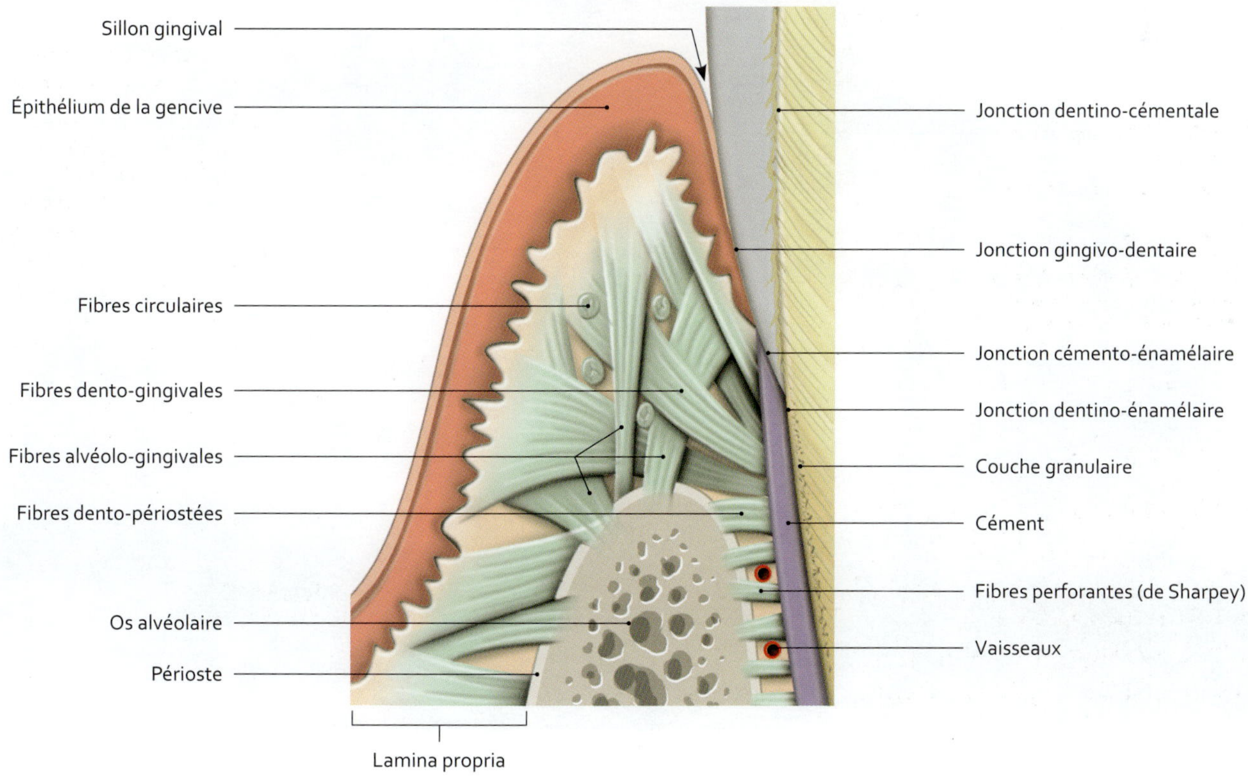

Jonction gingivo-dentaire

2.32 Dents déciduales

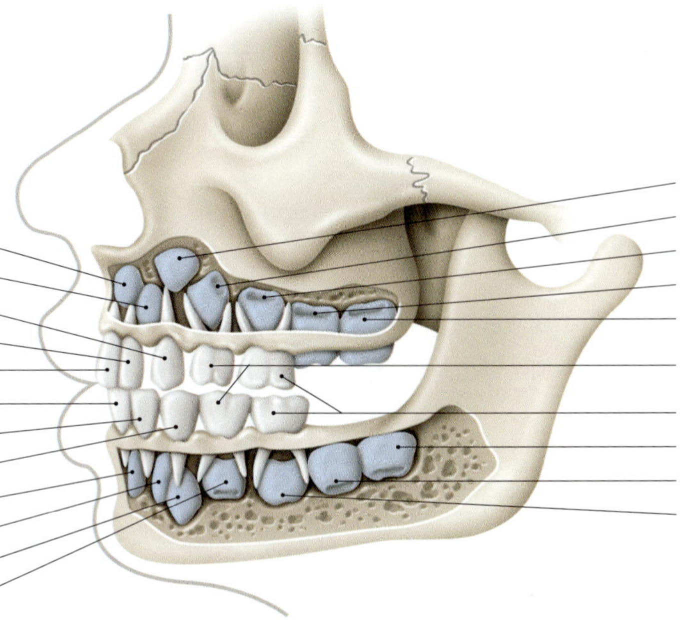

Dents déciduales (blanc) et permanentes (bleu)

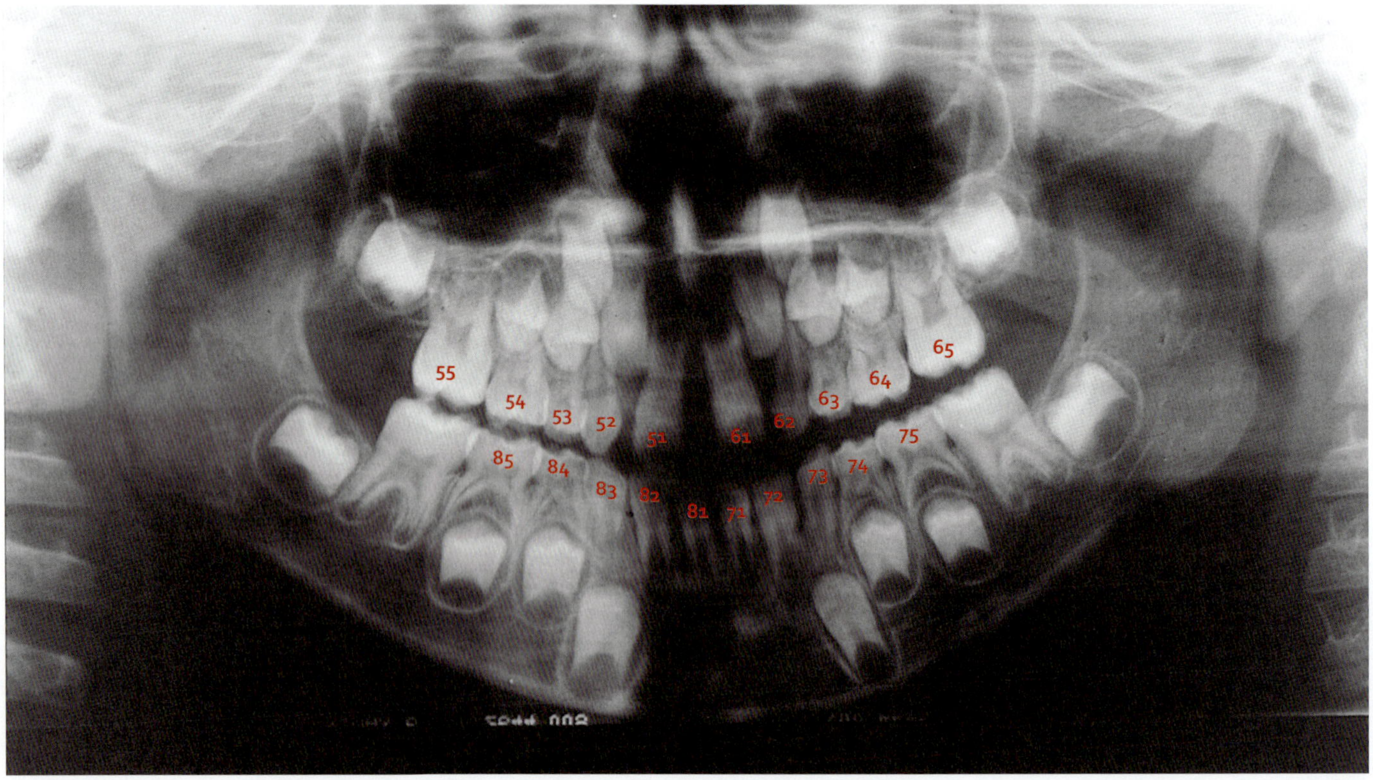

Denture mixte. Garçon âgé de 6 ans et 4 mois *(cliché panoramique Dr M. Sapanet)*
(dents permanentes, en attente d'éruption, non numérotées)

2.33 Nomenclature des dents

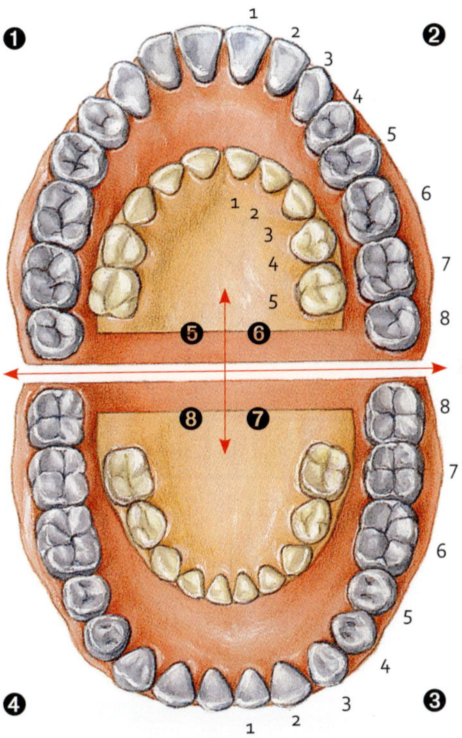

Nomenclature internationale de l'OMS

Note

Les dentures déciduale (en jaune) **et permanente** (en bleu) sont divisées en quatre quadrants, numérotés dans le sens horaire.
Les dents de chaque quadrant sont numérotées à partir du plan sagittal médian.
Chaque dent porte le numéro du quadrant et le numéro de la dent (voir page 64).

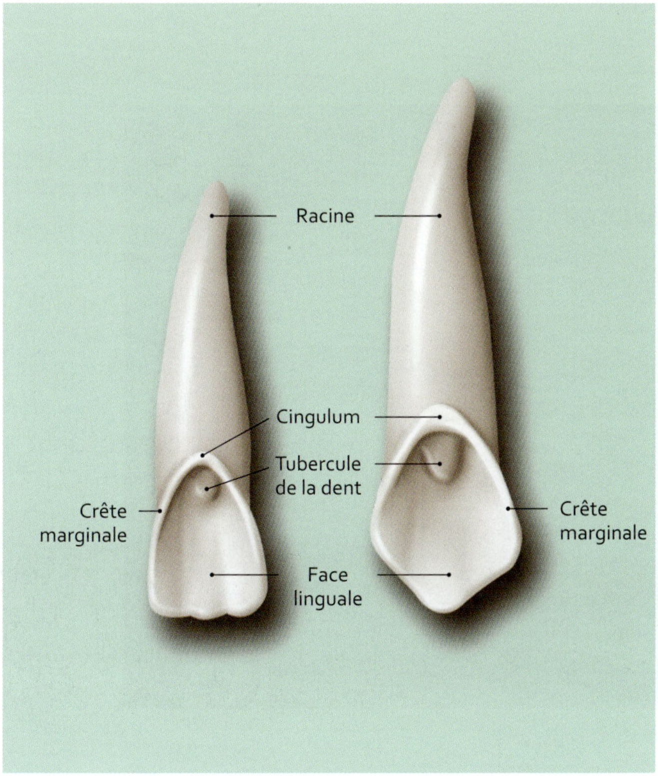

Dents incisives (A) et canine (B) supérieures

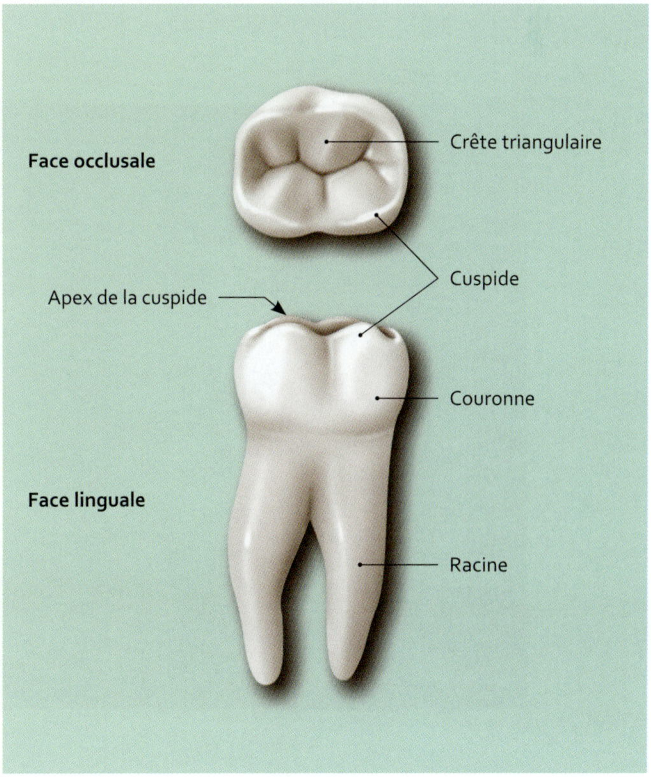

Dent molaire

2.34 Dents permanentes

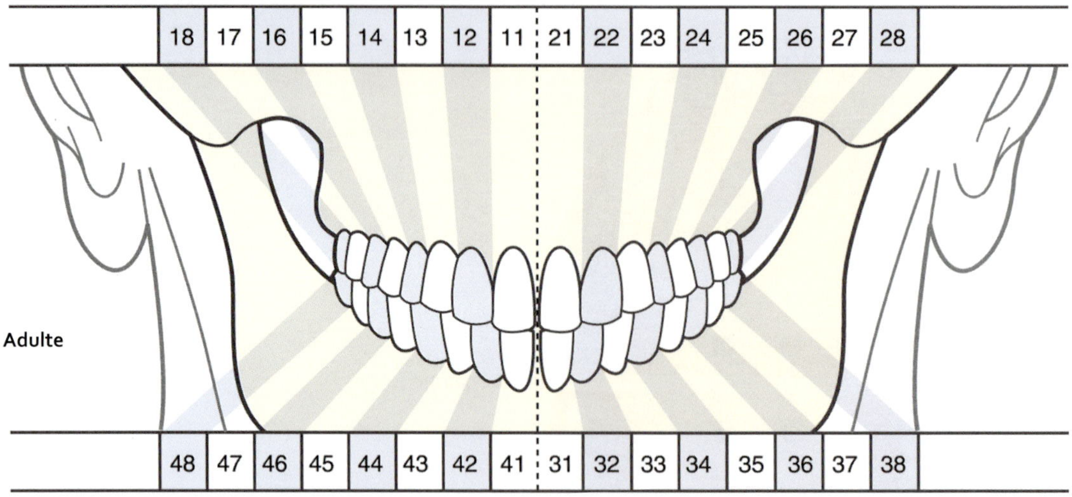

Enfant

55	54	53	52	51	61	62	63	64	65
85	84	83	82	81	71	72	73	74	75

Numérotation des dents en pratique clinique
(vue panoramique)

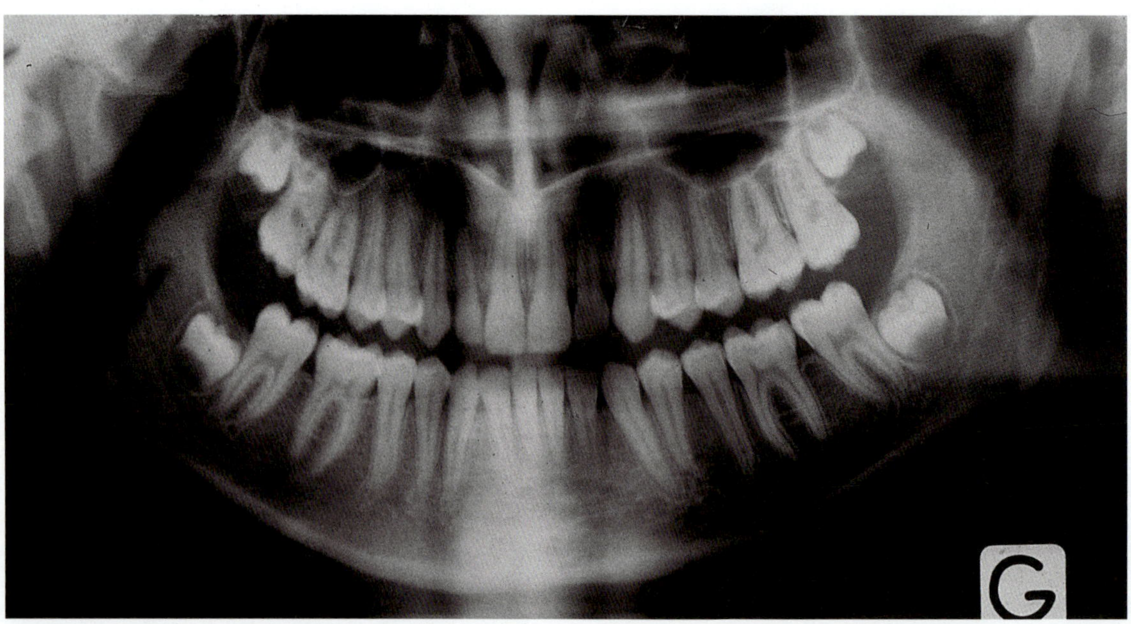

Denture permanente. Garçon âgé de 14 ans et 7 mois
(cliché panoramique Dr M. Sapanet)

2.35 Dents permanentes supérieures : morphologie externe

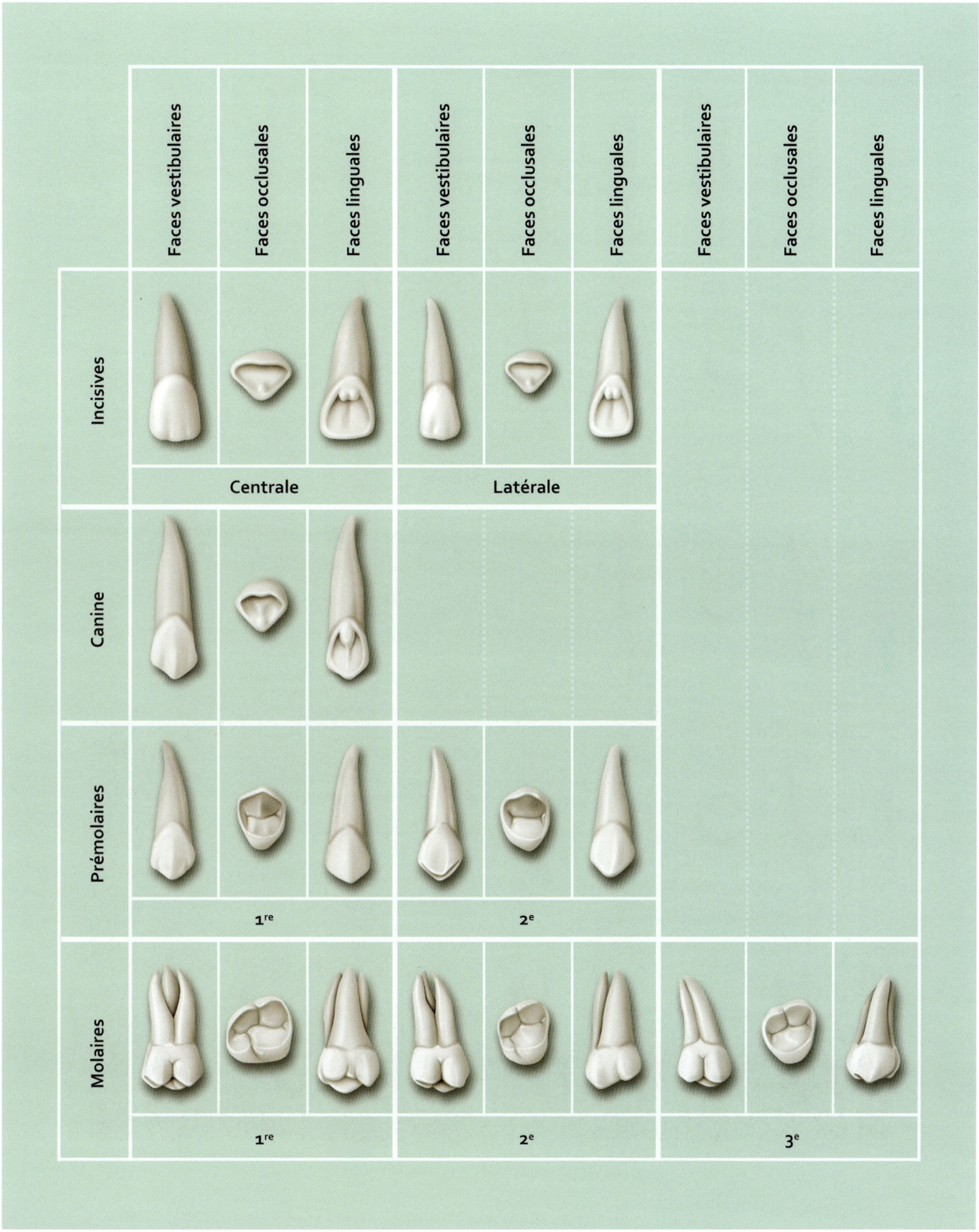

2.36 Dents permanentes inférieures : morphologie externe

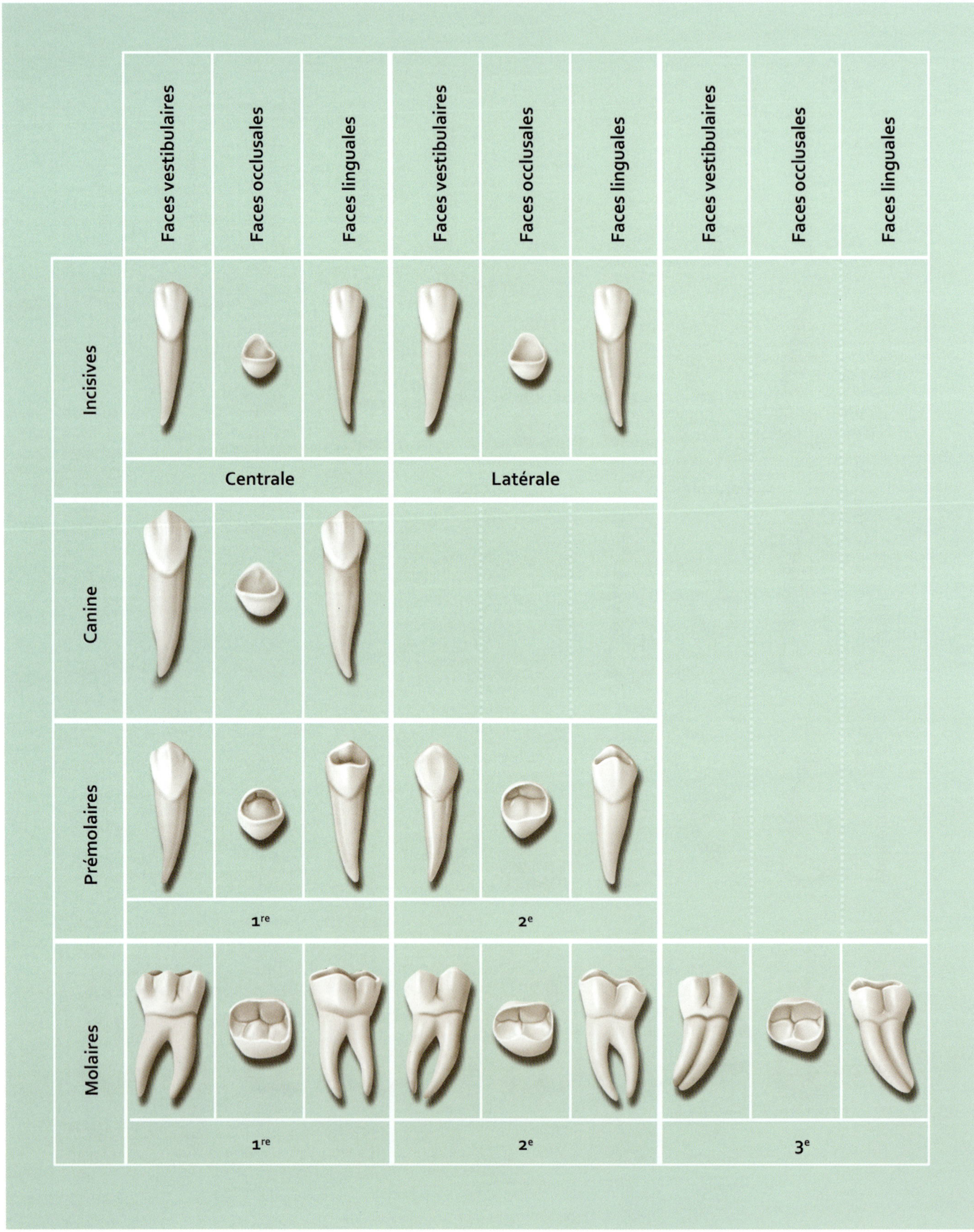

2.37 Innervation de la dent

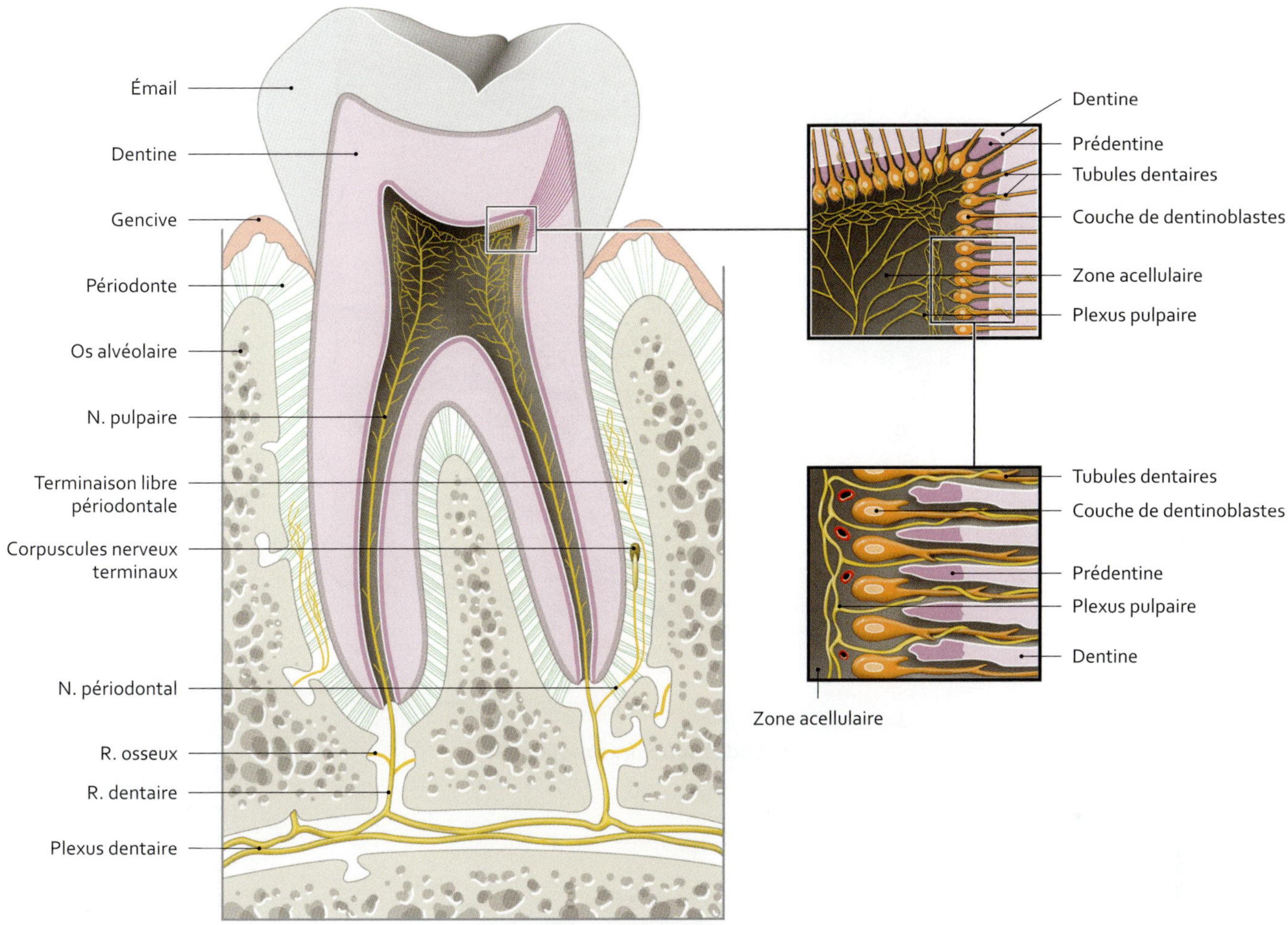

Distribution des rameaux dentaires
(coupe verticale)

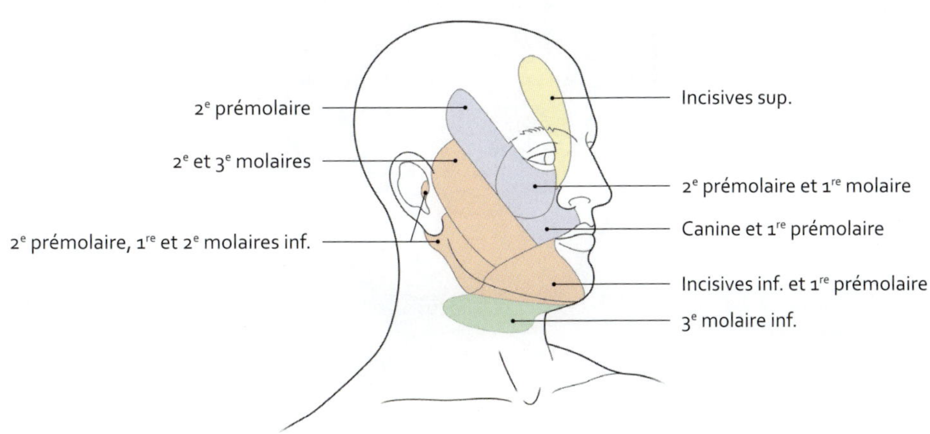

Topographie cutanée des douleurs dentaires projetées

2.38 Glandes orales

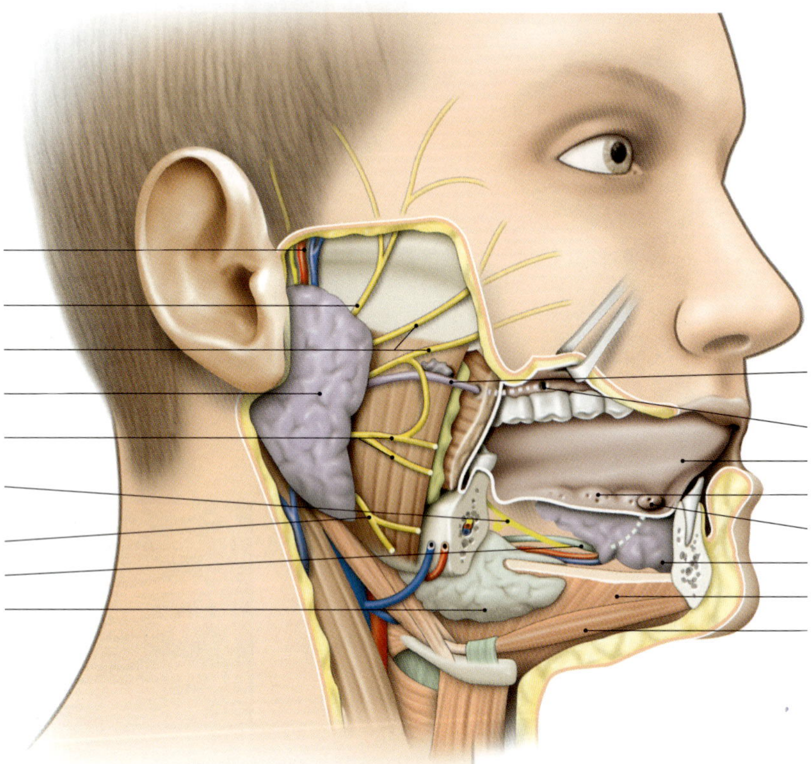

Glandes salivaires majeures

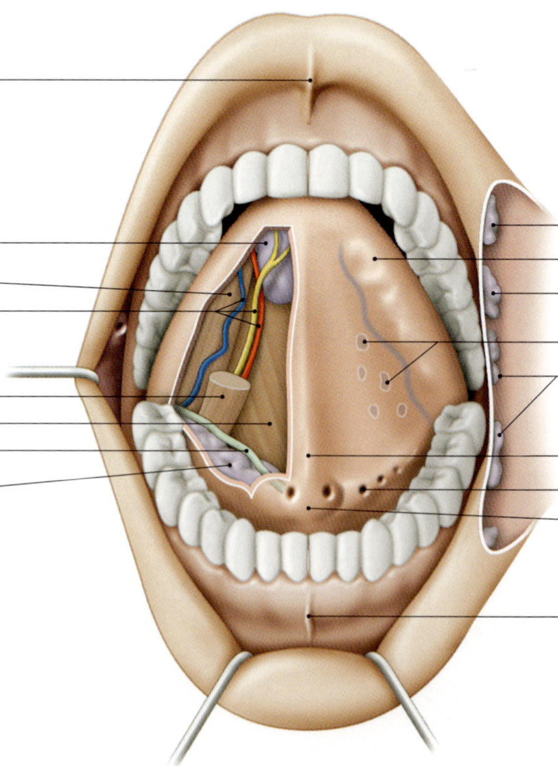

Glandes salivaires mineures : langue relevée
(vue inférieure avec résection partielle de la muqueuse)

2.39 Région parotido-massétérique

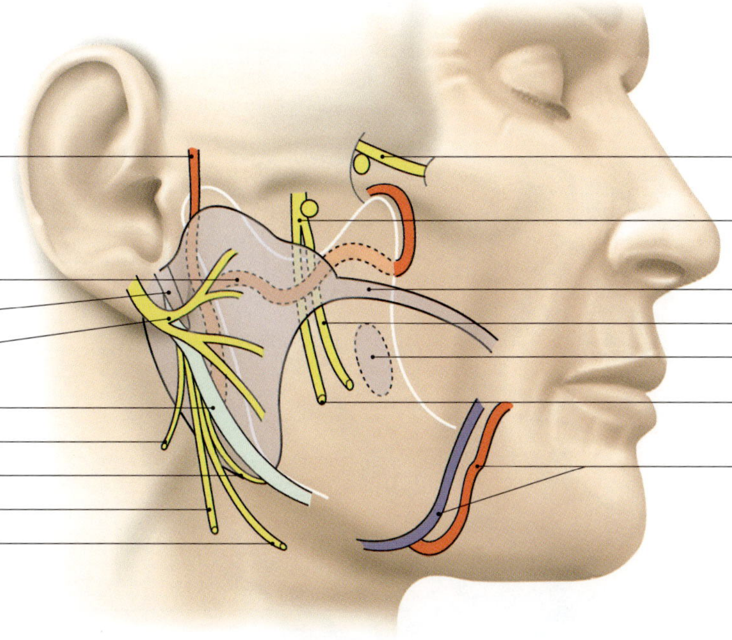

Anatomie de surface
(structures principales)

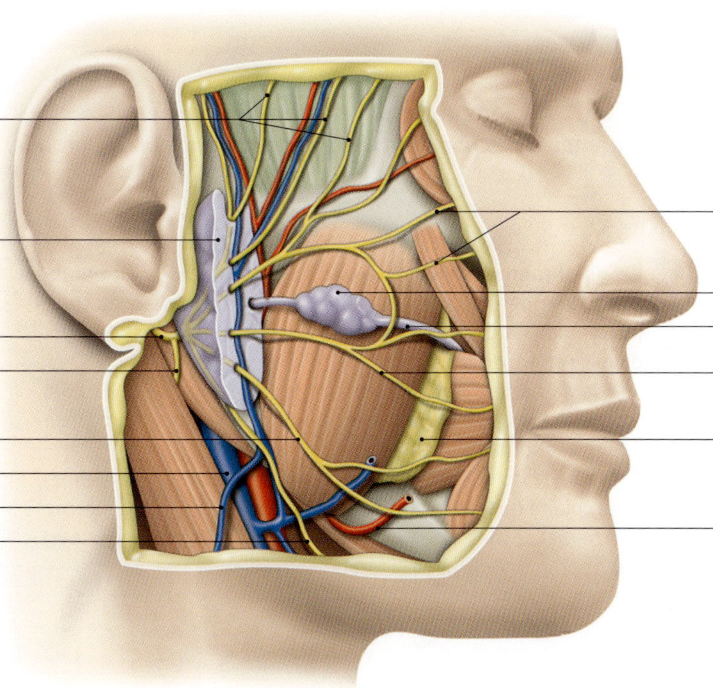

Contenu de la région parotido-massétérique

2.40 Espace latéro-pharyngien (1)

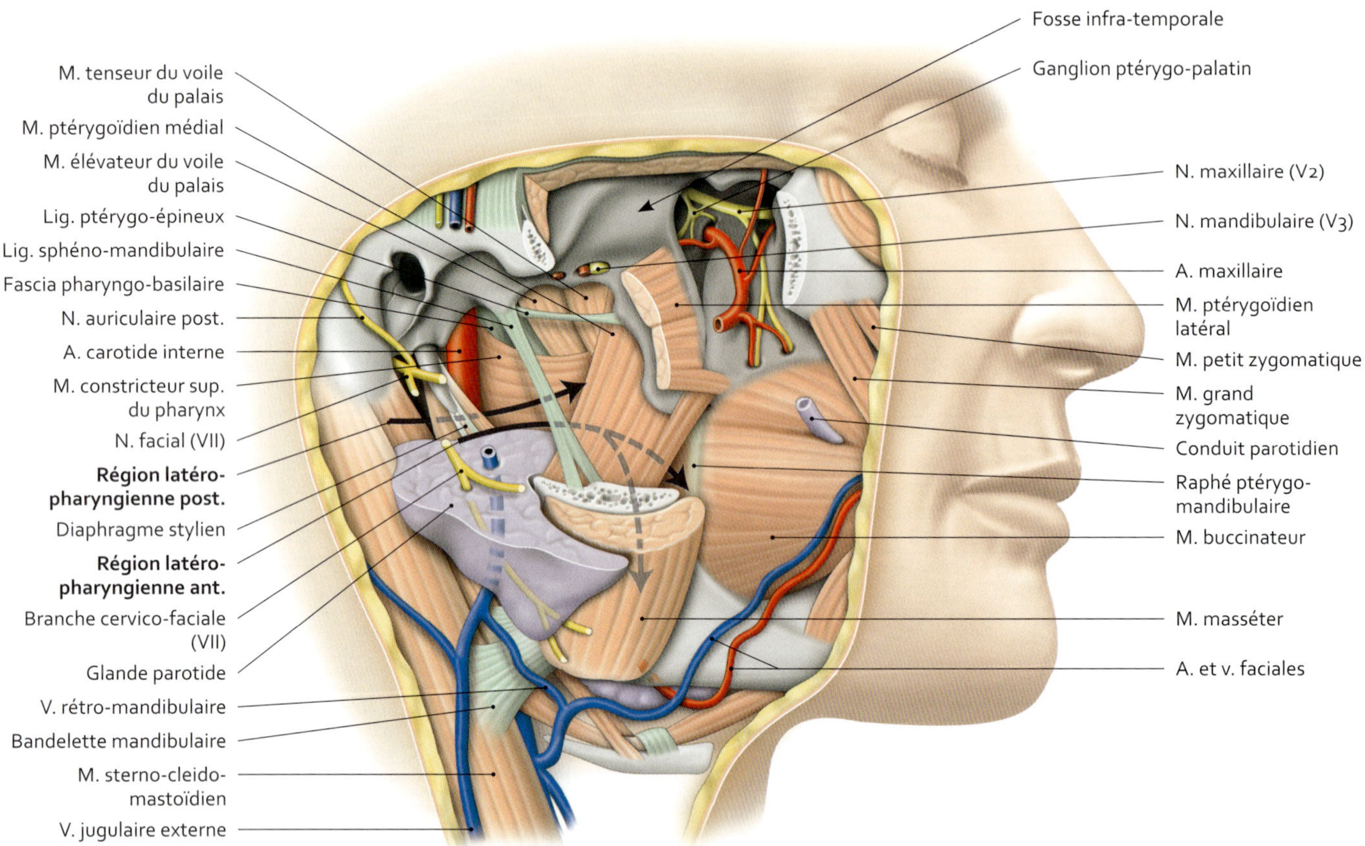

Régions de l'espace latéro-pharyngien
(vue latérale ; résection de la mandibule et de la glande parotide)

Note

Le diaphragme stylien est une lame musculo-ligamentaire constituée des muscles stylo-glosse, stylo-hyoïdien et stylo-pharyngien, et des ligaments stylo-mandibulaire et stylo-hyoïdien. Il sépare deux régions :

- *la région latéro-pharyngienne antérieure* (ou pré-stylienne), parotidienne, qui communique avec les régions paratonsillaire et submandibulaire ;
- *la région latéro-pharyngienne postérieure* (ou rétro-stylienne), vasculaire (artère carotide interne et veine jugulaire interne) et nerveuse (nerfs IX, X, XI et XII, ganglion cervical supérieur), qui communique avec la région carotidienne.

2.41 Espace latéro-pharyngien (2)

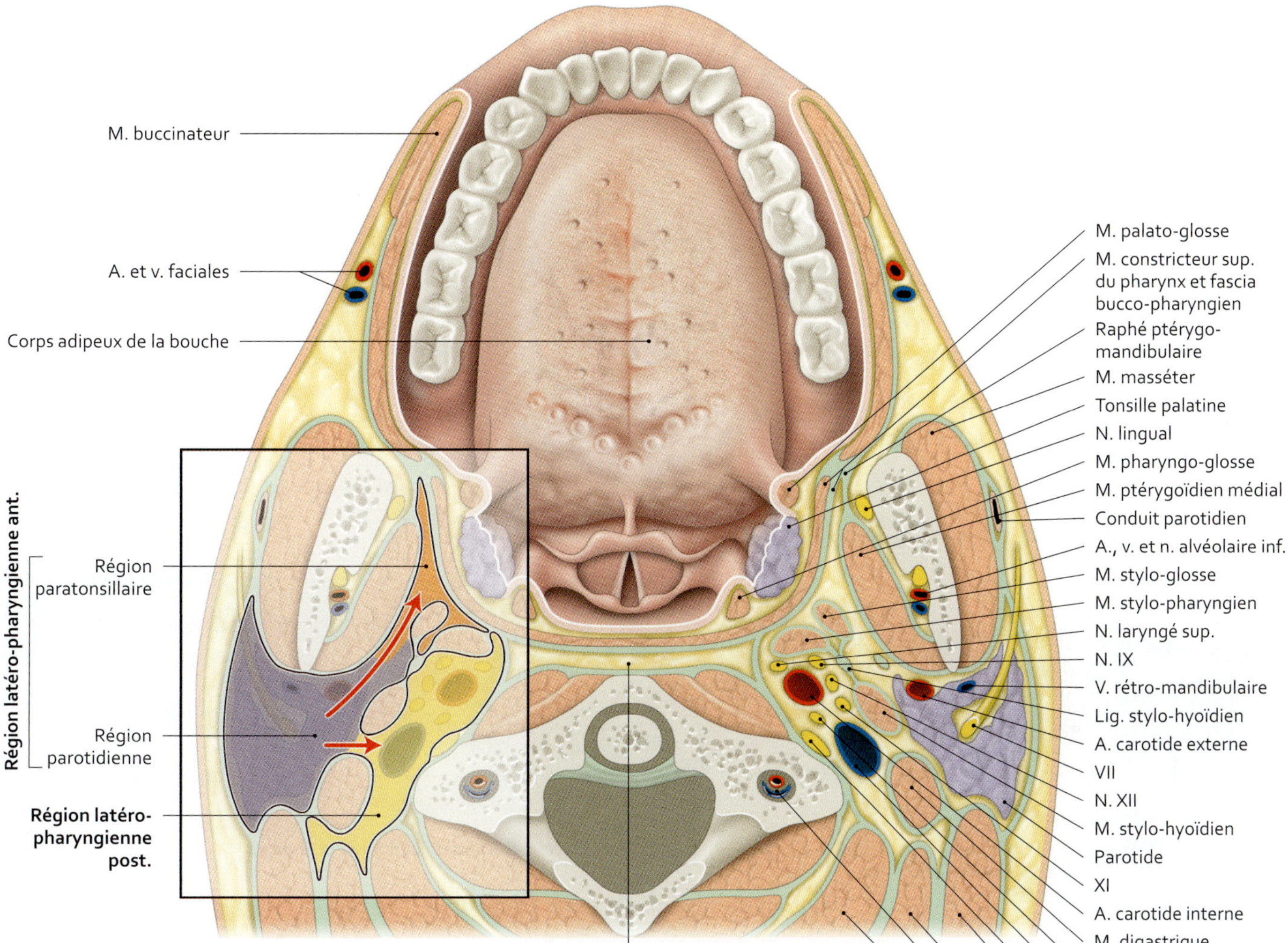

Coupe transversale – vue supérieure

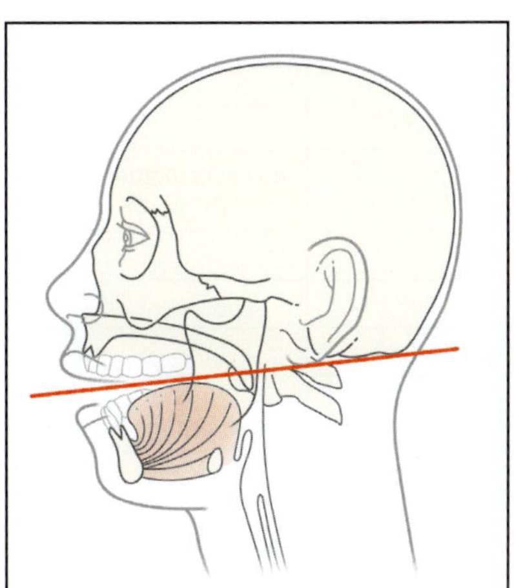

Niveau de la coupe transversale

2.42 Nerfs crâniens : nomenclature

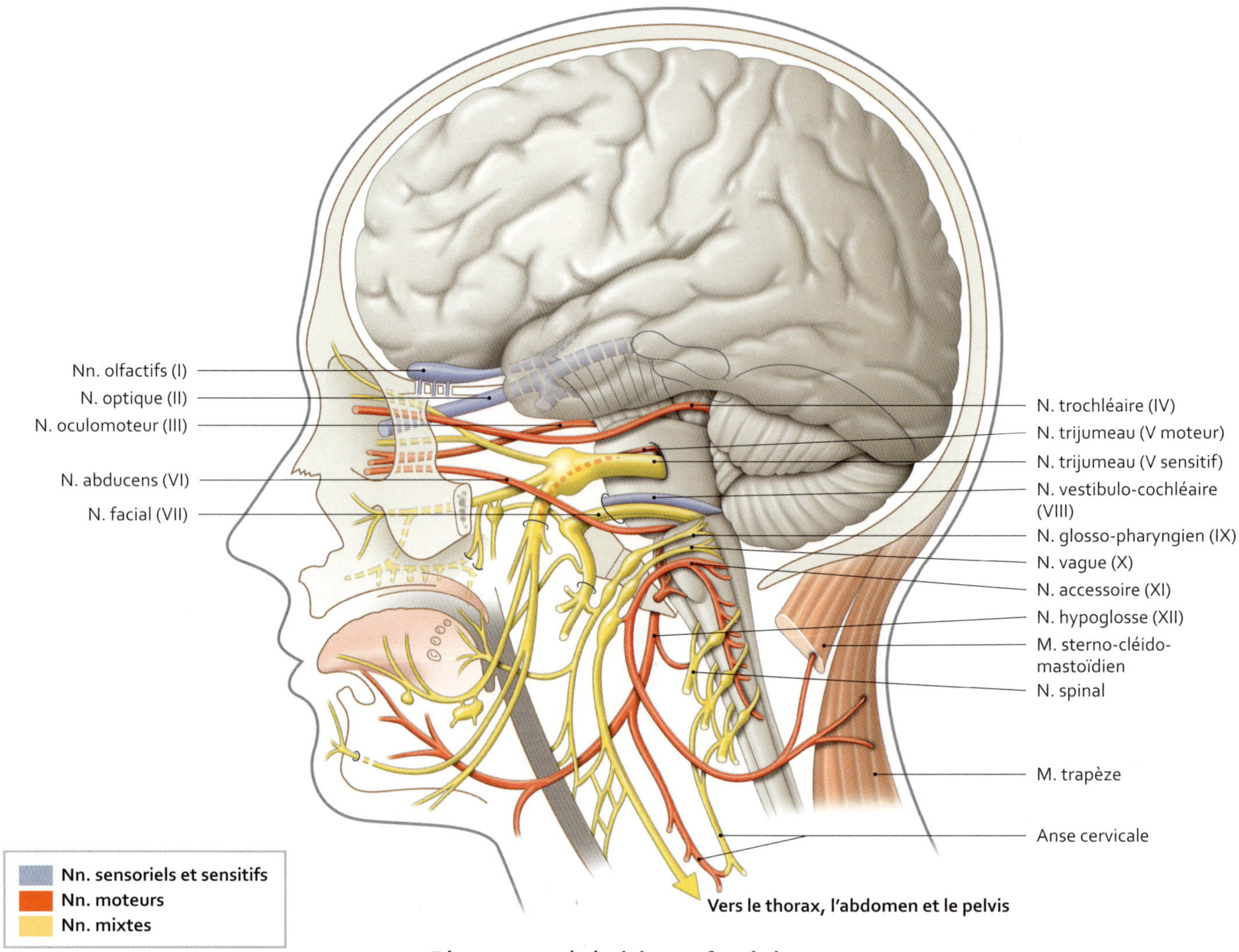

Diagramme général des nerfs crâniens

Fonction	Nerfs crâniens	Somato-moteur	Branchio-moteur	Viscéro-moteur	Viscéro-sensitif	Somato-sensitif	Sensoriel
Sensoriels	I						olfaction
	II						vision
	VIII						audition équilibration
Moteurs	III	noyau oculomoteur		noyau oculomoteur accessoire			
	IV	noyau du IV					
	VI	noyau du VI					
	XI	noyau du XI					
	XII	noyau du XII					
Mixtes	V		noyau moteur du V			noyau sensitif du V	
	VII		noyau moteur du VII	noyau salivaire sup.	noyau solitaire		goût
	IX		noyau ambigu	noyau salivaire inf.			
	X			noyau dorsal du X			

Systématisation générale

2.43 Trajet crânien des nerfs crâniens

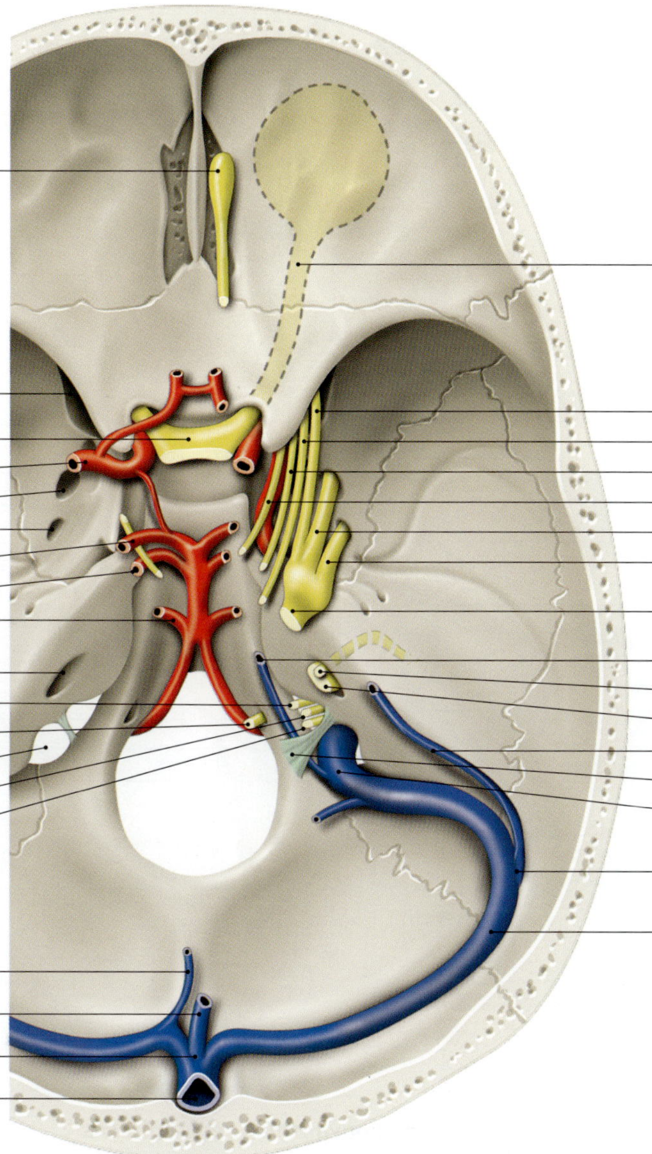

Nerfs crâniens à la base interne du crâne

2.44 Noyaux des nerfs crâniens (1)

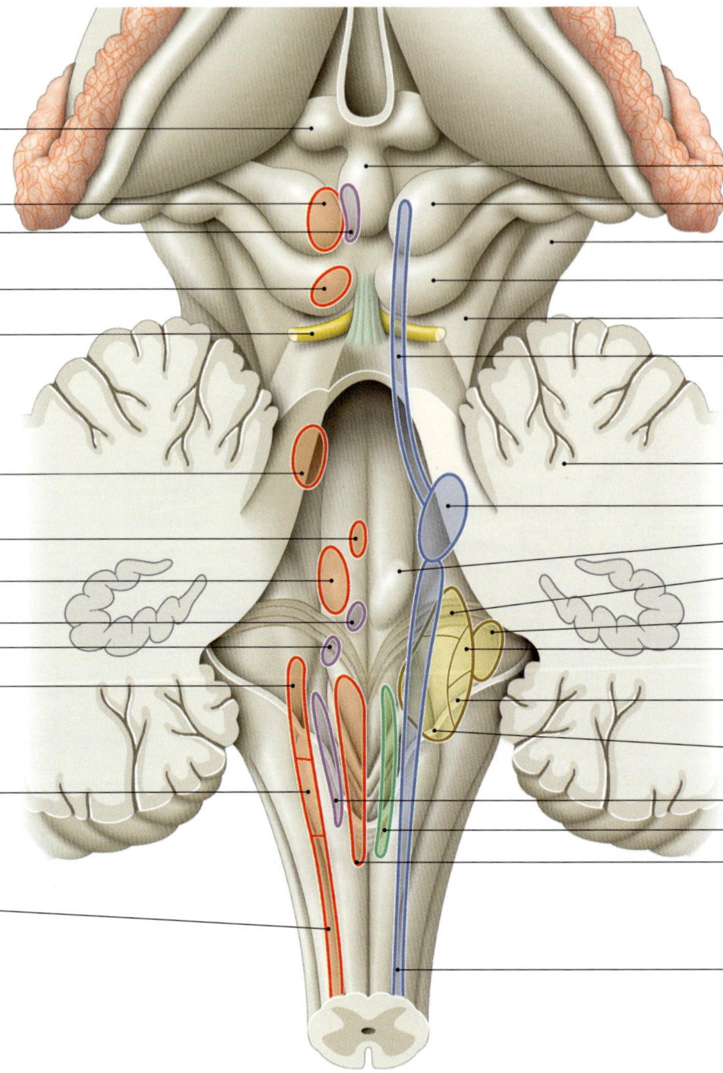

Projection des noyaux des nerfs crâniens sur la face postérieure du tronc encéphalique
(fosse rhomboïde ouverte)

Note

Les noyaux des nerfs crâniens sont pairs et symétriques. Sur le schéma sont représentés :

- *à gauche*, les noyaux moteurs ;
- *à droite*, les noyaux sensitifs et sensoriels.

2.45 Noyaux des nerfs crâniens (2)

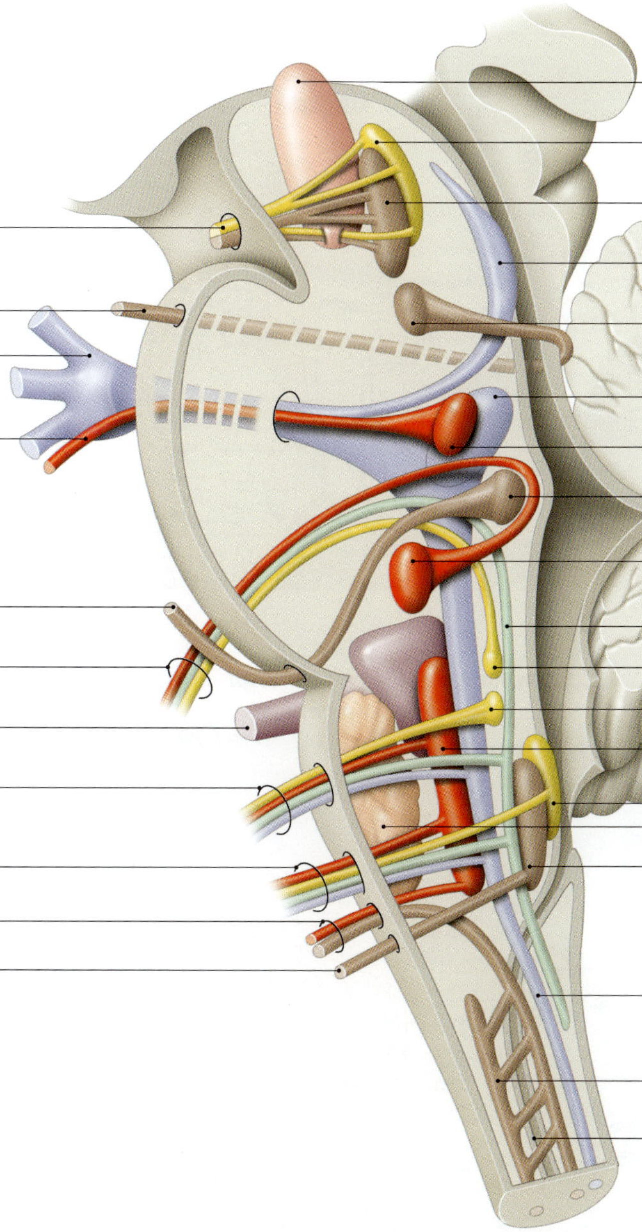

Systématisation des noyaux des nerfs crâniens : coupe sagittale, médiane du tronc encéphalique
(les noyaux des nerfs crâniens I et II ne sont pas représentés)

2.46 Organe olfactif

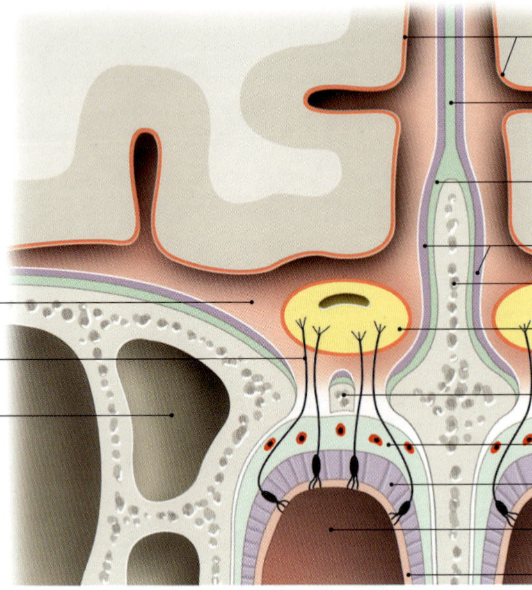

Situation du bulbe olfactif droit
(coupe frontale schématique)

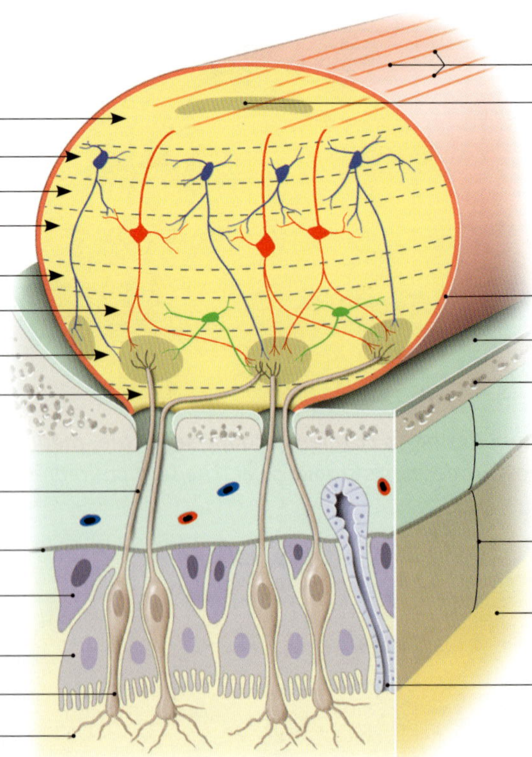

Principales structures du bulbe olfactif et de la muqueuse olfactive

2.47 Régions olfactives

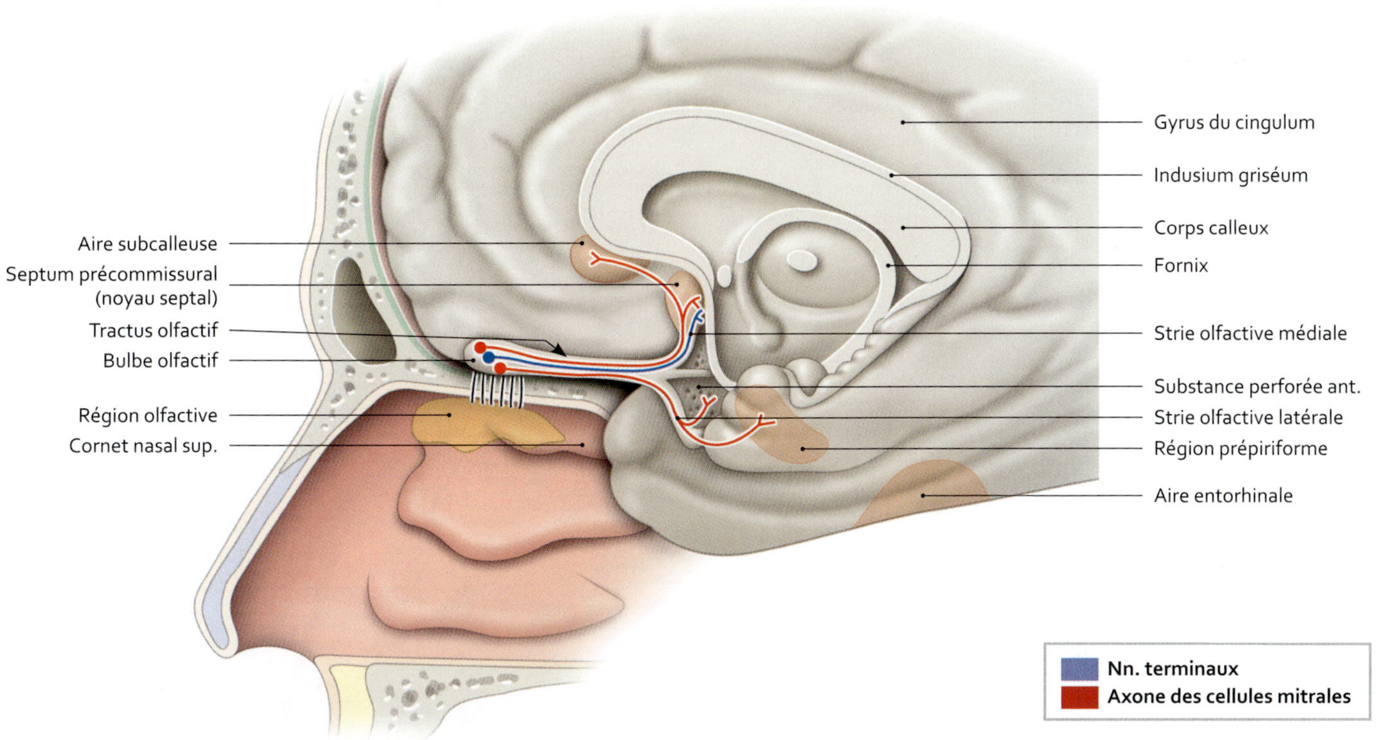

Régions et tractus olfactifs

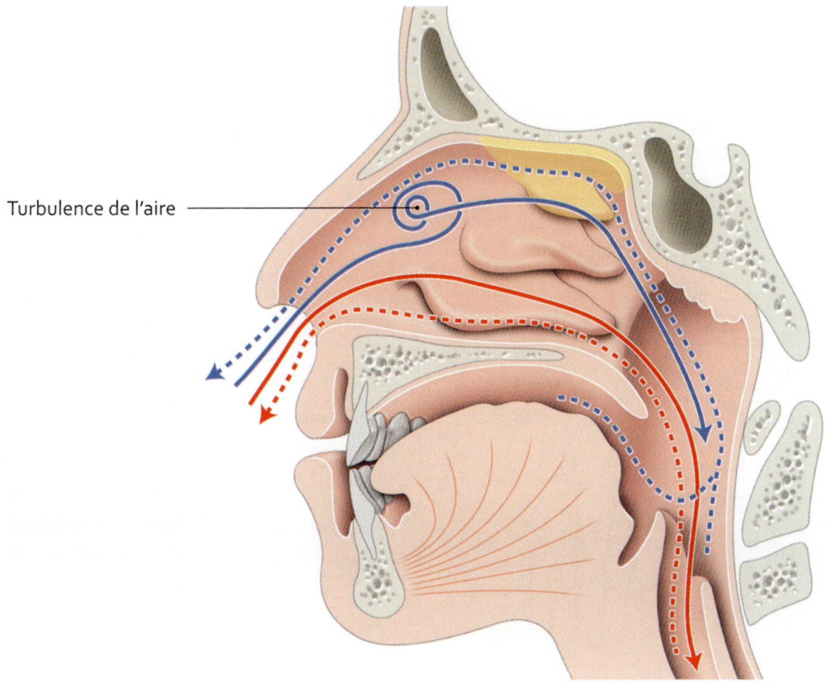

Courants d'air respiratoire (en rouge) et olfactif (en bleu)

2.48 Voies olfactives

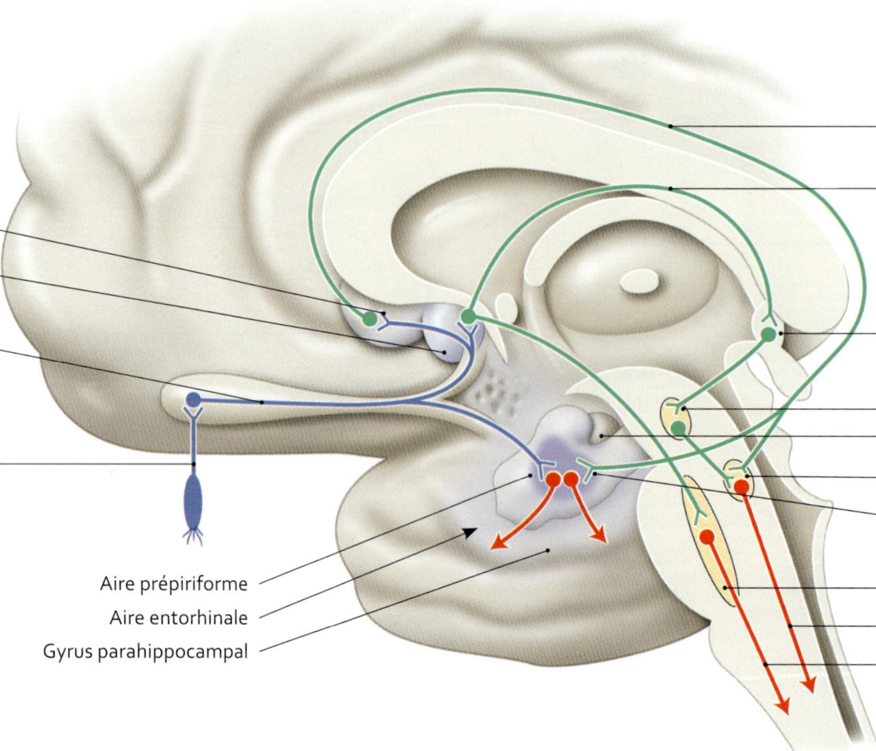

Aires et voies olfactives

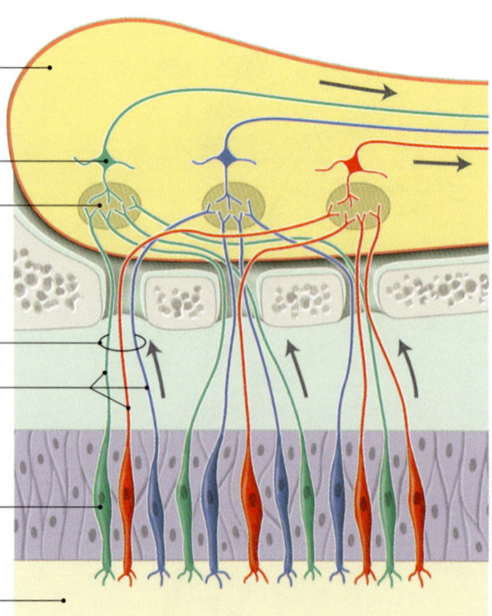

Distribution fonctionnelle des cellules olfactives et des influx sensoriels

Fonction

Chez l'homme, l'olfaction dépend de 300 gènes environ, qui répondent à une molécule odorante spécifique. La perception des odeurs correspond à l'association de plusieurs molécules.

La distribution des cellules olfactives de fonction identique est aléatoire. Les neurones sensibles aux mêmes molécules odorantes convergent dans le même relais synaptique sensoriel, où ils forment une entité fonctionnelle.

L'influx olfactif se projette vers les aires olfactives du rhinencéphale, impliquées dans la perception consciente et discriminative des odeurs.

2.49 Rhinencéphale

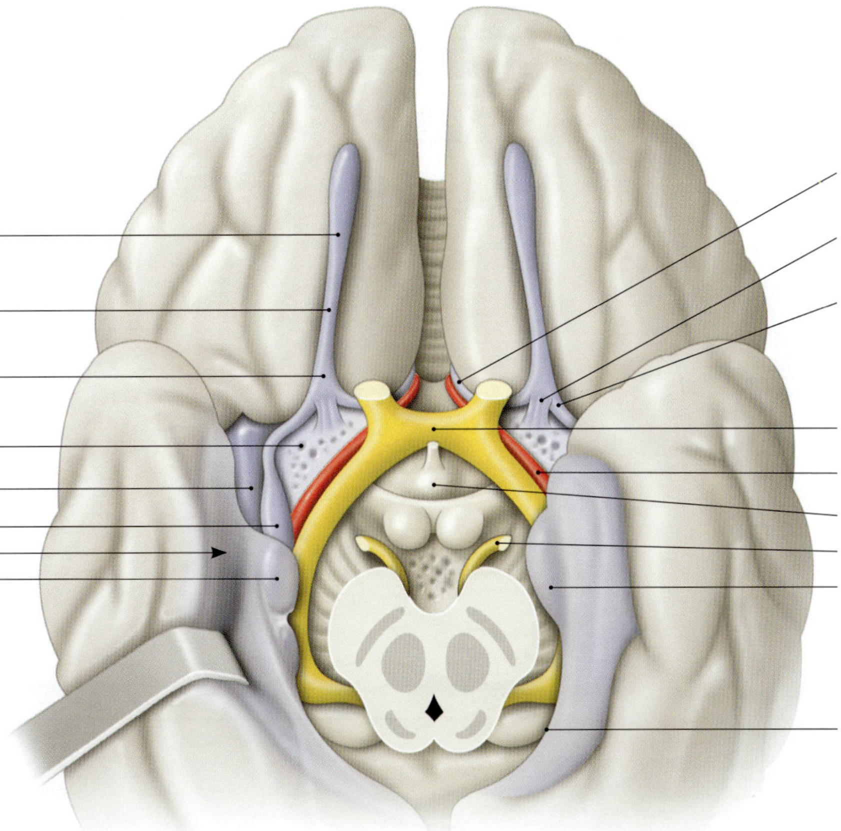

Structures olfactives de la base du cerveau entourant le chiasma optique
(vue inférieure)

Note

Le rhinencéphale est l'ensemble des structures de l'encéphale concernées essentiellement par la réception et l'intégration des influx olfactifs. Outre le lobe limbique, il comprend :

- le bulbe et les tractus olfactifs ;
- le noyau olfactif antérieur ;
- les stries olfactives et les gyrus olfactifs ;
- le trigone olfactif, la substance perforée antérieure, la bandelette diagonale, l'aire subcalleuse et le septum précommissural ;
- le lobe piriforme ;
- le corps amygdaloïde ;
- l'indusium gris ;
- le fornix ;
- la strie terminale.

Très développé chez certains animaux, le rhinencéphale est réduit chez l'homme et certaines structures perdent leur valeur olfactive.

2.50 Œil

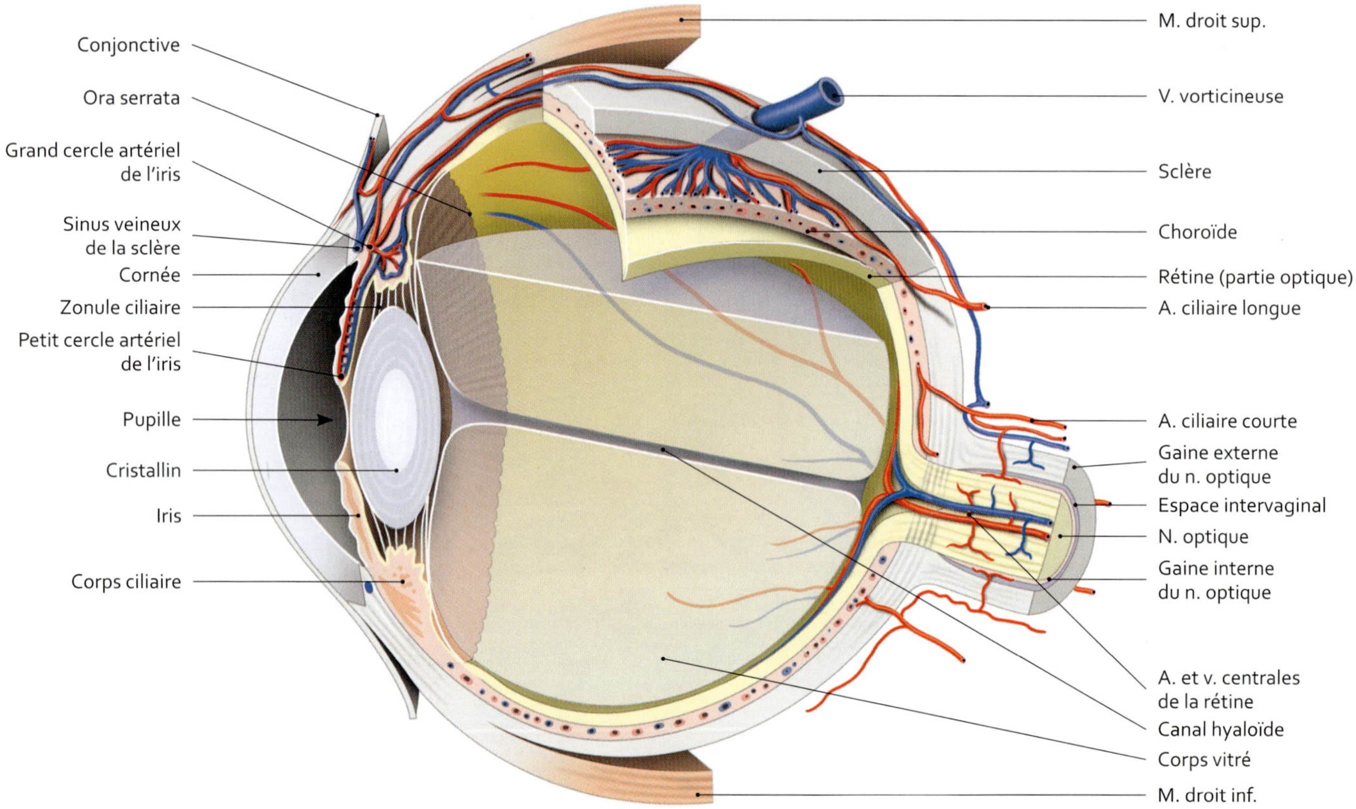

Œil
(coupe sagittale et chanfreinée)

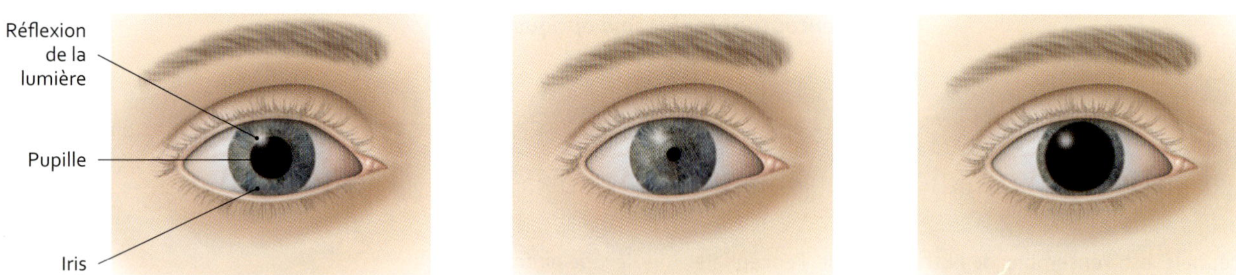

Pupille normale

Myosis ou rétrécissement pupillaire (effet de la morphine)

Mydriase ou dilatation pupillaire (effet de l'épinéphrine, de l'atropine, de la cocaïne)

Modifications de la pupille

2.51 Axes de l'œil et fond d'œil

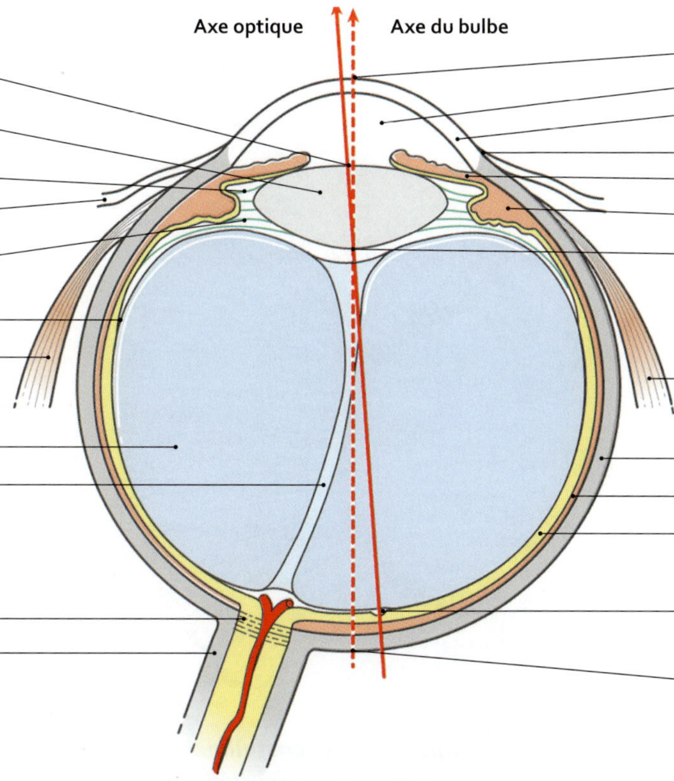

Bulbe de l'œil droit
(coupe horizontale)

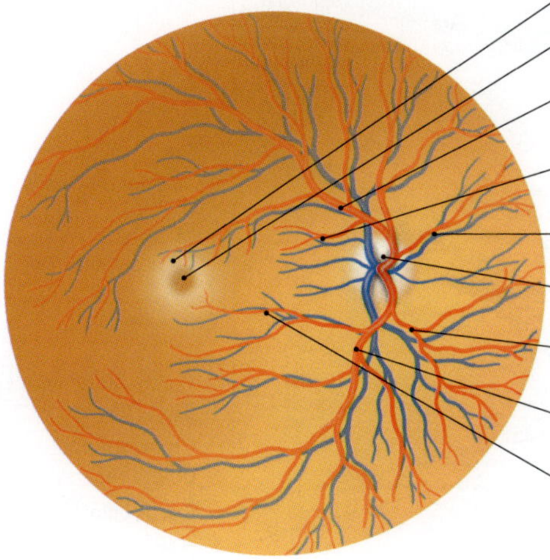

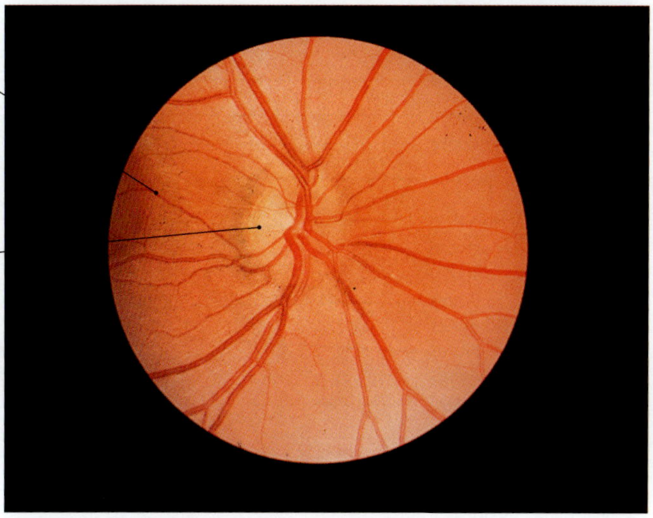

Fond d'œil droit
(principales structures)

Fond d'œil droit
(vue ophtalmoscopique)

2.52 Corps ciliaire

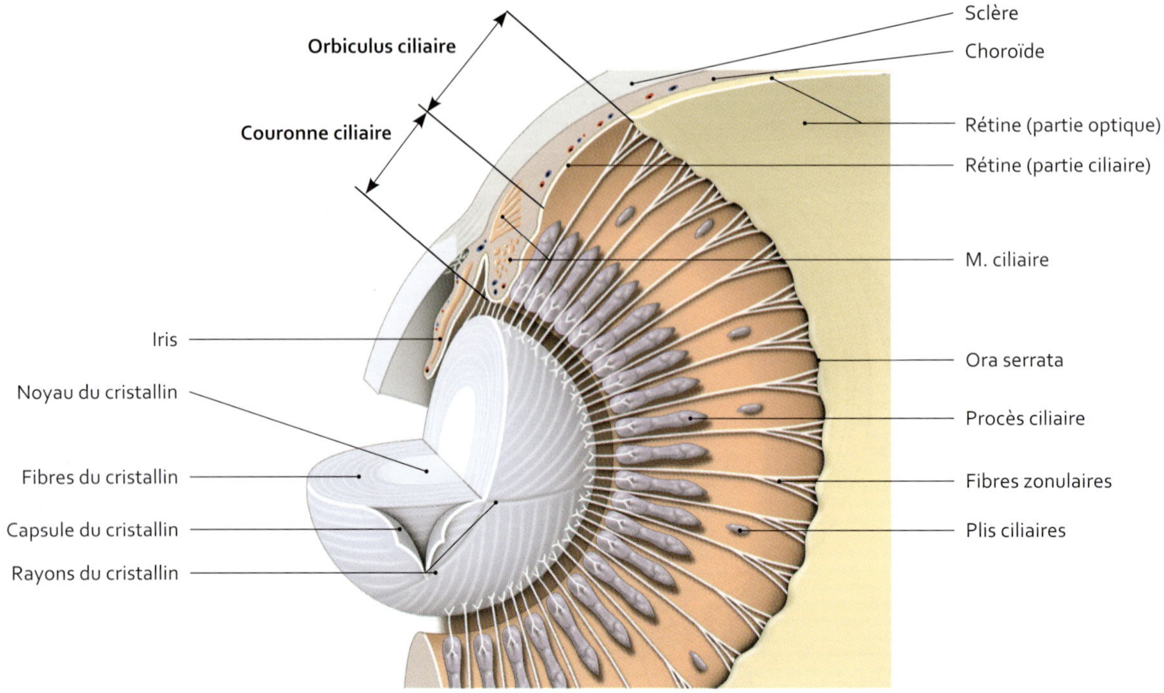

Corps ciliaire et cristallin
(coupe chanfreinée ; vue postérieure)

Note

Les parties iridienne et ciliaire de la rétine constituent la **partie aveugle de la rétine** qui est insensible à la lumière.

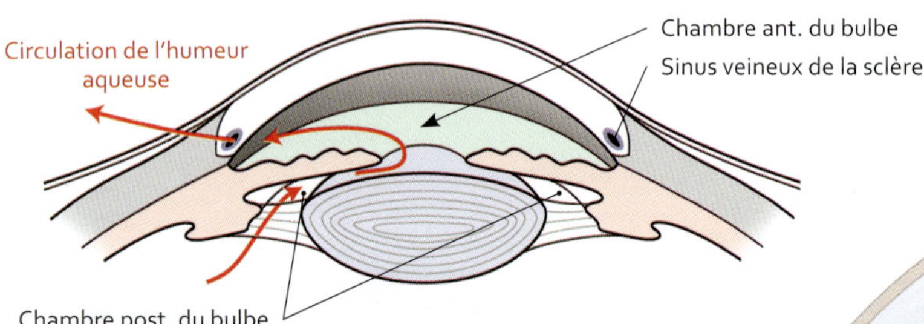

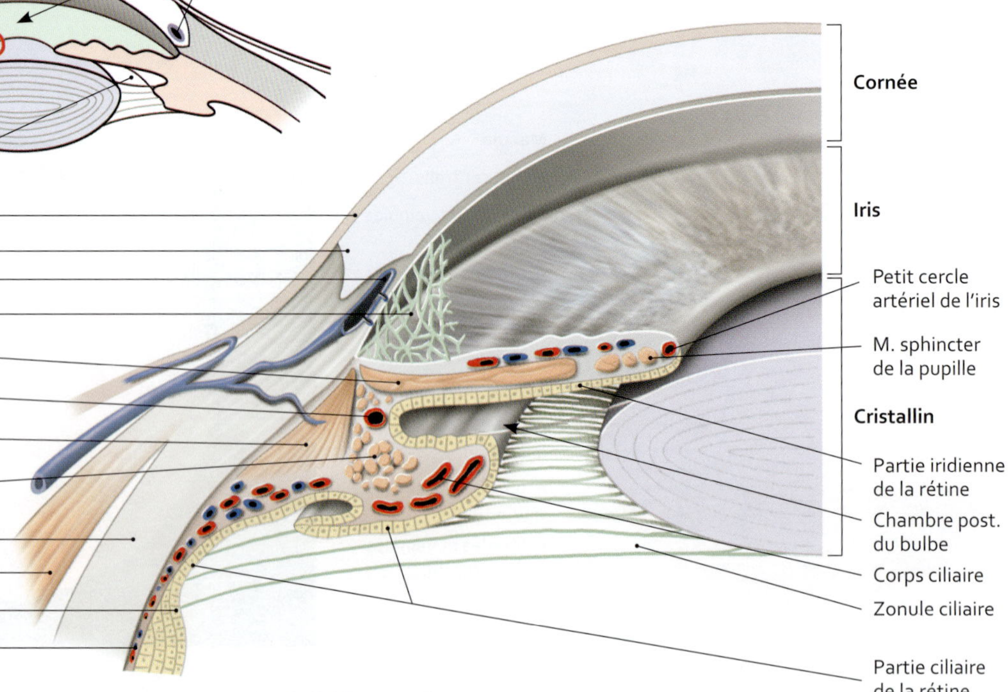

Angle irido-cornéen
(vue antéro-supérieure)

2.53 Choroïde et corps vitré

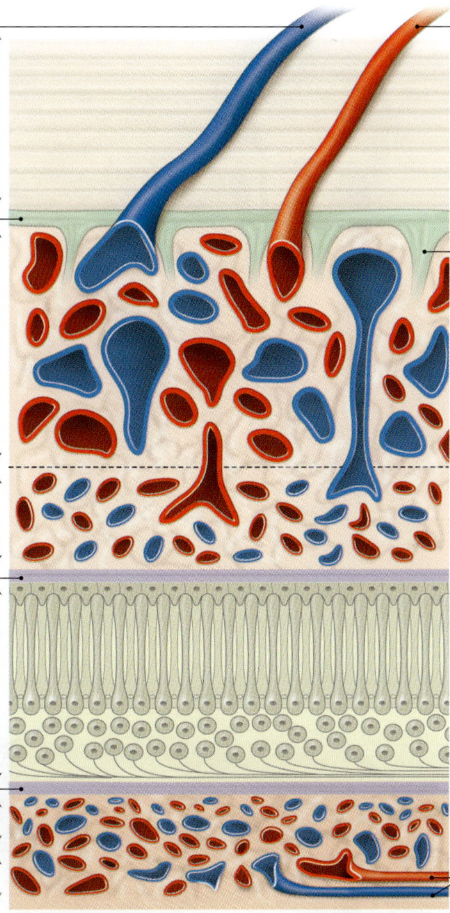

Stucture de la partie postérieure du bulbe de l'œil

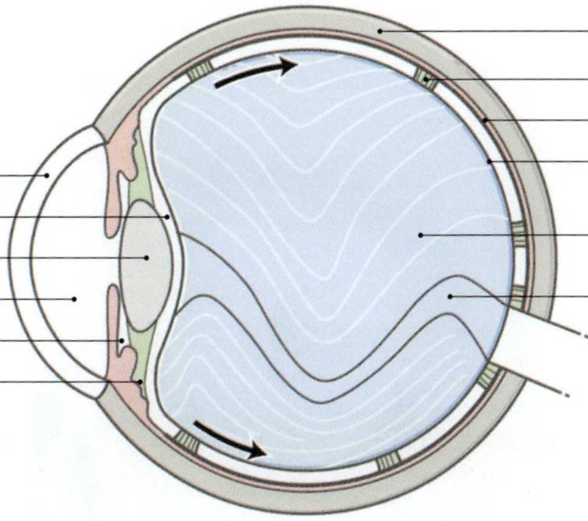

Note

La présence de corps pathologiques flottant dans le corps vitré peut donner au sujet l'impression de mouches volantes (myodésopsie).

Corps vitré → direction de l'extension des adhérences avec l'âge
(morphologie interne et adhérences)

2.54 Muscles du bulbe de l'œil

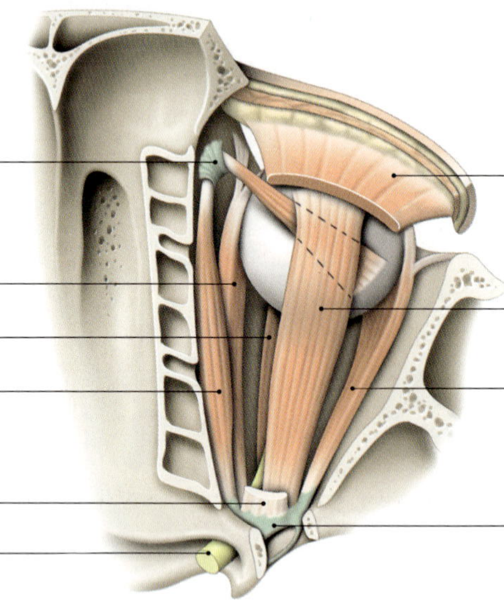

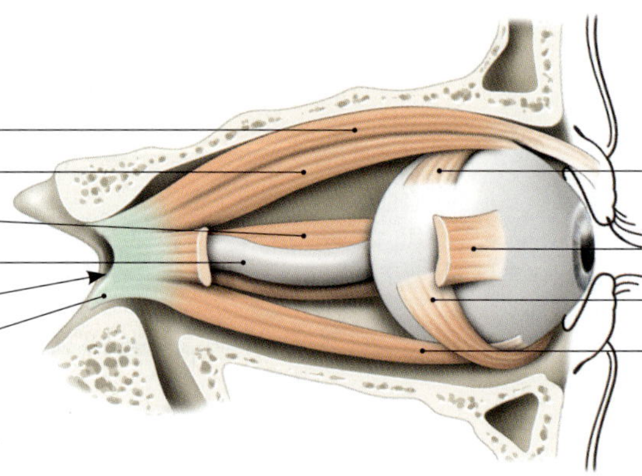

Origine et trajet des muscles du bulbe de l'œil

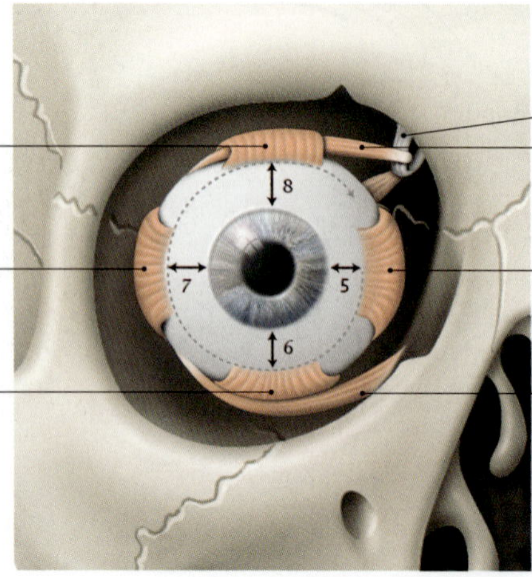

Insertions terminales des muscles du bulbe de l'œil
(↔ distance en mm)

2.55 Fascias et espaces orbitaires

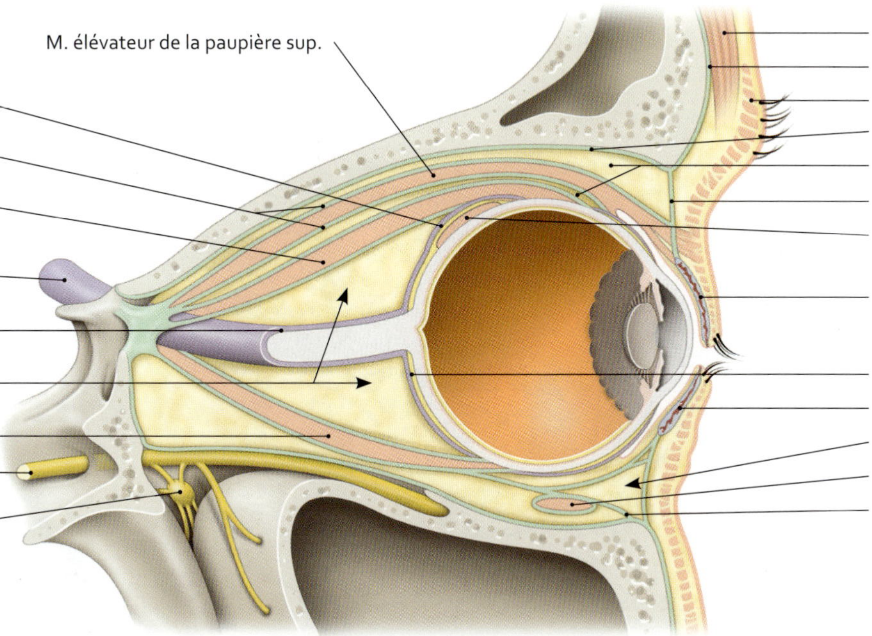

Fascias et espaces orbitaires
(coupe sagittale)

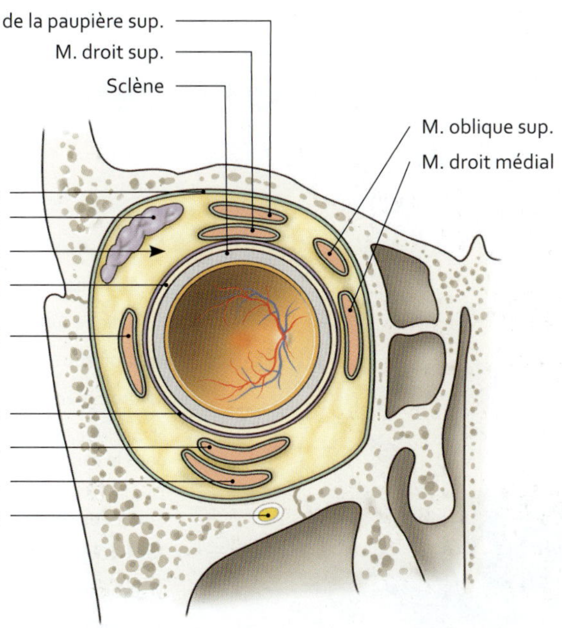

Fascias et espaces orbitaires
(coupe frontale ; vue antérieure)

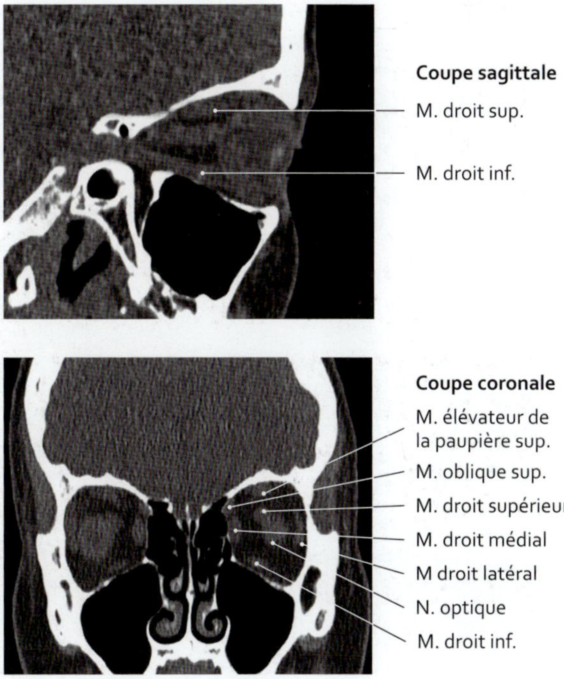

Tomodensitométries
(clichés Dr T. Diesce)

2.56 Innervation des muscles de l'œil

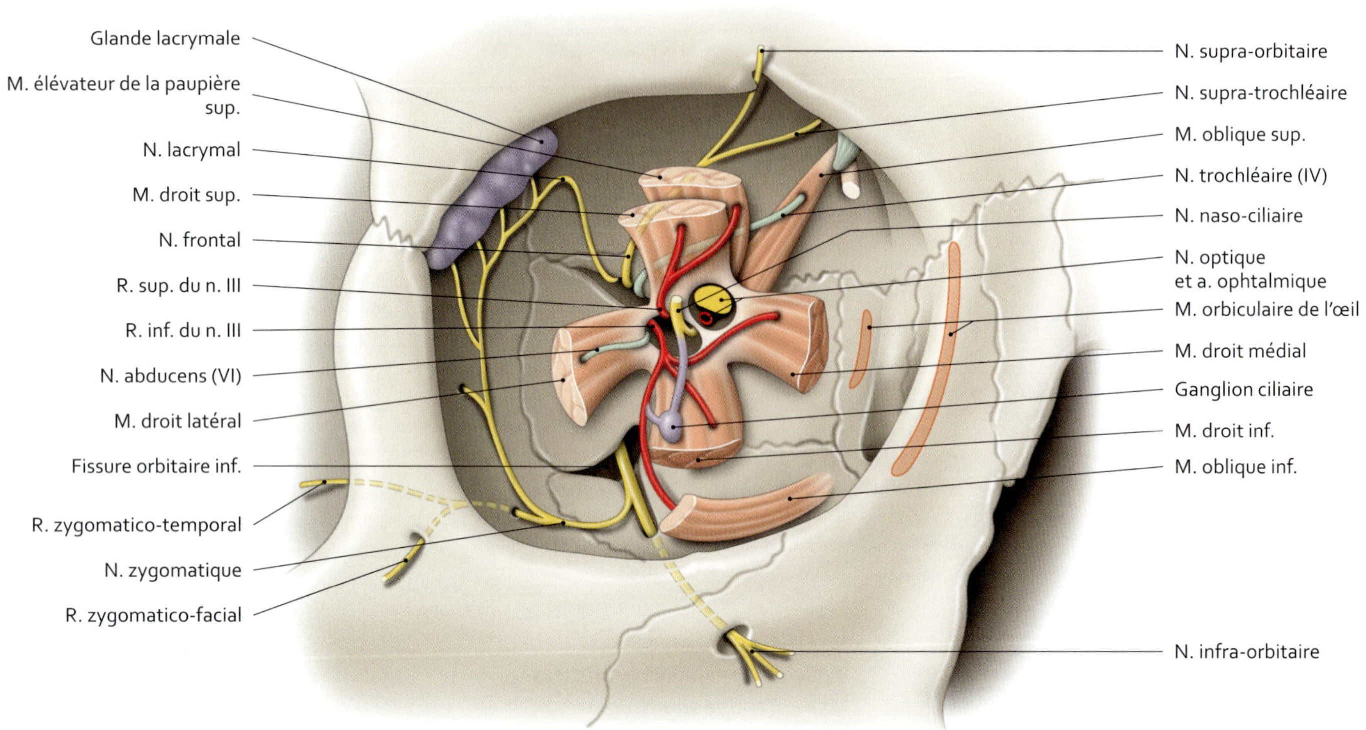

Nerfs de l'orbite
(vue antérieure de l'orbite)

> **Note**
>
> **Le muscle orbitaire,** mince couche de muscle lisse, est tendu en pont sur la fissure orbitaire inférieure.

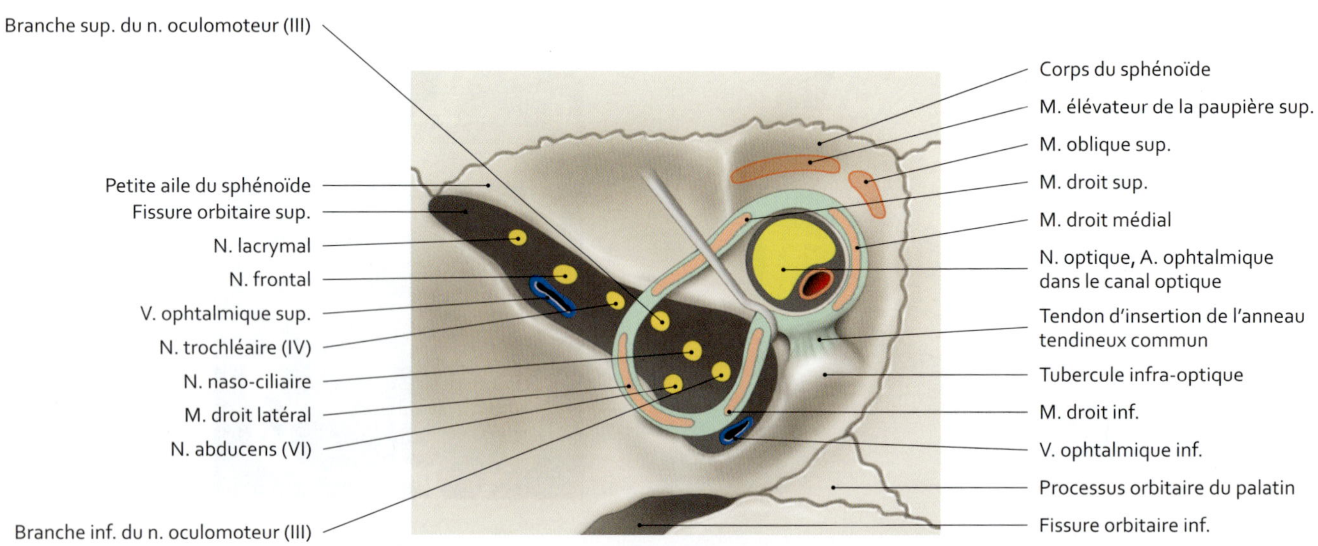

Anneau tendineux commun et apex de l'orbite

2.57 Fonction des muscles de l'œil

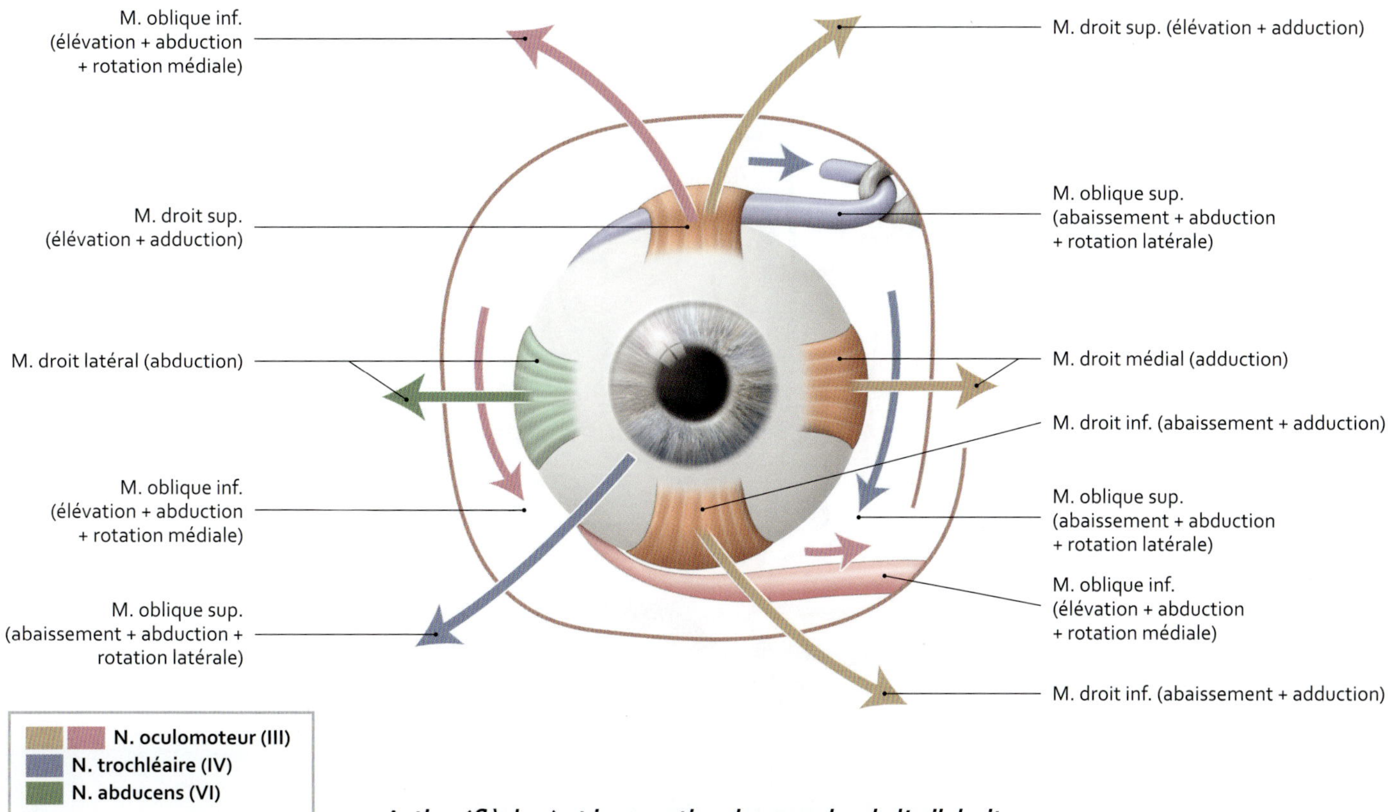

Action (flèches) et innervation des muscles de l'œil droit

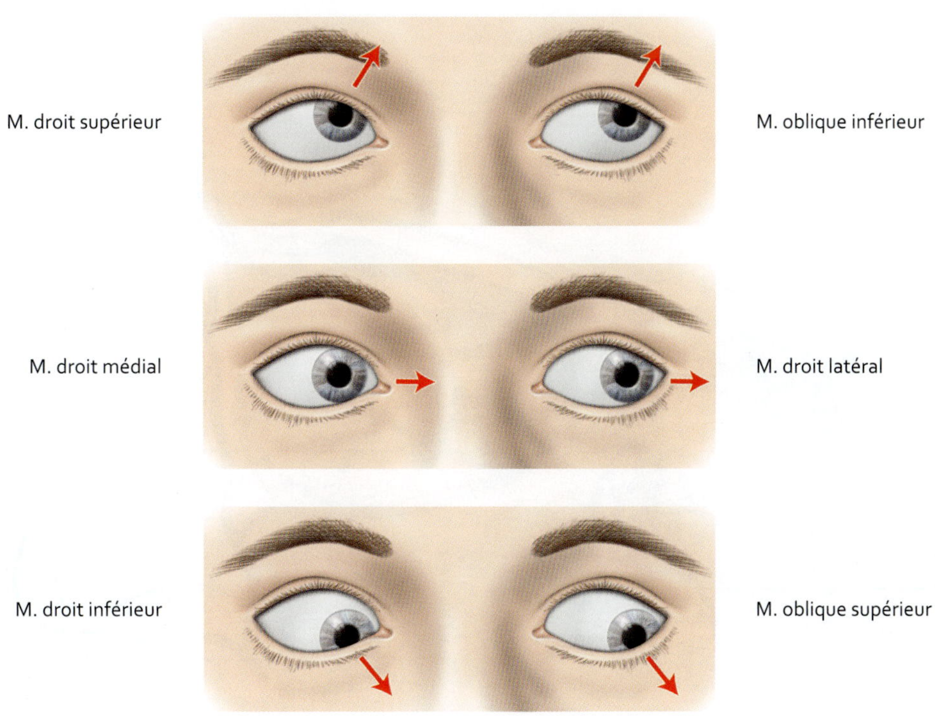

Regard au cours des mouvements des muscles moteurs de l'œil
(test clinique)

2.58 Artère et veines ophtalmiques

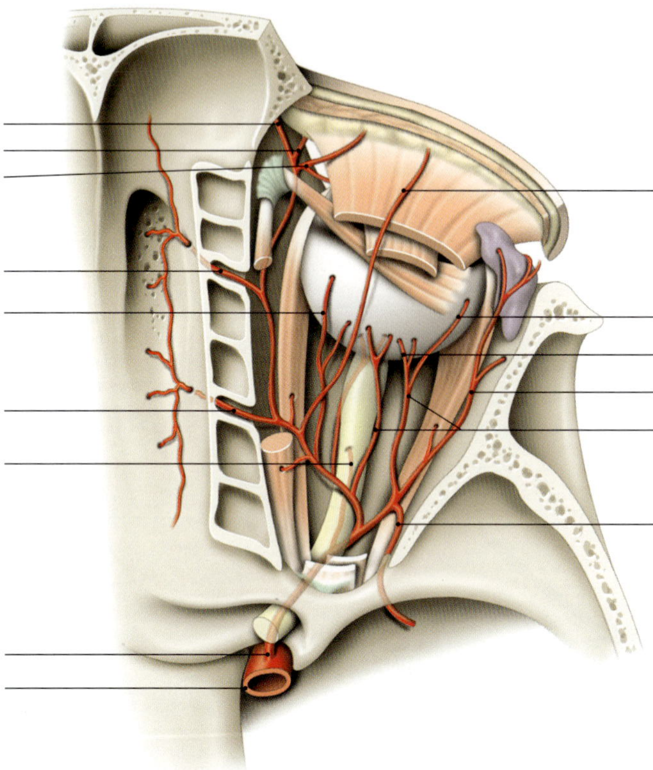

Artère ophtalmique
(vue supérieure)

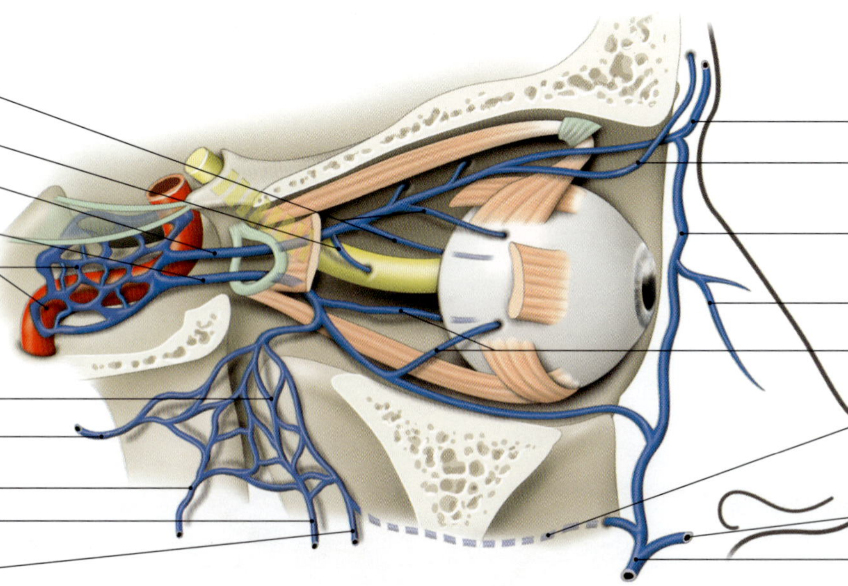

Veines ophtalmiques
(vue latérale)

2.59 Paupières (1)

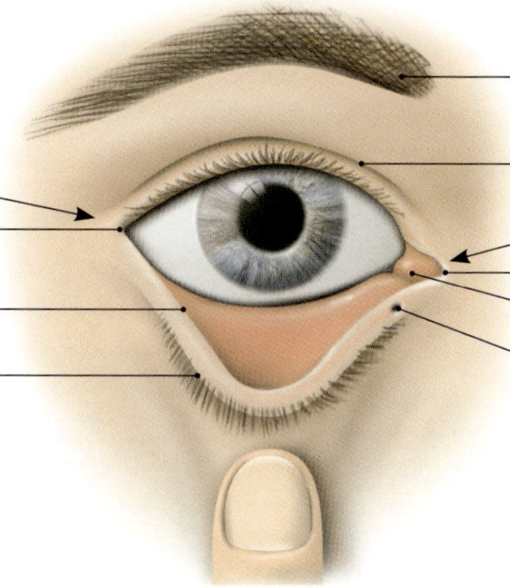

L'œil droit
(traction de la paupière inférieure)

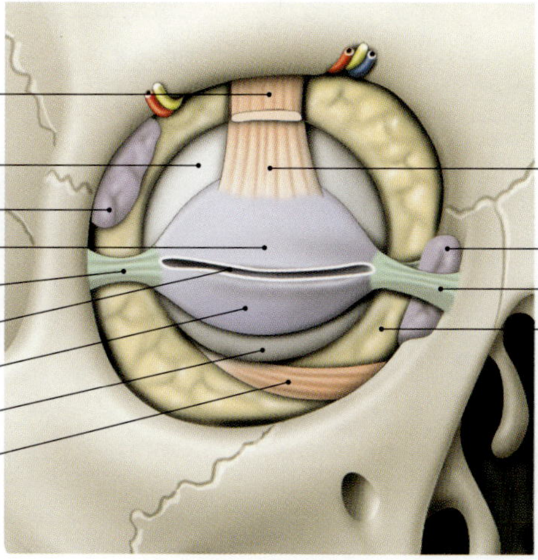

Tarses de l'œil

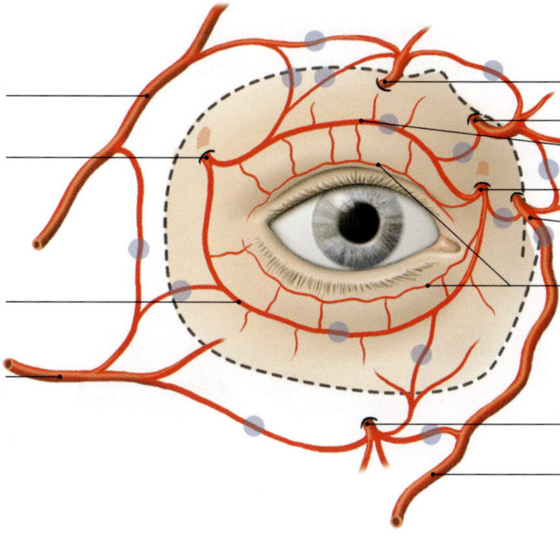

Artères de l'orbite et des paupières
(points bleus : anastomoses)

2.60 Paupières (2)

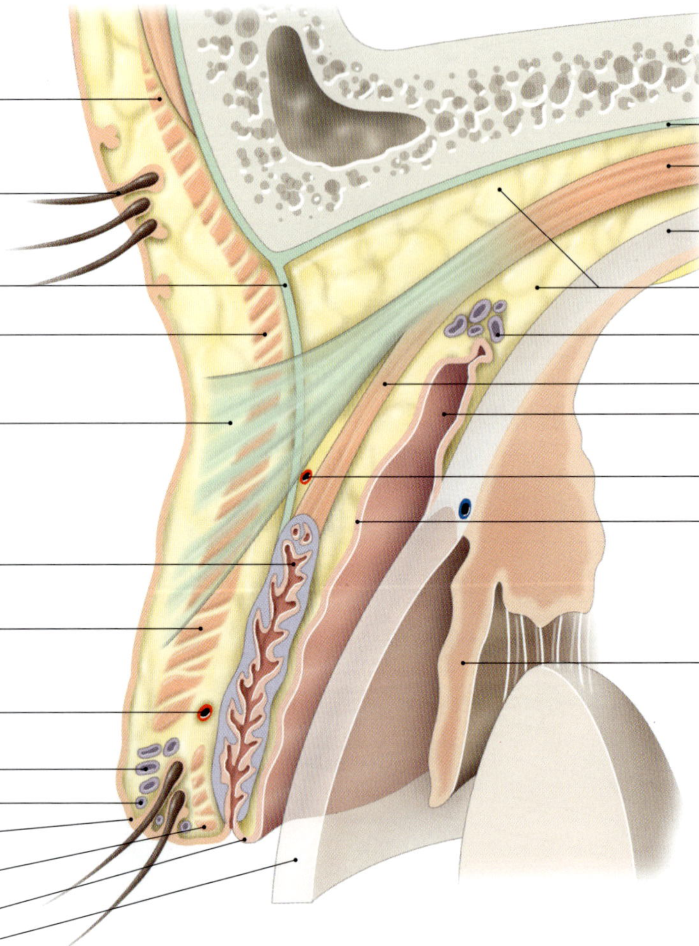

Structure de la paupière
(coupe sagittale de la paupière supérieure)

2.61 Appareil lacrymal

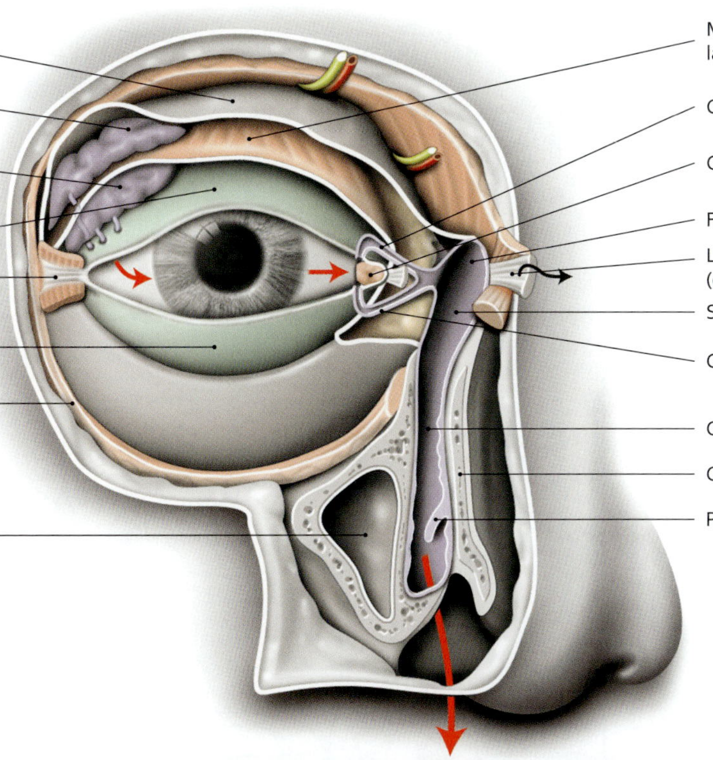

Glandes et voies lacrymales

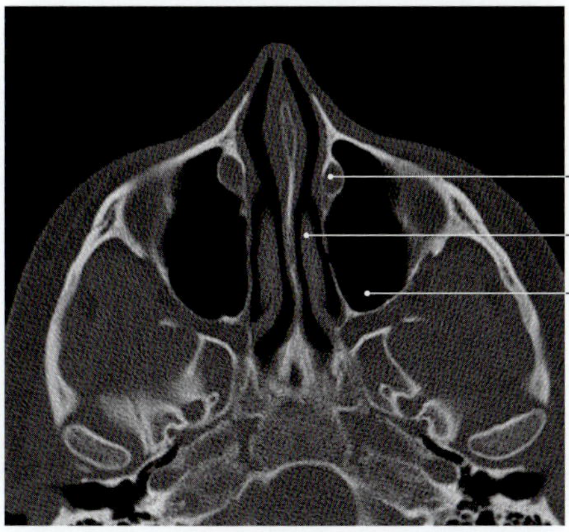

Tomodensitométrie.
Coupe axiale transversale (cliché Dr T. Diesce)

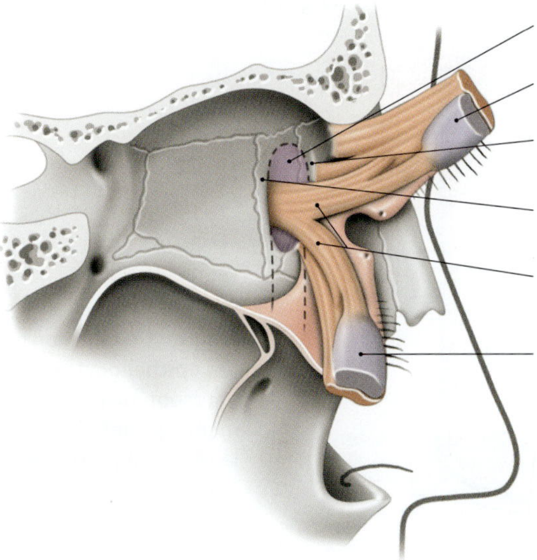

Partie lacrymale du muscle orbiculaire de l'œil

2.62 Récepteurs optiques

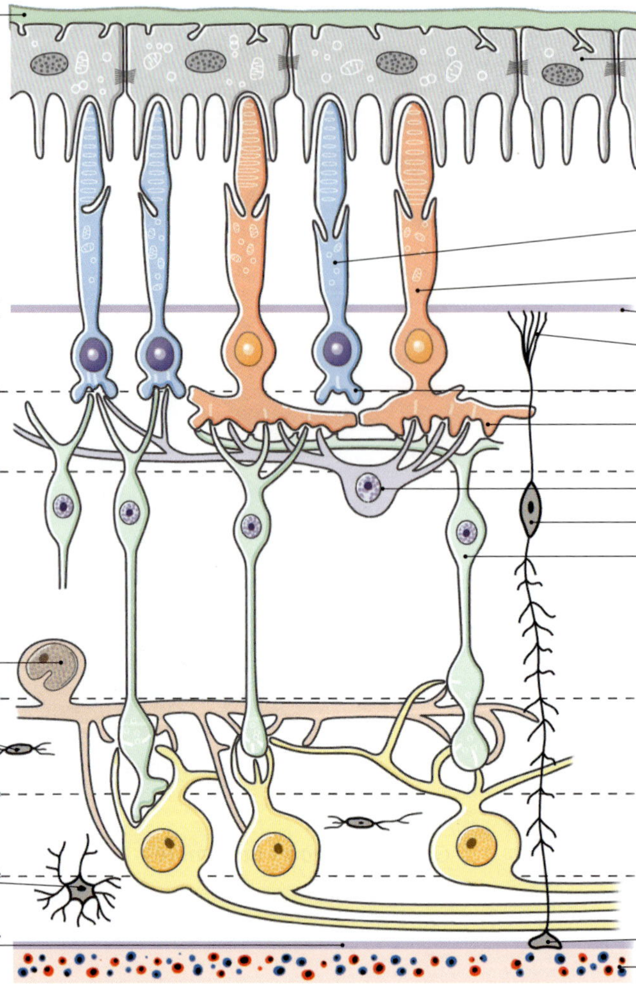

Organisation schématique de la partie optique de la rétine

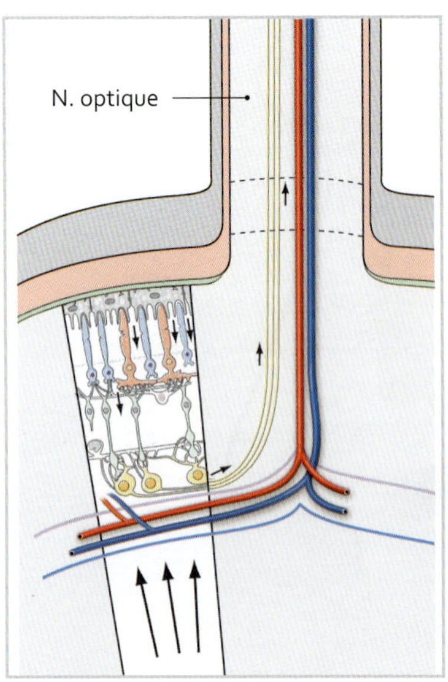

Trajet de l'influx sensoriel

Fonction

Les **pigmentocytes**, riches en mélanine, réduisent la réflexion parasite de la lumière.
Les **épithéliocytes bacilliformes** ou bâtonnets sont mille fois plus riches en photopigments que les cônes. Ils contribuent seuls à la vision en présence d'une faible intensité lumineuse (vision crépusculaire).
Les **épithéliocytes côniformes** ou cônes sont spécialisés dans la vision précise des formes et des couleurs. Ils ont des pigments sensibles aux ondes longues (rouge), moyennes (vert) et courtes (bleu). Les mélanges appropriés de ces trois couleurs reconstituent le blanc et les autres couleurs.
Ces cellules photoréceptrices, au nombre de 126 millions environ, enregistrent l'impact des photons grâce à leurs pigments ou opsine. Puis cette information est traduite en un message nerveux pour le cerveau.
C'est le cerveau qui décrypte ce que les yeux voient et ne distinguent pas.

2.63 Voies visuelles (1)

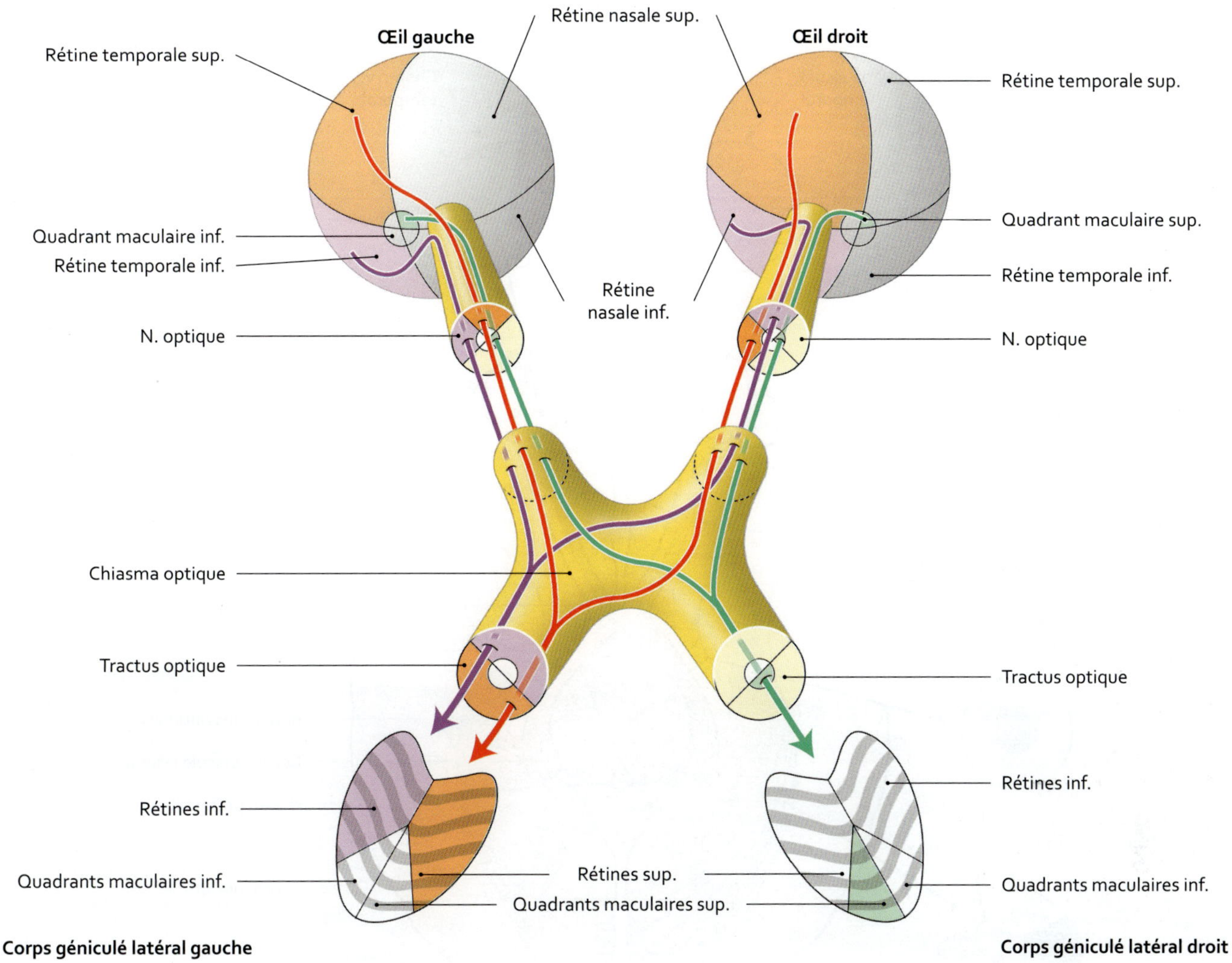

Trajet des neurofibres optiques et leur impact dans les corps géniculés

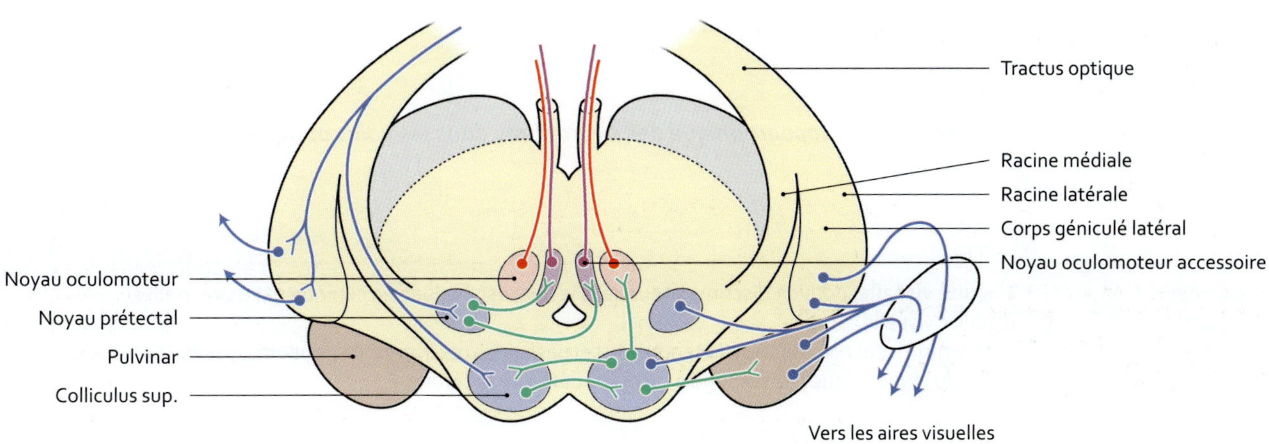

Connexions des neurofibres du tractus optique
(coupe transversale au niveau des colliculus supérieurs)

2.64 Voies visuelles (2)

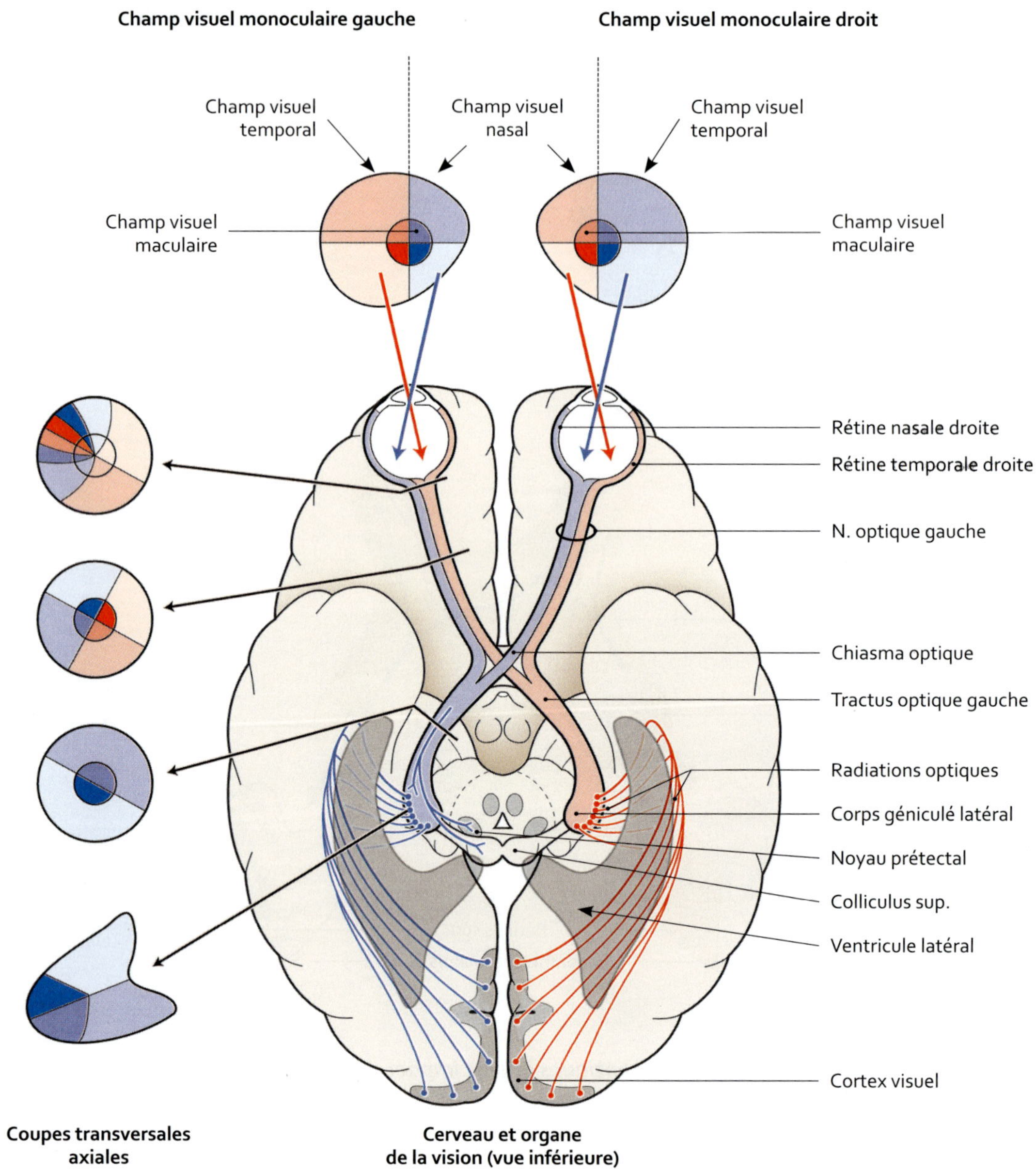

Répartition topographique des neurofibres dans les voies optiques

Note

L'acuité visuelle, pouvoir discriminateur de la rétine, est évaluée en clinique par des échelles d'acuité visuelle.

Le champ visuel correspond à l'étendue de l'espace que l'œil immobile peut embrasser. Tout point du champ visuel correspond à un point défini de la rétine.

2.65 Voies visuelles (3)

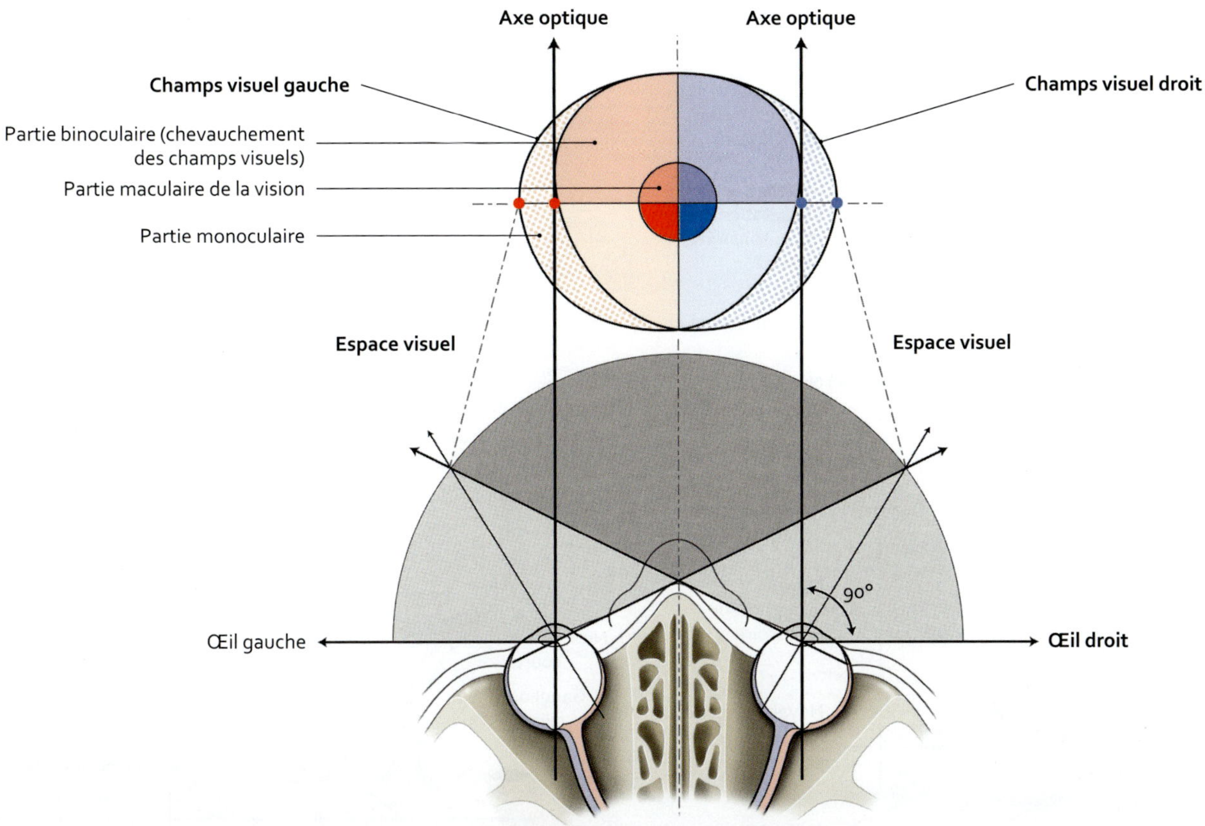

Champs visuels en vision binoculaire

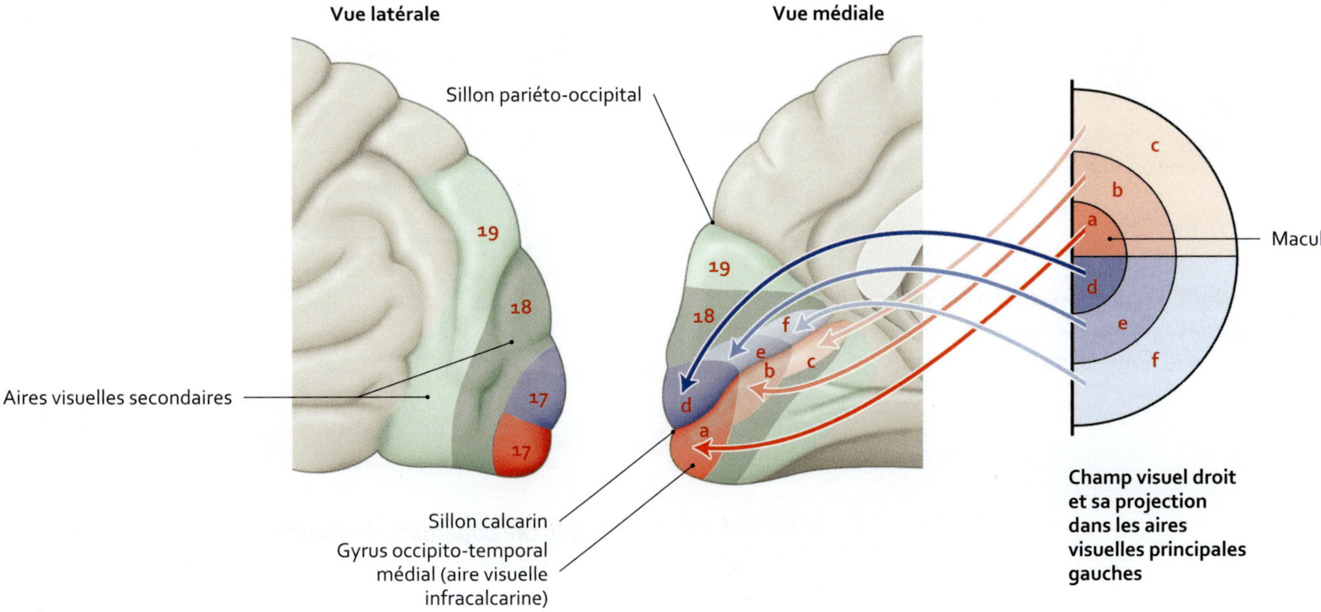

Aires visuelles de l'hémisphère cérébral gauche

2.66 Réflexes optiques

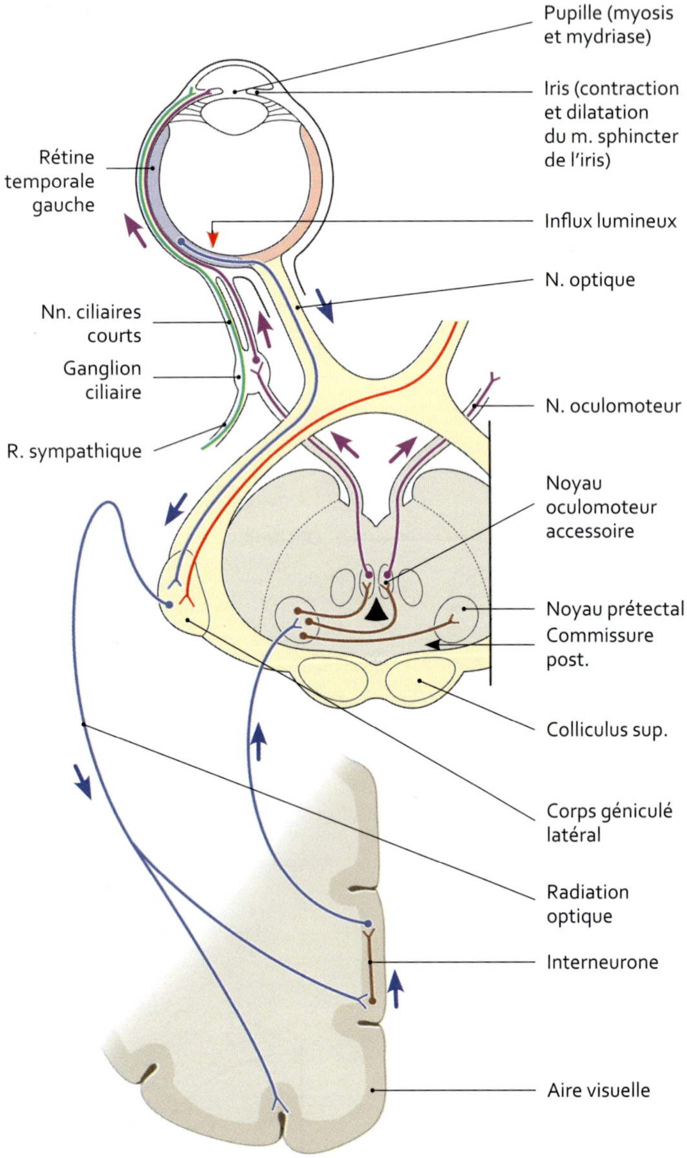

Réflexe cortico-visuel de l'oeil gauche
(en présence d'un influx lumineux faible, ou lorsque le sujet pense à la lumière, ou lorsqu'il l'analyse)

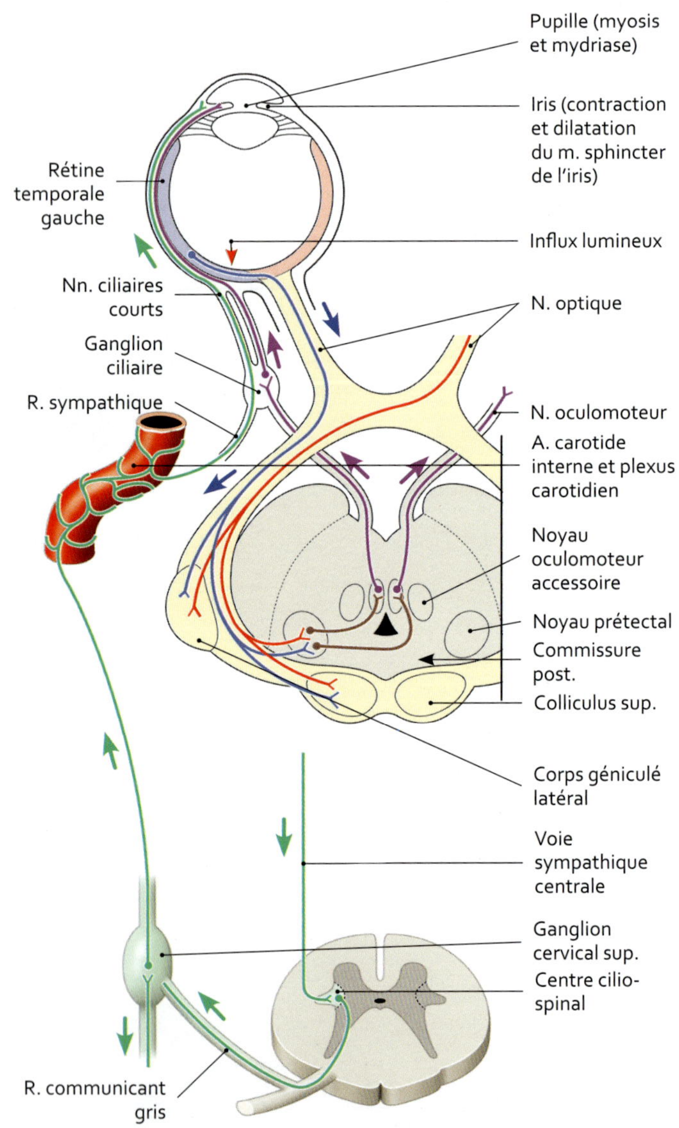

Réflexe pupillaire photomoteur de l'oeil gauche
(en présence d'un influx lumineux intense et subit)

2.67 Nerfs de l'orbite (1)

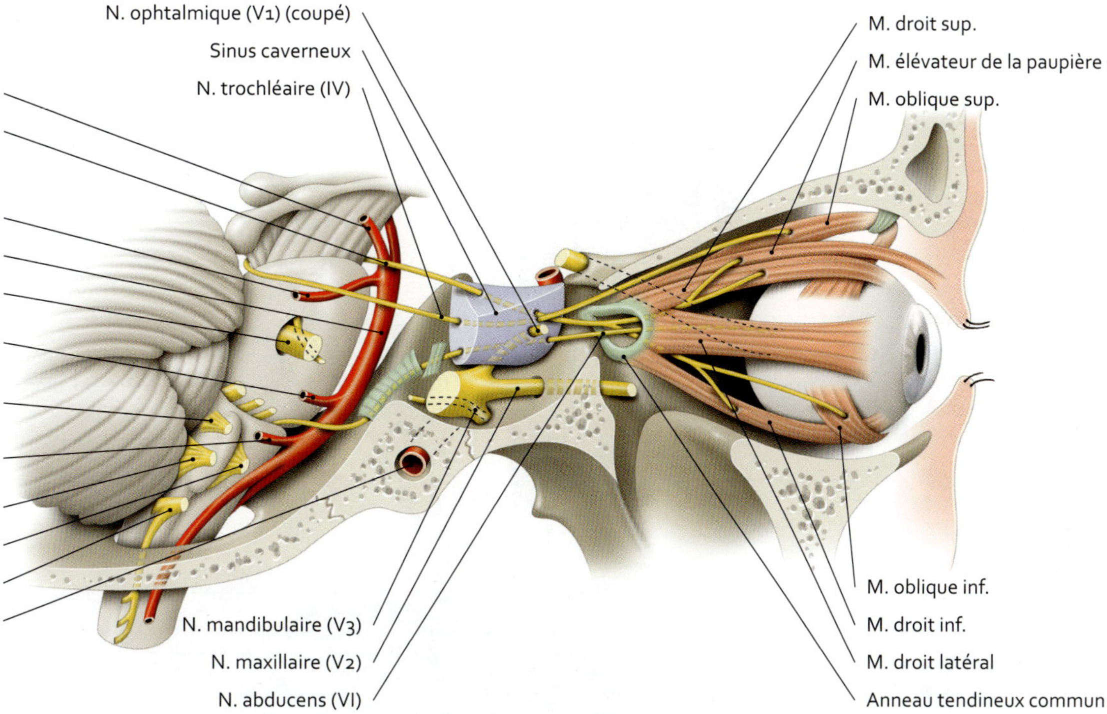

Trajet des nerfs moteurs de l'œil
(vue générale)

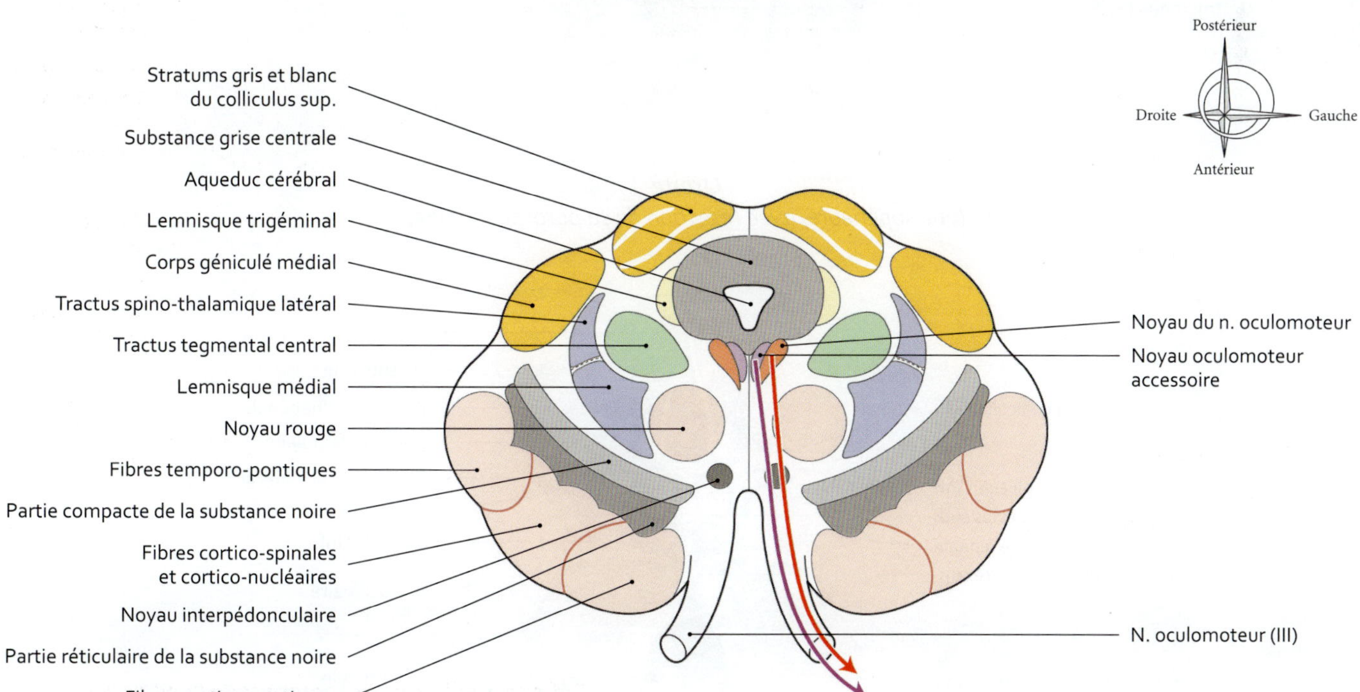

Mésencéphale. Noyaux et trajet encéphalique du nerf oculomoteur (III)
(coupe transversale au niveau des colliculus supérieurs)

2.68 Nerfs de l'orbite (2)

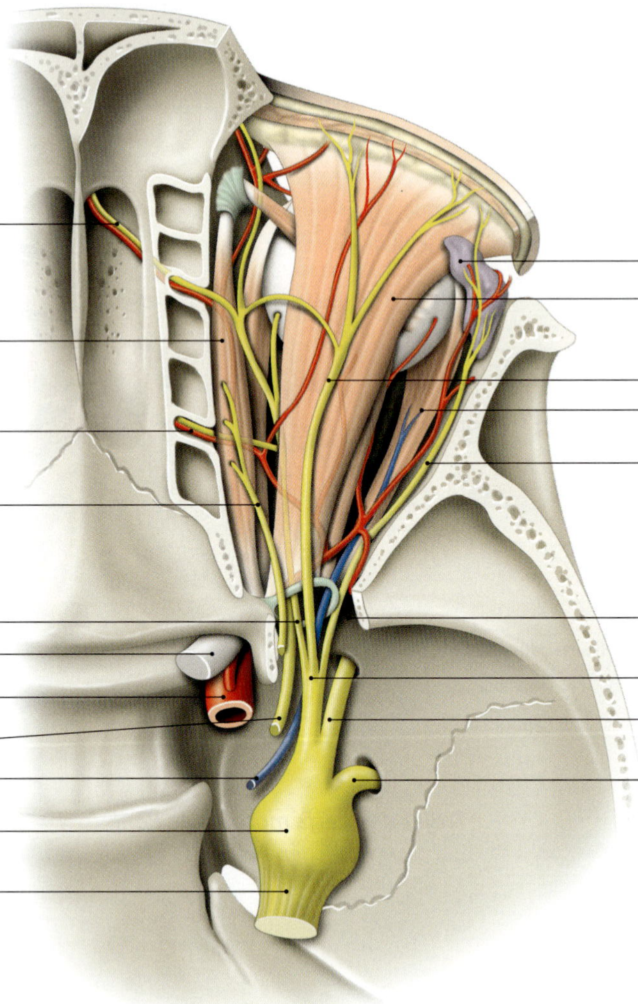

Orbite
(vue supérieure, avec résection de sa paroi supérieure)

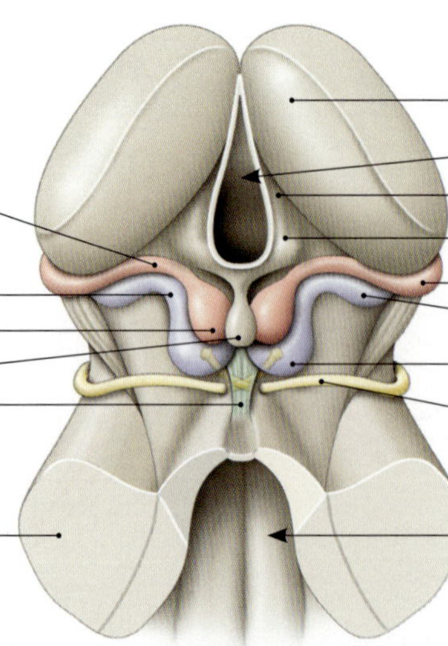

Mésencéphale : origine du nerf trochléaire (IV)
(vue postérieure)

2.69 Nerfs de l'orbite (3)

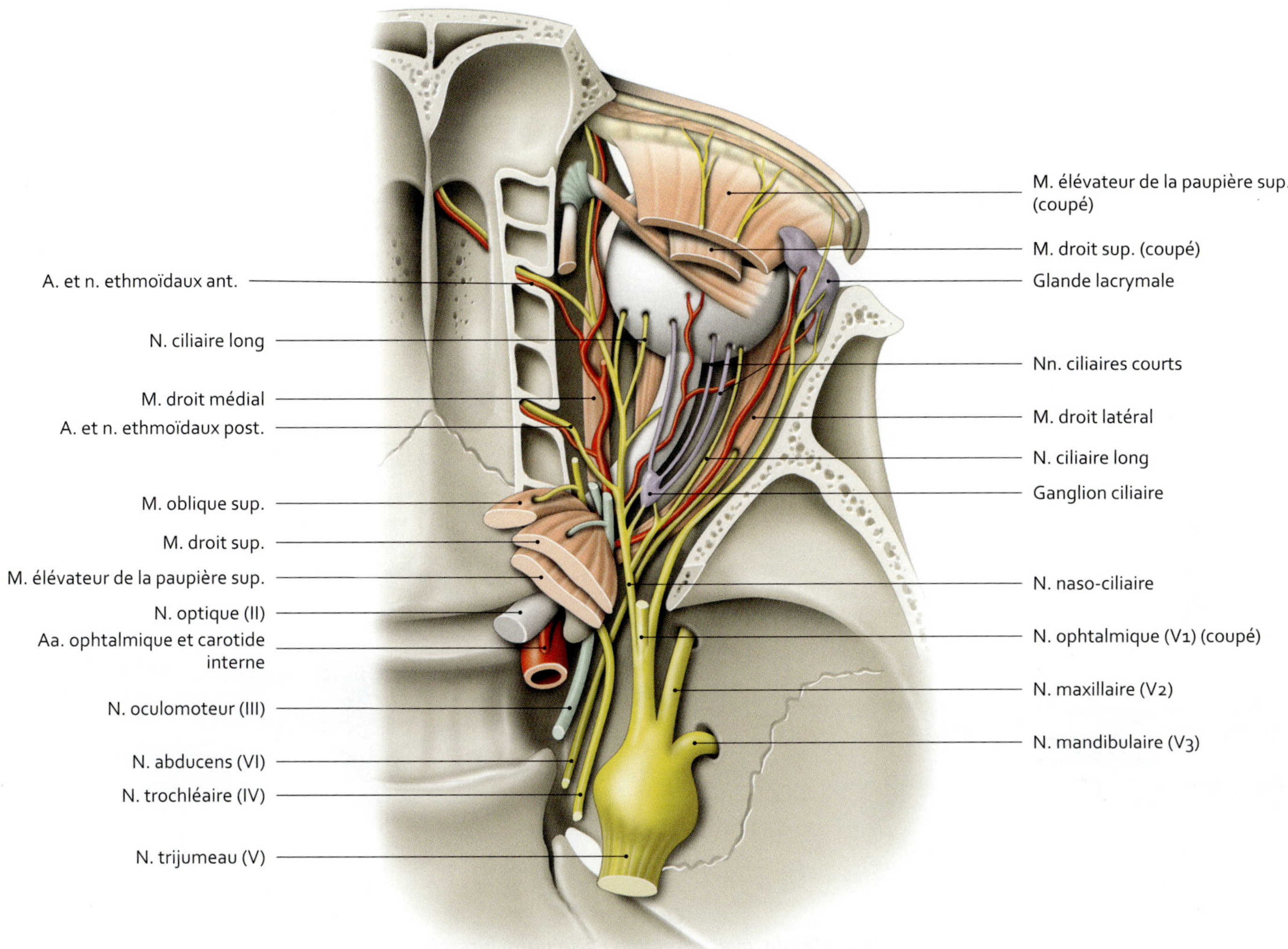

Orbite
(vue supérieure, avec résection de sa paroi supérieure et section des muscles élévateur de la paupière supérieure, droit supérieur et oblique supérieur)

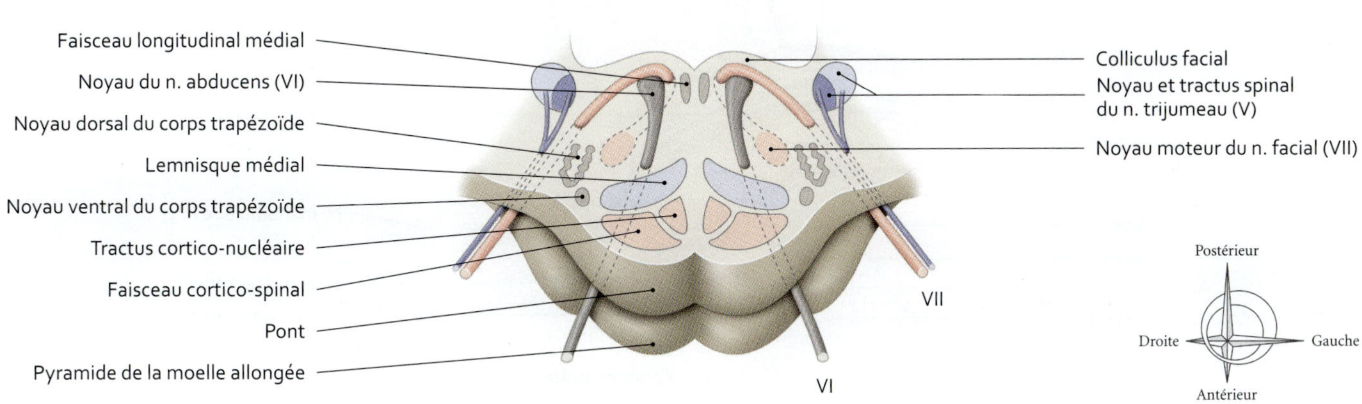

Noyaux du nerf abducens (VI) et du nerf facial (VII)
(coupe transversale du pont)

2.70 Nerfs ophtalmique (V1) et maxillaire (V2)

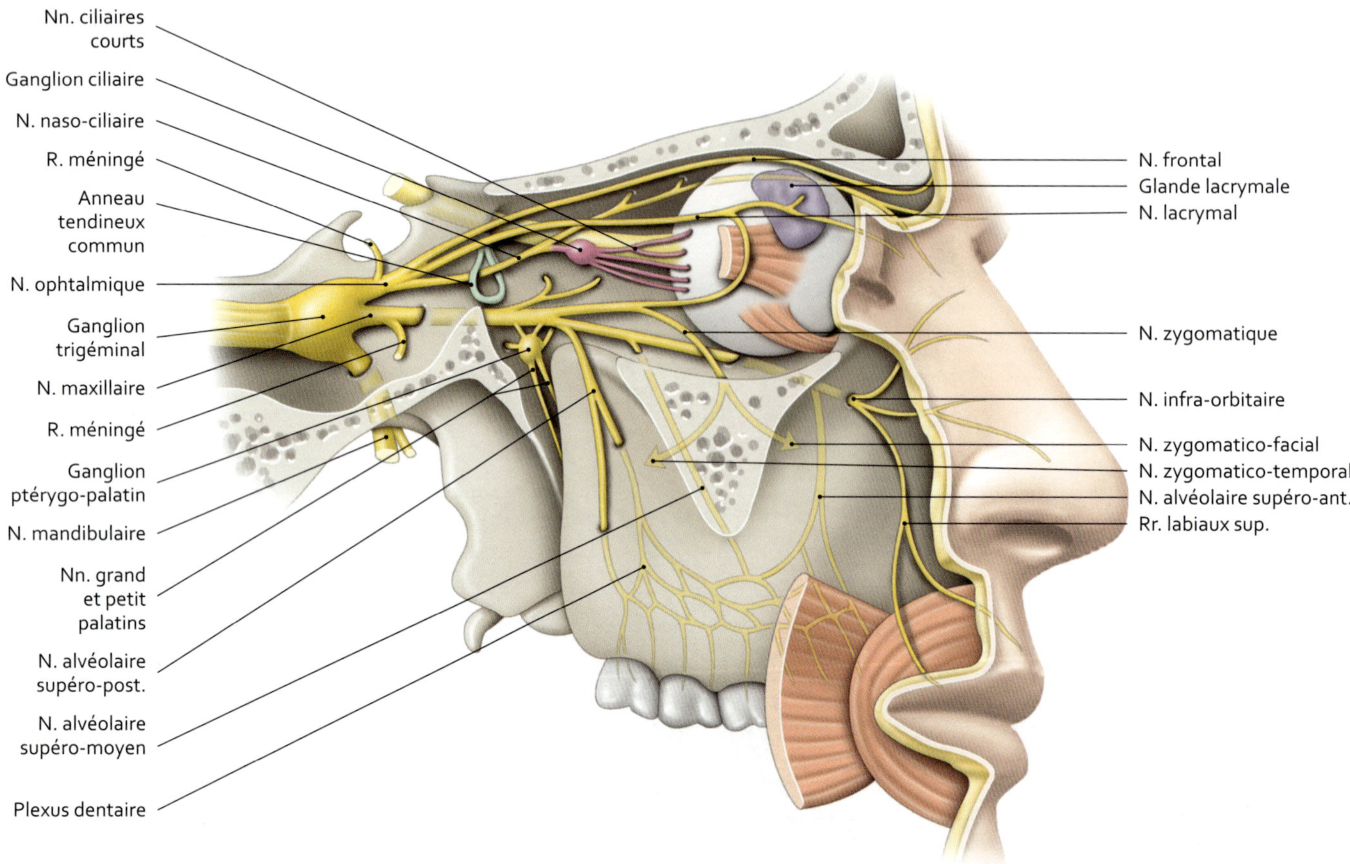

Orbite
(vue latérale, avec résection de sa paroi latérale, du maxillaire et de l'os sphénoïde)

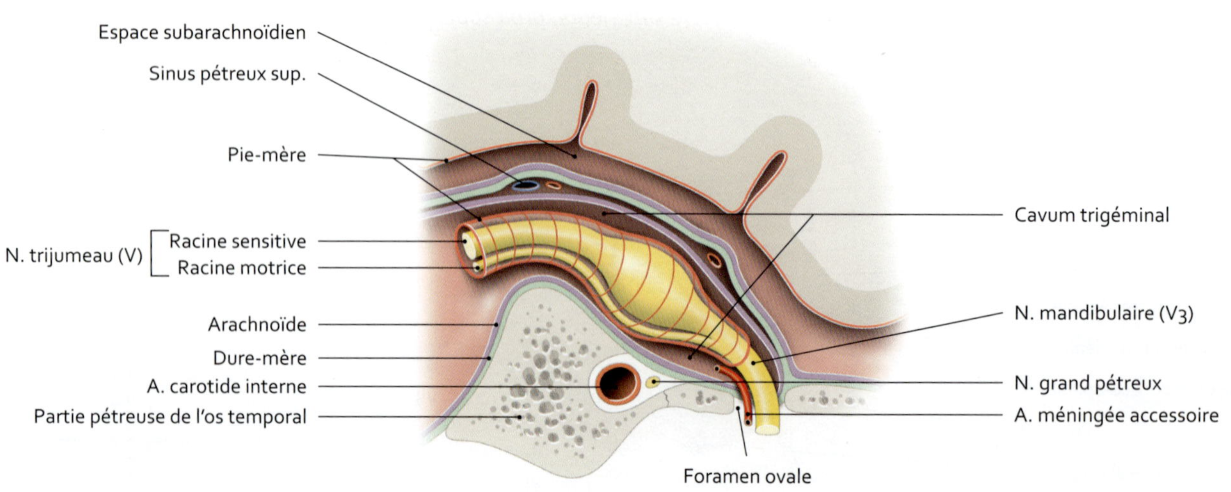

Cavum trigéminal : coupe sagittale schématique
(vue latérale)

2.71 Nerf mandibulaire (V3) [1]

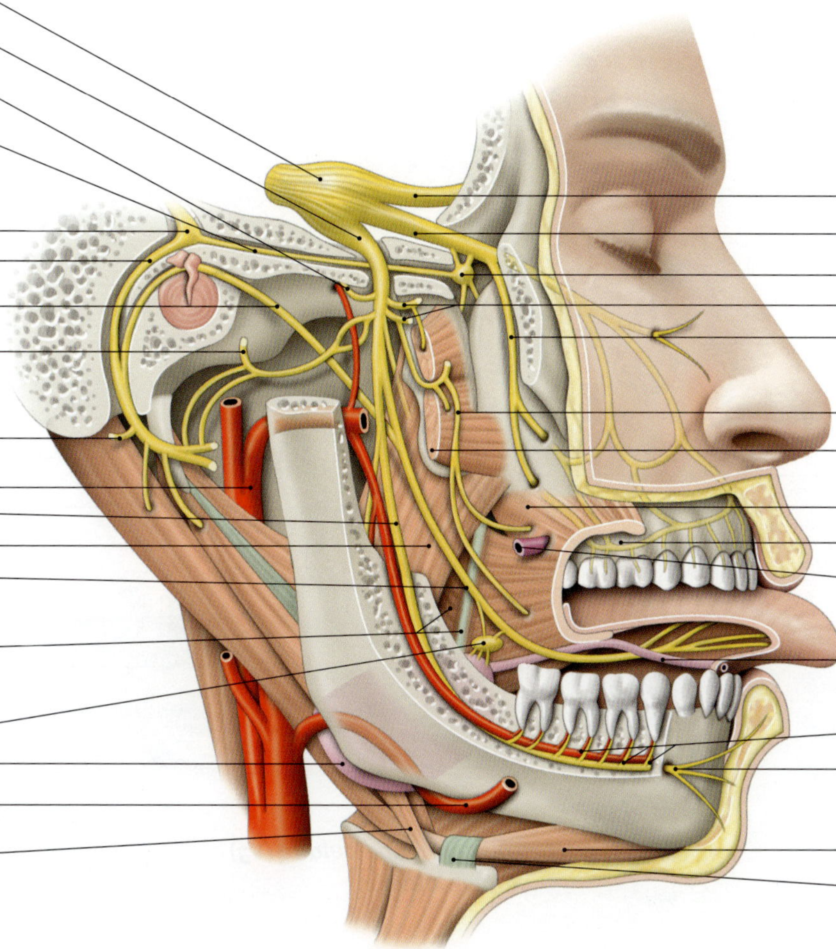

Branches latérales du nerf mandibulaire (V3)
(vue latérale de la fosse infra-temporale et de l'espace latéro-pharyngien antérieur, avec résection de la mandibule et de l'os temporal)

2.72 Nerf mandibulaire (V3) [2]

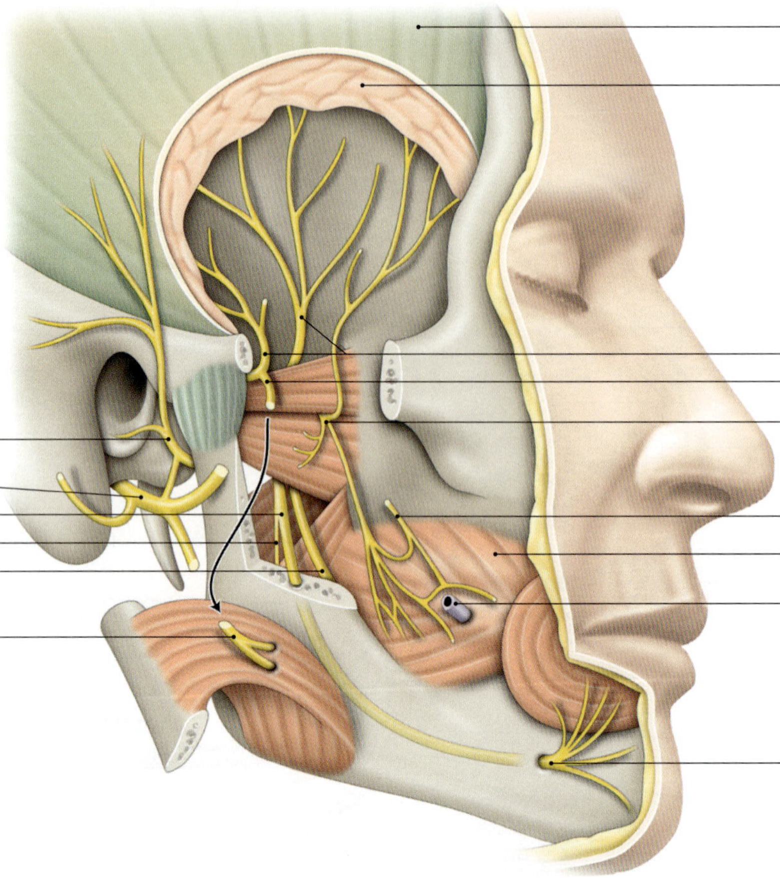

Branches du nerf mandibulaire (V3)
(vue latérale)

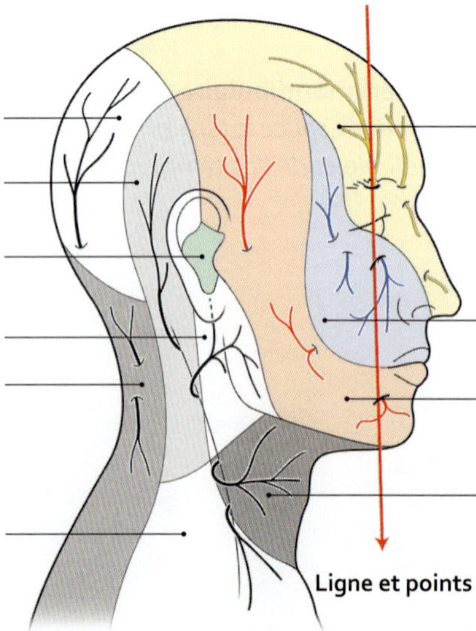

Innervation sensitive de la face
(vue latérale)

Note

Les points de Valleix, situés sur la même verticale, sont des points d'induction ou d'aggravation de la douleur par la palpation, au cours de la névralgie trigéminale.

2.73 Ganglions otique et ptérygo-palatin

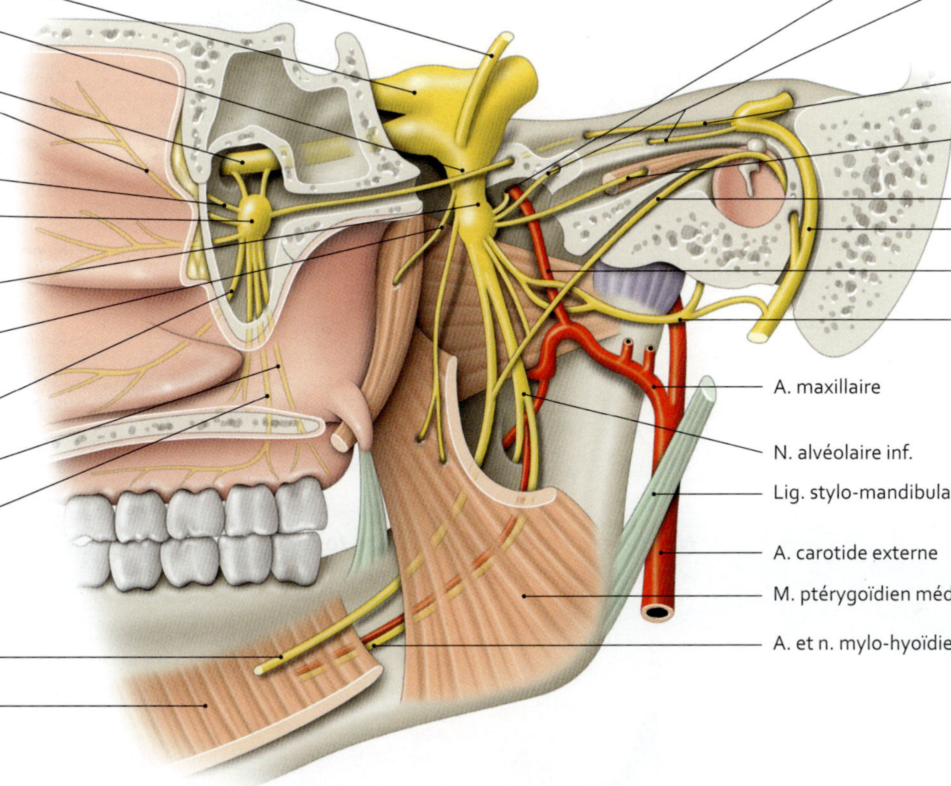

Branches du nerf mandibulaire (V3)
(vue médiale de la région latéro-pharyngienne antérieure et de l'oreille moyenne)

Note

Les ganglions otique et ptérygo-palatin sont des relais synaptiques des neurofibres viscéro-motrices (parasympathiques) destinées aux glandes lacrymales, nasales et salivaires (voir planche 108).

2.74 Nerfs de la fosse nasale

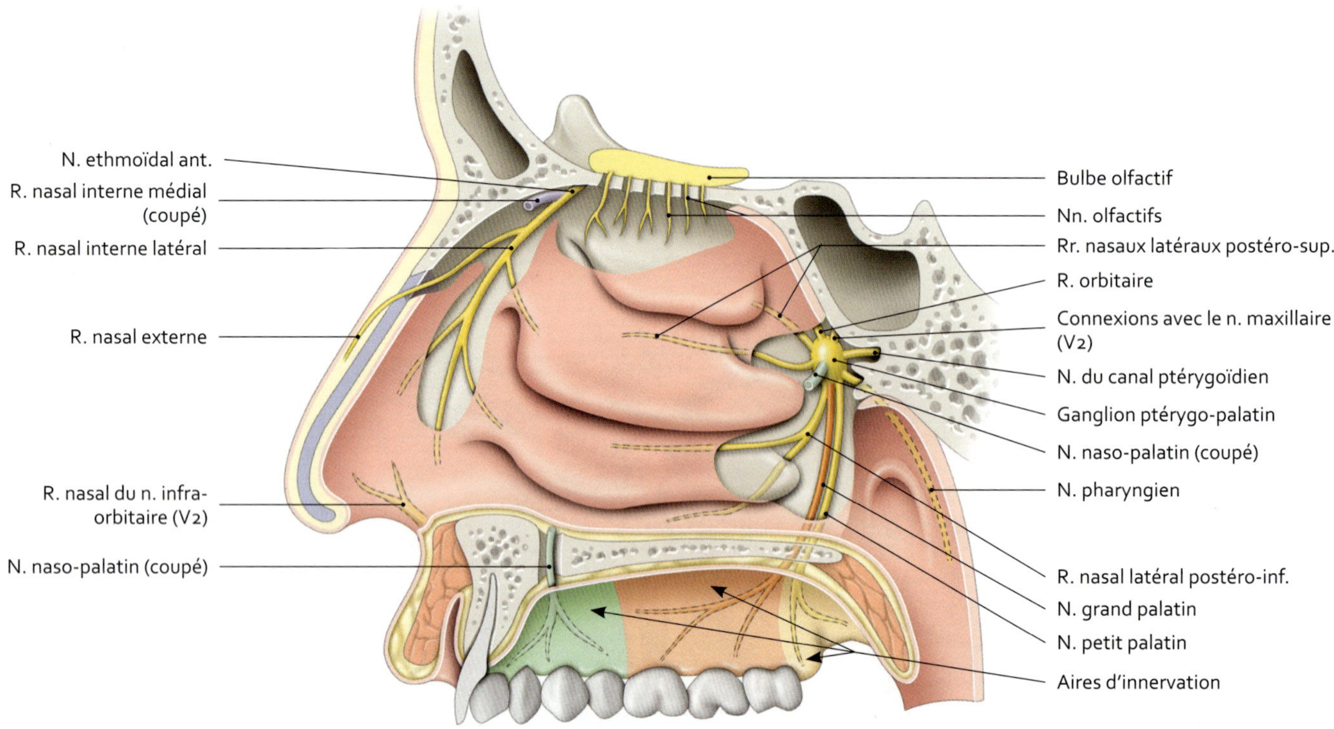

Nerfs de la paroi latérale d'une fosse nasale
(muqueuse nasale partiellement réséquée)

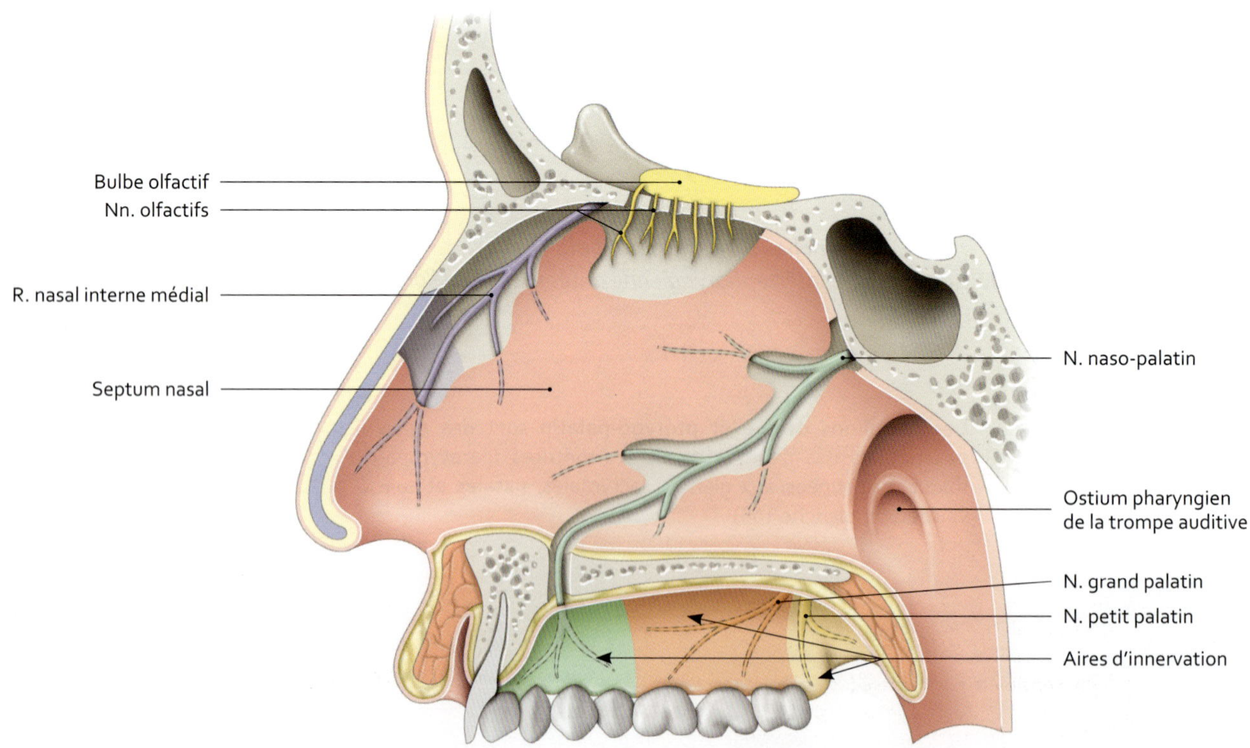

Nerfs de la paroi médiale d'une fosse nasale
(muqueuse nasale partiellement réséquée)

2.75 Systématisation du nerf trijumeau (V)

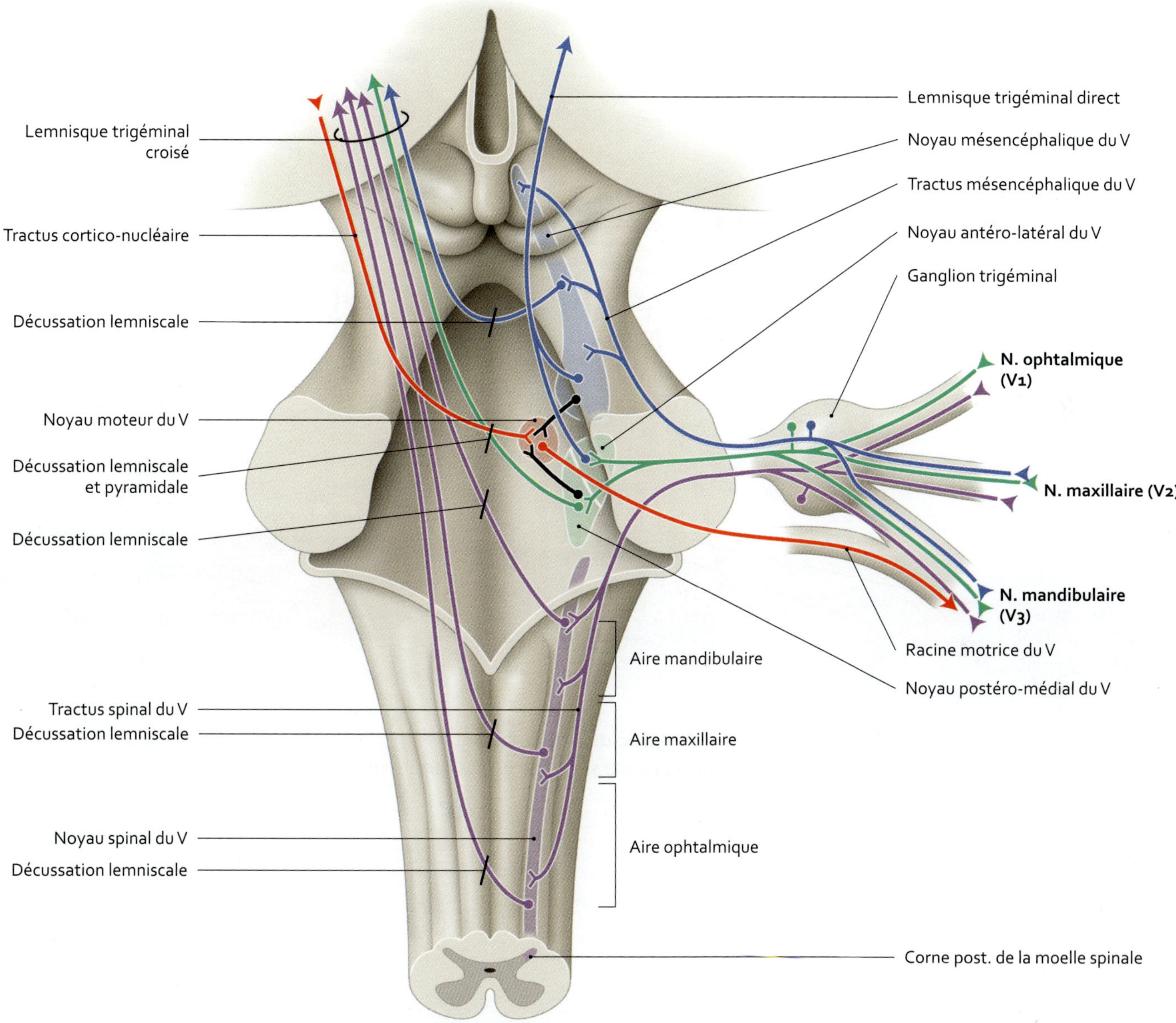

Tronc encéphalique *(vue postérieure)*

Sensibilité proprioceptive	Face, articulation temporo-mandibulaire, dents
Sensibilité tactile discriminative	
Sensibilité nociceptive (douleur, température)	
Voie motrice : muscles masticateurs, tenseur du tympan	

2.76 Nerf facial (VII) : trajet et branches collatérales

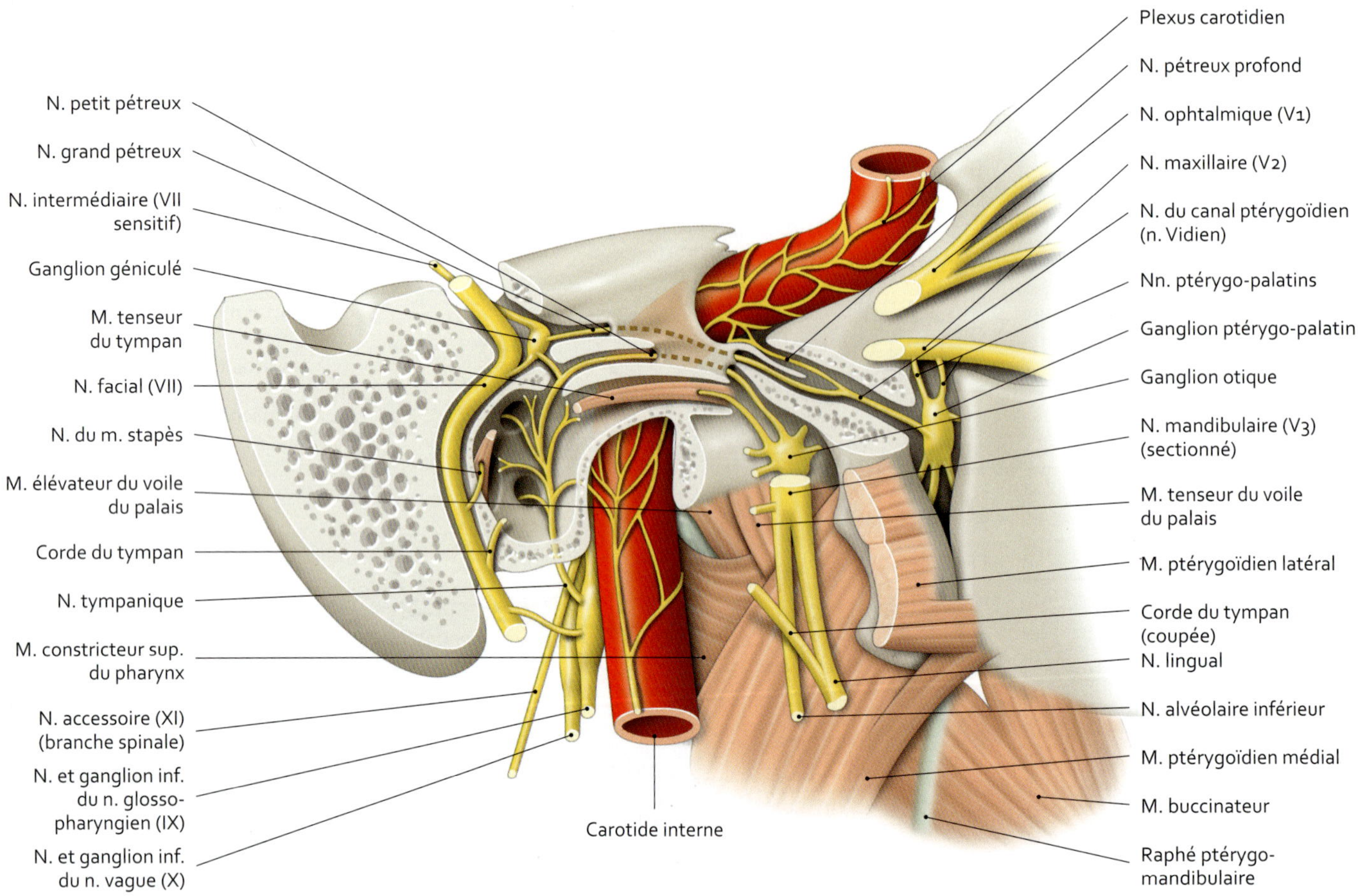

Nerf facial intrapétreux
(vue latérale et coupe sagittale de l'os temporal)

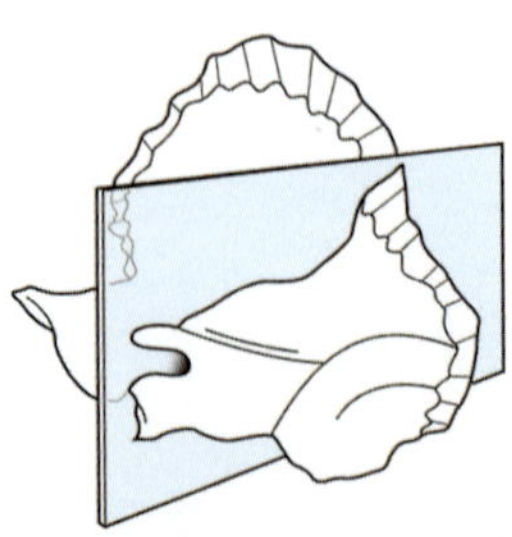

Coupe transversale oblique de l'os temporal

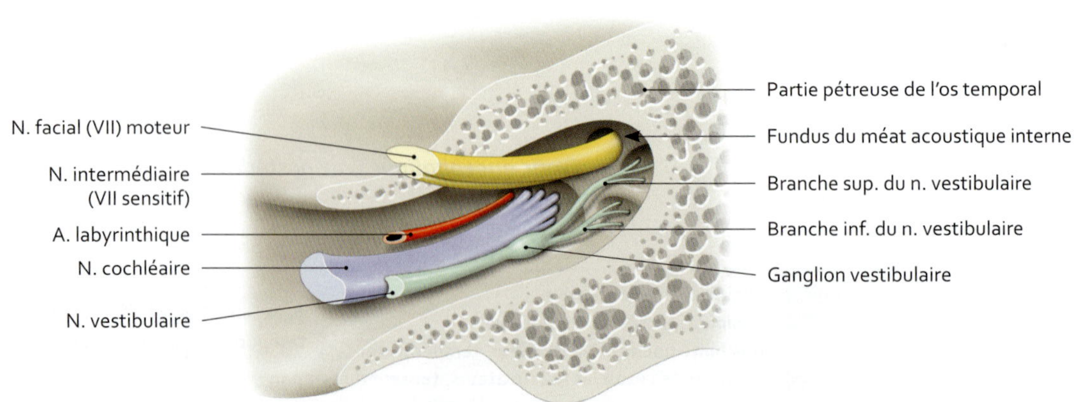

Contenu du méat acoustique interne

2.77 Nerf facial (VII) : branches terminales

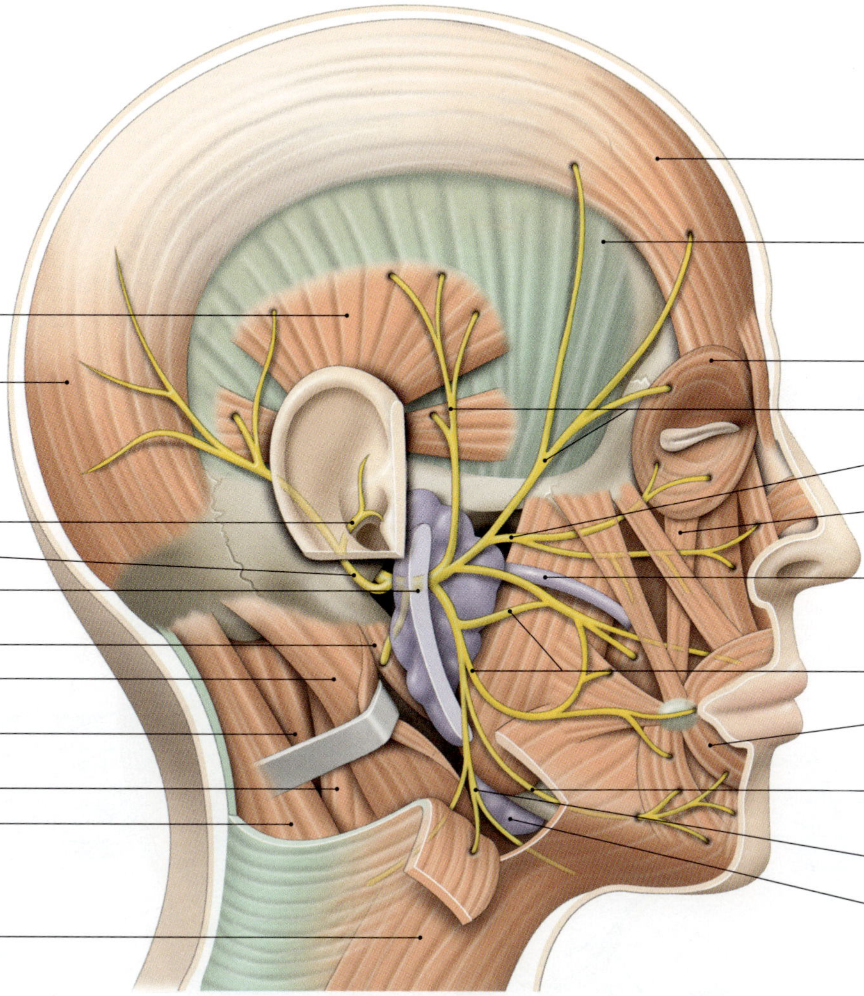

Branches périphériques du nerf facial (VII)

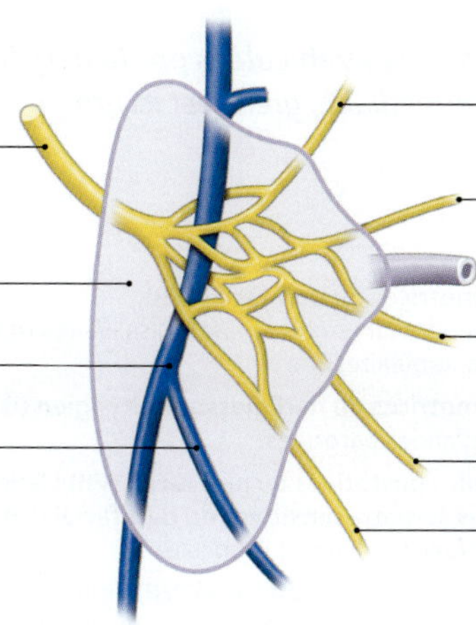

Division plexiforme du nerf facial (VII)
(variation)

2.78 Systématisation du nerf facial

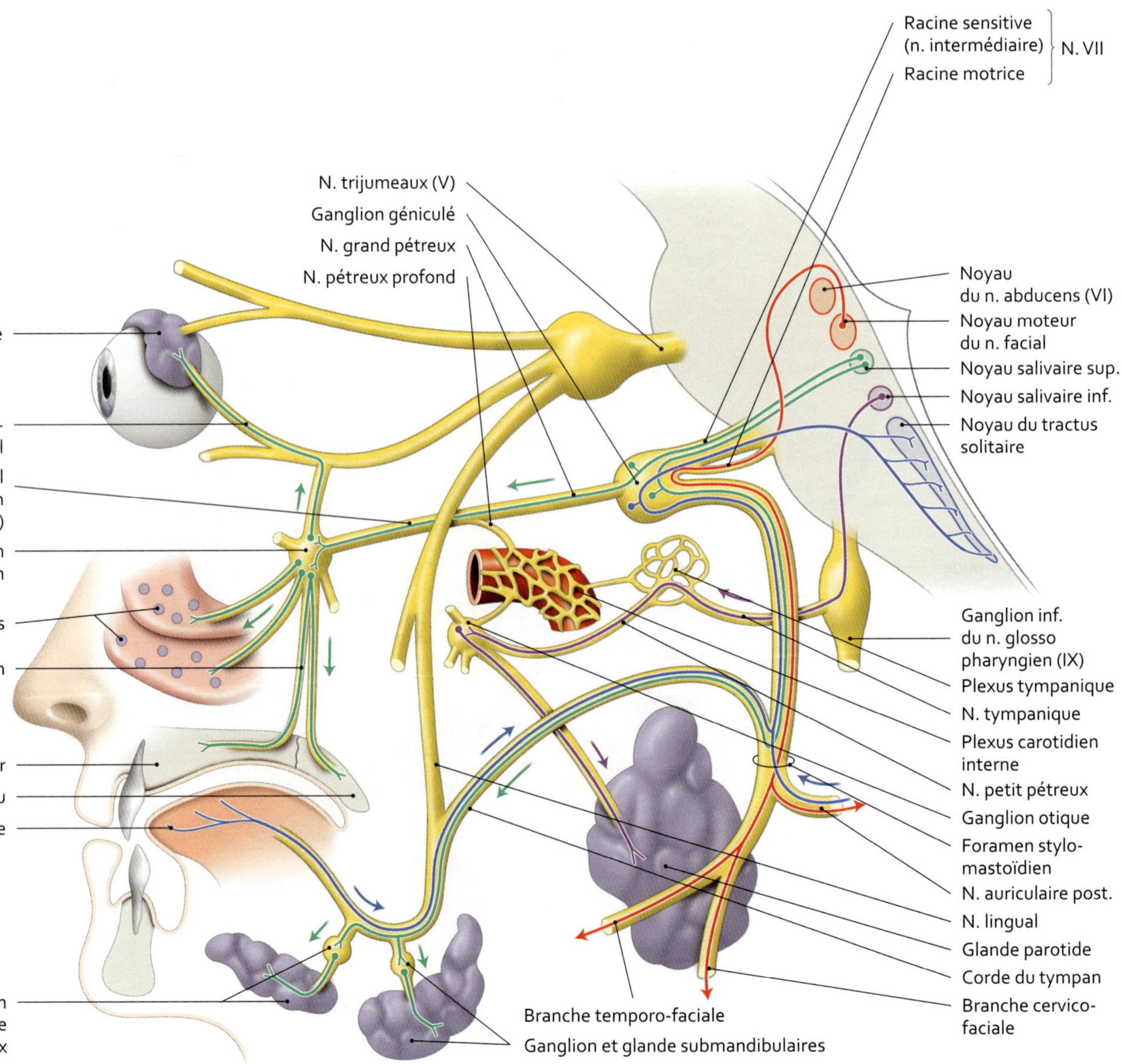

Distribution des neurofibres véhiculées par le nerf facial (VII)
(le nerf intermédiaire, grêle, est ici grossi)

Fonction

- **Neurofibres viscéro-motrices du nerf facial (VII), parasympatiques :** glandes lacrymales, nasales, salivaires mineures, sublinguales et submandibulaires.
- **Neurofibres viscéro-motrices du nerf glosso-pharyngien (IX), parasympathiques :** glandes parotides.
- **Neurofibres sensorielles gustatives du nerf facial (VII) :** langue (2/3 antérieur), **neurofibres somato-sensitives du nerf facial (VII) :** méat acoustique externe et face médiale de l'auricule.
- **Neurofibres somato-motrices du nerf facial (VII) :** muscles de la face (muscles de la mimique), platysma, digastrique (ventre postérieur) et du stapès.

2.79 Topographie de l'oreille

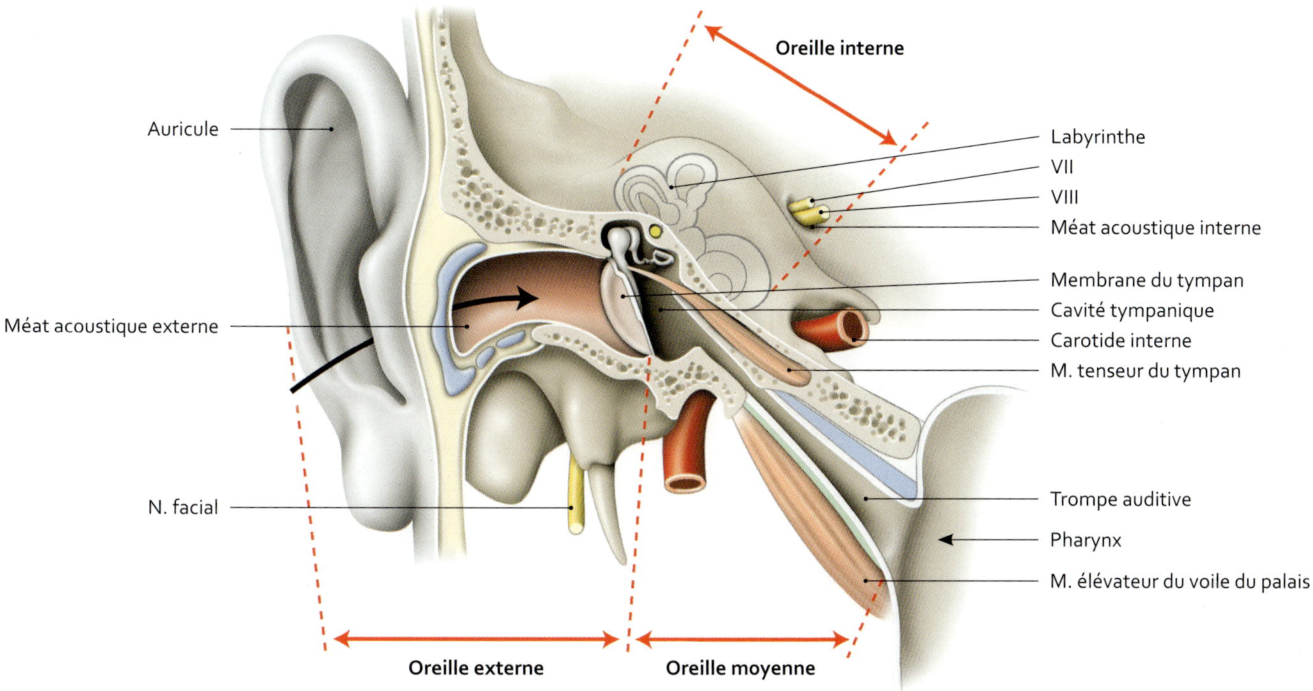

Vue d'ensemble

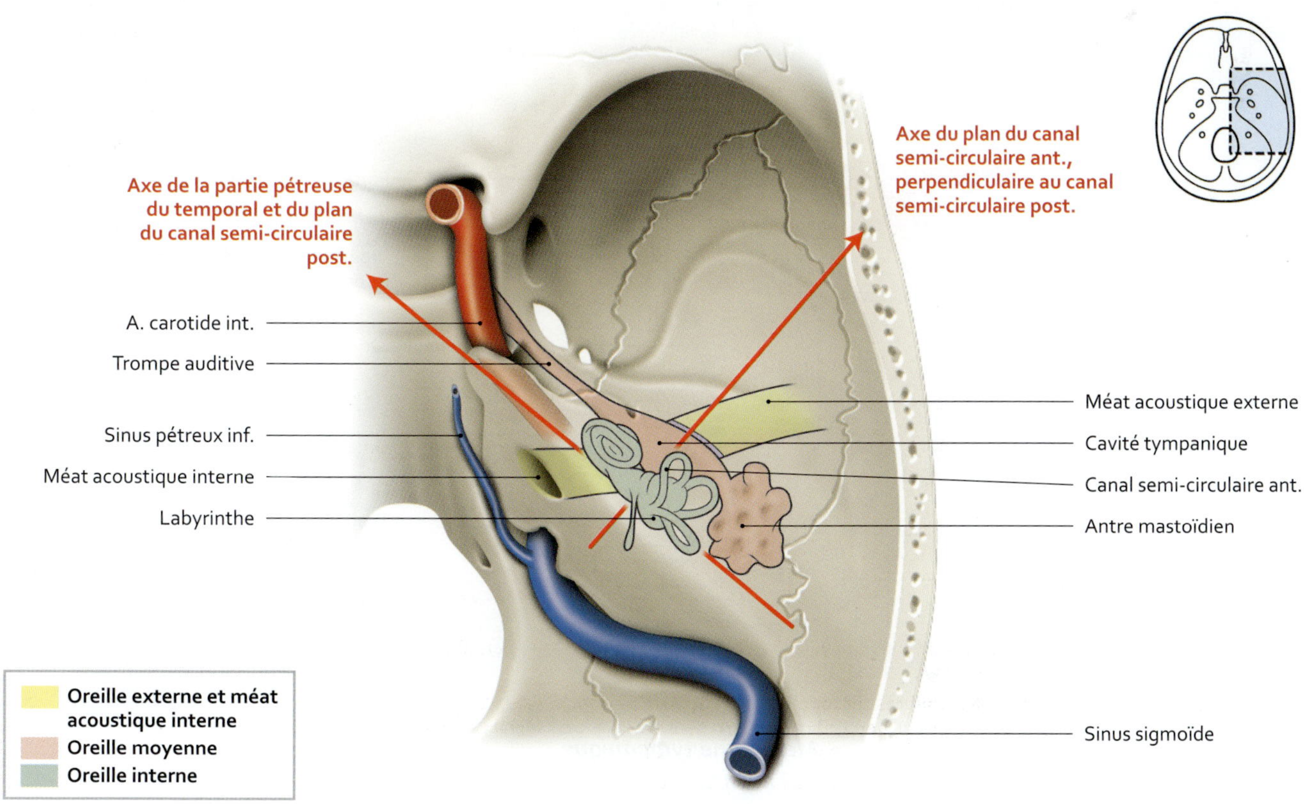

Représentation topographique de l'oreille

2.80 Oreille externe

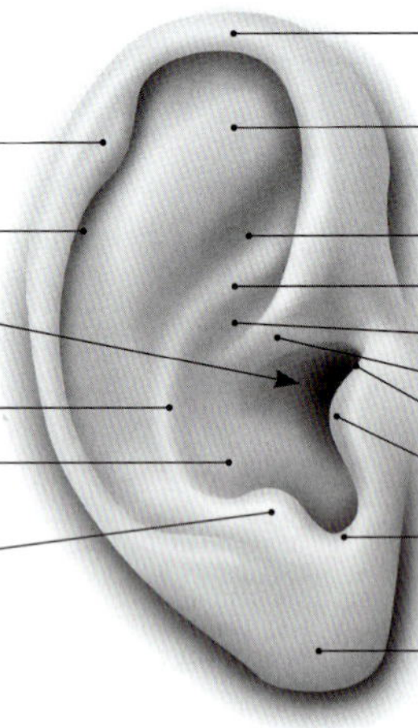

Auricule
(face latérale)

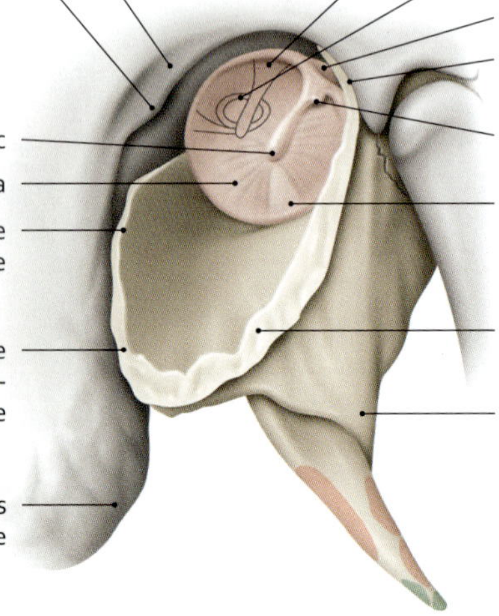

Méat acoustique externe osseux et tympan

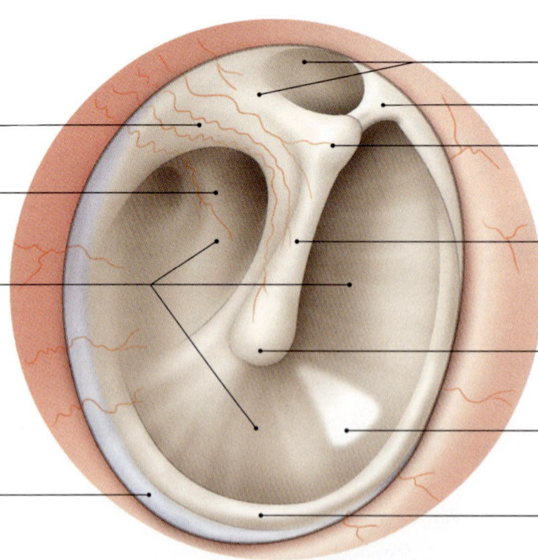

Membrane tympanique
(vue externe otoscopique)

2.81 Oreille moyenne (1)

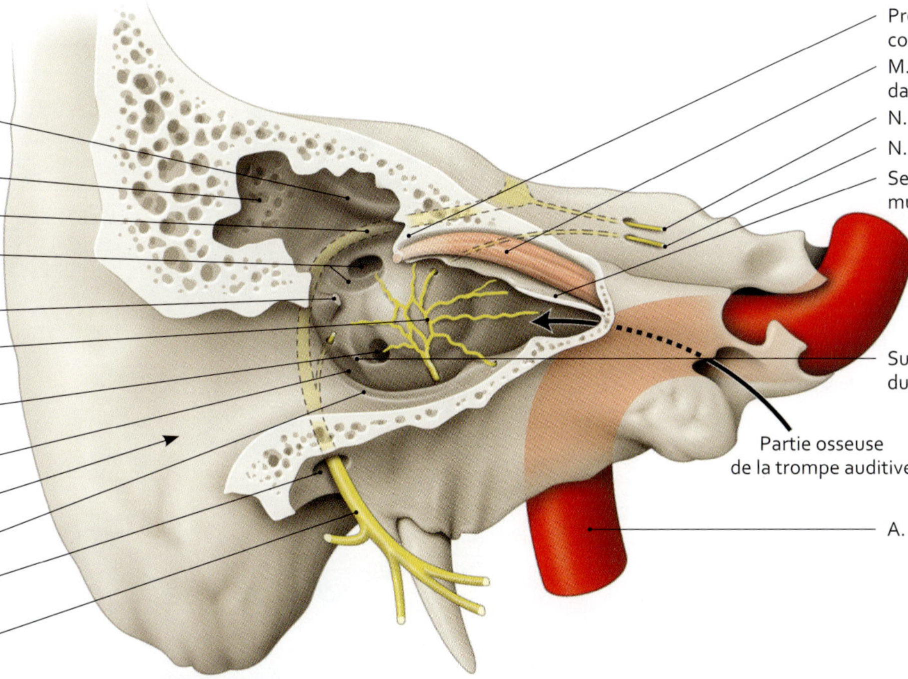

Cavité tympanique
(résection de la paroi latérale)

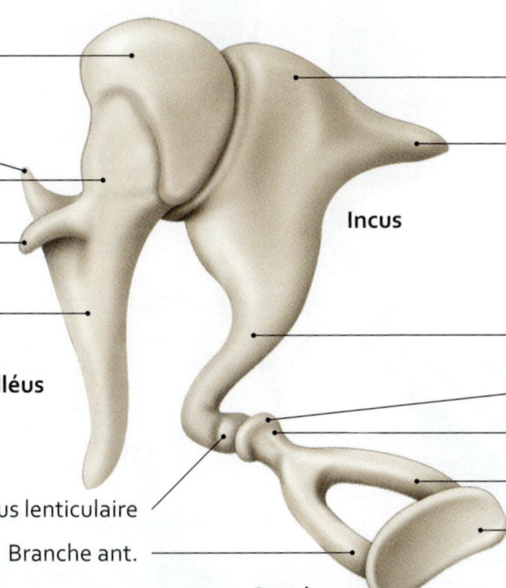

Osselets de l'ouïe
(vue antérieure)

2.82 Oreille moyenne (2)

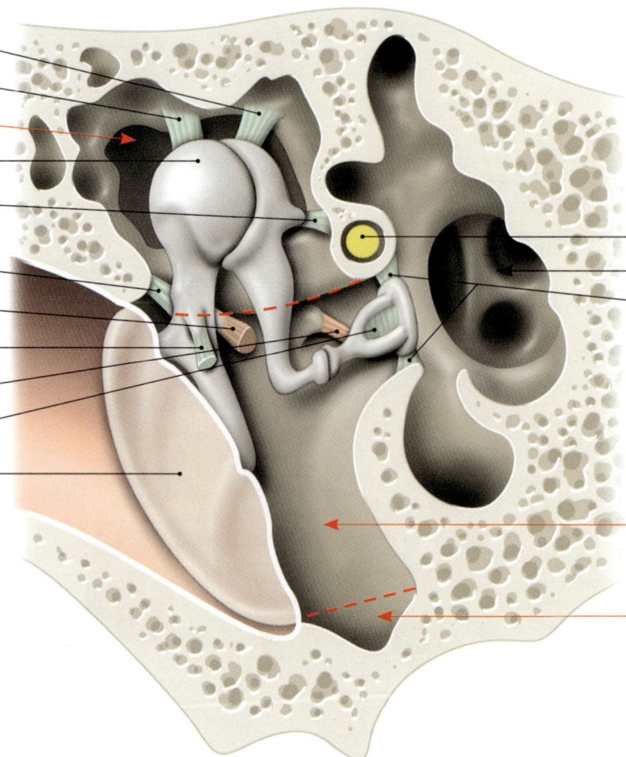

***Chaîne ossiculaire de l'ouïe* in situ**
(coupe transversale, vue antérieure)

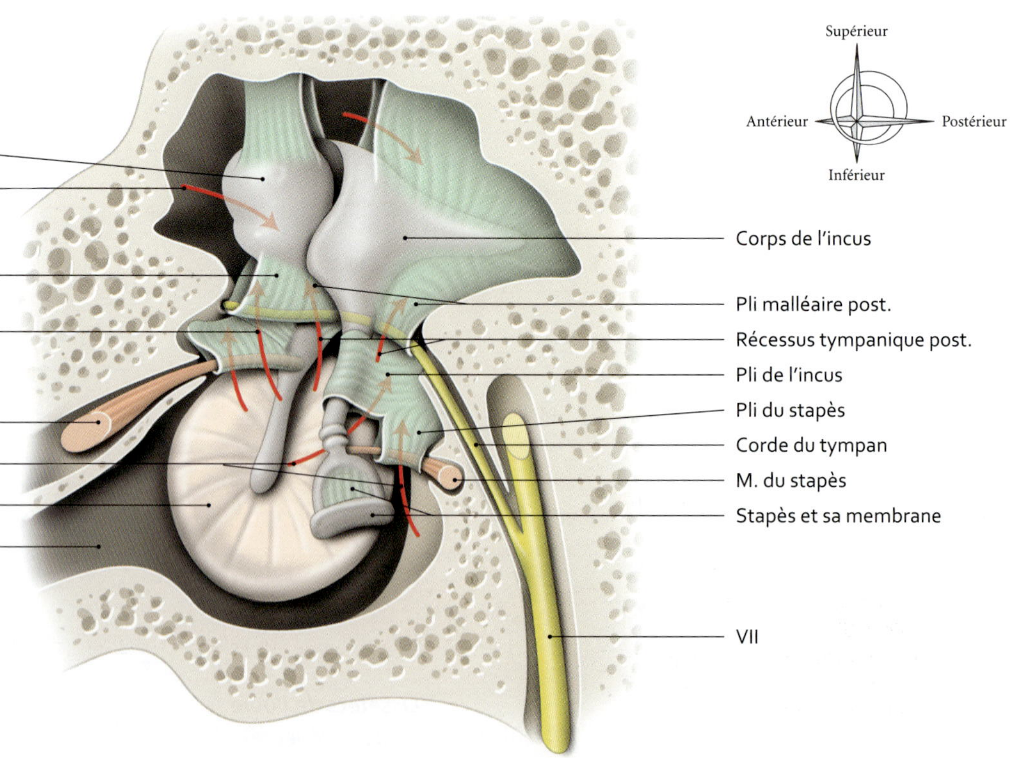

Plis et récessus de la muqueuse tympanique
(vue médiale. Muqueuse en partie réséquée pour montrer les récessus)

2.83 Oreille moyenne (3)

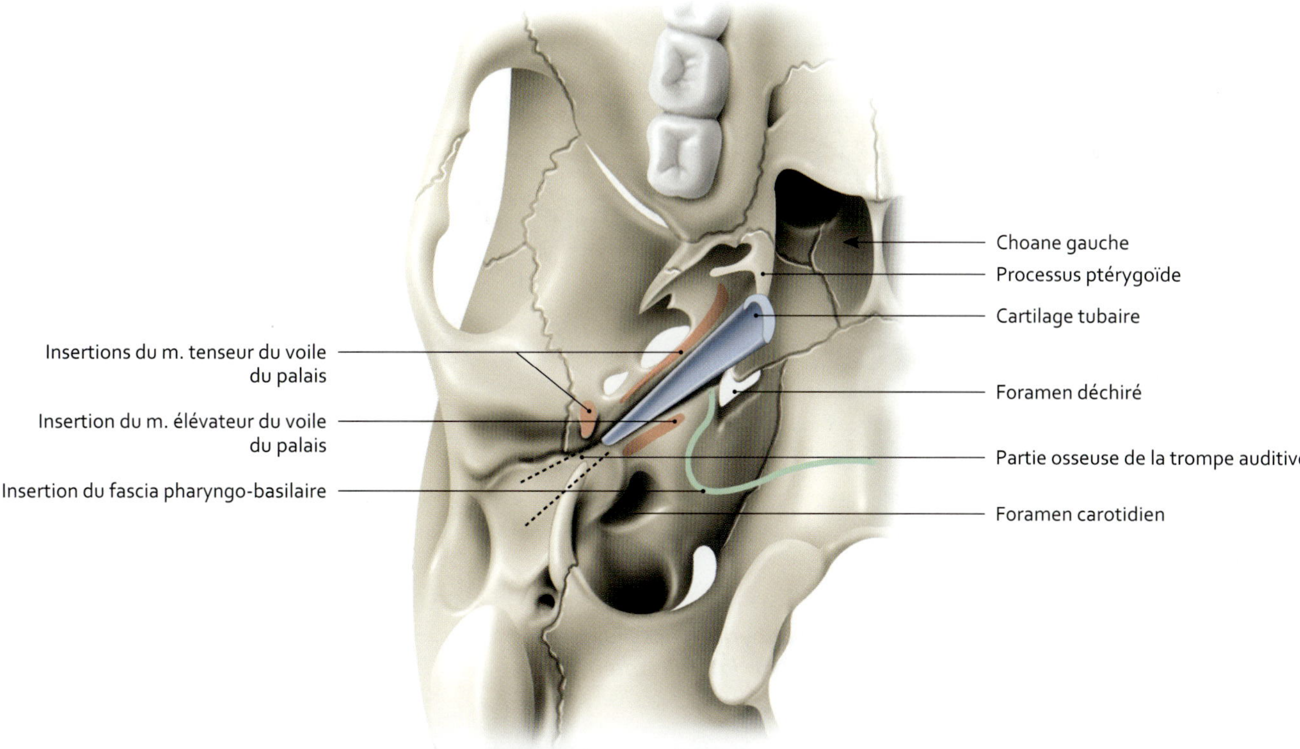

Partie cartilagineuse de la trompe auditive à la base externe du crâne
(vue inférieure)

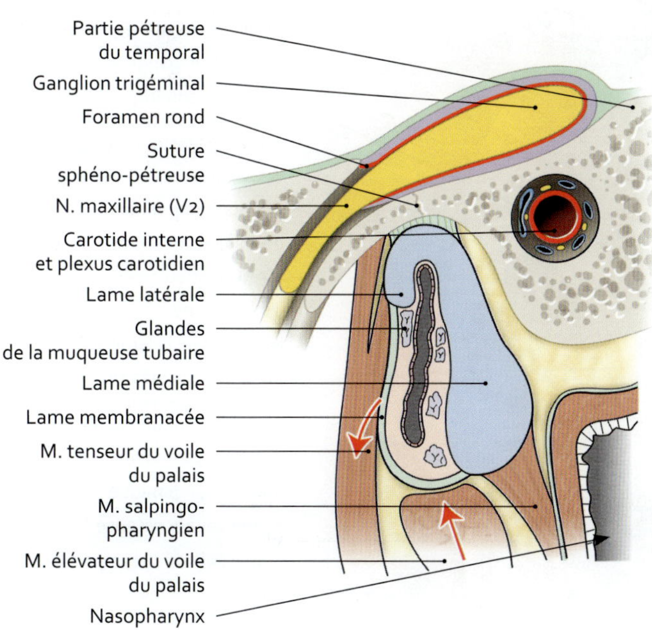

Trompe auditive : rapports et structure
(coupe transversale ; → : action des muscles)

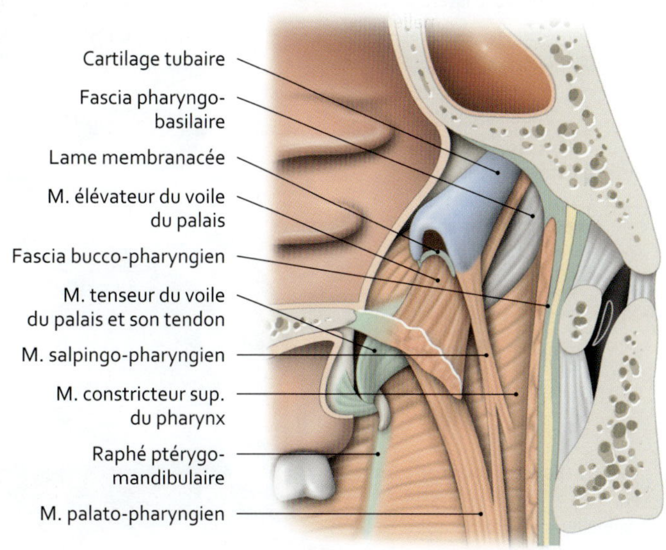

Trompe auditive dans le nasopharynx
(vue médiale)

2.84 Oreille interne (1)

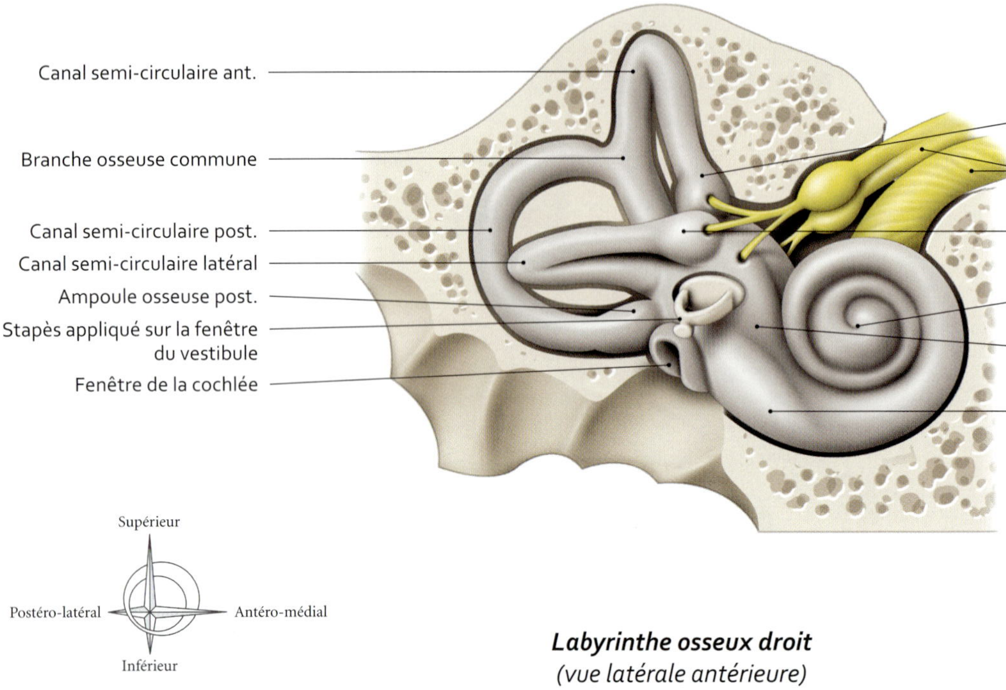

Labyrinthe osseux droit
(vue latérale antérieure)

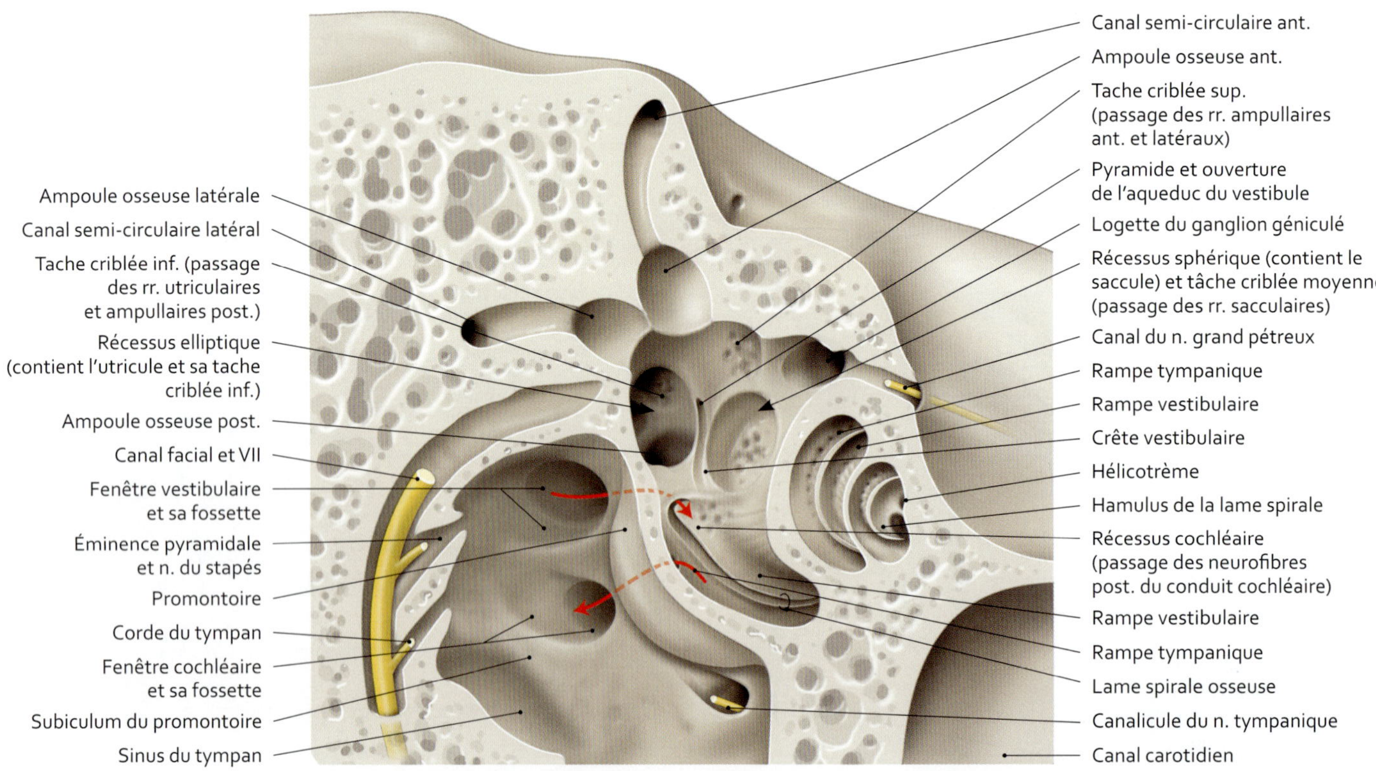

Labyrinthe osseux droit : coupe frontale oblique selon l'axe du rocher
(vue antéro-latérale)

2.85 Oreille interne (2)

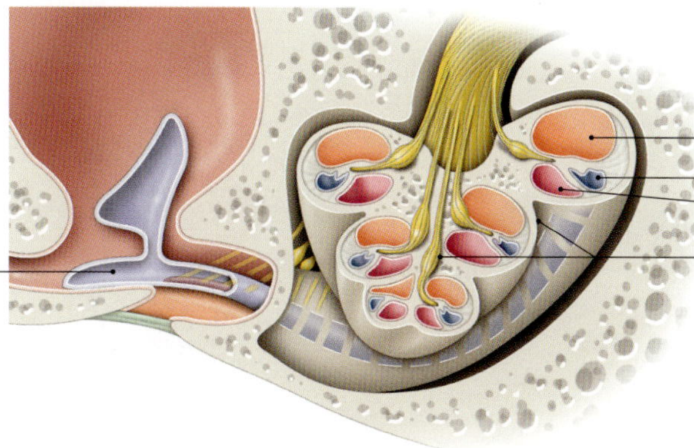

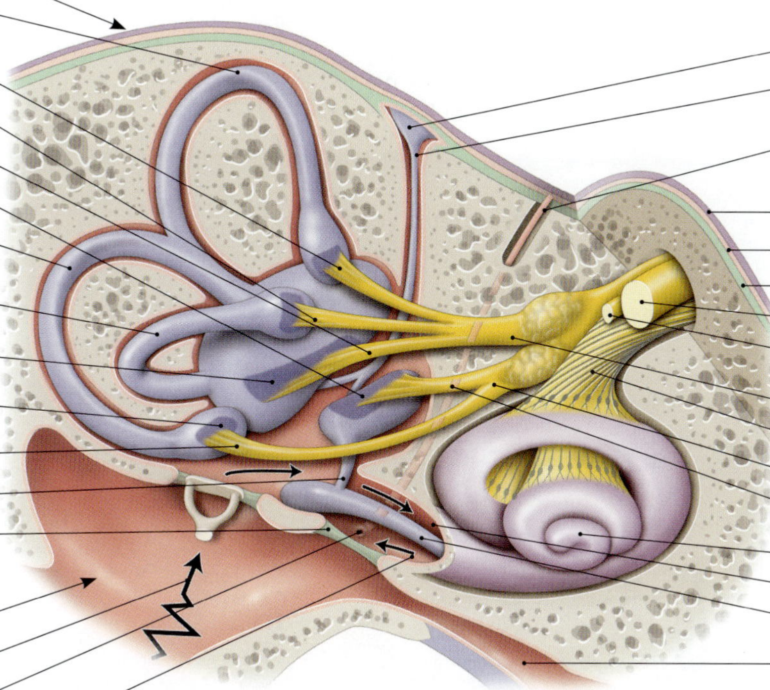

Nerf et organe vestibulo-cochléaire dans le labyrinthe osseux

2.86 Organe vestibulaire

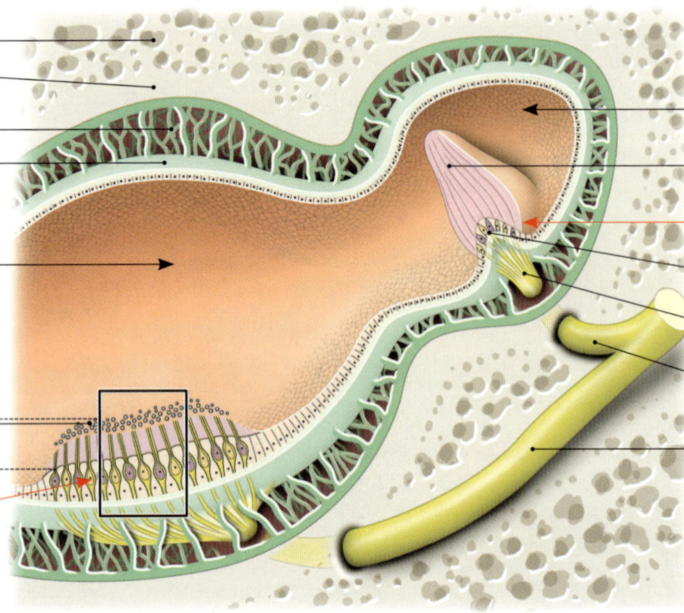

Récepteurs vestibulaires
(structure)

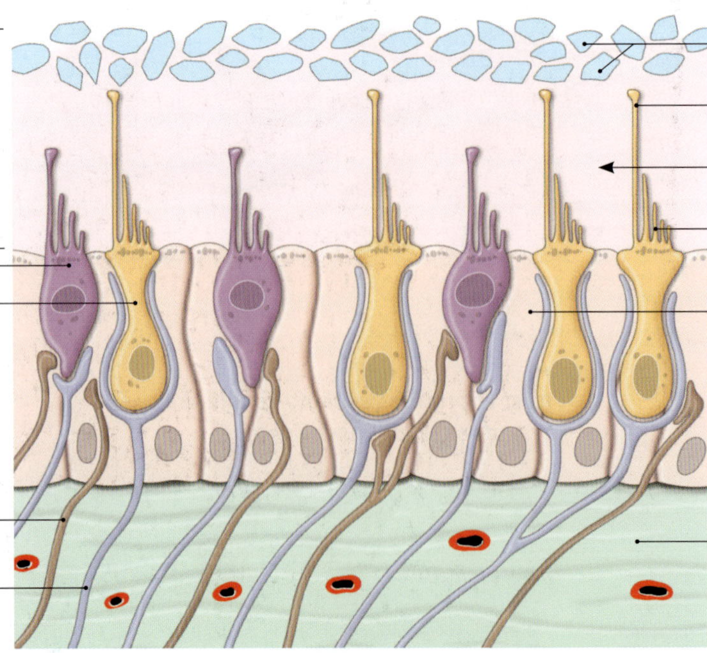

Neuro-épithélium vestibulaire
(structure)

2.87 Organe cochléaire

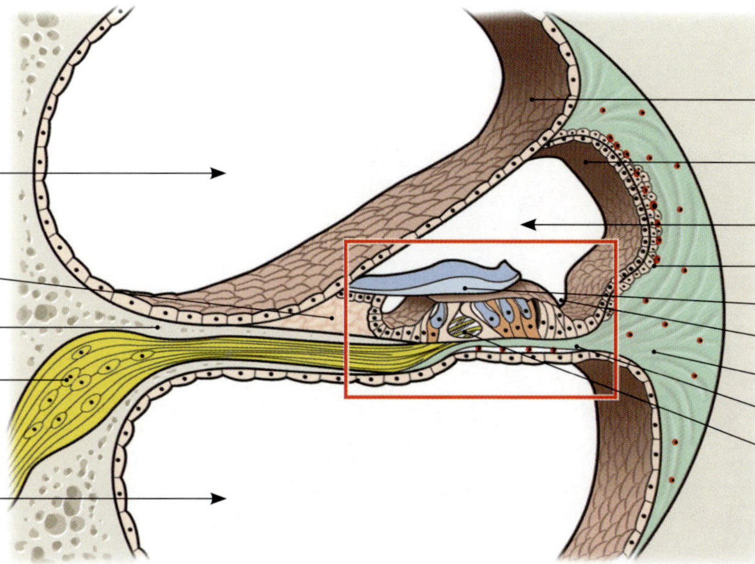

Conduit cochléaire
(structure)

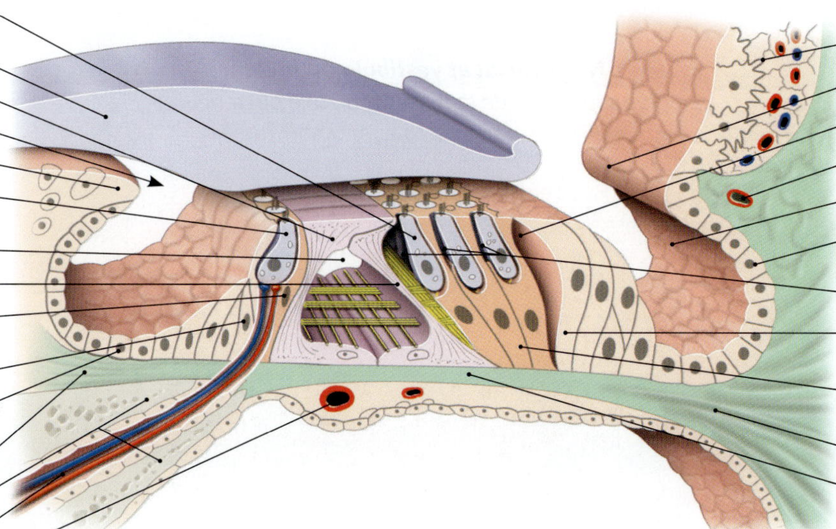

Récepteur cochléaire : organe spiral (de Corti)
(structure)

2.88 Fosse crânienne postérieure

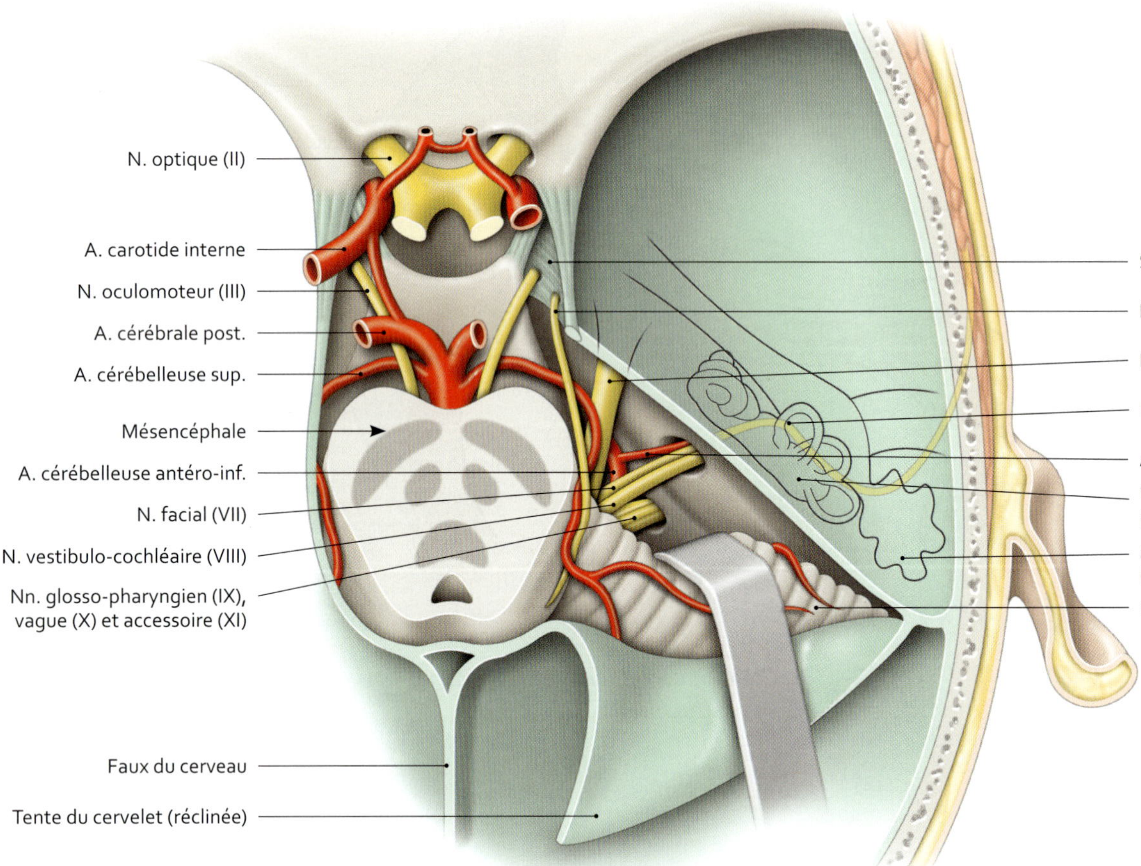

Nerfs facial et vestibulo cochléaire
(vue supérieure de la fosse crânienne postérieure)

2.89 Noyaux vestibulo-cochléaires

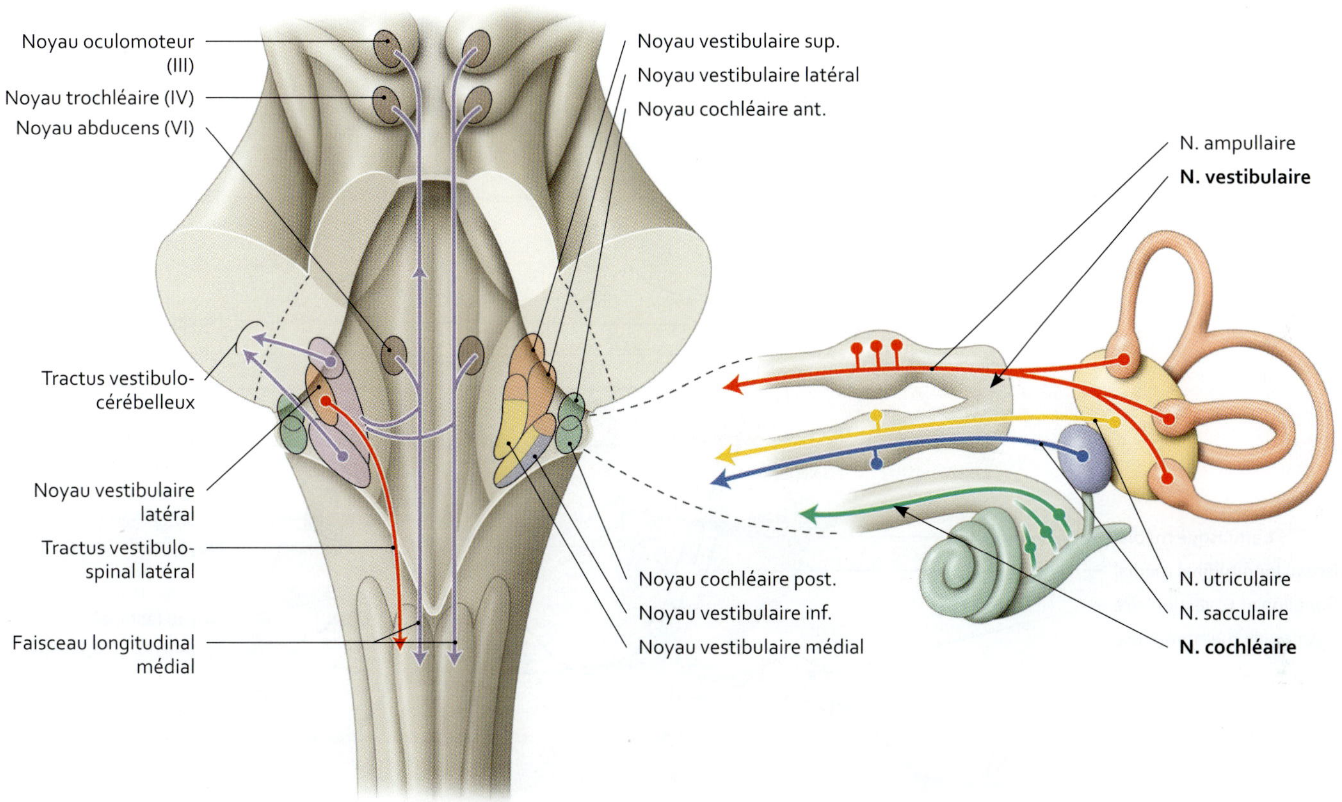

Principales voies afférentes et efférentes

Fonction

Le nerf vestibulaire véhicule les messages contribuant au maintien de la statique et de l'équilibre, en informant les centres encéphaliques sur la position spatiale de la tête.

Son atteinte est responsable de vertiges, de troubles de l'équilibre ou de nystagmus, déviation rythmique des bulbes oculaires.

Le nerf cochléaire véhicule les messages auditifs au centre encéphalique.

Son atteinte se traduit par la surdité, l'hypoacousie ou des signes subjectifs, tels les bourdonnements et les acouphènes.

2.90 Voies vestibulaires

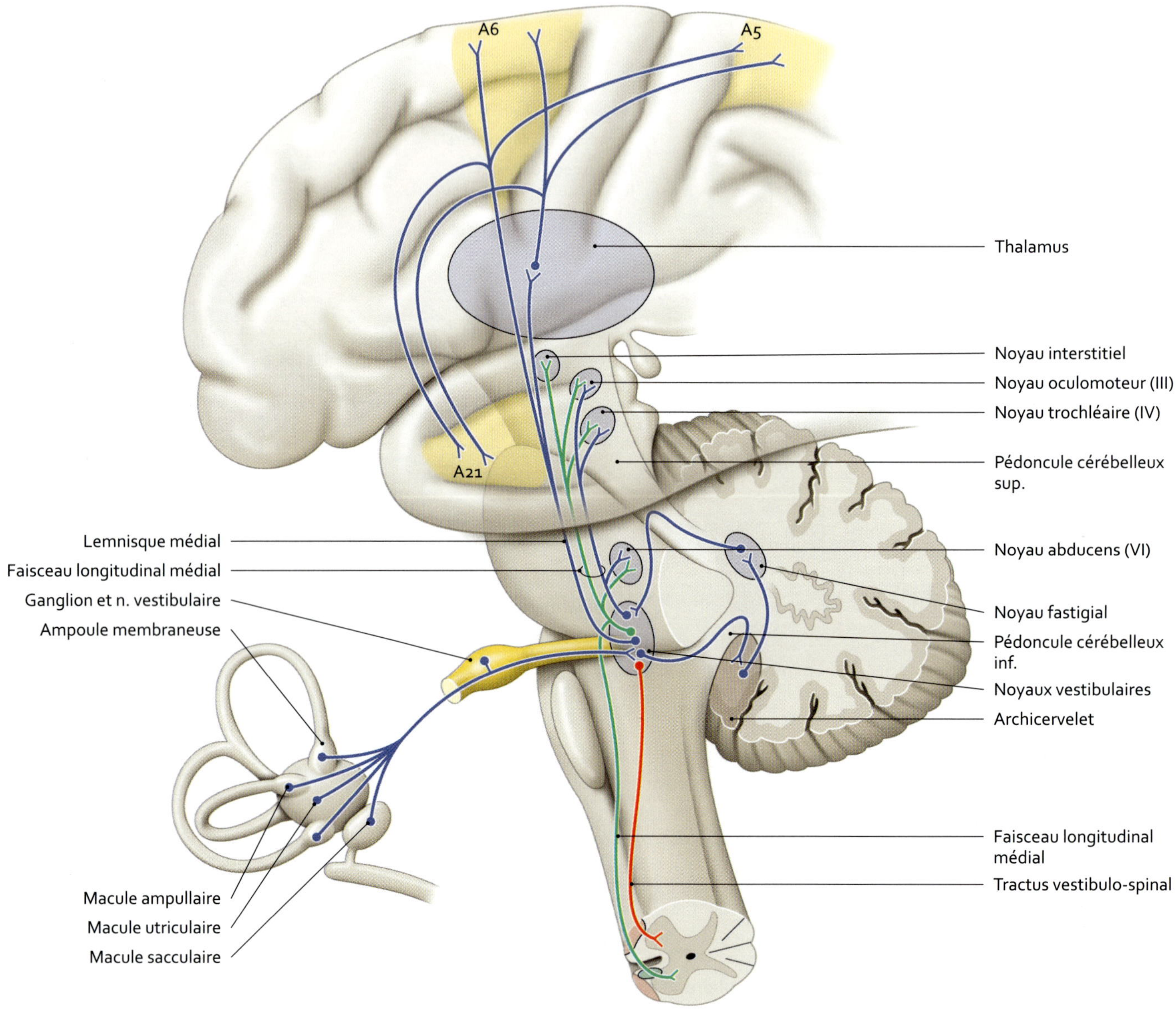

Systémisation : principales connexions

2.91 Voies cochléaires

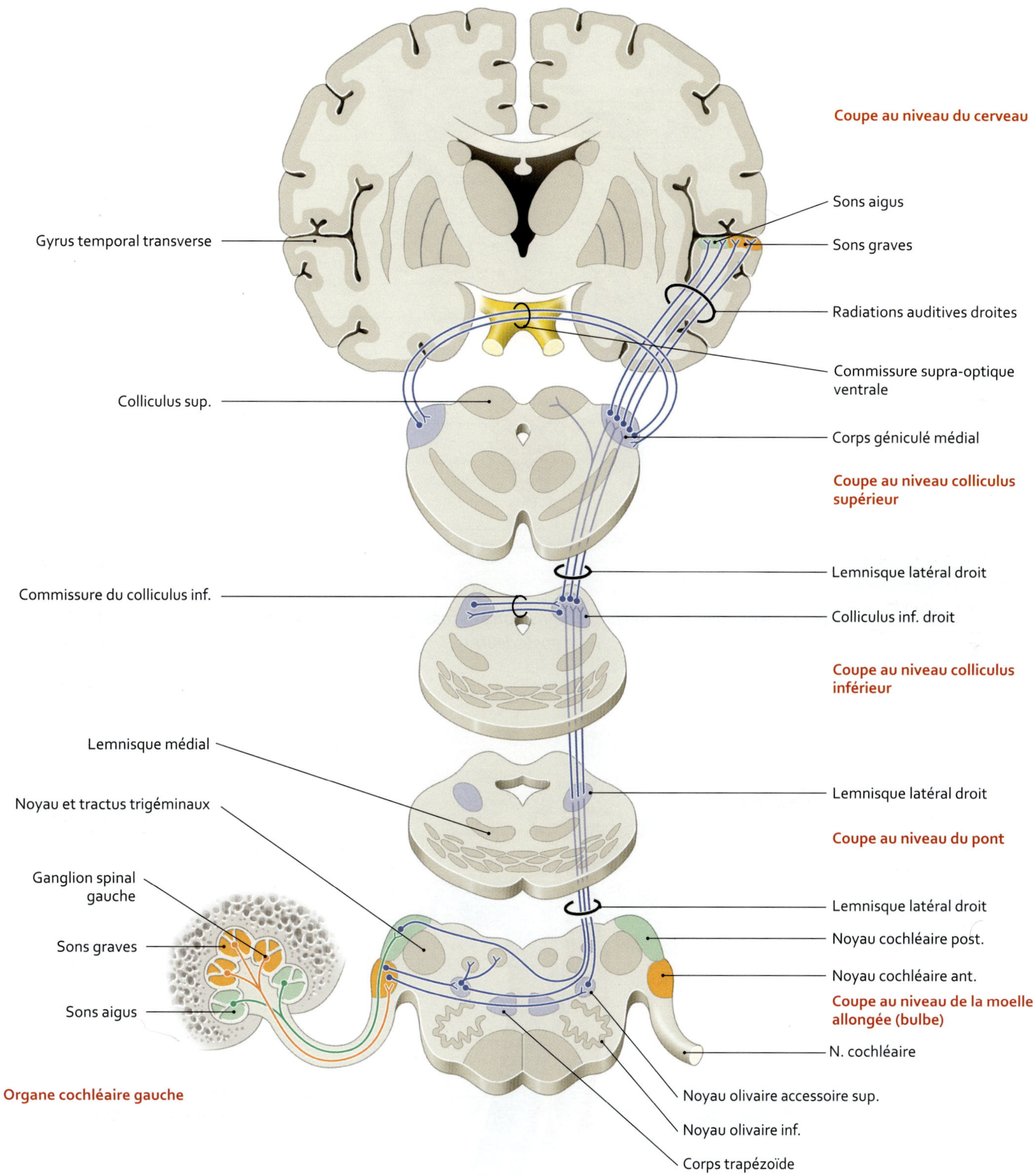

2.92 Nerfs de la fosse crânienne postérieure

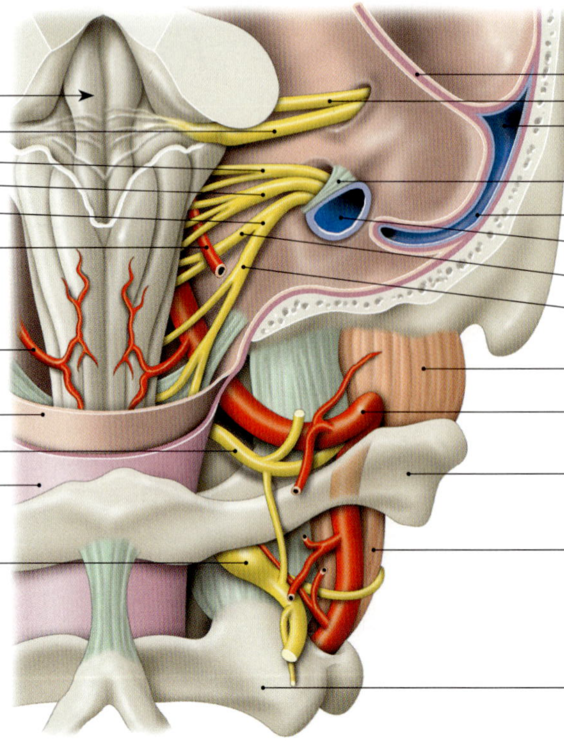

Tronc encéphalique et nerfs crâniens dans la fosse crânienne postérieure
(vue postérieure)

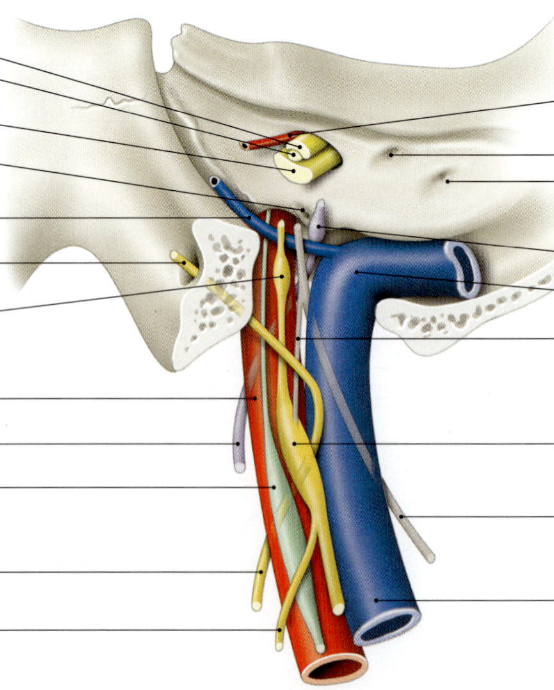

Foramen jugulaire – Rapports vasculo-nerveux
(coupe frontale – vue postérieure)

2.93 Nerfs crâniens au cou

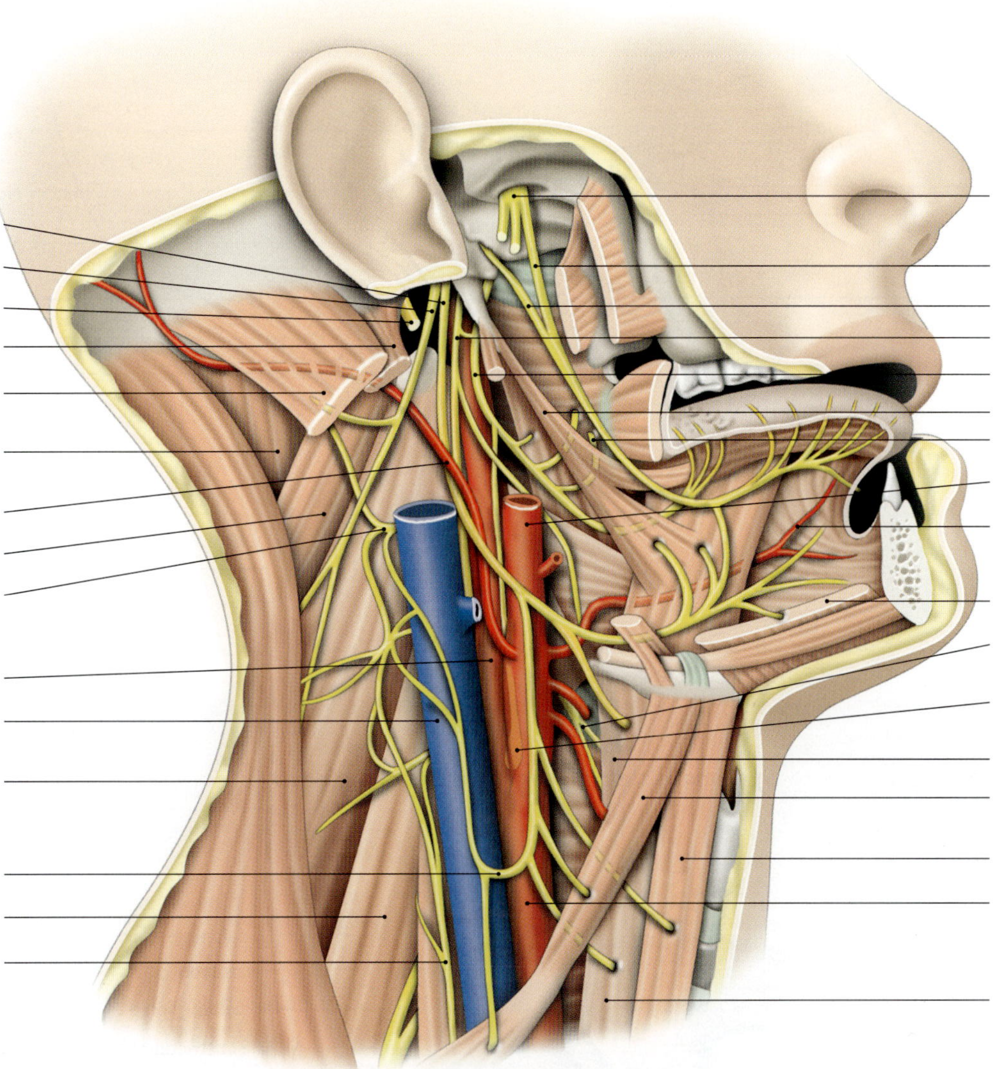

Régions latéro-pharyngienne et latéro-cervicale
(vue latérale)

2.94 Nerf glossopharyngien (IX)

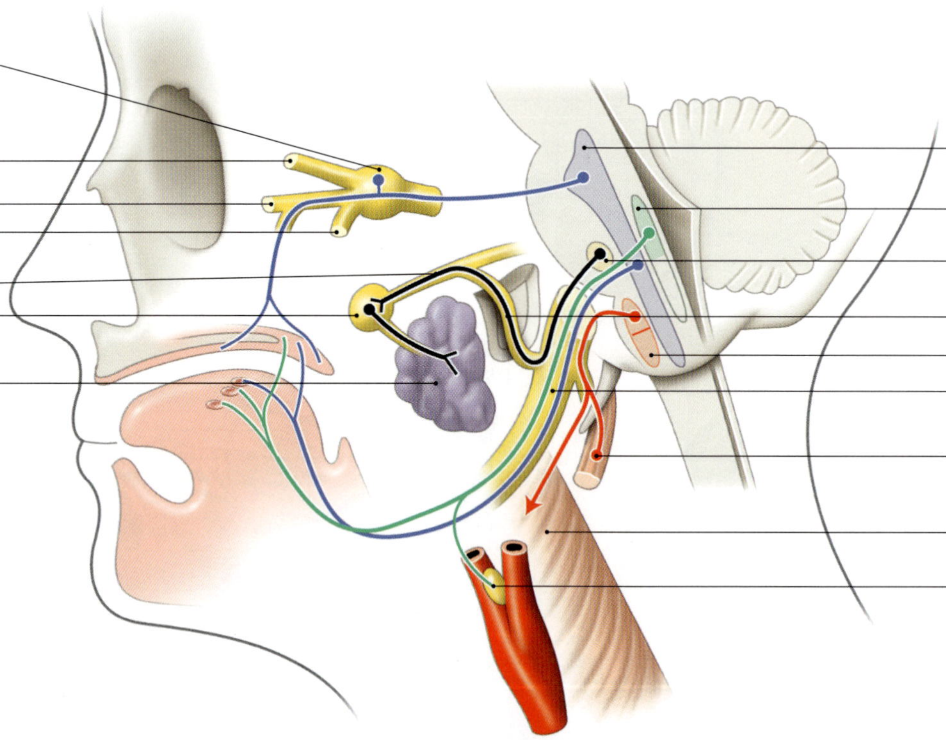

Systématisation du nerf glosso-pharyngien (IX)

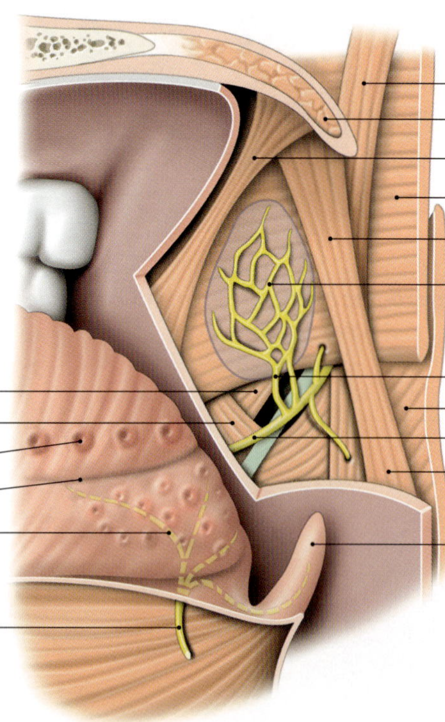

Nerf glosso-pharyngien (IX) de la loge de la tonsille palatine droite
(vue interne)

2.95 Nerf vague (X) [1]

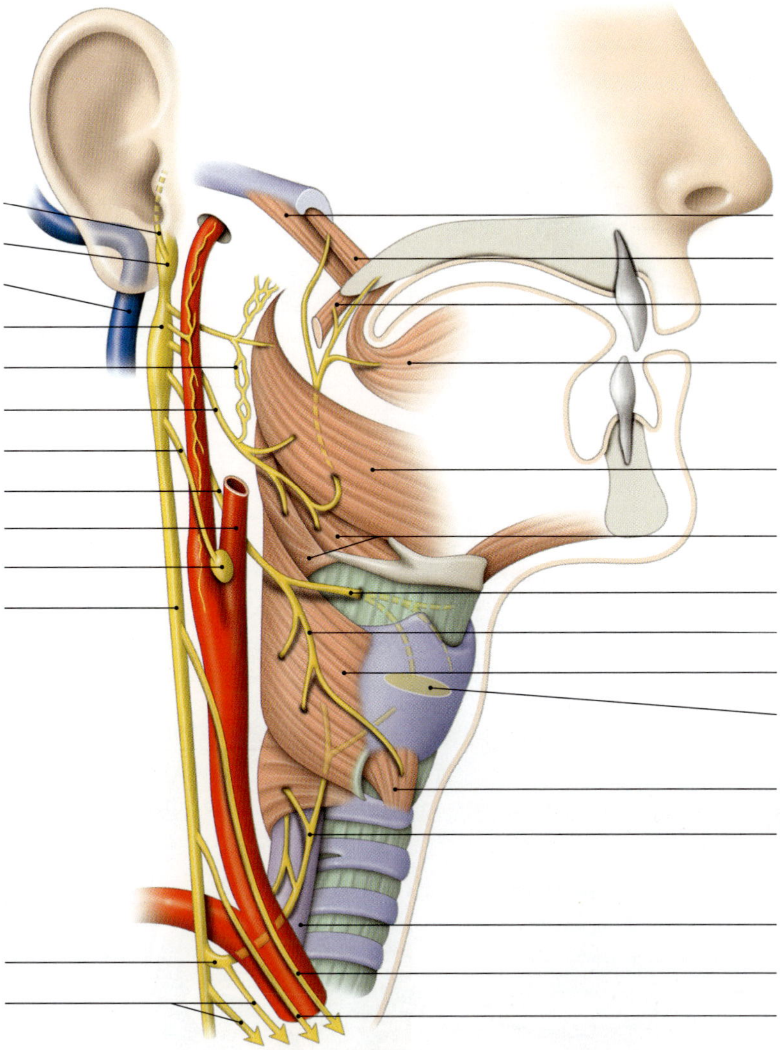

Branches cervicales du nerf vague

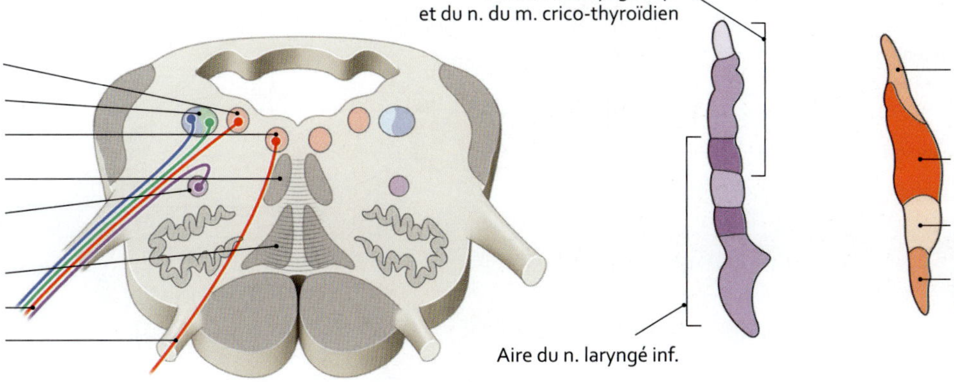

Coupe transversale au niveau de l'olive bulbaire

Noyau ventral du X (somatotopie)

Noyau dorsal du X (somatotopie)

Noyaux du nerf vague

2.96 Nerf vague (X) [2]

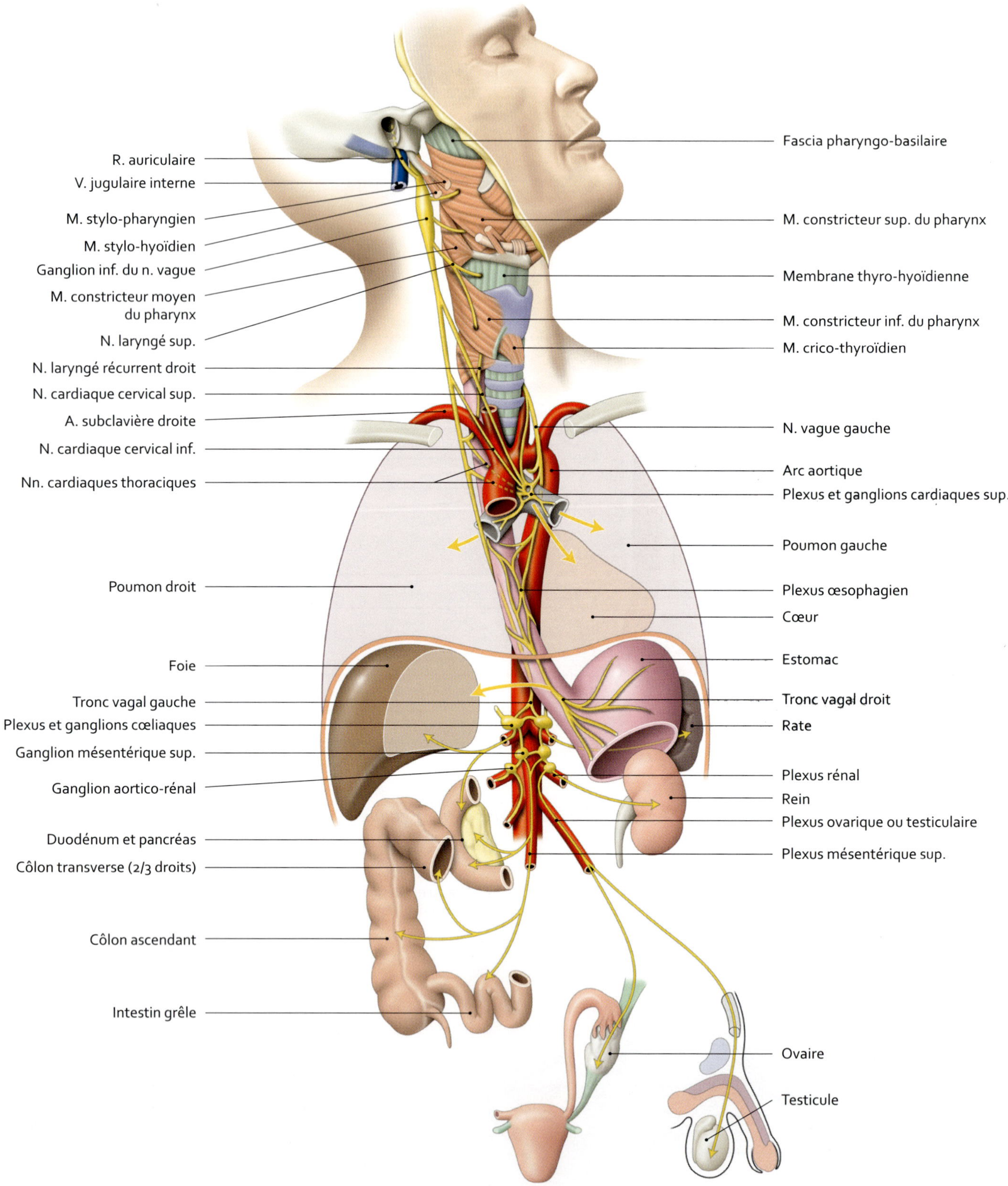

Distribution générale du nerf vague droit

2.97 Nerf accessoire (XI)

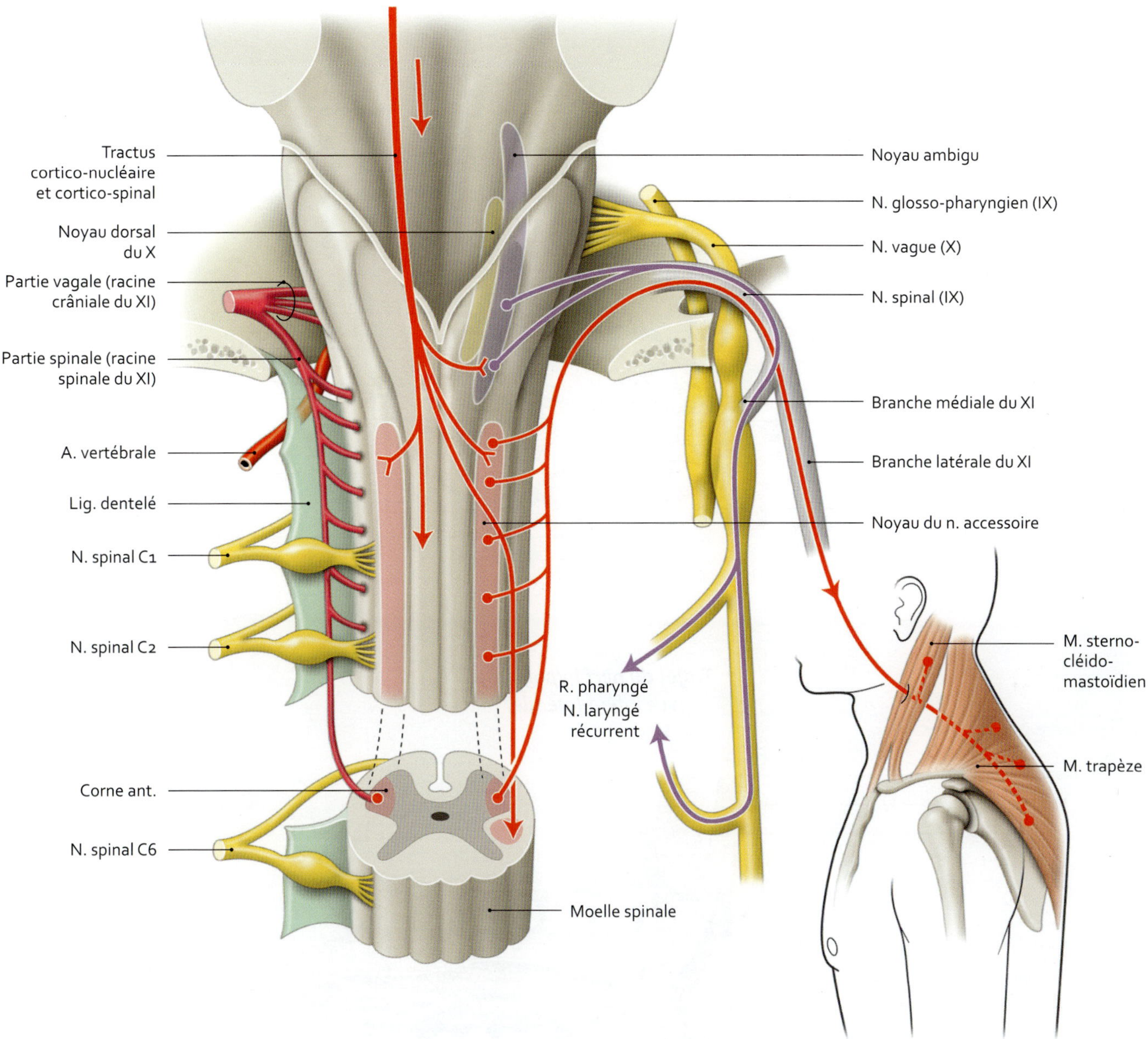

Systématisation du nerf accessoire
(vues postérieure du tronc encéphalique et postéro-supérieure de la moelle spinale)

2.98 Région submandibulaire

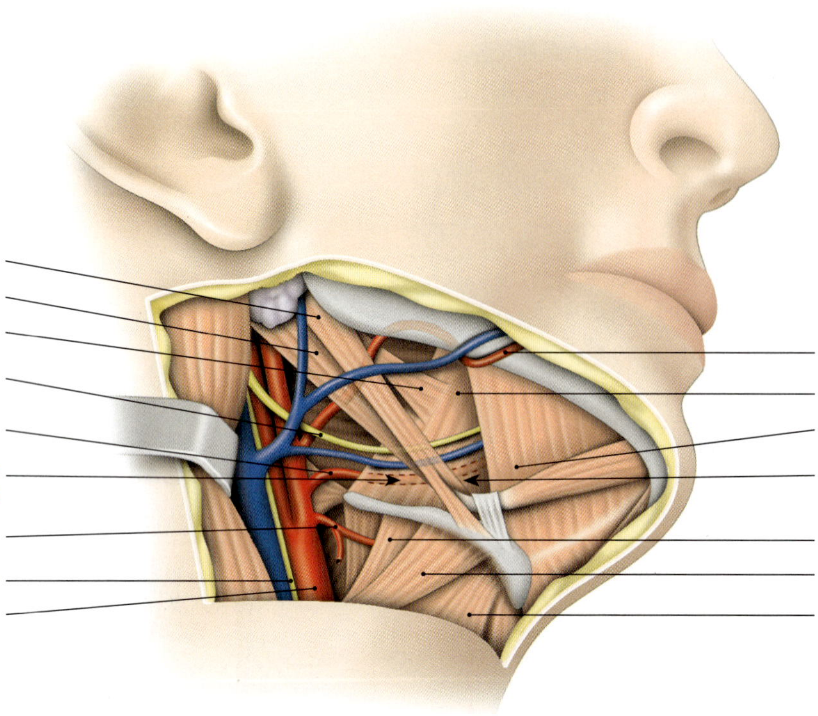

Trajet du nerf hypoglosse
(vue inféro-latérale)

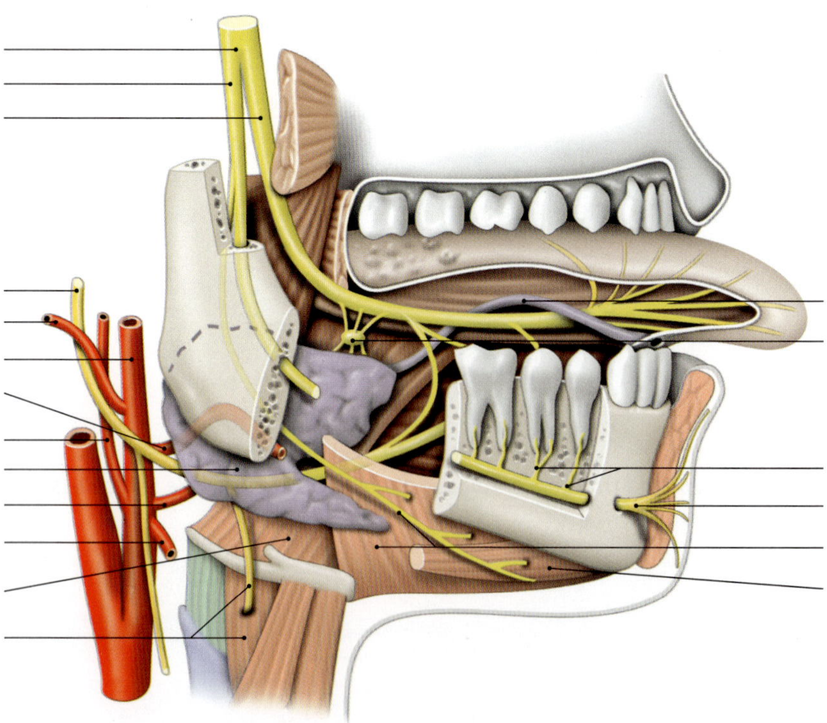

Branches des nerfs hypoglosse et mandibulaire
(vue latérale)

2.99 Systématisation du nerf hypoglosse (XII)

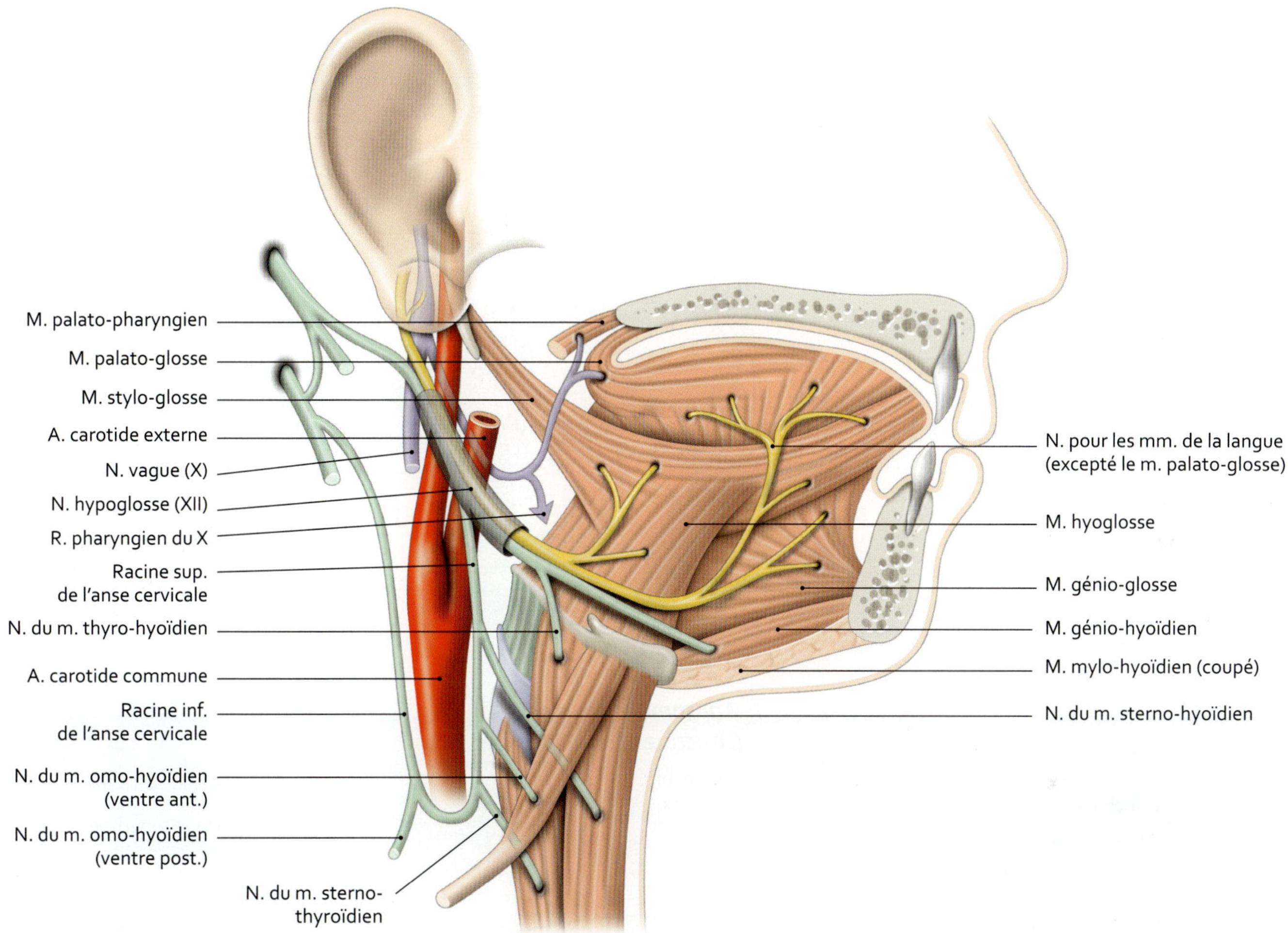

Branches du nerf hypoglosse
(vue latérale)

2.100 Régions antérieures du cou

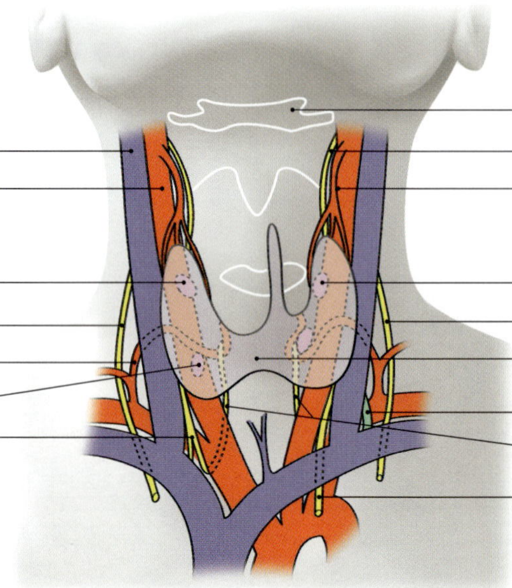

Anatomie de surface
(structures principales)

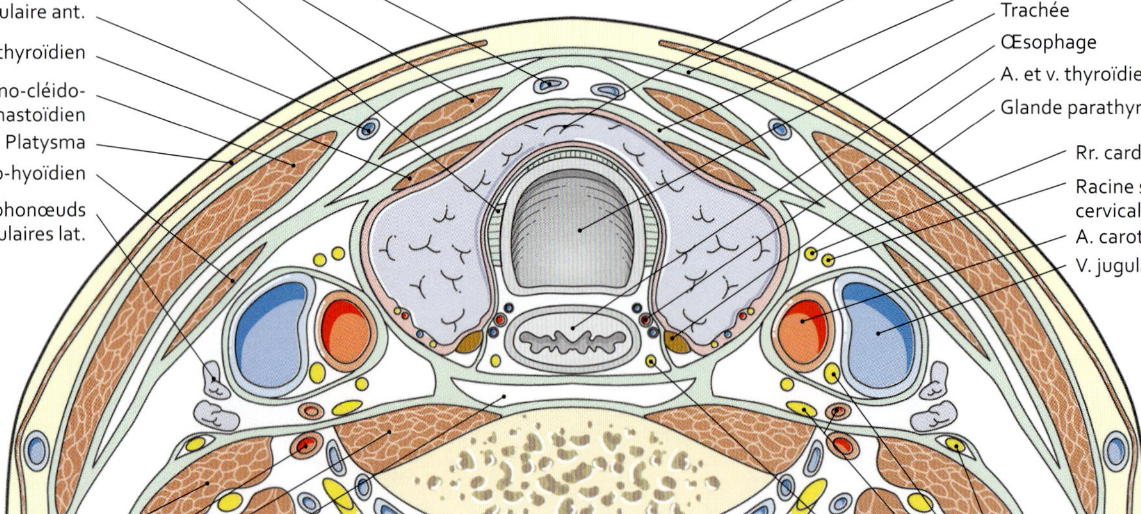

Rapports de la thyroïde.
Coupe horizontale au niveau de la vertèbre C7
(partie antérieure)

2.101 Muscles antérieurs superficiels du cou

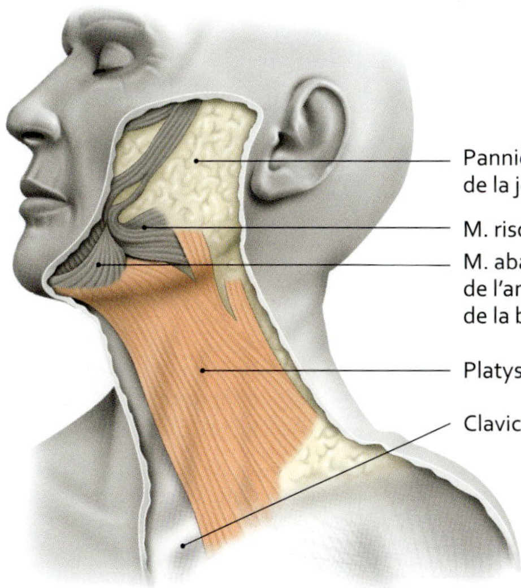

Platysma
(vue latérale)

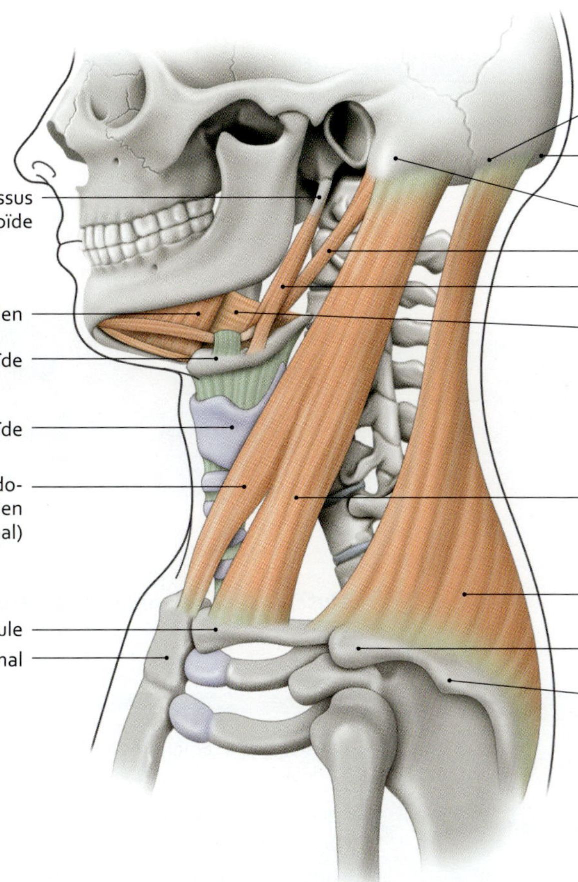

Muscle sterno-cléido-mastoïdien
(vue latérale)

Muscles	Action	Innervation
Platysma	• Soulève et tend la peau du cou. • Abaisse et étire la commissure des lèvres. • Exprime la frayeur.	Branche cervicale du nerf facial (VII)
Sterno-cléido-mastoïdien	• *Unilatérale :* – inclinaison antéro-latérale de la tête de son côté ; – rotation contro-latérale de la tête, la face regardant le côté opposé. • *Bilatérale :* – fléchisseur de la tête ; – inspirateur accessoire.	Nerf accessoire (XI)

2.102 Muscles antérieurs intermédiaires du cou

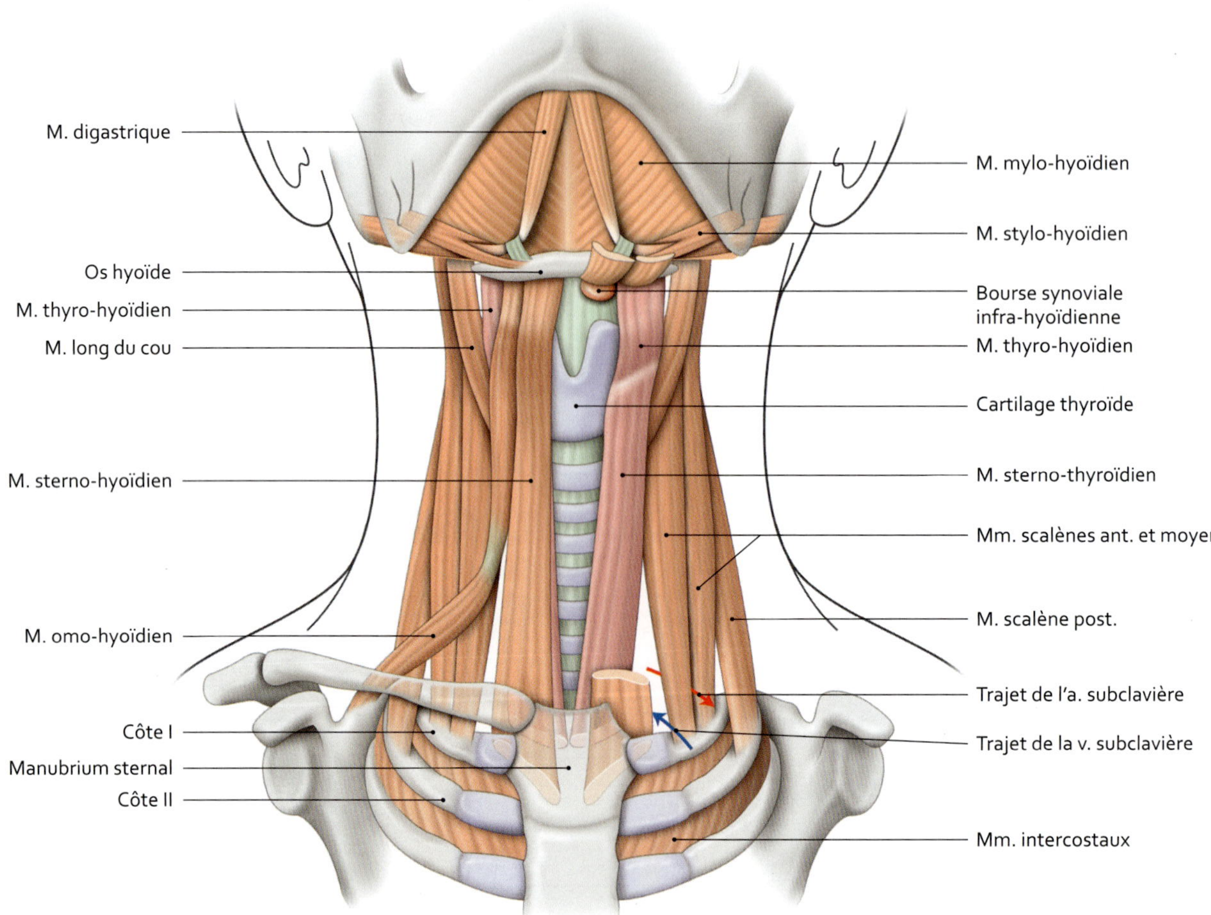

Muscles supra-hyoïdiens et infra-hyoïdiens

	Muscles	Action	Innervation
Supra-hyoïdiens	**Stylo-hyoïdien**	• Élève et fixe vers l'arrière l'os hyoïde au cours de la déglutition.	• Nerf facial (VII)
	Génio-hyoïdien	• Élève et fixe vers l'avant l'os hyoïde et la langue. • Élargit le pharynx.	• Nerf cervical C1 *via* le nerf hypoglosse (XII)
	Mylo-hyoïdien	• Élève l'os hyoïde et la langue au cours de la déglutition et de la phonation. • Abaisse la mandibule.	• Nerf mylo-hyoïdien (rameau du nerf mandibulaire V3)
	Digastrique	• Abaisse la mandibule. • Élève et fixe l'os hyoïde et la langue au cours de la déglutition et de la phonation.	• Ventre antérieur : nerf mylo-hyoïdien (rameau du nerf mandibulaire V3) • Ventre postérieur : nerf facial (VII)
Infra-hyoïdiens	**Thyro-hyoïdien**	• Élève le larynx. • Immobilise l'os hyoïde.	• Nerf cervical C1 *via* le nerf hypoglosse (XII)
	Sterno-tyroïdien	• Abaisse au cours de la déglutition l'os hyoïde en situation haute.	• Nerfs cervicaux C1, C2, C3 *via* l'anse cervicale
	Omo-hyoïdien	• Abaisse et fixe vers l'arrière l'os hyoïde.	• Nerfs cervicaux C2 et C3 *via* l'anse cervicale
	Sterno-hyoïdien	• Abaisse l'os hyoïde et le larynx. • Inspirateur accessoire	

2.103 Muscles antérieurs profonds du cou

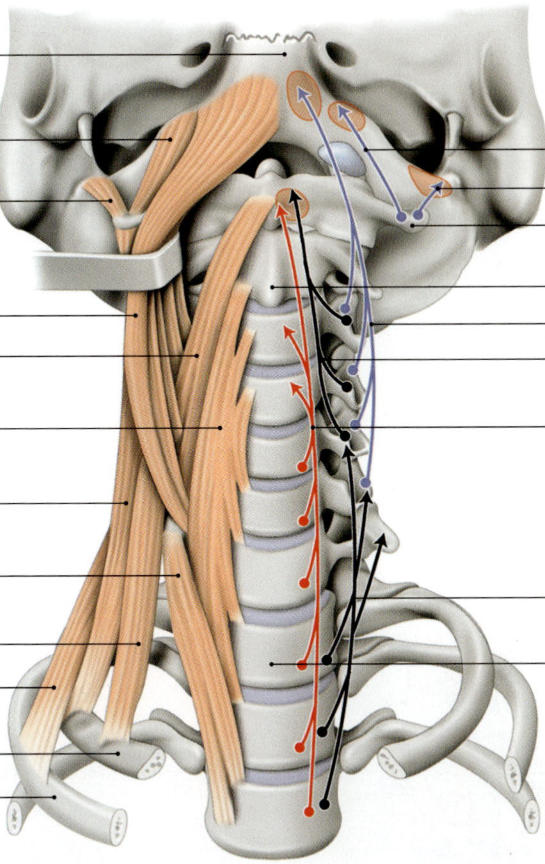

Muscles prévertébraux du cou
(vue antérieure)

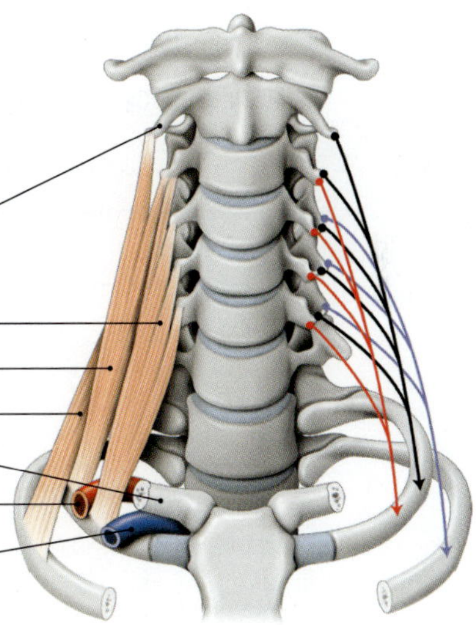

Muscles scalènes
(vue antérieure)

Muscles	Action	Innervation
Droit antérieur de la tête	• *Bilatérale :* flexion de la tête. • *Unilatérale :* inclinaison latérale de la tête.	Rameaux ventraux de C1 et C2 (*via* l'anse de l'atlas)
Droit latéral de la tête	• Inclinaison homo-latérale de la tête.	
Long de la tête	• *Bilatérale :* flexion de la tête. • *Unilatérale :* inclinaison et rotation latérale de la tête du même côté.	Rameaux ventraux de C1, C2 (*via* l'anse de l'atlas) et C3
Long du cou	• *Bilatérale :* flexion du rachis cervical. • *Unilatérale :* inclinaison et rotation du rachis cervical du même côté.	Rameaux ventraux de C2 à C6
Scalènes antérieur et moyen	• Élévateurs de la 1re côte (inspirateur).	Nerfs cervicaux C4, C5 et C6
Scalène postérieur	• Élévateur de la 2e côte (inspirateur). • Incline latéralement le cou du même côté.	Nerfs cervicaux C6, C7 et C8

2.104 Anatomie de surface

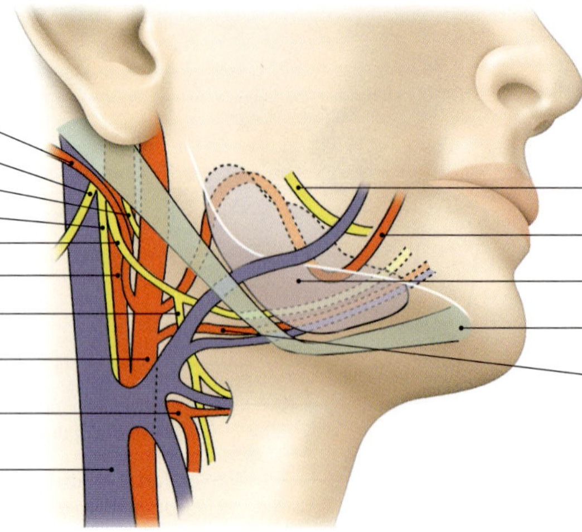

Région submandibulaire et trigone carotidien

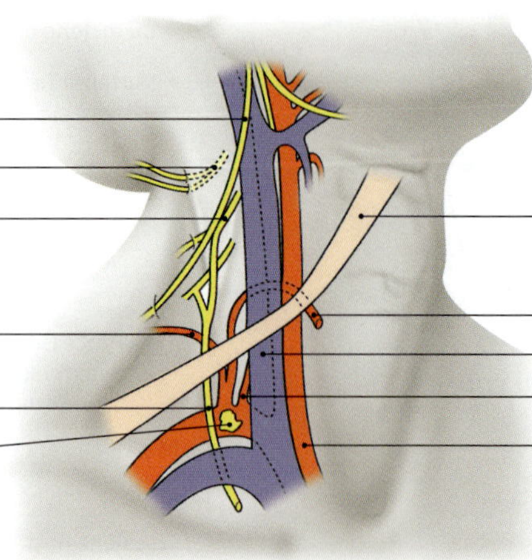

Région latérale droite du cou : principales structures vasculo-nerveuses

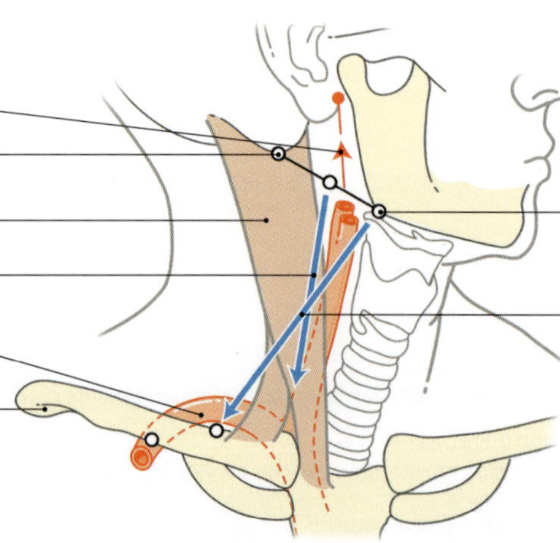

Repères et trajets des vaisseaux du cou

2.105 Artères de la tête et du cou

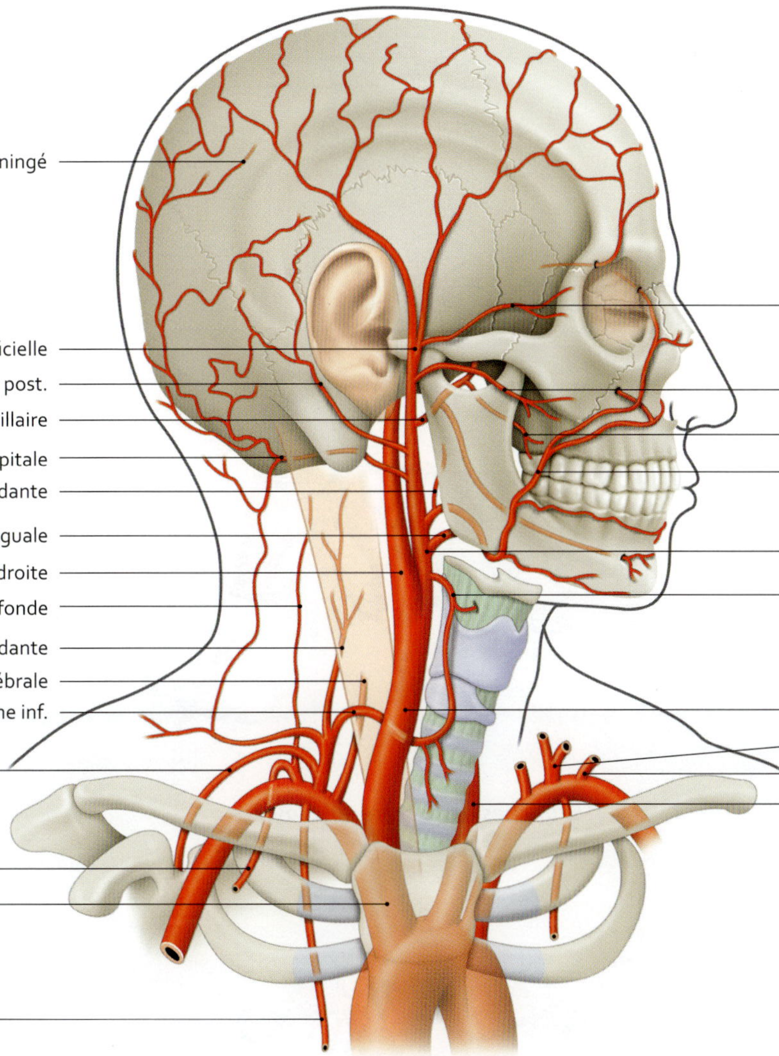

Artères principales de la tête et du cou
(vue latérale droite)

2.106 Artère subclavière

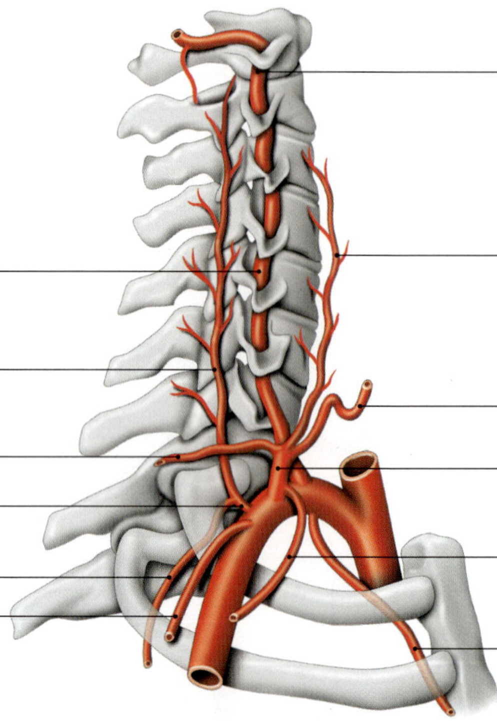

Branches de l'artère subclavière
(vue latérale)

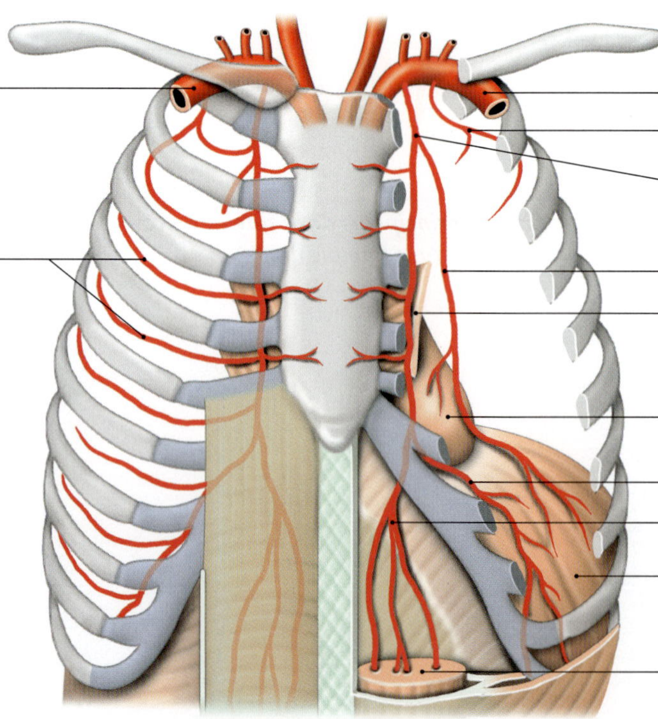

Artère thoracique interne
(vue antérieure)

2.107 Artères carotides et subclavière

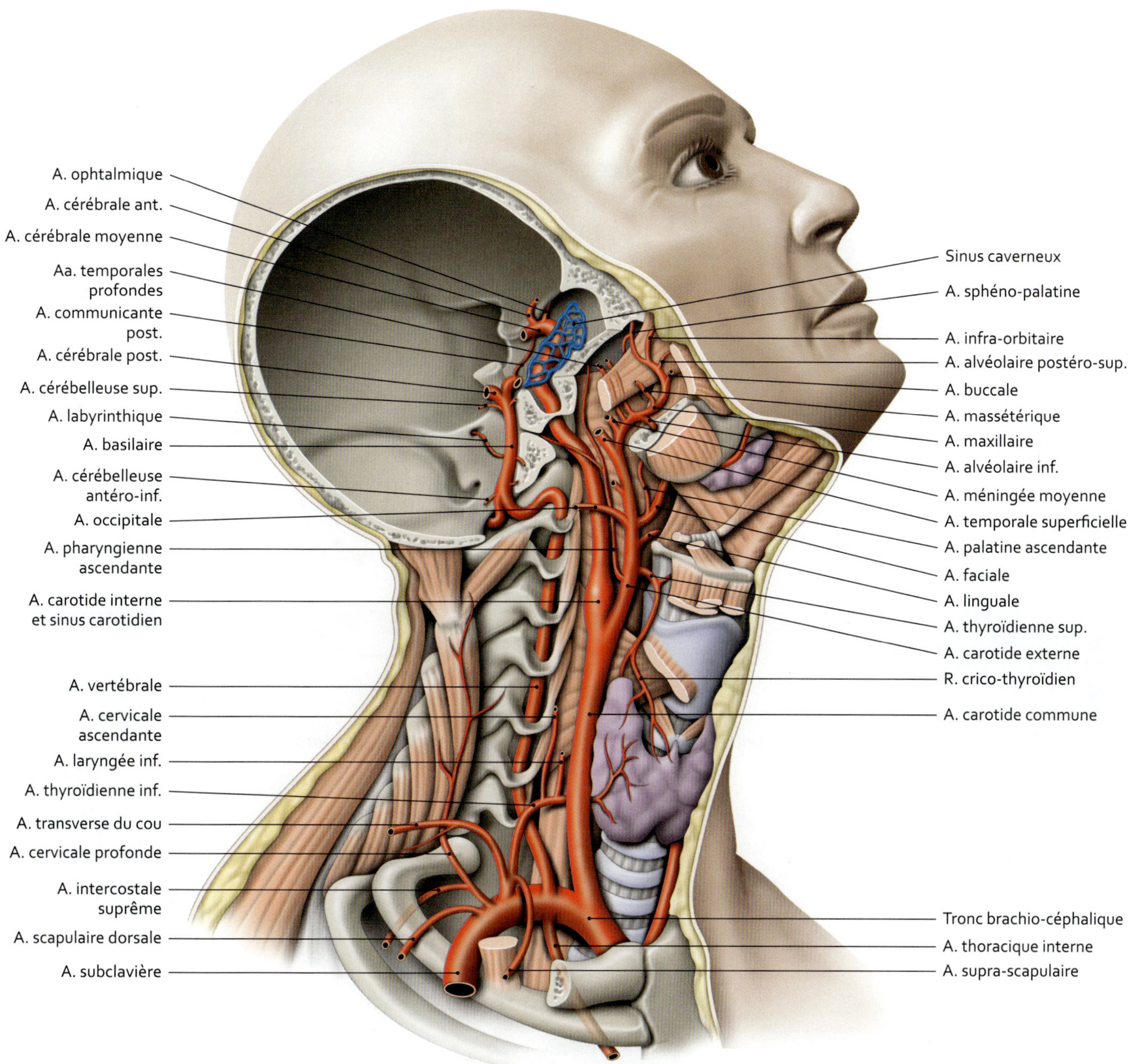

Trajet des troncs artériels du cou
(vue latérale)

2.108 Branches de l'artère carotide externe (1)

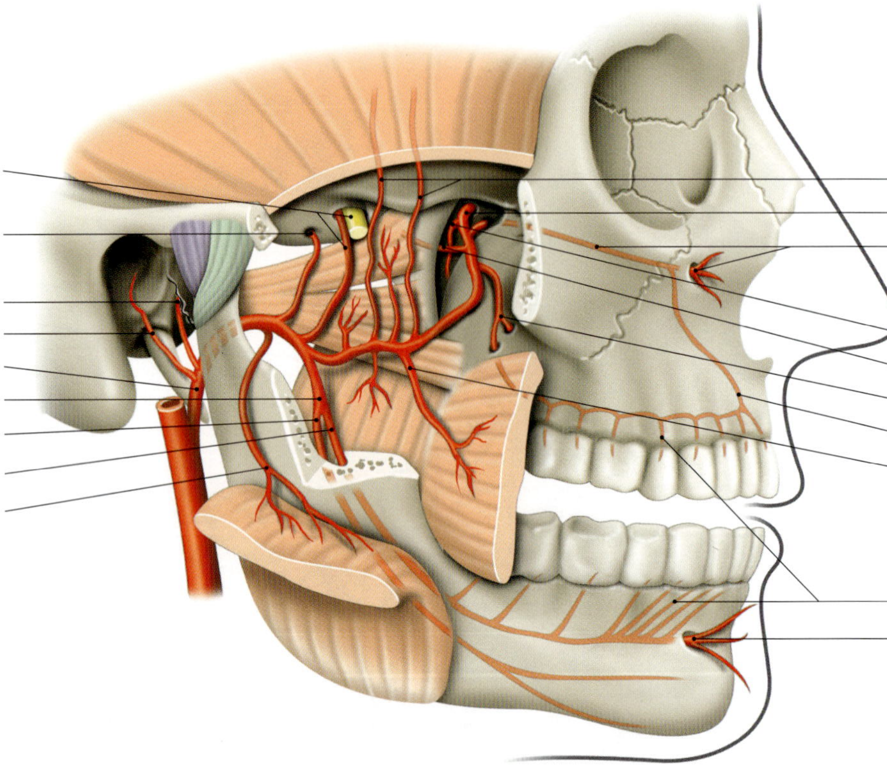

Artère maxillaire et ses branches dans la fosse infra-temporale
(vue latérale)

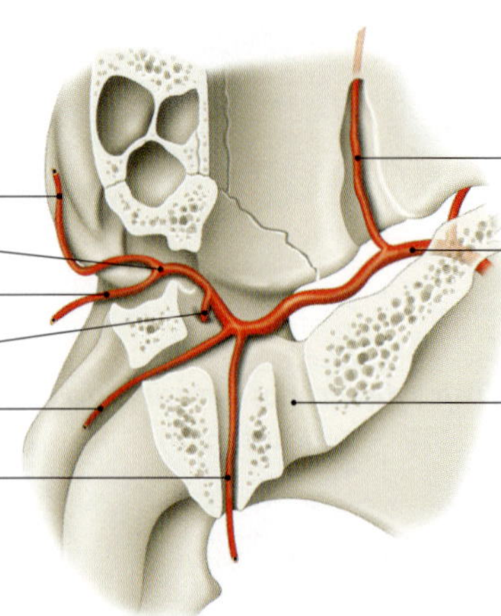

Artère maxillaire dans la fosse ptérygo-palatine
(coupe transversale – vue supérieure)

2.109 Branches de l'artère carotide externe (2)

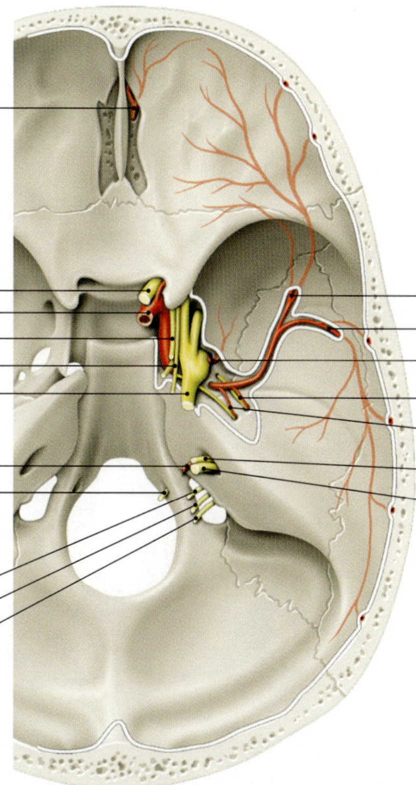

Artère méningée moyenne
(base interne du crâne)

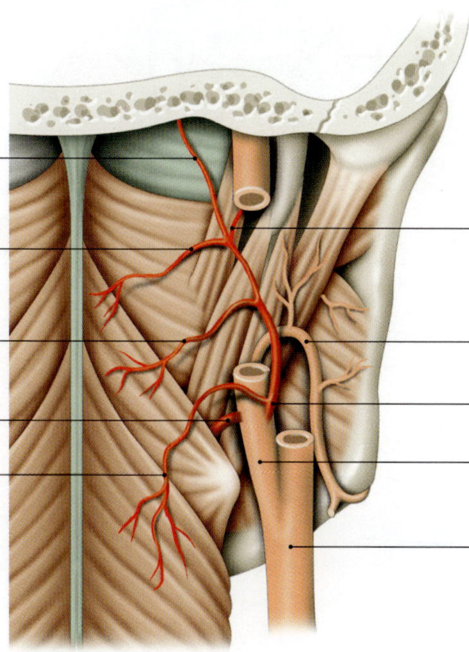

Artère pharyngienne ascendante
(vue postérieure)

2.110 Branches de l'artère carotide externe (3)

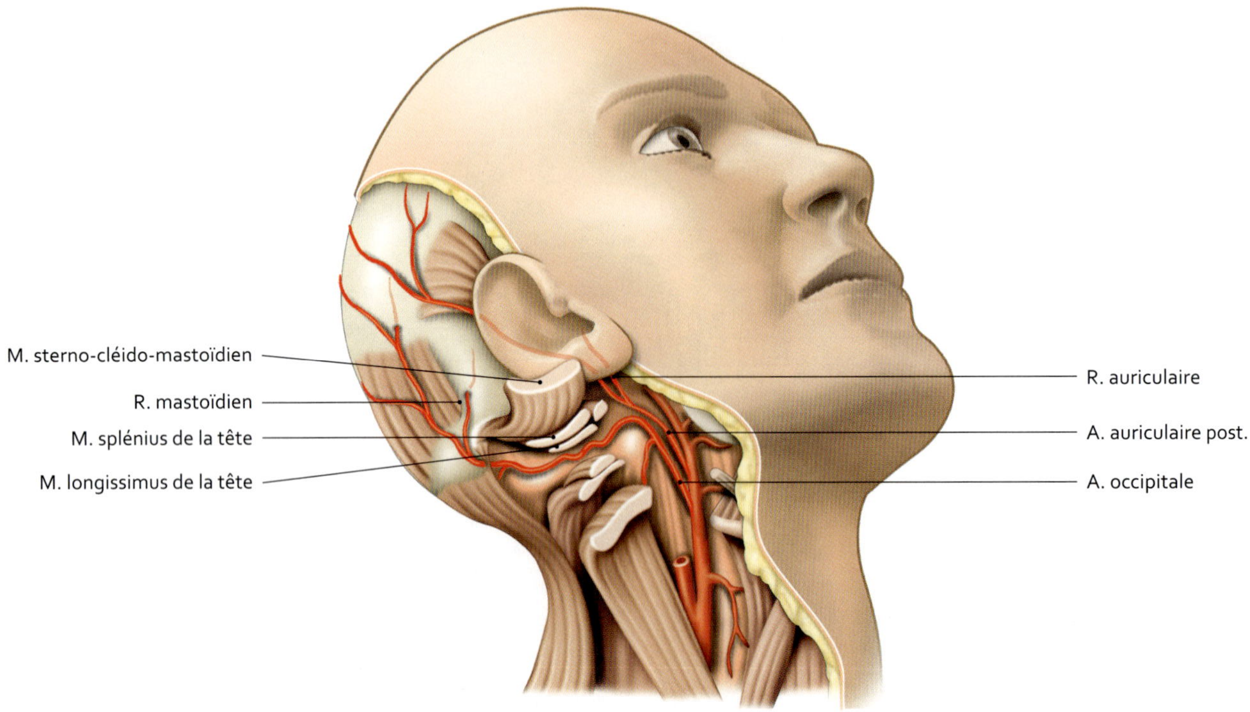

Artère occipitale et ses branches
(vue latérale)

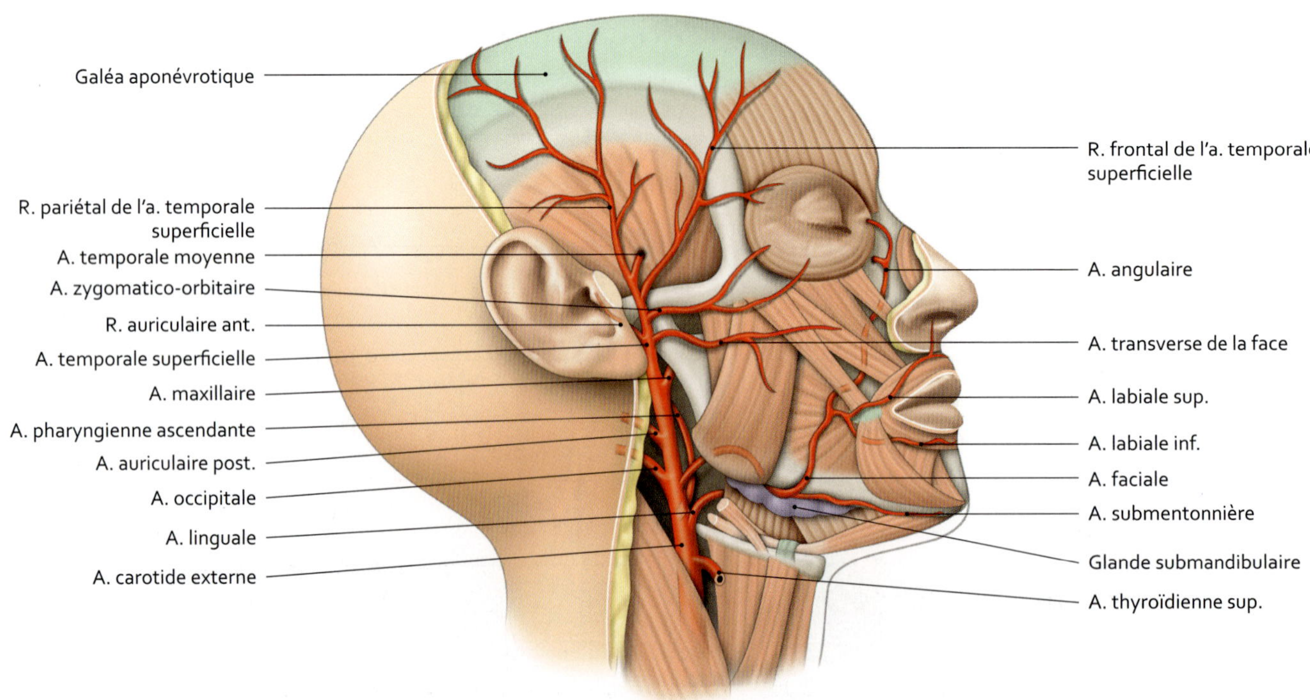

Artère temporale superficielle et ses branches
(vue latérale)

2.111 Veines de la tête et du cou

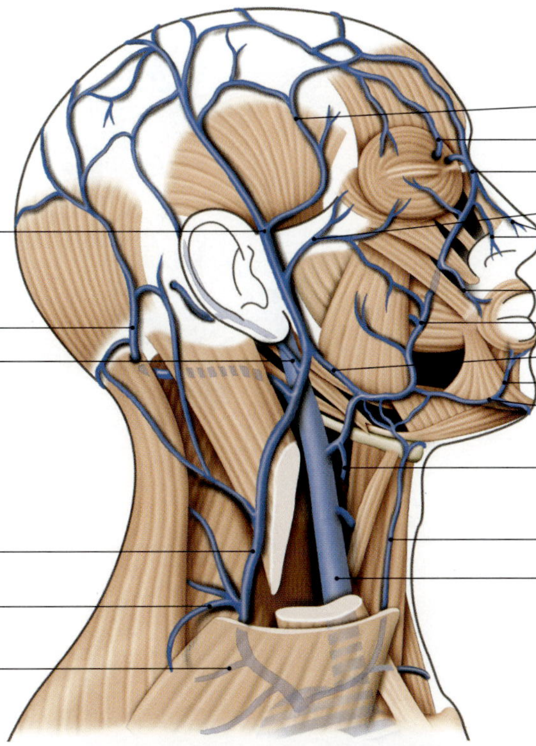

Veines superficielles de la tête et du cou
(vue latérale)

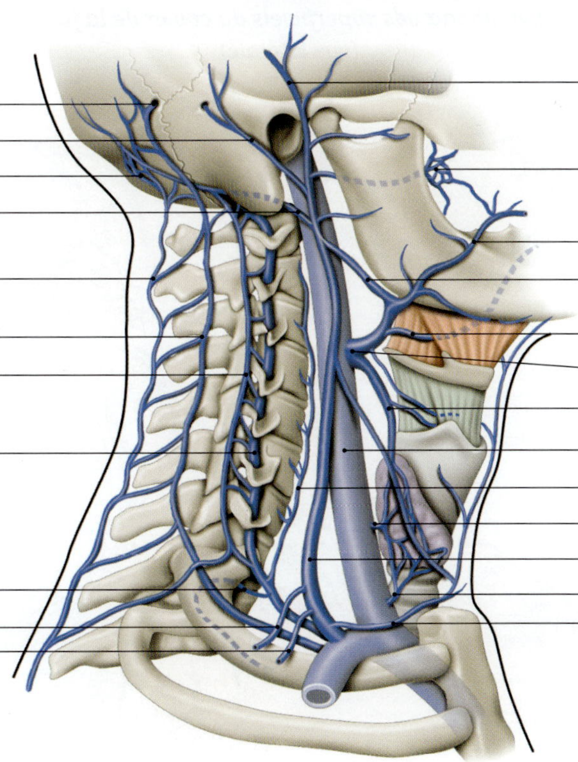

Veines profondes du cou
(vue latérale schématique)

2.112 Lymphocentres de la tête et du cou

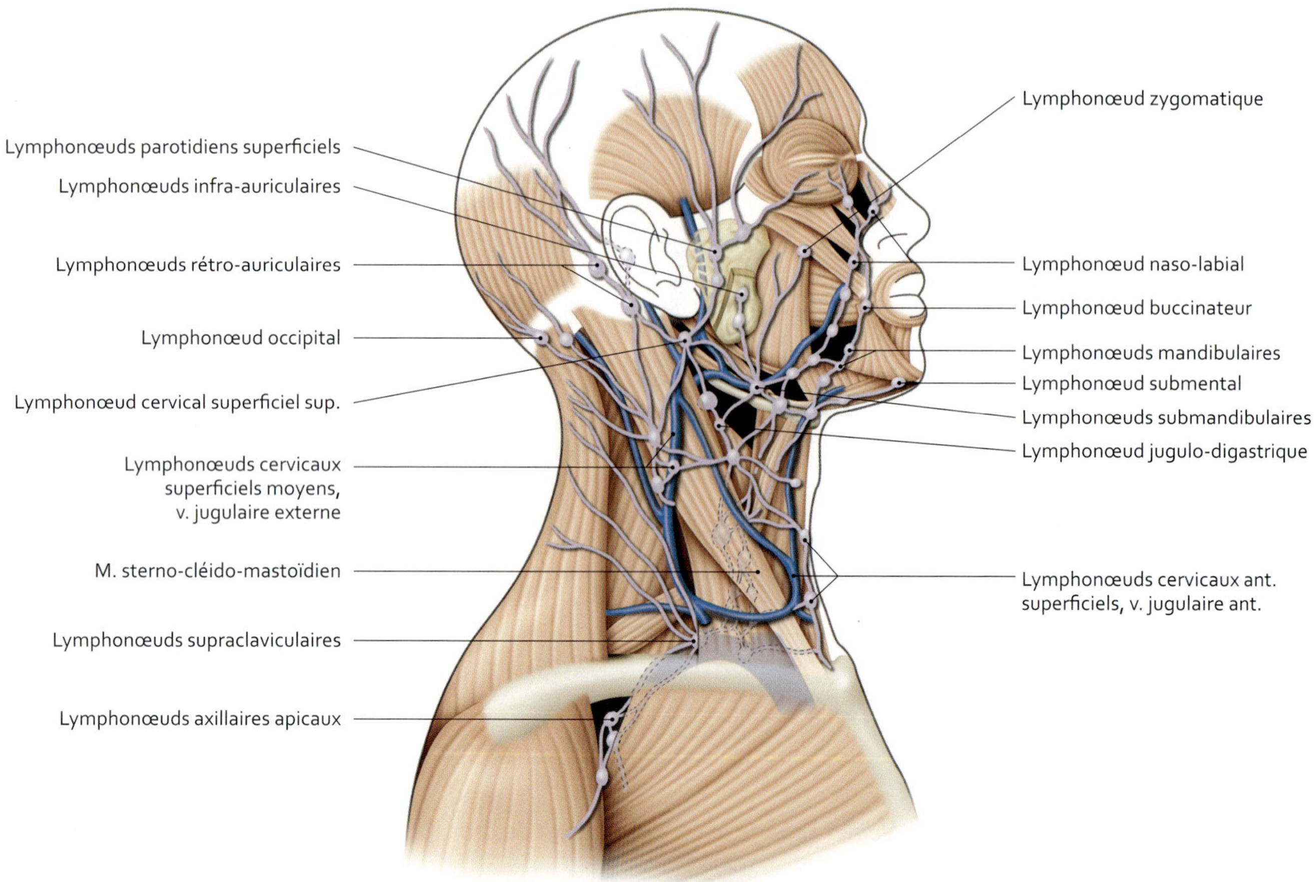

Lymphonœuds superficiels du cou et de la face
(vue latérale)

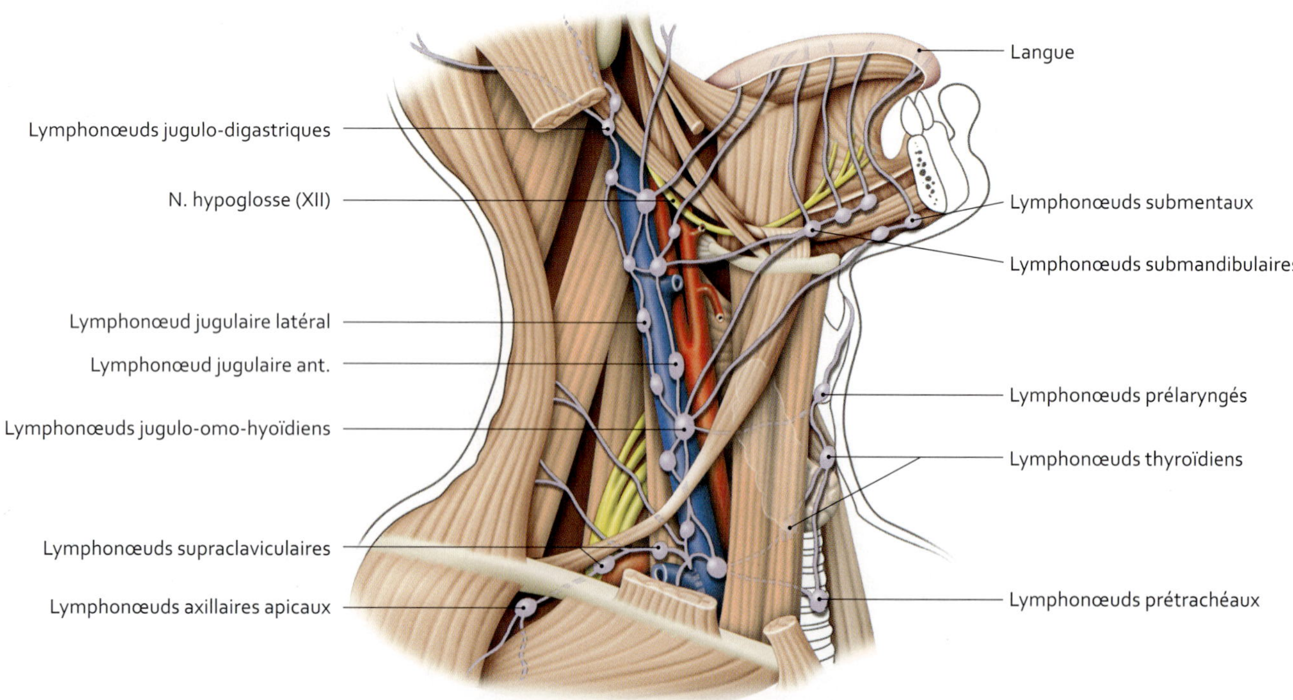

Lymphonœuds profonds du cou
(vue latérale)

2.113 Plexus cervical

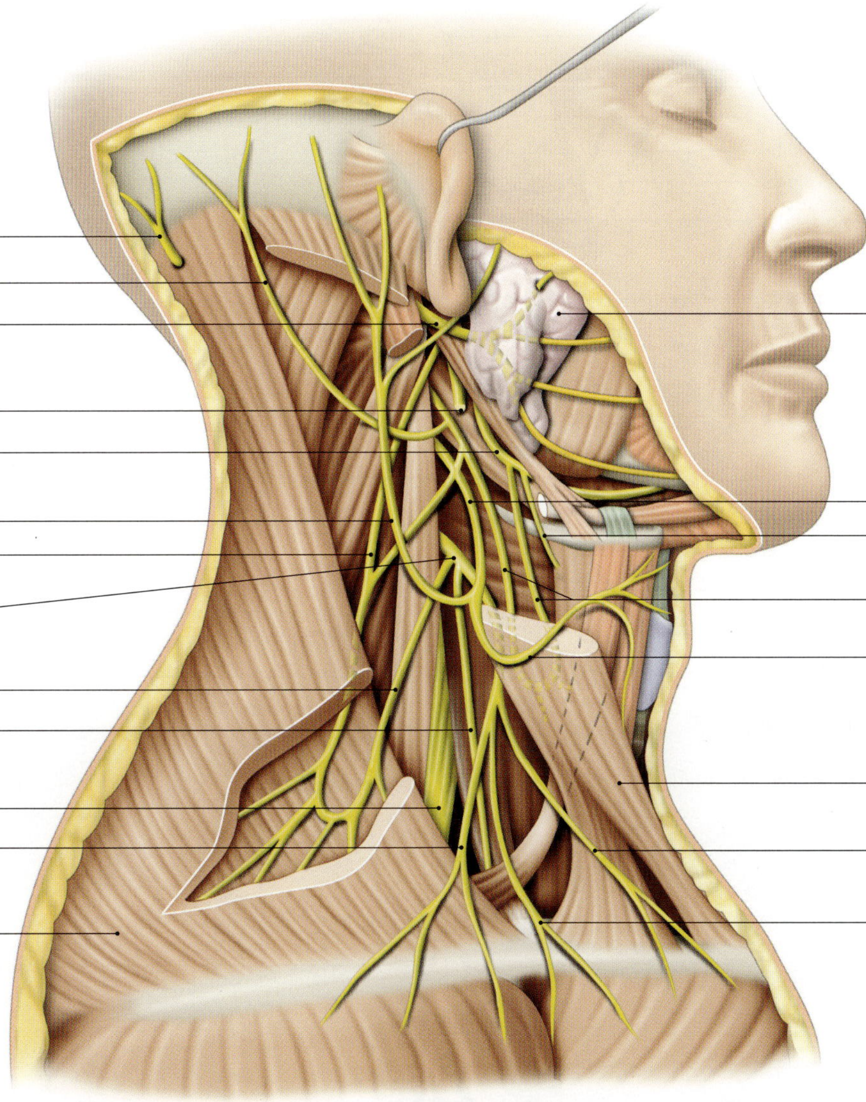

Branches du plexus cervical
(vue latérale, sans les vaisseaux)

2.114 Branches du plexus cervical

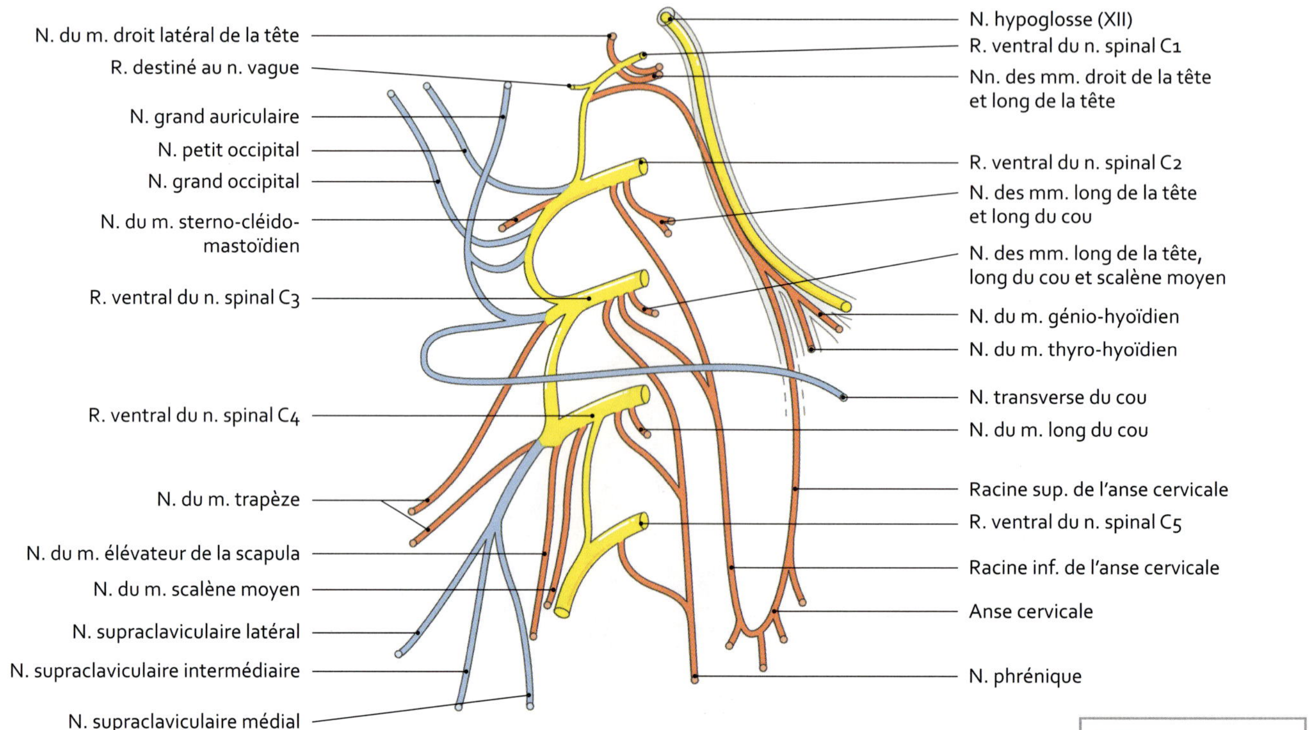

Constitution du plexus cervical

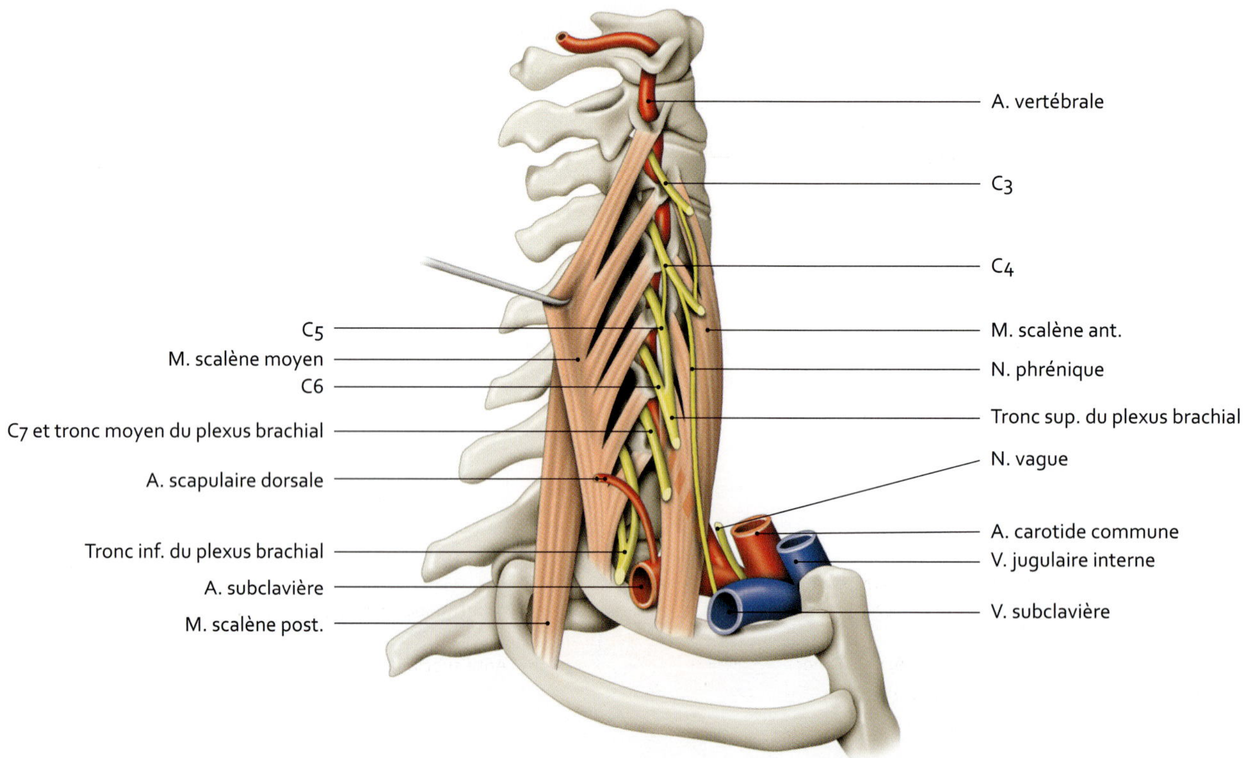

Espace interscalénique et racines ventrales des nerfs spinaux cervicaux
(vue latérale droite)

2.115 Tronc sympathique cervical

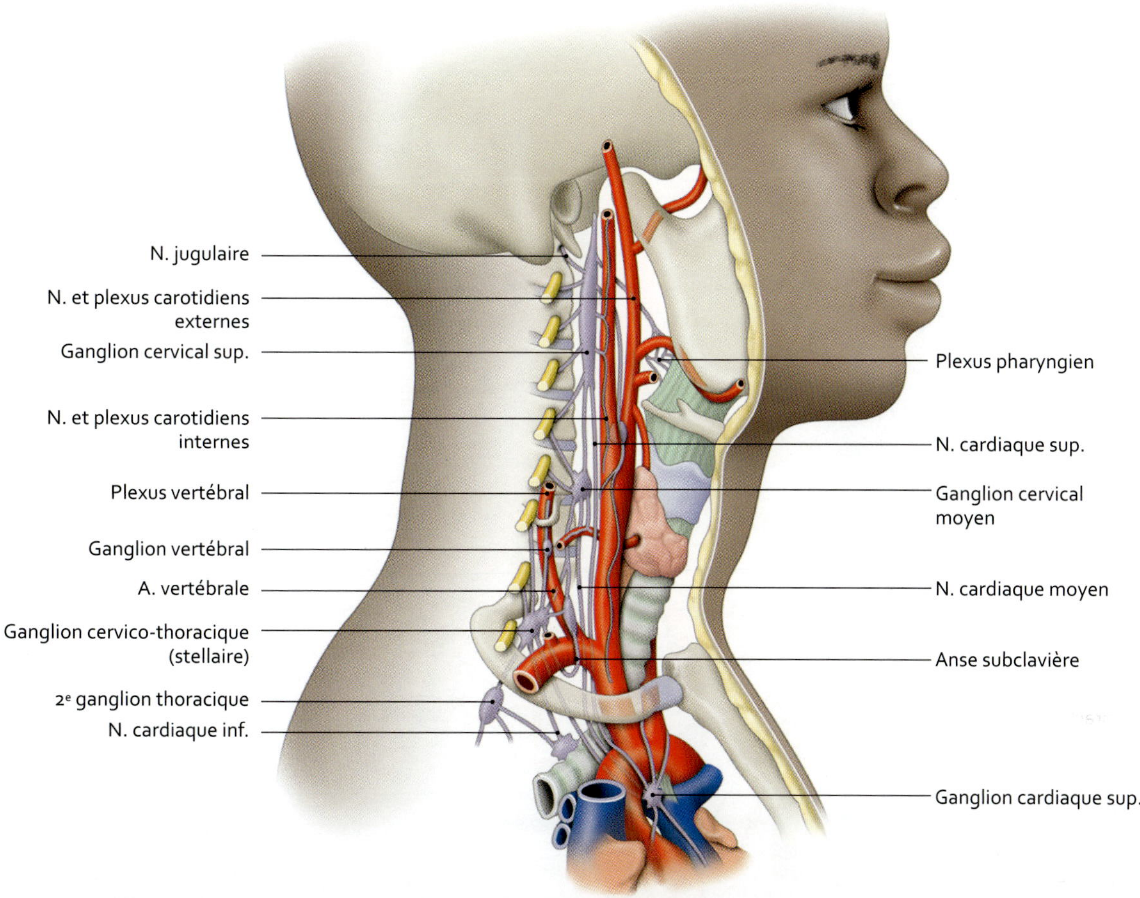

Tronc sympathique cervical : constitution schématique

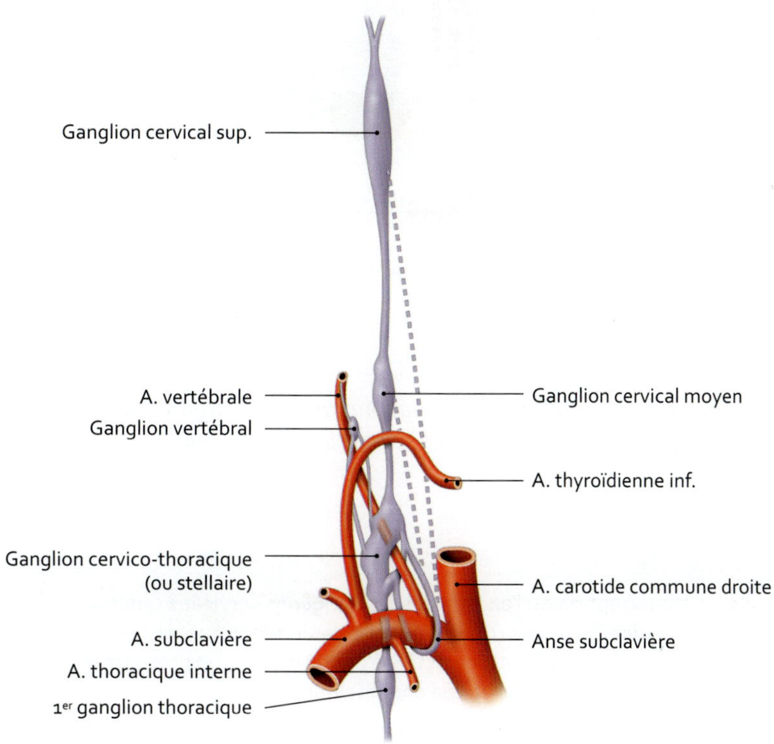

Ganglions cervicaux droits : variations en pointillés

2.116 Systématisation du sympathique cervical

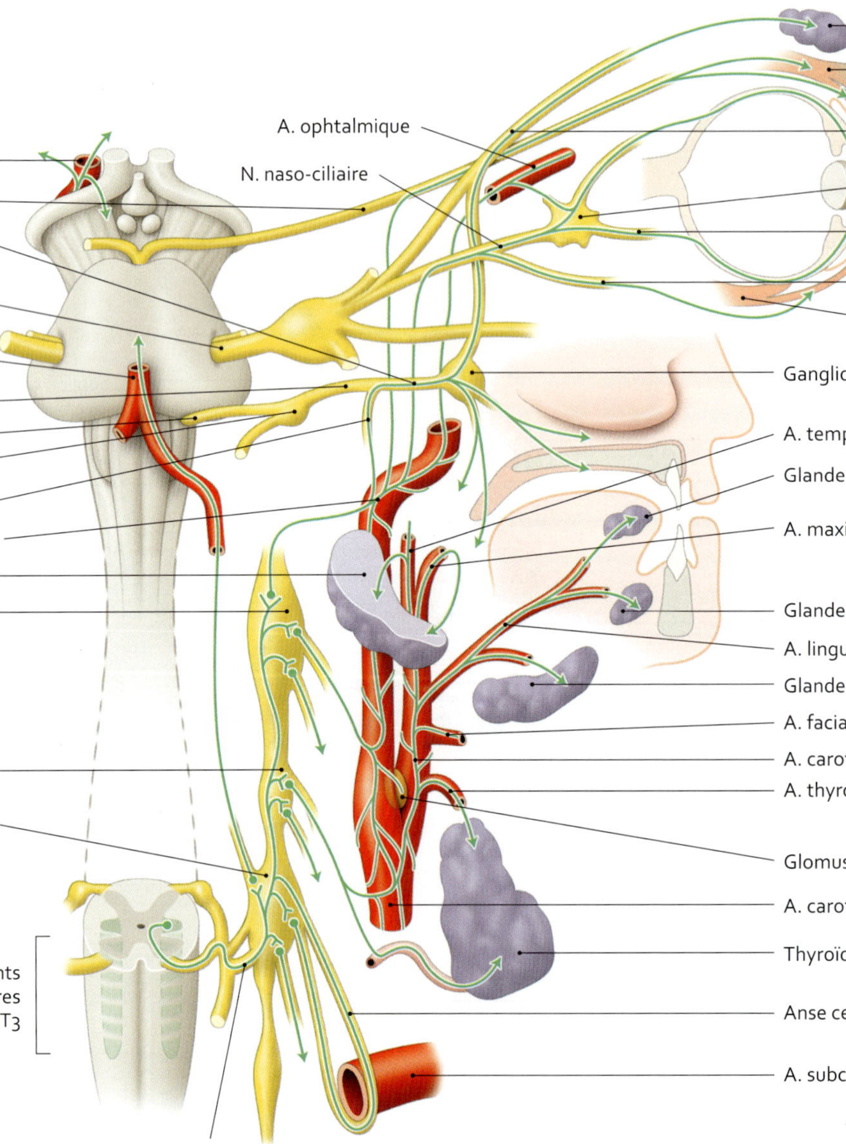

Trajet des neurofibres préganglionnaires et postganglionnaires
(vue antérieure de la moelle spinale et du tronc encéphalique)

Note

L'interruption ou l'anesthésie des ganglions cervicaux (infiltration directe ou par diffusion) provoque le syndrome de Claude Bernard-Horner. Il est caractérisé par un myosis, un ptôsis de la paupière supérieure et une énophtalmie.

2.117 Carrefour aéro-digestif

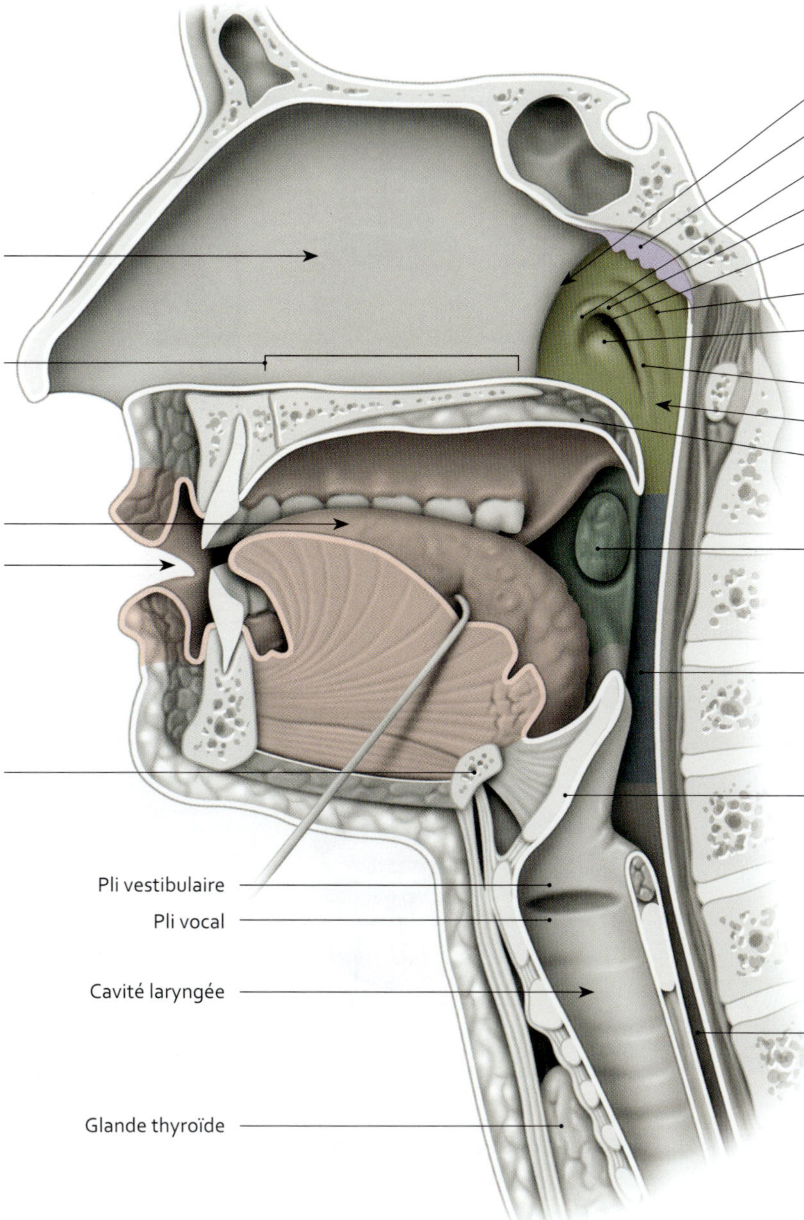

Coupe sagittale médiane de la face et du cou
(vue interne)

2.118 Cavité du pharynx

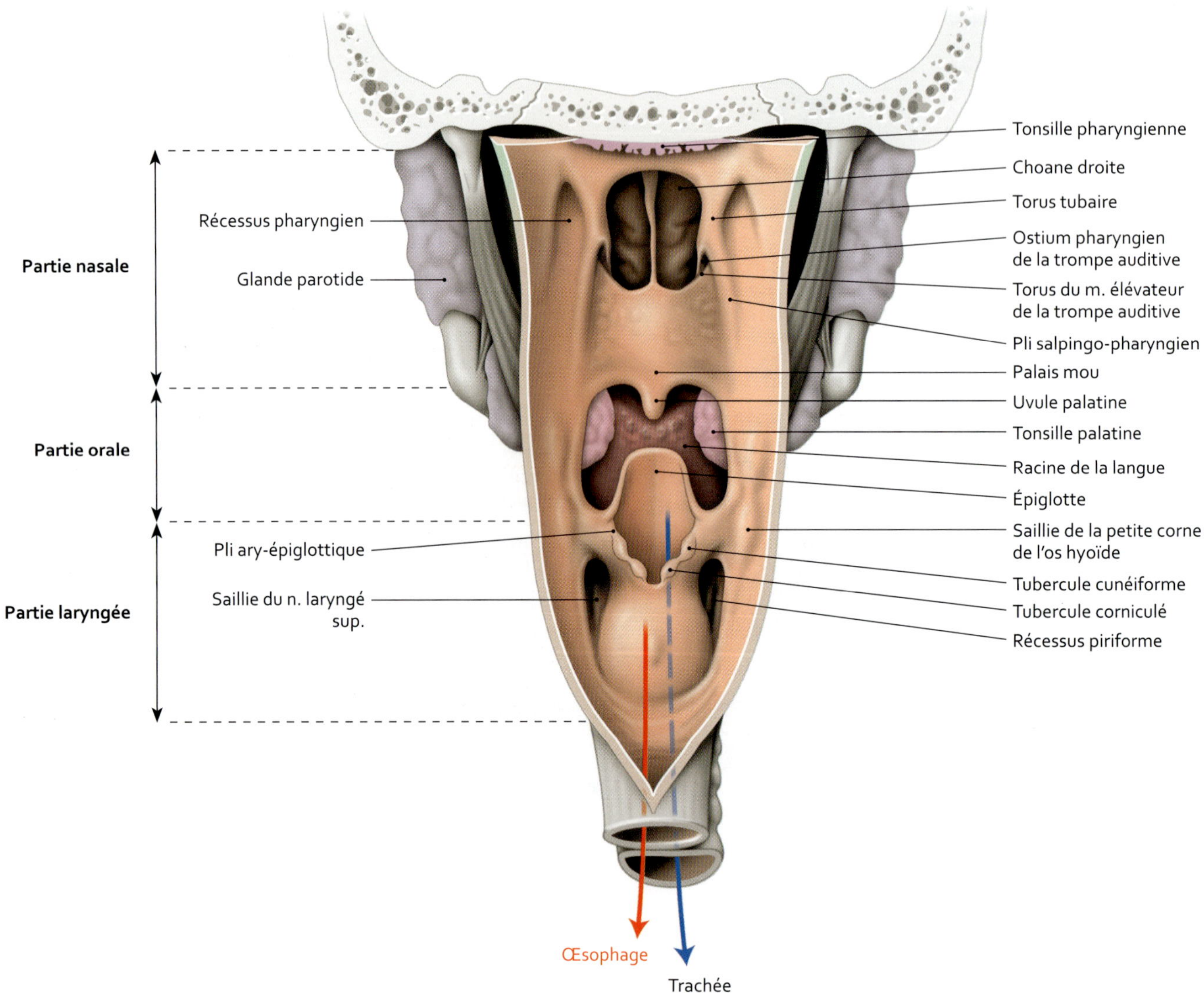

Pharynx ouvert à sa face postérieure
(vue postérieure)

2.119 Muscles du pharynx (1)

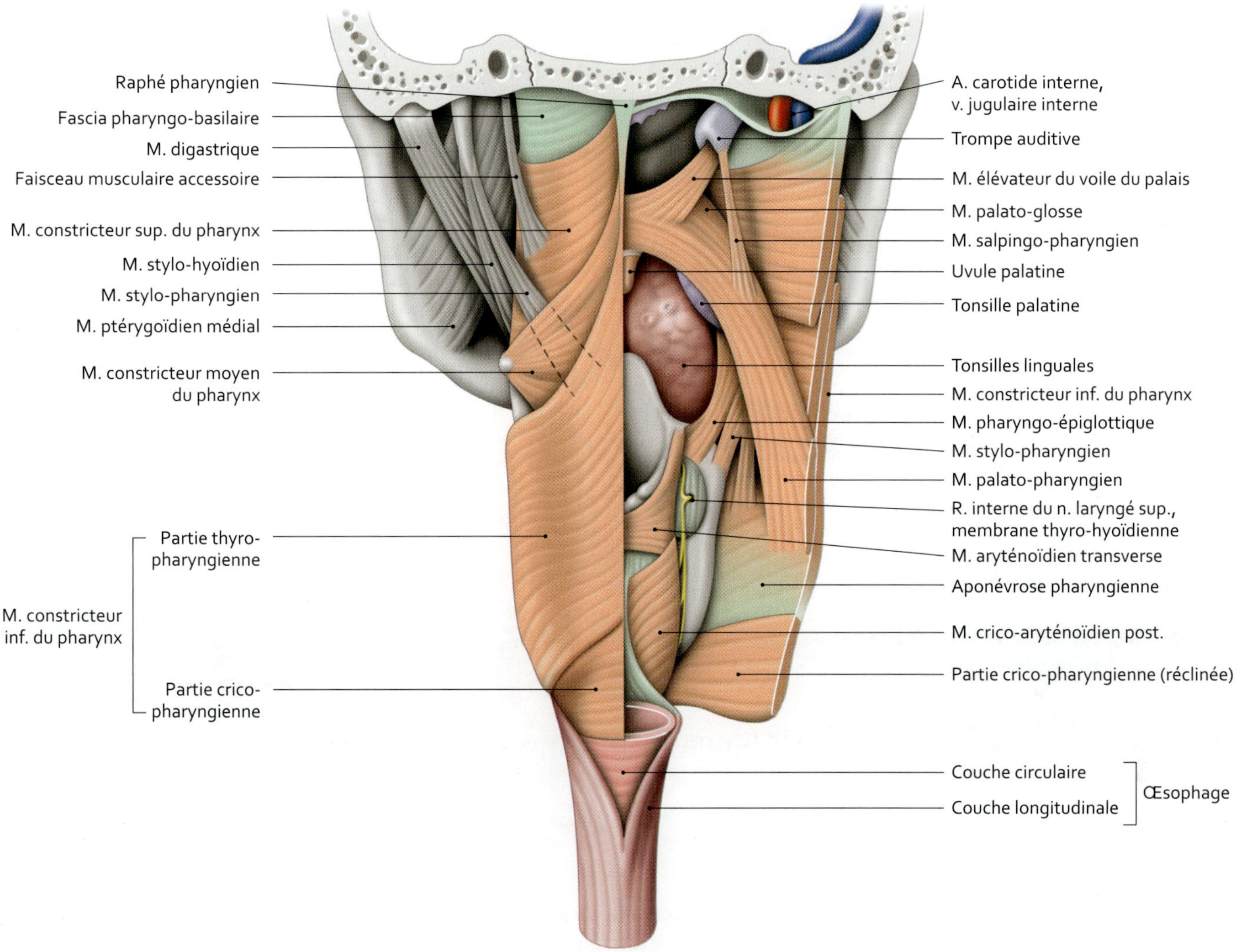

Paroi musculaire du pharynx
(vue postérieure avec le côté droit ouvert)

2.120 Muscles du pharynx (2)

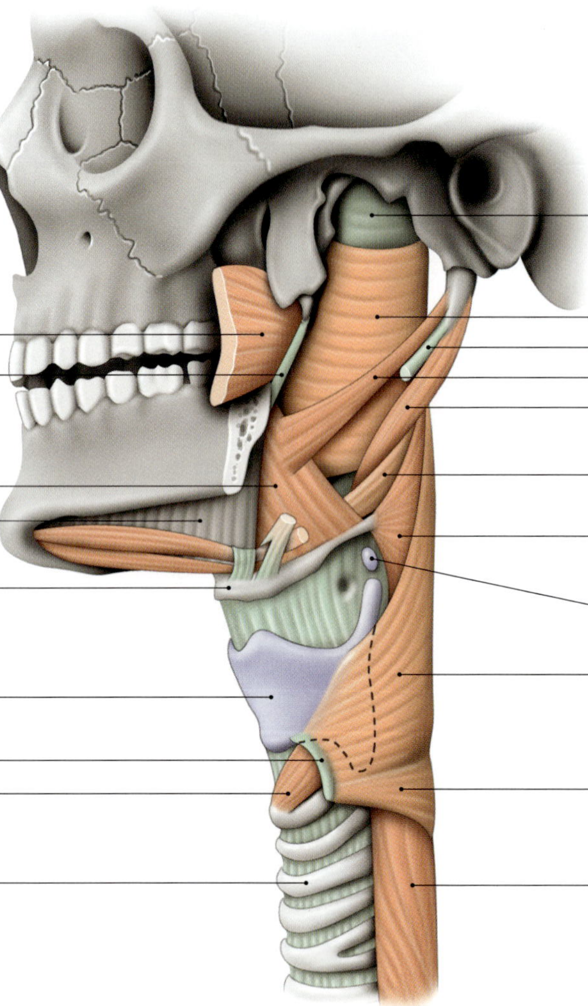

Paroi musculaire du pharynx
(vue latérale)

Muscles	Action	Innervation
Constricteurs du pharynx	Rétrécissent la cavité pharyngienne. • *Le constricteur supérieur* isole le nasopharynx. • *Les constricteurs moyen et inférieur* isolent l'œsophage du passage d'air respiratoire.	Nerf vague *via* la partie vagale du nerf accessoire (XI) et le plexus pharyngien
Salpingo-pharyngien	• Élévateur du pharynx. • Ouvre la trompe auditive pendant la déglutition.	
Stylo-pharyngien	• Élévateur du pharynx et du larynx.	Nerf glosso-pharyngien (IX)
Tenseur du voile du palais	• Tenseur du voile du palais. • Dilatateur de la trompe auditive.	Nerf ptérygoïdien médial, branche du nerf mandibulaire (V3)
Élévateur du voile du palais	• Élévateur du voile du palais. • Constricteur de la trompe auditive.	Nerf vague *via* la partie vagale du nerf accessoire (XI) et le plexus pharyngien
Uvulaire	• Élévateur de l'uvule palatine.	
Palato-pharyngien	• Élévateur du larynx et du pharynx. • Abaisseur du voile du palais. • Constricteur du naso-pharynx. • Dilatateur de la trompe auditive.	

2.121 Muscles de l'isthme du gosier

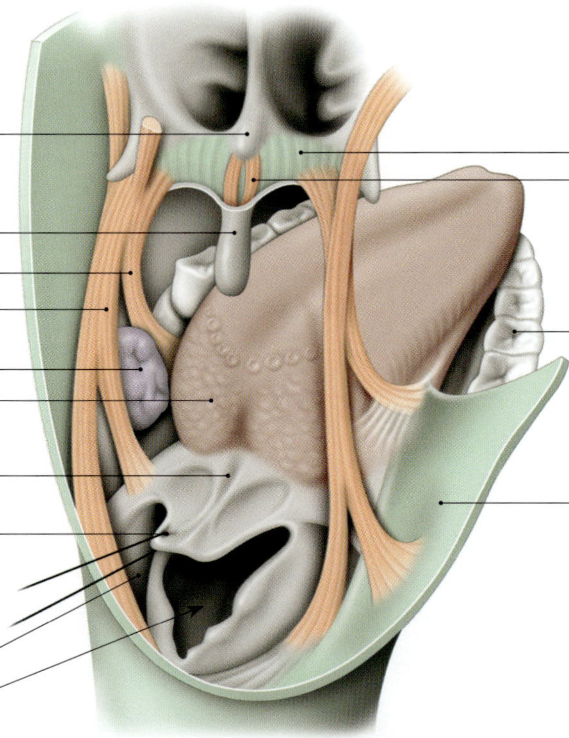

Vue postéro-latérale du pharynx

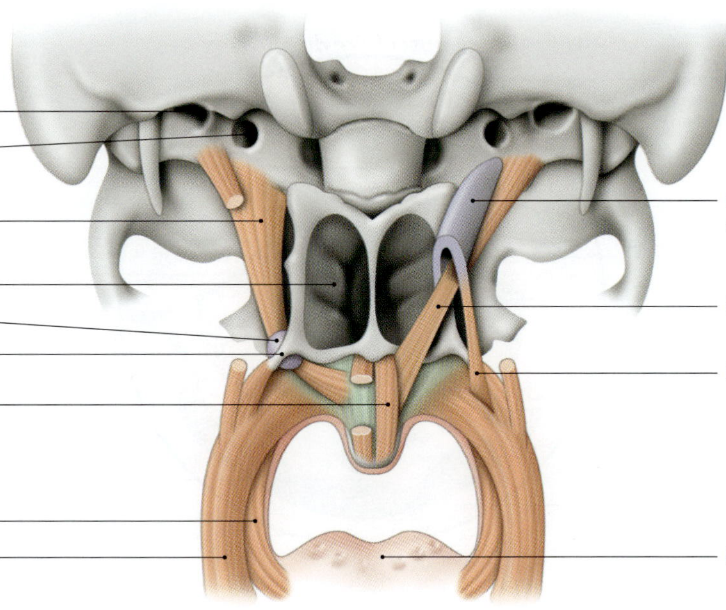

Muscles du voile du palais
(vue postéro-inférieure)

2.122 Cavité du larynx

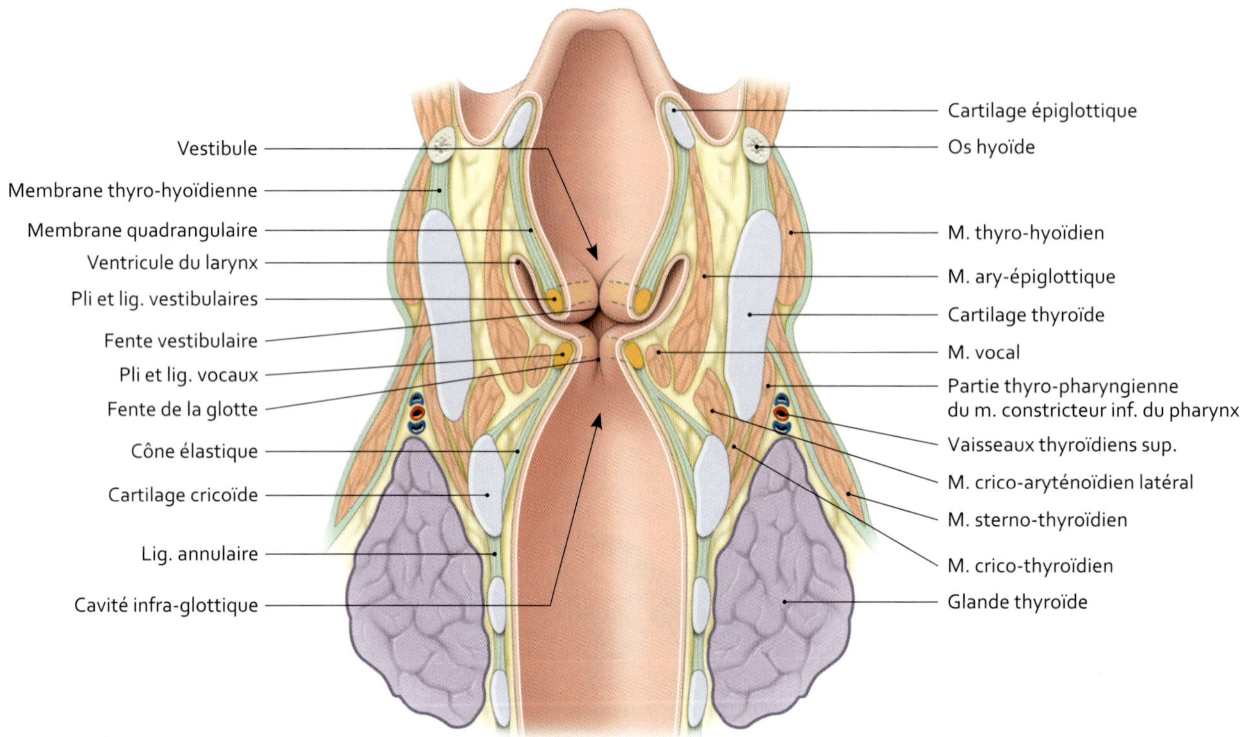

Larynx
(coupe frontale – vue postérieure)

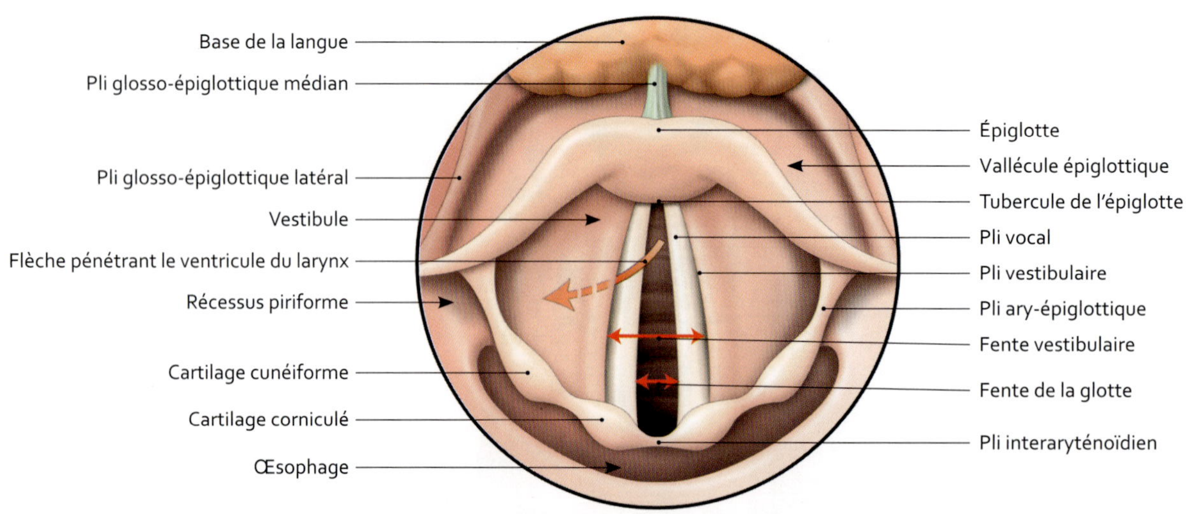

Laryngoscopie indirecte
(vue supérieure)

2.123 Cartilages du larynx

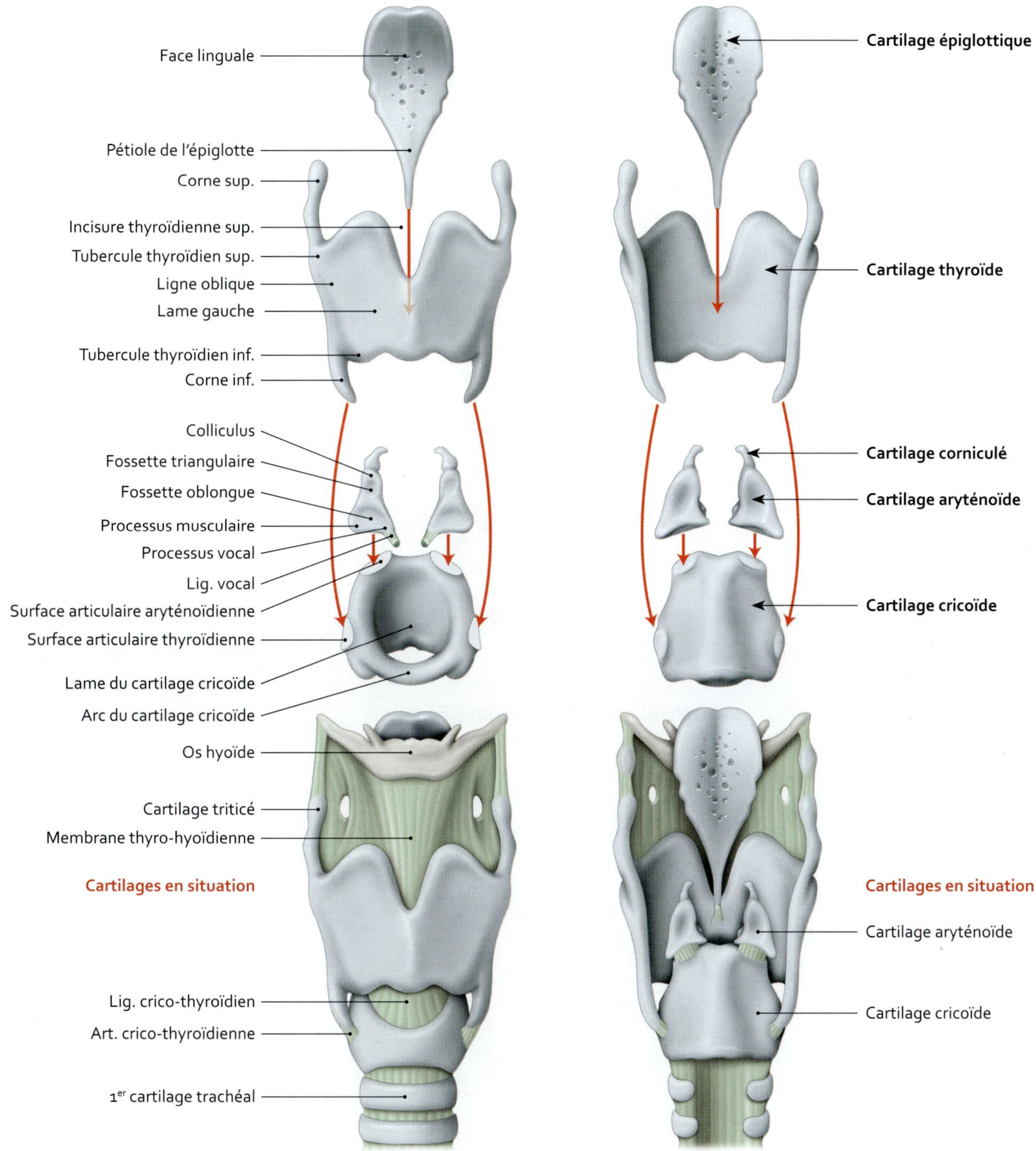

Vue antérieure *Vue postérieure*

2.124 Ligaments et membranes du larynx

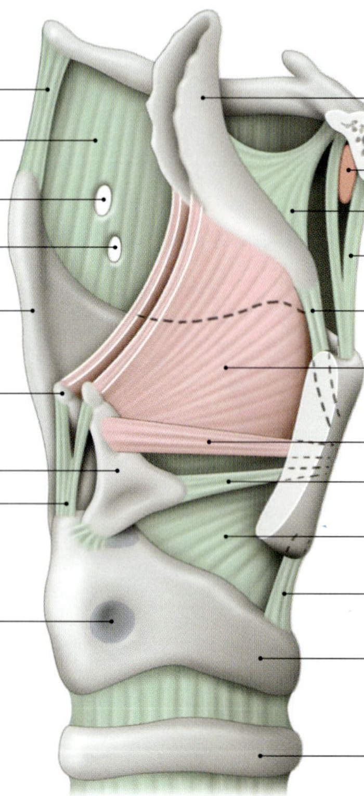

Membrane fibro-élastique du larynx
(vue latérale)

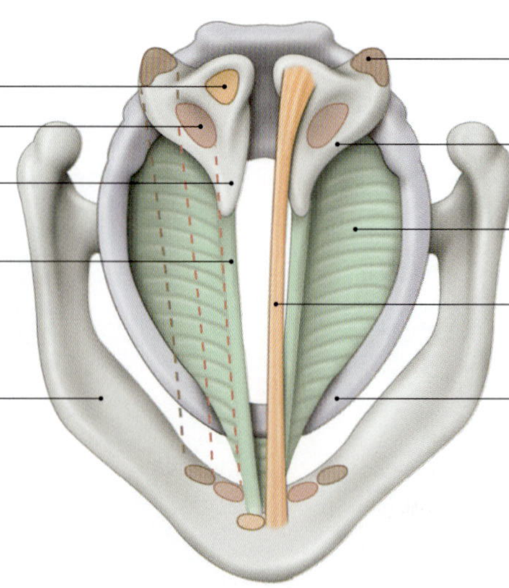

Ligaments vestibulaires et vocaux
(vue supérieure)

2.125 Muscles du larynx (1)

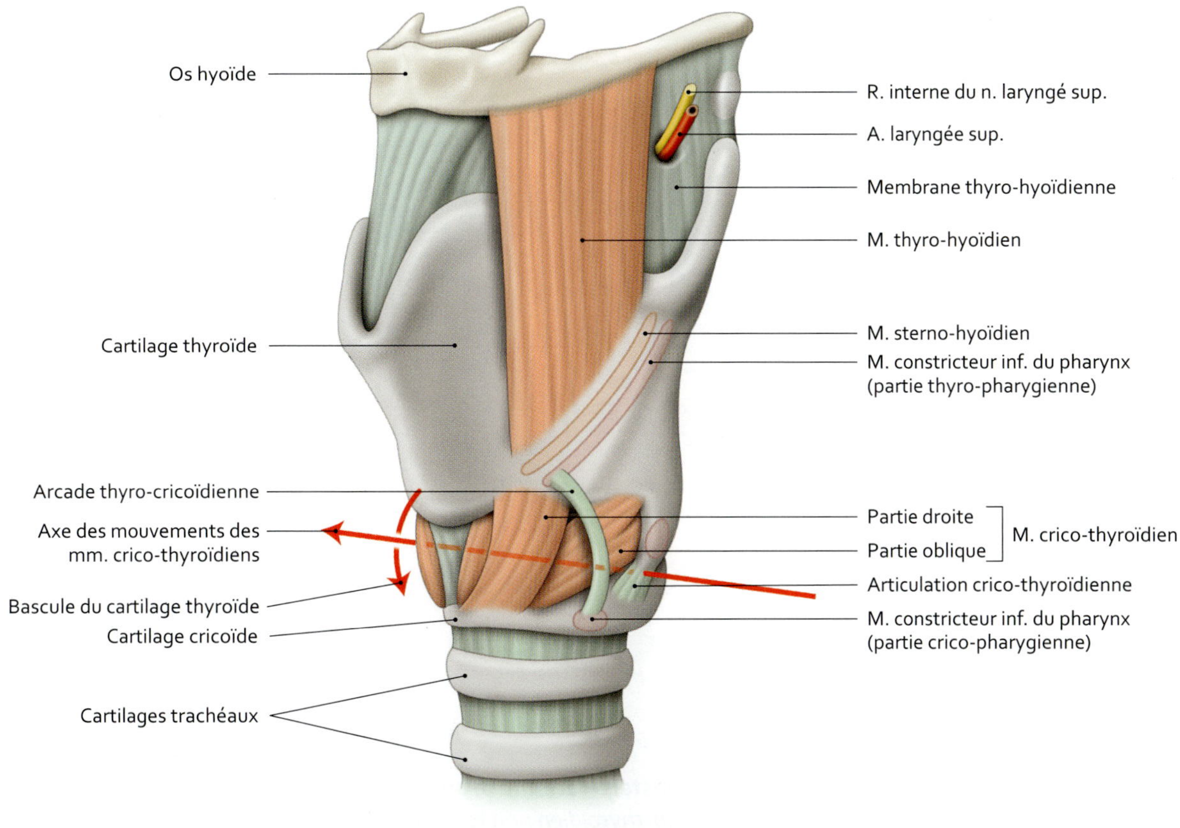

Vue antéro-latérale

Note

- La **paralysie unilatérale du nerf laryngé récurrent** se caractérise essentiellement par une voix bitonale, aiguë, avec la corde vocale en position intermédiaire.
- La **paralysie bilatérale du nerf laryngé récurrent** donne une voix étouffée voilée ou rauque, avec des cordes vocales rapprochées.

Muscles	Action	Innervation
Crico-thyroïdien	• Abducteurs des ligaments vocaux. • Allongent (tension) les ligaments vocaux. • Ouvrent la fente glottique.	Nerf laryngé supérieur (nerf vague X)
Crico-arythénoïdien postérieur		Nerf laryngé récurrent (nerf vague X)
Crico-arythénoïdien latéral	• Adducteurs des ligaments vocaux. • Raccourcissent (relâchent) les ligaments vocaux. • Ferment la fente glottique.	
Thyro-aryténoïdien		
Aryténoïdiens transverse et oblique		
Vocal	• Module la tension et la vibration des ligaments vocaux.	
Ary-épiglottique	• Abaisseurs de l'épiglotte.	
Thyro-épiglottique		

2.126 Muscles du larynx (2)

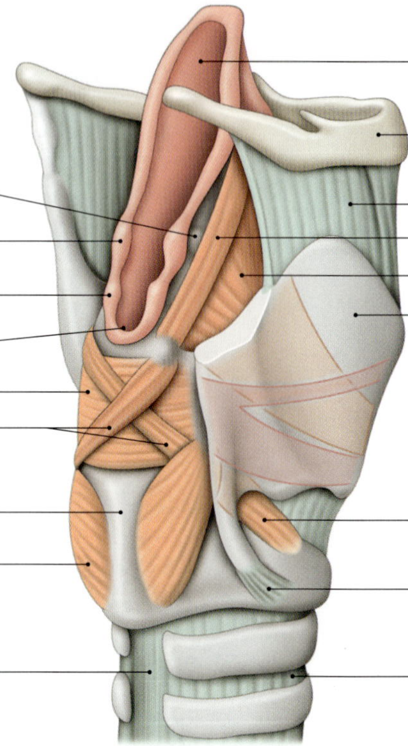

Vue postéro-latérale droite
(muscle crico-thyroïdien non représenté)

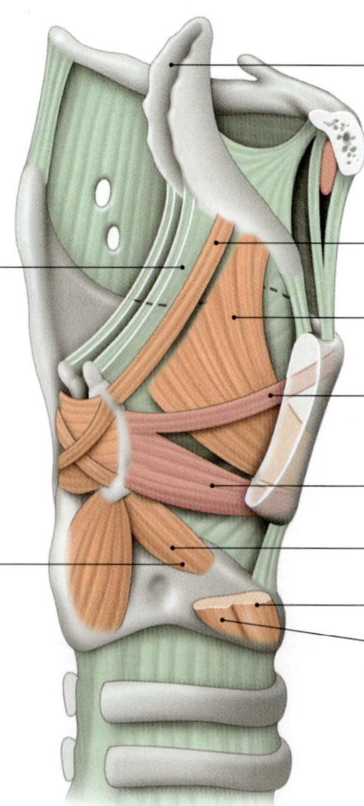

Vue postéro-latérale, avec résection de la lame droite du cartilage thyroïde

2.127 Mouvements laryngés (1)

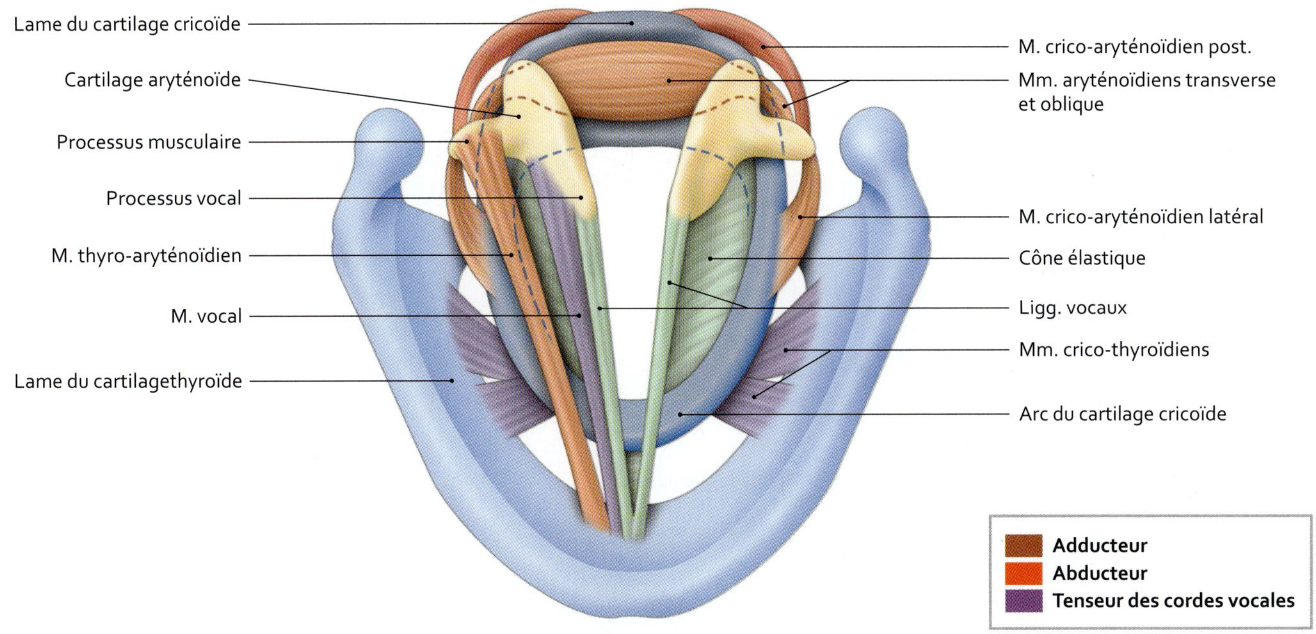

Muscles intrinsèques du larynx

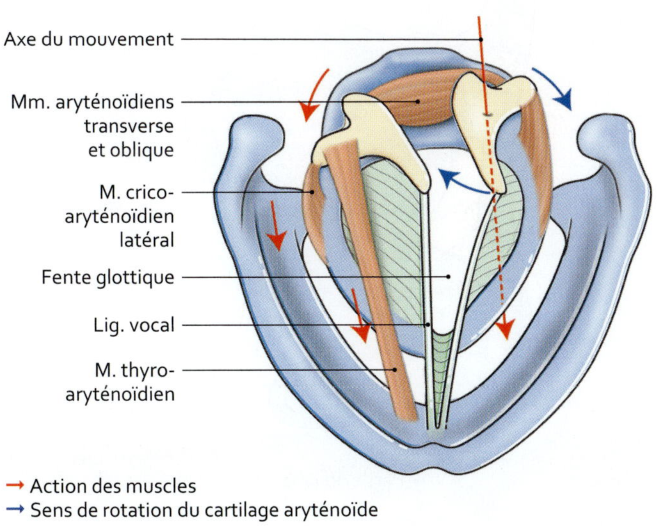

Fermeture de la fente glottique (action des muscles adducteurs)
(mouvements autour d'un axe vertical)

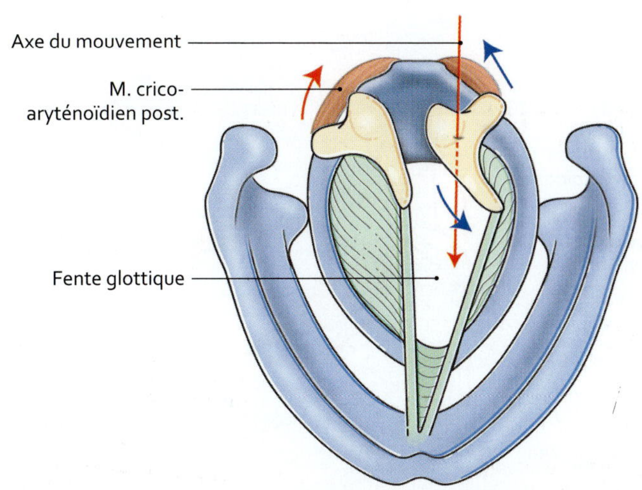

Ouverture de la fente glottique (action des muscles abducteurs)
(mouvements autour d'un axe vertical)

2.128 Mouvements laryngés (2)

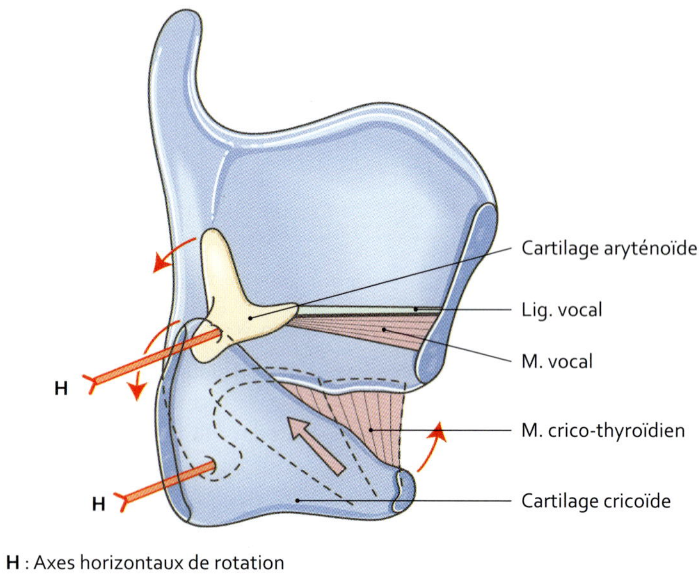

Tension modérée du ligament vocal (action des muscles)
(phase respiratoire)

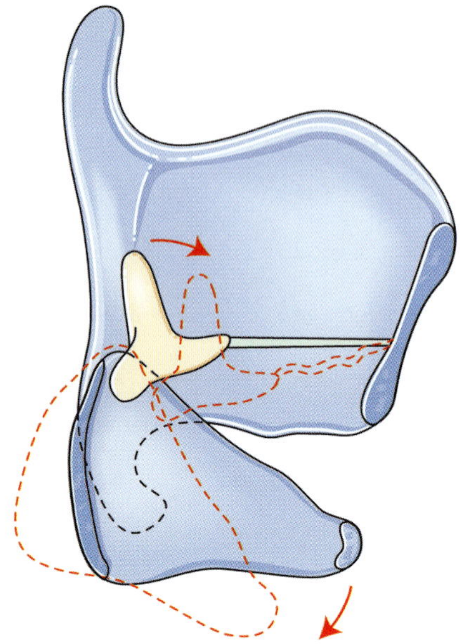

Relâchement du ligament vocal
(phase de phonation)

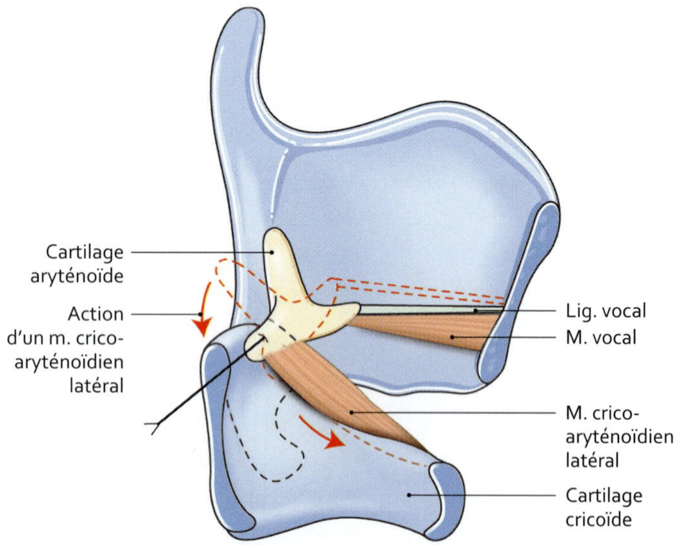

Tension importante du ligament vocal
(action des muscles)

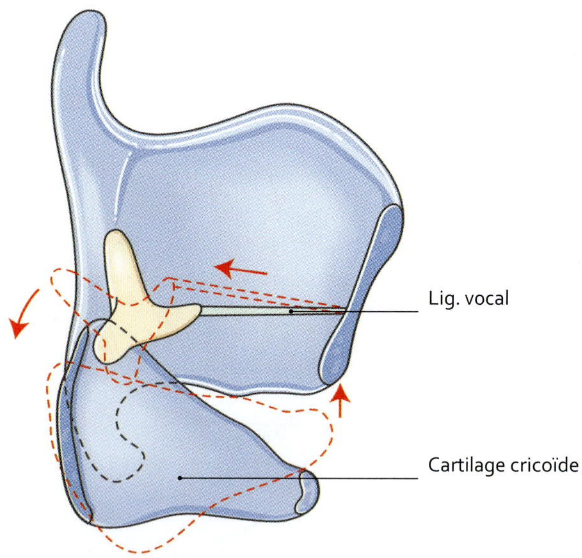

Tension importante du ligament vocal
(phase de phonation suraiguë)

2.129 Glande thyroïde

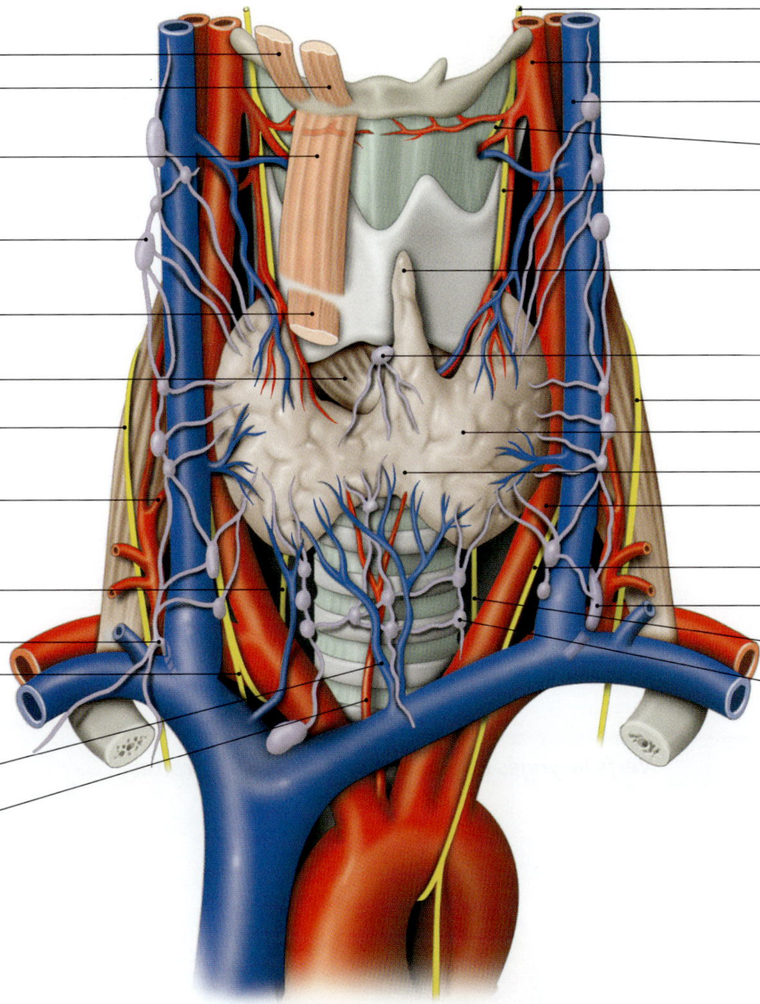

Glande thyroïde et ses vaisseaux
(vue antérieure)

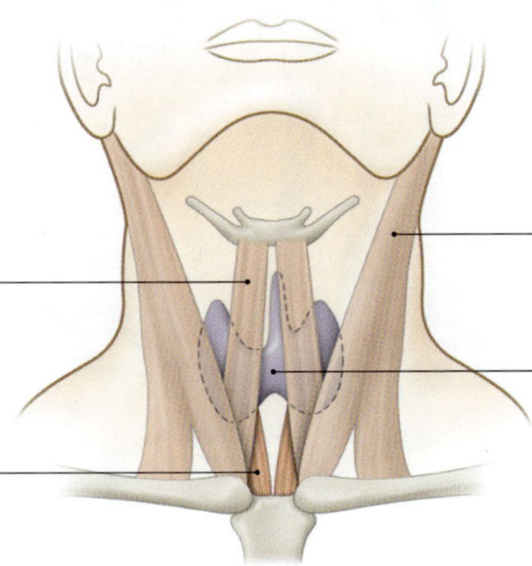

Situation de la glande thyroïde

2.130 Glandes parathyroïdes

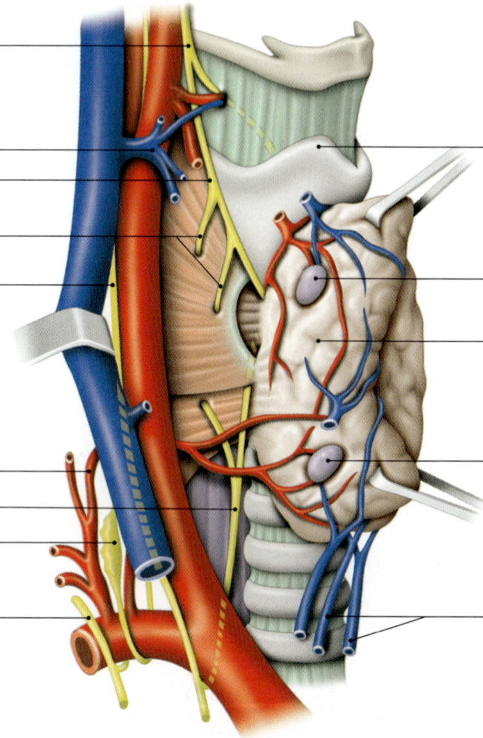

Nerfs laryngés et glandes parathyroïdes droites
(vue latérale)

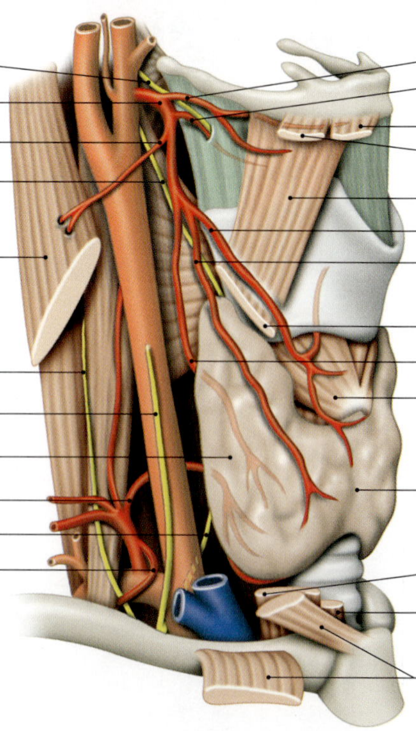

Artères thyroïdiennes droites
(vue antéro-latérale droite)

2.131 Coupe au niveau de l'articulation occipito-atloïdienne

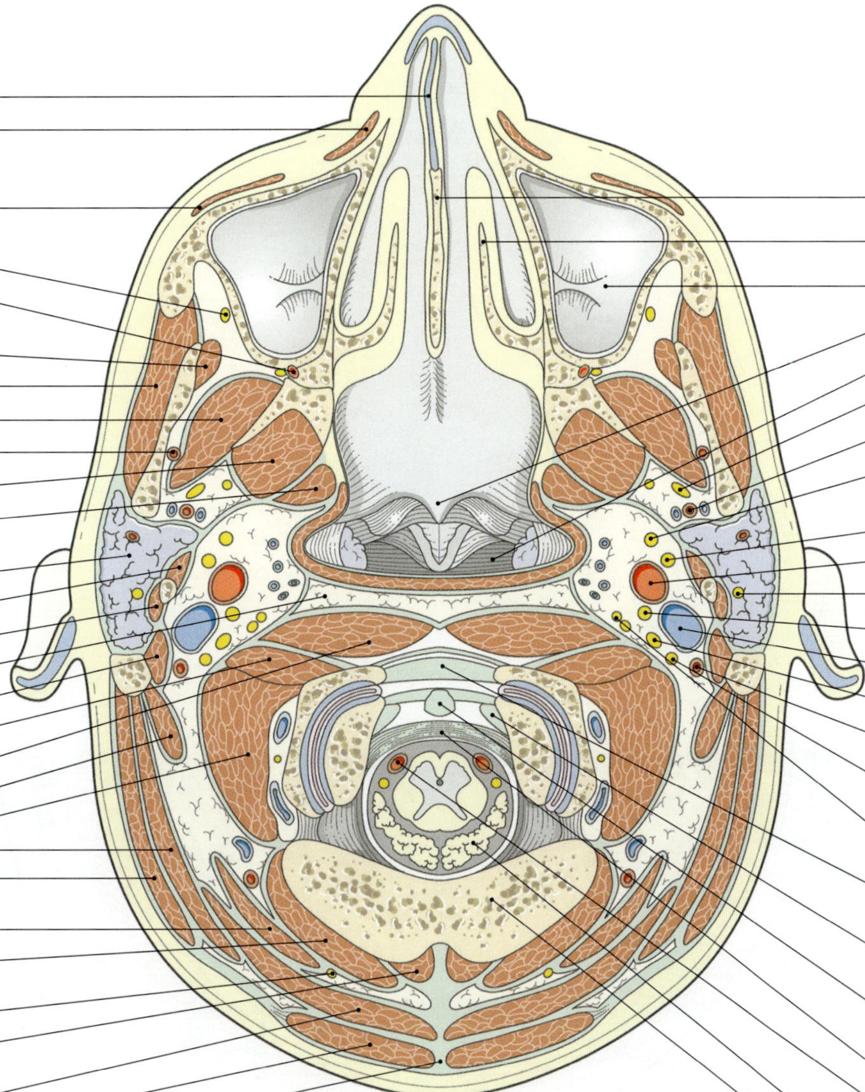

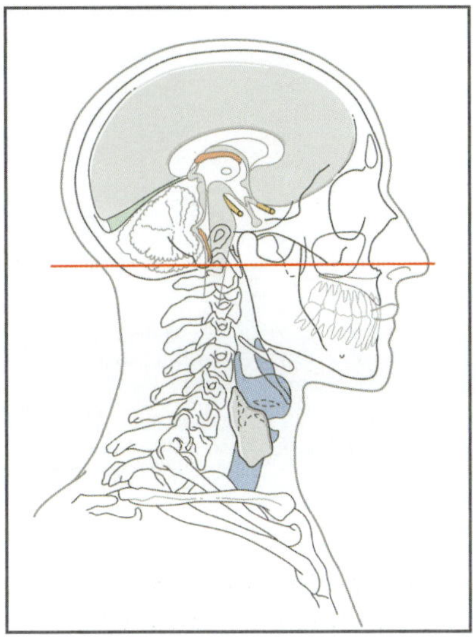

2.132 Coupe transversale de la tête et du cou au niveau de la vertèbre C2

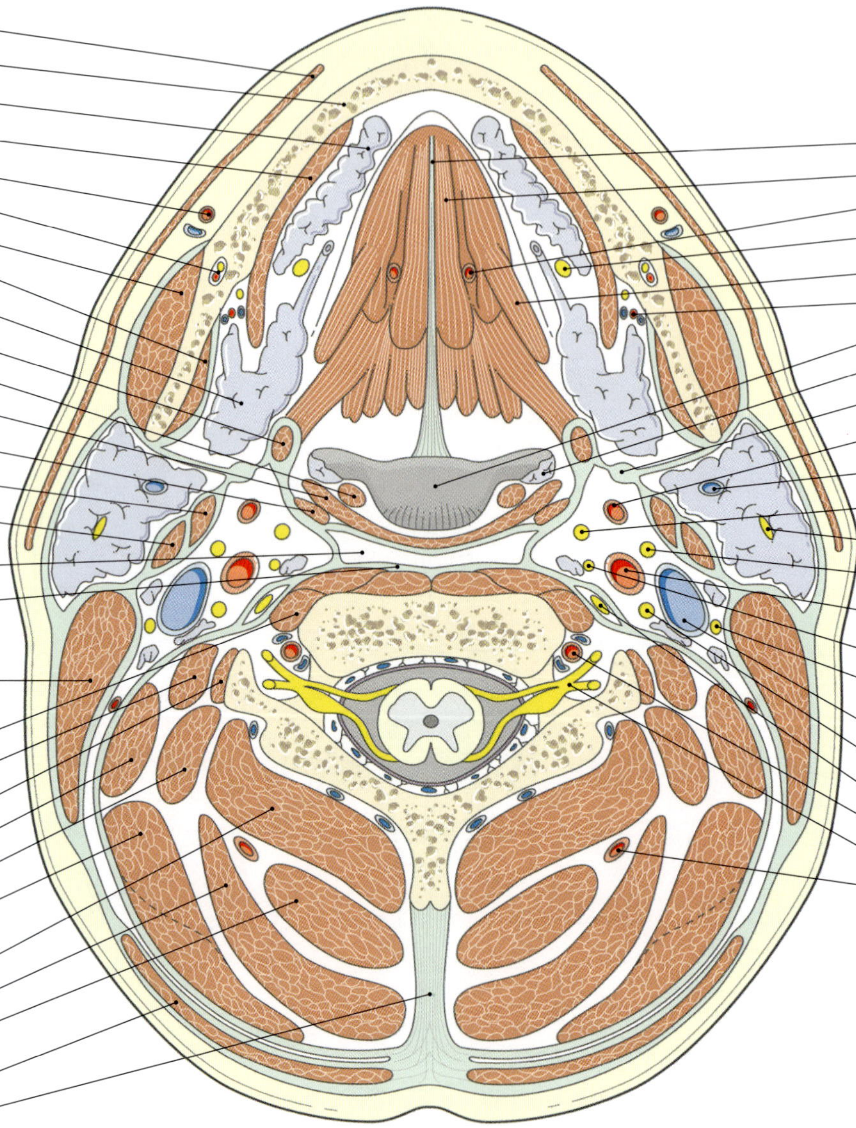

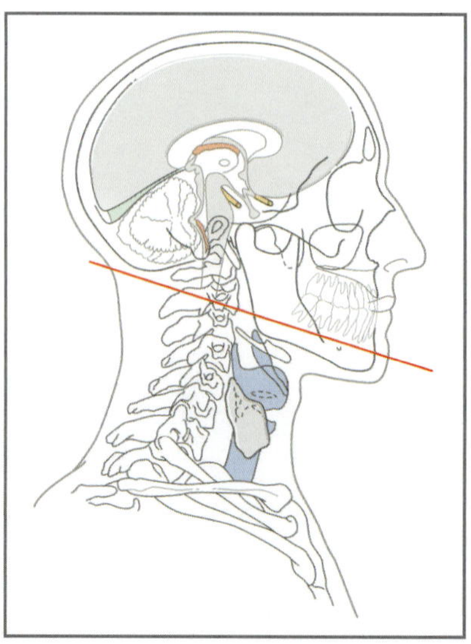

2.133 Coupe au niveau de la vertèbre C5

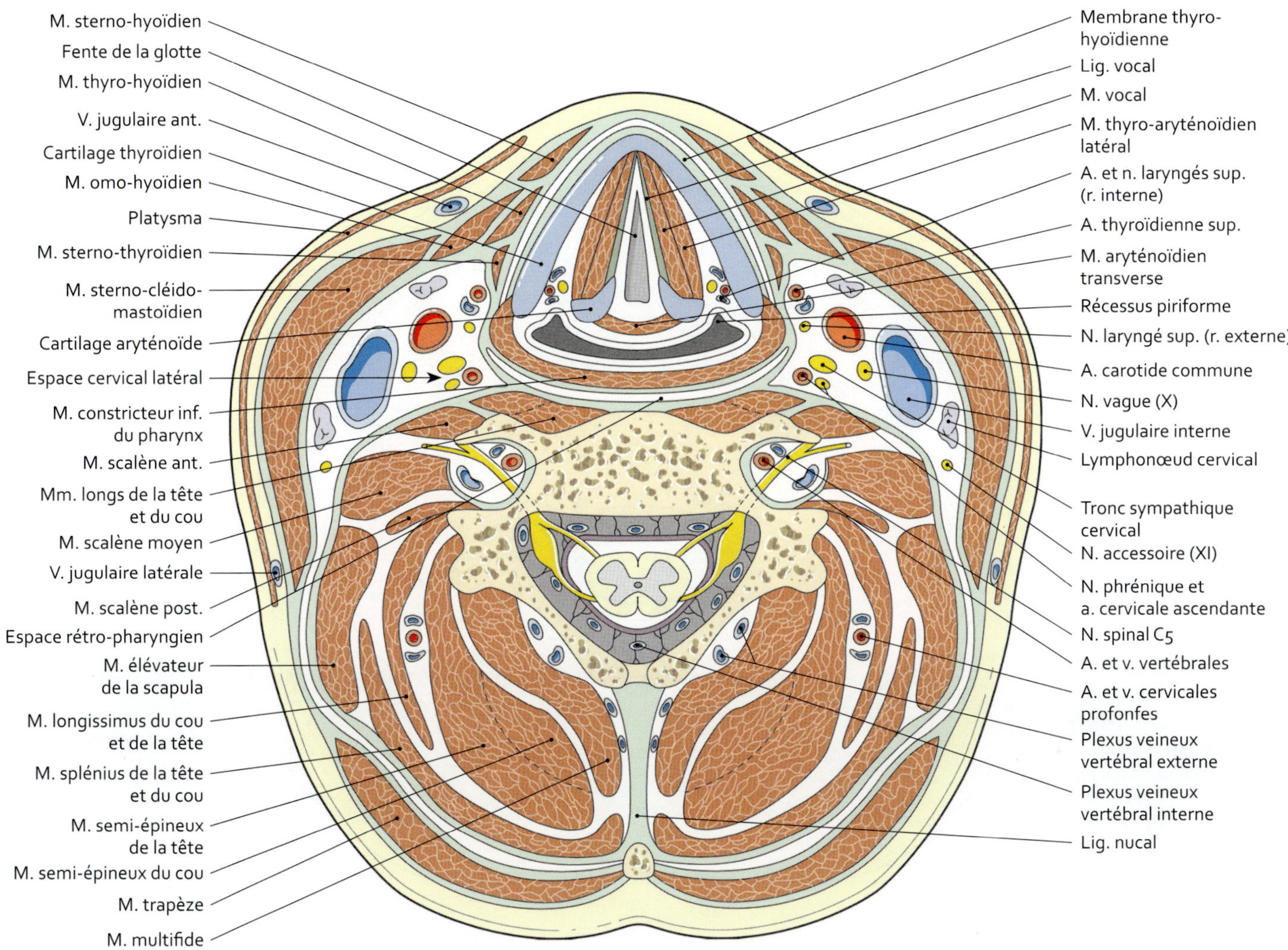

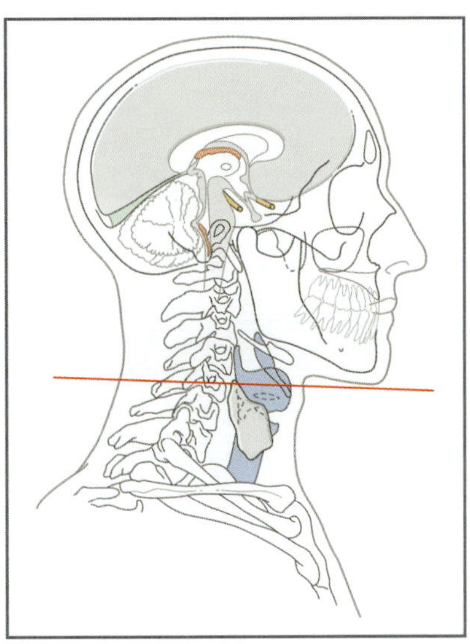

2.134 Coupe au niveau de la vertèbre C7

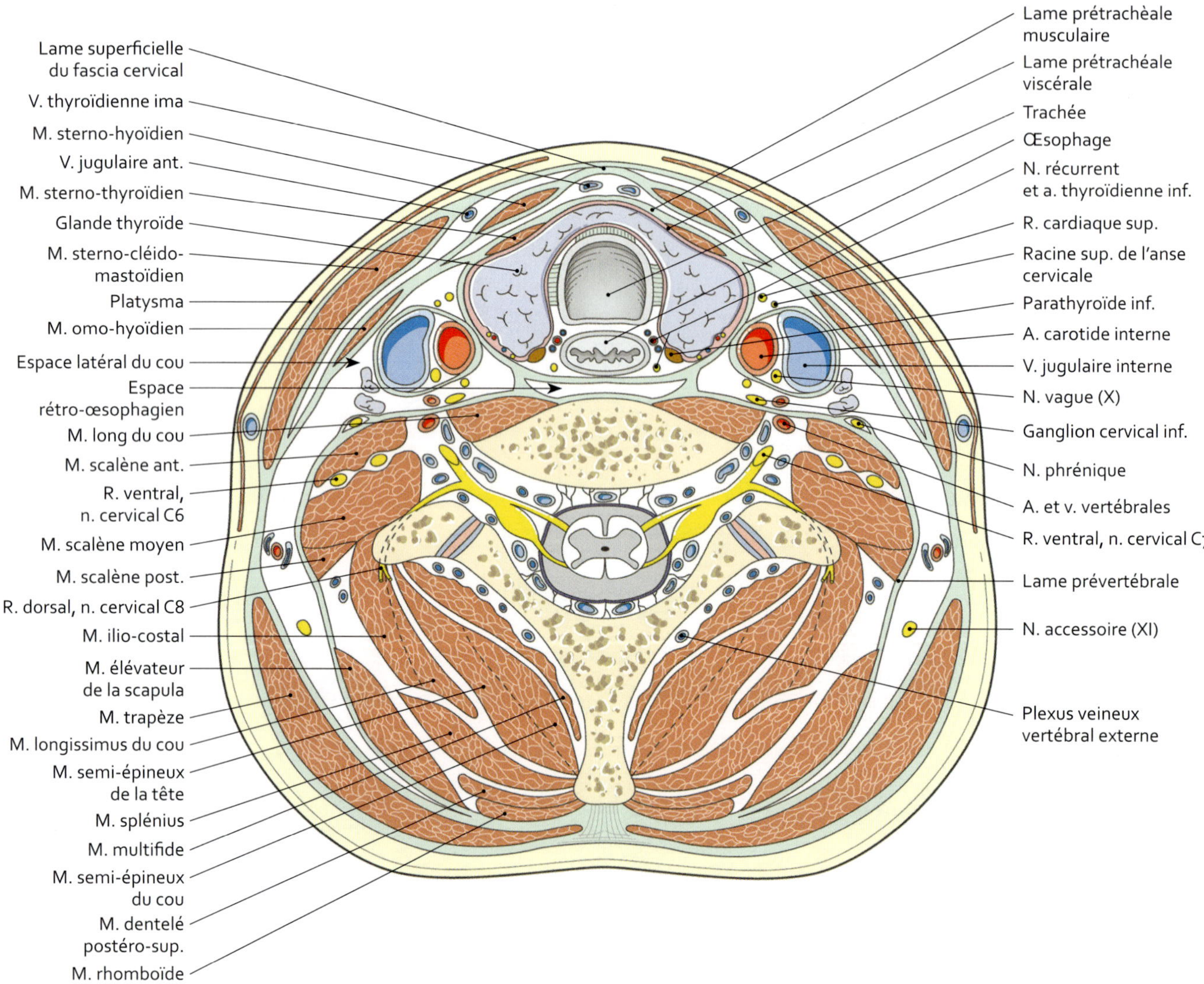

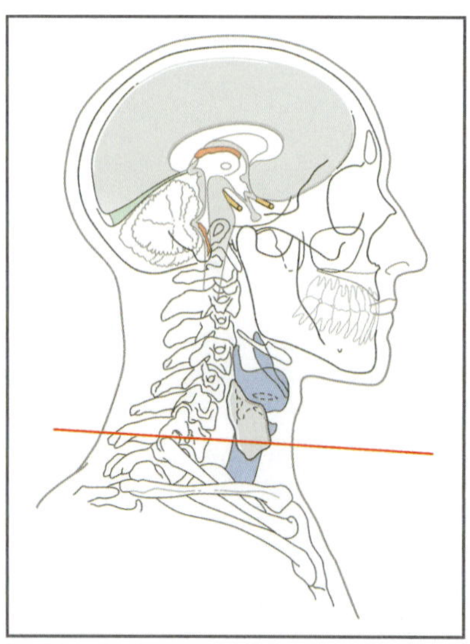

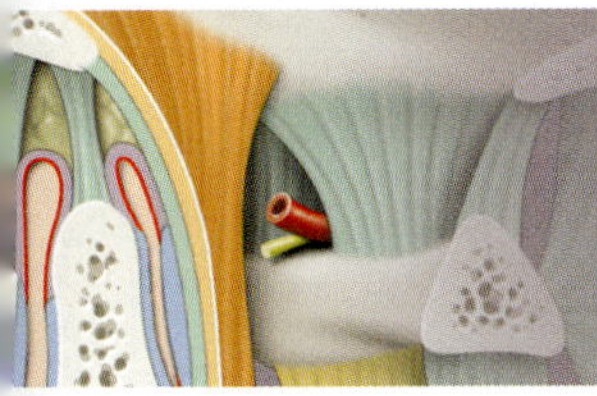

Dos

3

3.1. **Anatomie de surface du dos** 169

COLONNE VERTÉBRALE (RACHIS)

3.2. **Squelette axial** 170
3.3. **Atlas – Axis** 171
3.4. **Vertèbres** 172
3.5. **Sacrum et coccyx** 173
3.6. **Articulations crânio-vertébrales** 174
3.7. **Articulations crânio-vertébrale et unco-vertébrale** 175
3.8. **Articulations intervertébrales** 176
3.9. **Disque intervertébral** 177
3.10. **Articulations lombo-sacrale et sacro-coccygienne** 178

MUSCLES DU DOS

3.11. **Musculature du dos** 179
3.12. **Muscles de la région lombale** 180
3.13. **Muscles grand dorsal et carré des lombes** 181
3.14. **Muscles trapèze, élévateur de la scapula et rhomboïdes** 182
3.15. **Muscles dentelés postérieurs et splénius** 183
3.16. **Muscles érecteurs du rachis (1)** 184
3.17. **Muscles érecteurs du rachis (2)** 185
3.18. **Muscles transverso-épineux** 186
3.19. **Muscles transverso-épineux et élévateurs des côtes** 187

3.1 Anatomie de surface du dos

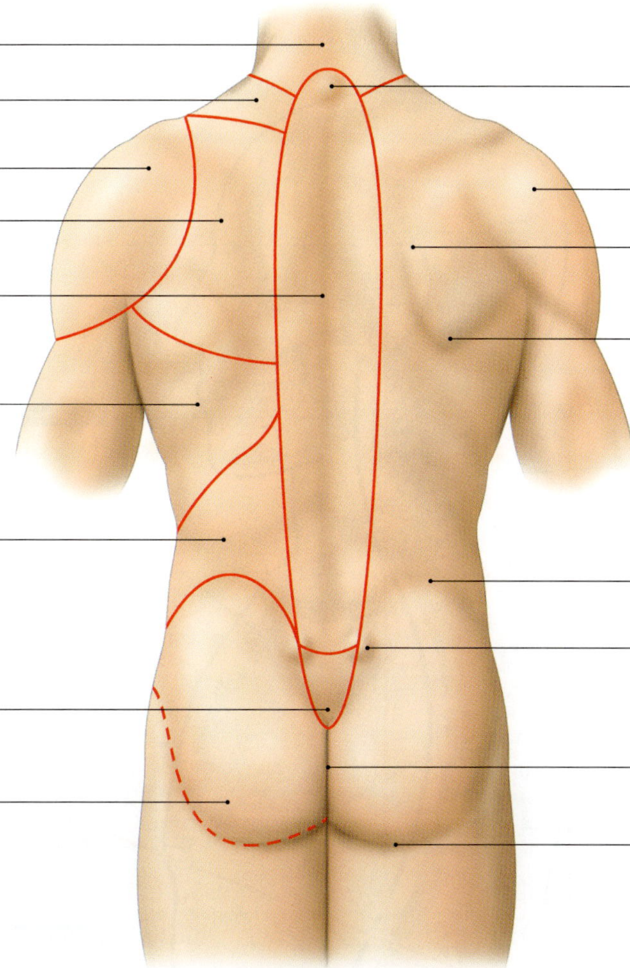

Régions du dos

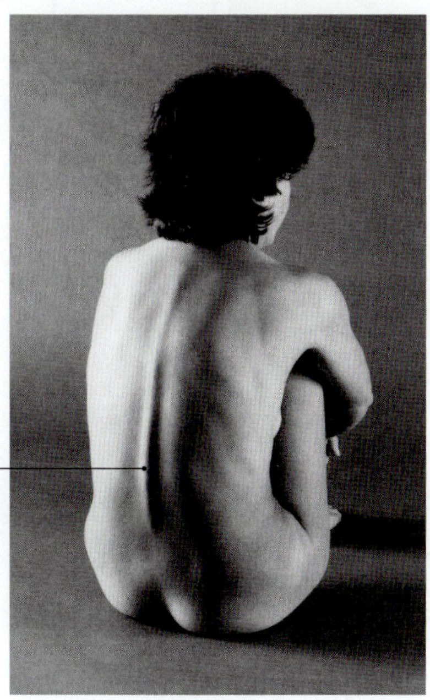

Dos féminin

3.2 Squelette axial

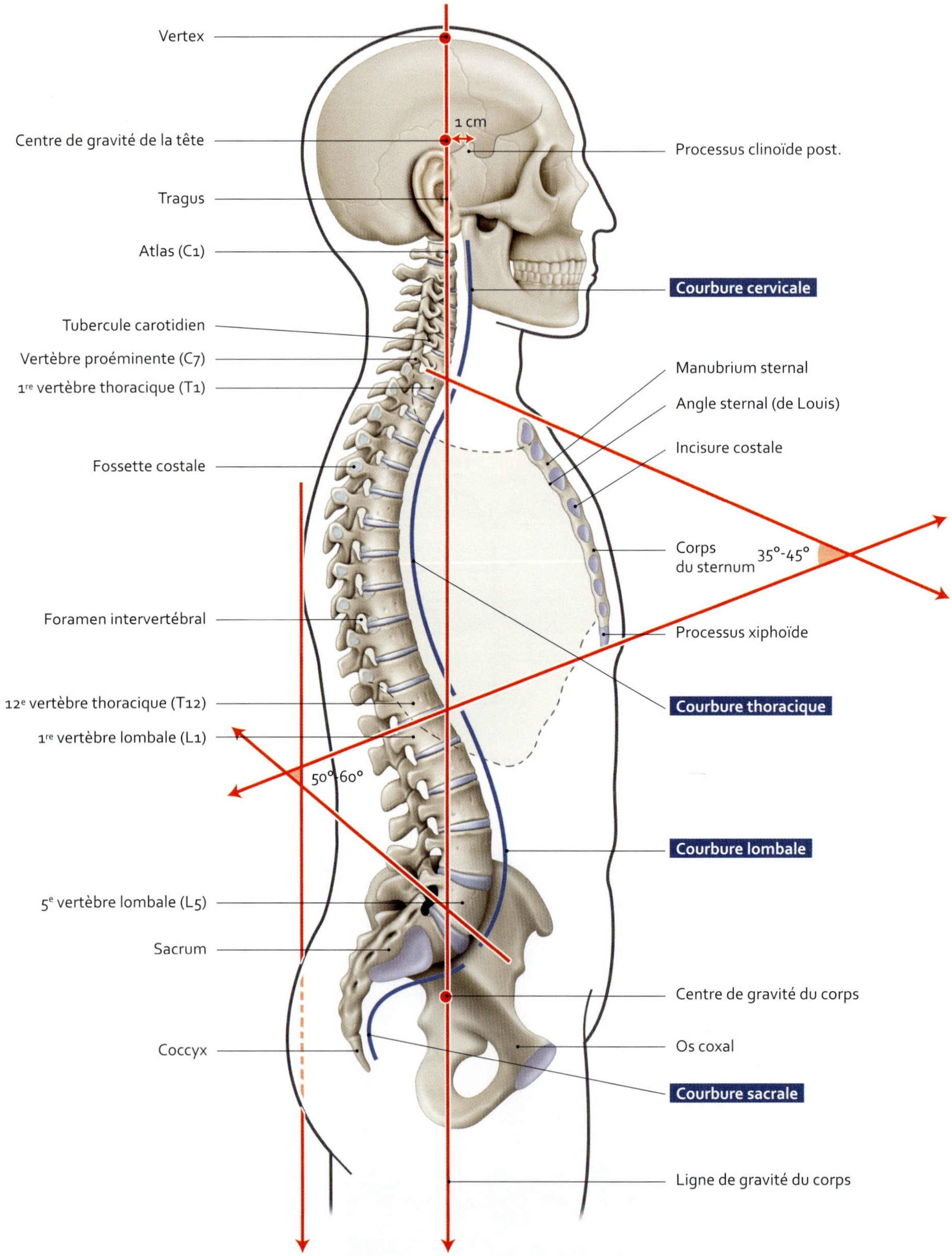

Axes du squelette axial
(vue latérale)

3·3 Atlas – Axis

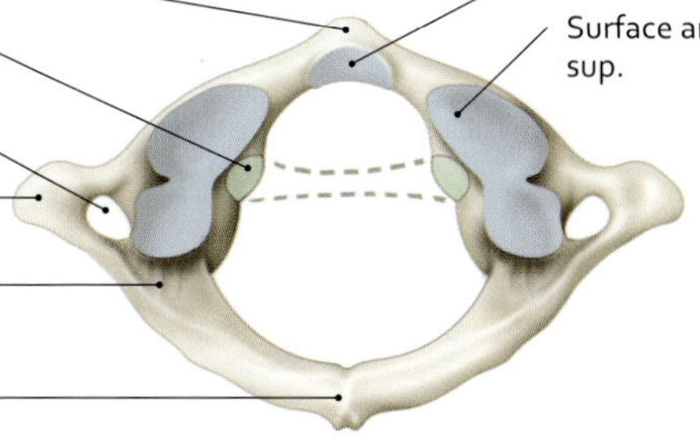

Atlas
(vue supérieure)

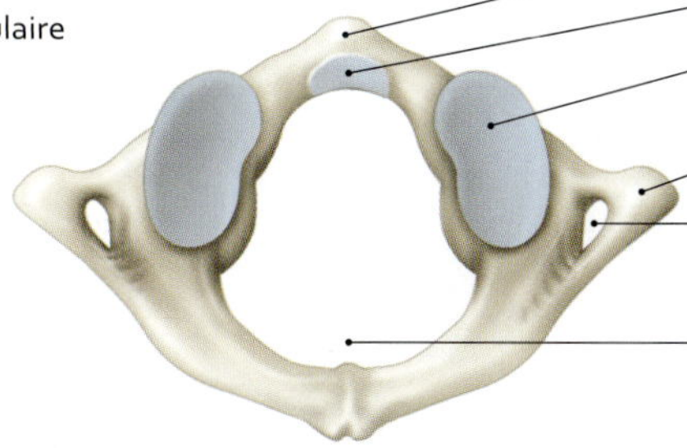

Atlas
(vue inférieure)

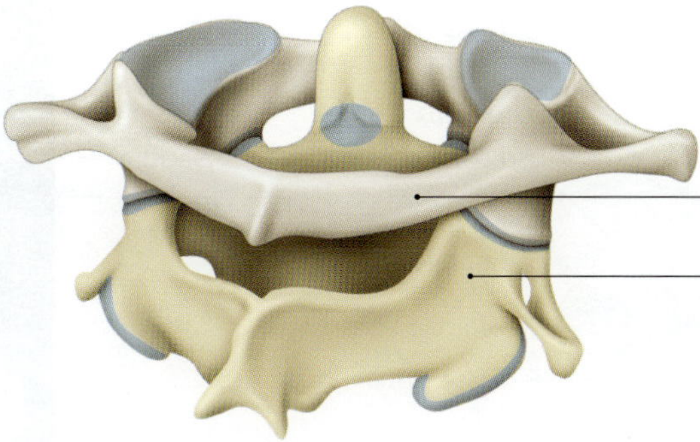

Atlas et axis en position normale
(vue postéro-latérale droite)

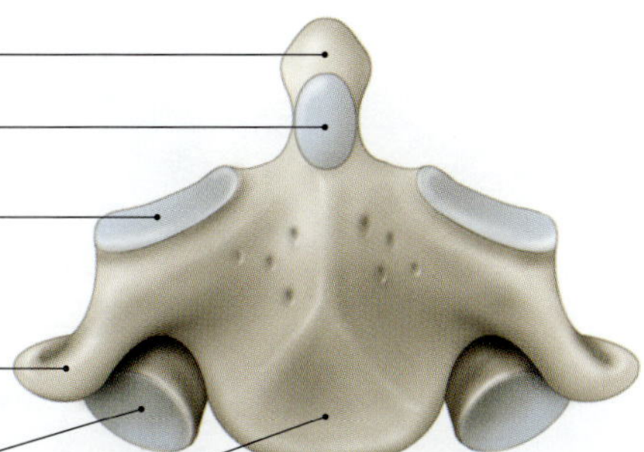

Axis
(vue antérieure)

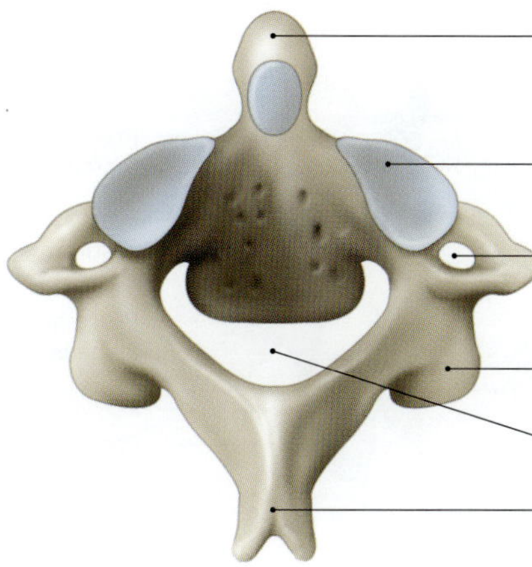

Axis
(vue supéro-postérieure)

3.4 Vertèbres

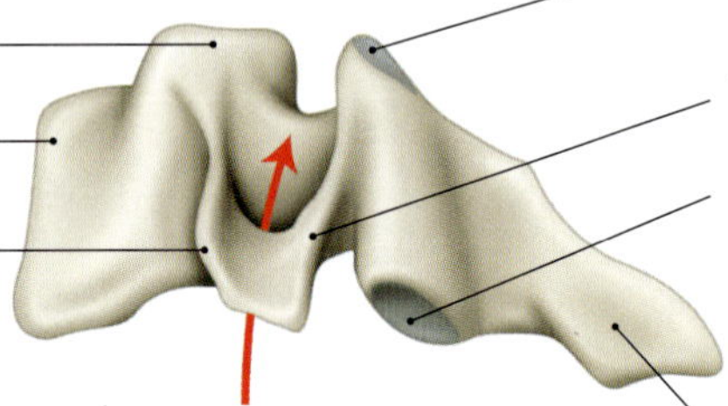

Vertèbre cervicale
(vue latérale)

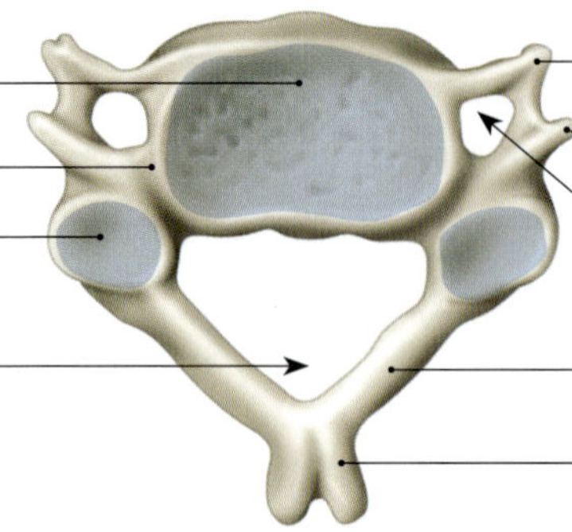

Vertèbre cervicale
(vue supérieure)

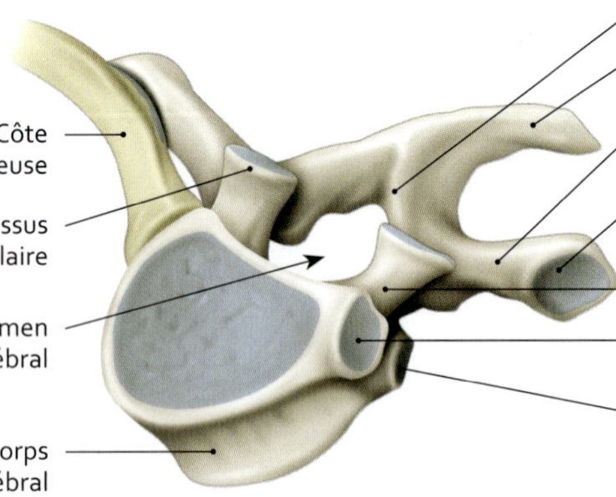

Vertèbre thoracique
(vue supéro-latérale)

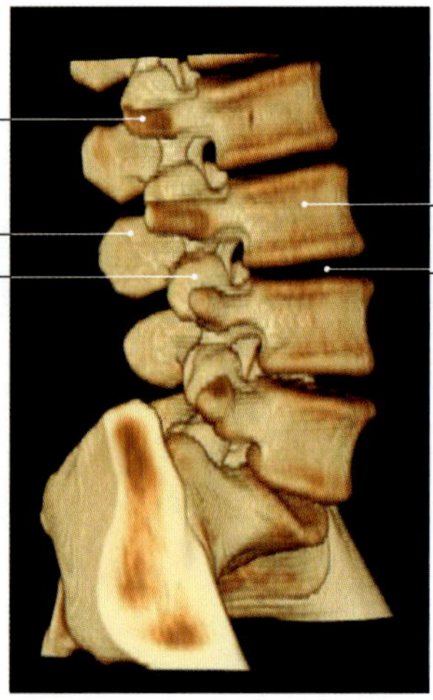

Vertèbres lombales – Vue antéro-latérale
Clichés TDM 3D (clichés Dr T. Diesce)

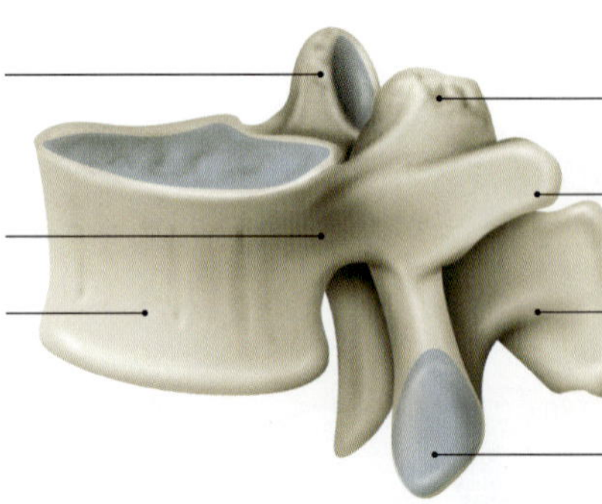

Vertèbre lombale
(vue latérale)

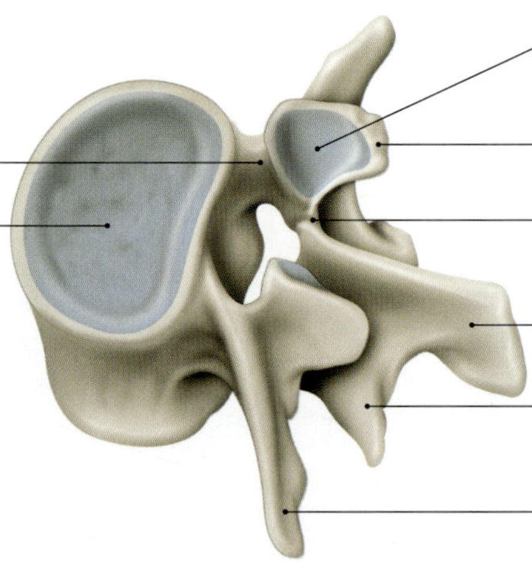

Vertèbre lombale
(vue supéro-latérale)

3.5 Sacrum et coccyx

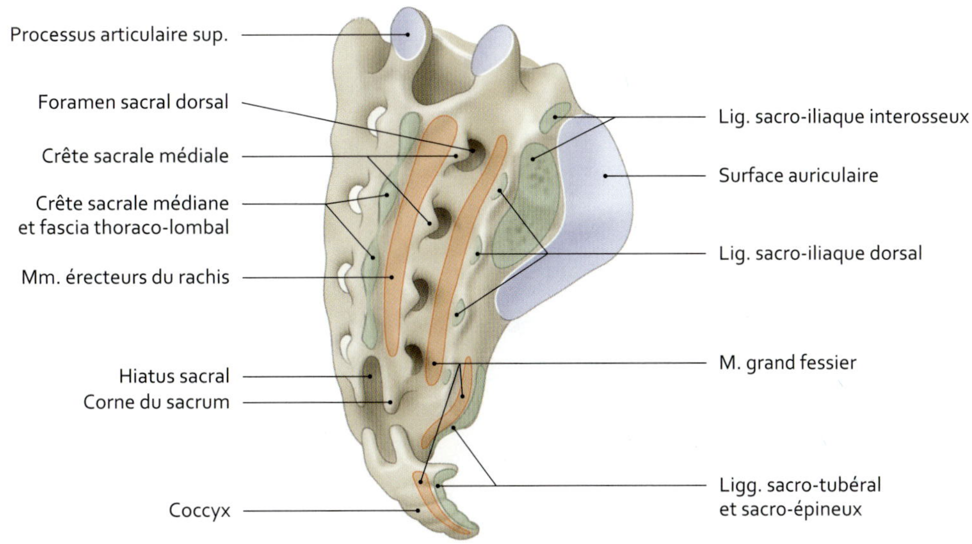

Vue postéro-latérale

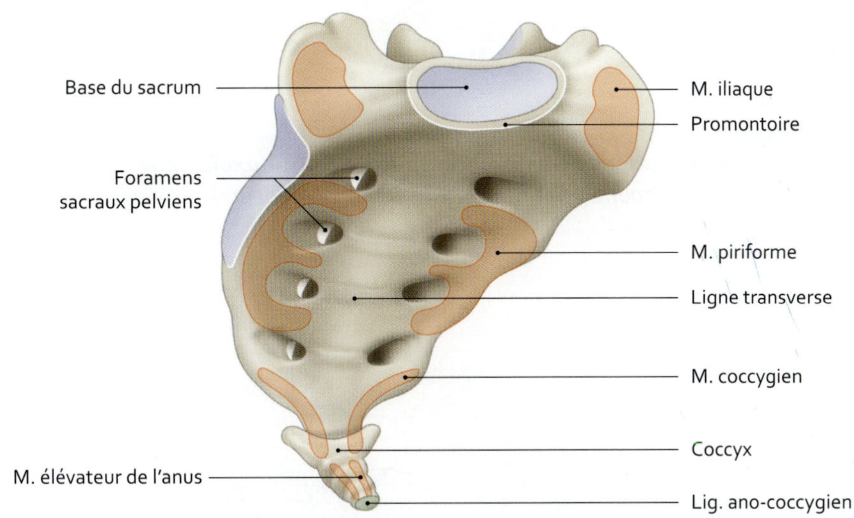

Vue antéro-latérale

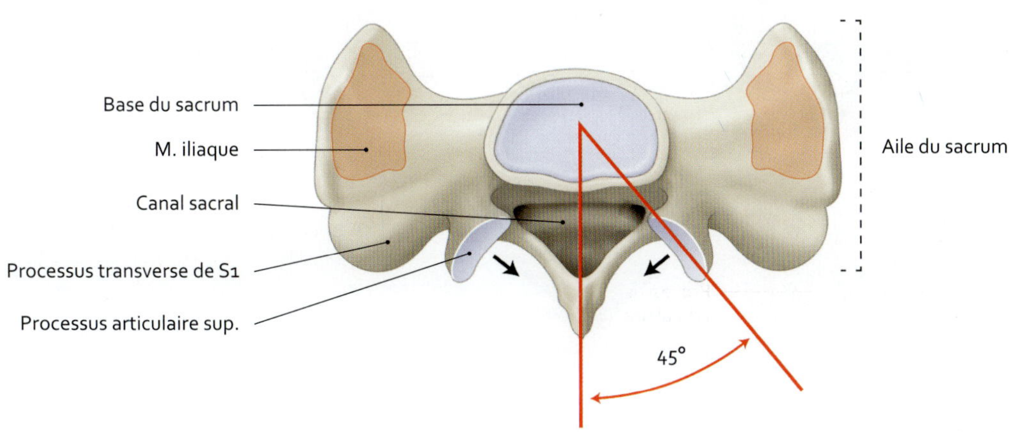

Vue supérieure

3.6 Articulations crânio-vertébrales

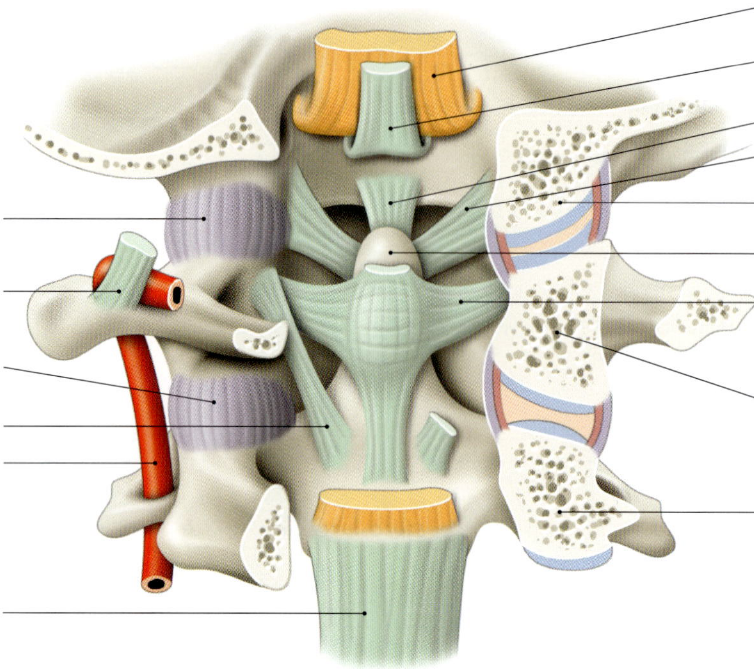

Articulations atlanto-occipitale et atlanto-axoïdienne
(coupe frontale partielle et vue postérieure)

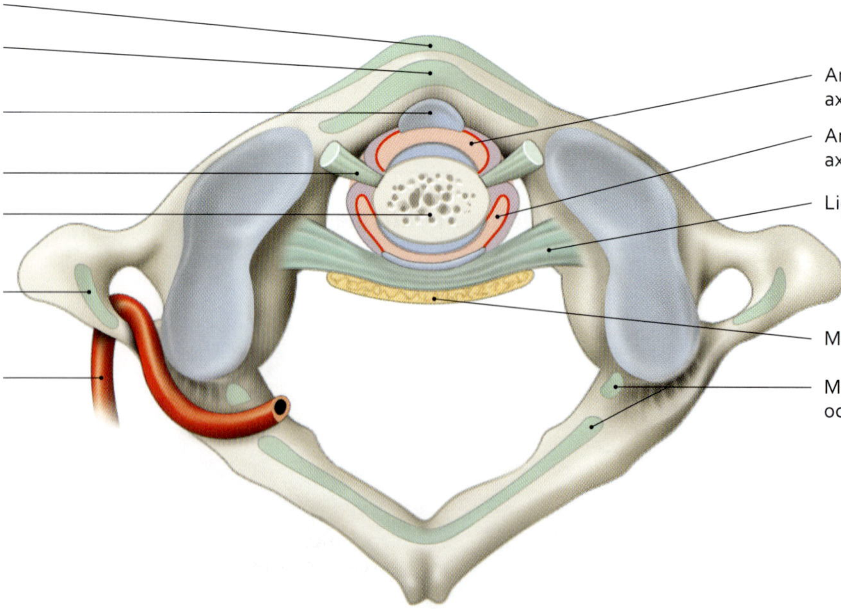

Articulations atlanto-axoïdienne
(vue supérieure et coupe horizontale de la dent de l'axis)

3-7 Articulations crânio-vertébrale et unco-vertébrale

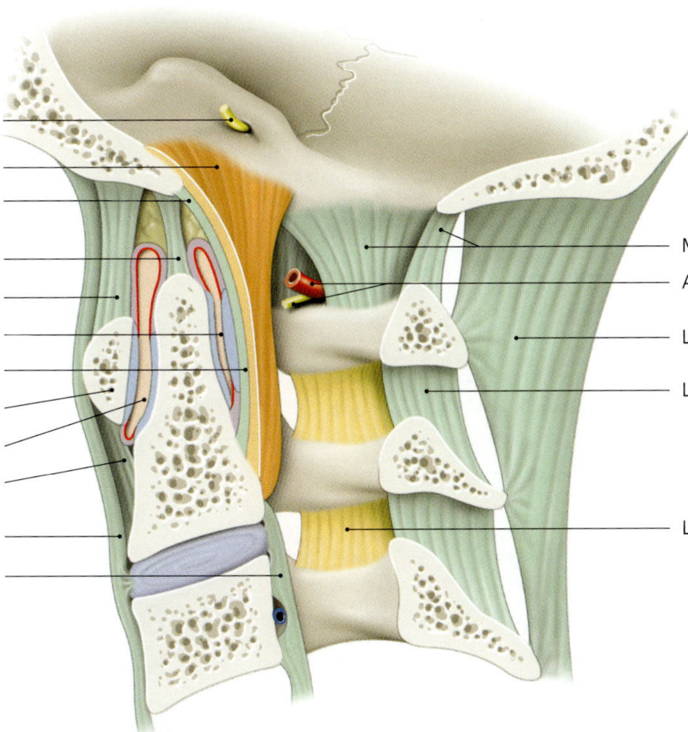

Articulations atlanto-occipitale et atlanto-axoïdienne
(coupe sagittale médiale – vue interne)

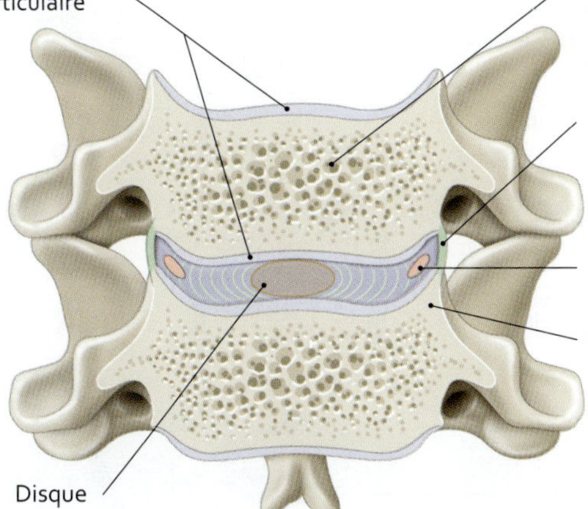

Articulation unco-vertébrale
(coupe frontale)

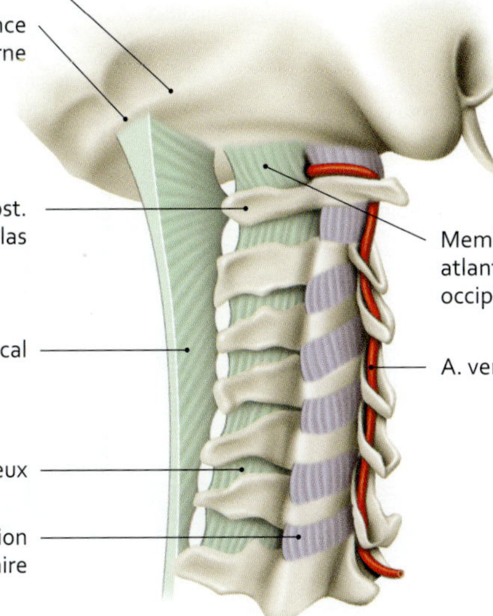

Ligament nucal
(vue postéro-latérale)

3.8 Articulations intervertébrales

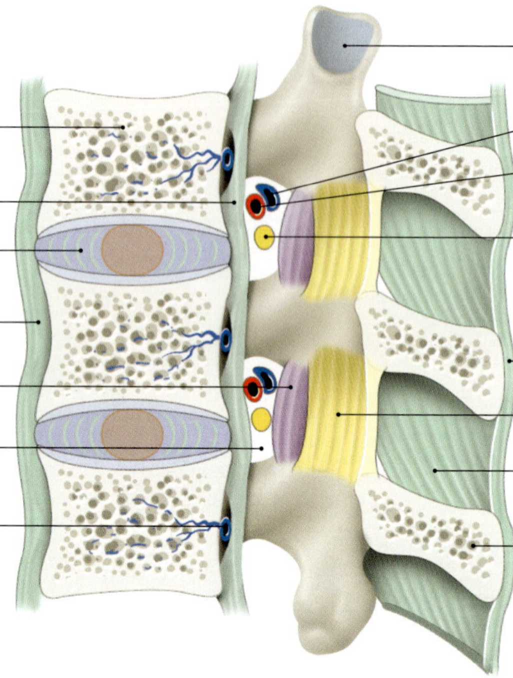

Articulations intervertébrales
(coupe sagittale)

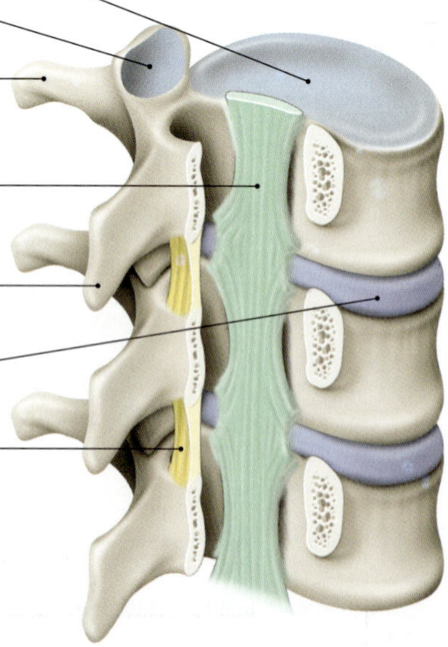

Ligament longitudinal postérieur
(vue postéro-latérale et ouverture du canal vertébral)

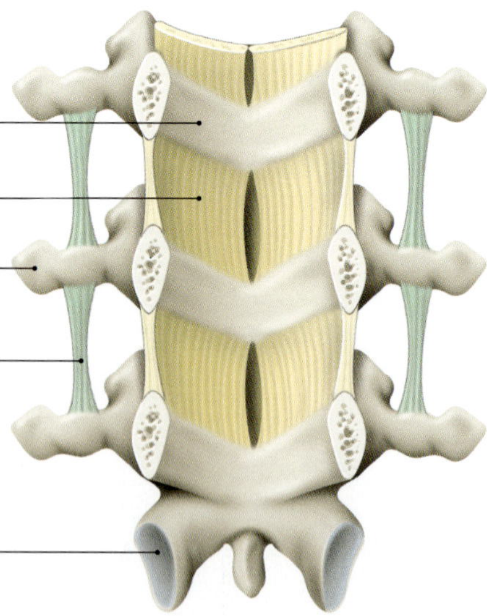

Ligament jaune
(vue antérieure après exérèse des corps vertébraux)

3-9 Disque intervertébral

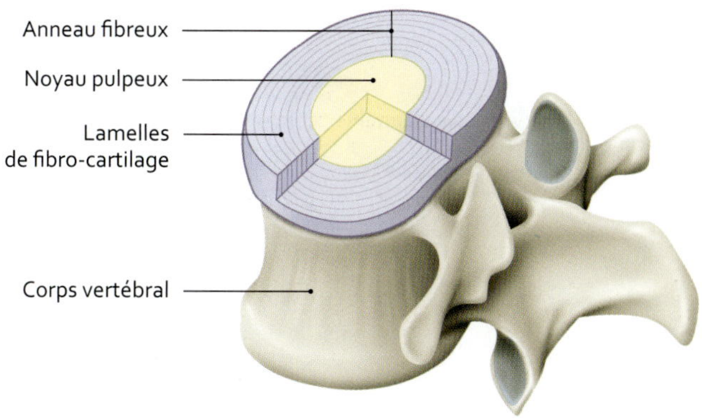

***Disque intervertébral* in situ**
(structure)

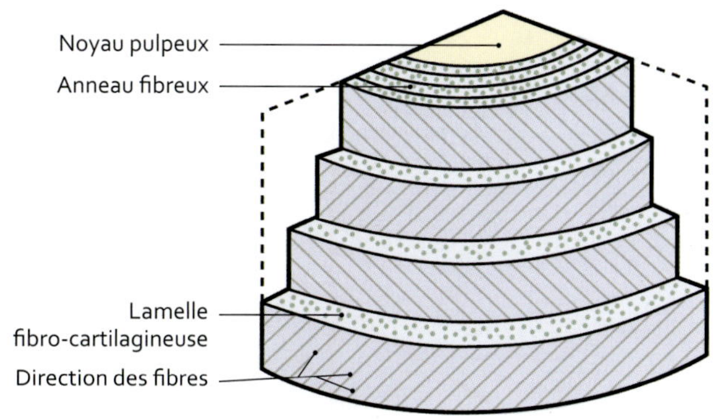

Structure du disque intervertébral
(segment de coupe)

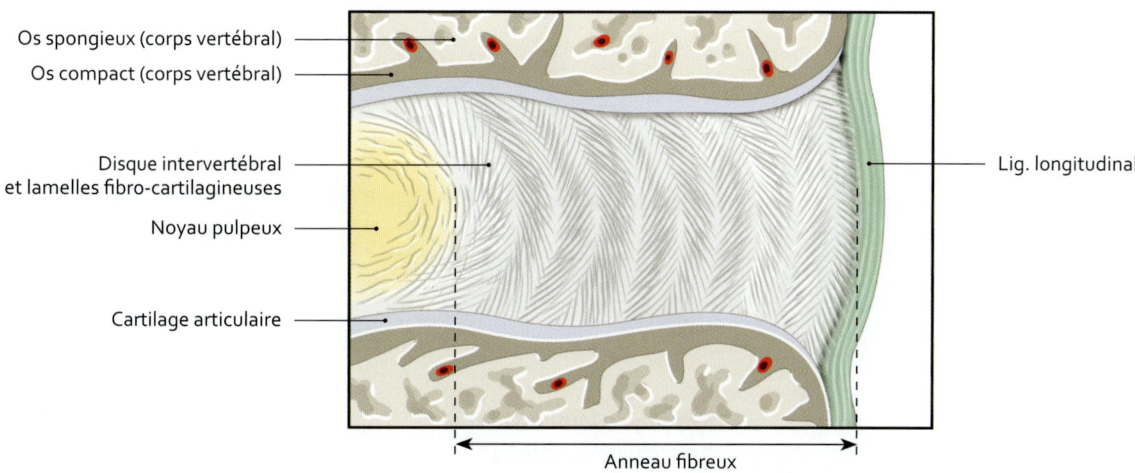

Structure de la symphyse intervertébrale
(coupe sagittale)

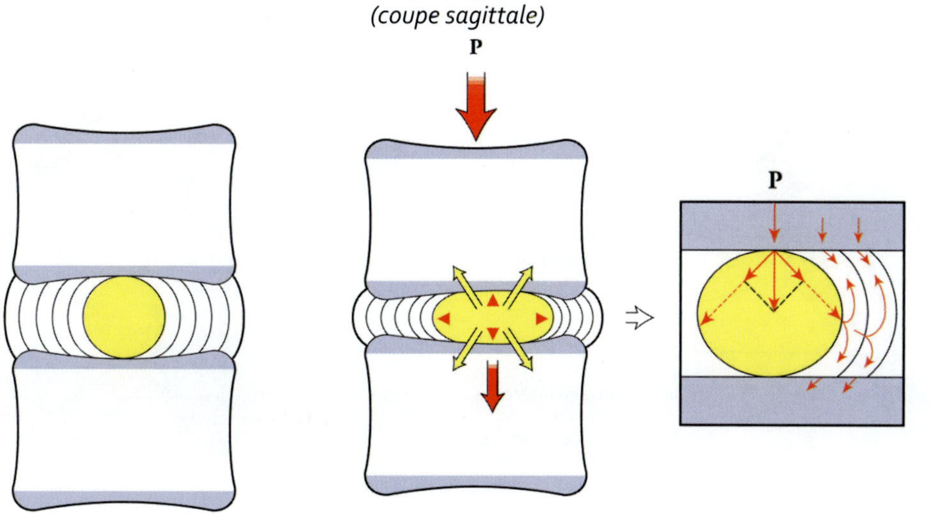

Au repos
(absence de contrainte)

Effet des contraintes
de pression (P)

Épuisement des pressions
dans les interfaces lamellaires (P)

Adaptation du disque intervertébral aux contraintes de pression

3.10 Articulations lombo-sacrale et sacro-coccygienne

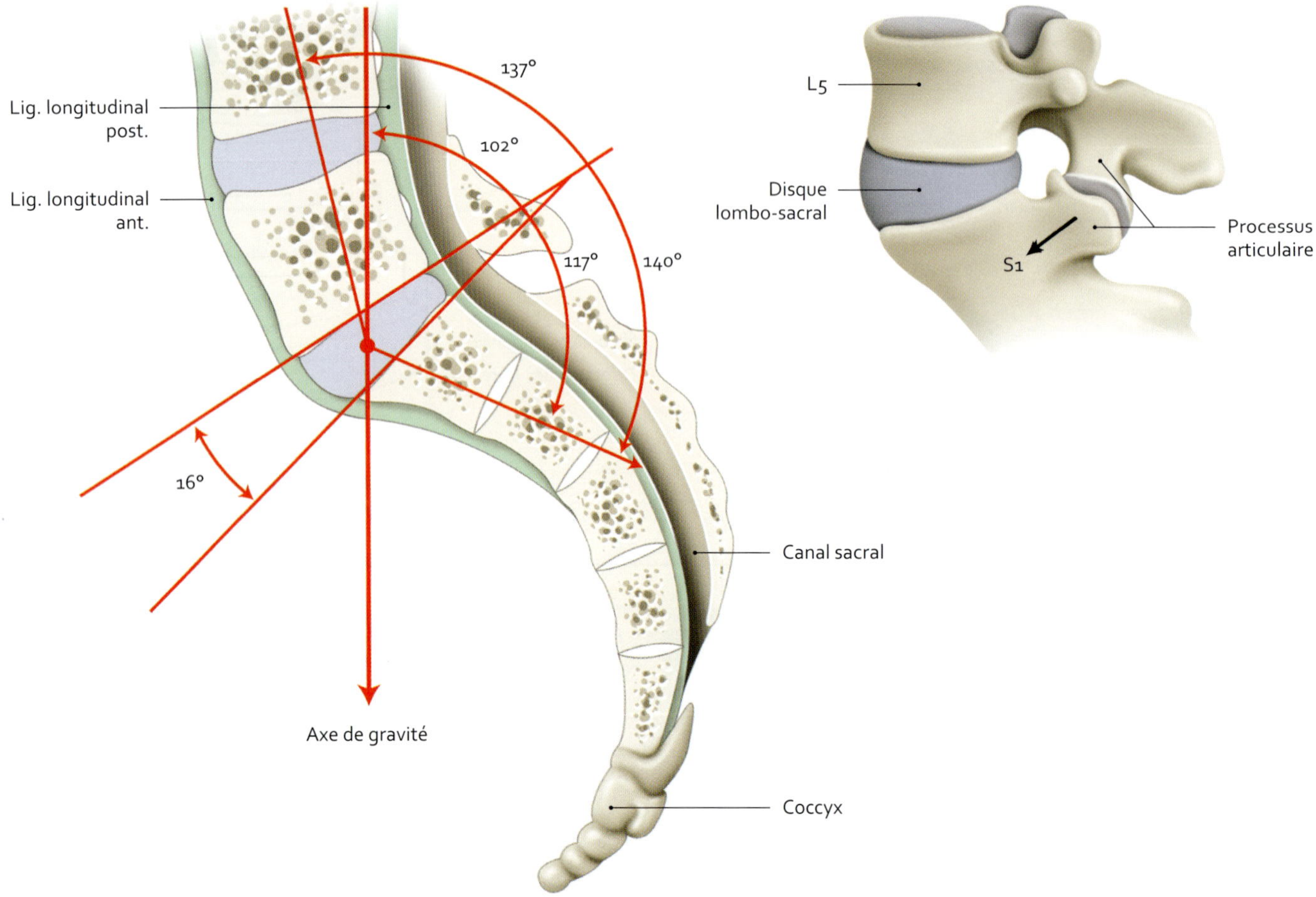

Symphyse lombo-sacrale
(coupe sagittale)

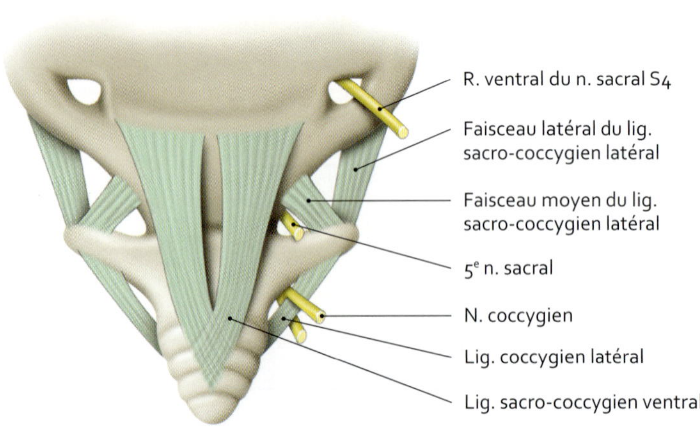

Articulation sacro-coccygienne
(vue antérieure)

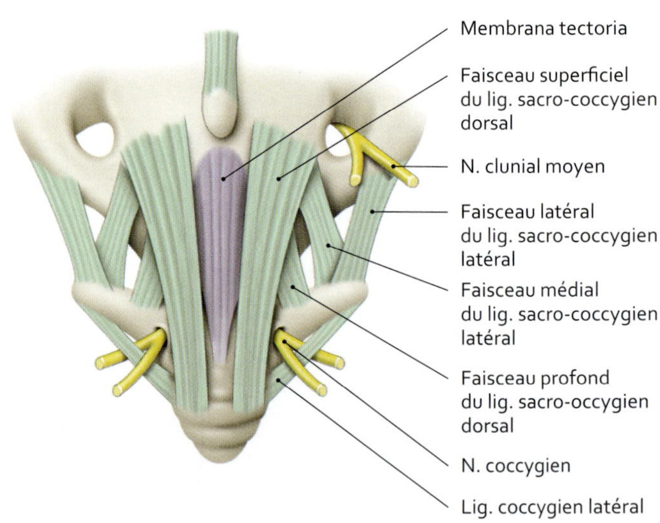

Articulation sacro-coccygienne
(vue postérieure)

3.11 Musculature du dos

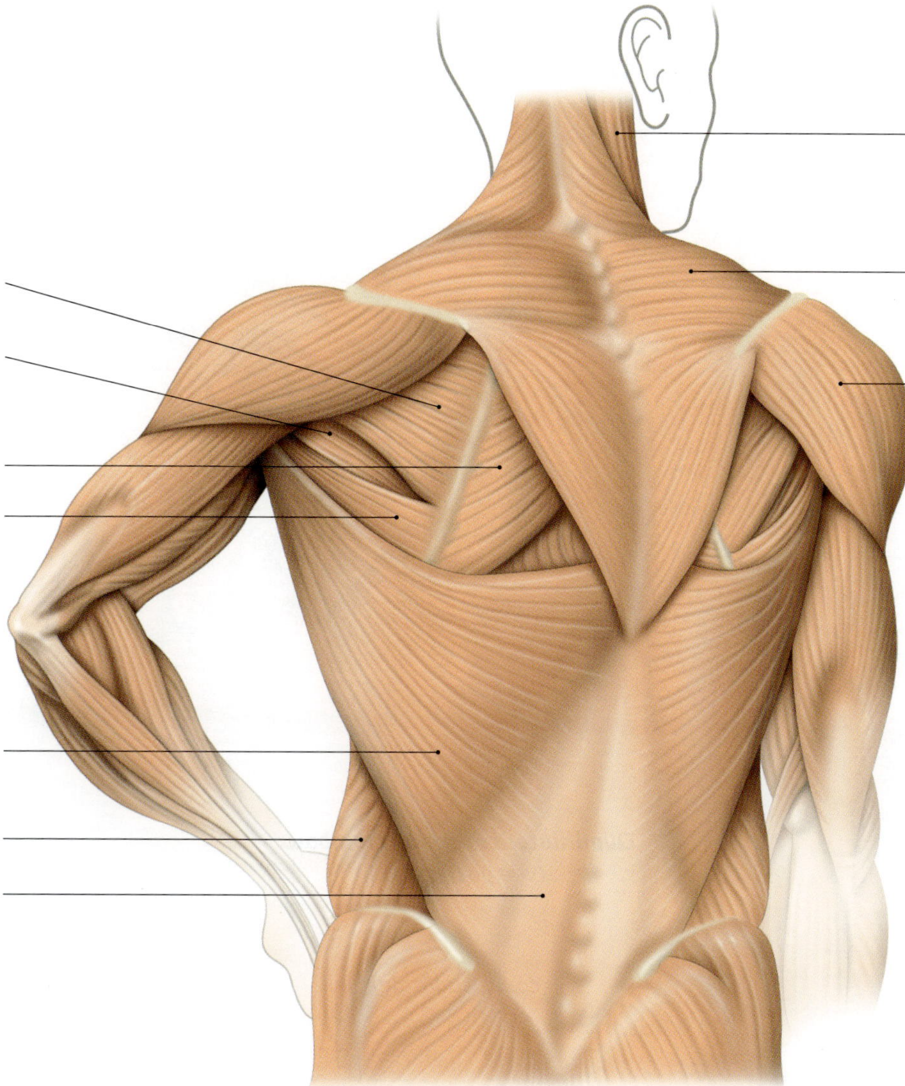

Muscles superficiels du dos

3.12 Muscles de la région lombale

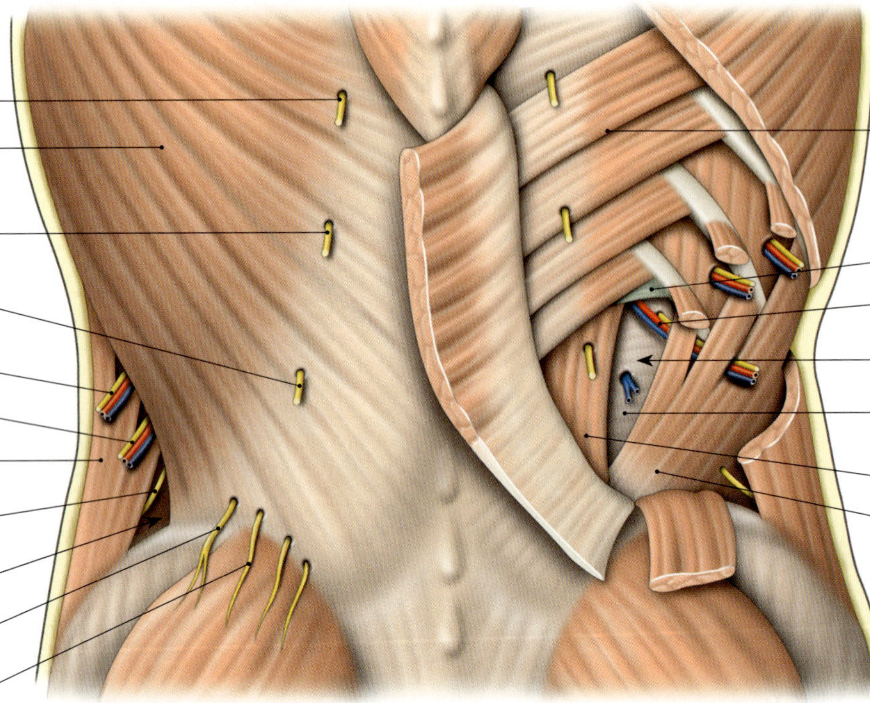

Quadrilatère et trigone lombaux
(vue postérieure)

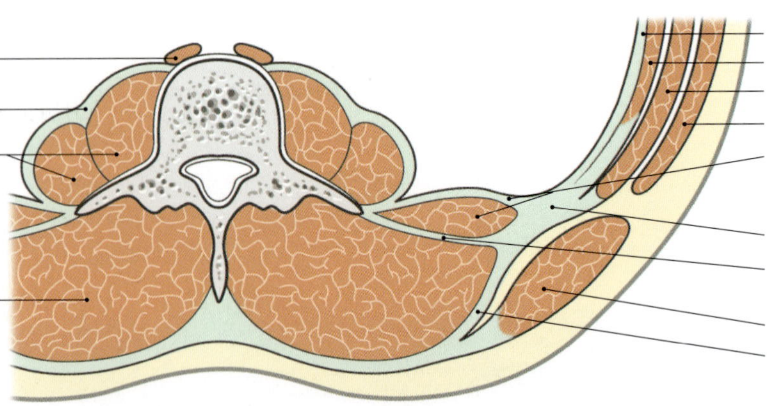

Coupe transversale de la paroi postérieure de l'abdomen

3.13 Muscles grand dorsal et carré des lombes

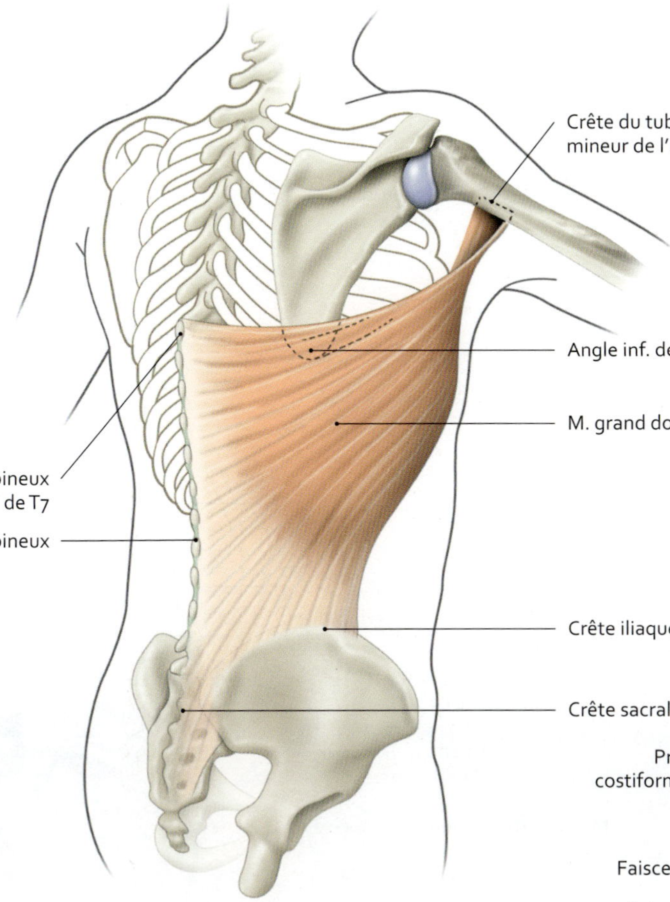

Muscle grand dorsal
(vue postéro-latérale)

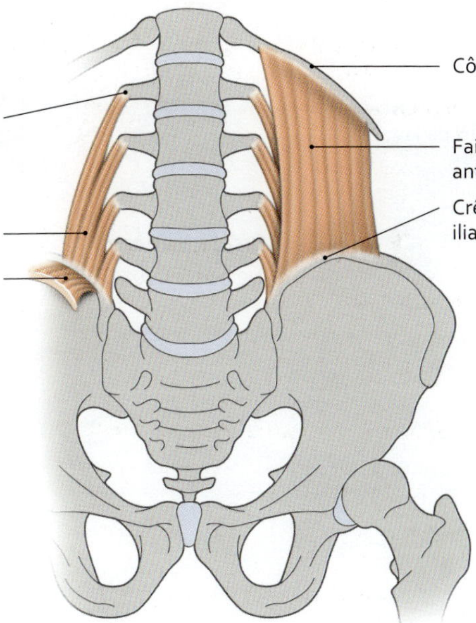

Muscle carré des lombes
(vue antérieure)

Muscles	Action	Innervation
Carré des lombes	• Incline le rachis lombal du même côté. • Stabilise la 12e côte et les insertions du diaphragme au cours de l'inspiration.	• Nerf subcostal • Branches antérieures de nerfs lombaux L1, L2 et L3
Grand dorsal	• Adducteur et rotateur médial du bras. • Adducteur et abaisseur de la scapula. • Lorsque le point fixe est situé sur l'humérus, il est élévateur homolatéral du bassin et participe en synergie avec d'autres muscles du tronc à l'action de grimper à la force des bras.	• Nerf thoraco-dorsal (C6, C7, C8)

3.14 Muscles trapèze, élévateur de la scapula et rhomboïdes

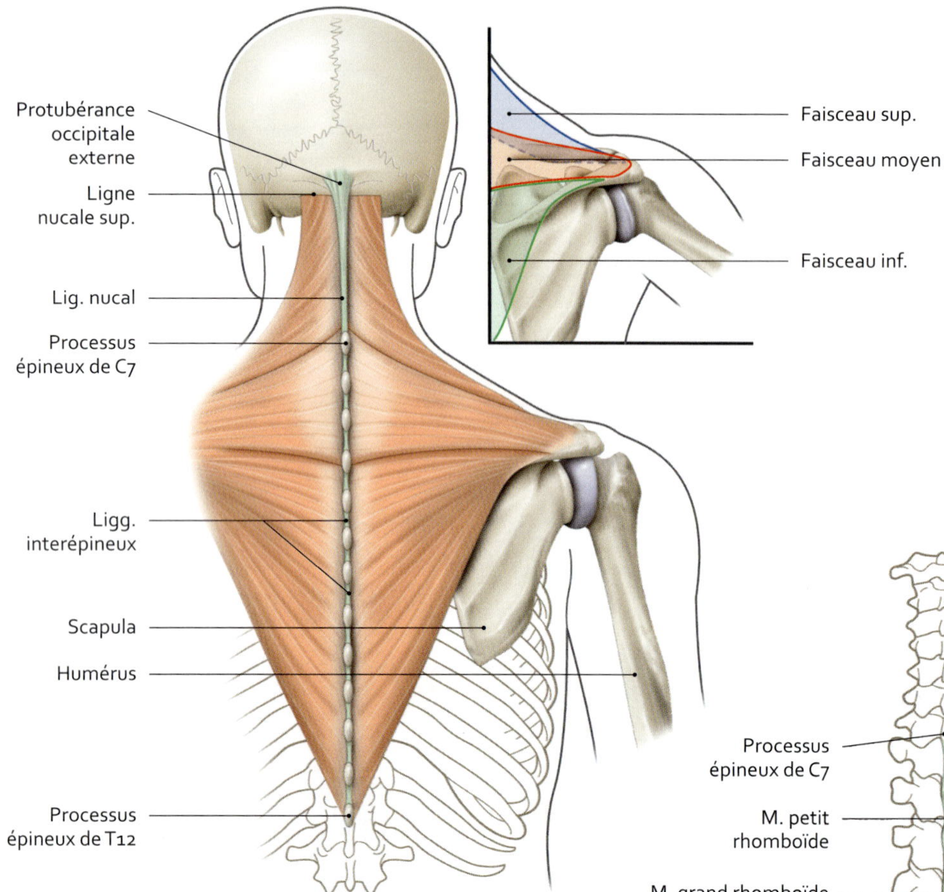

Muscle trapèze
(vue postérieure)

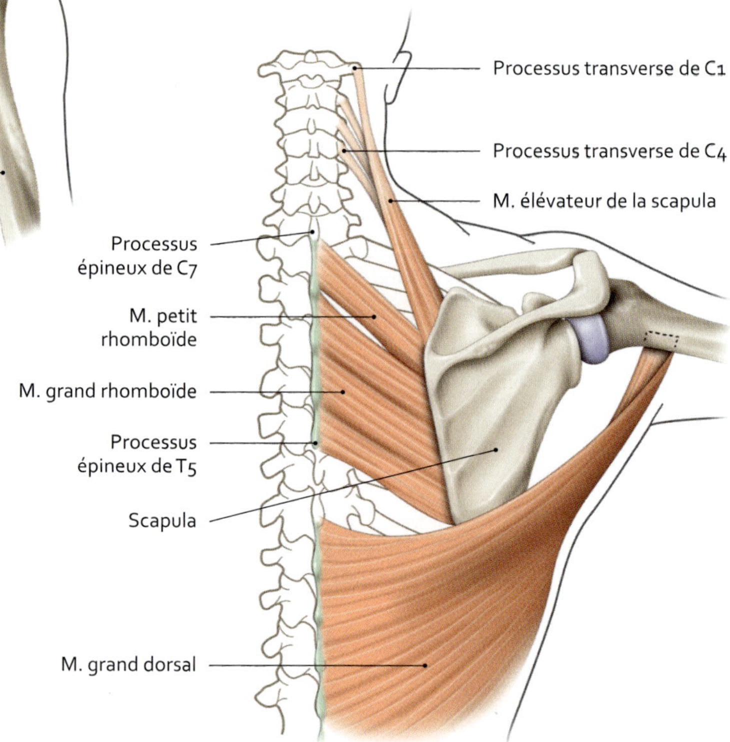

Muscles du cou et du dos
(vue postérieure)

Muscles	Action	Innervation
Trapèze	• Point fixe sur le rachis : – adducteur et fixateur de la scapula contre le thorax (contrôle les mouvements du membre supérieur) ; – élévateur de la ceinture du membre supérieur. • Point fixe sur la scapula : – *contraction unilatérale :* inclinaison homolatérale de la tête et rotation controlatérale, la face regardant le côté opposé vers le haut ; – *contraction bilatérale :* extension de la tête.	• Motrice : nerf accessoire (XI) • Sensibilité proprioceptive : nerf spinal (C3 et C4)
Élévateur de la scapula	• Élévateur et rotateur médial de la scapula.	• Nerfs dorsal de la scapula (C4, C5) et spinal (C3)
Grand et petit rhomboïdes	• Adducteurs et élévateurs de la scapula. • Fixateurs de la scapula contre le thorax.	• Nerf dorsal de la scapula (C4, C5)

3.15 Muscles dentelés postérieurs et splénius

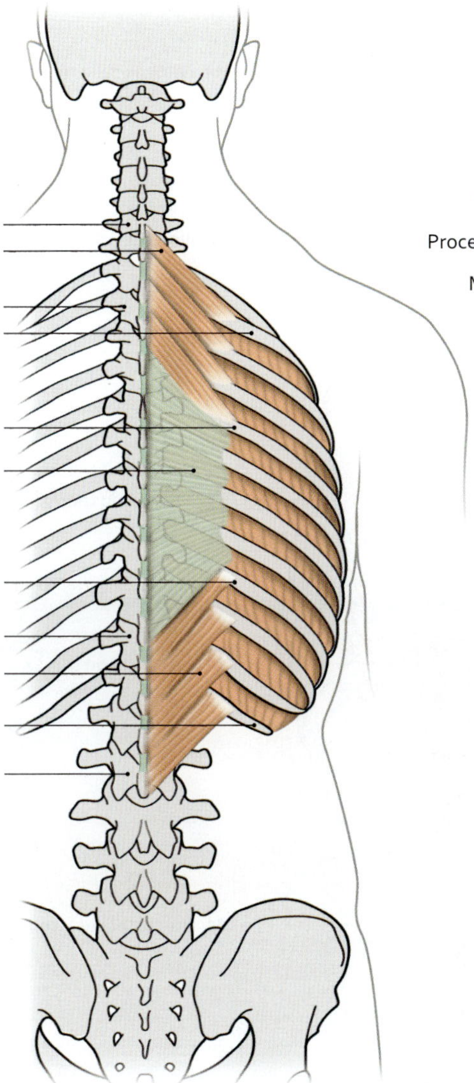

Muscles dentelés postérieurs
(vue postérieure)

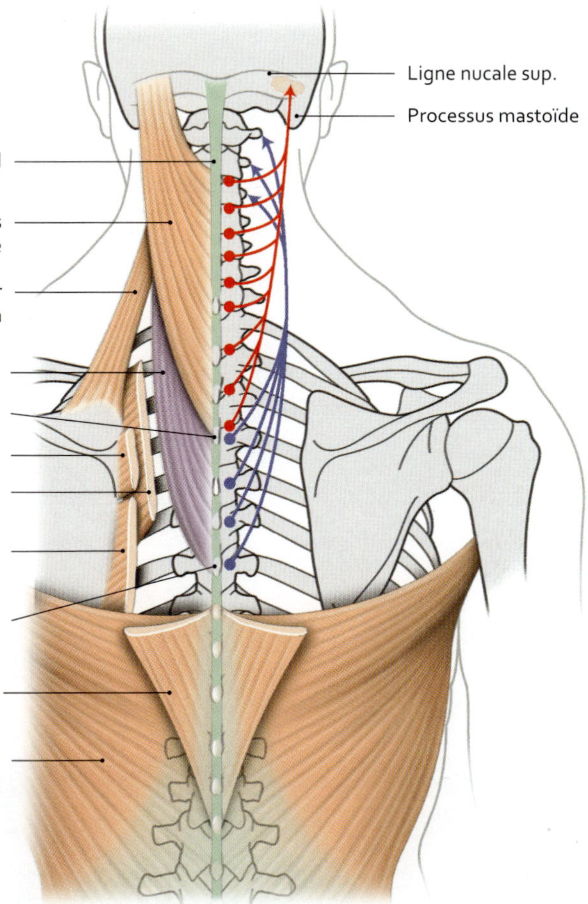

Muscles splénius
(vue postérieure)

Muscles	Action	Innervation
Dentelé postéro-supérieur	• Élévateur des côtes II à V. • Inspirateur.	Nerfs cervicaux C7, C8 et intercostaux T1, T2
Dentelé postéro-inférieur	• Abaisseur des côtes IX à XII. • Expirateur.	Nerfs intercostal T11, subcostal et lombaux L1, L2
Splénius de la tête	• *Unilatérale :* inclinaison latérale et rotation homolatérale de la tête. • *Bilatérale :* extension de la tête.	Branches postérieures des nerfs cervicaux moyens
Splénius du cou	• Renforce l'action du splénius de la tête.	Branches postérieures des nerfs cervicaux inférieurs et thoraciques supérieurs

3.16 Muscles érecteurs du rachis (1)

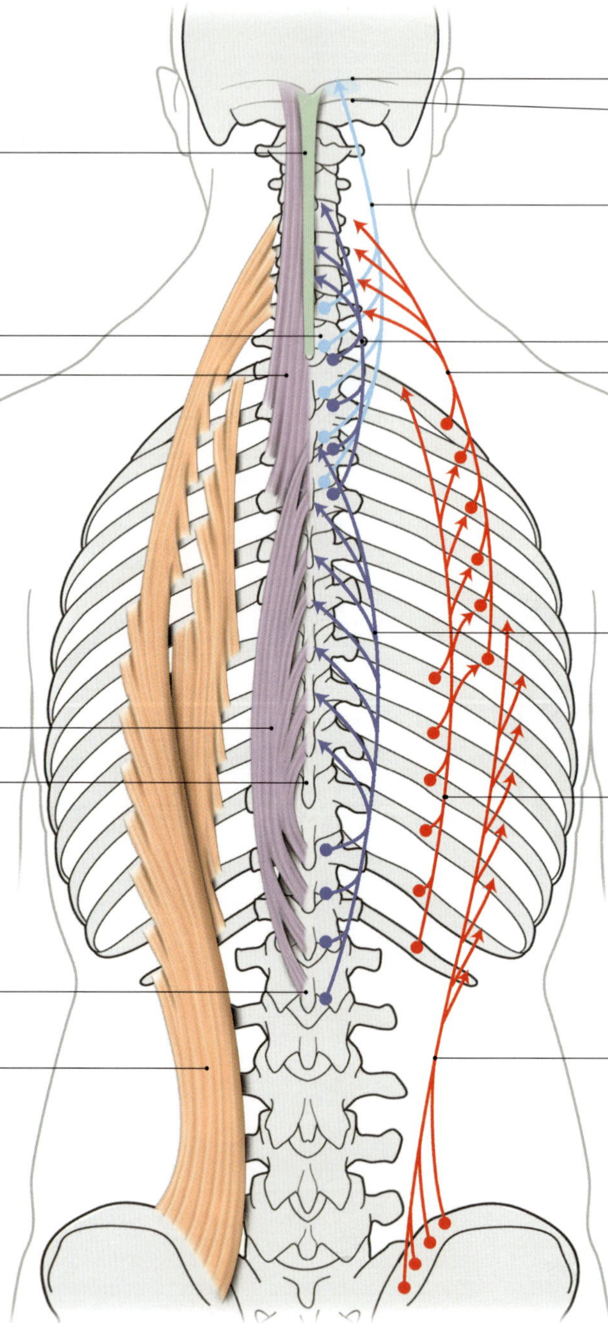

Muscles épineux et ilio-costal
(vue postérieure)

Note

Muscles érecteurs du rachis

- **Constitution**

Chaque muscle érecteur du rachis est constitué de trois muscles subdivisés :
– **le muscle ilio-costal** (des lombes, du thorax et du cou) ;
– **le muscle longissimus** (du thorax, du cou et de la tête) ;
– **le muscle épineux** (du thorax, du cou et de la tête).

- **Action** :

– stabilité du rachis debout et à la marche ;
– extenseur, fléchisseur latéral et rotateur du rachis.

- **Innervation** : branches postérieures des nerfs spinaux adjacents.

3.17 Muscles érecteurs du rachis (2)

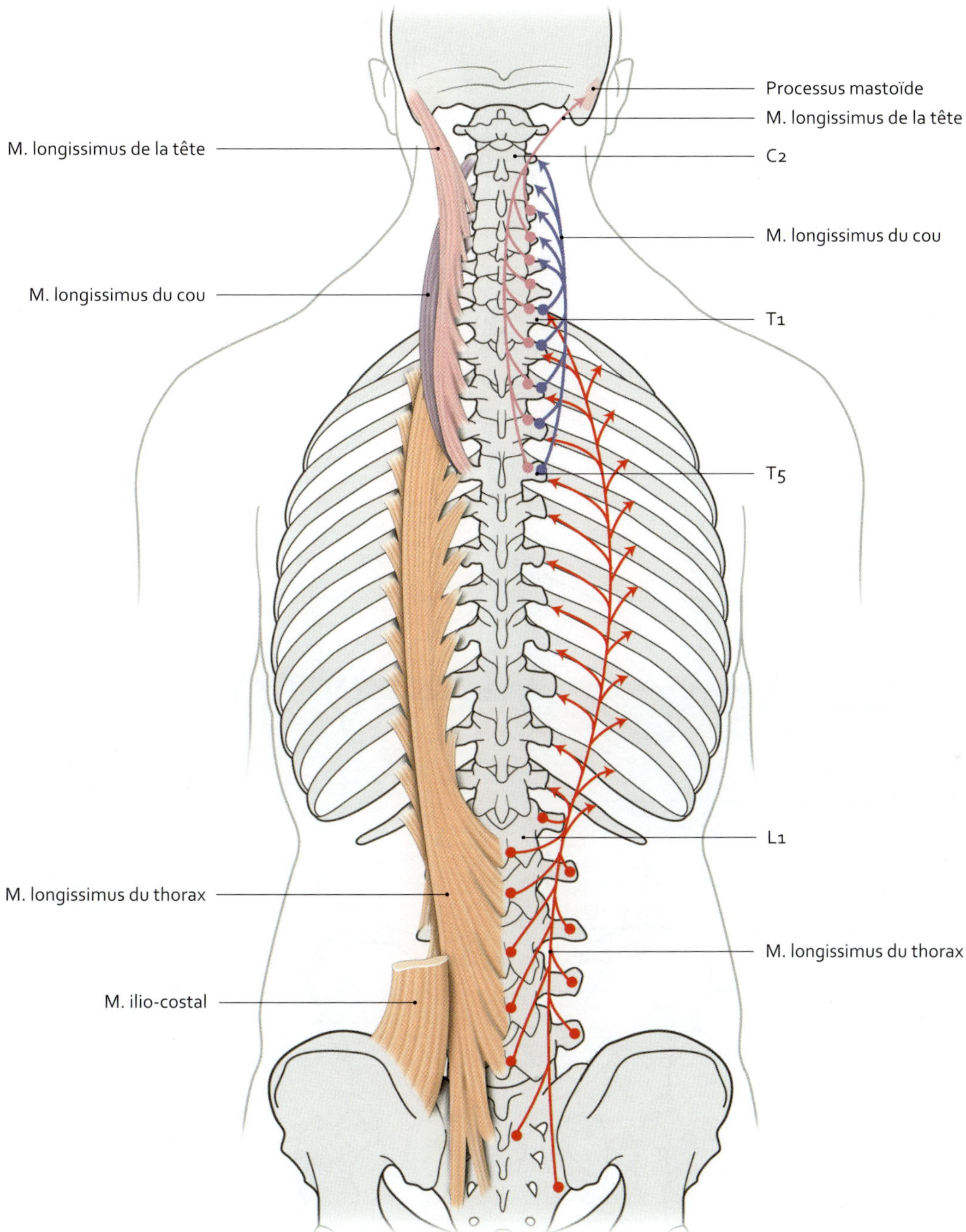

Muscle longissimus
(vue postérieure)

3.18 Muscles transverso-épineux

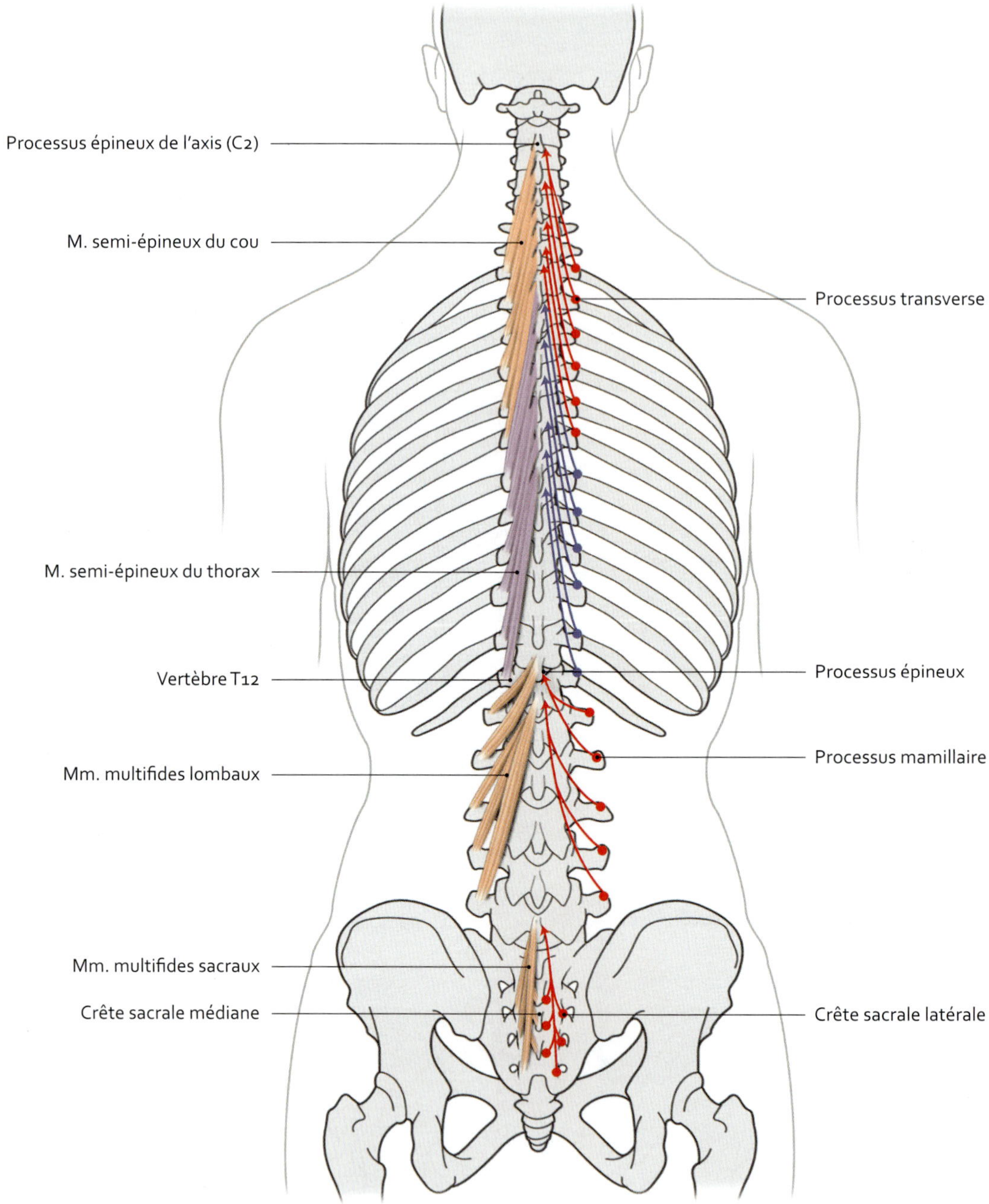

Muscles semi-épineux et multifides
(vue postérieure)

3.19 Muscles transverso-épineux et élévateurs des côtes

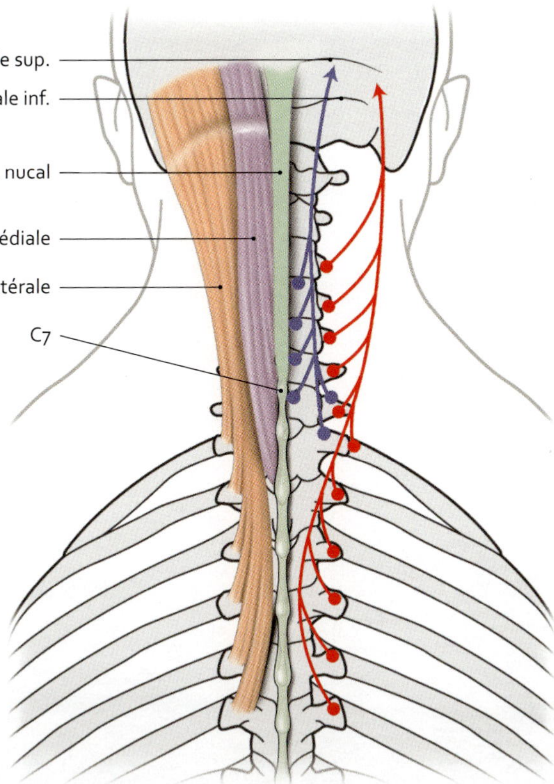

Muscle semi-épineux de la tête
(vue postérieure)

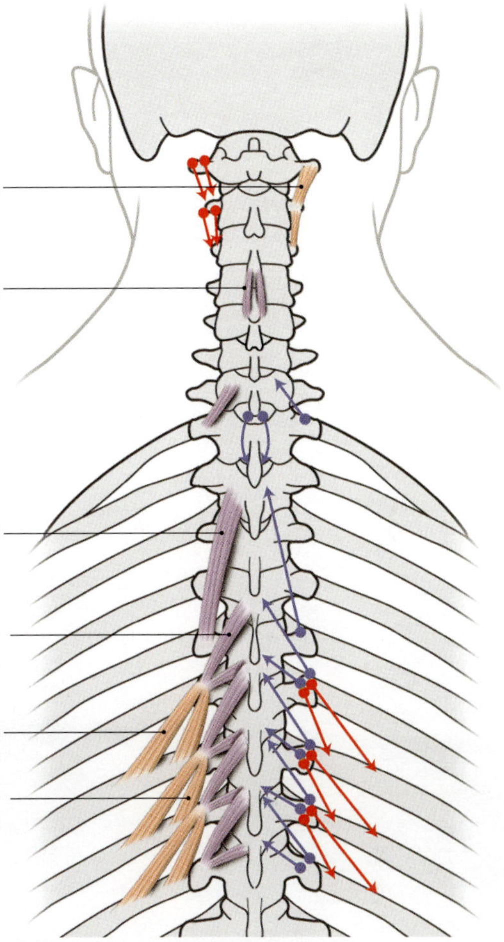

Muscles rotateurs du rachis, interépineux et intertransversaires
(vue postérieure)

Note

Muscles transverso-épineux

- **Constitution**

Chaque muscle transverso-épineux est constitué de muscles subdivisés :
- **le muscle semi-épineux** (du thorax, du cou et de la tête) ;
- **les muscles multifides** ;
- **les muscles rotateurs du rachis** (des lombes, du thorax et du cou).

- **Action** :
- stabilité du rachis debout et à la marche ;
- extenseur, fléchisseur latéral et rotateur du rachis.

- **Innervation** : branches postérieures des nerfs spinaux adjacents.

Muscles interépineux et intertransversaires

- **Action** :
- contraction unilatérale : inclinaison latérale du rachis ;
- contraction bilatérale : extension du rachis.

- **Innervation** : branches postérieures des nerfs spinaux adjacents.

Muscles élévateurs des côtes

- **Action** :
- élévateurs des côtes ;
- inspirateurs.

- **Innervation** : nerfs intercostaux.

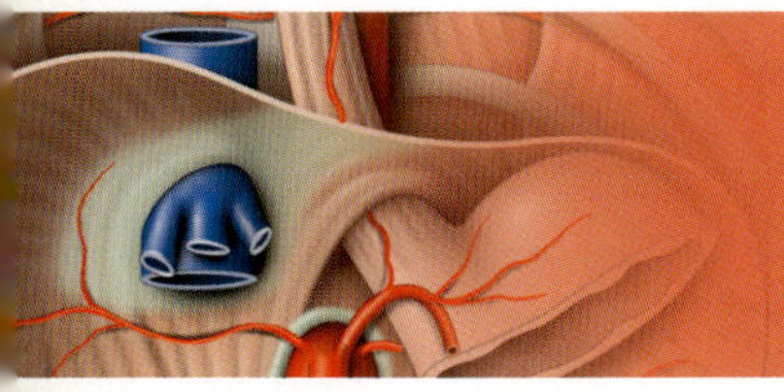

Thorax et abdomen

4

PAROIS DU THORAX

4.1. Anatomie de surface du thorax (1) ... 193
4.2. Anatomie de surface du thorax (2) ... 194
4.3. Sternum ... 195
4.4. Côtes ... 196
4.5. Articulations du thorax – muscle transverse du thorax ... 197
4.6. Articulations costo-vertébrales (1) ... 198
4.7. Articulations costo-vertébrales (2) ... 199
4.8. Espace intercostal ... 200
4.9. Vaisseaux et nerfs de la paroi thoracique ... 201
4.10. Diaphragme ... 202
4.11. Piliers et orifices du diaphragme ... 203
4.12. Innervation et fonction du diaphragme ... 204

MÉDIASTIN

4.13. Topographie du médiastin ... 205
4.14. Viscères du médiastin (1) ... 206
4.15. Viscères du médiastin (2) ... 207
4.16. Thymus ... 208

ŒSOPHAGE

4.17. Rapports de l'œsophage ... 209
4.18. Artères et structure de l'œsophage ... 210

TRACHÉE-BRONCHES

4.19. Trachée ... 211
4.20. Arbre bronchique ... 212
4.21. Artères bronchiques et arbre alvéolaire ... 213
4.22. Innervation de la trachée et des bronches ... 214

POUMONS ET PLÈVRES

4.23. Plèvres ... 215
4.24. Lobes pulmonaires ... 216
4.25. Segments pulmonaires ... 217
4.26. Vaisseaux pulmonaires ... 218
4.27. Veines pulmonaires ... 219
4.28. Artères pulmonaires ... 220
4.29. Lymphatiques pulmonaires ... 221

CŒUR – PÉRICARDE

4.30. Cœur *in situ* ... 222
4.31. Région précordiale ... 223
4.32. Ostiums cardiaques ... 224
4.33. Cavités cardiaques droites ... 225
4.34. Cavités cardiaques gauches ... 226
4.35. Valves du cœur ... 227
4.36. Vaisseaux du cœur (1) ... 228
4.37. Vaisseaux du cœur (2) ... 229
4.38. Vaisseaux du cœur (3) ... 230
4.39. Structure et système de conduction du cœur ... 231
4.40. Nerfs du cœur ... 232
4.41. Systématisation de l'innervation cardiaque ... 233
4.42. Péricarde séreux ... 234
4.43. Cavité péricardique (1) ... 235
4.44. Cavité péricardique (2) ... 236
4.45. Péricarde fibreux ... 237

TRONCS VASCULAIRES ET SYMPATHIQUES

4.46. Aorte ... 238
4.47. Veines caves supérieure et inférieure ... 239
4.48. Lymphocentres du tronc ... 240
4.49. Lymphatiques du thorax ... 241
4.50. Troncs sympathiques thoraco-abdominaux ... 242

PAROI ABDOMINALE

4.51. Anatomie de surface ... 243
4.52. Muscles de l'abdomen (1) ... 244
4.53. Muscles de l'abdomen (2) ... 245
4.54. Muscles de l'abdomen (3) ... 246
4.55. Gaine rectusienne et ligne semi-lunaire ... 247
4.56. Vascularisation et innervation de la paroi abdominale (1) ... 248
4.57. Vascularisation et innervation de la paroi abdominale (2) ... 249
4.58. Région ombilicale ... 250
4.59. Structures de la région inguinale ... 251
4.60. Région inguinale superficielle ... 252
4.61. Canal inguinal ... 253
4.62. Région inguinale profonde ... 254

VISCÈRES ABDOMINAUX

4.63. Appareil digestif ... 255
4.64. Cavité péritonéale (1) ... 256
4.65. Cavité péritonéale (2) ... 257
4.66. Cavité péritonéale (3) ... 258
4.67. Estomac ... 259
4.68. Lymphatiques et nerfs de l'estomac ... 260
4.69. Structure de l'estomac ... 261
4.70. Duodénum et pancréas (1) ... 262
4.71. Duodénum et pancréas (2) ... 263
4.72. Conduits biliaires ... 264
4.73. Ampoule hépato-pancréatique ... 265
4.74. Tronc cœliaque ... 266
4.75. Vaisseaux du duodénum et du pancréas ... 267
4.76. Intestin ... 268

4.77. **Vaisseaux de l'intestin grêle** ... 269
4.78. **Structure de l'intestin grêle** ... 270
4.79. **Côlon** ... 271
4.80. **Cæcum et appendice vermiforme** ... 272
4.81. **Côlon sigmoïde** ... 273
4.82. **Artères du côlon** ... 274
4.83. **Veines des viscères abdominaux** ... 275
4.84. **Territoires lymphatiques du côlon** ... 276
4.85. **Innervation des viscères abdominaux (1)** ... 277
4.86. **Innervation des viscères abdominaux (2)** ... 278

FOIE

4.87. **Morphologie du foie** ... 279
4.88. **Structure du foie** ... 280
4.89. **Vaisseaux intra-hépatiques** ... 281
4.90. **Segmentation hépatique (1)** ... 282
4.91. **Segmentation hépatique (2)** ... 283

RATE

4.92. **Morphologie de la rate** ... 284
4.93. **Artères et structure de la rate** ... 285

REINS

4.94. **Rapports des reins (1)** ... 286
4.95. **Rapports des reins (2)** ... 287
4.96. **Rapports des reins (3)** ... 288
4.97. **Loge rénale** ... 289
4.98. **Vascularisation rénale (1)** ... 290
4.99. **Vascularisation rénale (2)** ... 291
4.100. **Structure du rein (1)** ... 292
4.101. **Structure du rein (2)** ... 293
4.102. **Structure du rein (3)** ... 294

URETÈRE

4.103. **Morphologie de l'uretère** ... 295
4.104. **Rapports de l'uretère** ... 296
4.105. **Structure, artères et nerfs de l'uretère** ... 297

GLANDES SURRÉNALES – SYSTÈME CHROMAFFINE

4.106. **Glandes surrénales (ou suprarénales)** ... 298
4.107. **Système chromaffine** ... 299

4.1 Anatomie de surface du thorax (1)

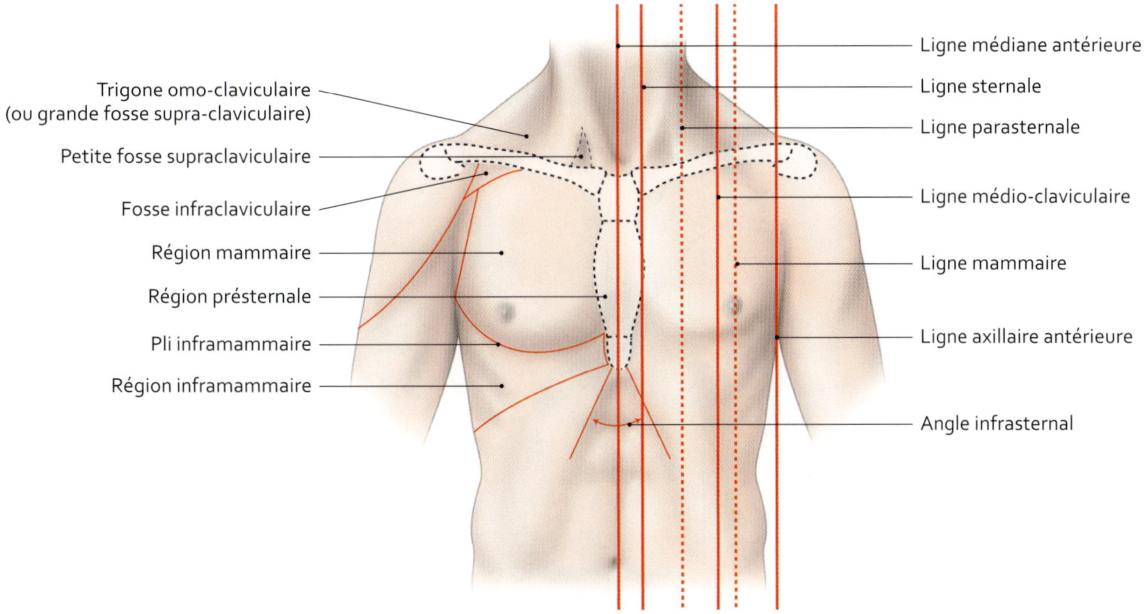

Régions thoraciques antérieures et repères anatomiques

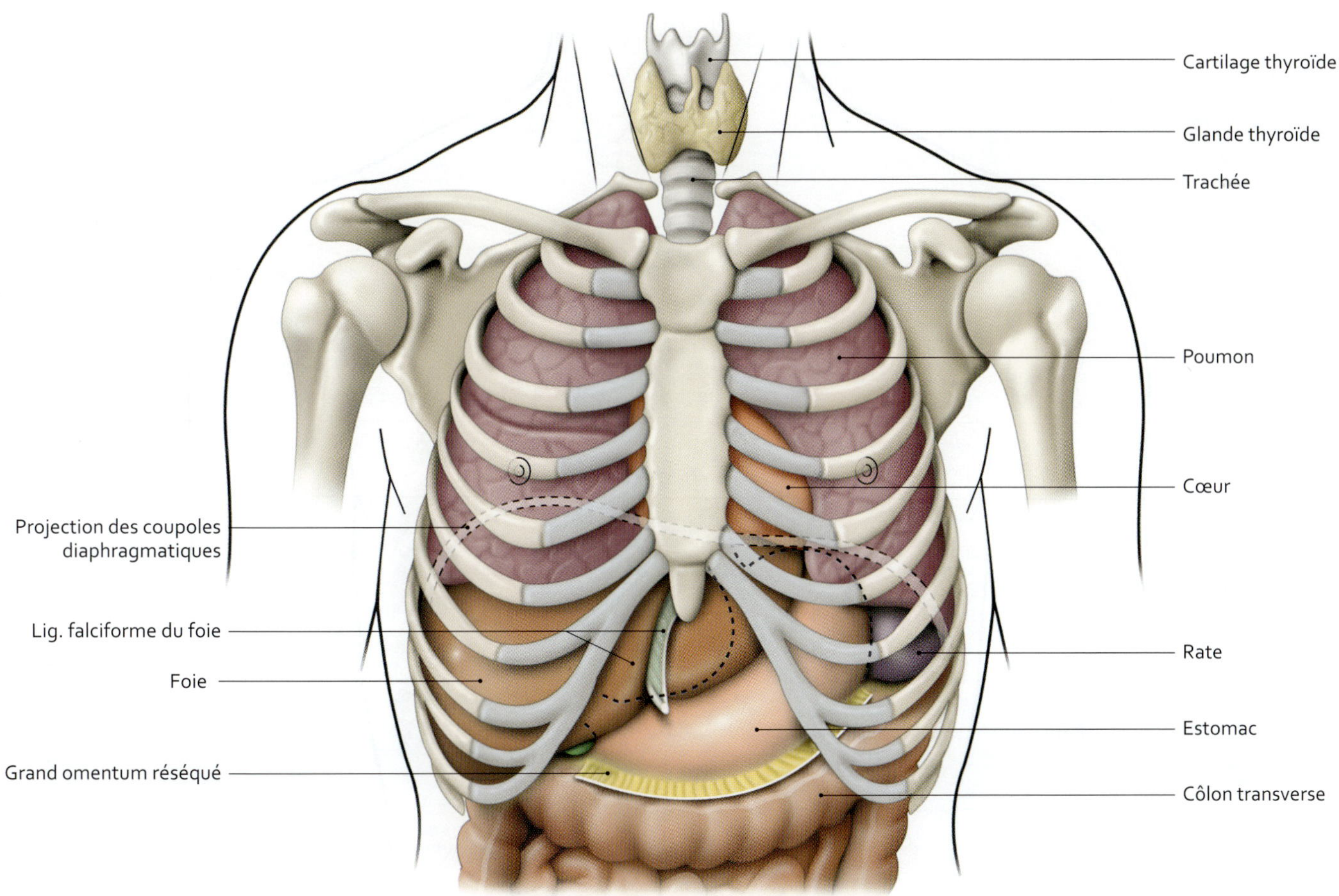

***Viscères du thorax* in situ**
(vue antérieure)

4.2 Anatomie de surface du thorax (2)

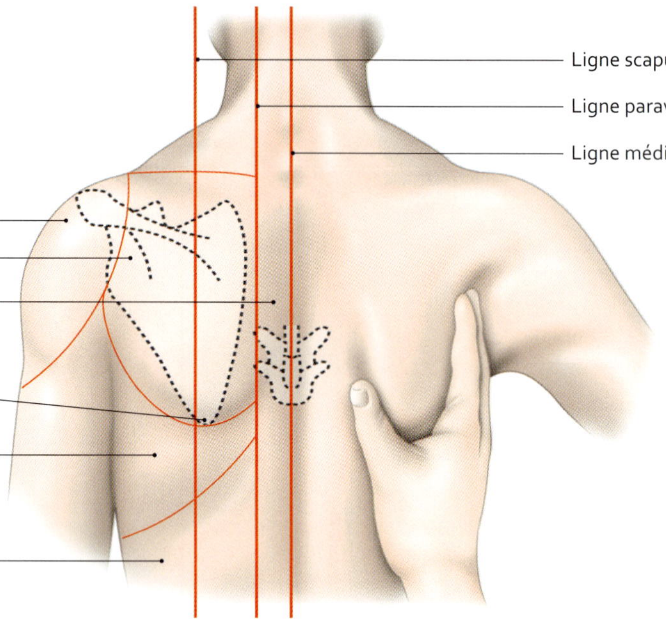

Anatomie de surface, repères anatomiques et palpation de la scapula

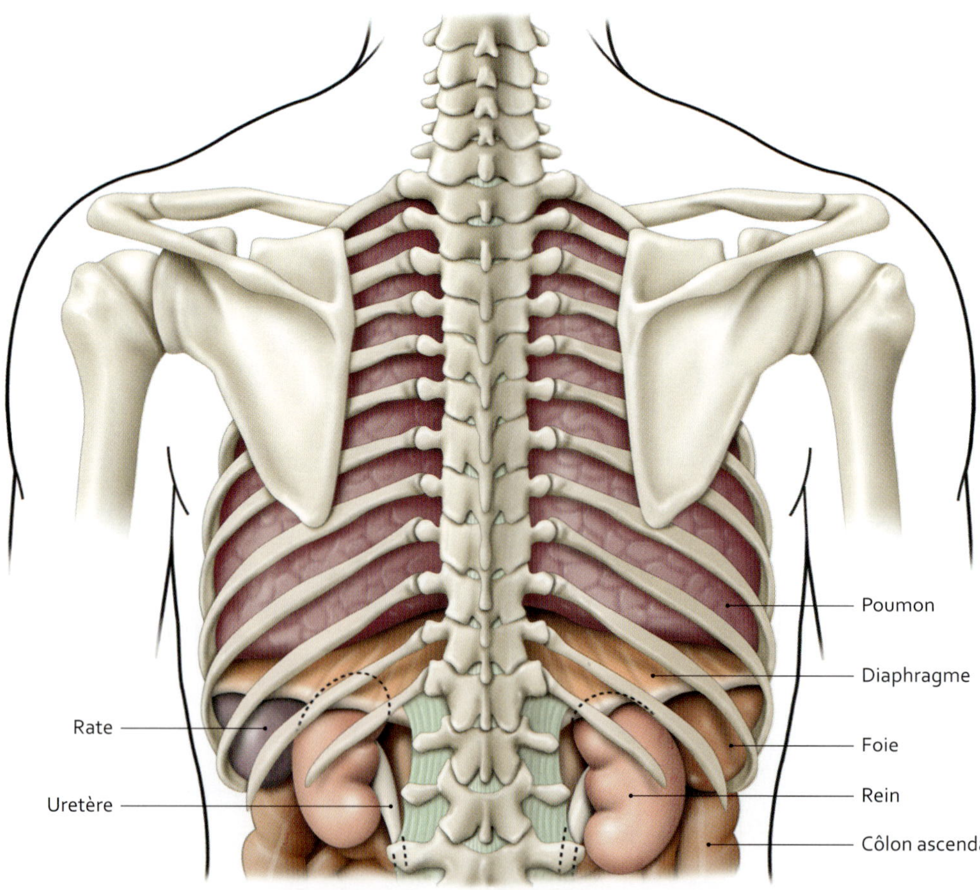

***Viscères du thorax* in situ**
(vue postérieure)

4.3 Sternum

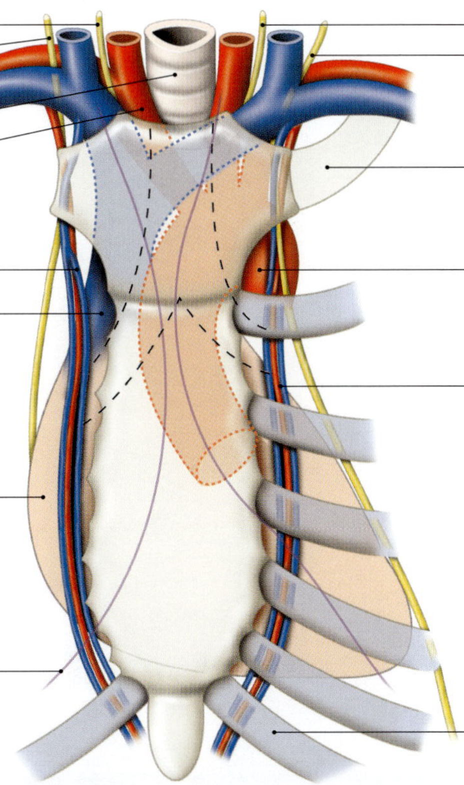

Anatomie de surface du sternum : rapports postérieurs

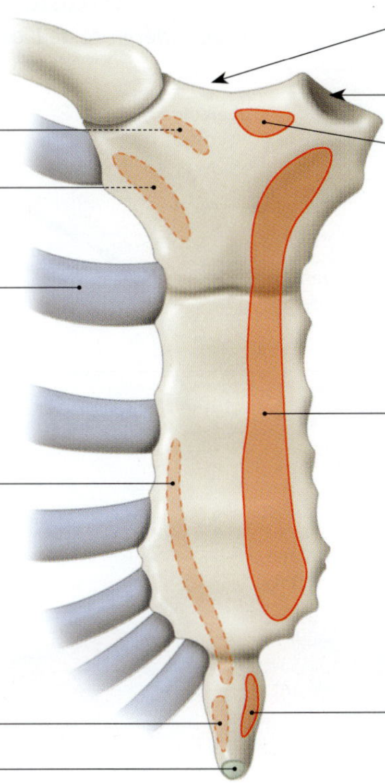

Sternum *(vue antérieure)*
(en pointillés : insertions des muscles de la face postérieure)

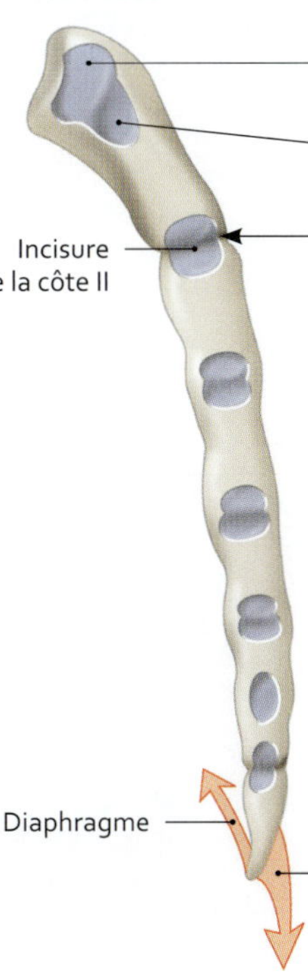

Sternum
(vue latérale)

4.4 Côtes

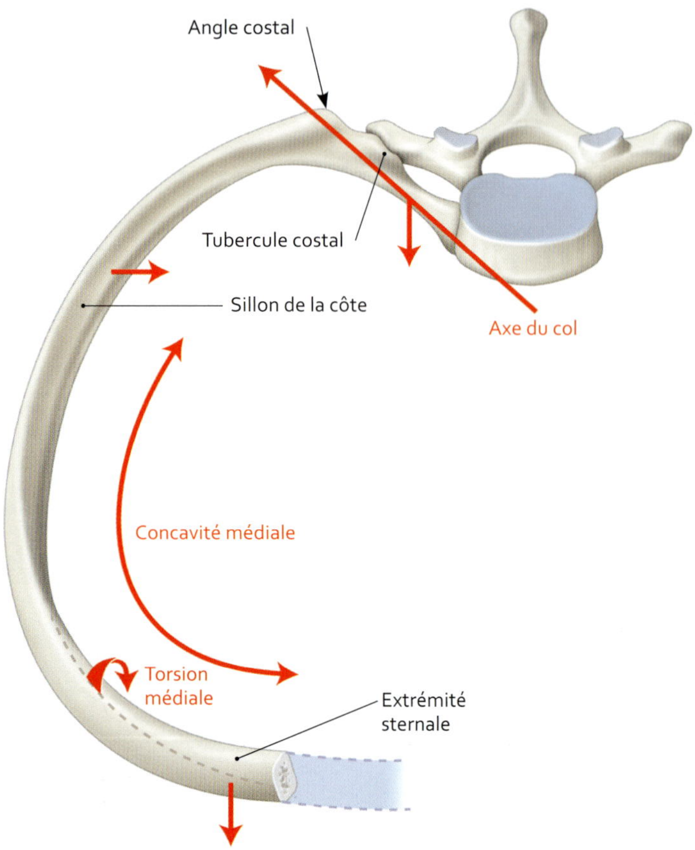

Caractères généraux d'une côte : orientation des faces

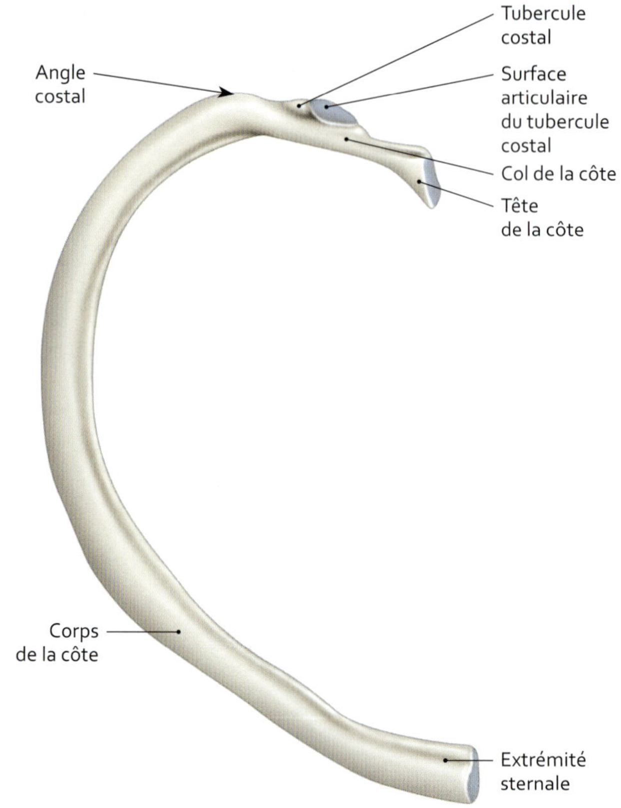

Os costal
(vue supérieure de l' os costal VI)

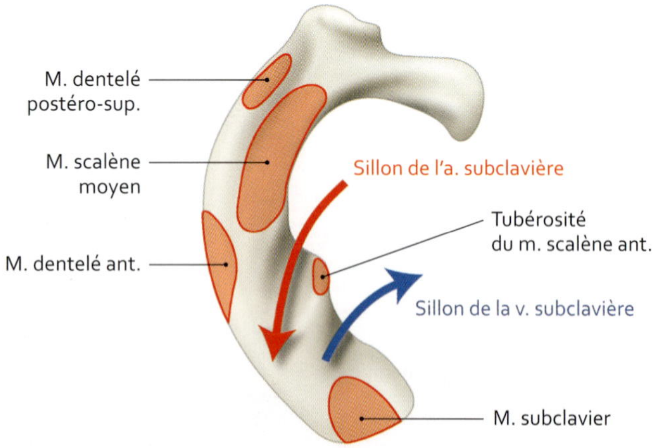

Première côte ou côte I
(vue supérieure)

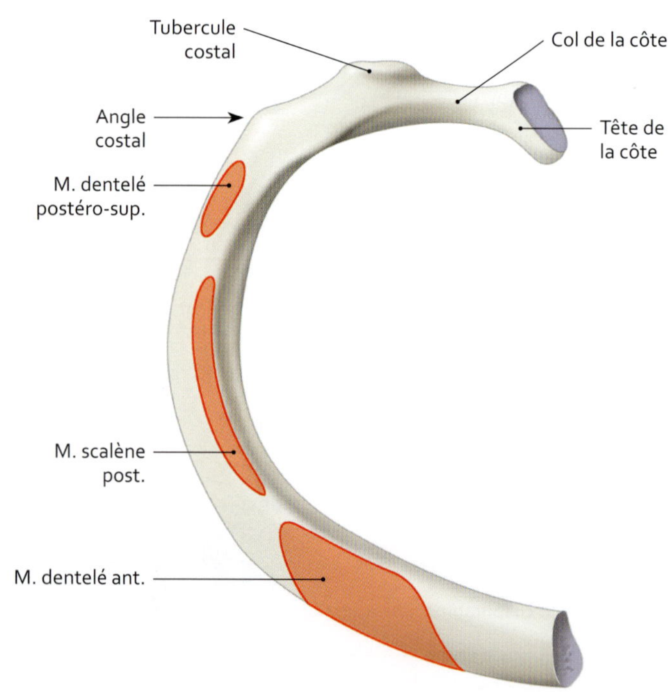

Deuxième côte ou côte II
(vue supérieure)

4.5 Articulations du thorax – muscle transverse du thorax

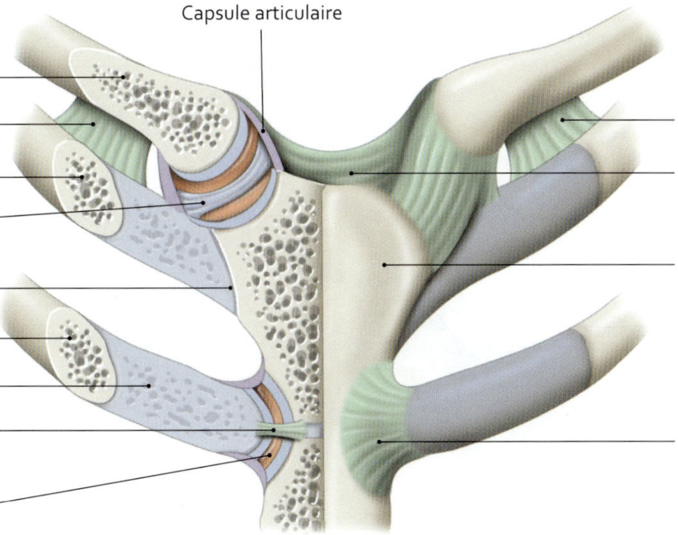

Articulations sterno-claviculaire et sterno-costale
(vue antérieure)

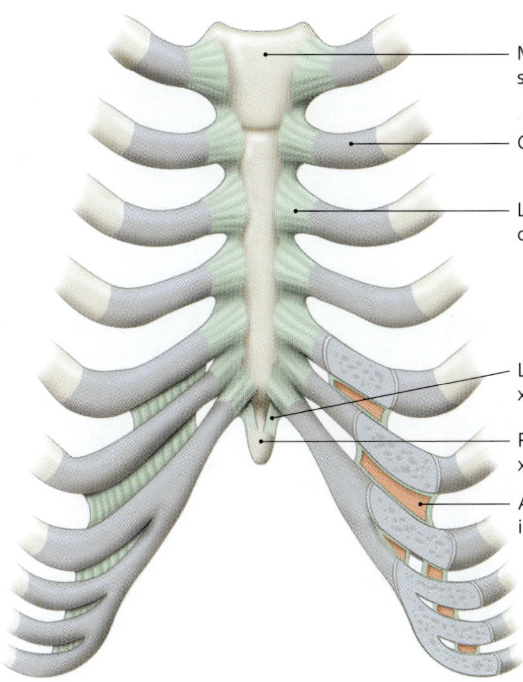

Articulations sterno-costales
(vue antérieure)

Note

Muscle transverse du thorax

- **Action :**
  - abaisseur des cartilages costaux ;
  - expirateur accessoire.
- **Innervation :**
  - nerfs intercostaux.

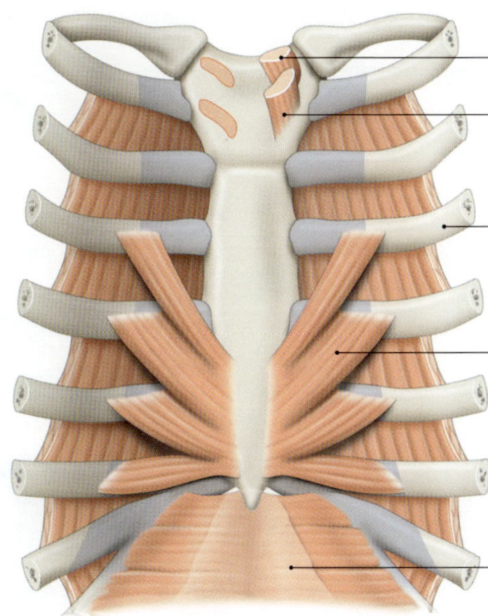

Muscle transverse du thorax
(vue postérieure)

4.6 Articulations costo-vertébrales (1)

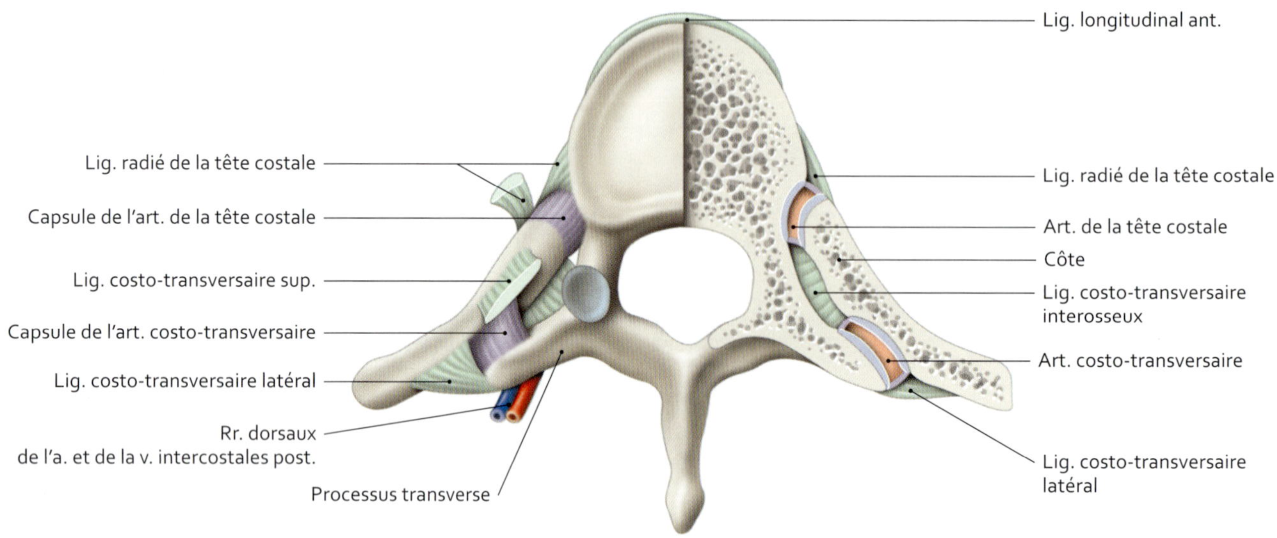

Articulations costo-vertébrales
(vue supérieure, coupe horizontale du côté droit)

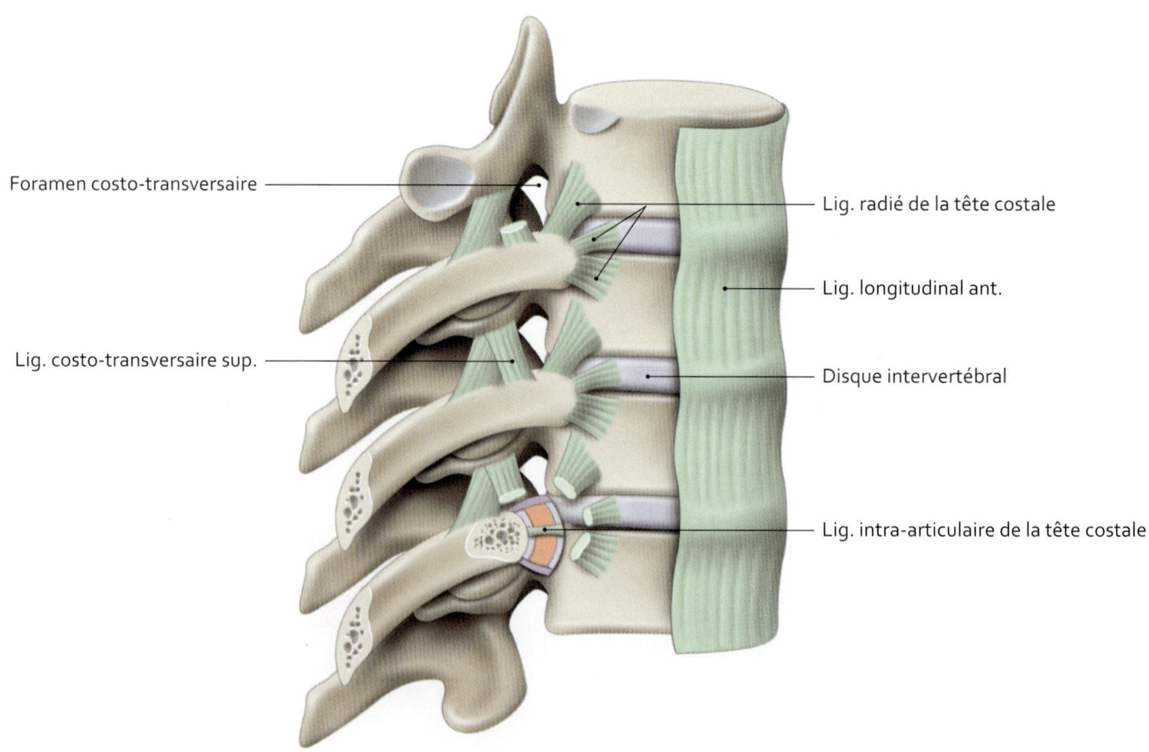

Articulation de la tête costale
(vue antéro-latérale)

4.7 Articulations costo-vertébrales (2)

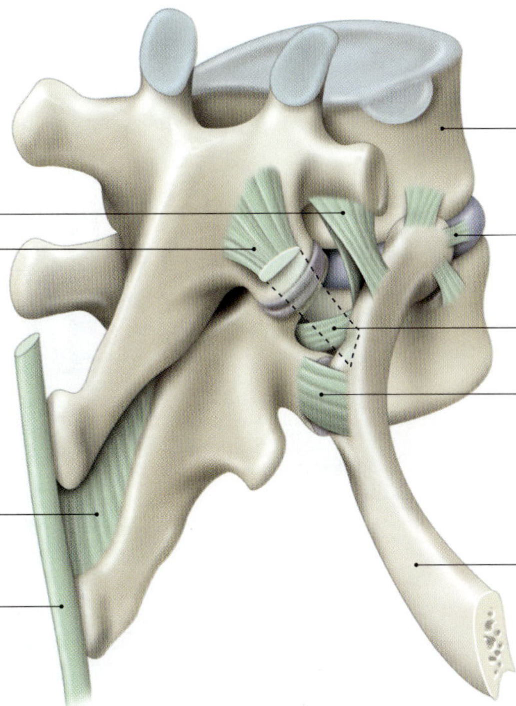

Articulation costo-vertébrale
(vue postéro-latérale)

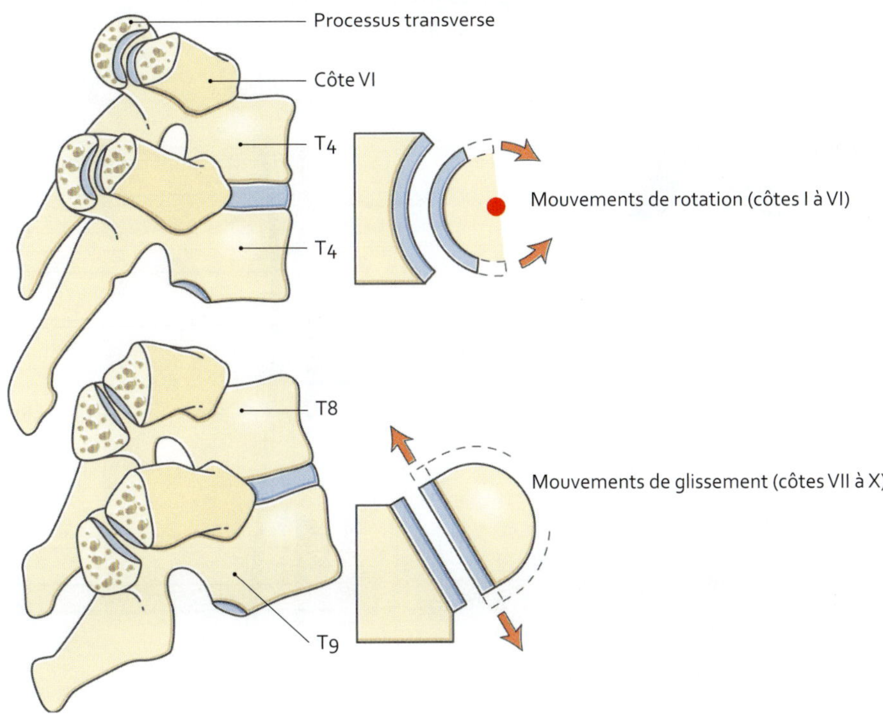

Biomécanique costo-transversaire

4.8 Espace intercostal

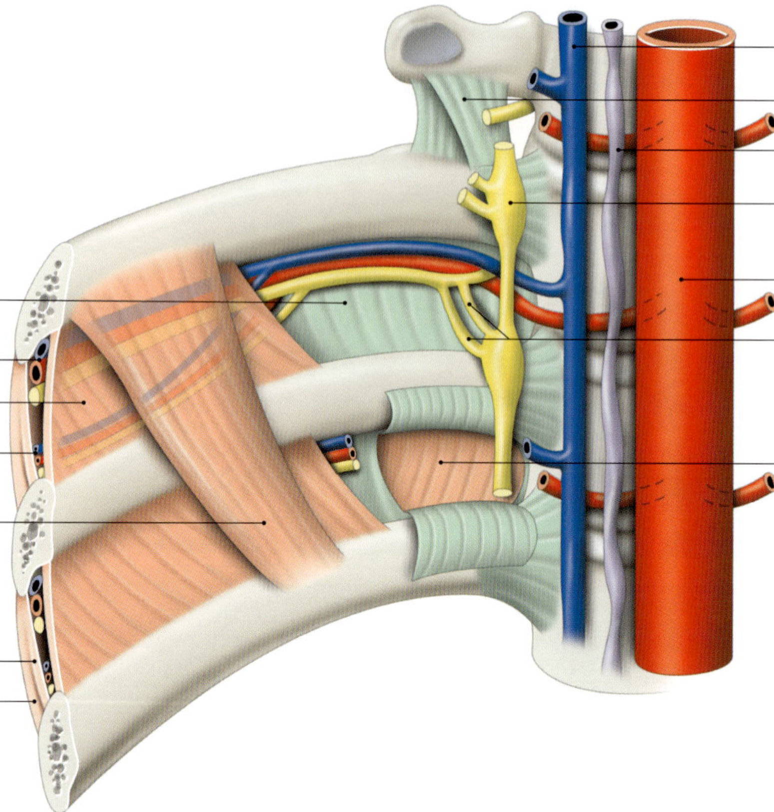

Espaces intercostaux postérieurs
(vue interne et antérieure)

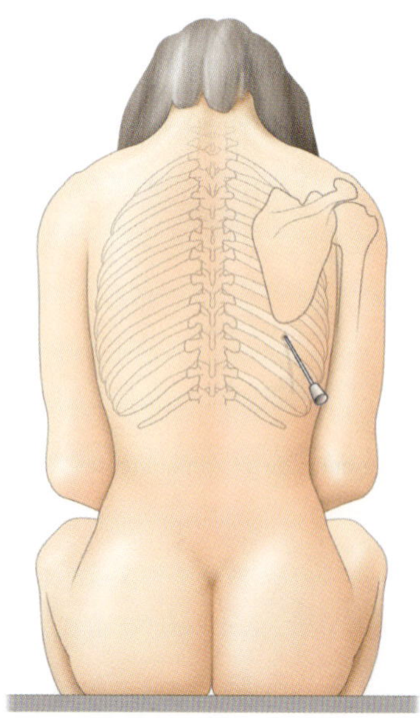

Zone de ponction pleurale

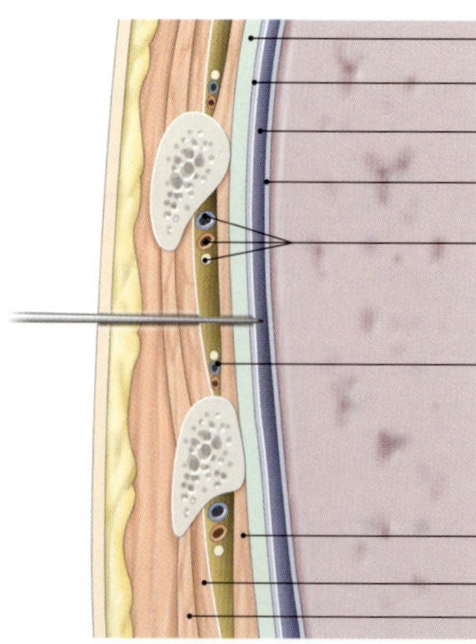

Rapports intercostaux

Thoracocentèse (ou ponction pleurale)

4.9 Vaisseaux et nerfs de la paroi thoracique

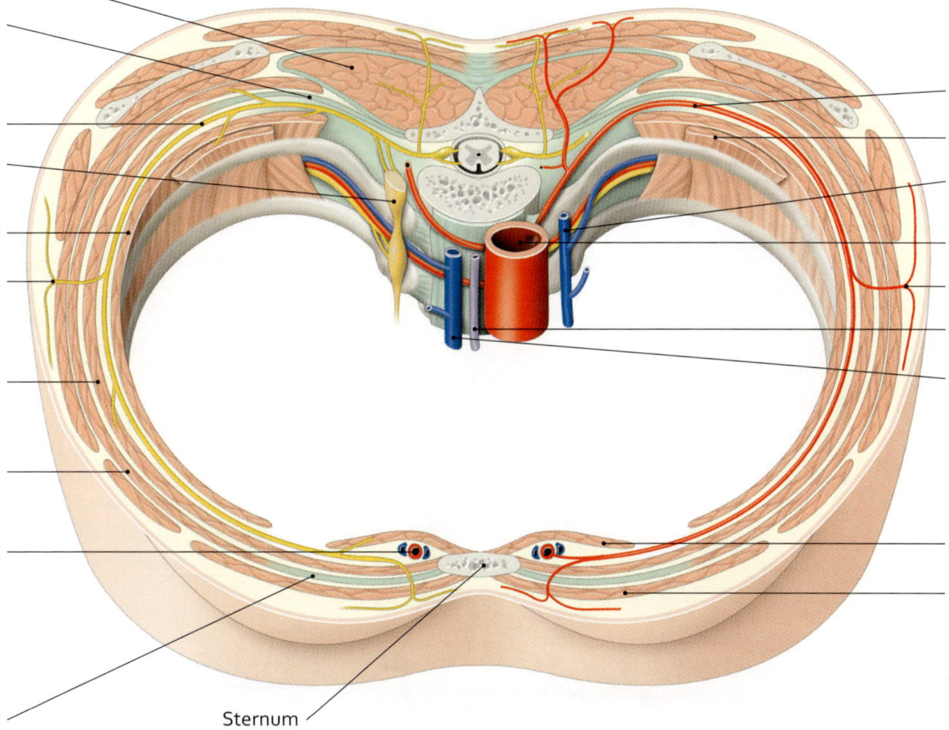

Paroi thoracique
(coupe transversale, vue supérieure)

Note

Muscles intercostaux

Action : solidarisent les côtes et protègent la cavité thoracique.
Muscles intercostaux externes : inspirateurs.
Muscles intercostaux internes et intimes : expirateurs.
Innervation : nerfs intercostaux.

4.10 Diaphragme

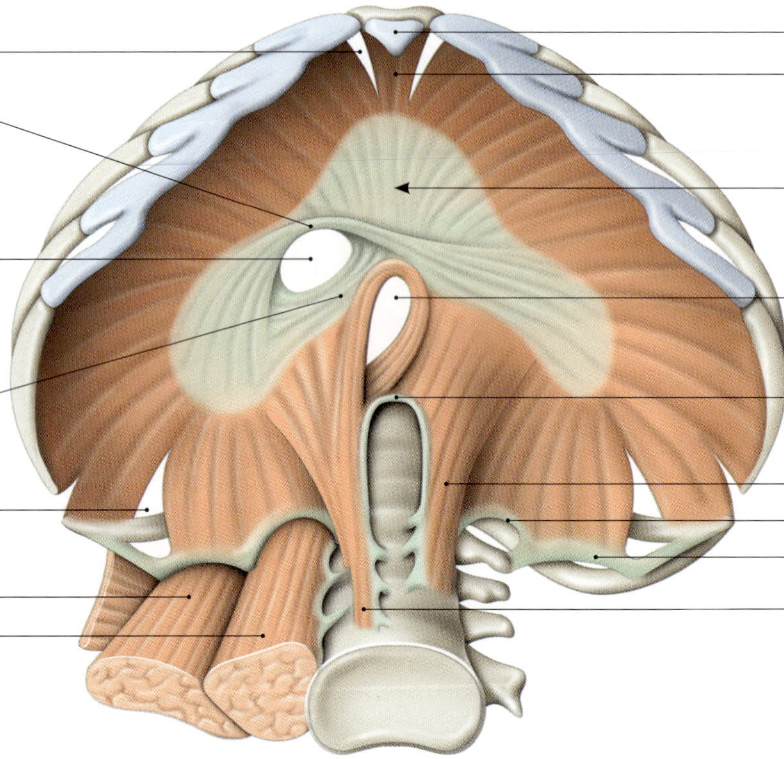

Face inférieure du diaphragme

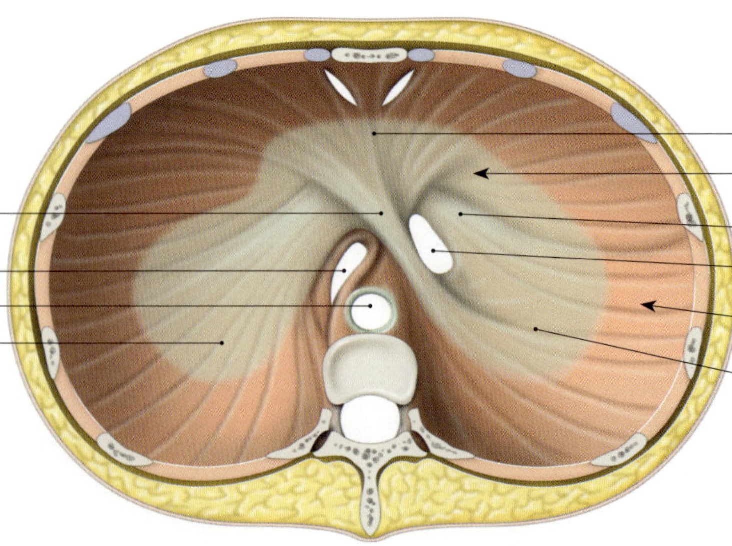

Face supérieure du diaphragme

4.11 Piliers et orifices du diaphragme

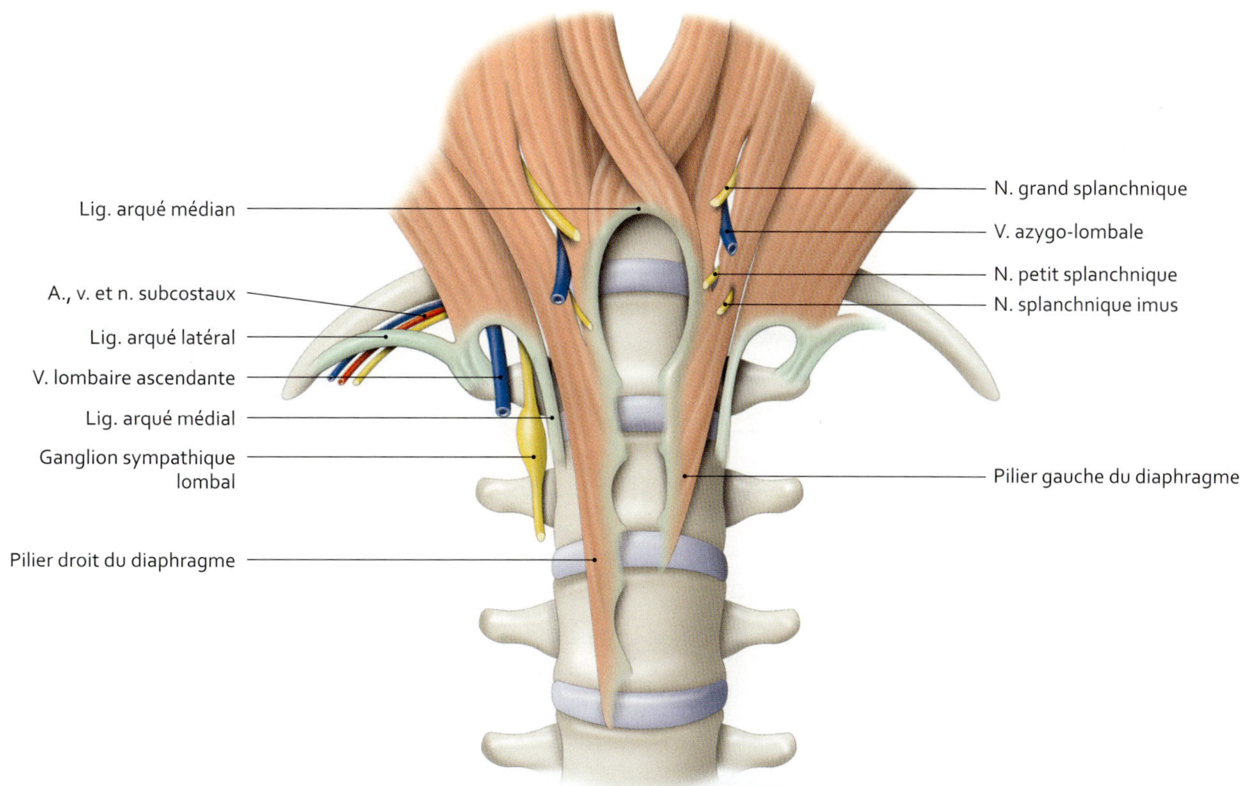

Insertions lombales du diaphragme
(vue antérieure)

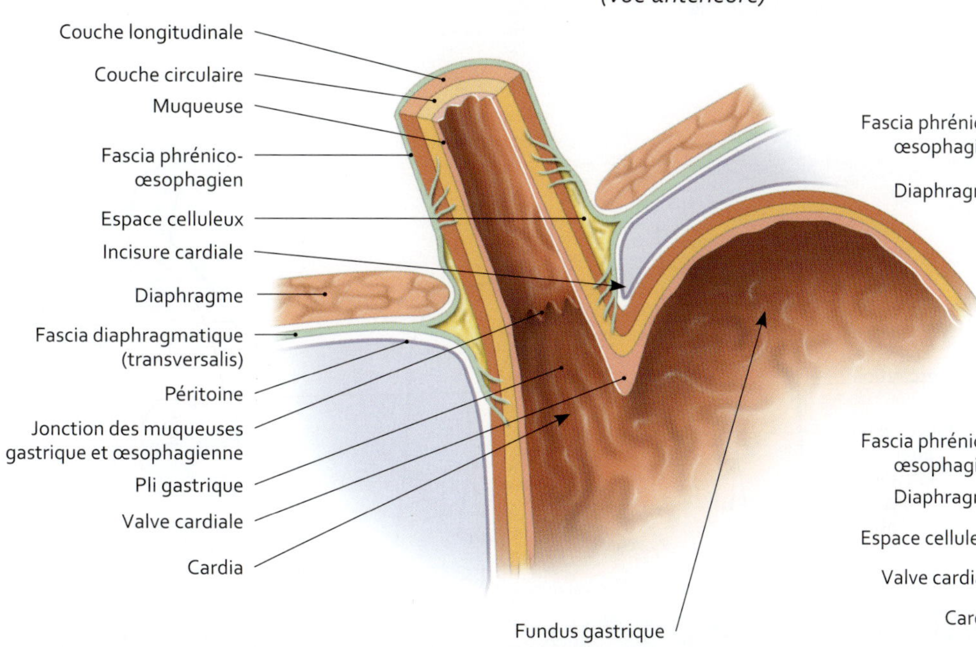

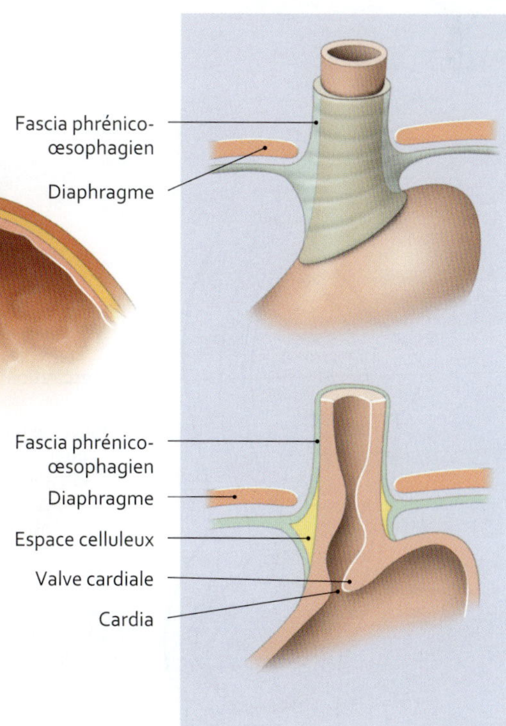

Contraction du diaphragme.
Occlusion du cardia par la valve cardiale

Moyens de fixité de l'œsophage abdominal
(coupe frontale)

4.12 Innervation et fonction du diaphragme

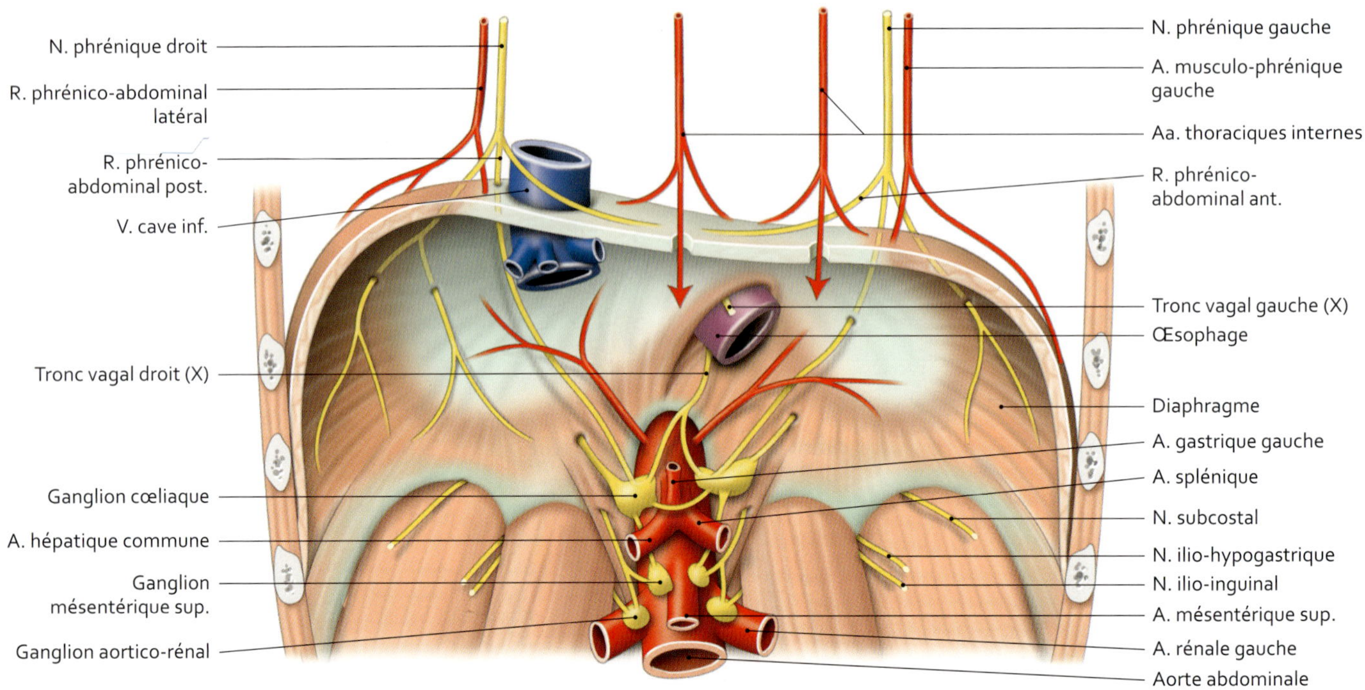

Artères et nerfs du diaphragme
(vue antérieure)

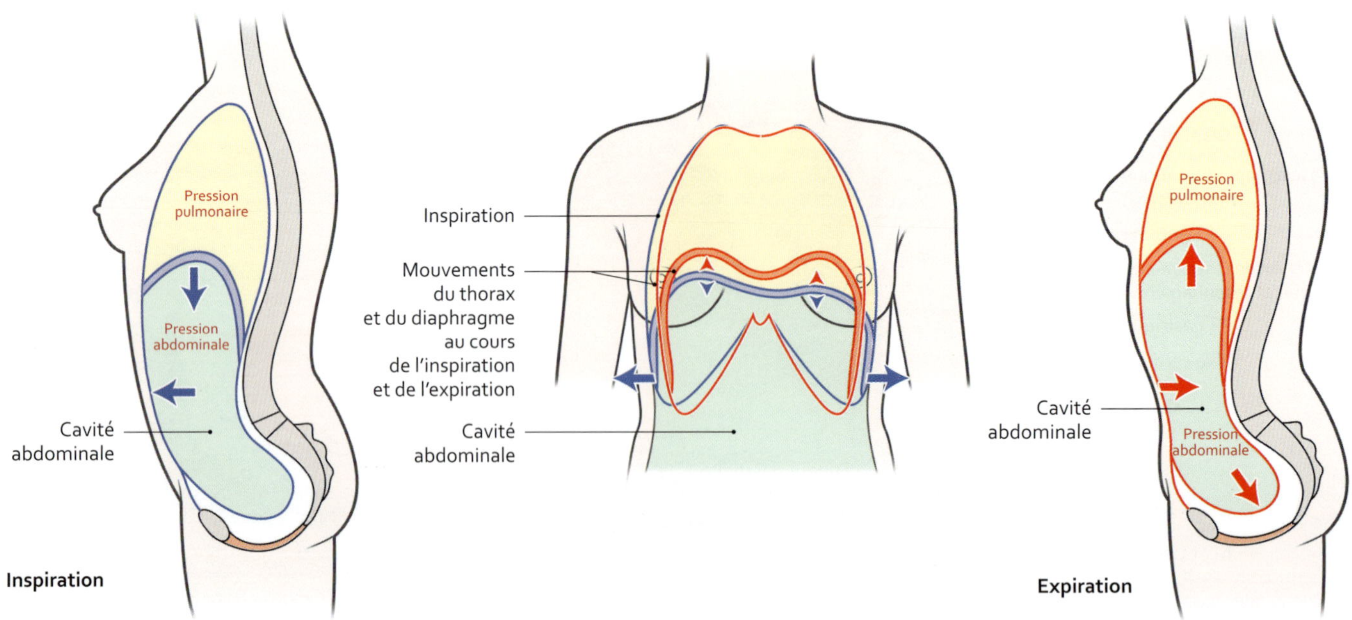

Anatomie fonctionnelle du diaphragme

4.13 Topographie du médiastin

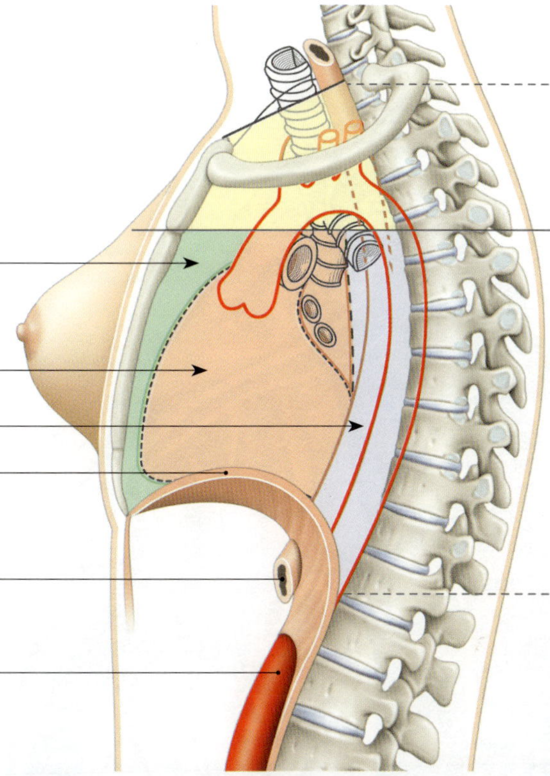

Régions du médiastin
(coupe sagittale)

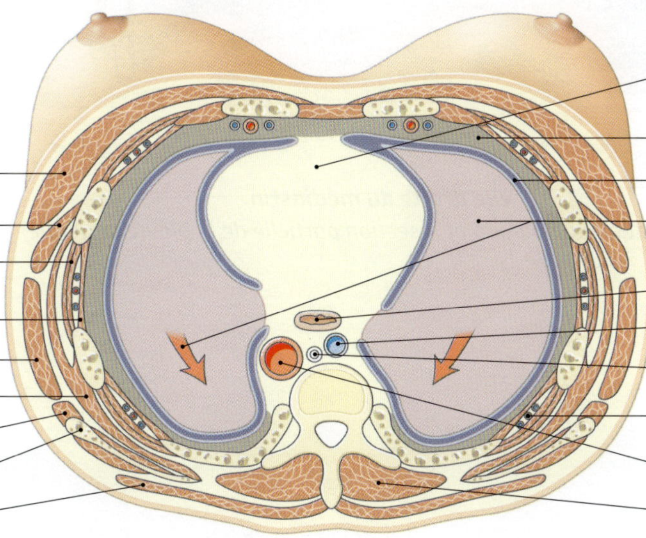

Régions de la cavité thoracique
(coupe transversale du thorax – vue supérieure)

4.14 Viscères du médiastin (1)

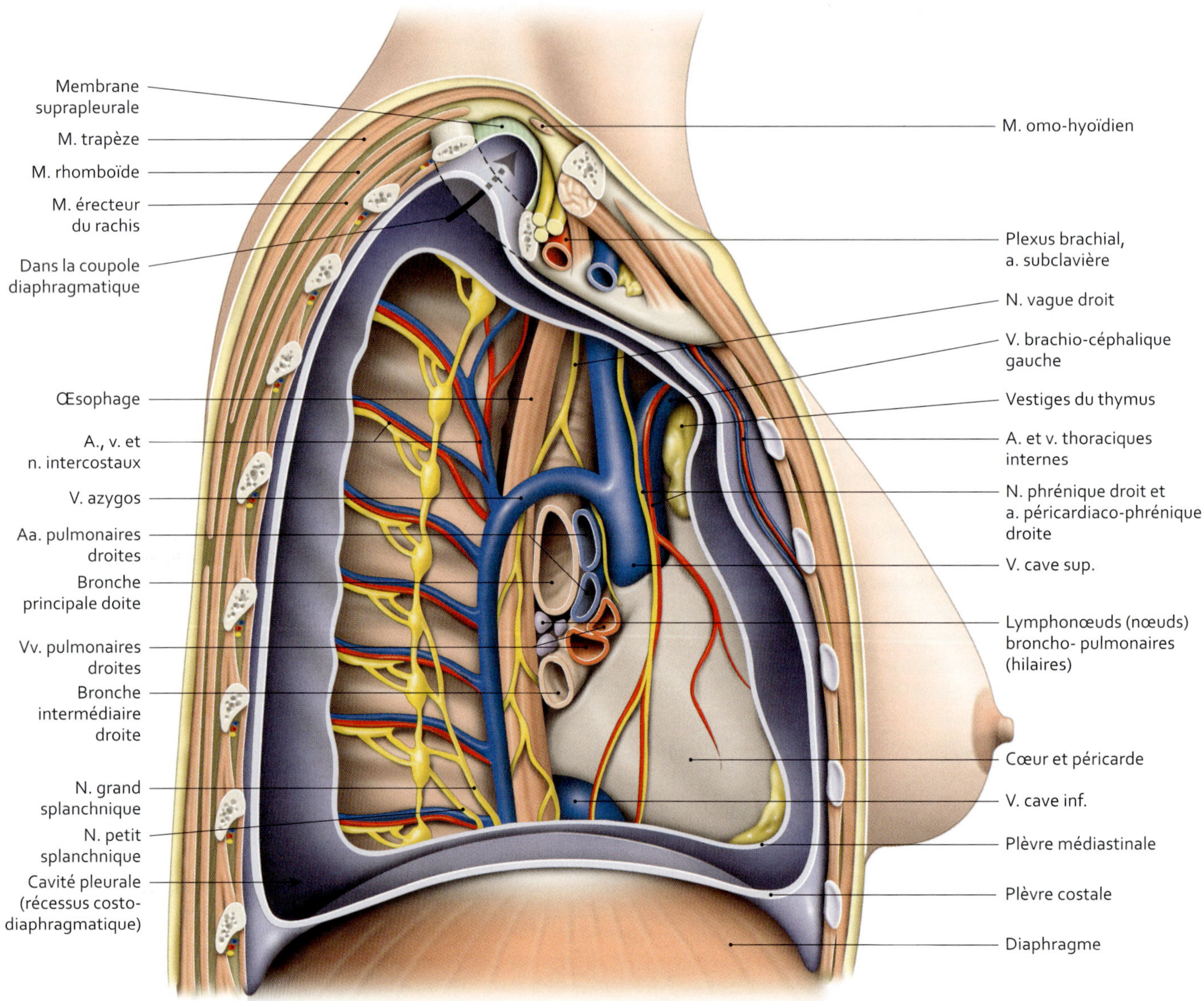

Vue droite du médiastin
(avec ablation du poumon et résection partielle de la plèvre pariétale)

4.15 Viscères du médiastin (2)

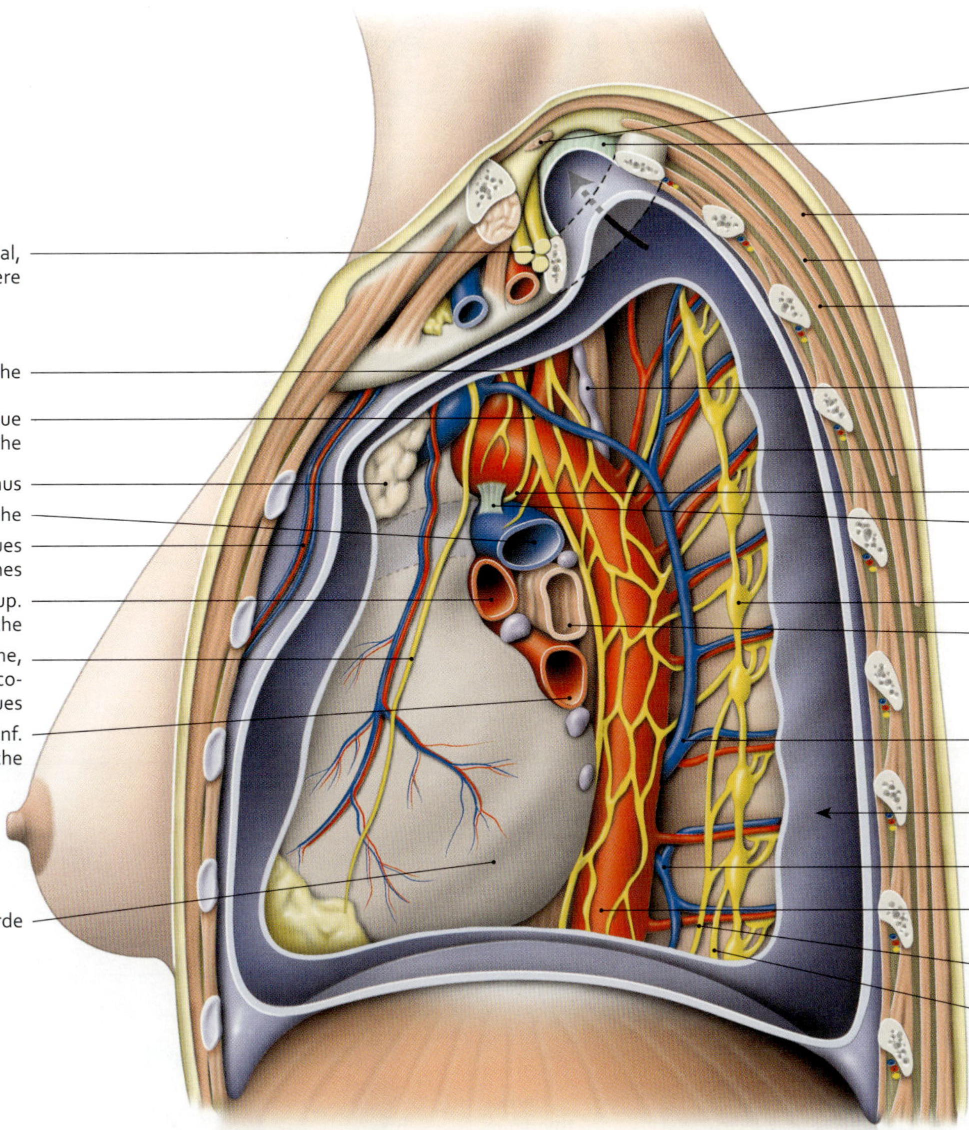

Vue gauche du médiastin
(avec ablation du poumon et résection partielle de la plèvre pariétale)

4.16 Thymus

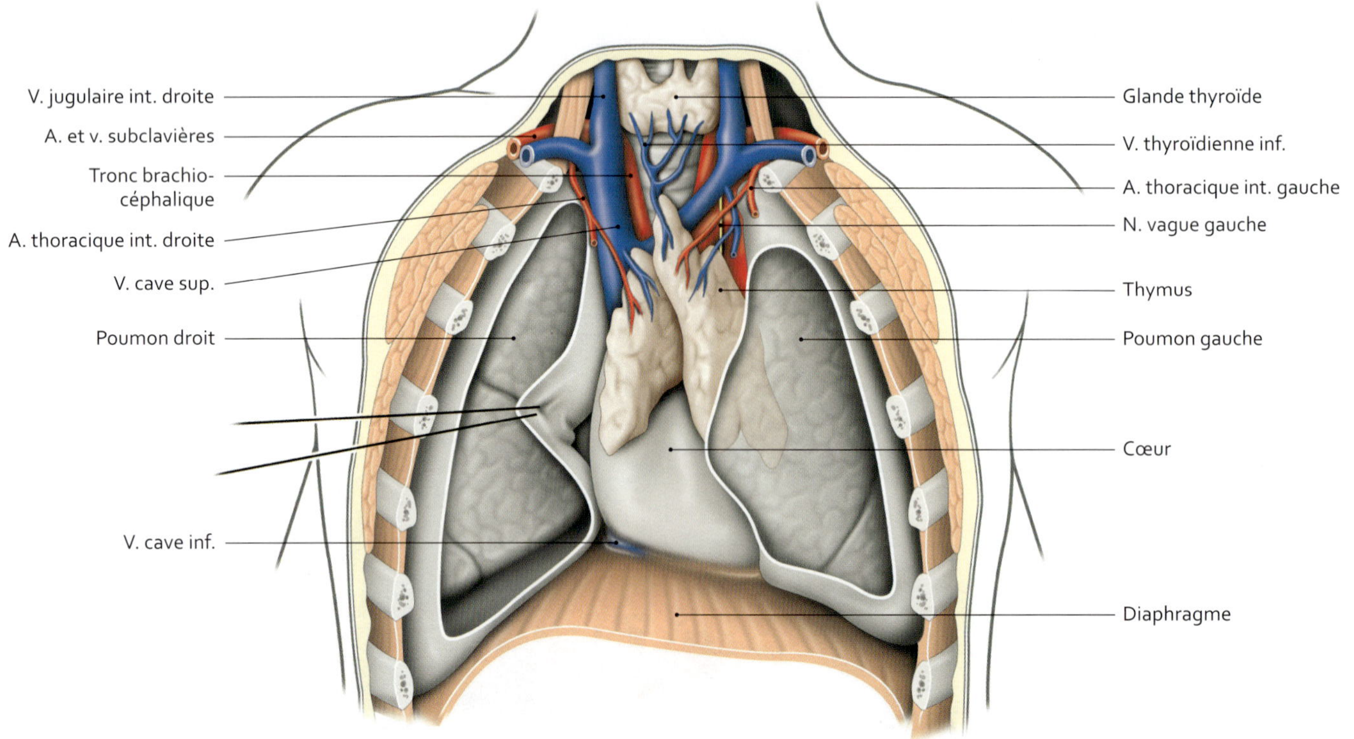

Thymus* in situ *chez l'enfant

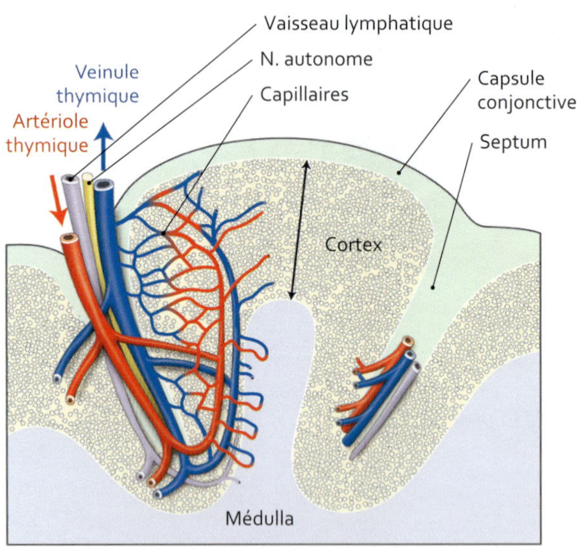

Lobule thymique et sa vascularisation

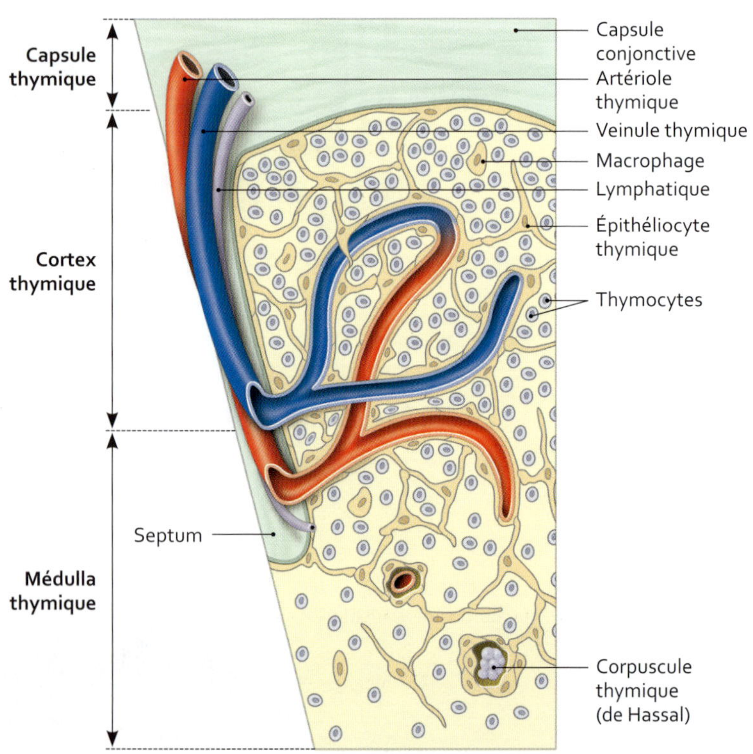

Structure du thymus

Note

Le thymus est un organe lymphoïde primaire et transitoire dont le rôle disparaît après la puberté. Il contrôle la lymphopoïèse et assure la différenciation des lymphocytes en lymphocytes T immunologiquement compétents ou *thymocytes*.

4.17 Rapports de l'œsophage

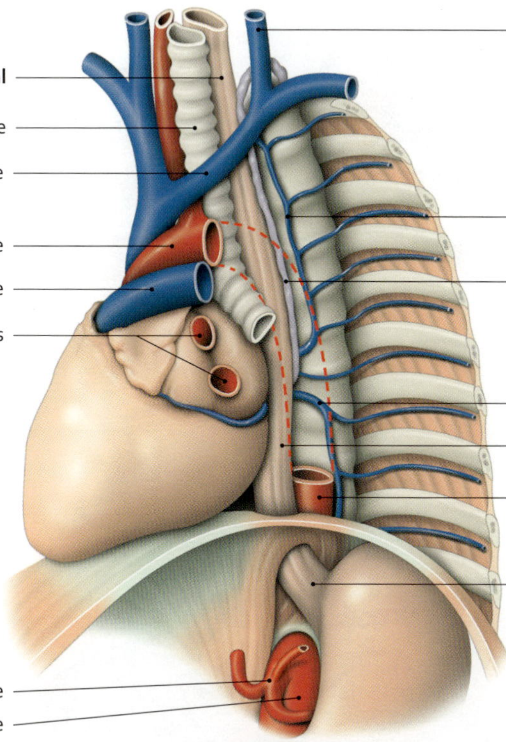

Trajet de l'œsophage
(vue latérale gauche)

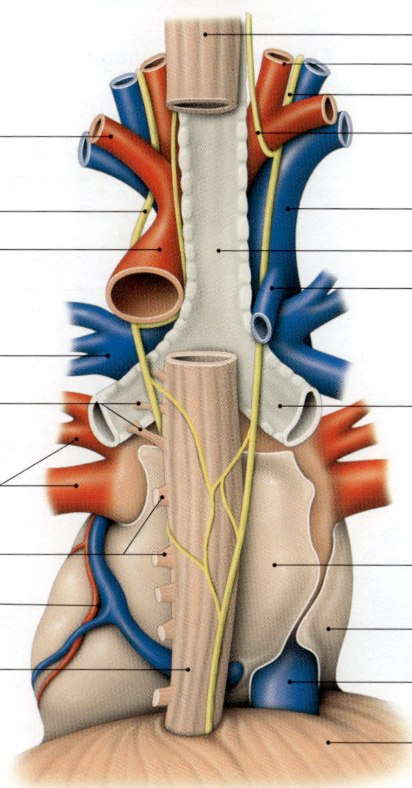

Œsophage thoracique
(vue postérieure)

4.18 Artères et structure de l'œsophage

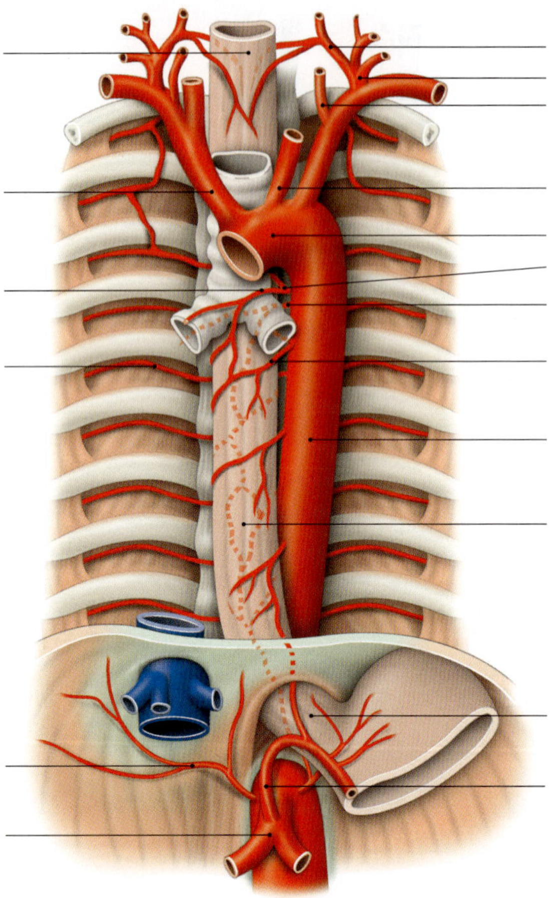

Artères de l'œsophage
(vue antérieure)

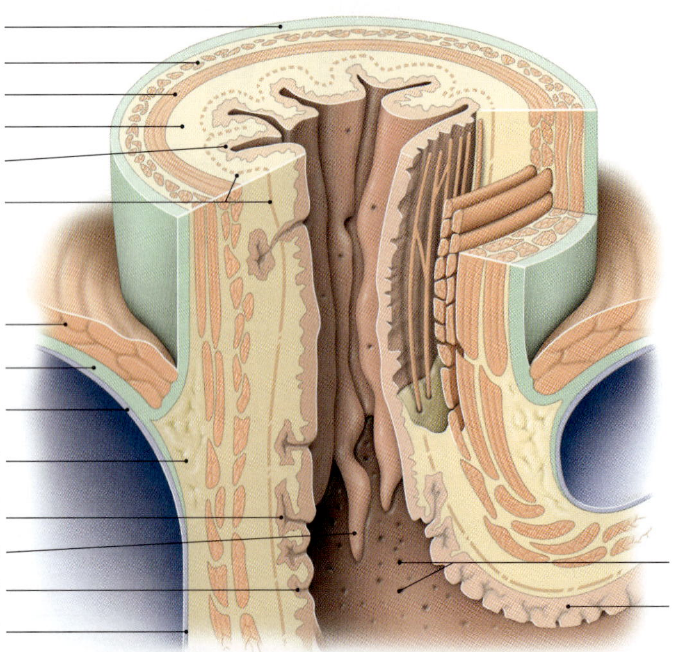

Partie inférieure de l'œsophage
(coupe chanfreinée)

4.19 Trachée

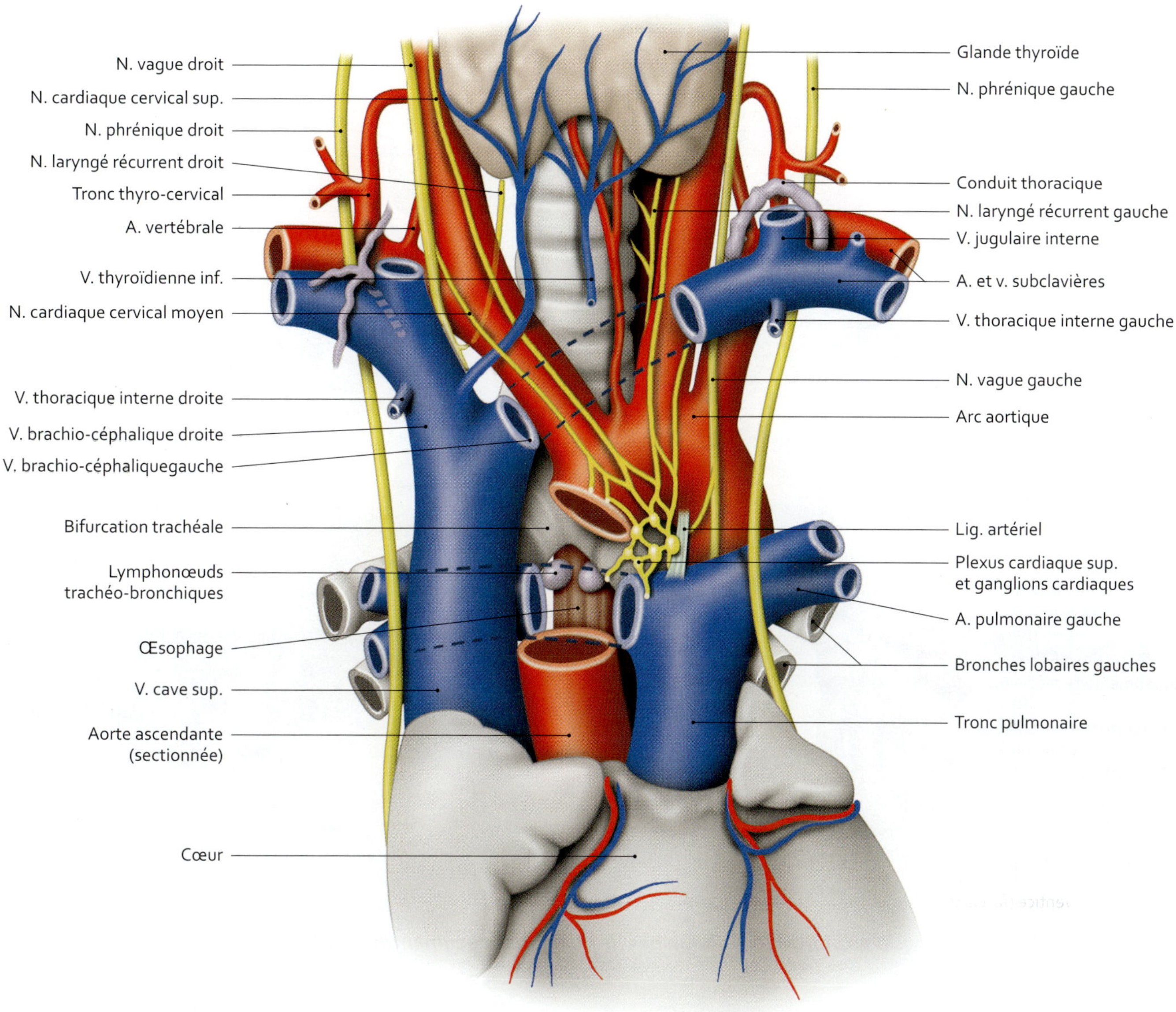

Rapports antérieurs de la trachée
(vue antérieure)

4.20 Arbre bronchique

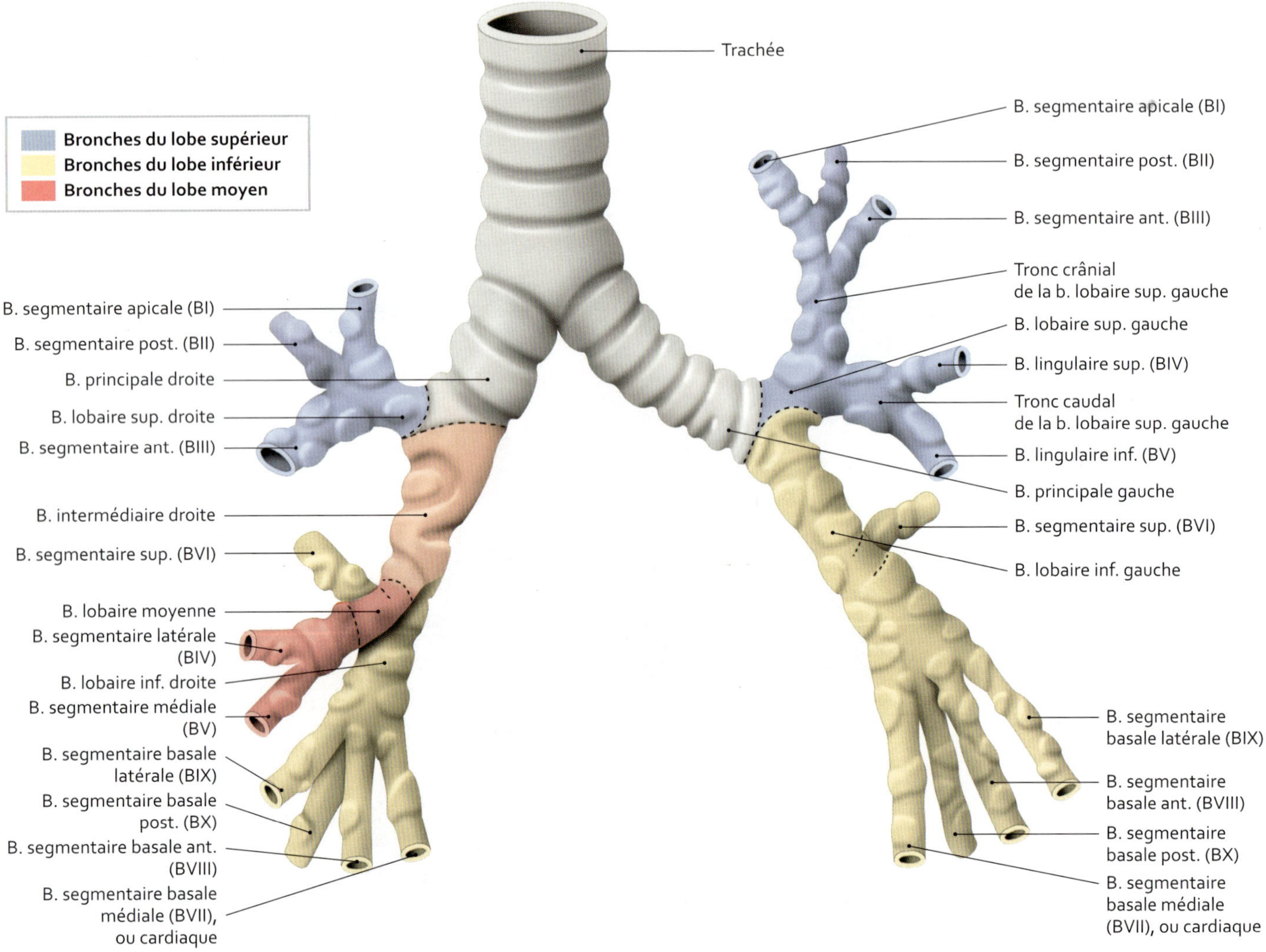

Divisions bronchiques : bronches (B.) lobaires et segmentaires (BI à BX)
(vue antérieure)

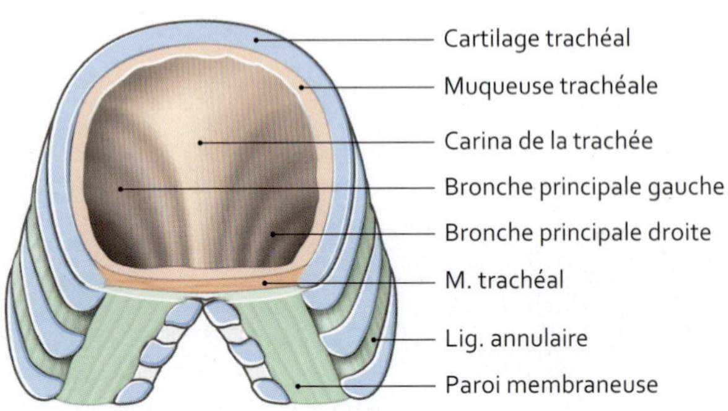

Bifurcation trachéale
(vue supéro-postérieure et interne)

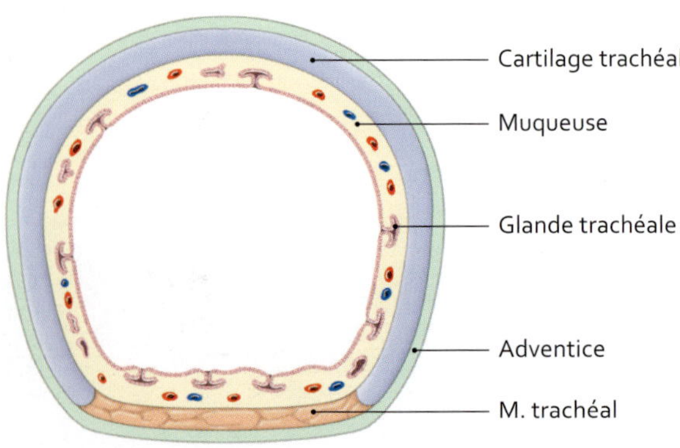

Structure de la trachée
(coupe transversale)

4.21 Artères bronchiques et arbre alvéolaire

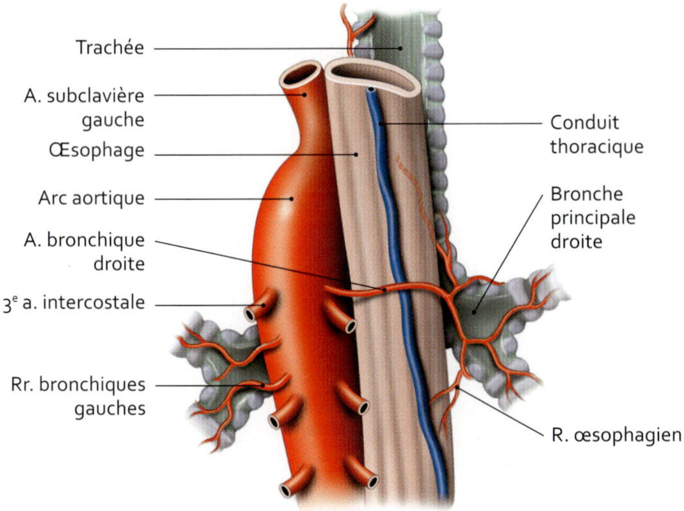

Artères bronchiques : origine et trajet habituels
(vue postérieure)

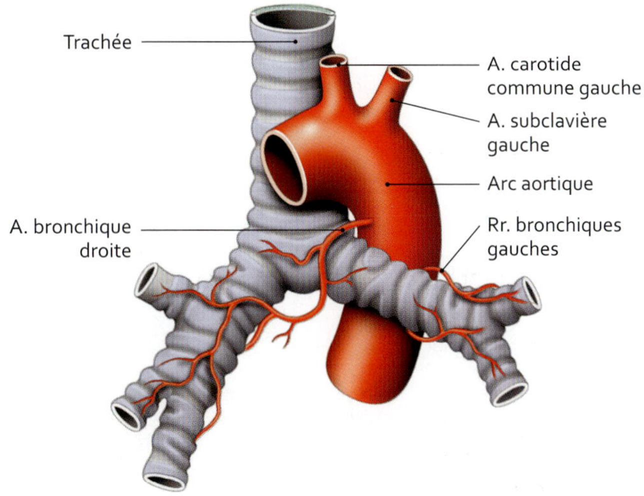

Variations artérielles
(vue antérieure)

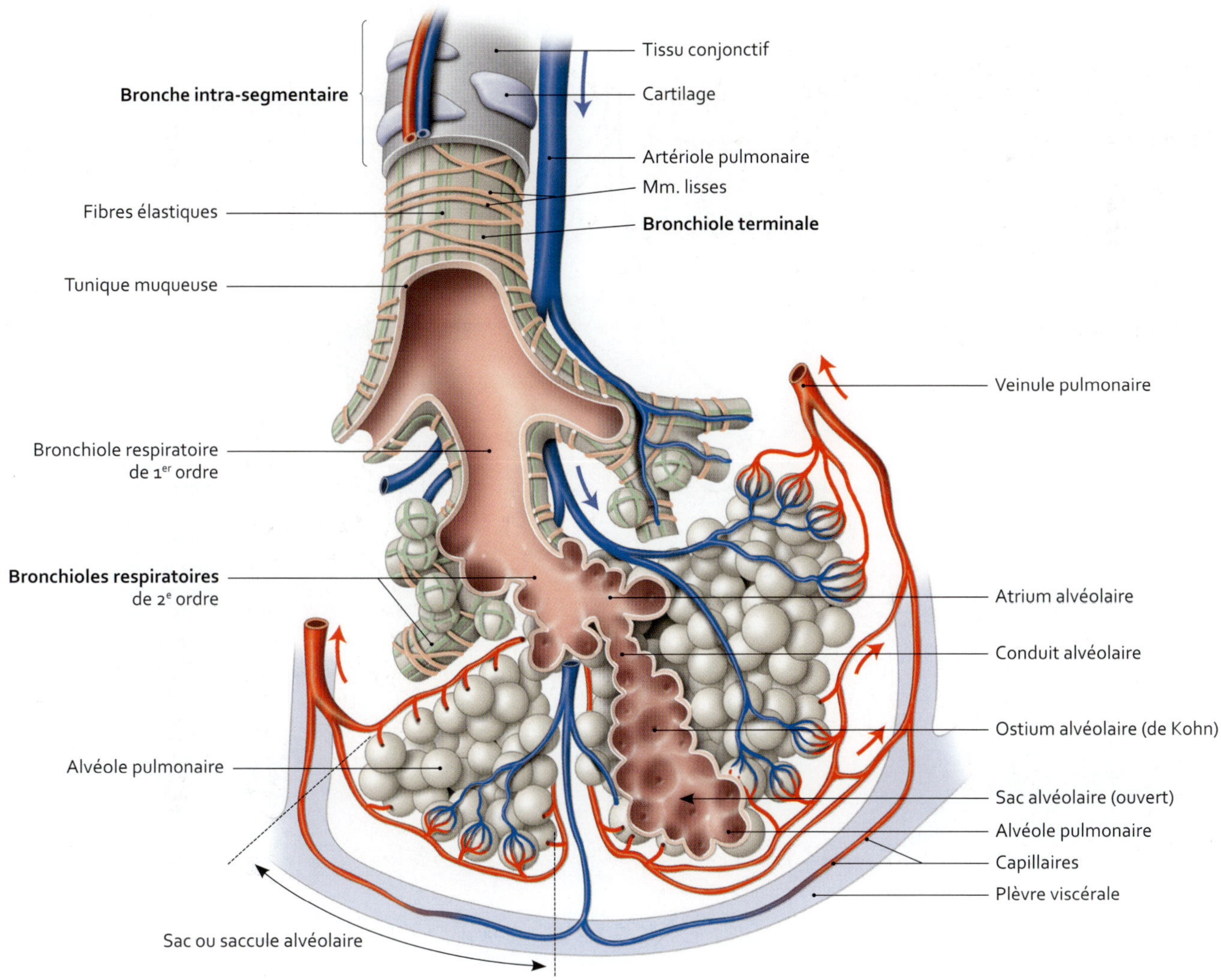

Vascularisation et arbre alvéolaires

4.22 Innervation de la trachée et des bronches

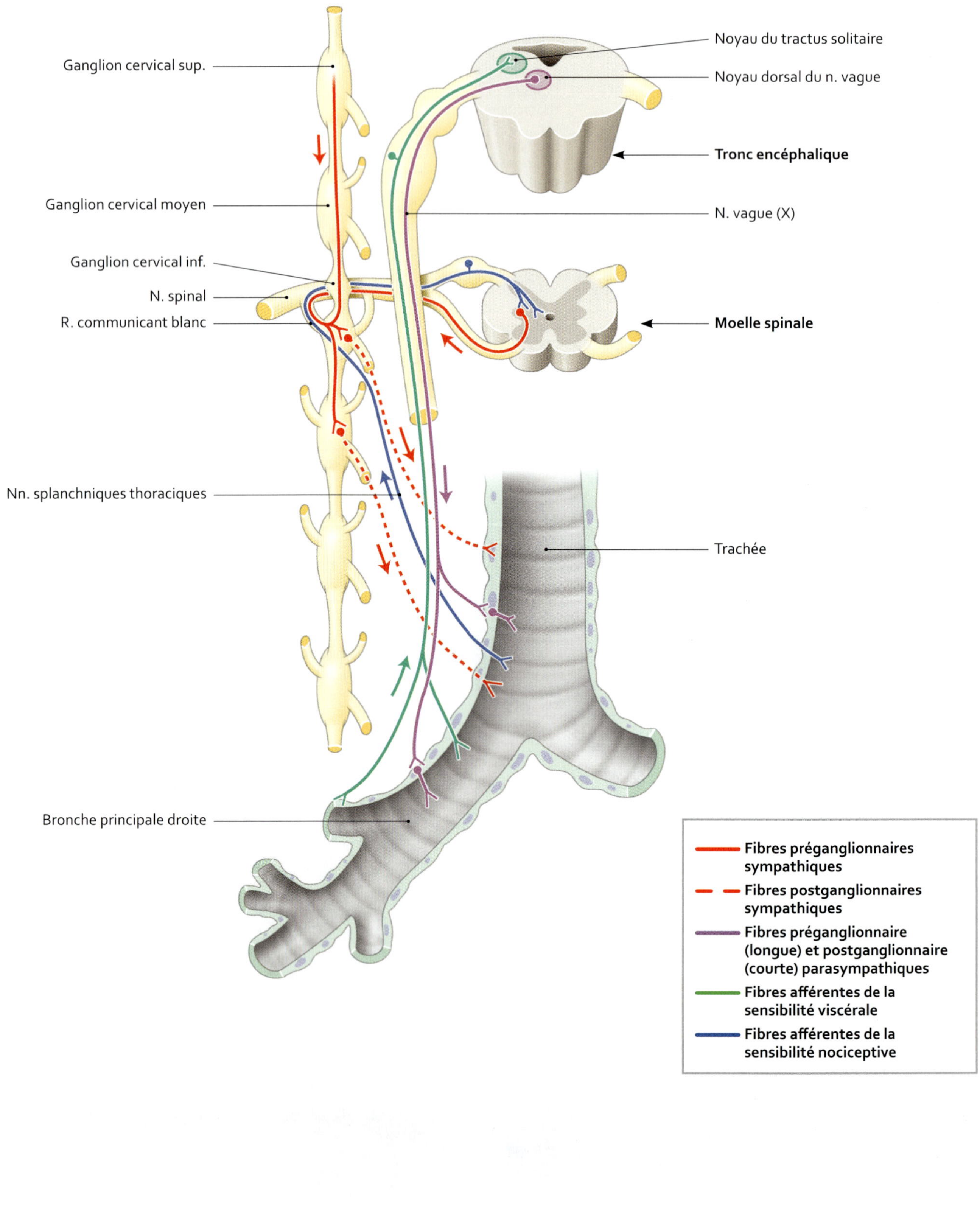

4.23 Plèvres

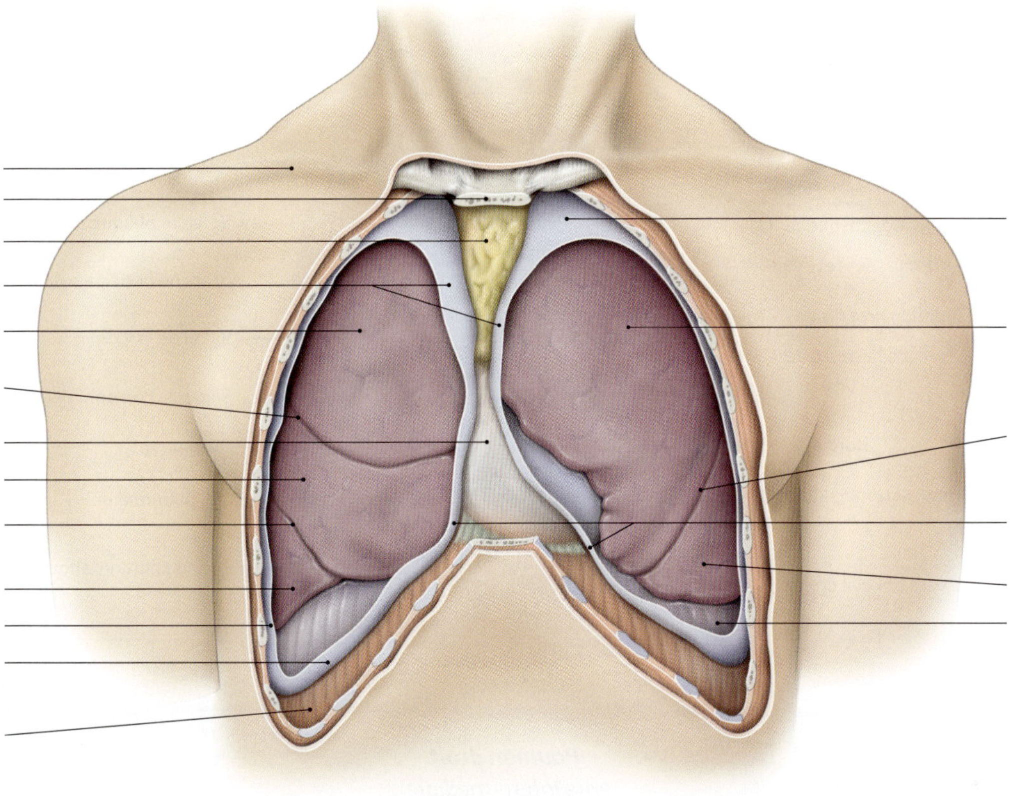

***Poumons* in situ**
(vue antérieure ; plèvres partiellement réséquées)

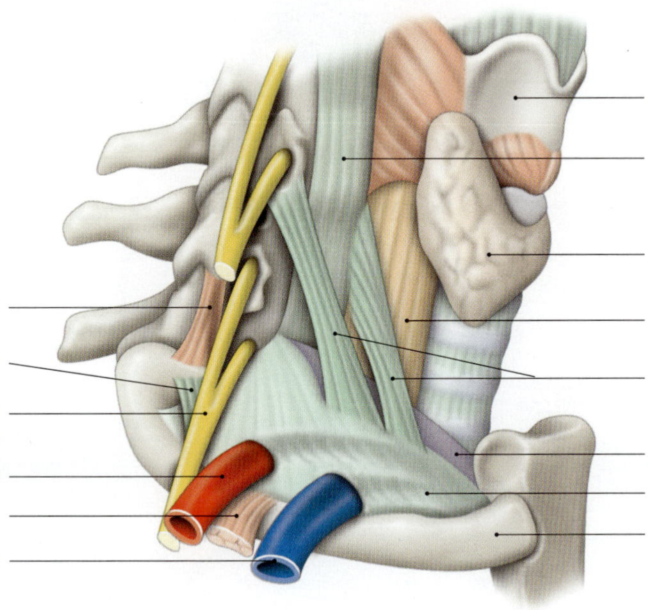

Ligaments de la coupole pleurale
(vue antéro-supérieure)

4.24 Lobes pulmonaires

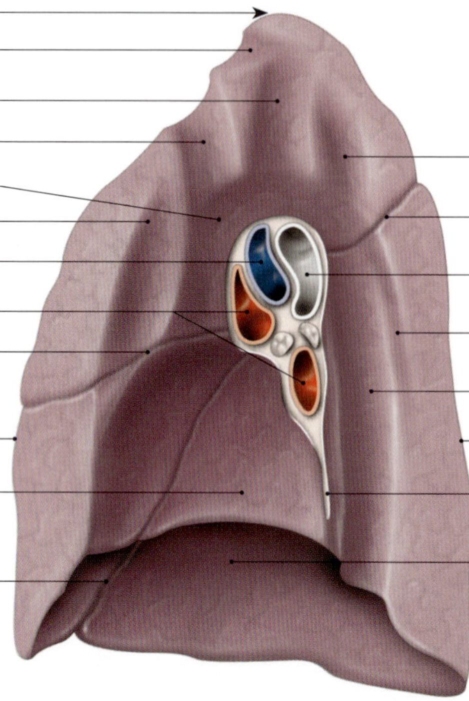

Poumon droit
(vue inféro-médiale)

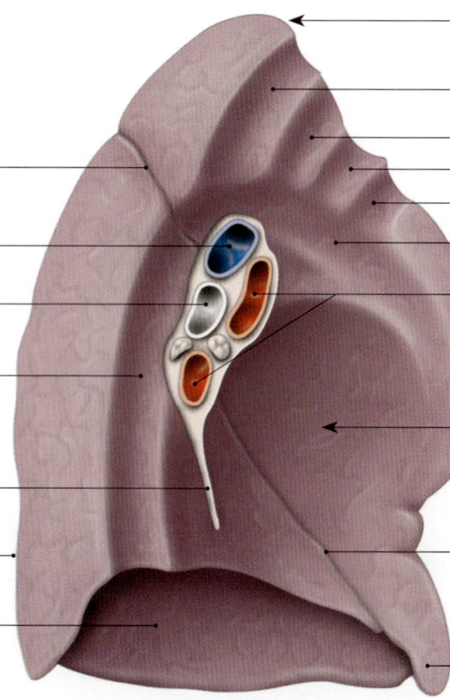

Poumon gauche
(vue inféro-médiale)

4.25 Segments pulmonaires

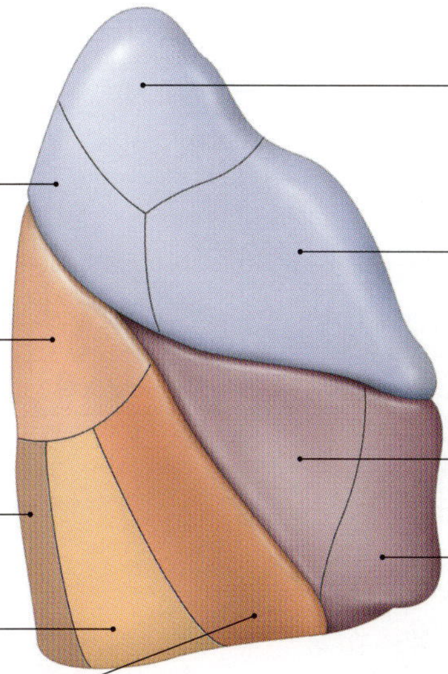

Poumon droit
(vue latérale)

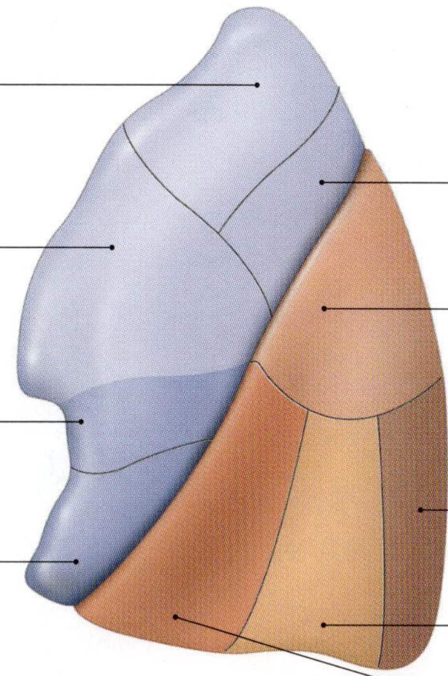

Poumon gauche
(vue latérale)

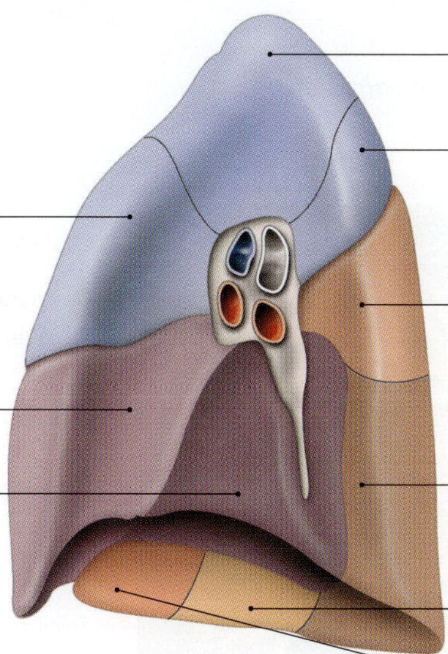

Poumon droit
(vue médiale)

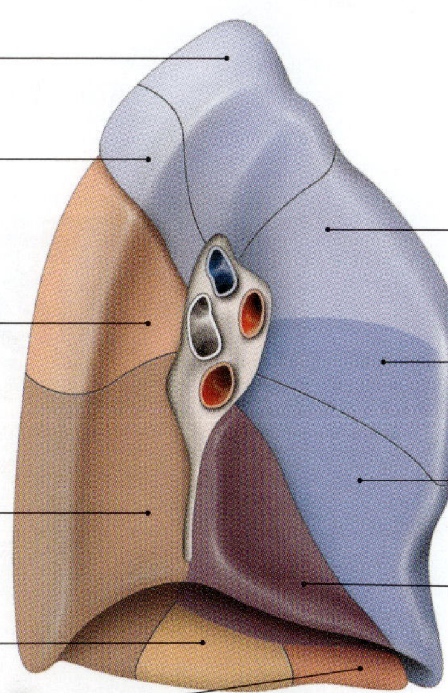

Poumon gauche
(vue médiale)

4.26 Vaisseaux pulmonaires

Note

Pour la terminologie des bronches, voir planche 4.20.

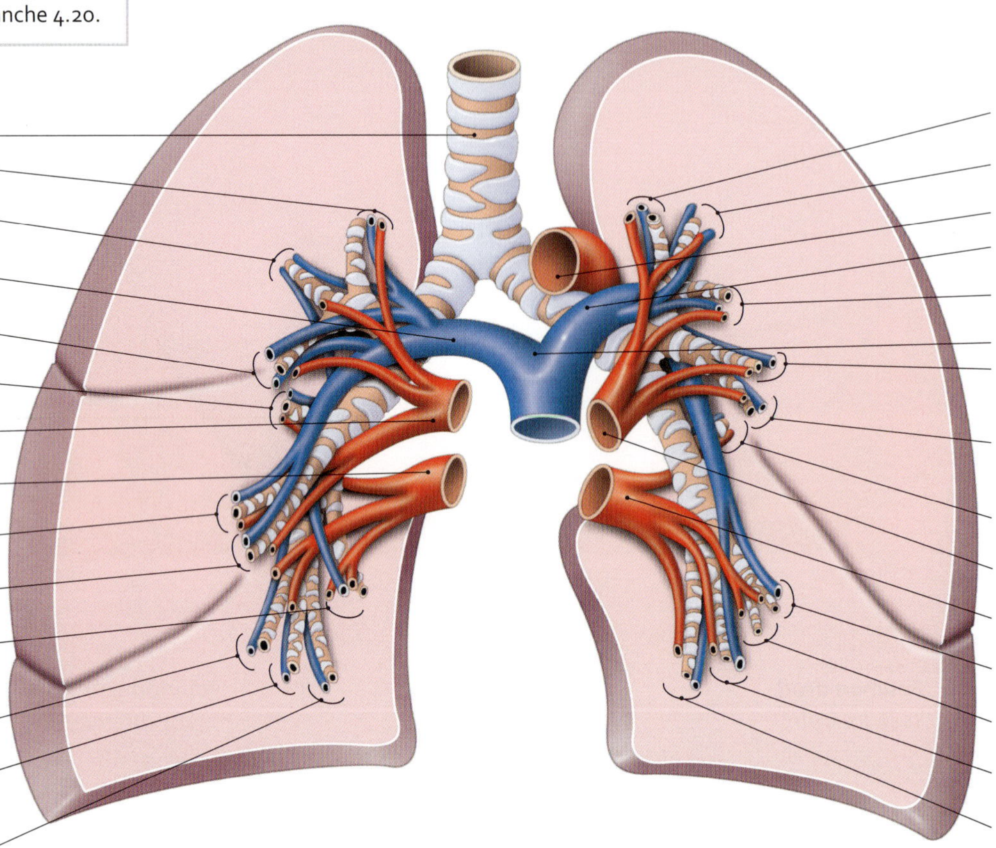

Arbre bronchique et vaisseaux pulmonaires

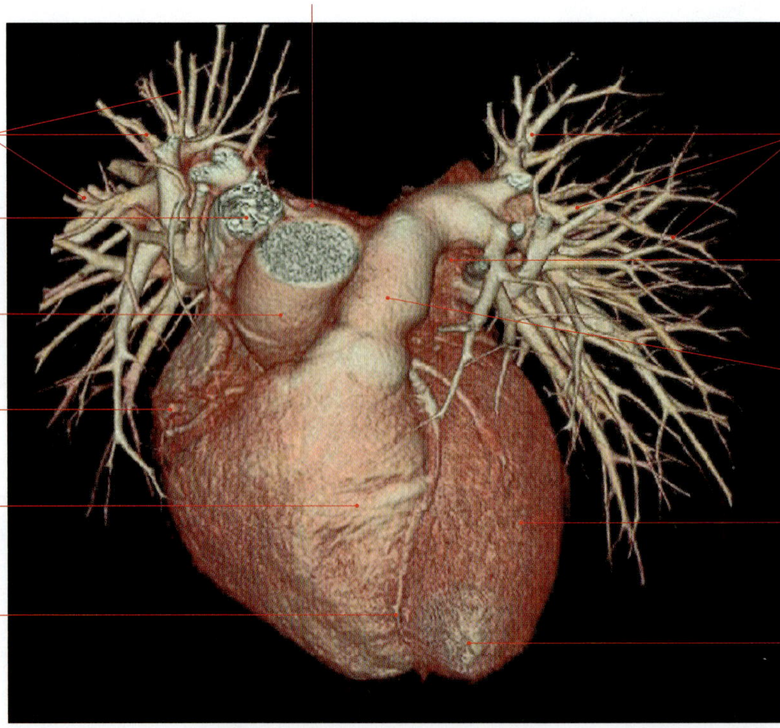

Cœur et vaisseaux pulmonaires
(TDM – 3D) (cliché Pr L. Christiaens)

4.27 Veines pulmonaires

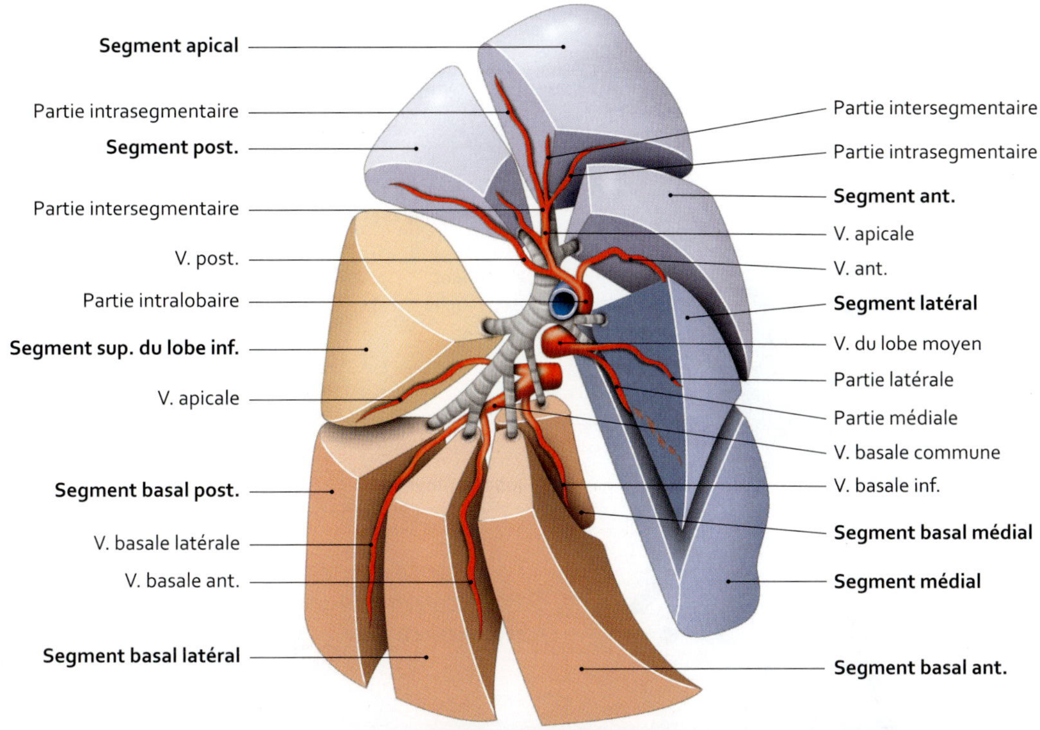

Veines du poumon droit
(vue latérale avec les segments écartés)

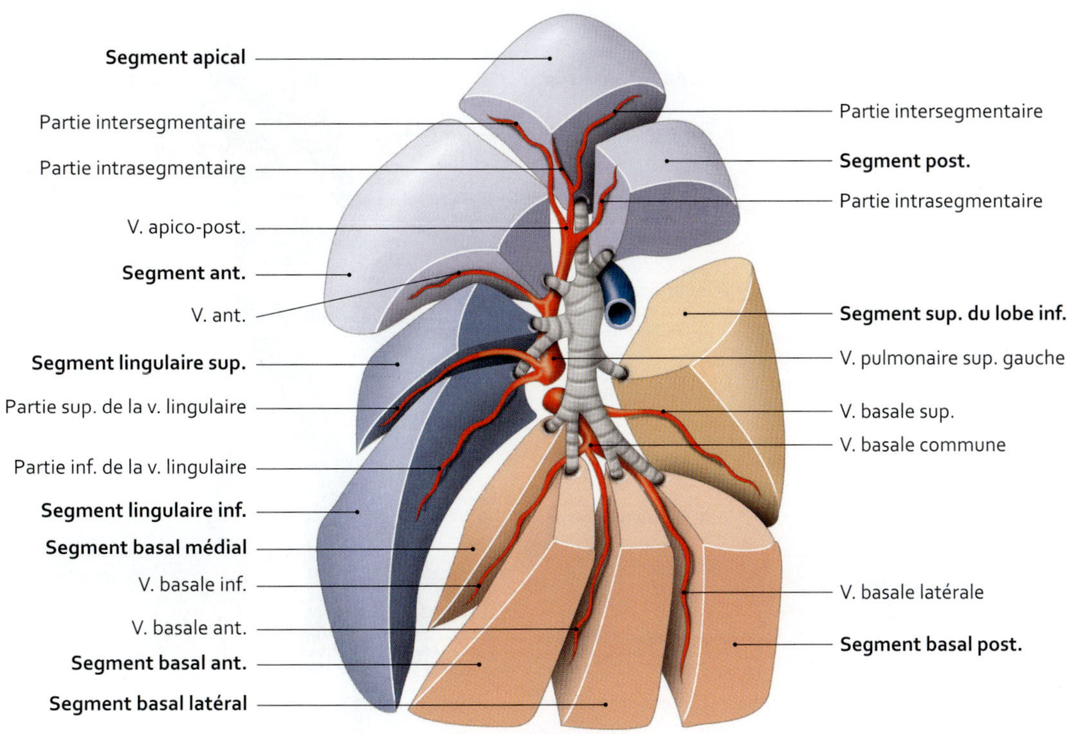

Veines du poumon gauche
(vue latérale avec les segments écartés)

4.28 Artères pulmonaires

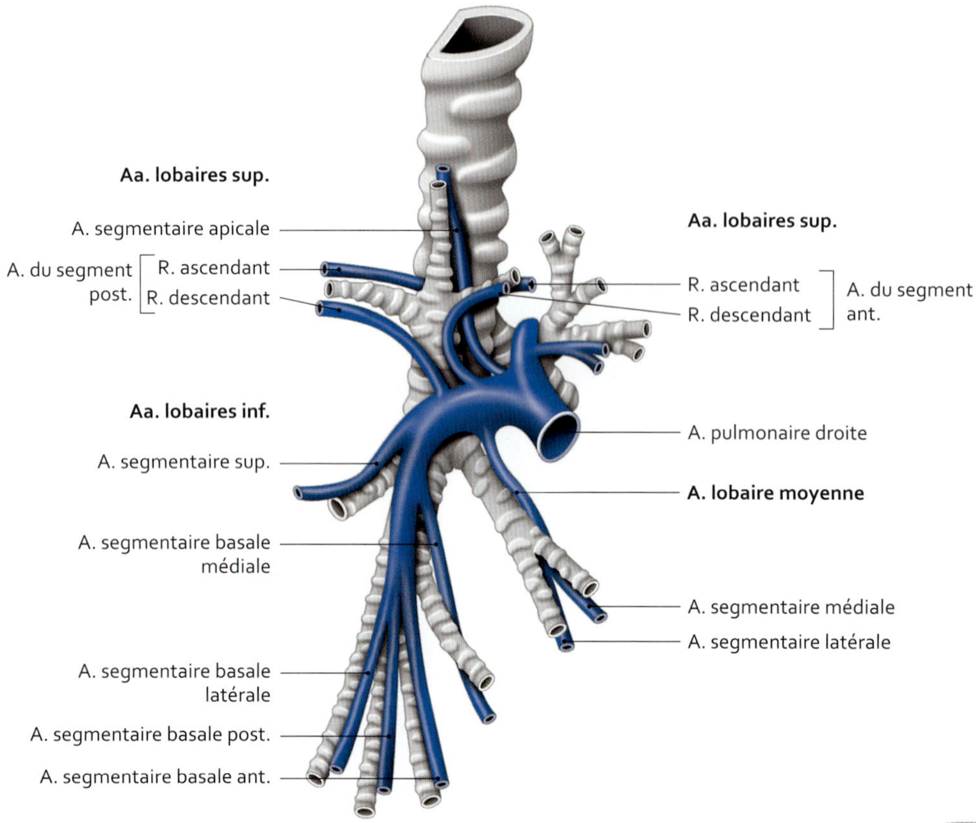

Branches de l'artère pulmonaire droite
(vue latérale droite)

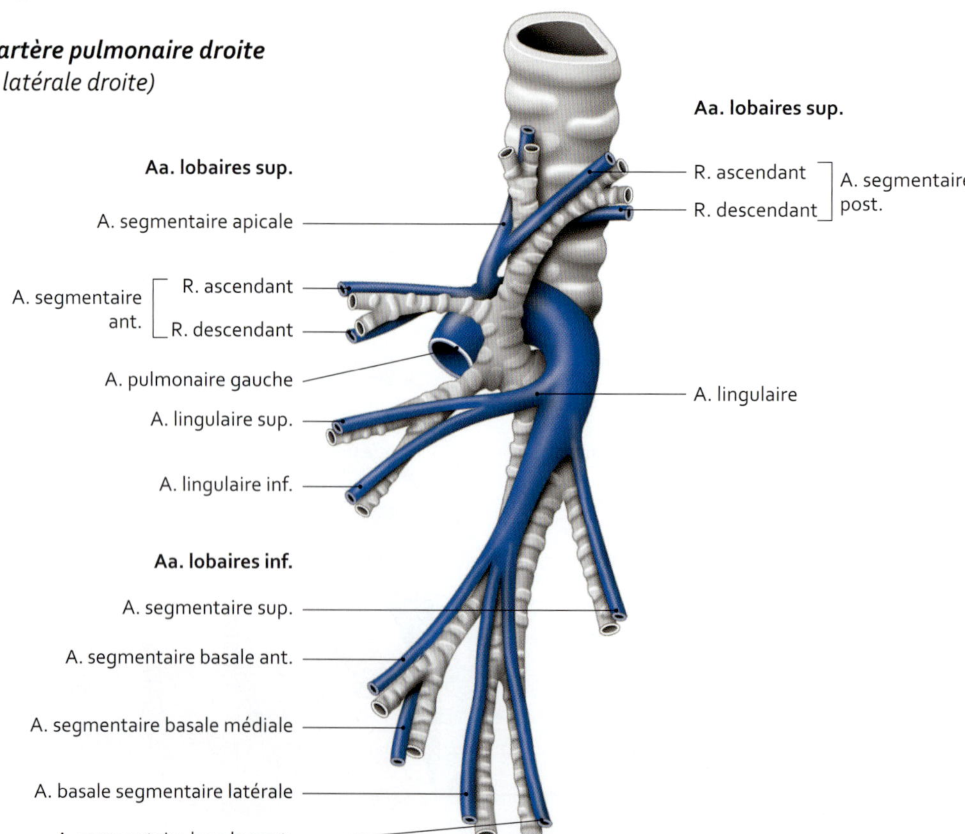

Branches de l'artère pulmonaire gauche
(vue latérale gauche)

4.29 Lymphatiques pulmonaires

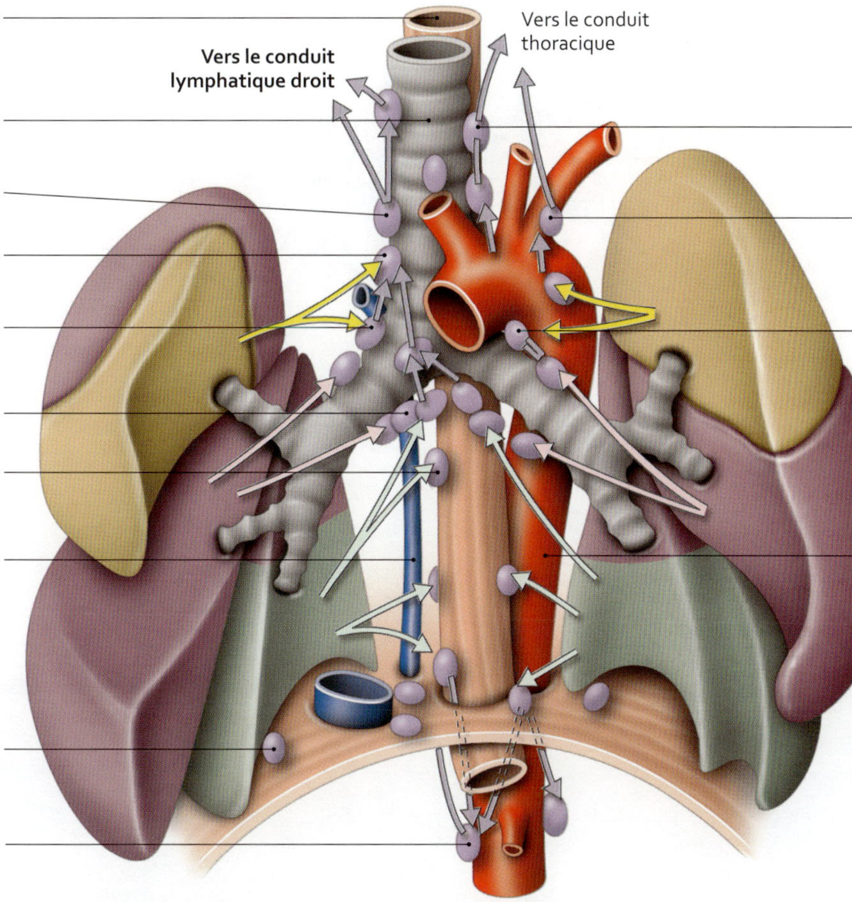

Territoires et drainage lymphatiques des poumons

4.30 Cœur *in situ*

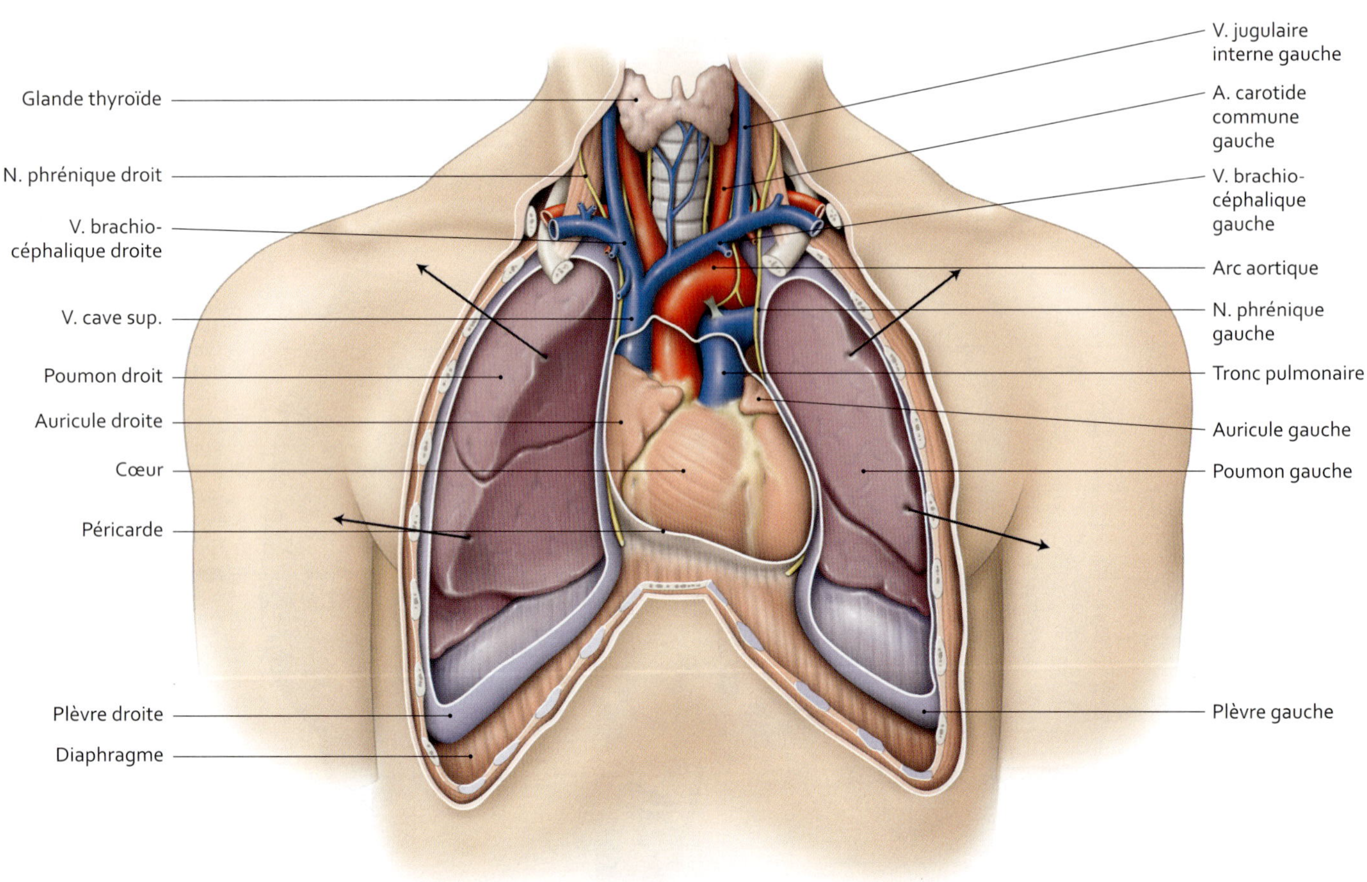

Appareil cardio-pulmonaire (thorax, plèvre et péricarde réséqués)
(vue antérieure)

4.31 Région précordiale

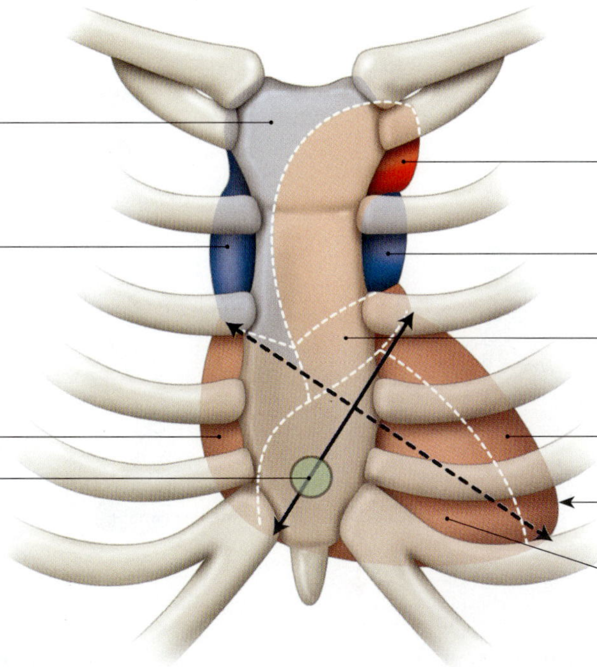

Région précordiale
(anatomie de surface du cœur et des gros vaisseaux)

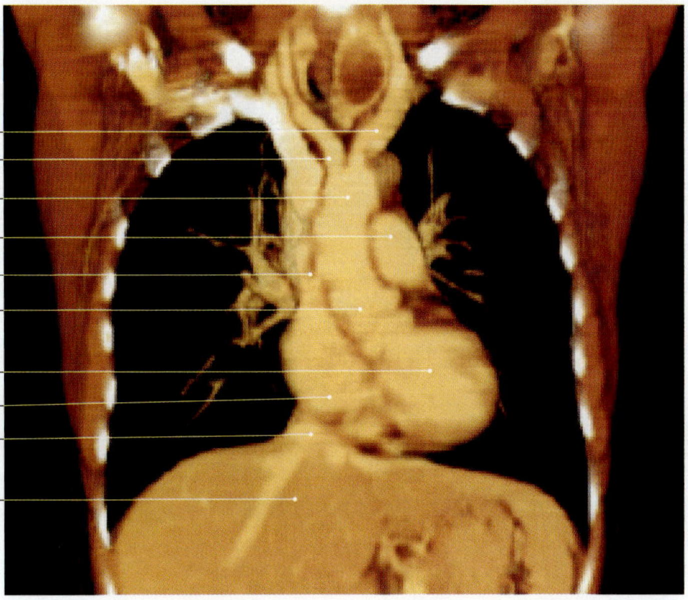

Cœur et gros vaisseaux* in situ *: coupe coronale TDM 3D
(cliché Dr Th. Diesce)

4.32 Ostiums cardiaques

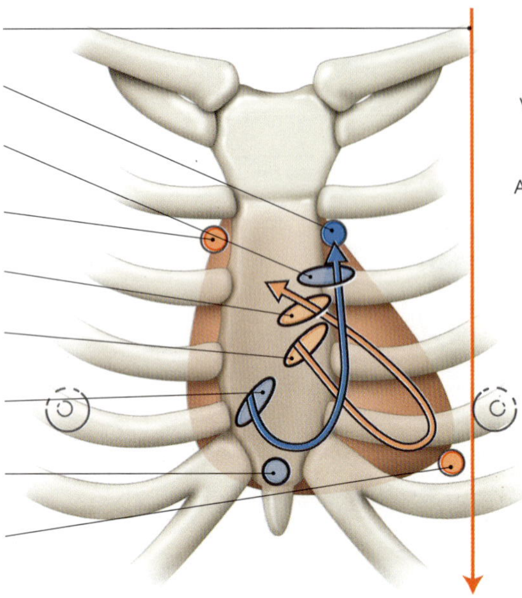

Projection des ostiums cardiaques, foyers d'auscultation et direction des flux sanguins

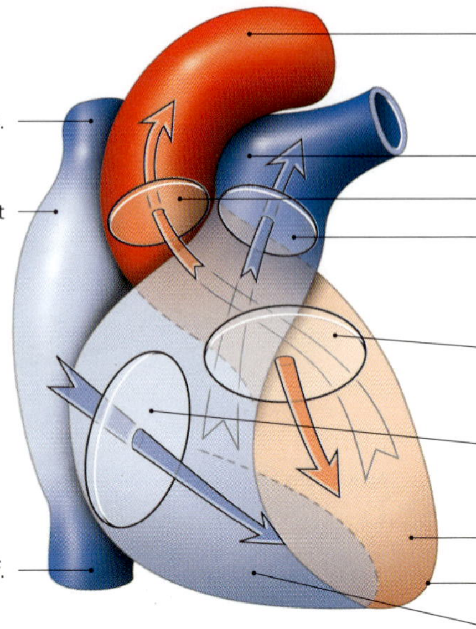

Torsion sénestre du cœur. Orientation des ostiums du cœur
(vue antérieure)

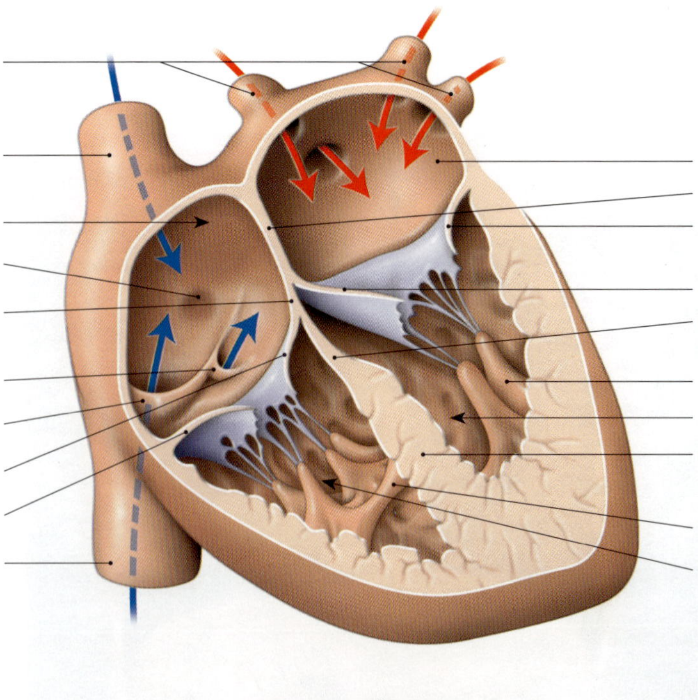

Septums du cœur
(coupe schématique longitudinale et oblique)

4-33 Cavités cardiaques droites

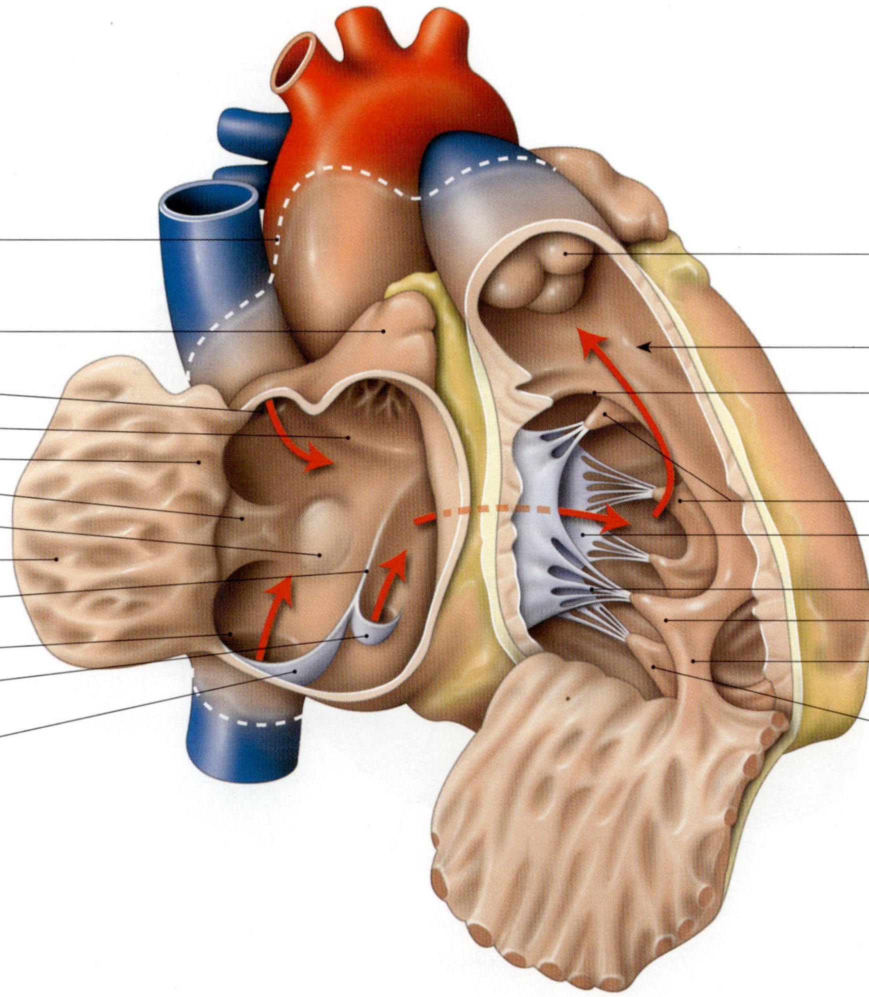

Atrium et ventricule droits ouverts
(vue droite)

4.34 Cavités cardiaques gauches

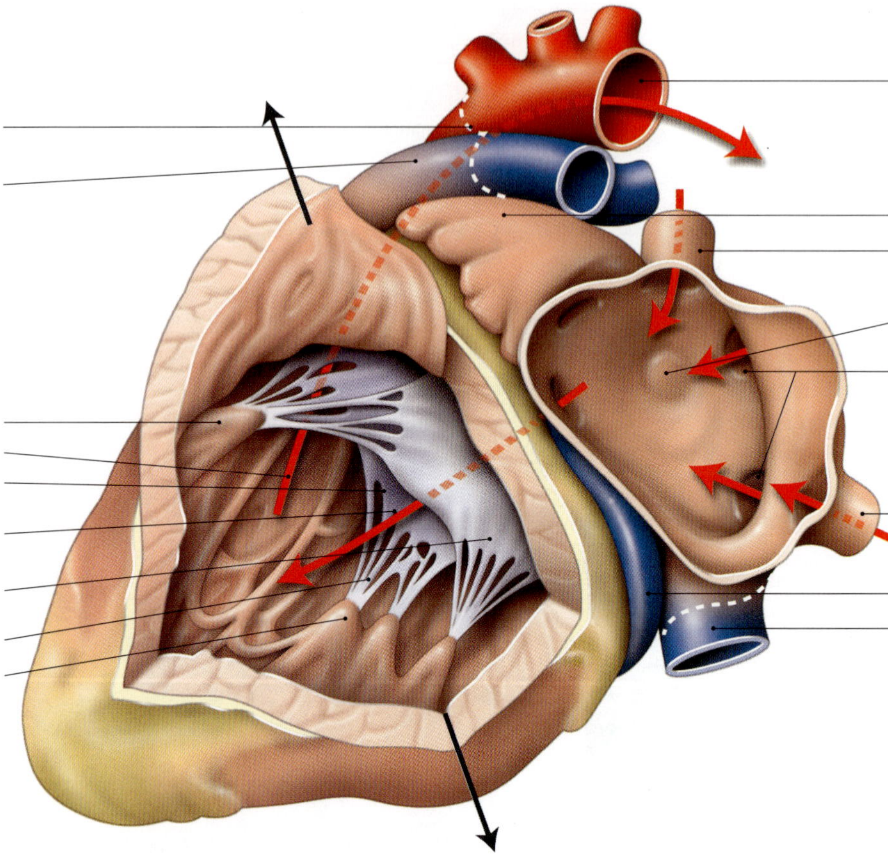

Atrium et ventricule gauches ouverts
(vue gauche)

4·35 Valves du cœur

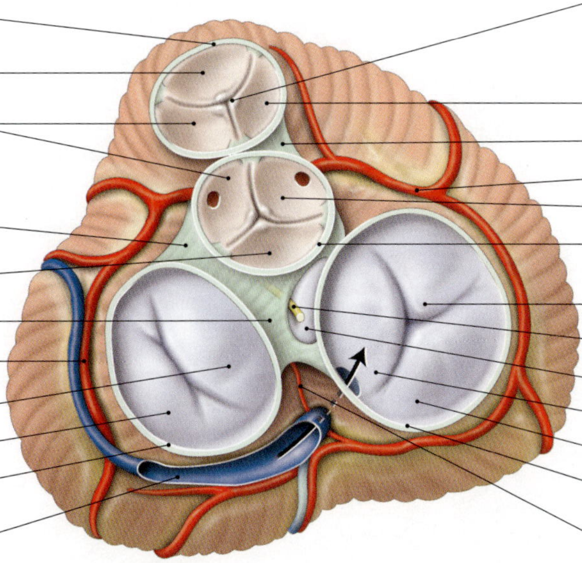

Valves du cœur
(vue supérieure)

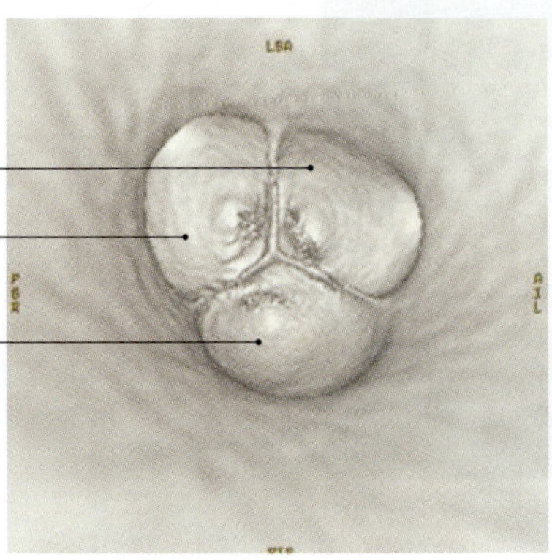

Valvule aortique

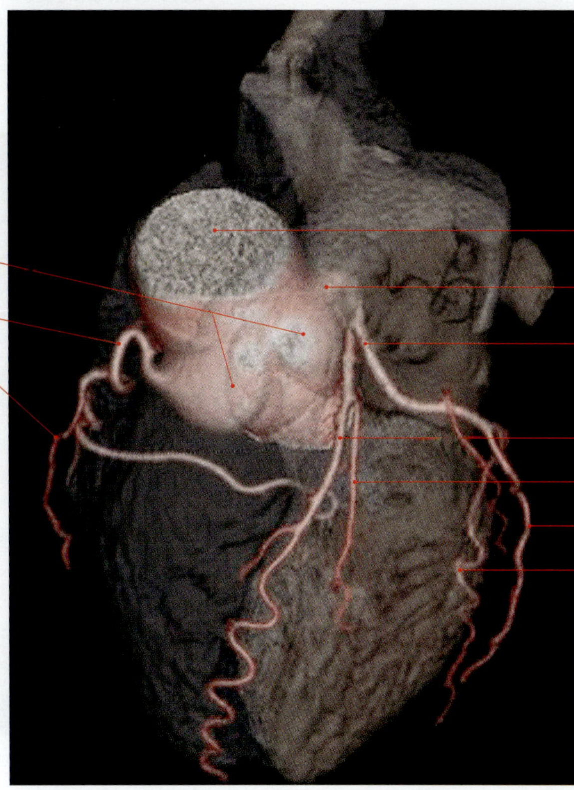

Origine des artères coronaires
(clichés TDM-3D Pr Christiaens)

4.36 Vaisseaux du cœur (1)

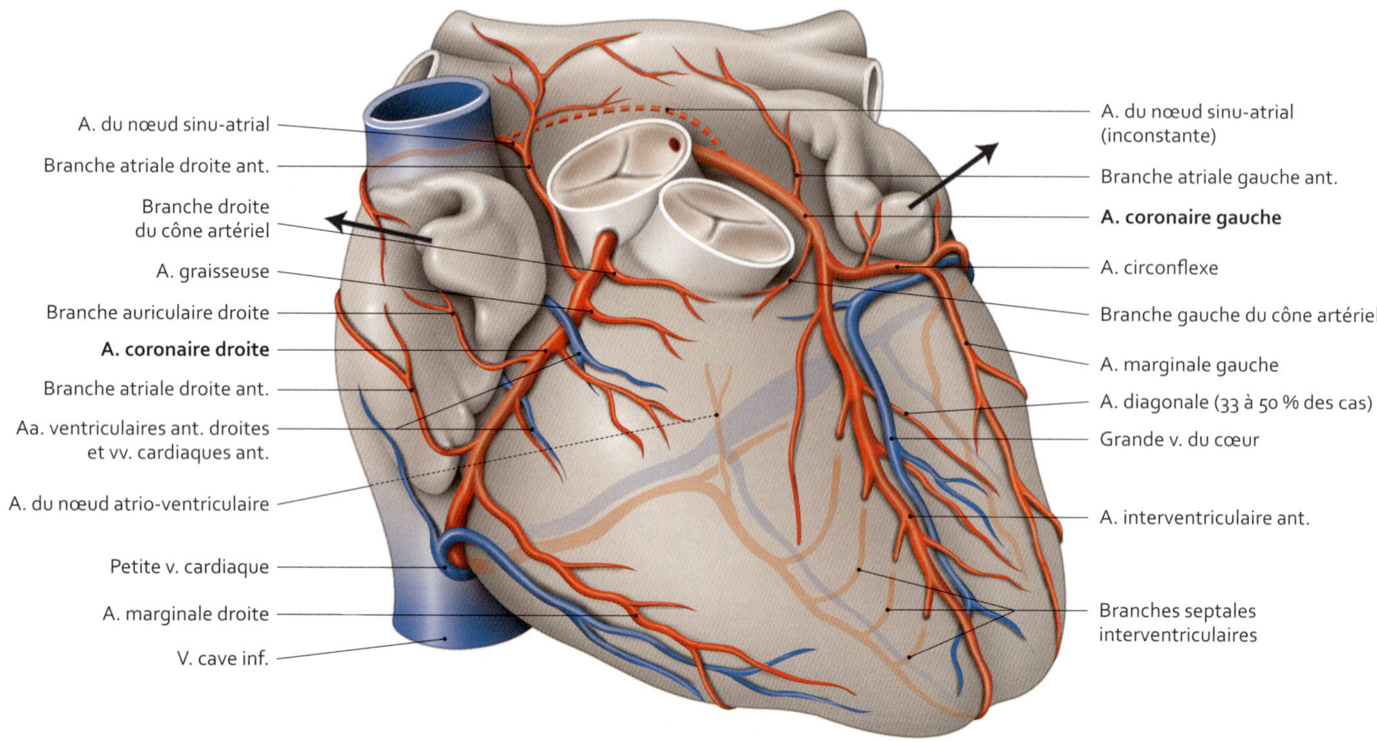

Vaisseaux du cœur
(vue antérieure)

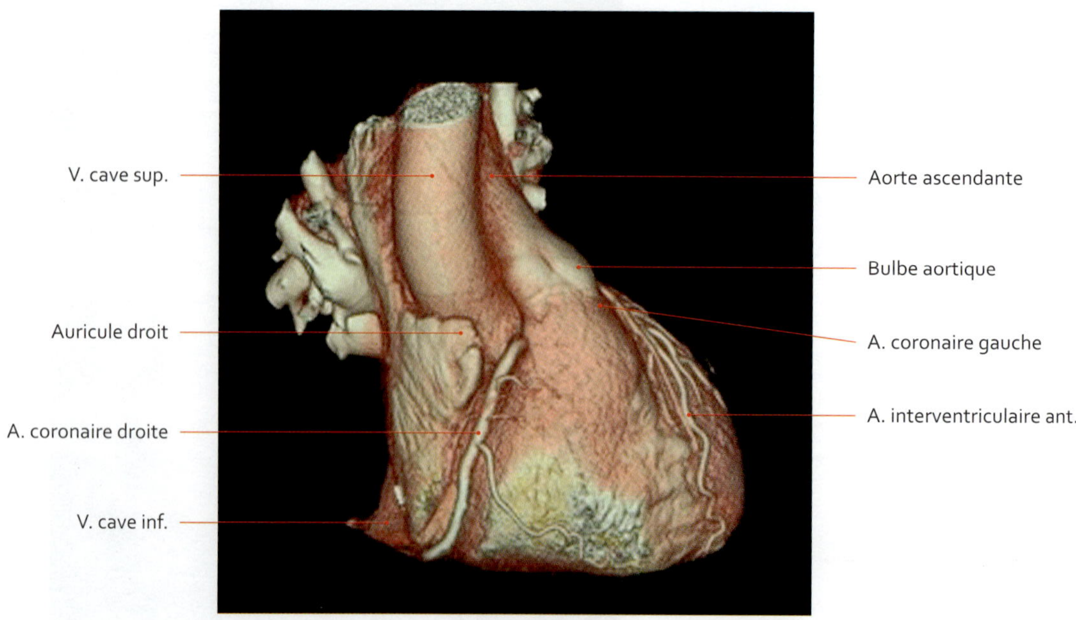

Artères du cœur
(vue antérieure) (clichés TDM-3D Pr Christiaens)

4·37 Vaisseaux du cœur (2)

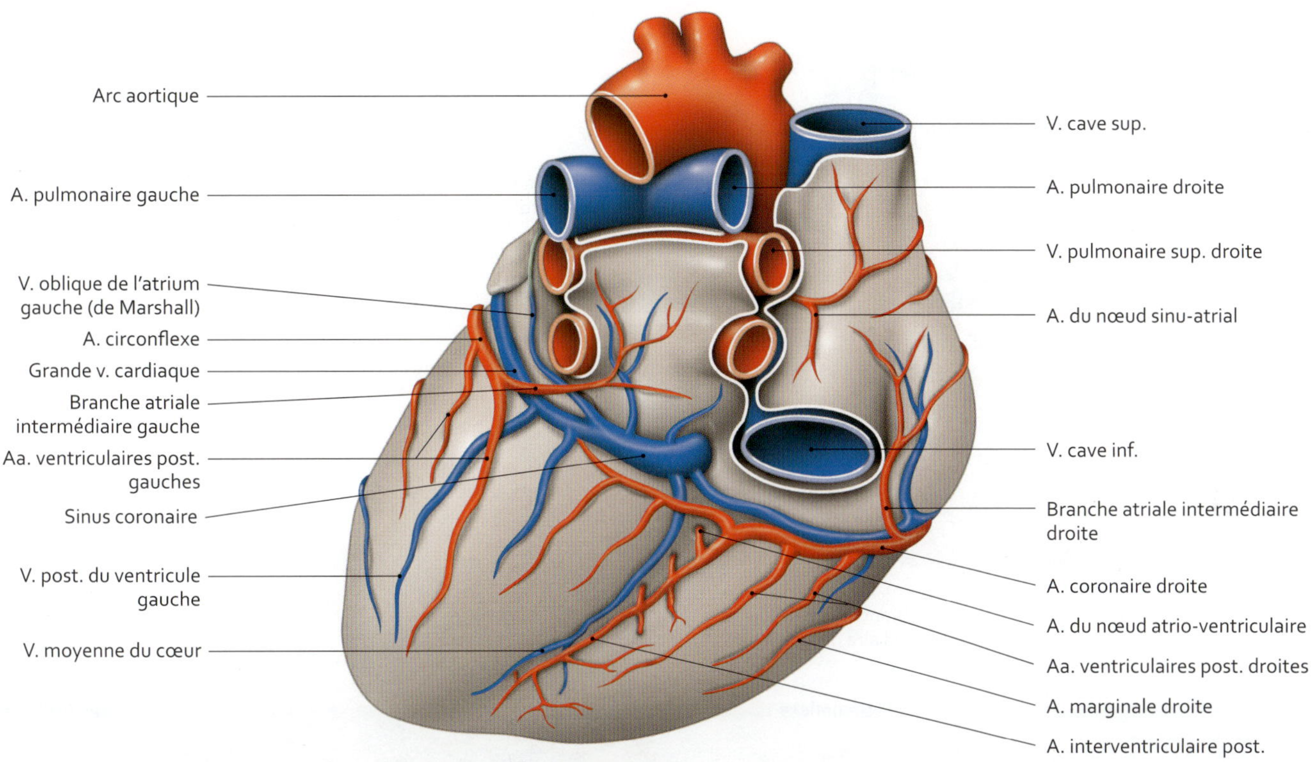

Vaisseaux du cœur (forme habituelle : 70 %)
(vue postéro-inférieure)

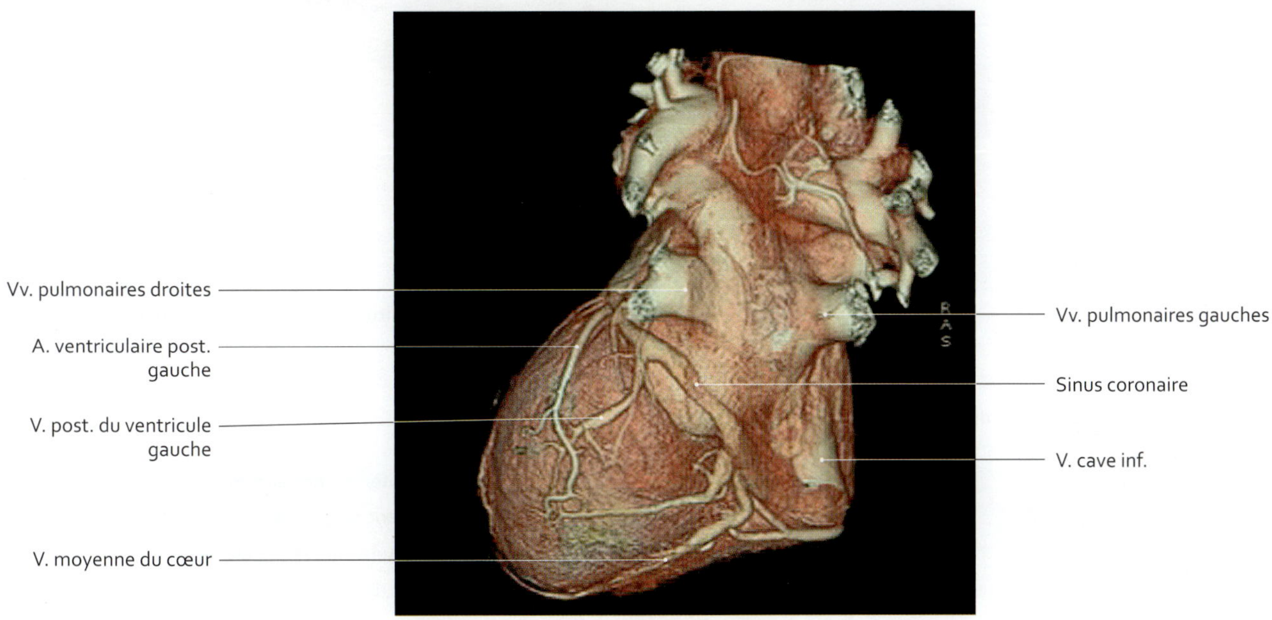

Vaisseaux du cœur
(vue postéro-inférieure) (clichés TDM-3D Pr Christiaens)

4.38 Vaisseaux du cœur (3)

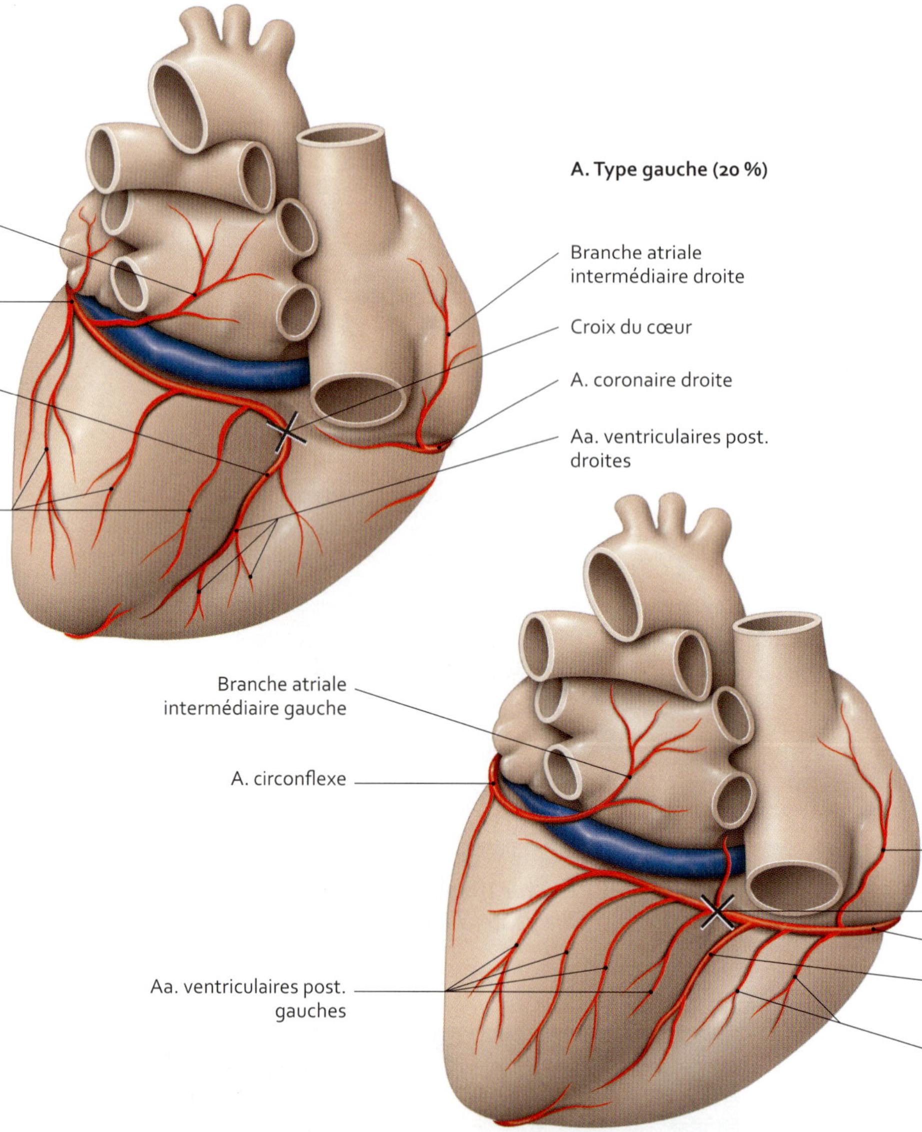

Artère interventriculaire postérieure : variations
(vue postéro-inférieure)

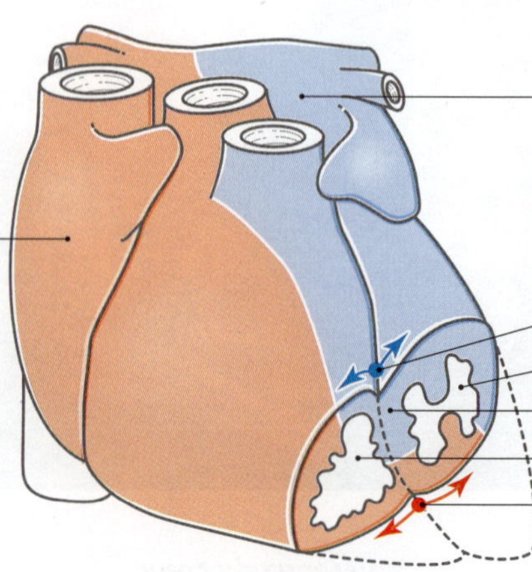

Territoires vasculaires du cœur
(vue antérieure)

4.39 Structure et système de conduction du cœur

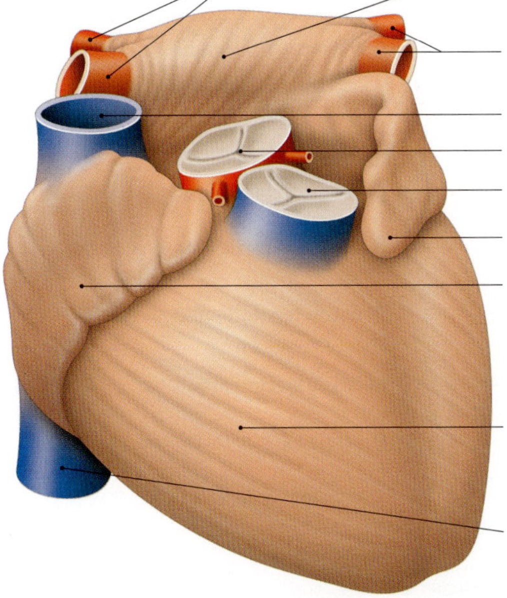

Couche superficielle du myocarde
(vue antéro-supérieure)

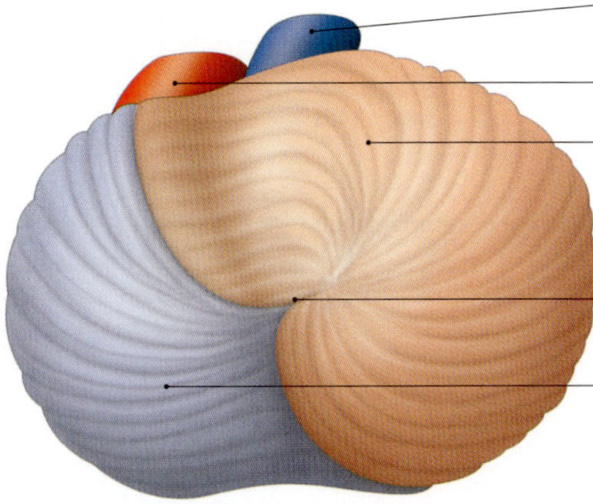

Couche moyenne du myocarde au niveau de l'apex du cœur

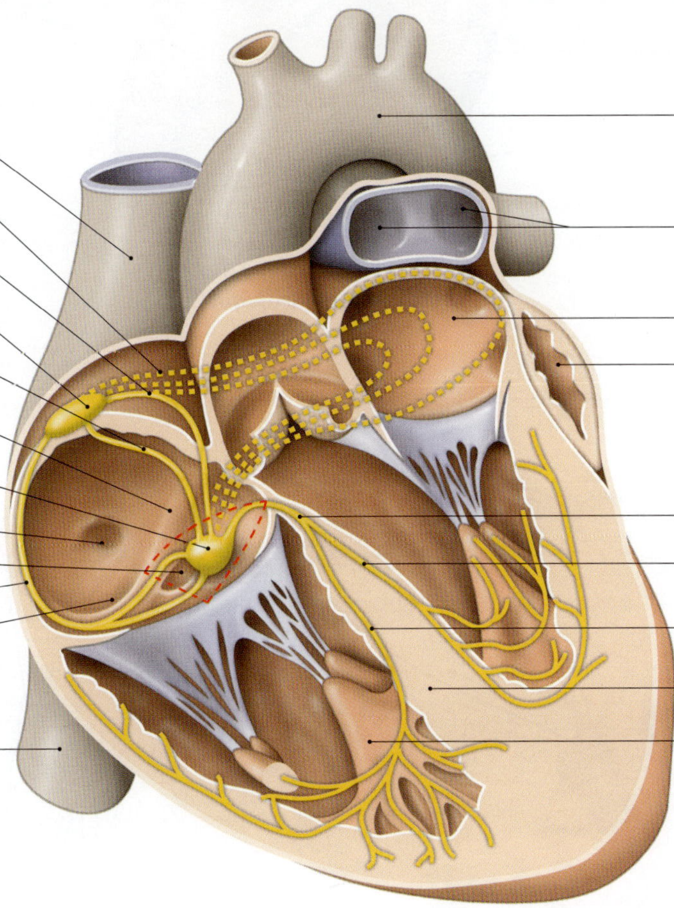

Système de conduction interne du cœur
(coupe frontale, vue antérieure)

4.40 Nerfs du cœur

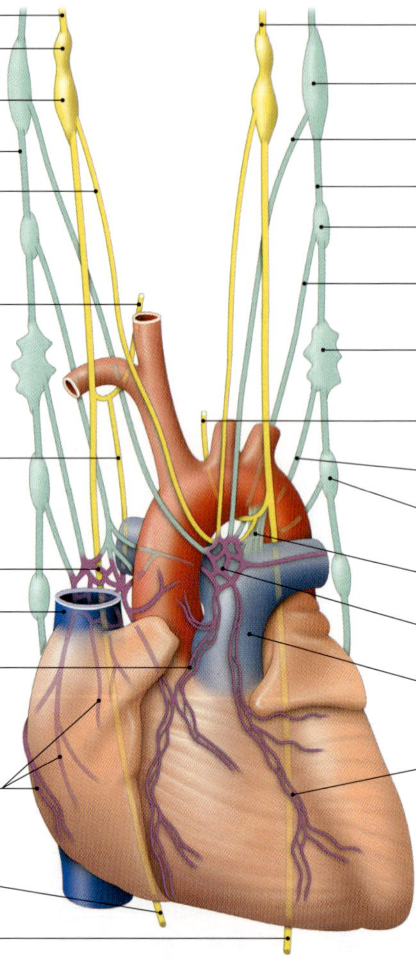

Constitution schématique des nerfs et du plexus cardiaque

Note

Les douleurs projetées de l'angine de poitrine s'accompagnent d'une contracture des muscles pectoraux et d'une douleur irradiée le long de la face médiale du membre supérieur gauche.
Ces muscles et la région dépendent des mêmes nerfs spinaux C5 à T1.

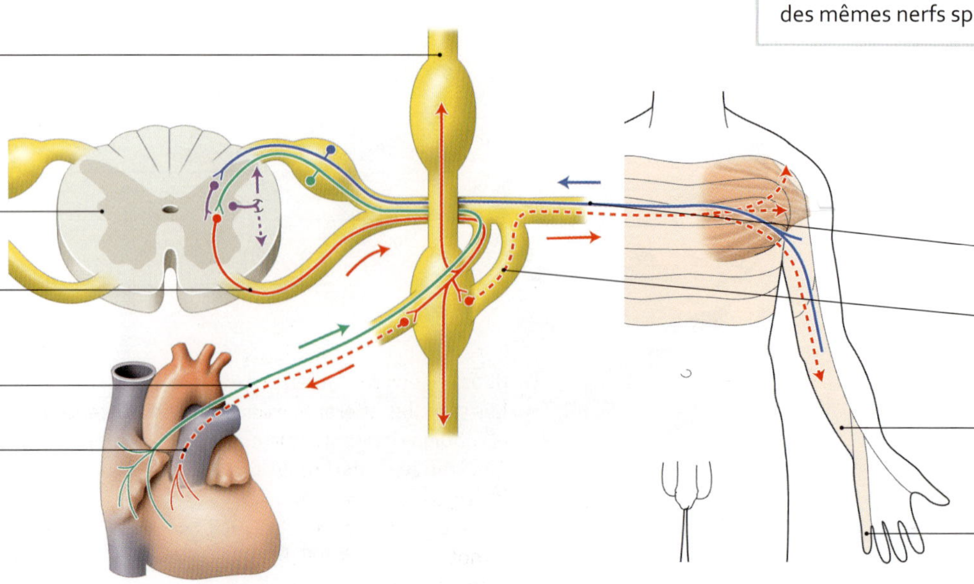

Systématisation d'une douleur irradiée d'origine cardiaque

4.41 Systématisation de l'innervation cardiaque

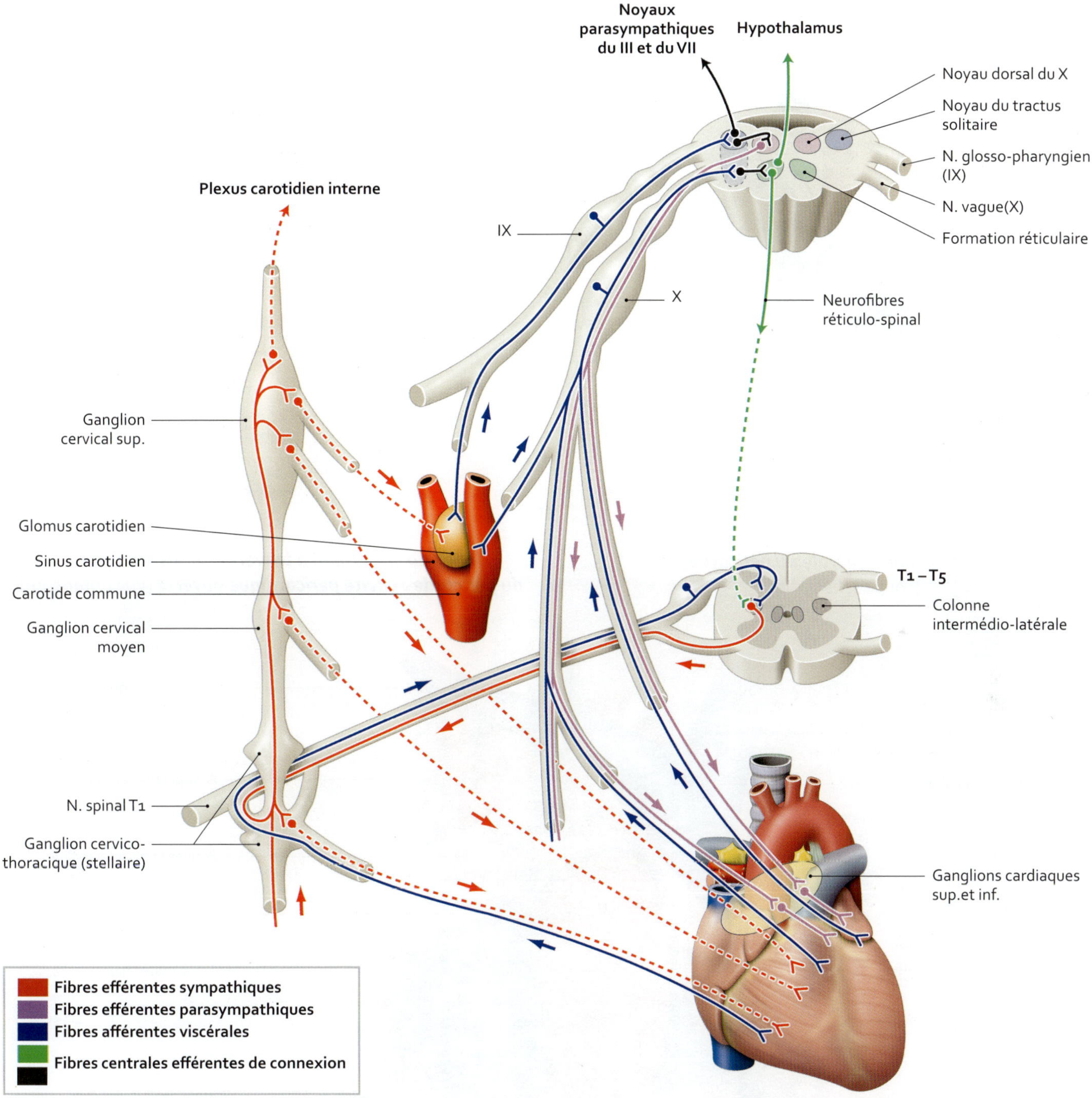

Note

Les stimulus afférents issus des barorécepteurs localisés dans le cœur et dans le sinus carotidien empruntent le nerf vague (X).
Les stimulus afférents issus des chémorécepteurs situés dans le glomus carotidien empruntent le nerf glosso-pharyngien (IX).
Ces stimulus afférents sensitifs atteignent le noyau du tractus solitaire qui relaie les informations :

- soit vers le nerf dorsal du nerf vague ou vers les noyaux des nerfs oculo-moteur (III) et facial (VII), stimulant l'activité du parasympathique ;
- soit vers la formation réticulaire qui se projette dans l'hypothalamus ou dans la moelle spinale pour calmer l'activité tonique du sympathique.

4.42 Péricarde séreux

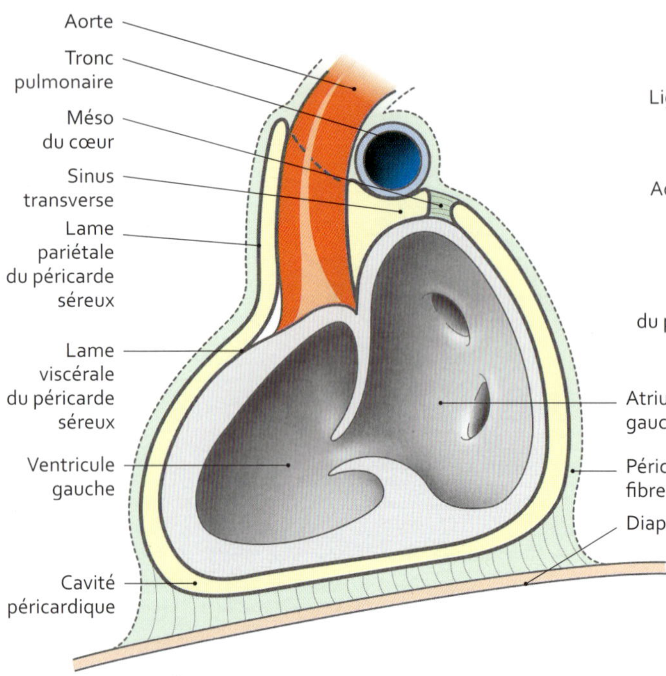

Disposition générale du péricarde
(coupe schématique)

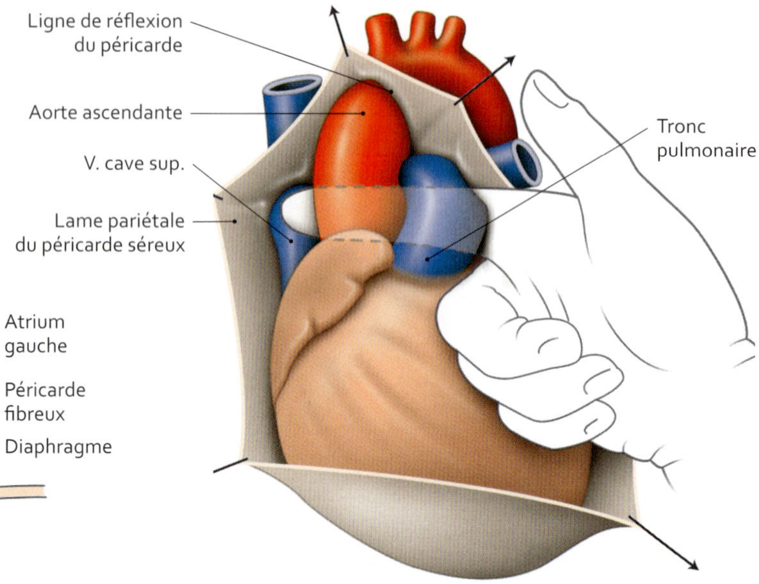

Index du chirurgien à travers le sinus transverse du péricarde : cavité péricardique ouverte *(vue antérieure)*

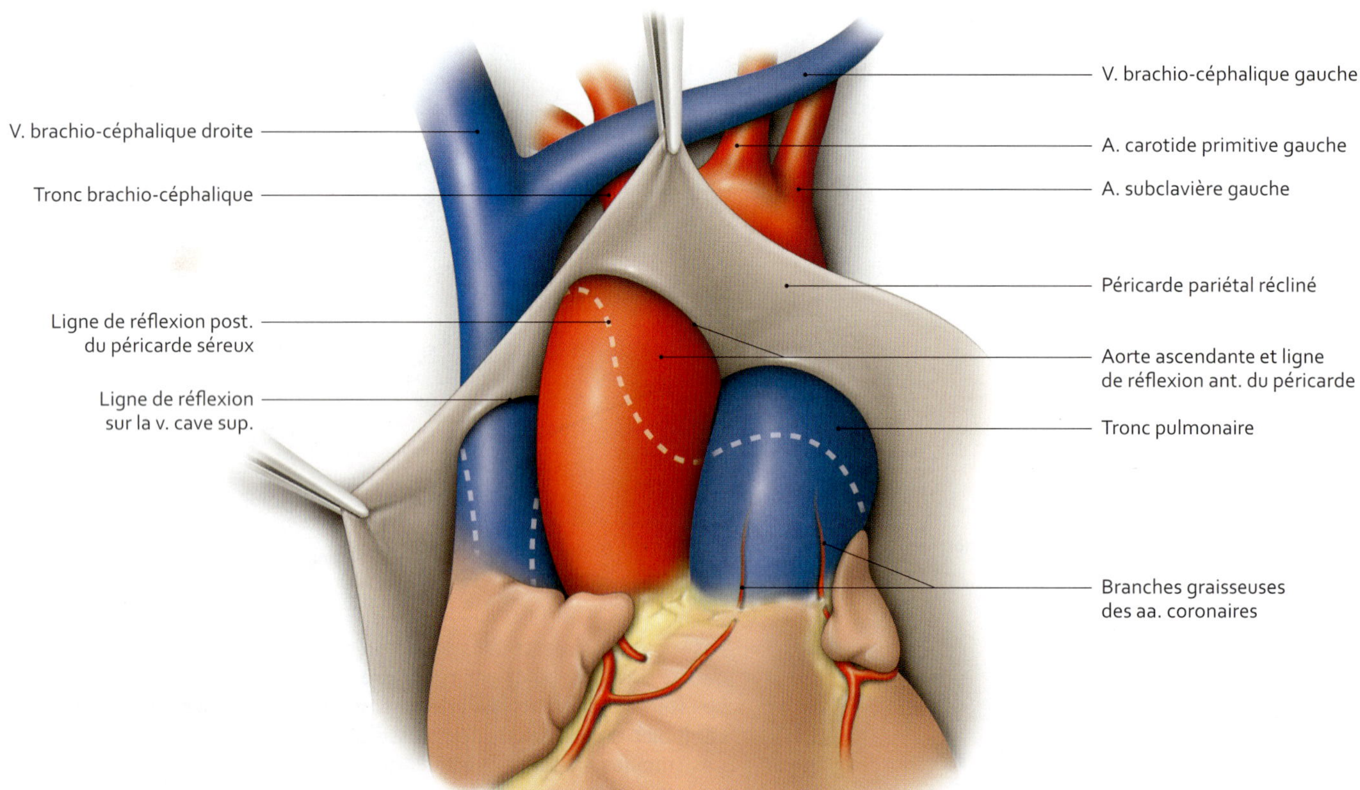

Gros vaisseaux de la base du cœur : vue antérieure
(en pointillés : ligne de réflexion du péricarde)

4.43 Cavité péricardique (1)

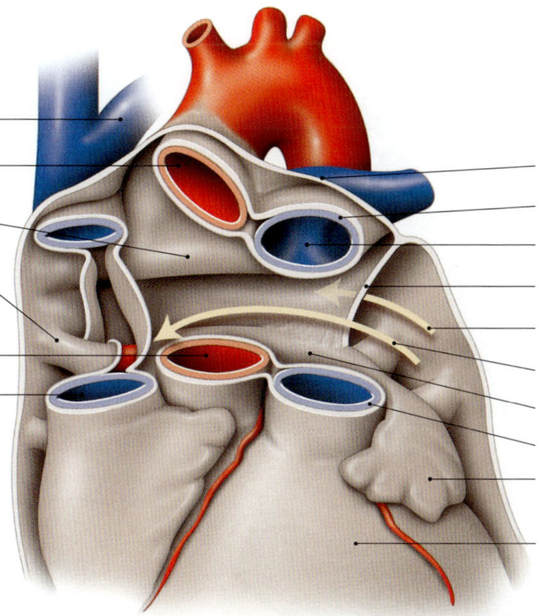

Sinus transverse du péricarde
(vue antérieure)

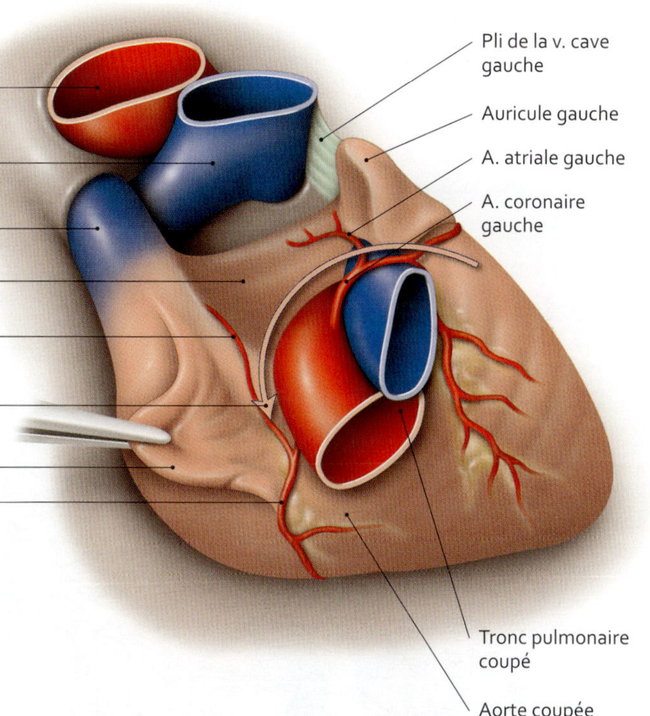

Pédicule du cœur : vaisseaux sectionnés et écartés. Péricarde non représenté
(vue supéro-postérieure)

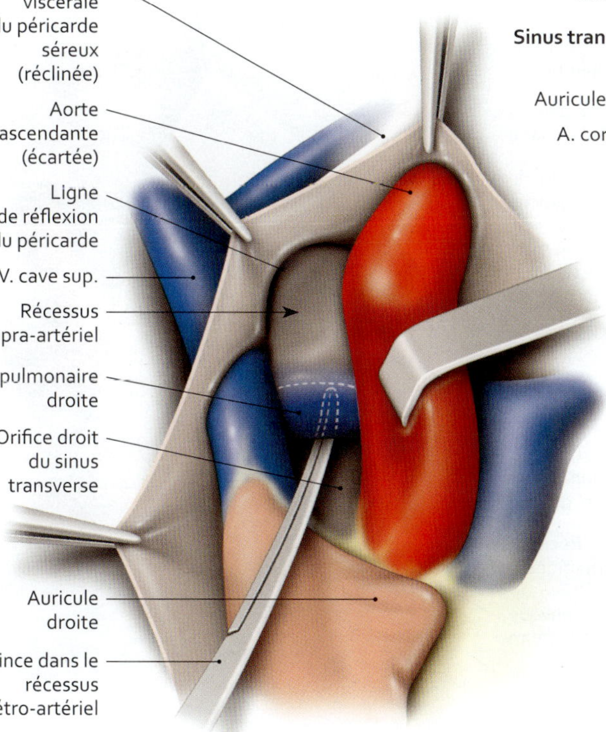

Orifice droit du sinus transverse du cœur, cavité péricardique ouverte
(vue antérieure)

4.44 Cavité péricardique (2)

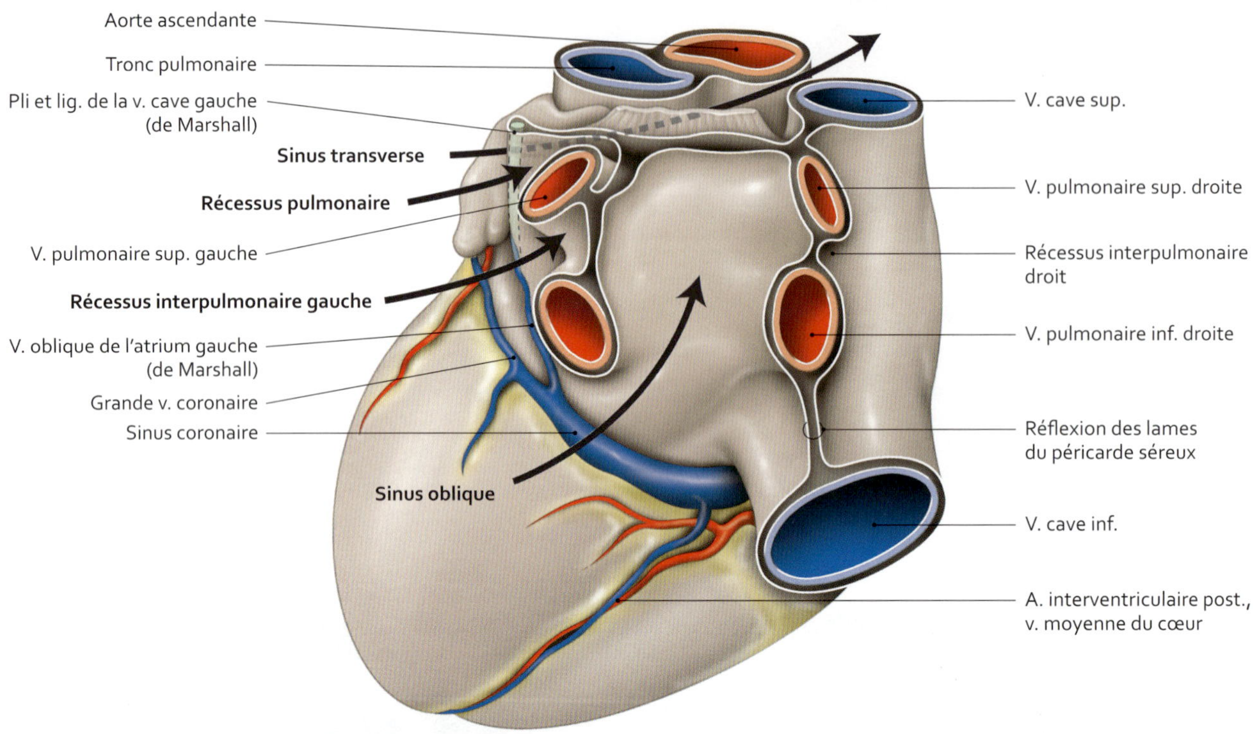

Lame viscérale du péricarde séreux et ligne de réflexion du péricarde
(vue postéro-inférieure gauche)

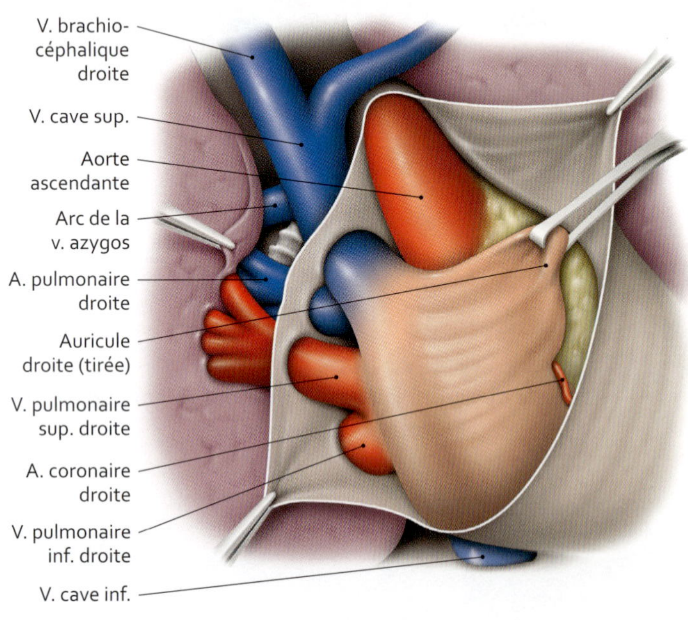

Partie droite de la cavité péricardique ouverte
(lame pariétale du péricarde séreux réclinée)

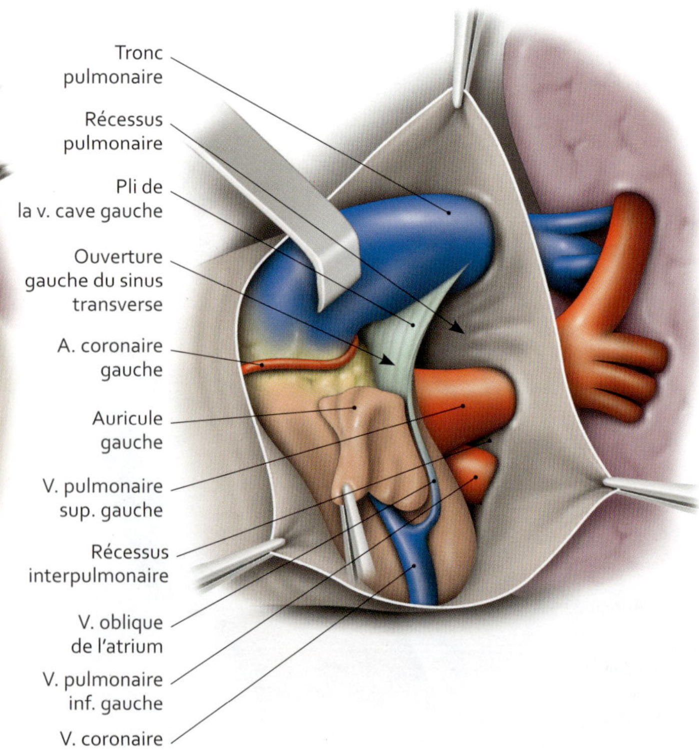

Partie gauche de la cavité péricardique ouverte
(lame pariétale du péricarde séreux réclinée)

4.45 Péricarde fibreux

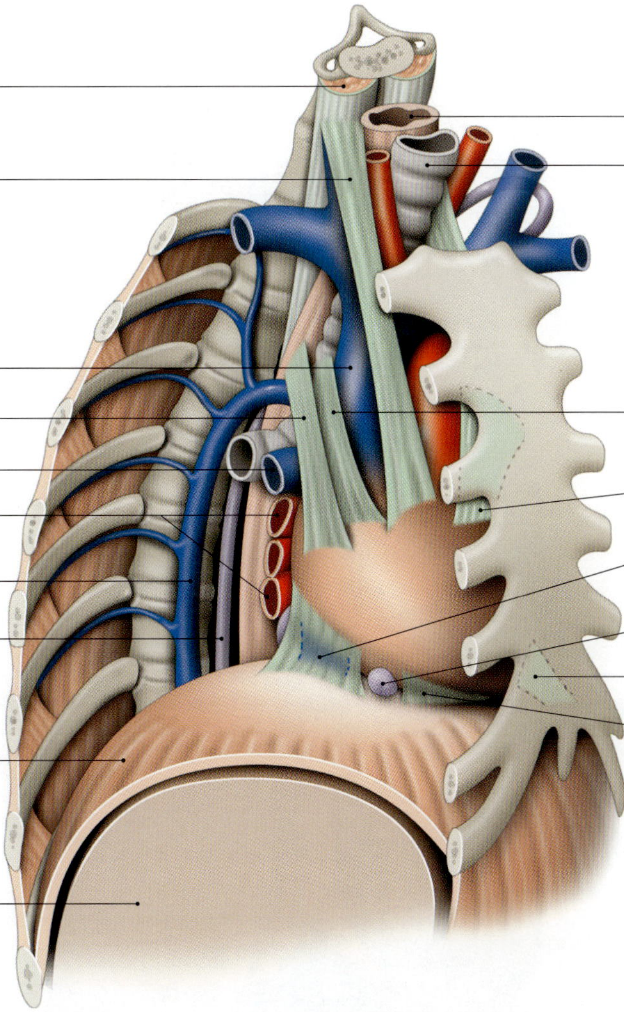

Péricarde fibreux
(vue antéro-latérale droite avec exérèse du poumon)

4.46 Aorte

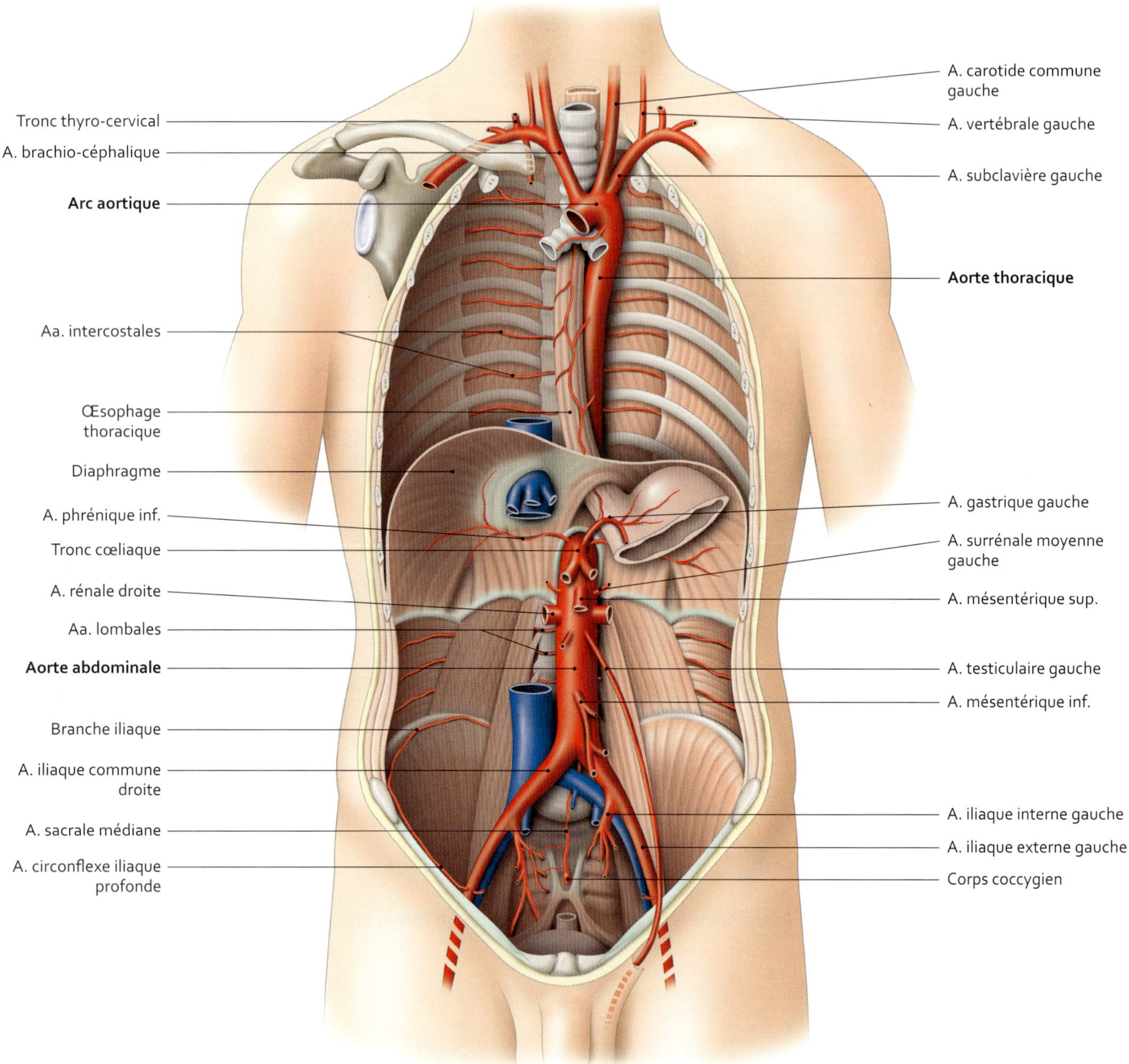

Trajet et branches principales de l'aorte
(vue antérieure)

4.47 Veines caves supérieure et inférieure

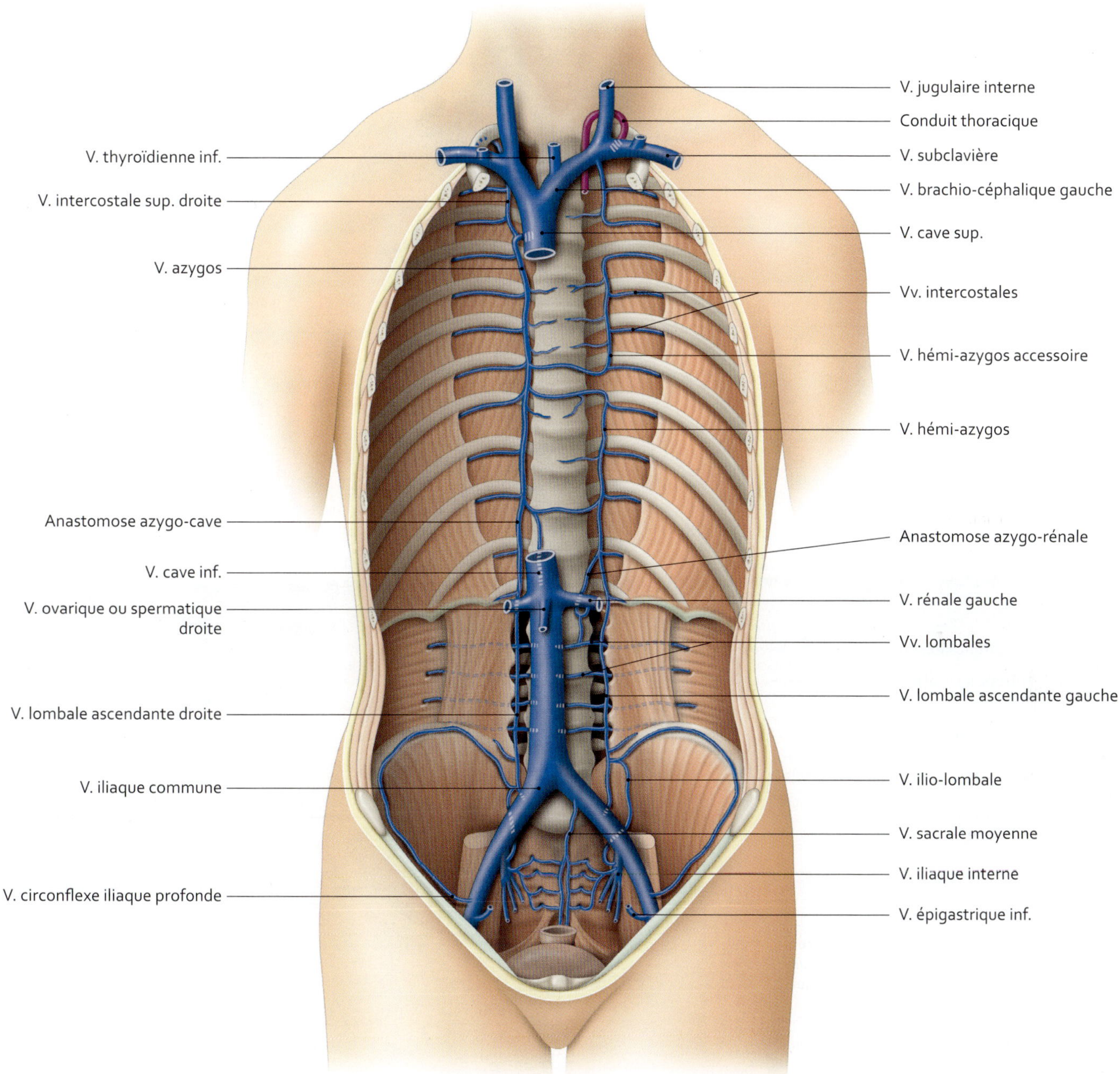

Situation et branches principales des veines caves

4.48 Lymphocentres du tronc

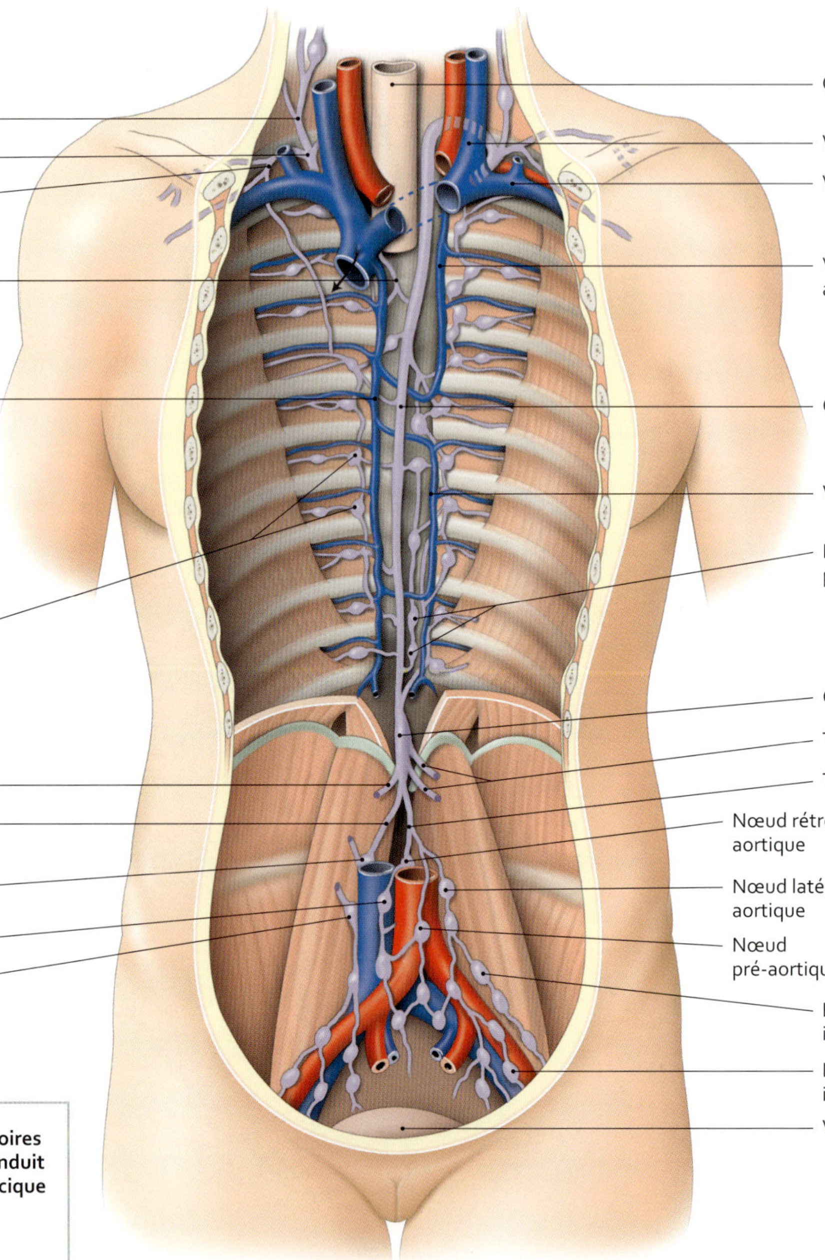

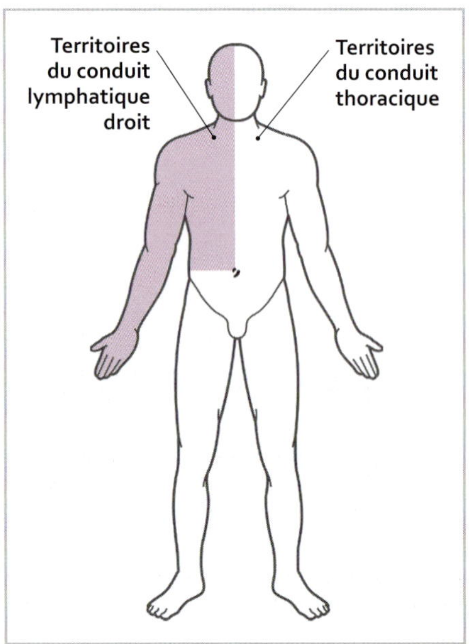

Conduit thoracique, conduit lymphatique droit et lymphonœuds (nœuds) principaux
(vue antérieure)

4.49 Lymphatiques du thorax

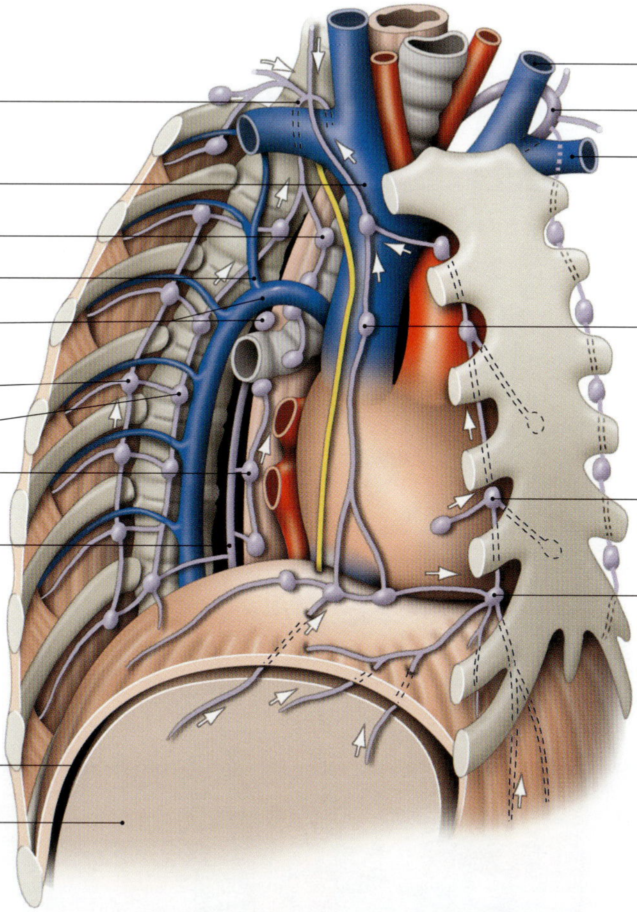

Lymphonœuds (nœuds) et drainage lymphatique du thorax
(vue antéro-latérale droite avec ablation du poumon)

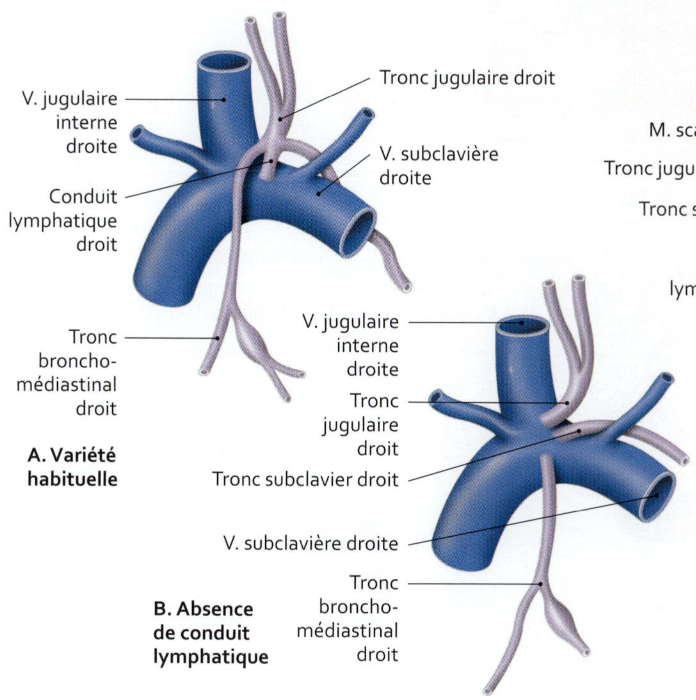

Conduit lymphatique droit
(vue postérieure)

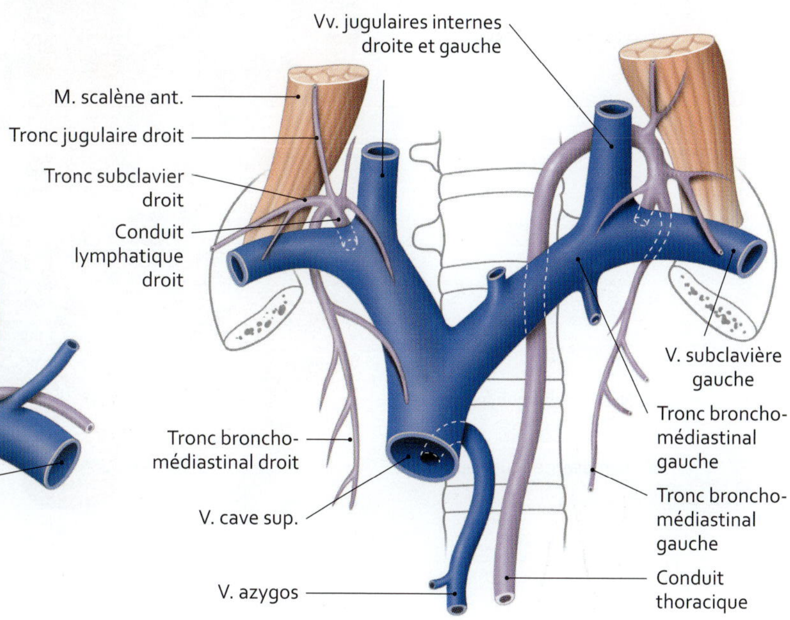

Terminaisons du conduit lymphatique droit et du conduit thoracique
(vue antérieure)

4.50 Troncs sympathiques thoraco-abdominaux

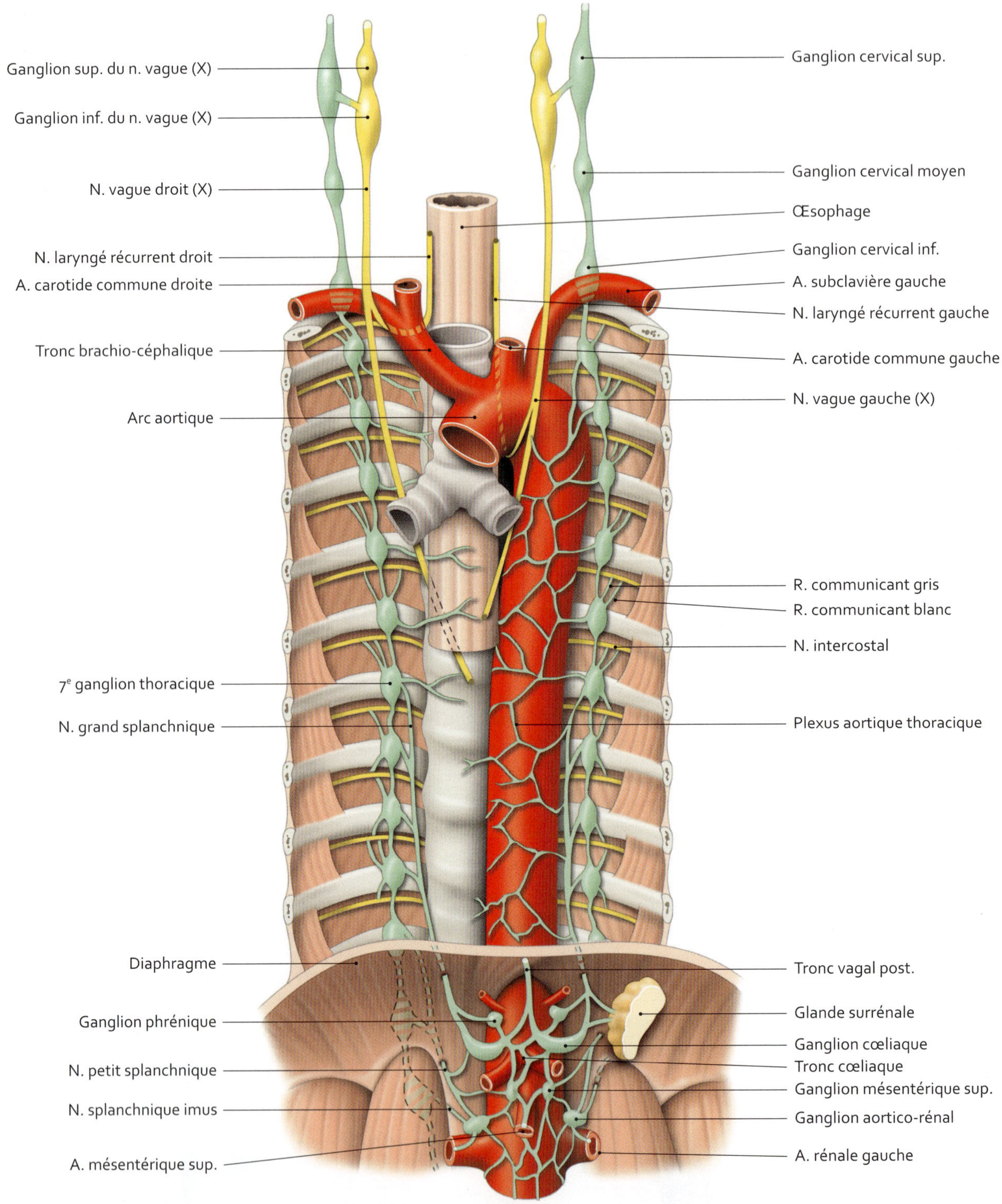

Parois thoracique et abdominale postérieures
(vue antérieure)

4.51 Anatomie de surface

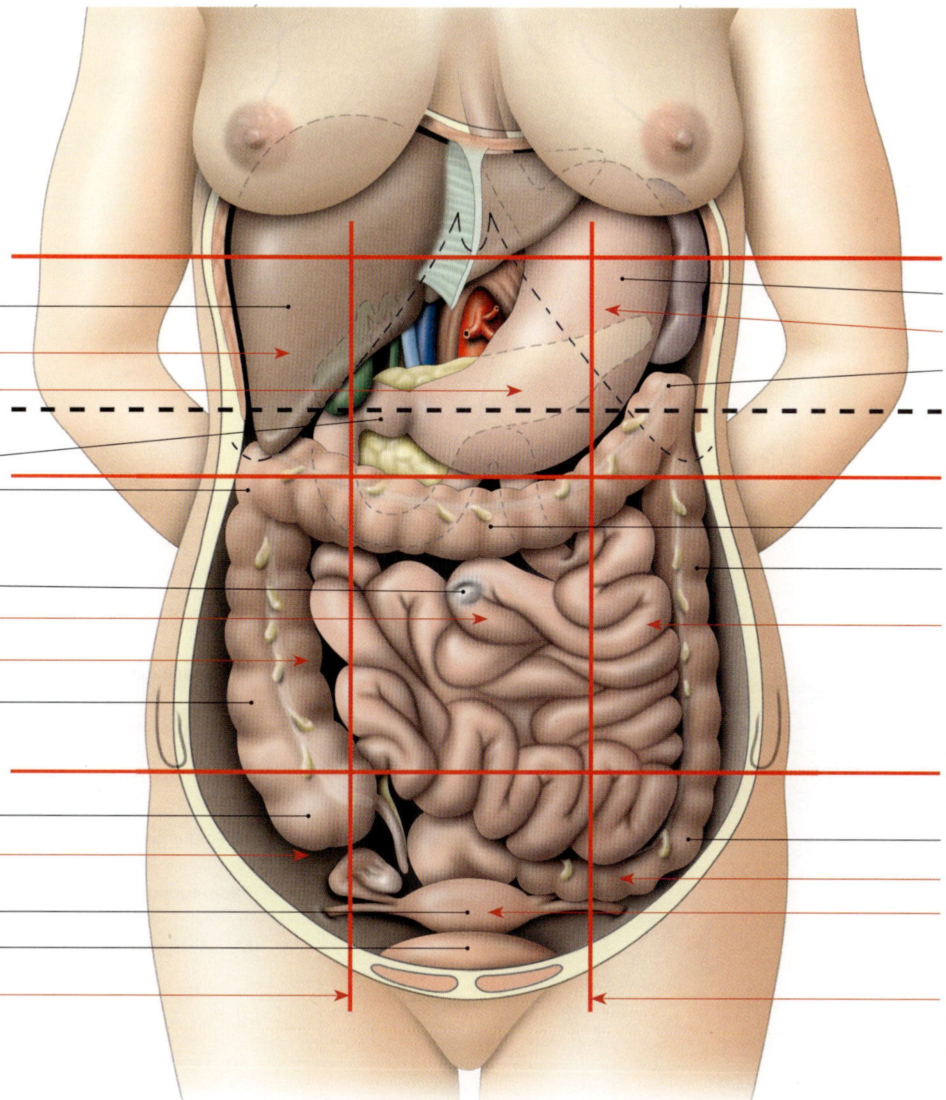

Viscères abdominaux
(avec exérèse de la paroi antéro-latérale – vue antérieure)

4.52 Muscles de l'abdomen (1)

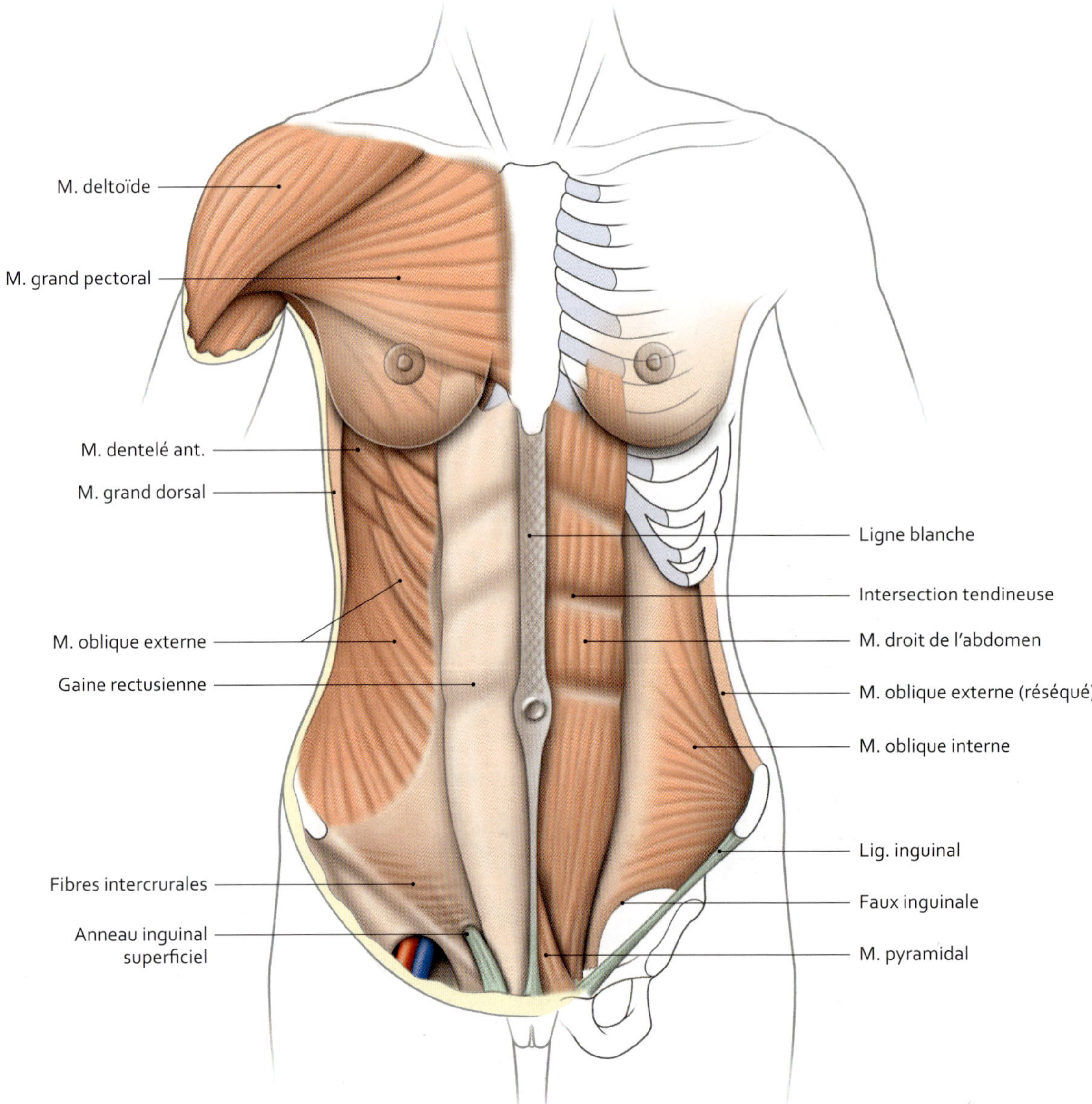

Muscles de la paroi antéro-latérale de l'abdomen
(vue antérieure)

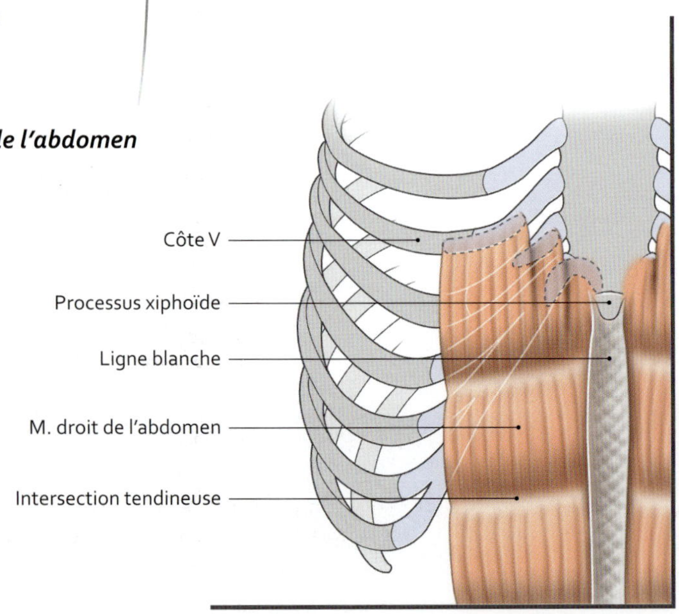

Origines du muscle droit de l'abdomen

4.53 Muscles de l'abdomen (2)

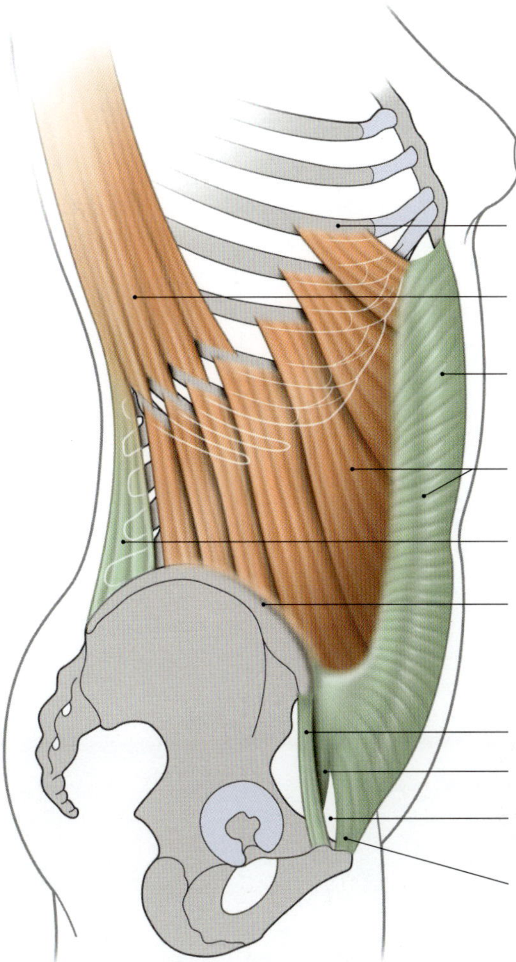

Muscle oblique externe de l'abdomen
(vue latérale)

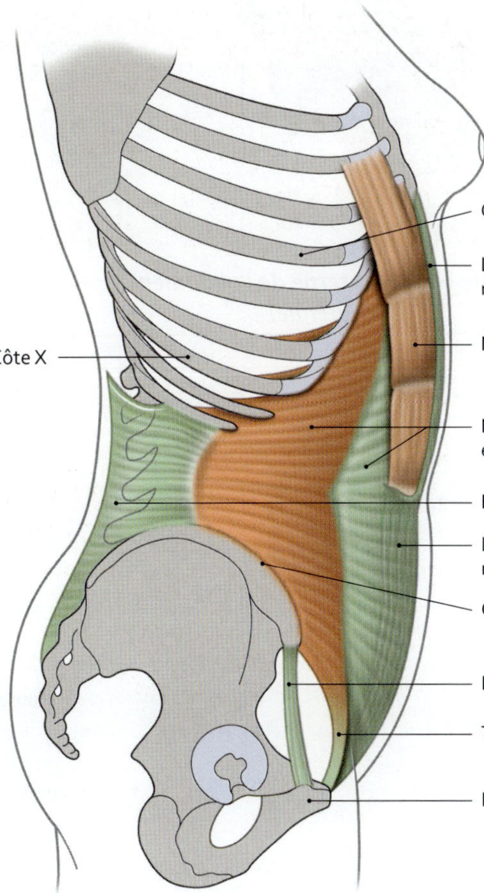

Muscle transverse de l'abdomen
(vue latérale)

4.54 Muscles de l'abdomen (3)

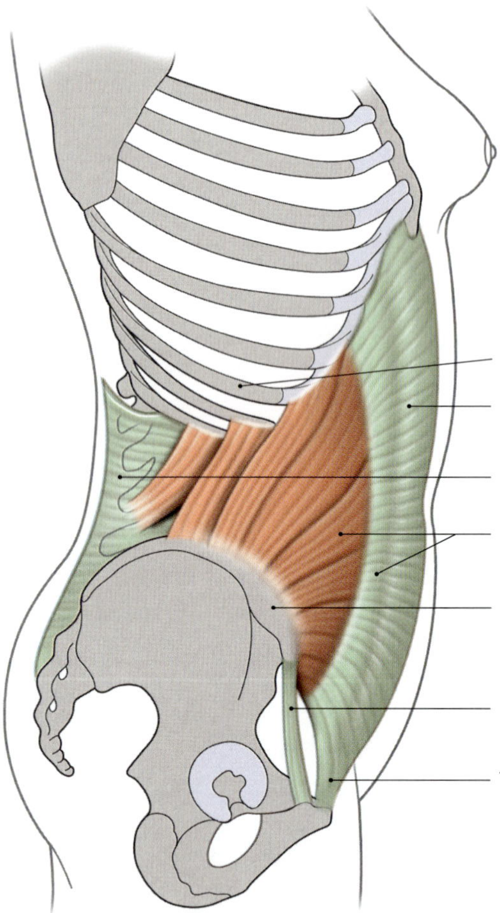

Muscle oblique interne de l'abdomen
(vue latérale)

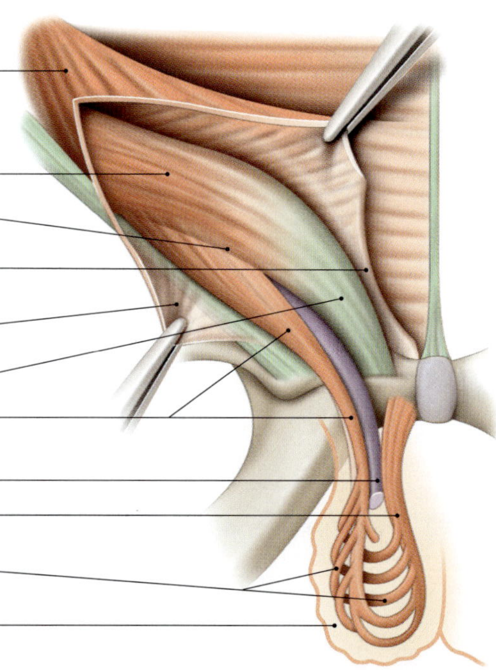

Muscle crémaster
(vue antérieure)

4.55 Gaine rectusienne et ligne semi-lunaire

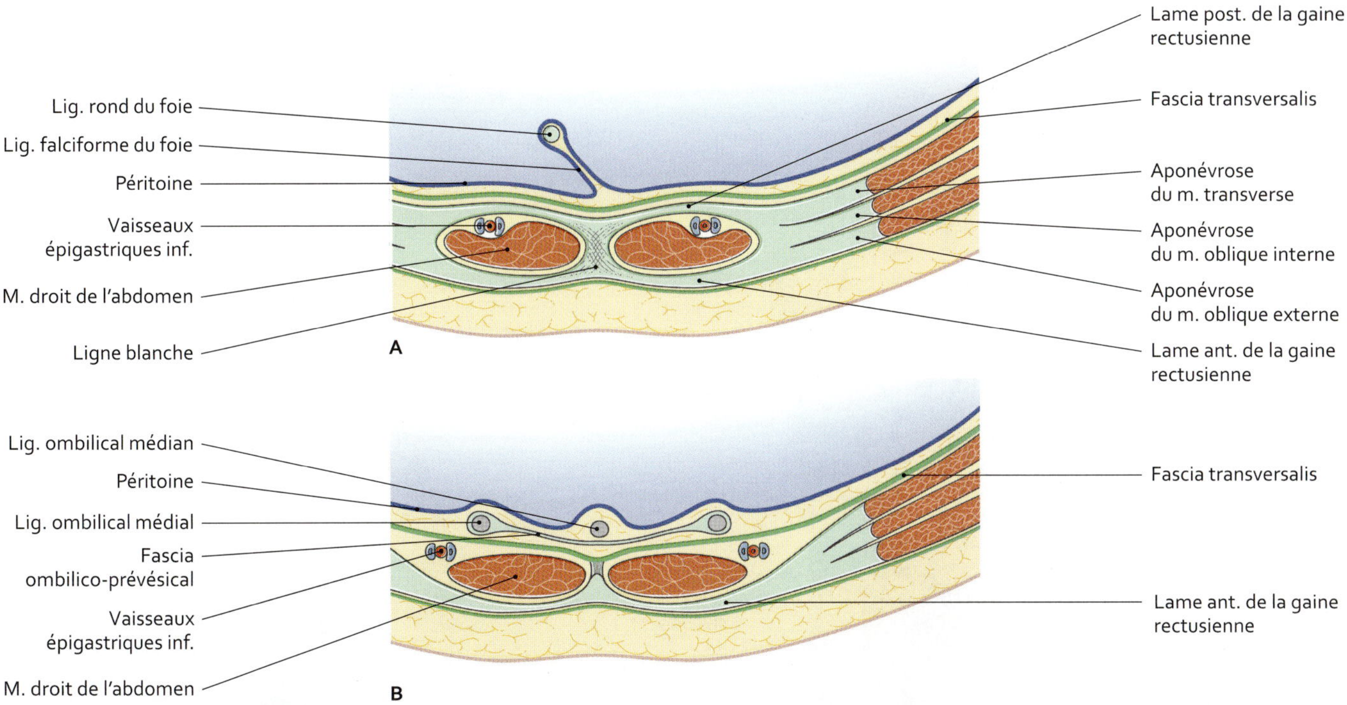

Gaine rectusienne : coupes transversales au-dessus de l'ombilic (A) et au-dessous de la ligne arquée de l'abdomen (B)

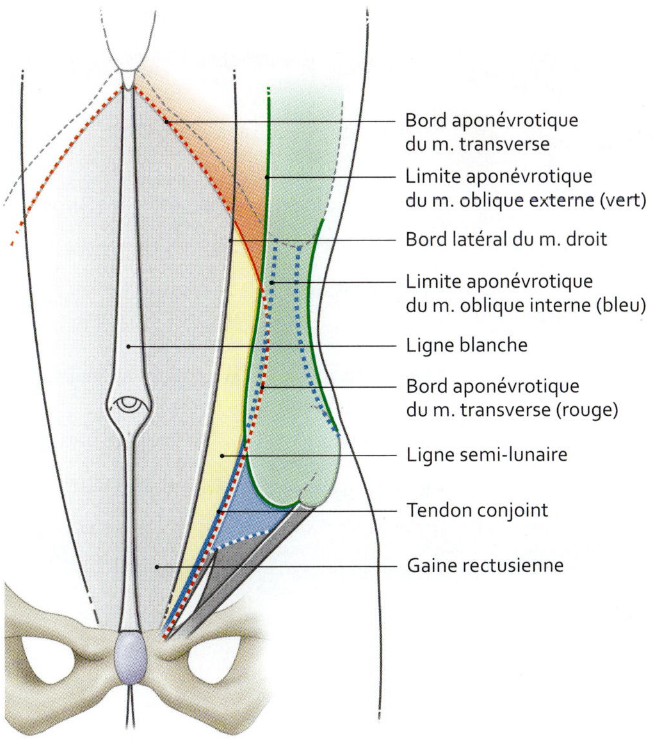

Paroi abdominale antérieure : ligne semi-lunaire

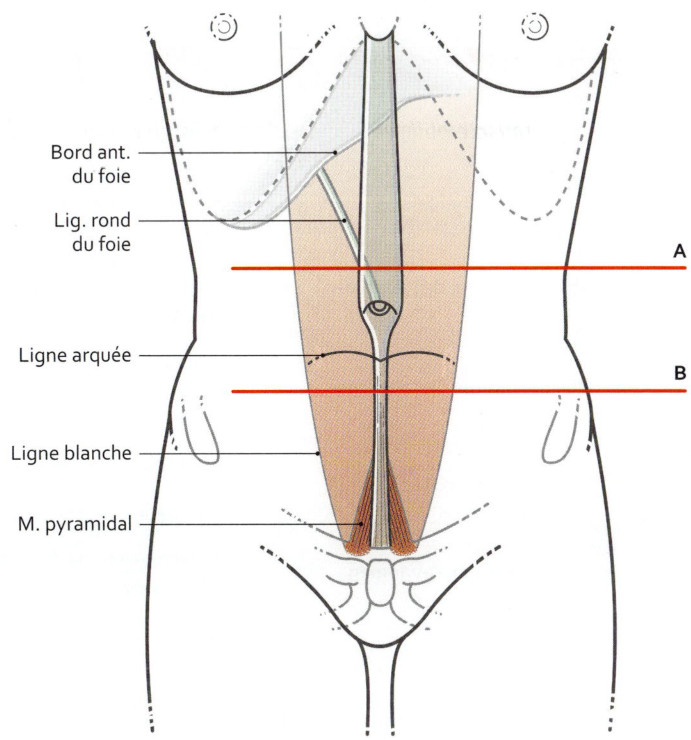

Ligne blanche et gaine rectusienne : anatomie de surface
(A et B : niveaux des coupes de la figure ci-dessus)

4.56 Vascularisation et innervation de la paroi abdominale (1)

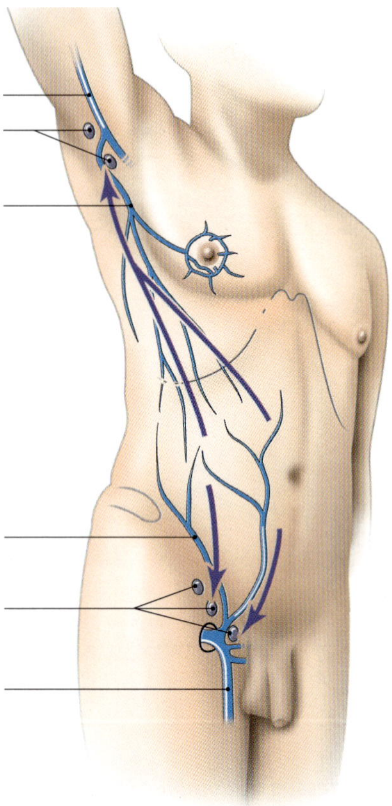

Drainage veineux et lymphatique de la paroi abdominale

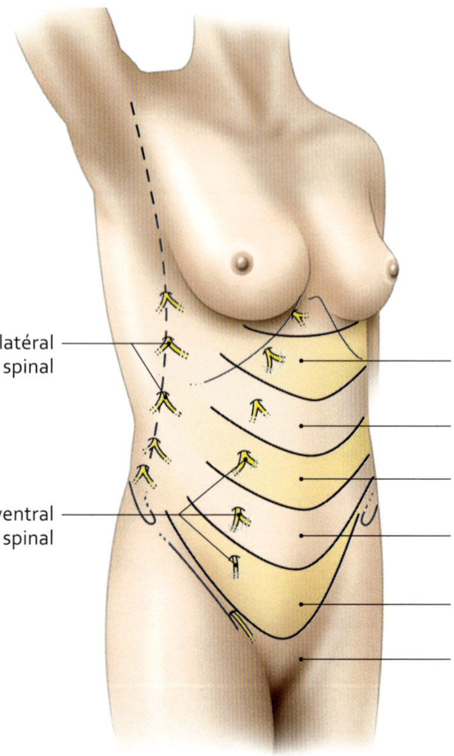

Dermatomes de la paroi abdominale (T8-L1)

Muscles	Action	Innervation
Droit de l'abdomen	• Fléchisseur antérieur du tronc.	• Nerfs intercostaux 6 à 11 et subcostal
Pyramidal	• Tenseur de la ligne blanche.	• Nerfs subcostal et ilio-hypogastrique (parfois)
Oblique externe de l'abdomen	• Rotateur controlatéral du tronc. • Fléchisseur antérieur du tronc. • Réducteur de l'anneau inguinal superficiel.	• Nerfs intercostaux 6 à 11 et subcostal
Oblique interne de l'abdomen	• Rotateur homolatéral du tronc. • Fléchisseur latéral du tronc. • Abaisseur de la faux inguinale.	• Nerfs intercostaux 10 et 11, subcostal et génito-fémoral (parfois)
Crémaster	• Tracteur du testicule vers l'anneau inguinal superficiel. • Tenseur du ligament rond de l'utérus.	• Branche génitale du nerf génito-fémoral
Transverse de l'abdomen	• Tracteur interne des côtes. • Expirateur.	• Nerfs intercostaux 7 à 11 et subcostal

Action conjointe de l'ensemble des muscles de la paroi abdominale	• Compriment la cavité abdominale. • Augmentent la pression intra-abdominale (expiration forcée, toux, vomissement, accouchement, défécation, miction). • Stabilisent le tronc (antagonistes des muscles érecteurs du rachis).

4·57 Vascularisation et innervation de la paroi abdominale (2)

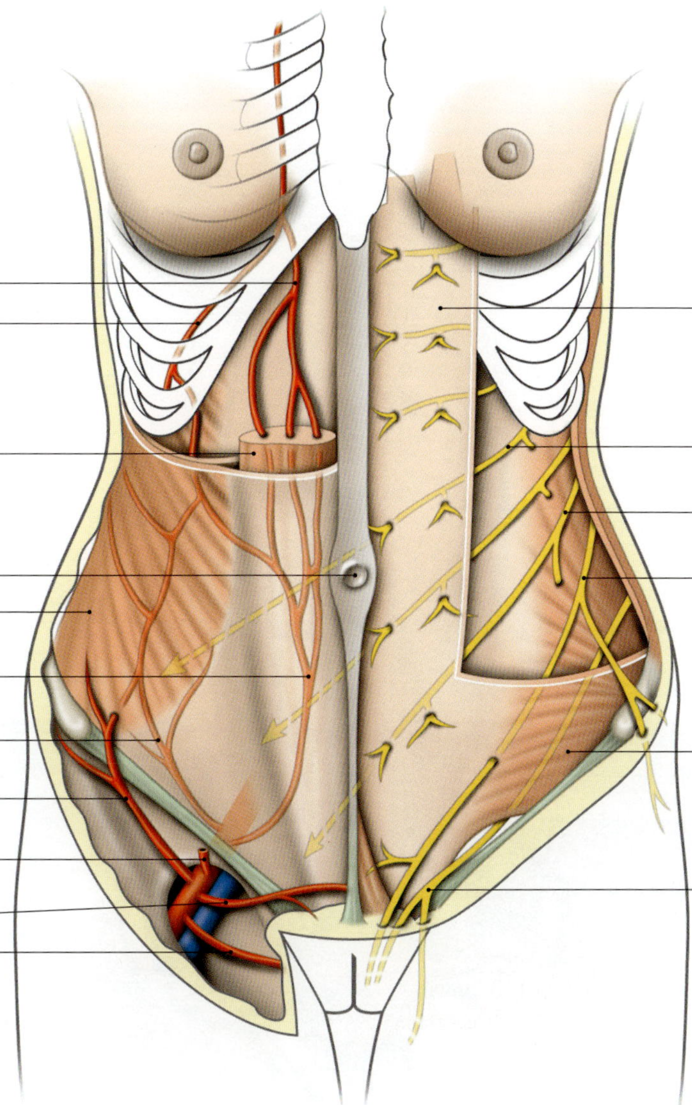

Artères et nerfs de la paroi abdominale
(vue antérieure)

4.58 Région ombilicale

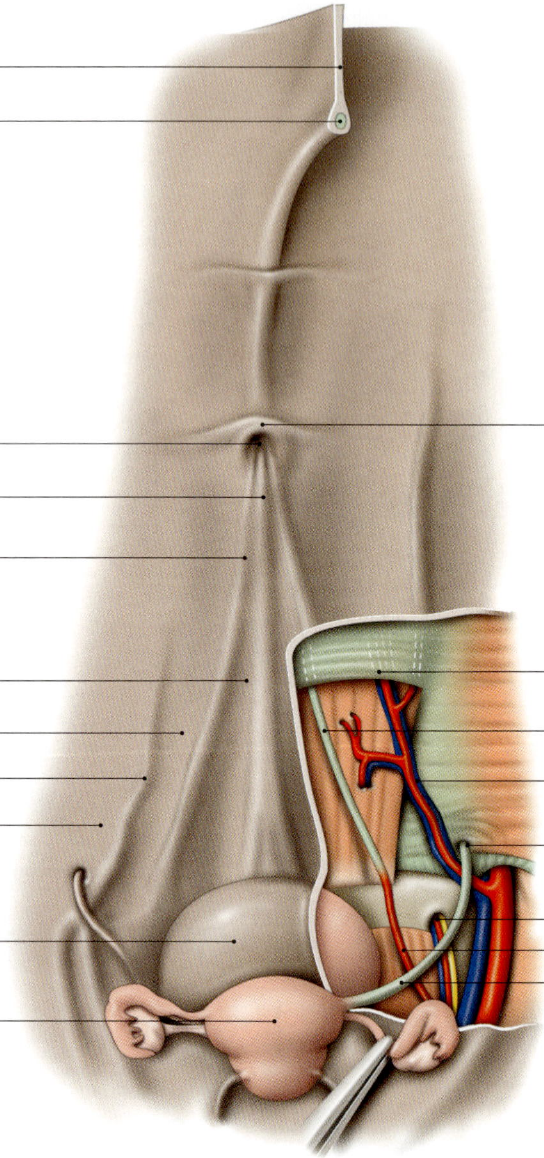

Paroi abdominale antérieure chez la femme
(vue postérieure, péritoine partiellement réséqué à droite)

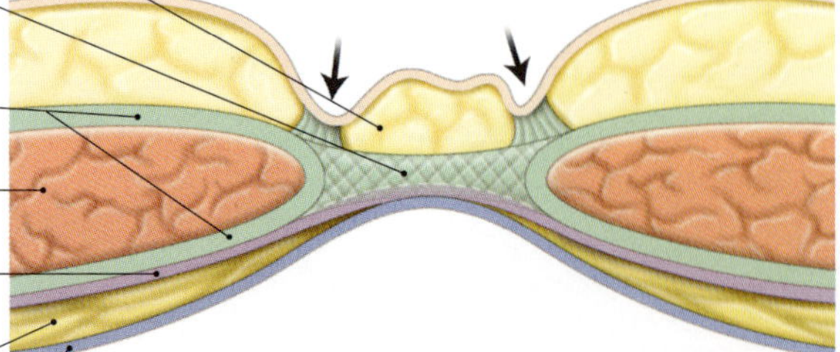

Ombilic. Flèches : sillon ombilical
(coupe transversale)

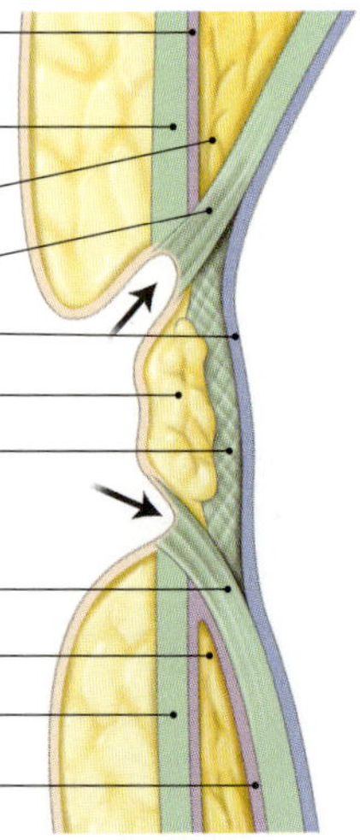

Ombilic. Flèches : sillon ombilical
(coupe saggitale)

4.59 Structures de la région inguinale

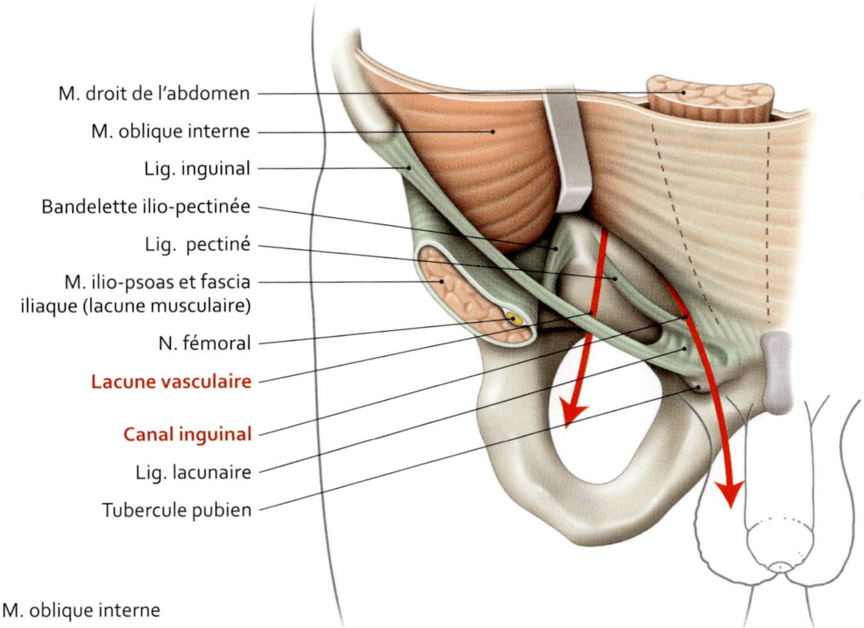

Hiatus musculo-pectiné
(vue antérieure)

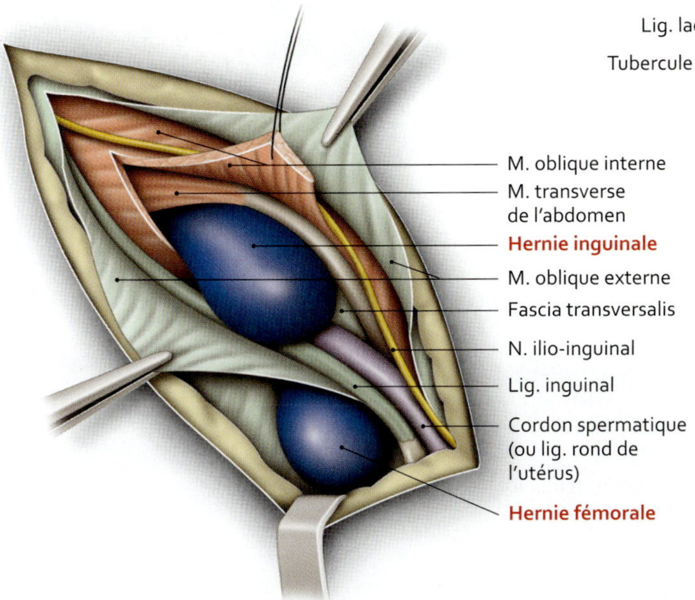

Hernies inguinale et fémorale
(vue antérieure)

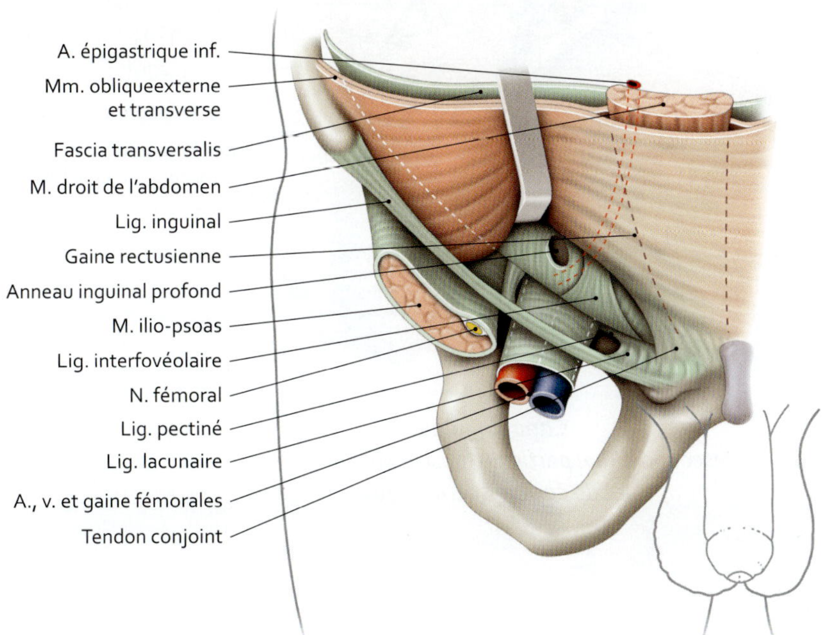

Paroi postérieure de la région inguinale
(vue antérieure, sans le muscle oblique externe)

Note

La région inguinale constitue une région de faiblesse de la paroi abdominale antérieure. Elle est le siège le plus fréquent des hernies de l'abdomen (97 % des hernies chez l'homme et 50 % des hernies chez la femme), hernies inguinales, mais aussi hernies fémorales.

4.60 Région inguinale superficielle

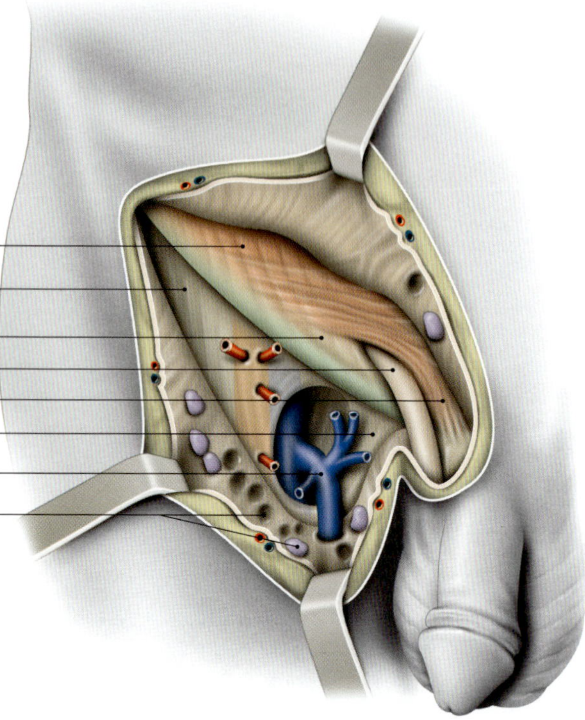

Anneau inguinal superficiel

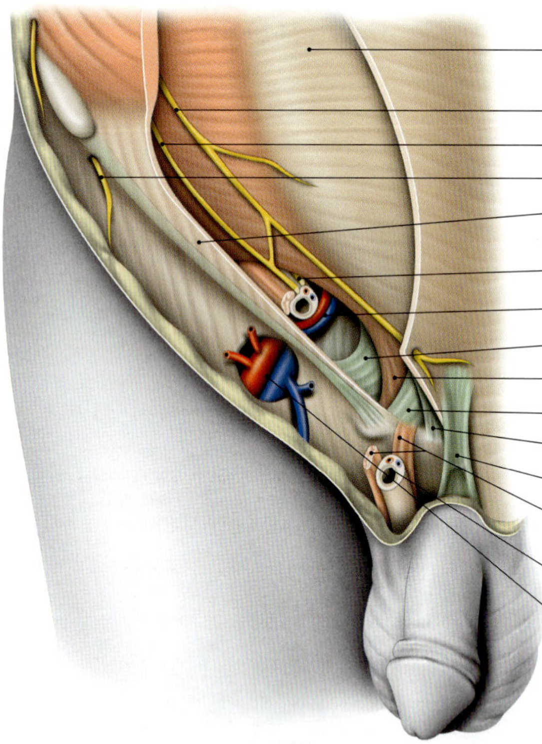

Canal inguinal
(résection d'une partie du muscle oblique externe et du cordon spermatique)

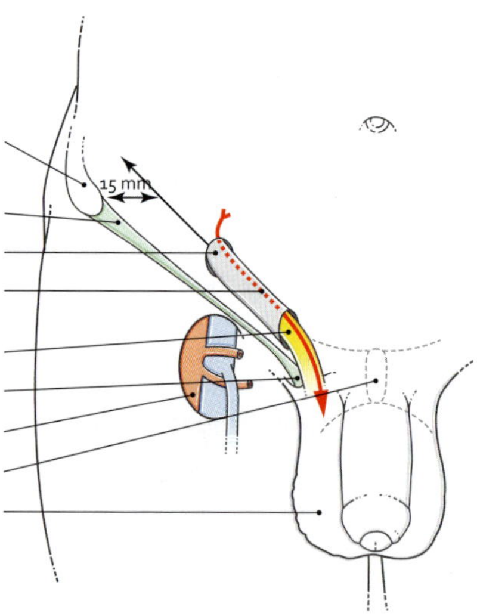

Canal inguinal : situation

4.61 Canal inguinal

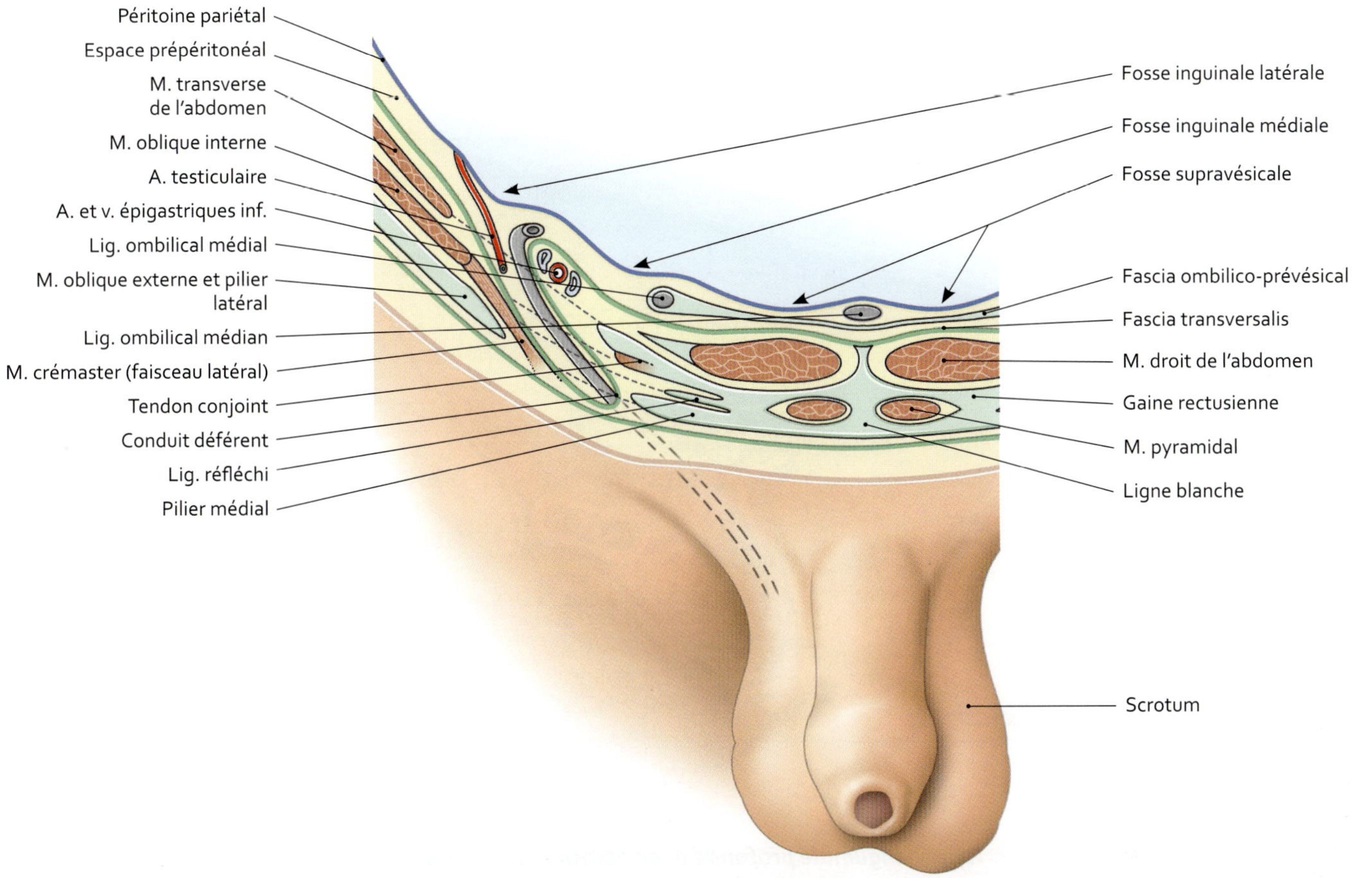

Structure du canal inguinal
(coupe transversale et oblique)

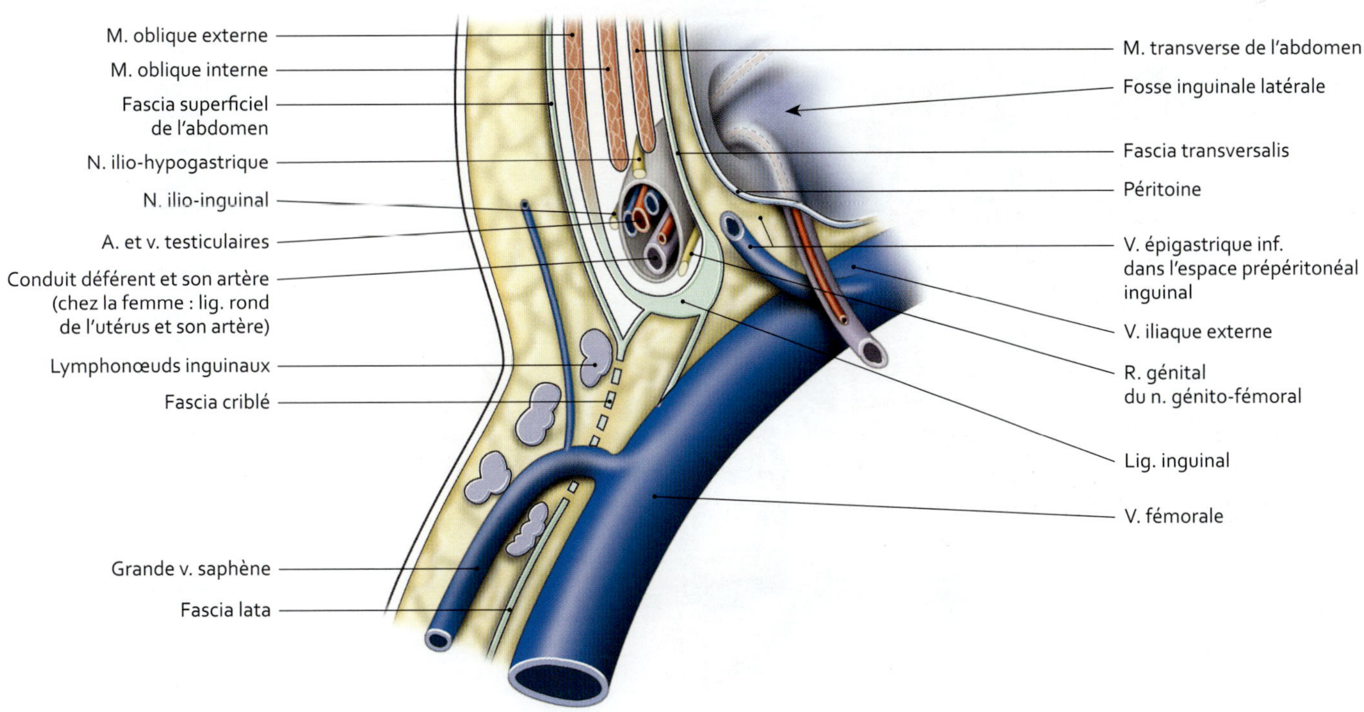

Canal inguinal : rapports et contenu
(coupe sagittale schématique)

4.62 Région inguinale profonde

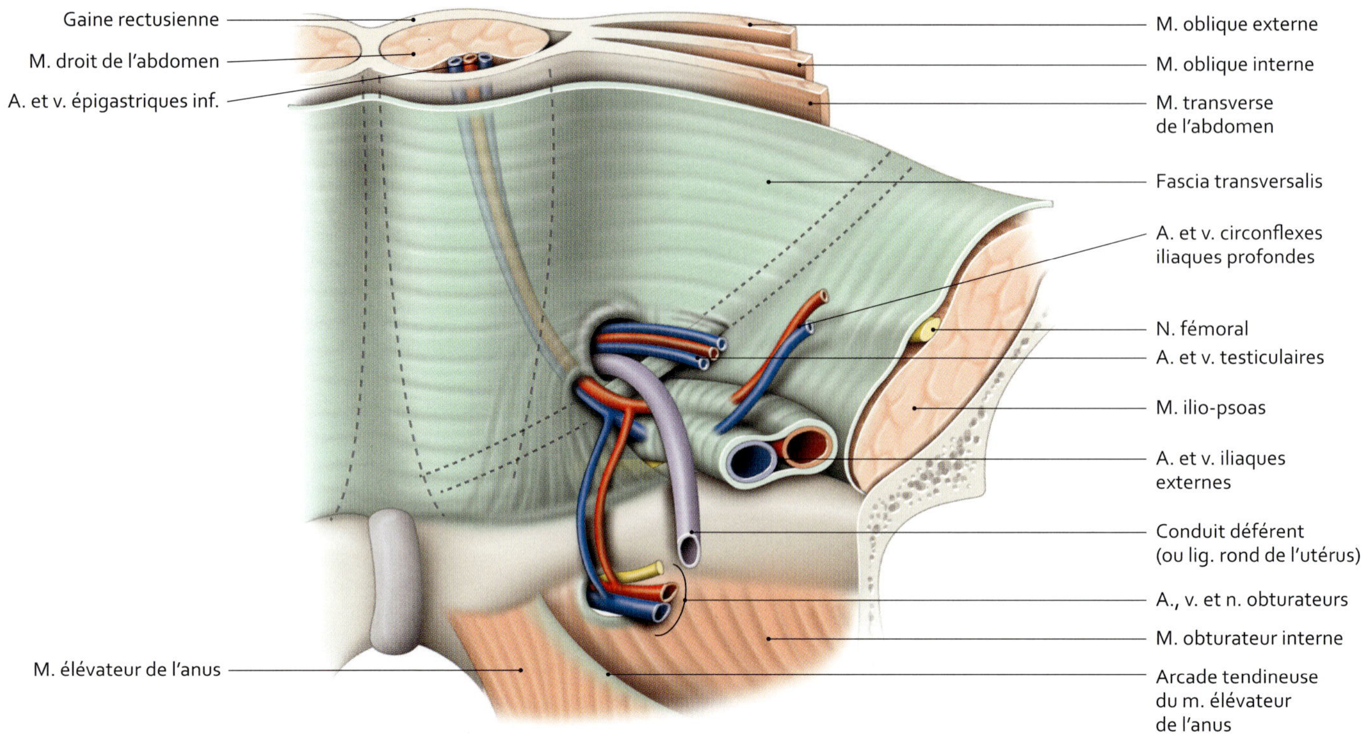

Région inguinale profonde avec ablation du péritoine
(vue postérieure)

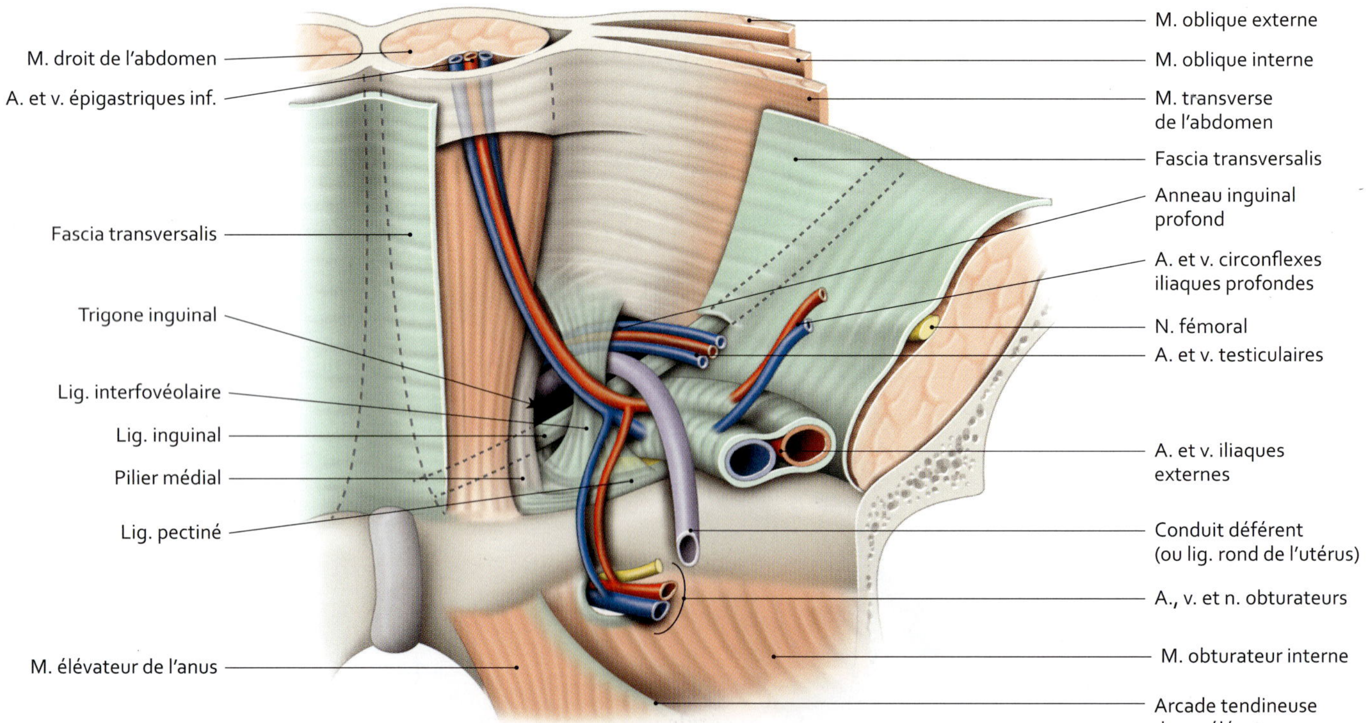

Région inguinale profonde avec résection partielle du fascia transversalis
(vue postérieure)

4.63 Appareil digestif

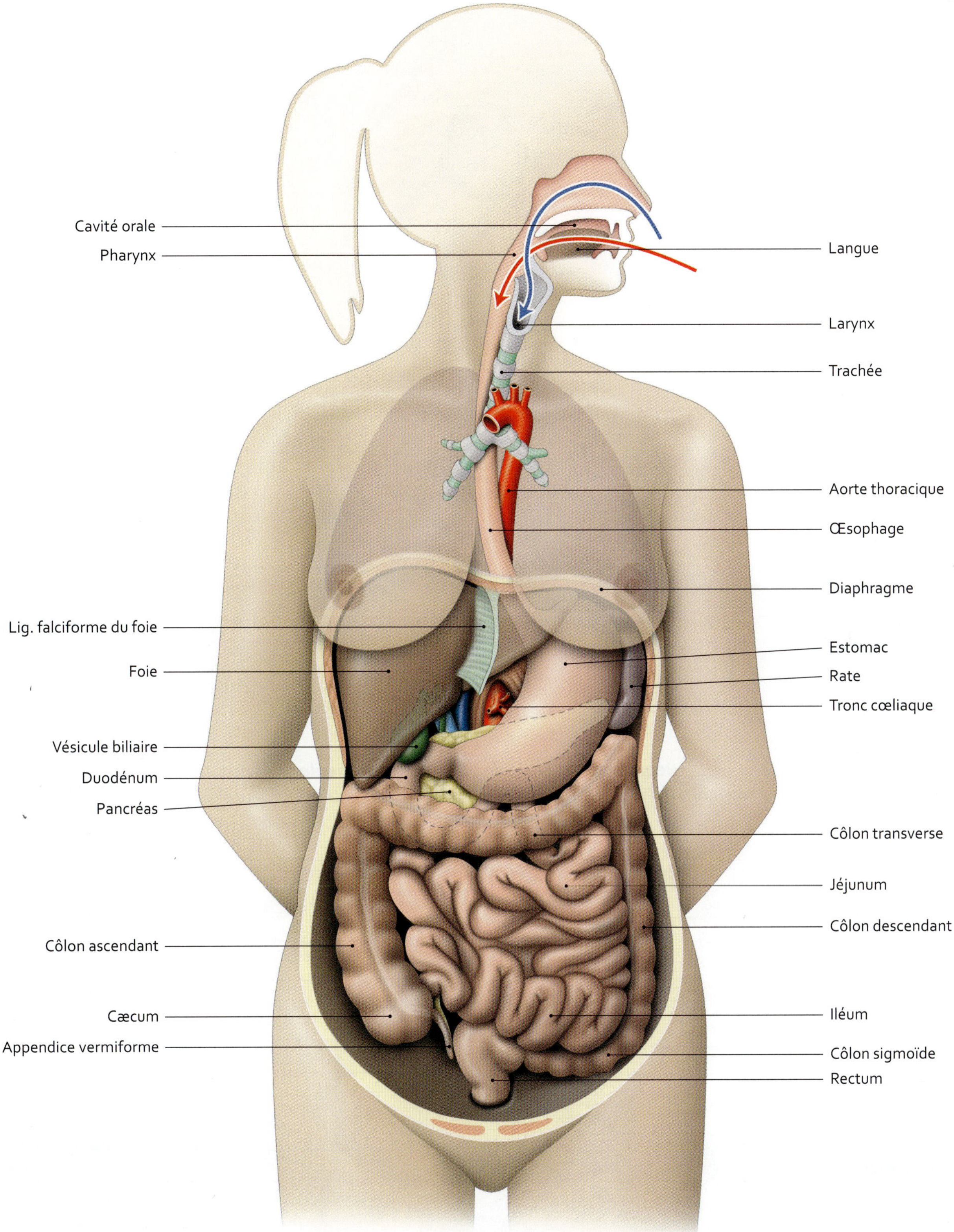

Topographie générale de l'appareil digestif
(avec résection de la paroi abdominale antérieure et sans les viscères pelviens)

4.64 Cavité péritonéale (1)

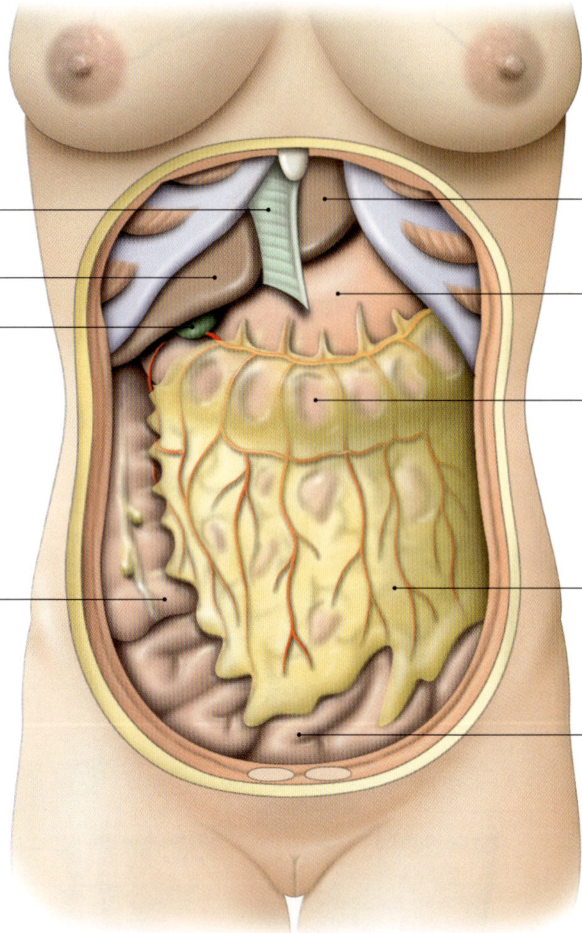

Région préviscérale de la cavité péritonéale
(vue antérieure après résection de la paroi abdominale antérieure)

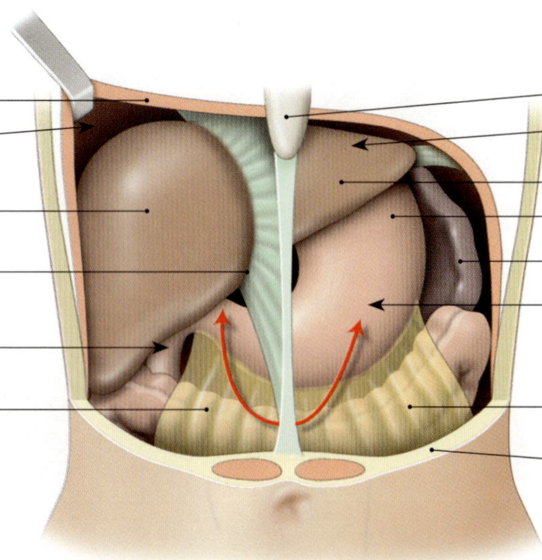

Partie supra-ombilicale de la région préviscérale de la cavité péritonéale

4.65 Cavité péritonéale (2)

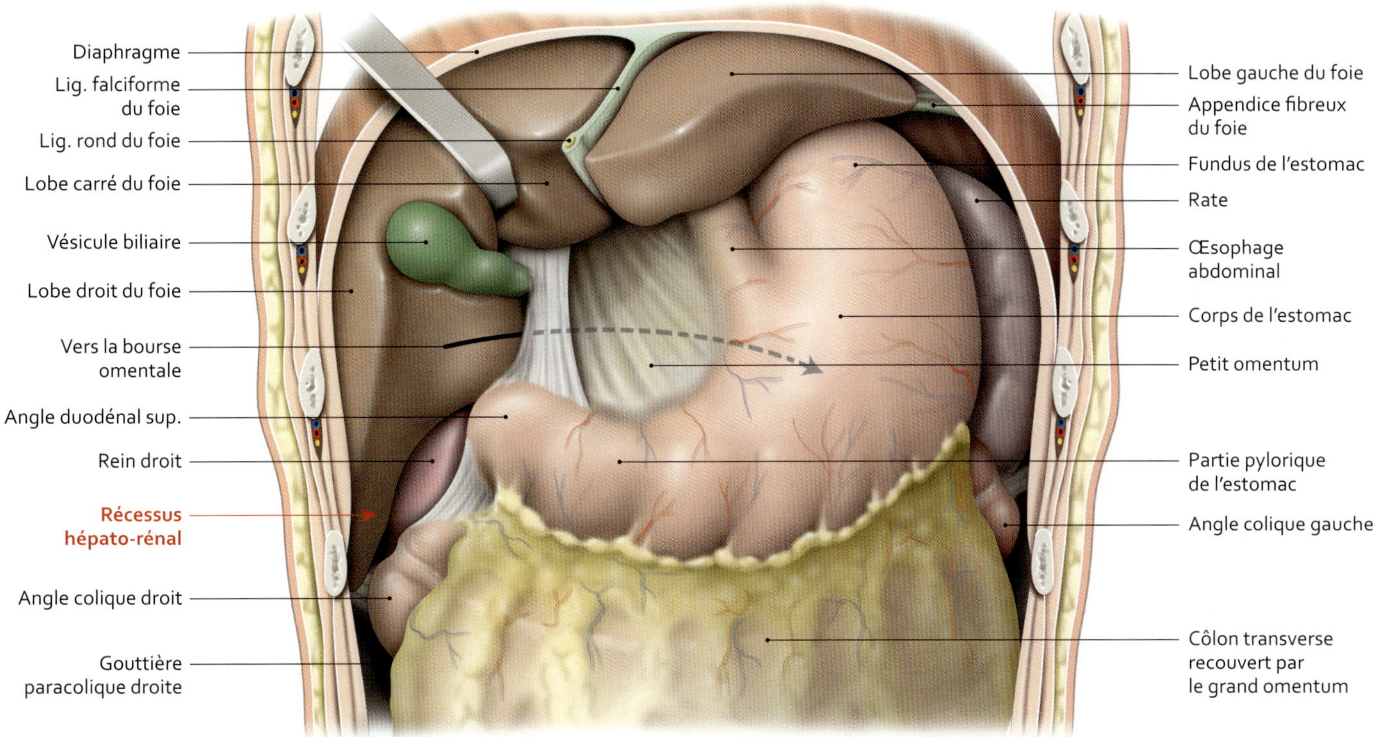

Région supramésocolique
(avec résection des ligaments falciforme et rond du foie)

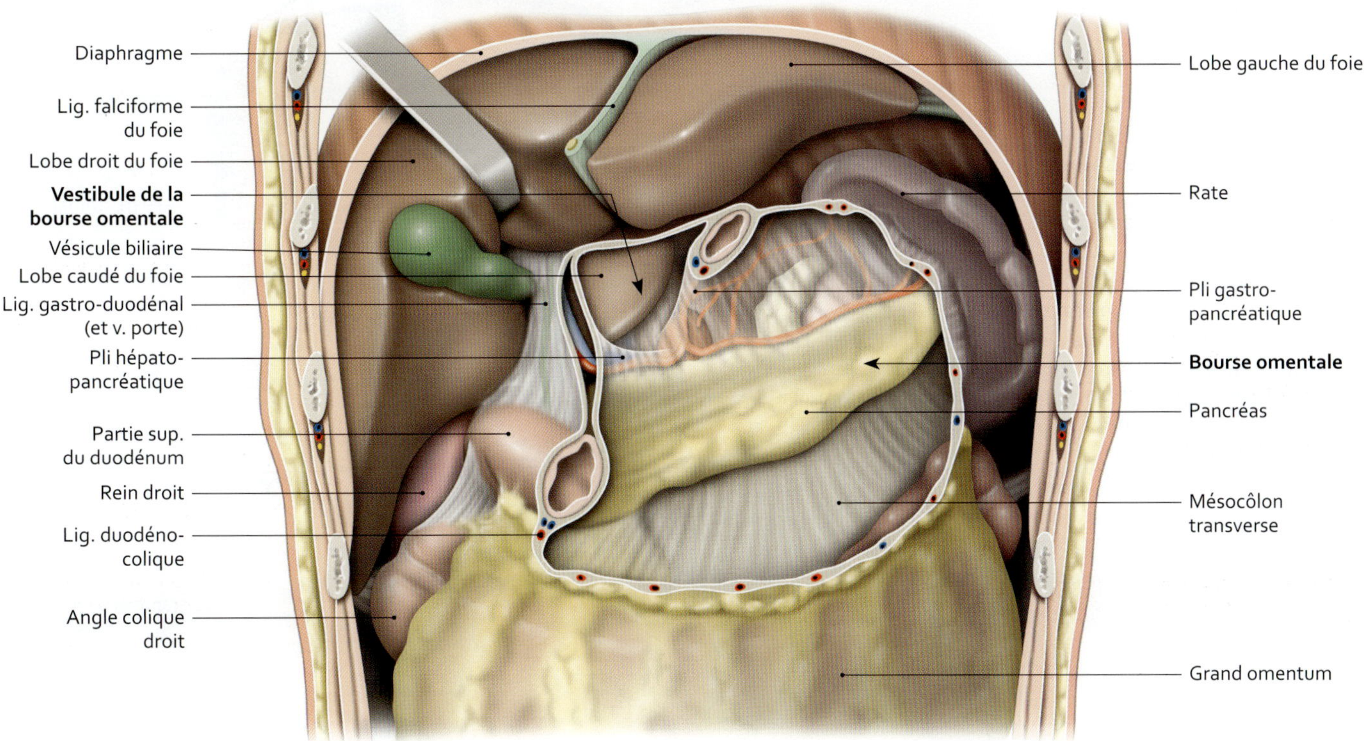

Bourse omentale ouverte
(avec résection de l'estomac)

4.66 Cavité péritonéale (3)

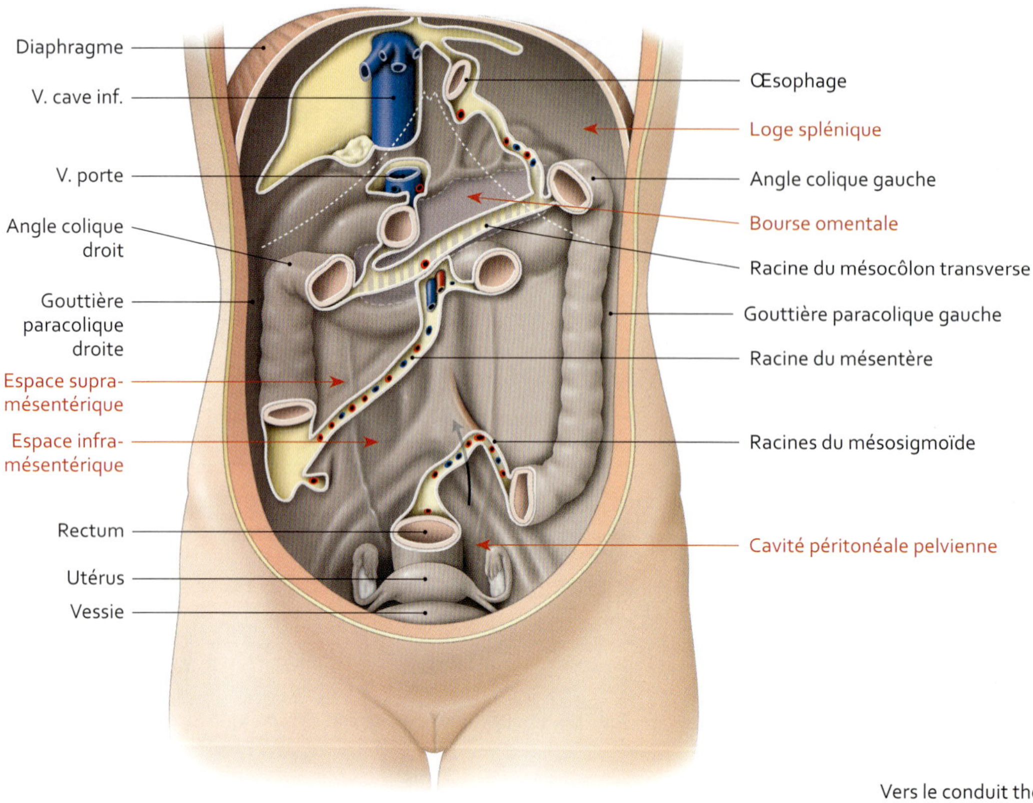

Topographie du péritoine pariétal postérieur
(ablation et résection de certains viscères)

Note

Le péritoine peut résorber 8 % du poids du corps à l'heure (soit environ 450 mL/h).
Deux applications thérapeutiques utilisent cette faculté :
- résorption du sang dans les transfusions du fœtus *in utero* ;
- dialyse péritonéale chez les insuffisants rénaux chroniques (le péritoine jouant le rôle d'une membrane de dialyse).

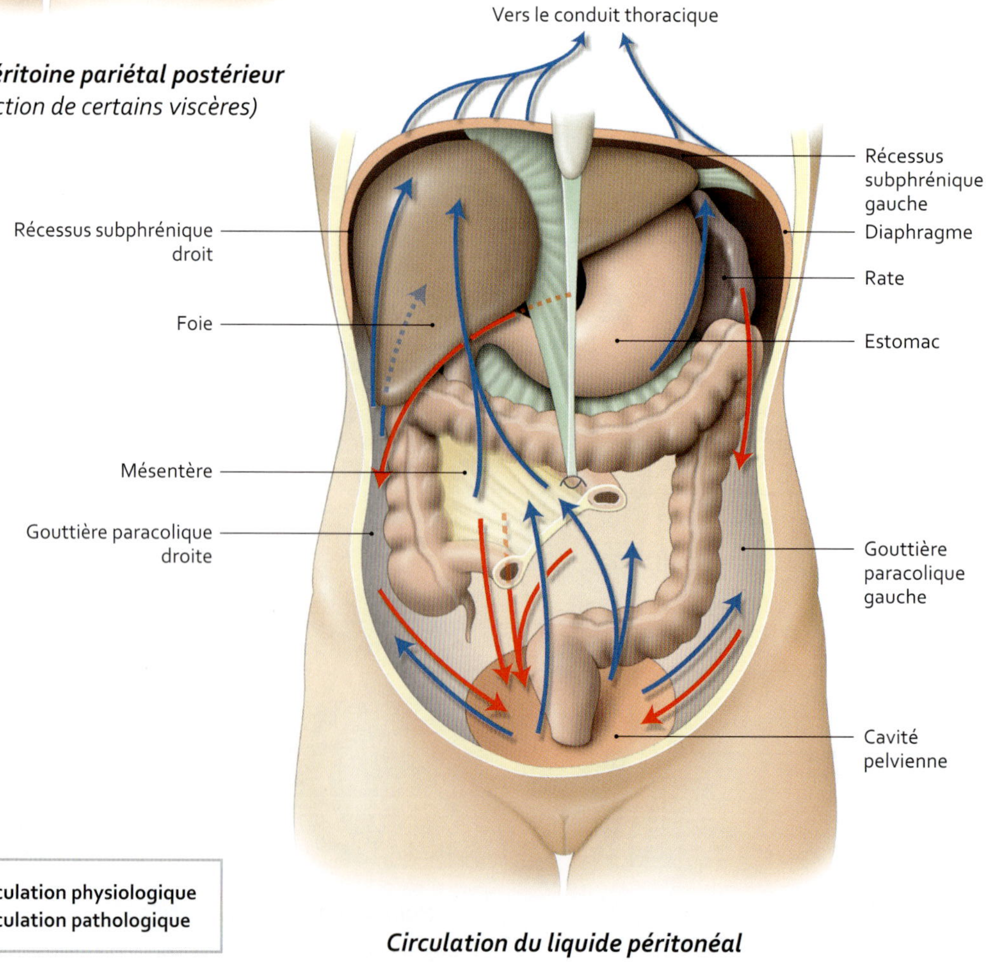

Circulation du liquide péritonéal

4.67 Estomac

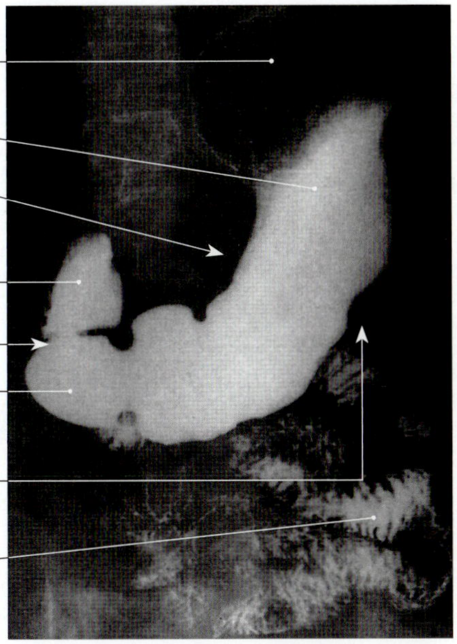

Radiographie de l'estomac
(cliché Dr Ph. Chartier)

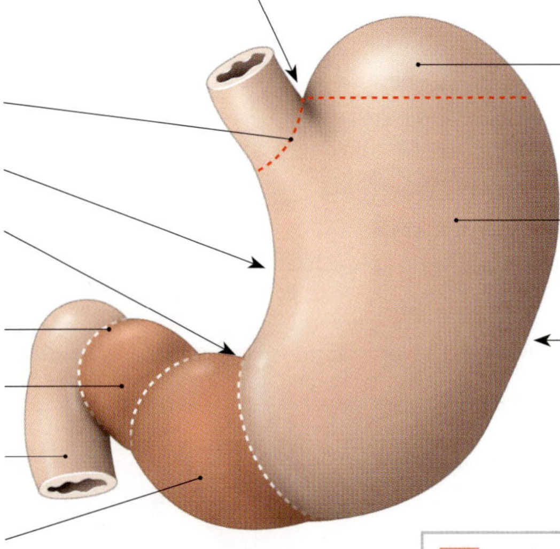

Subdivisions de l'estomac

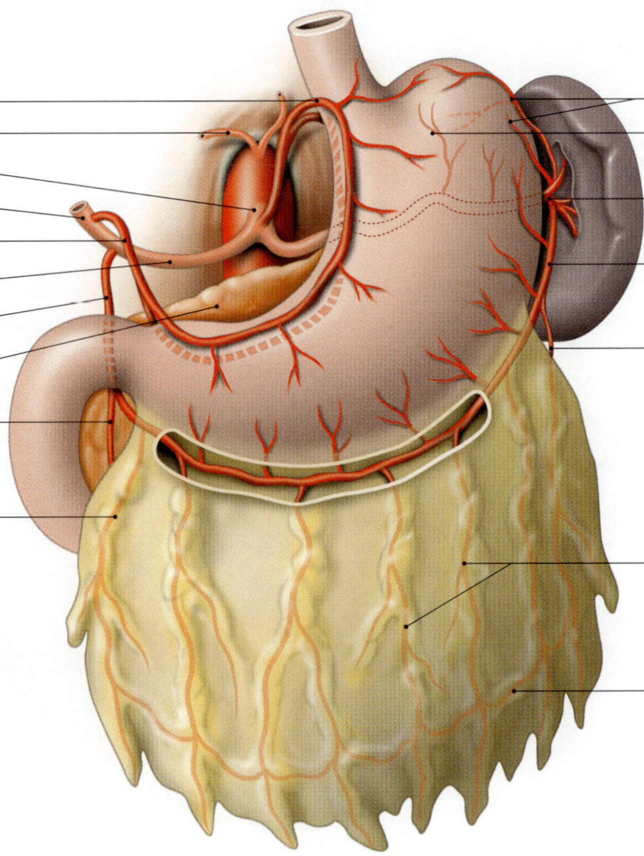

Artères de l'estomac

4.68 Lymphatiques et nerfs de l'estomac

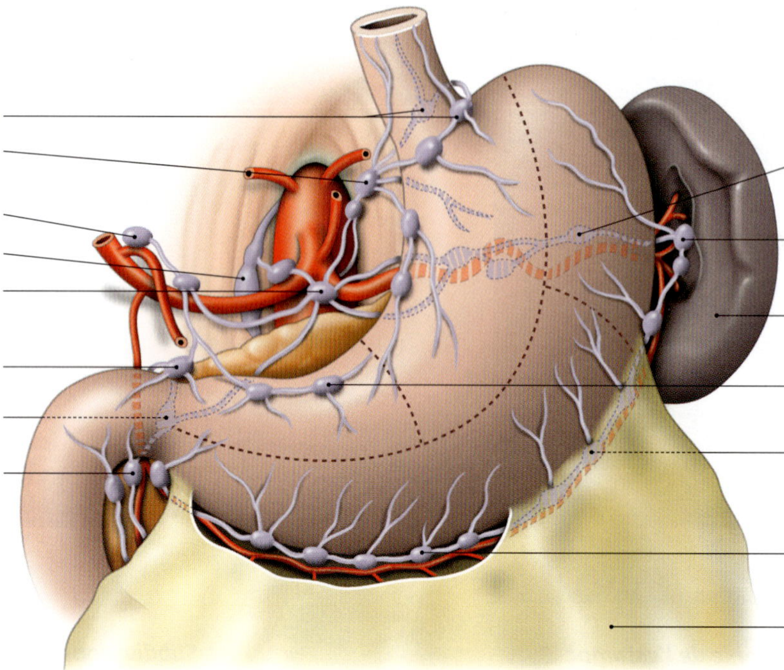

Lymphonœuds (nœuds) et territoires lymphatiques de l'estomac
(vue antérieure)

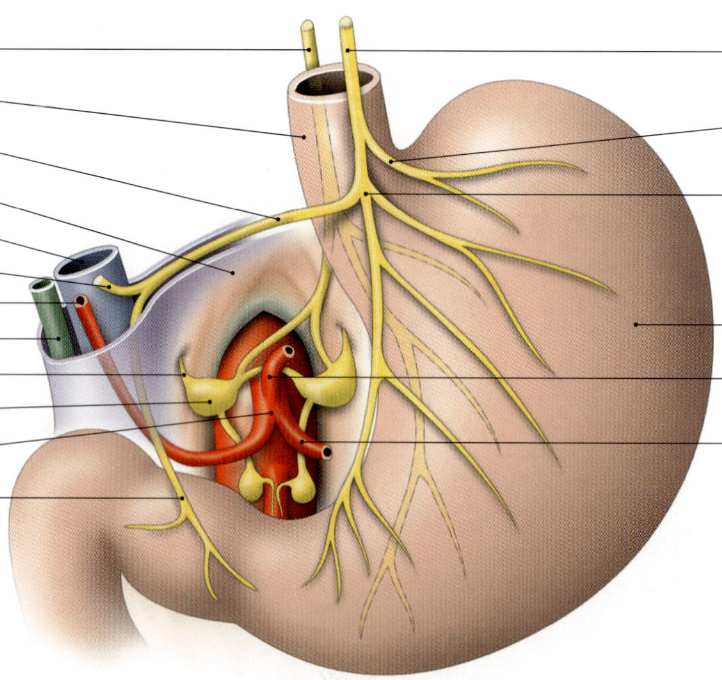

Nerfs de l'estomac
(vue antérieure)

4.69 Structure de l'estomac

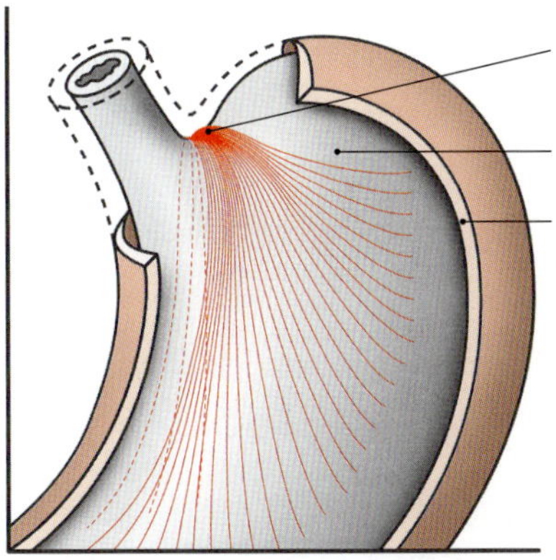

Direction des fibres obliques

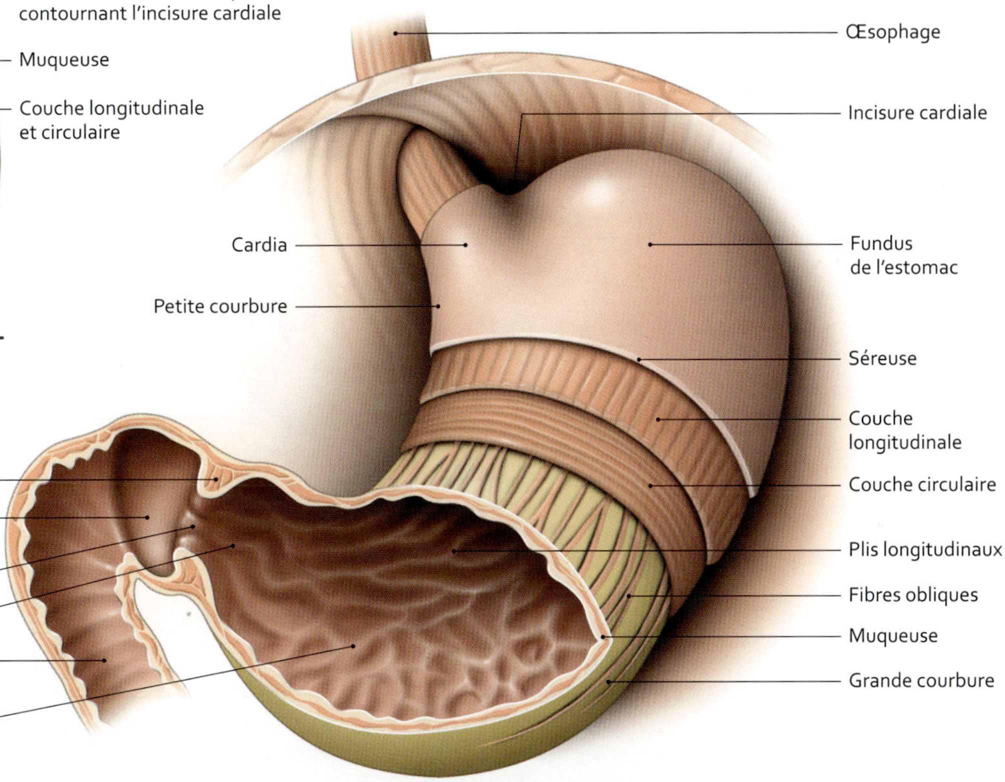

Tuniques de l'estomac
(vue antérieure, coupe chanfreinée)

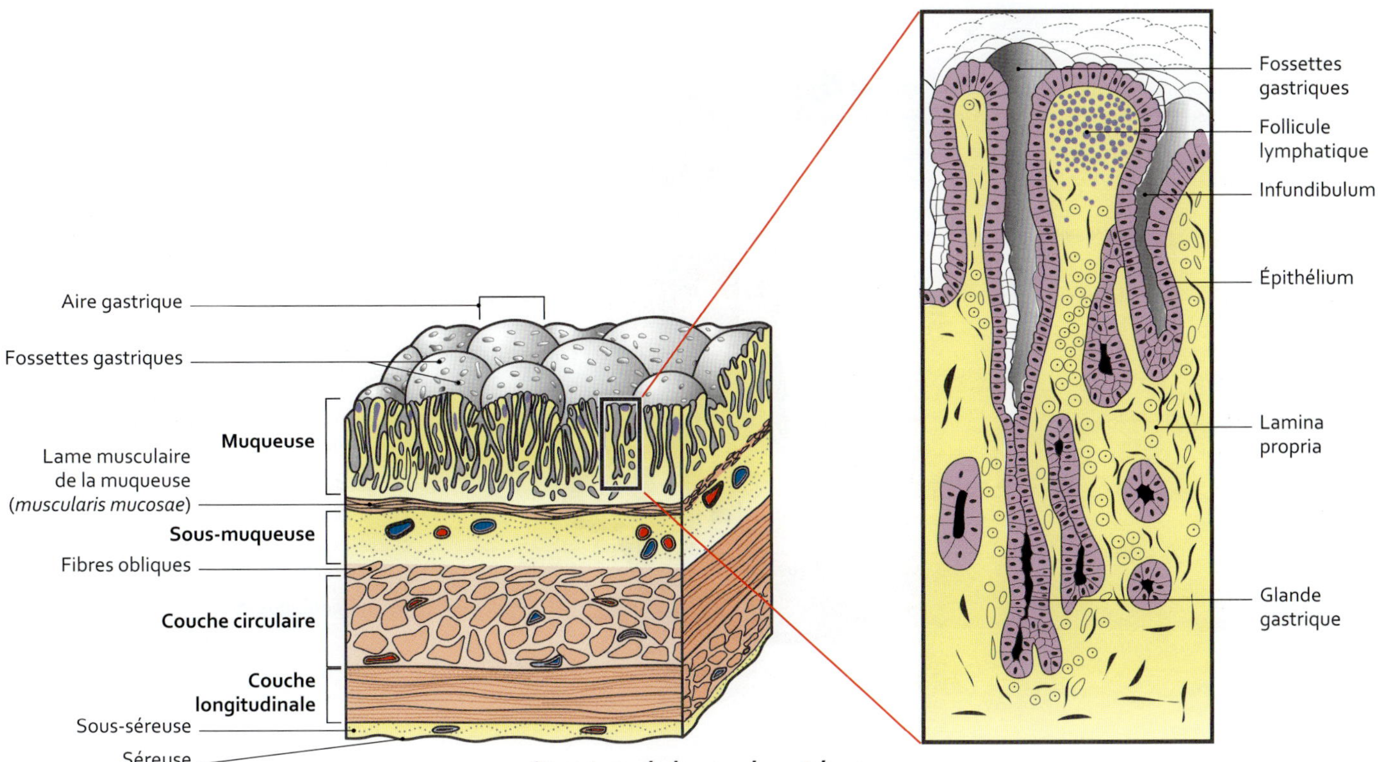

Structure de la paroi gastrique
(schématique)

4.70 Duodénum et pancréas (1)

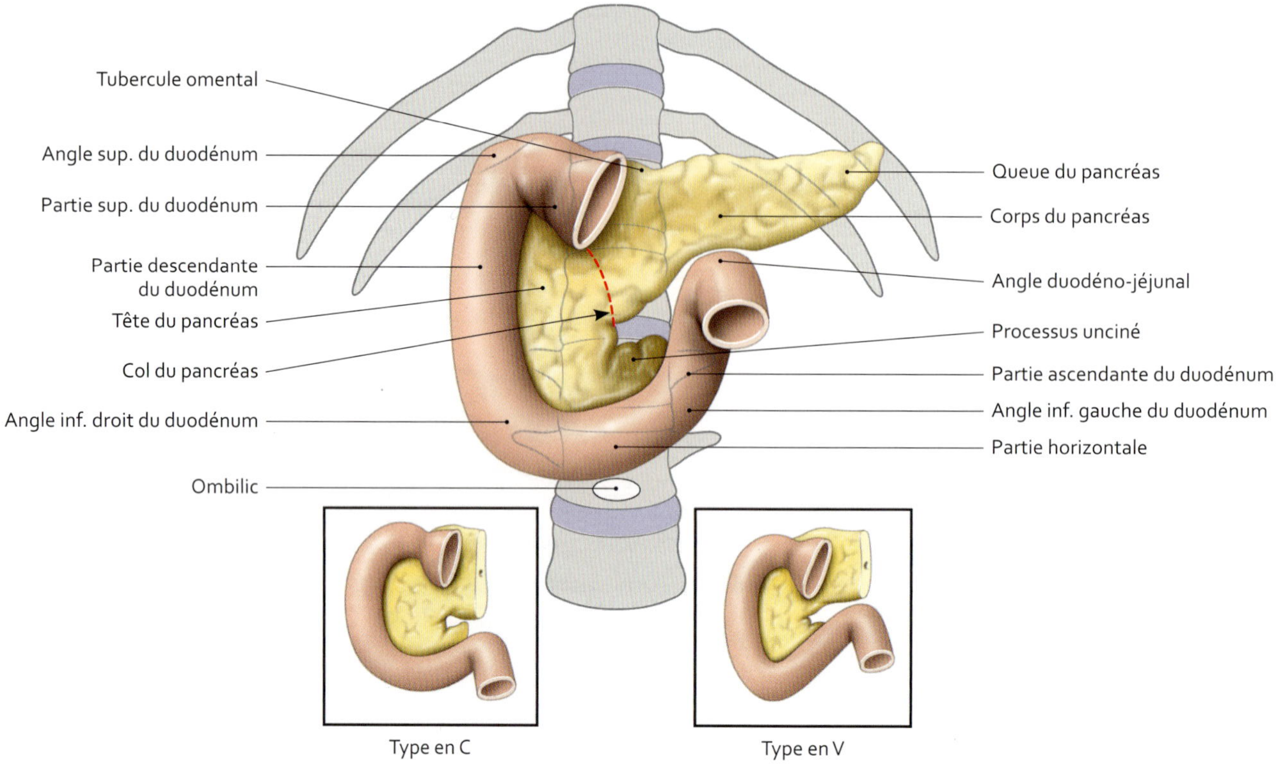

Duodénum et pancréas : situation et variations

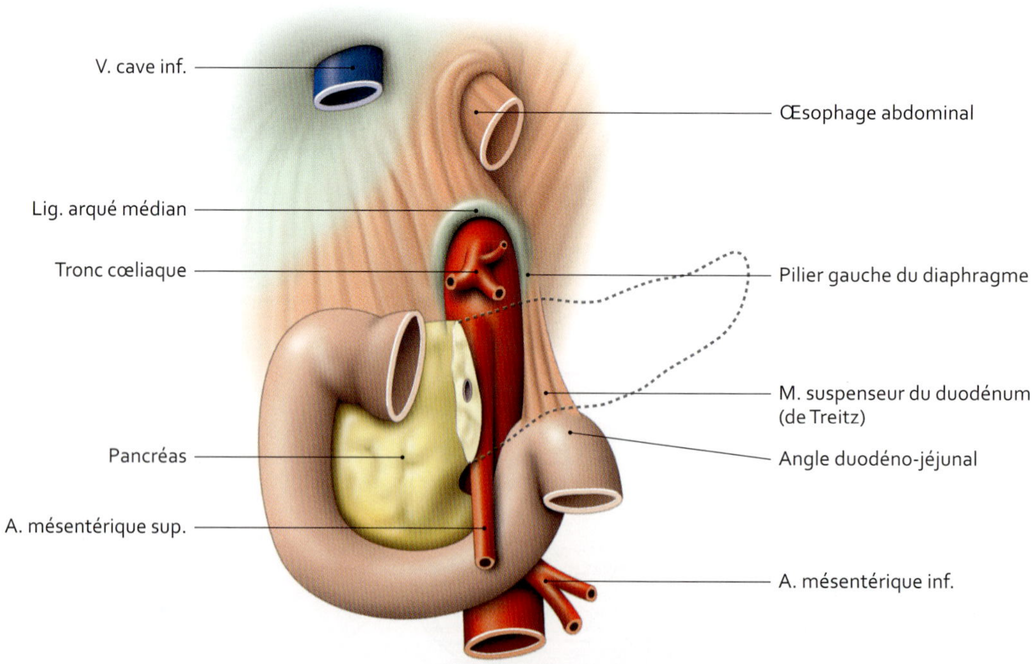

Muscle suspenseur du duodénum
(vue antérieure)

4.71 Duodénum et pancréas (2)

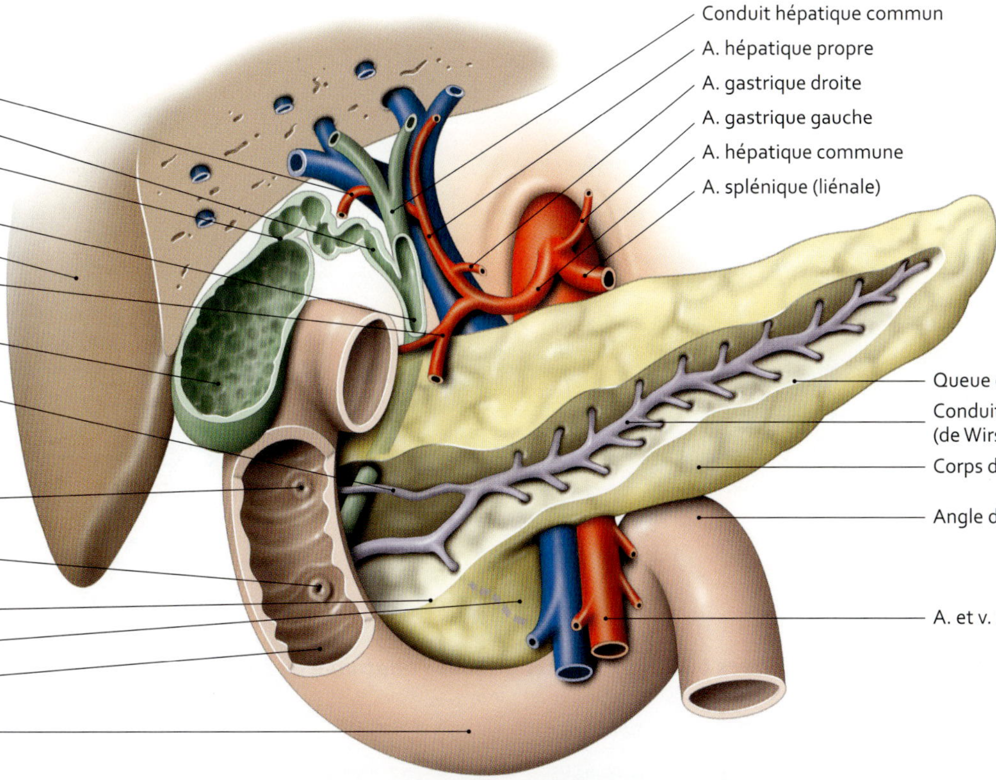

Voies biliaires et pancréatiques
(vue antérieure)

Note

Les anses grêles peuvent s'introduire dans les récessus duodénaux, réalisant des hernies internes qui peuvent s'étrangler.

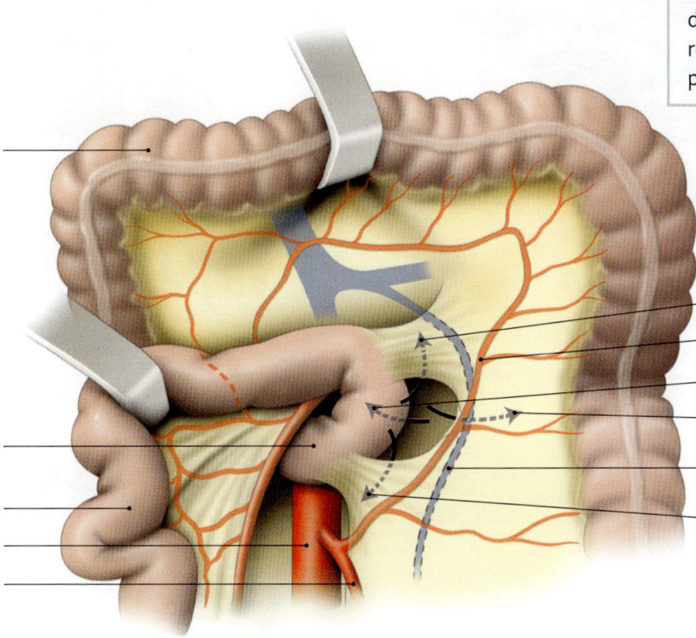

Angle duodéno-jéjunal

4.72 Conduits biliaires

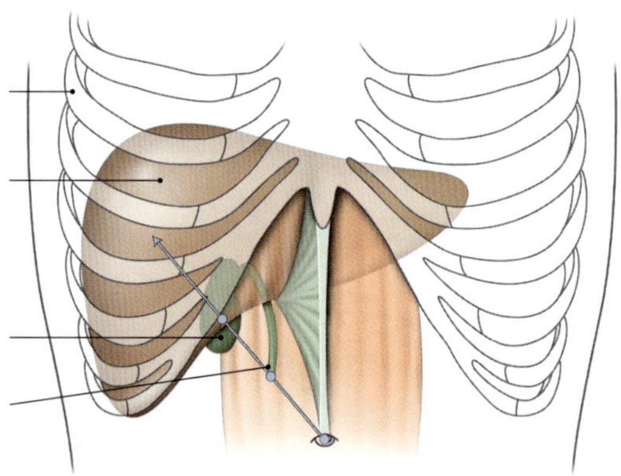

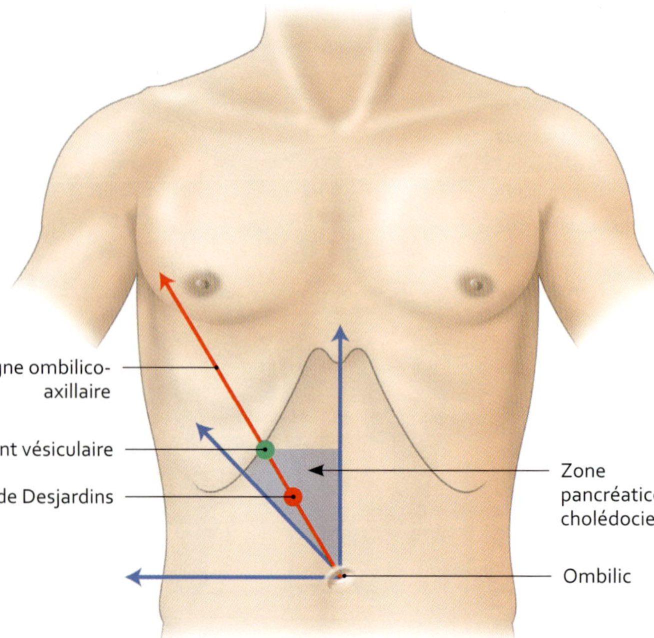

Voies biliaires extrahépatiques : anatomie de surface

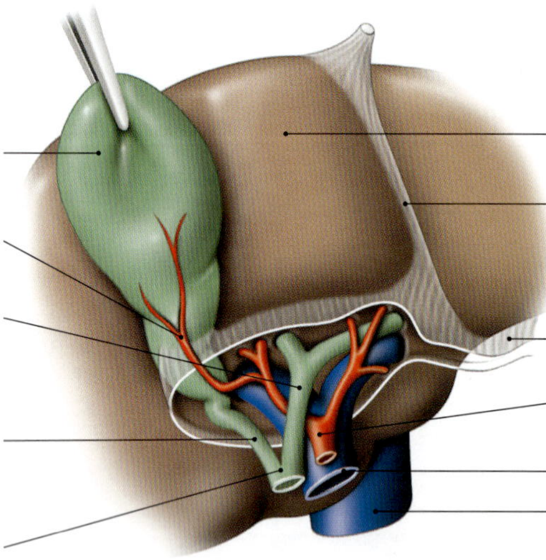

Porte du foie
(vue antéro-inférieure)

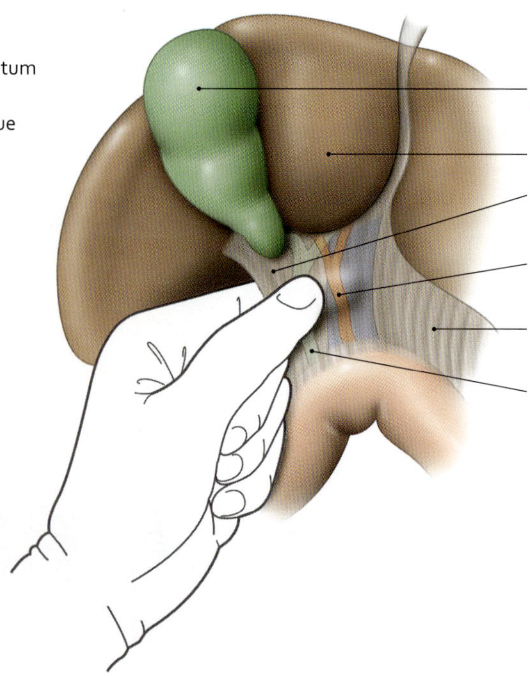

Palpation chirurgicale du conduit cholédoque dans le pédicule hépatique

4.73 Ampoule hépato-pancréatique

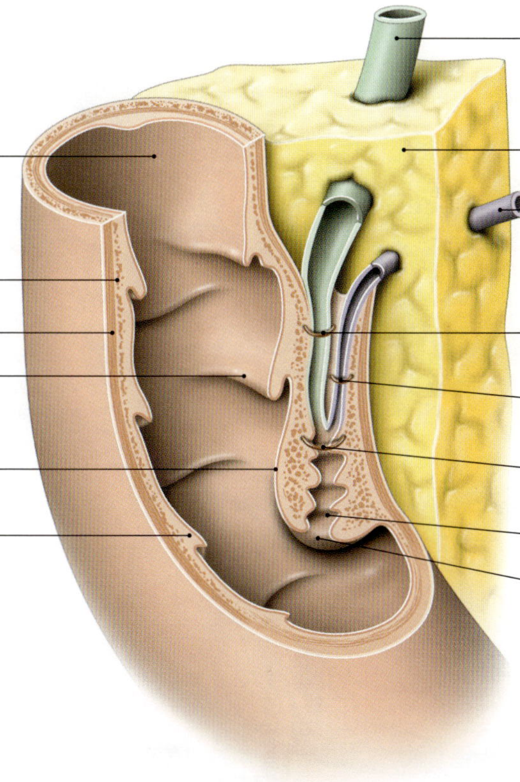

Ampoule et muscle sphincter hépato-pancréatiques
(coupe chanfreinée)

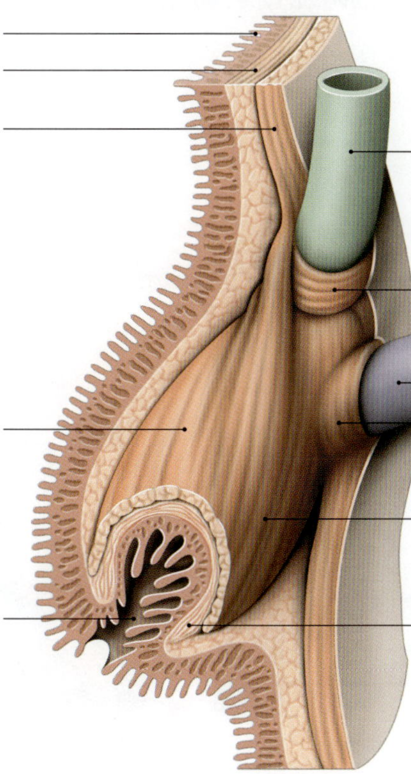

Muscle sphincter de l'ampoule hépato-pancréatique
(structure)

4·74 Tronc cœliaque

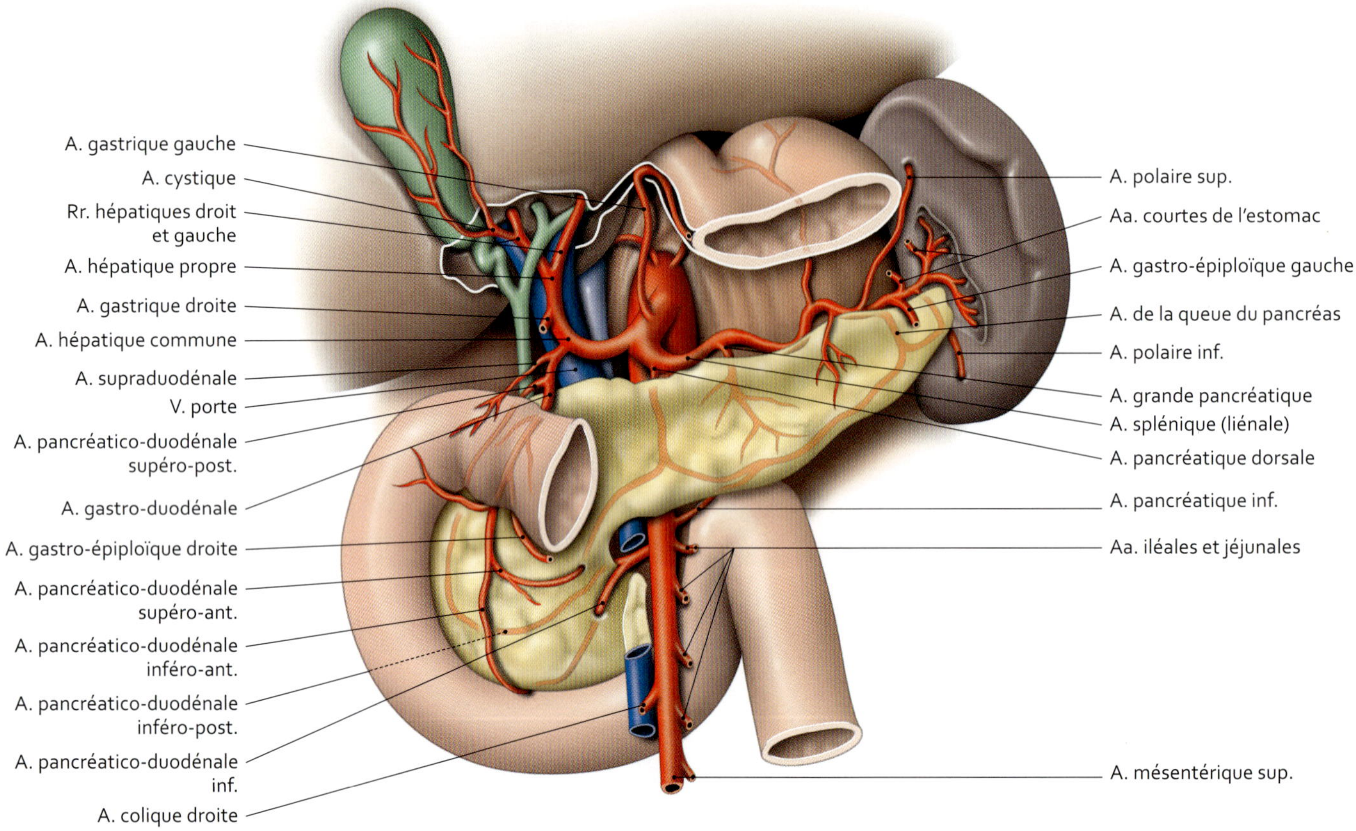

Tronc cœliaque et ses branches
(division type : 60 %)

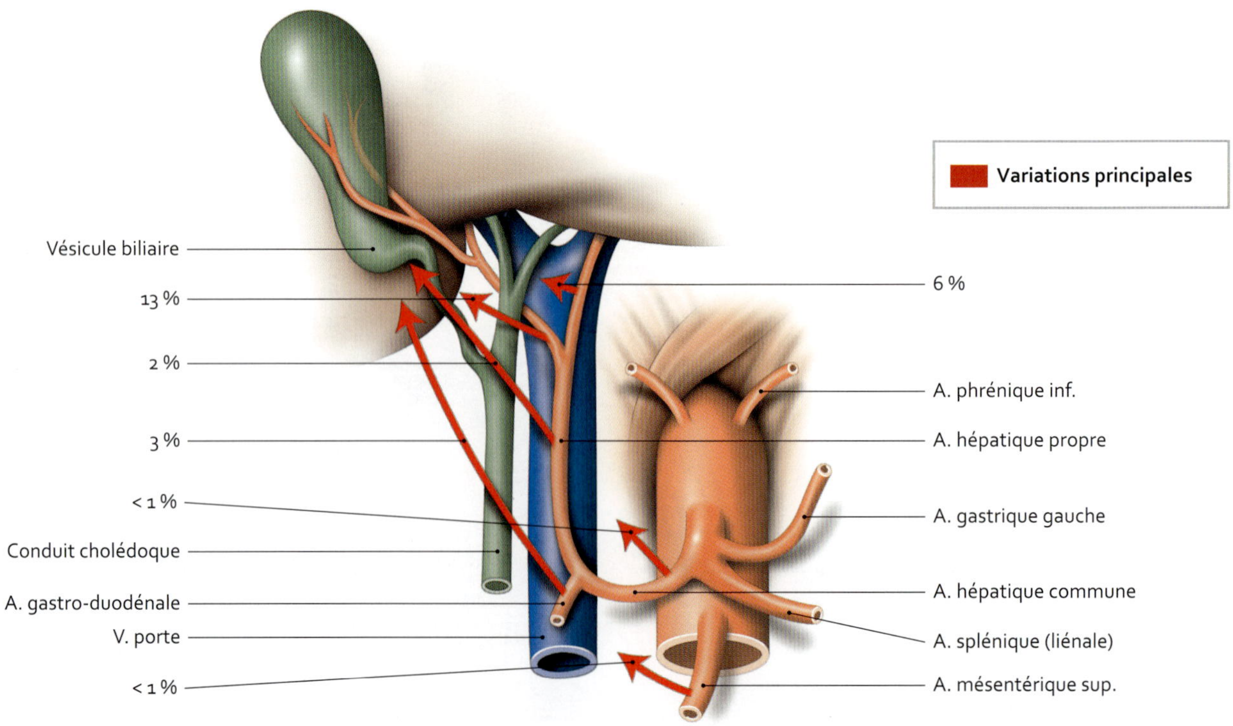

Artère cystique et ses variations

4.75 Vaisseaux du duodénum et du pancréas

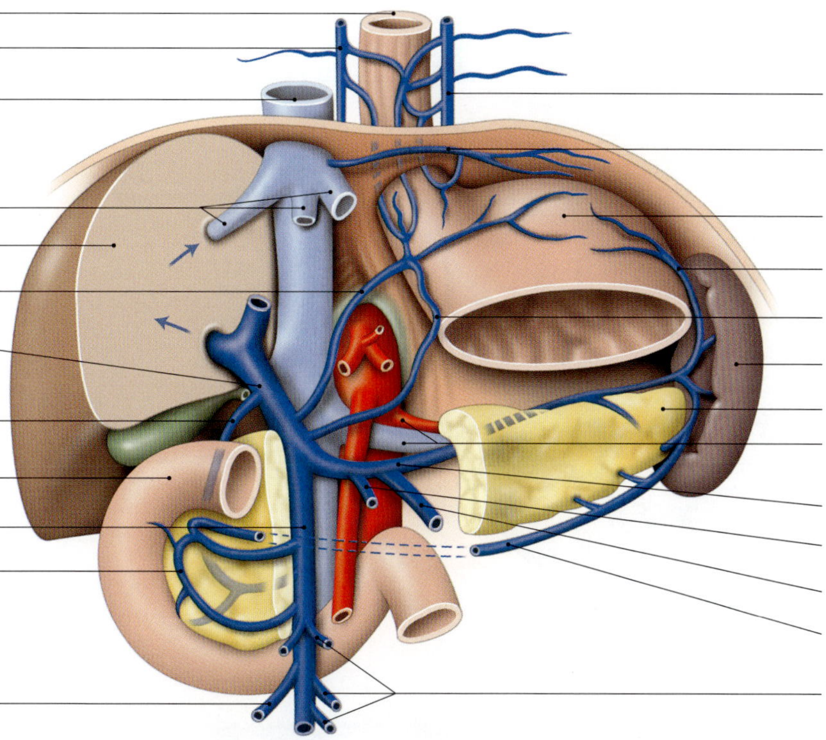

Veine porte et ses branches affluentes
(vue antérieure – reins et surrénales non représentés)

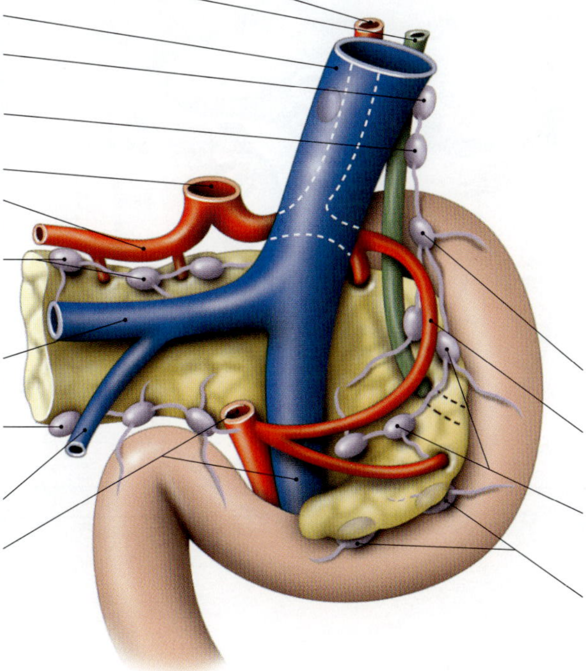

Lymphatiques du duodénum et du pancréas
(vue postérieure)

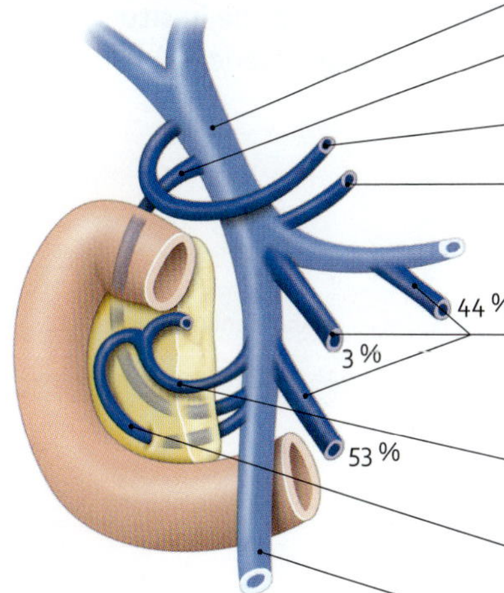

Variations veineuses
(en bleu foncé)

4.76 Intestin

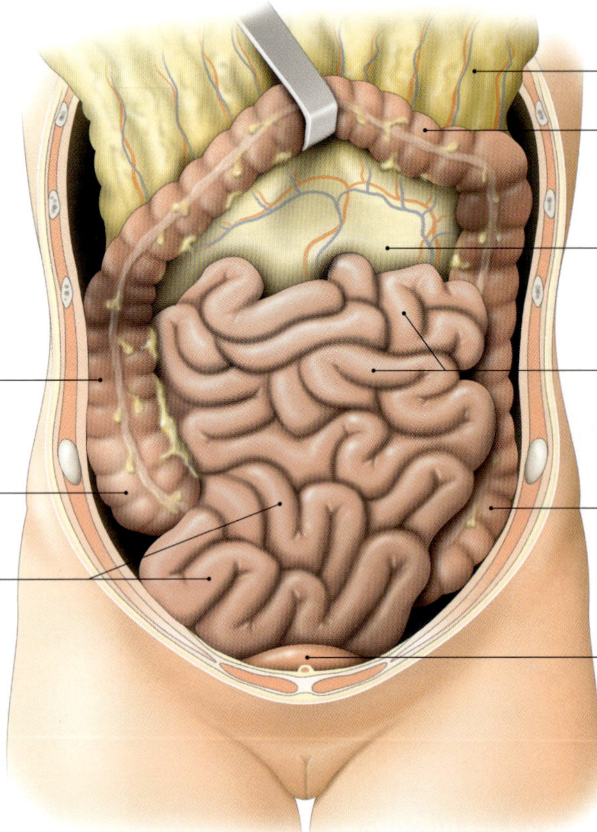

***Intestin grêle* in situ**
(vue antérieure)

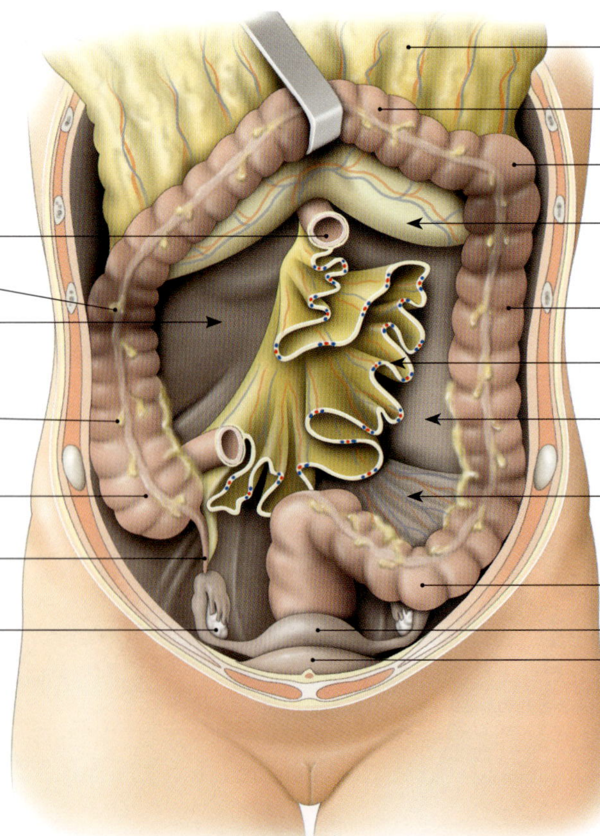

Côlon et mésentère
(résection du jéjunum et de l'iléum)

4.77 Vaisseaux de l'intestin grêle

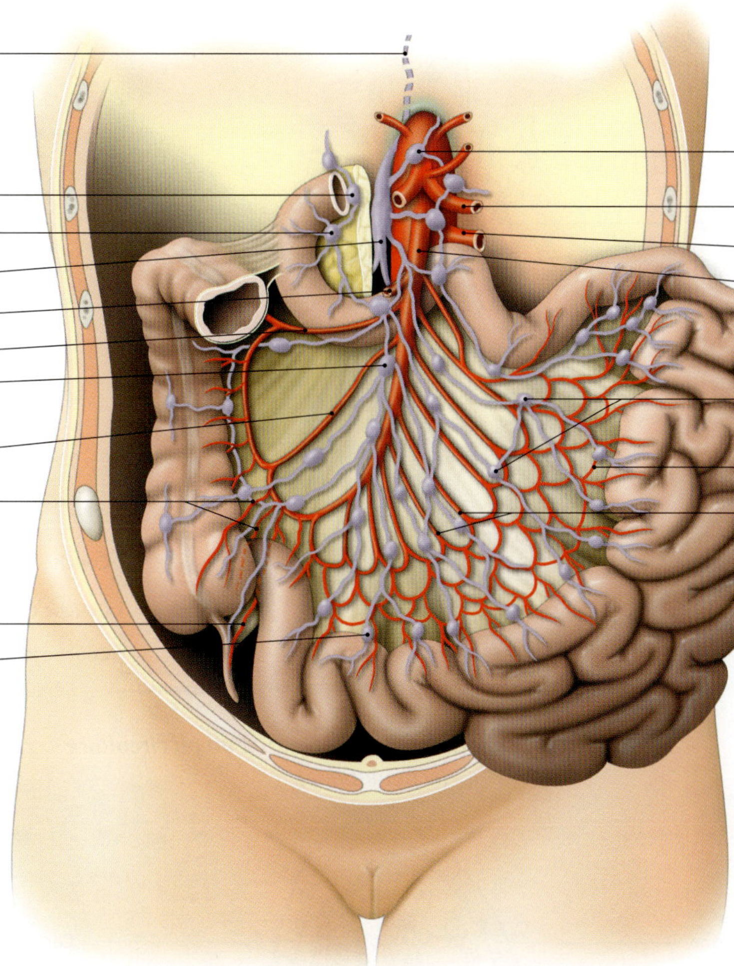

Artères et lymphonœuds (nœuds) jéjuno-iléaux

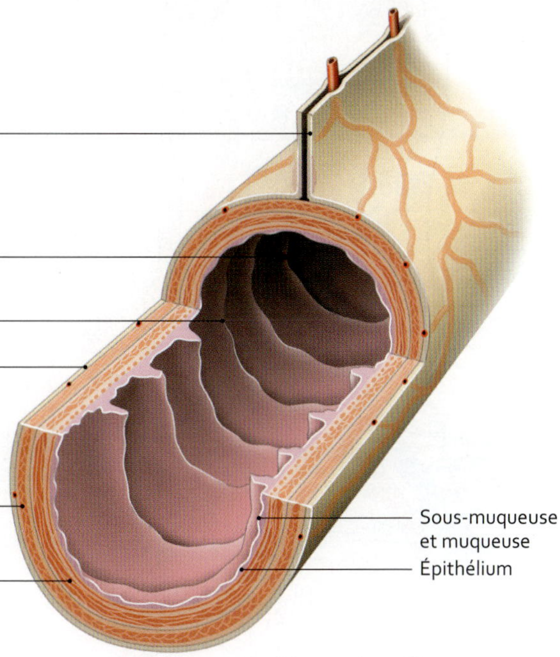

Structure de l'intestin grêle
(coupe chanfreinée)

4.78 Structure de l'intestin grêle

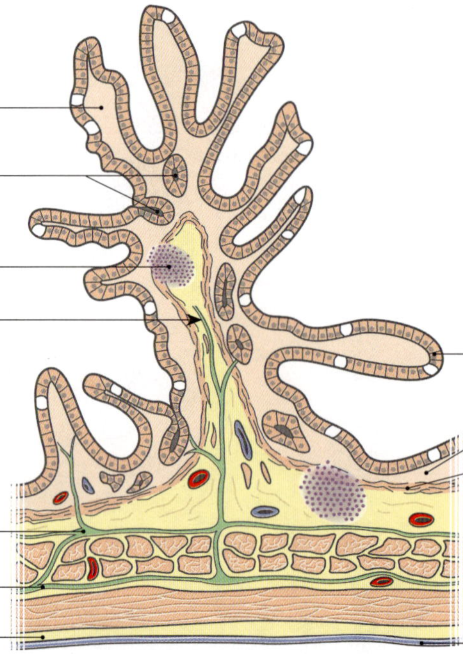

Structure de l'intestin grêle au niveau d'un pli circulaire
(schématique)

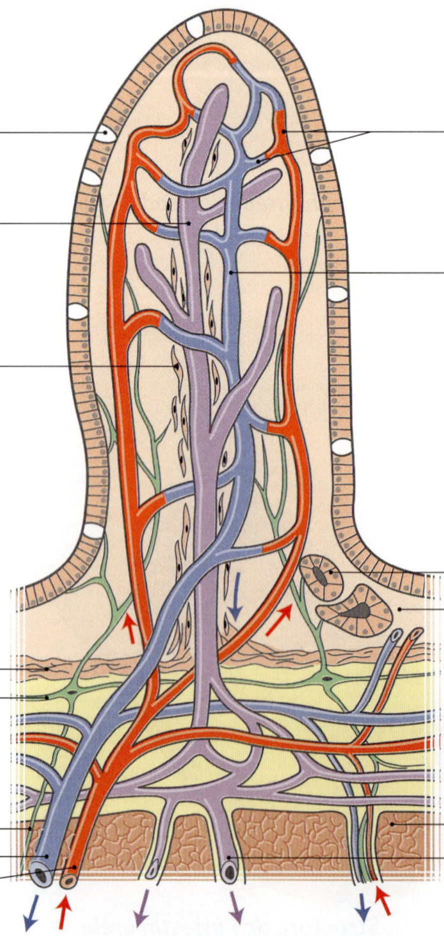

Vaisseaux et nerfs d'une villosité intestinale

4·79 Côlon

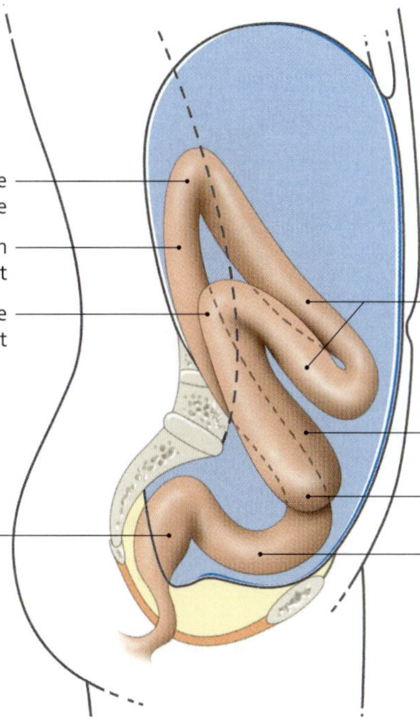

Direction et situation du côlon dans le plan sagittal

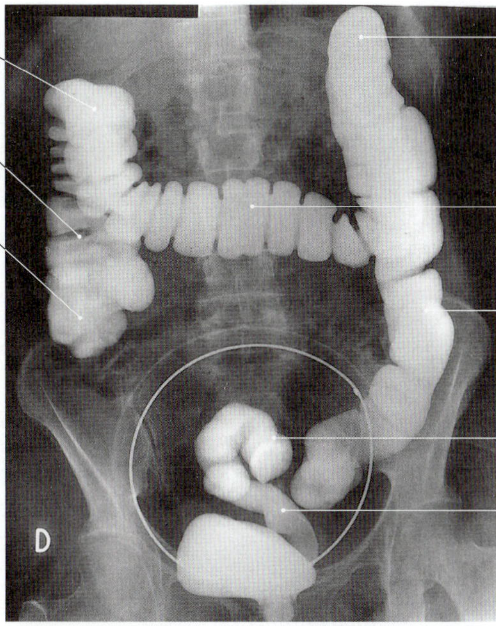

Radiographie du côlon : lavement baryté
(cliché Dr Ph. Chartier)

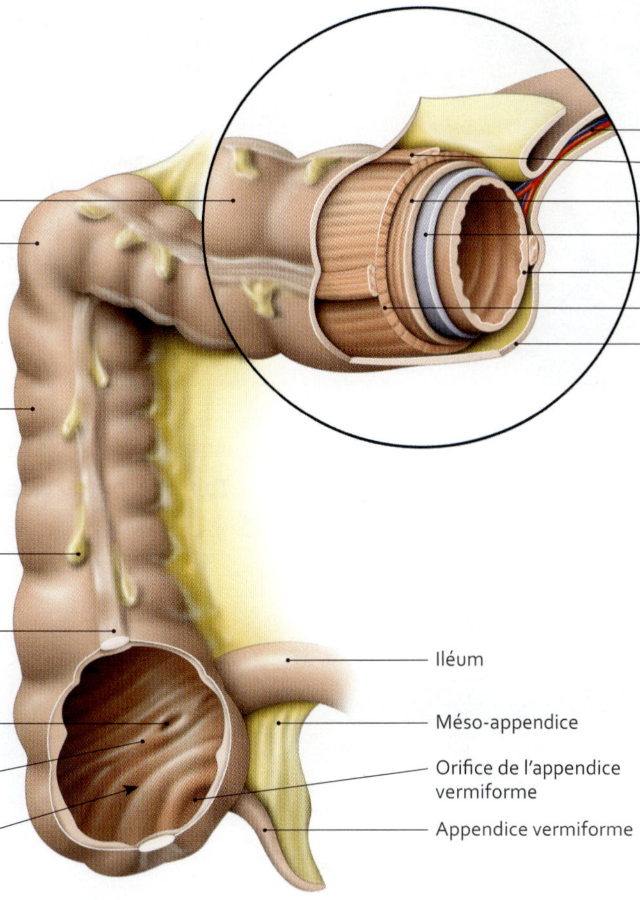

Structures du côlon

Note

Les mouvements du côlon sont permanents et variés. Après laparotomie, l'inertie du côlon est la plus longue : de 48 heures à 5 jours. Celle du grêle est brève, voire inexistante. D'où l'obstacle au transit du grêle (iléus paralytique) qu'engendre l'arrêt de la motricité colique, entraînant douleurs et météorisme qui ne cèdent qu'à l'émission des gaz du côlon.

4.80 Cæcum et appendice vermiforme

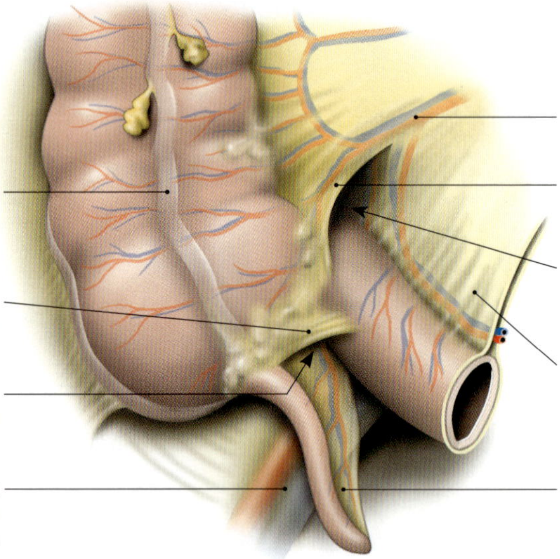

Cæcum et appendice vermiforme
(vue antérieure)

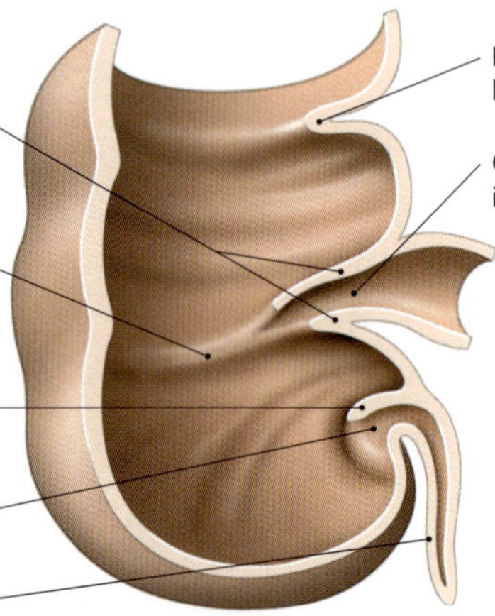

Configuration interne du cæcum

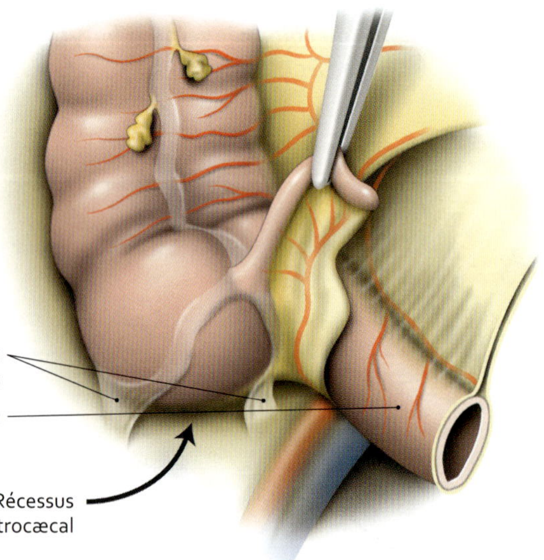

Récessus rétrocæcal
(appendice vermiforme et cæcum relevés) (vue antérieure)

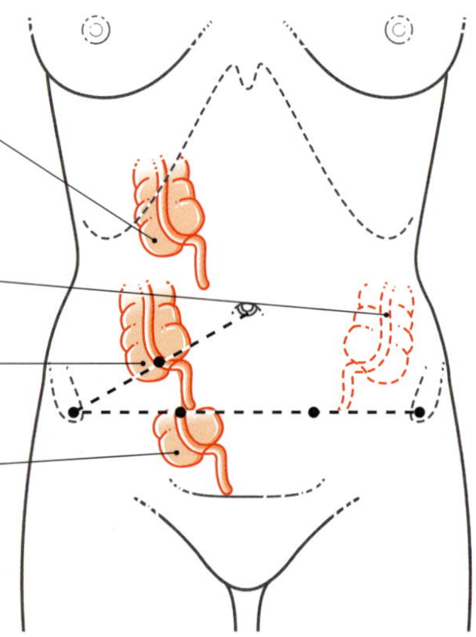

Topographie du cæcum et de l'appendice vermiforme

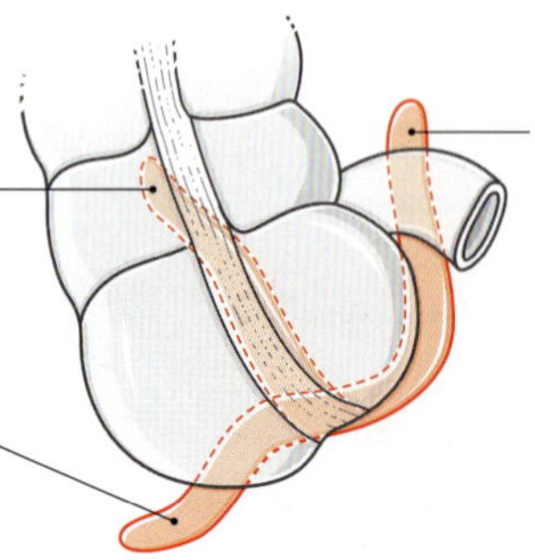

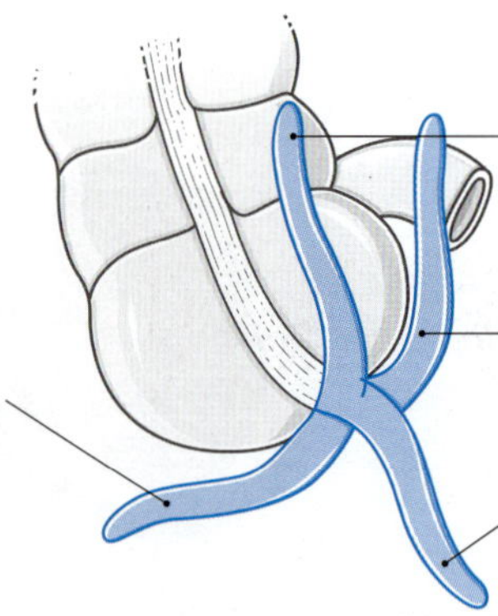

Situation de l'appendice vermiforme par rapport au cæcum

4.81 Côlon sigmoïde

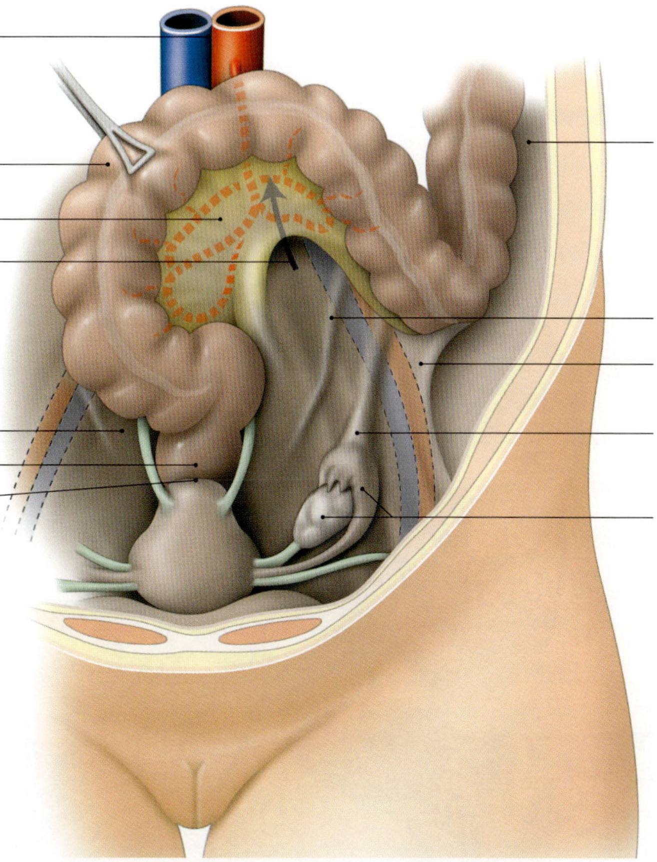

Récessus intersigmoïdien
(chez la femme)

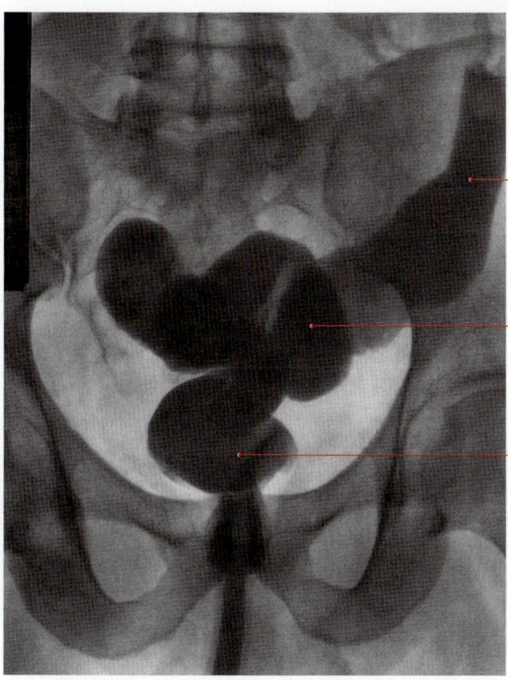

Radiographies du côlon sigmoïde et du rectum : lavement baryté de face *(cliché Dr Ph. Chartier)*

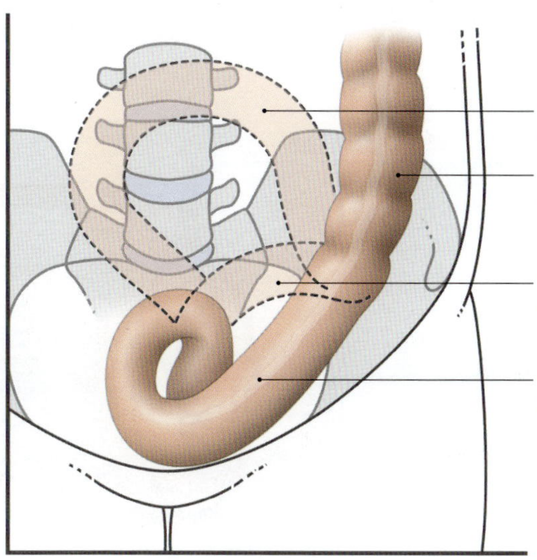

Formes et situations du côlon sigmoïde
(vue antérieure)

4.82 Artères du côlon

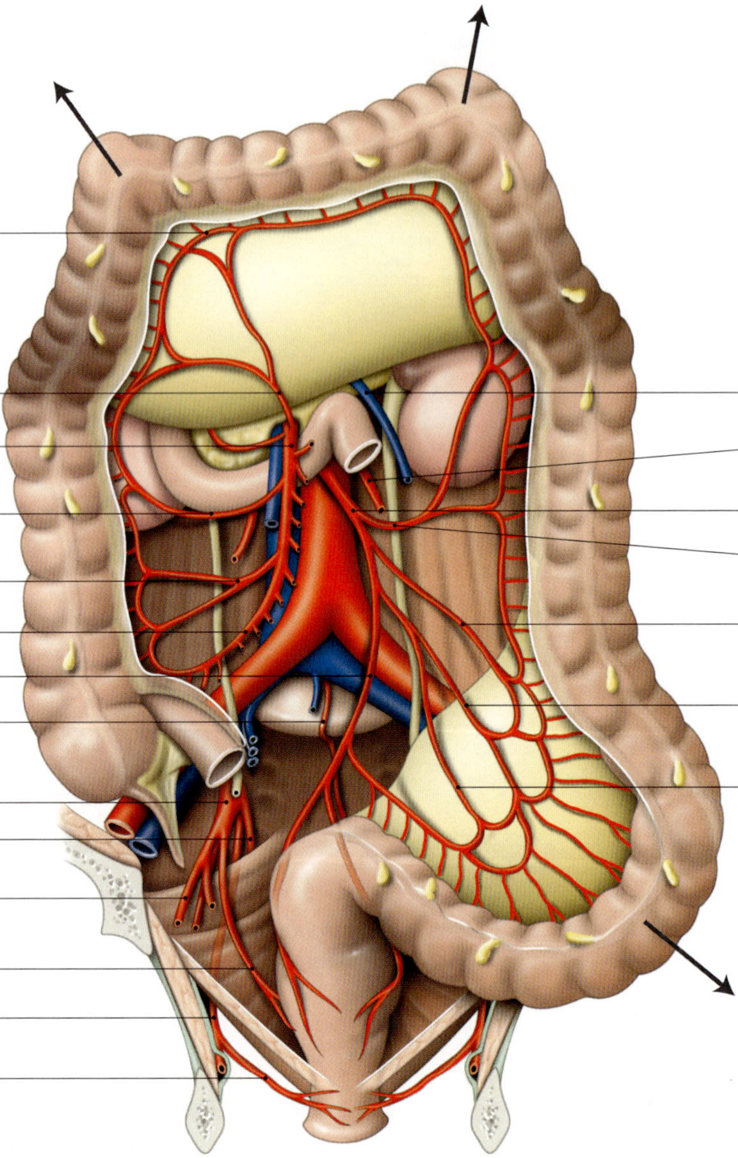

Artères mésentériques

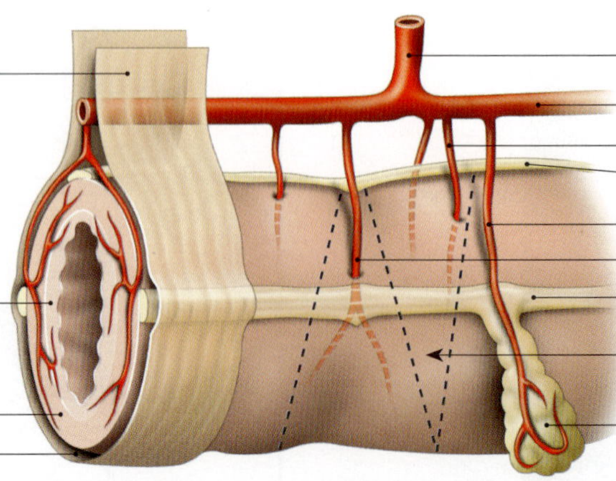

Branches et rameaux de l'artère colique

4.83 Veines des viscères abdominaux

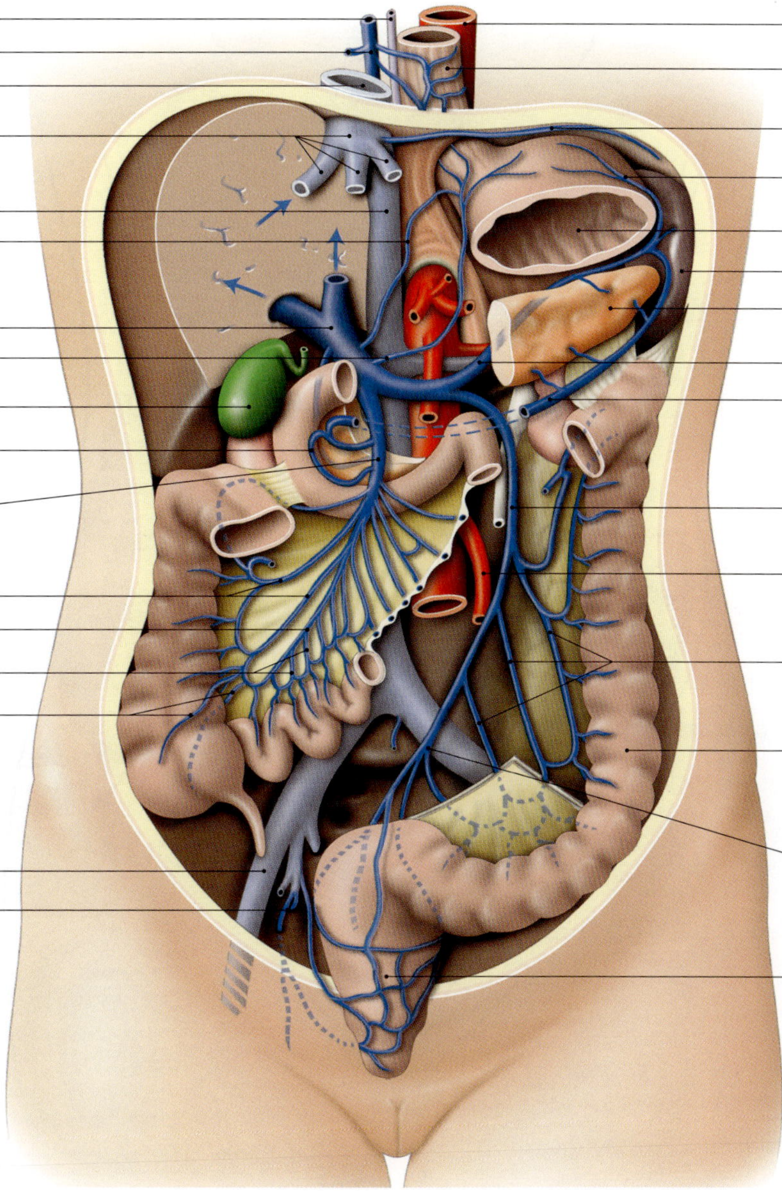

Drainage veineux des viscères digestifs

4.84 Territoires lymphatiques du côlon

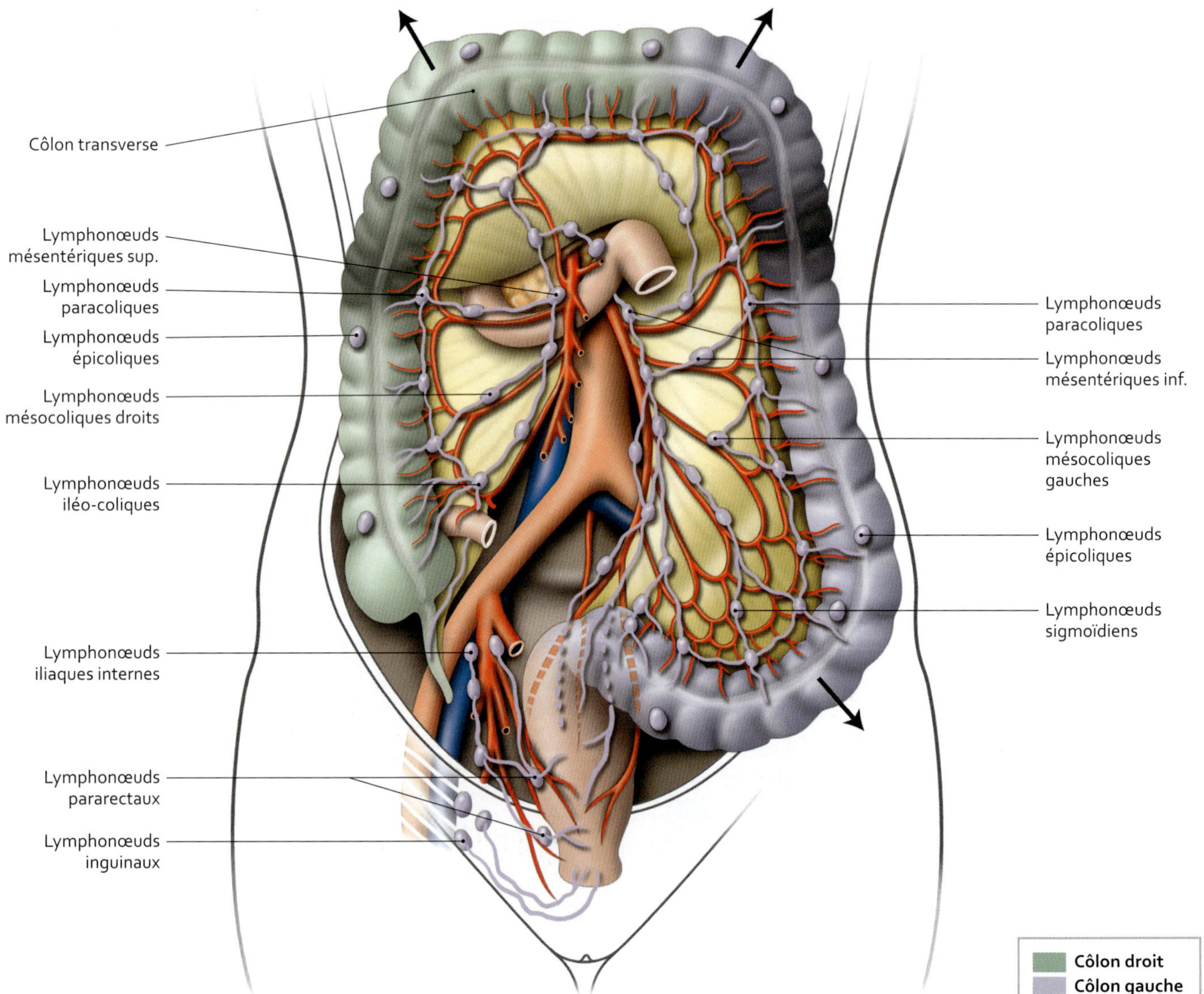

Lymphonœuds (nœuds) et drainage lymphatique du côlon
(côlon transverse relevé)

4.85 Innervation des viscères abdominaux (1)

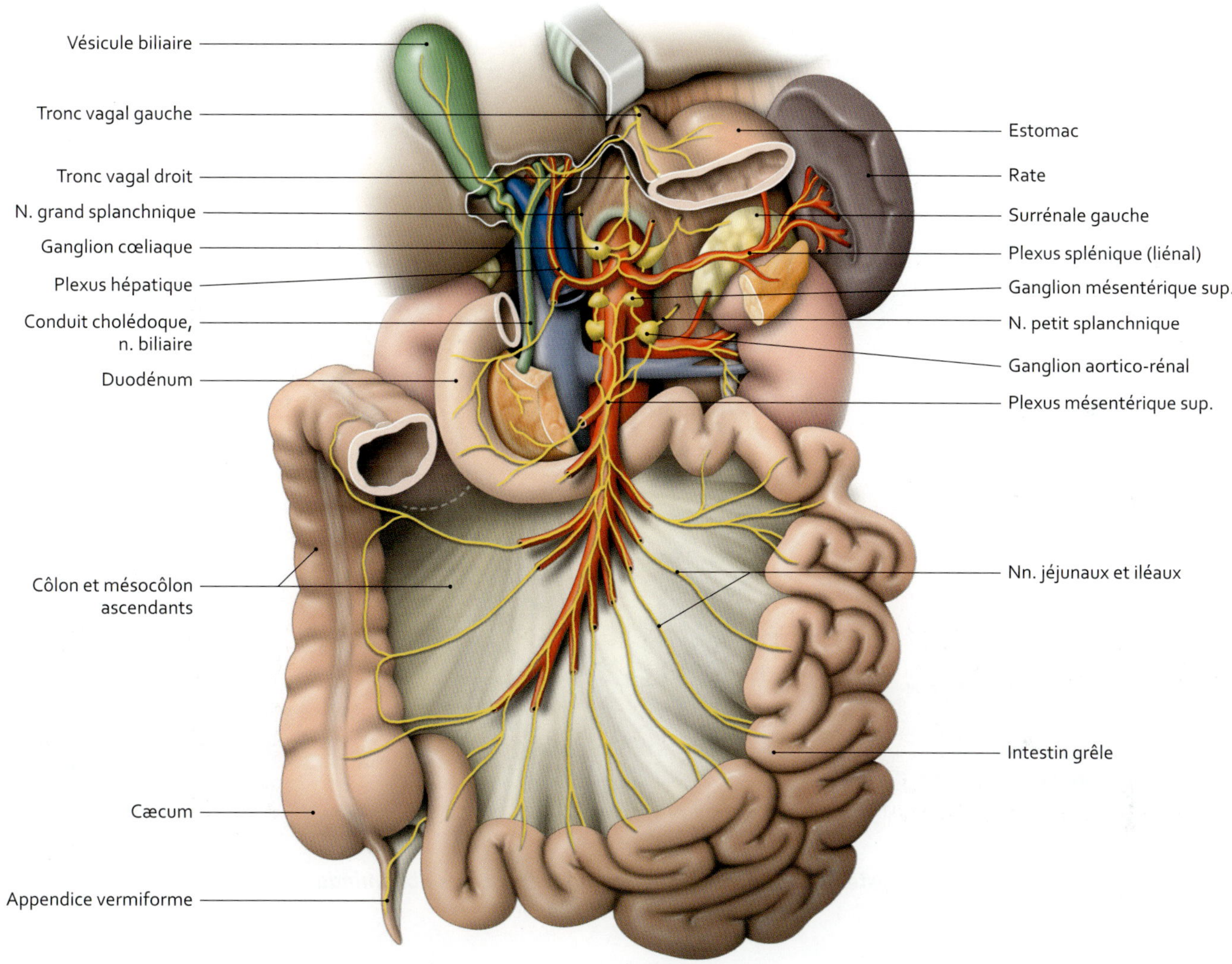

Distribution des plexus et nerfs des viscères abdominaux
(excepté le côlon gauche)

4.86 Innervation des viscères abdominaux (2)

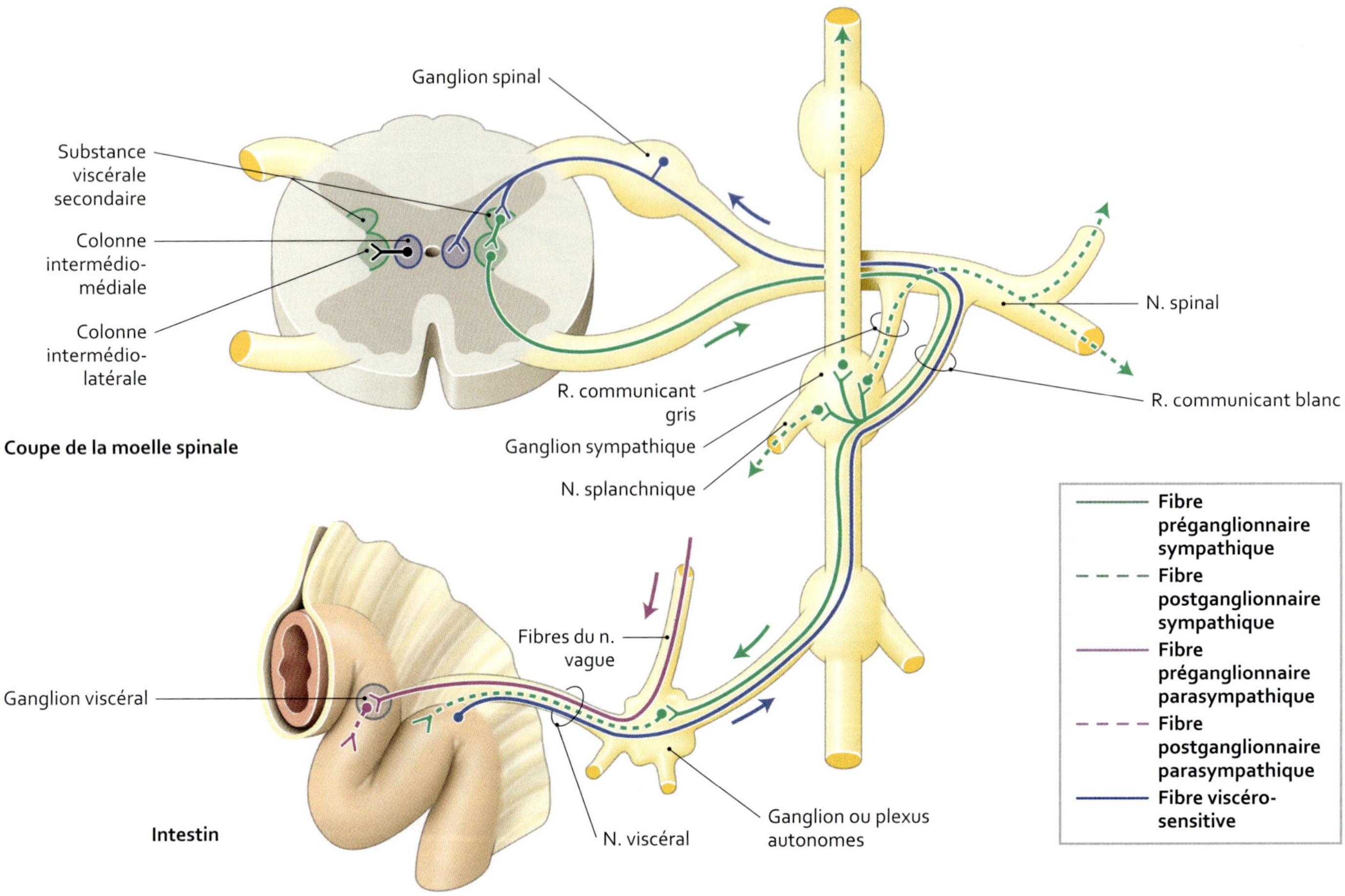

Systématisation de l'innervation des viscères abdominaux
(excepté le côlon gauche)

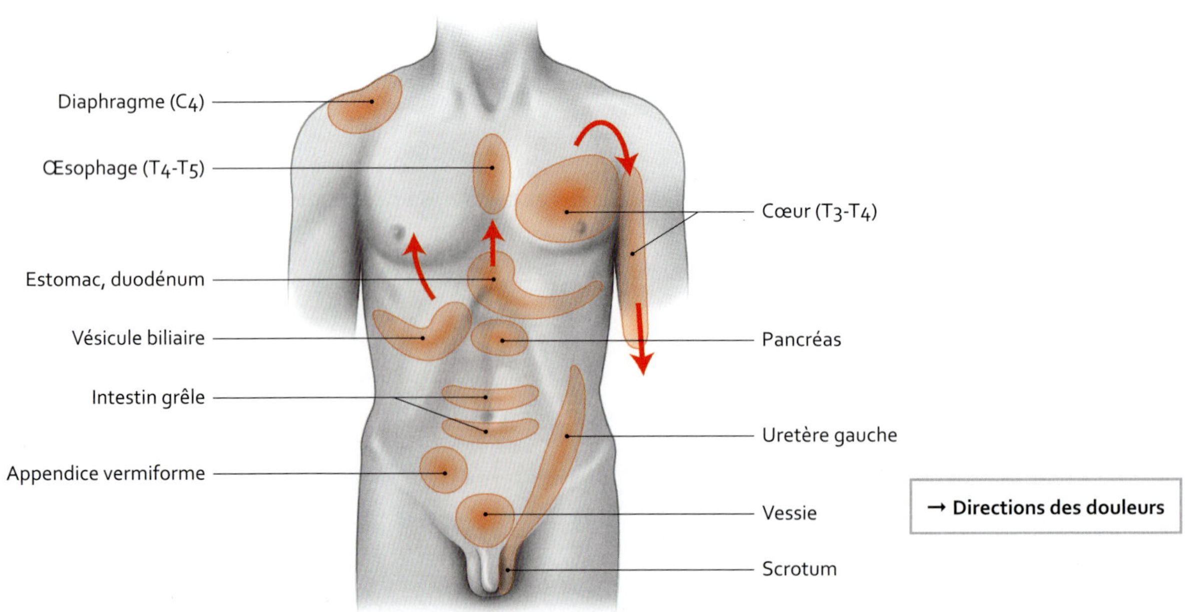

Topographie cutanée des douleurs viscérales projetées
(dermatomes cutanés)

4.87 Morphologie du foie

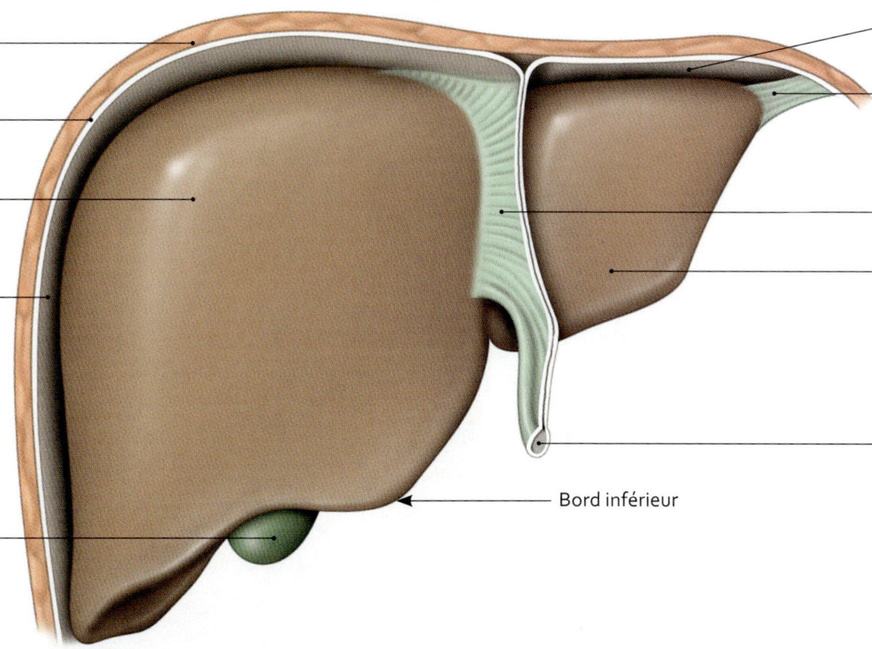

Partie antérieure de la face diaphragmatique du foie
(vue antérieure)

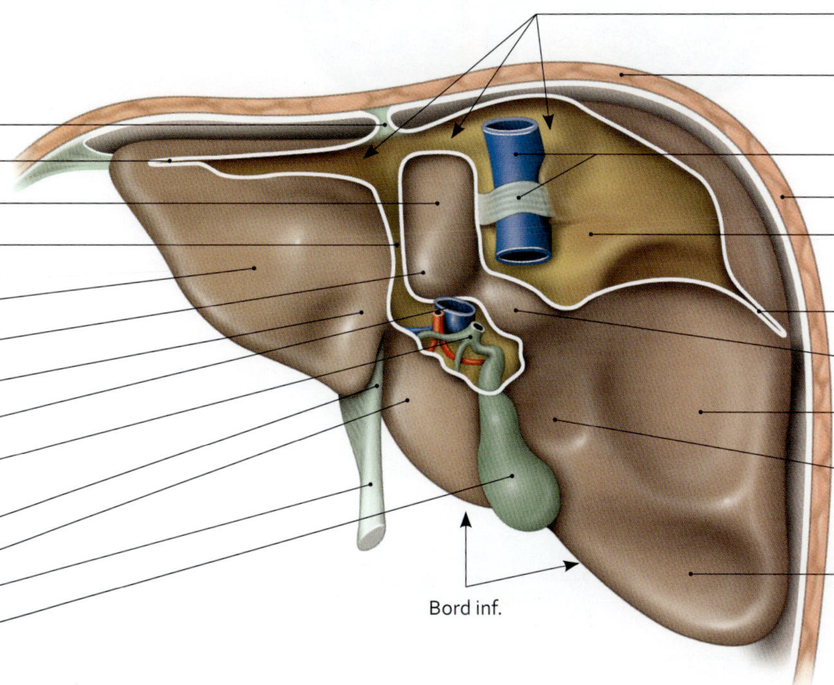

Partie postérieure de la face diaphragmatique du foie et face viscérale du foie
(vue postéro-inférieure)

4.88 Structure du foie

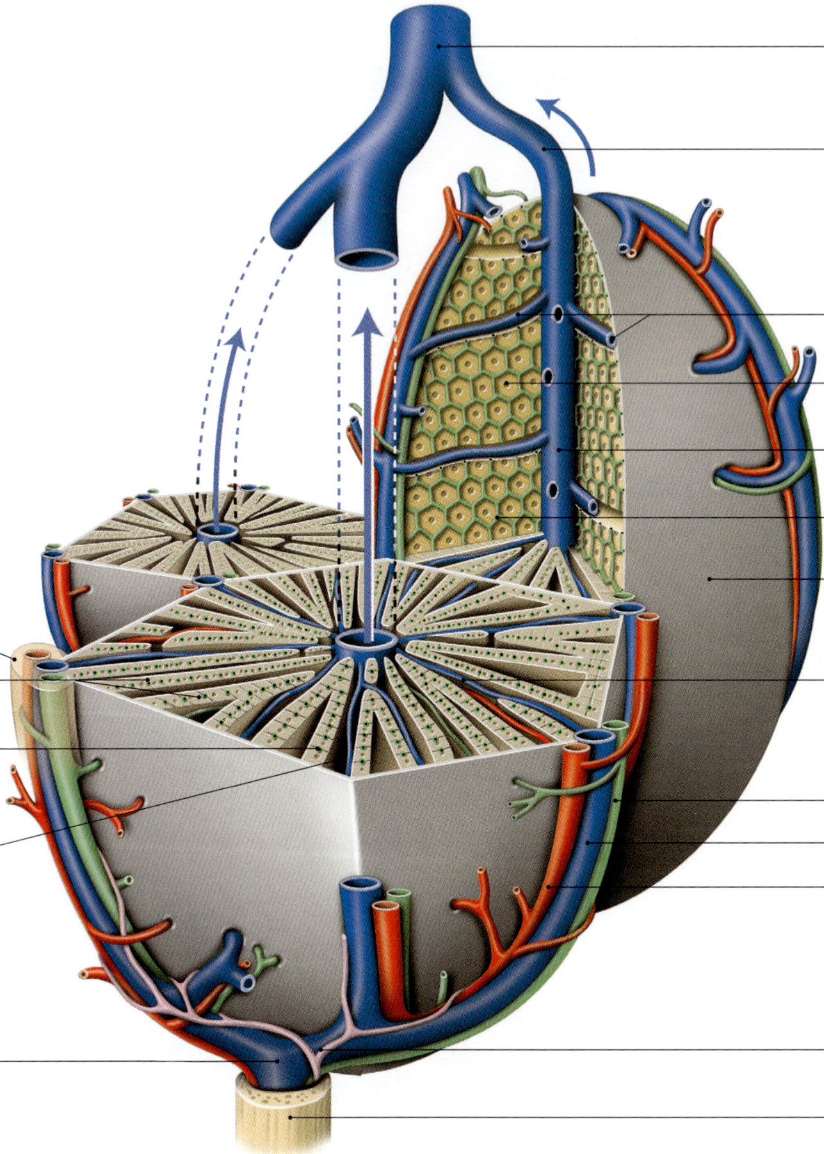

Diagramme des lobules hépatiques
(coupe chanfreinée)

4.89 Vaisseaux intra-hépatiques

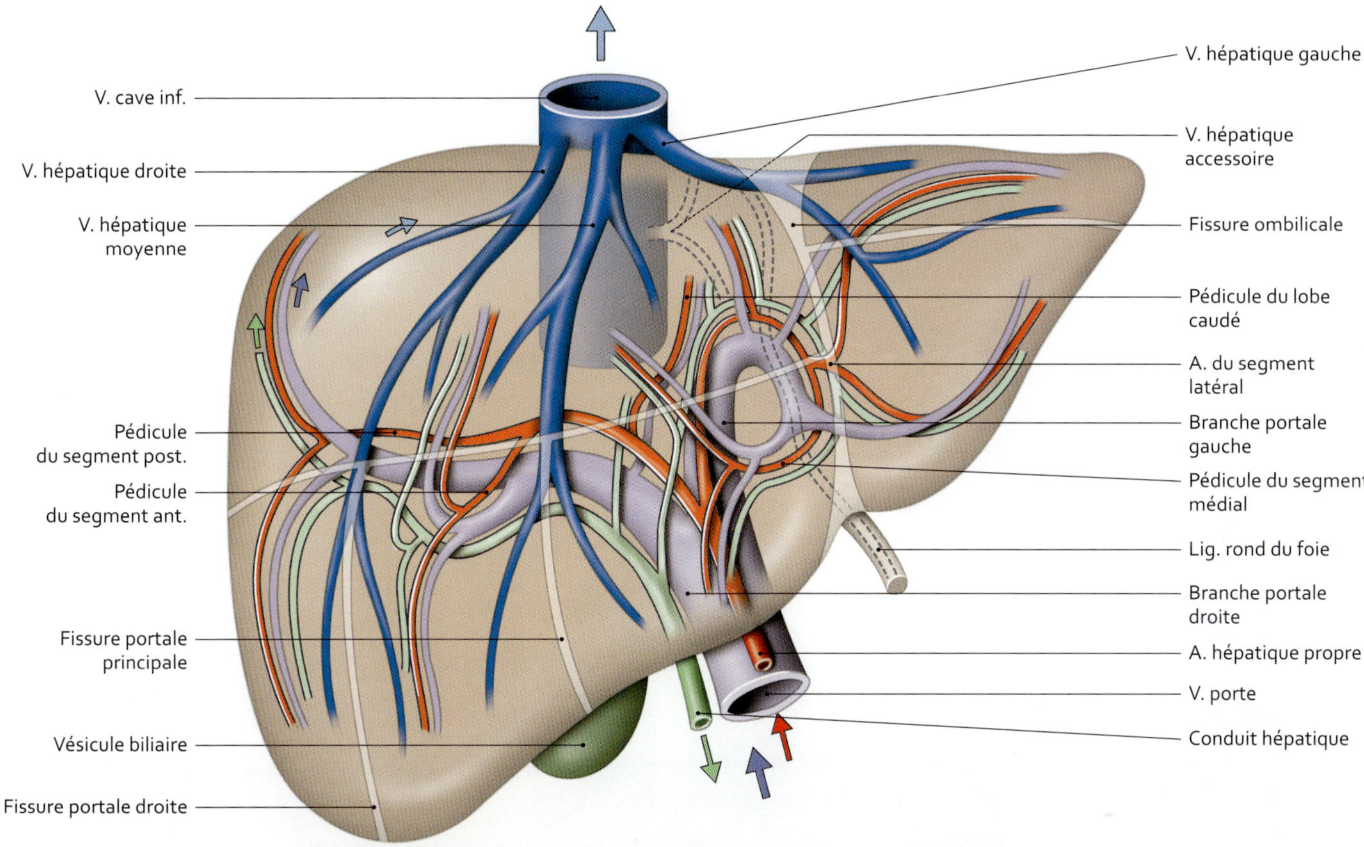

Distributions des segments hépatiques vasculaires et biliaires

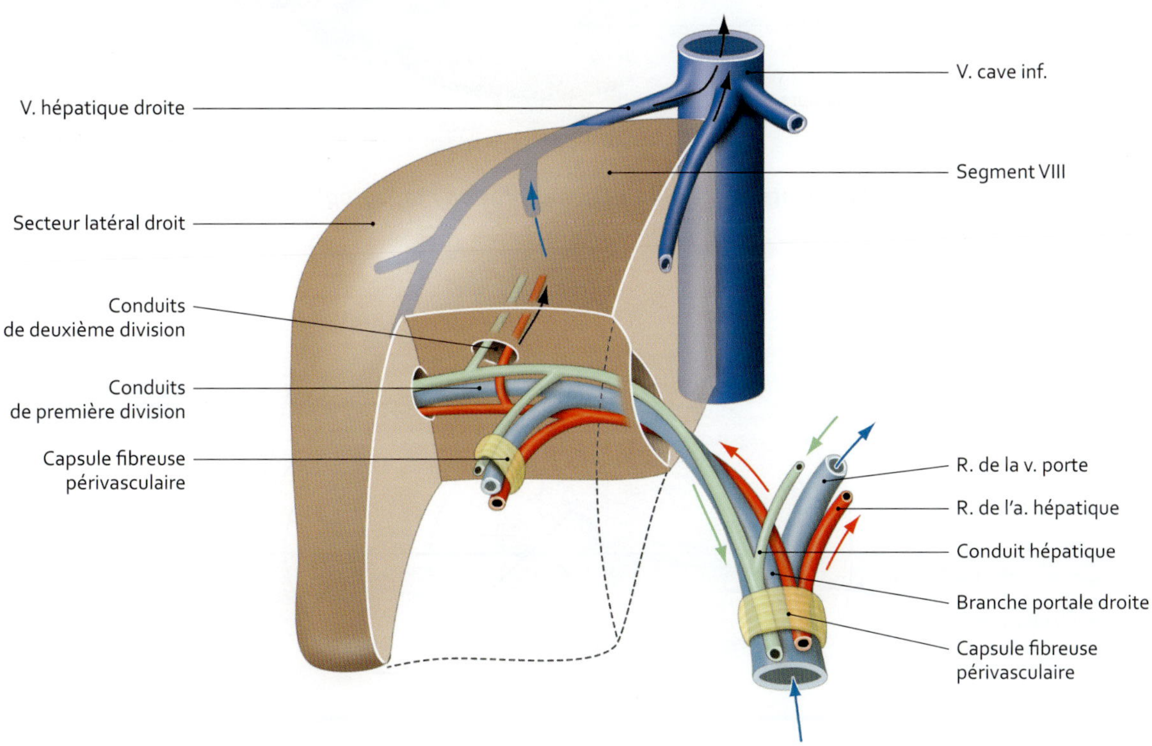

Pédicule portal, vasculaire et biliaire d'un secteur (divisions) hépatique
(coupe chanfreinée schématique)

4.90 Segmentation hépatique (1)

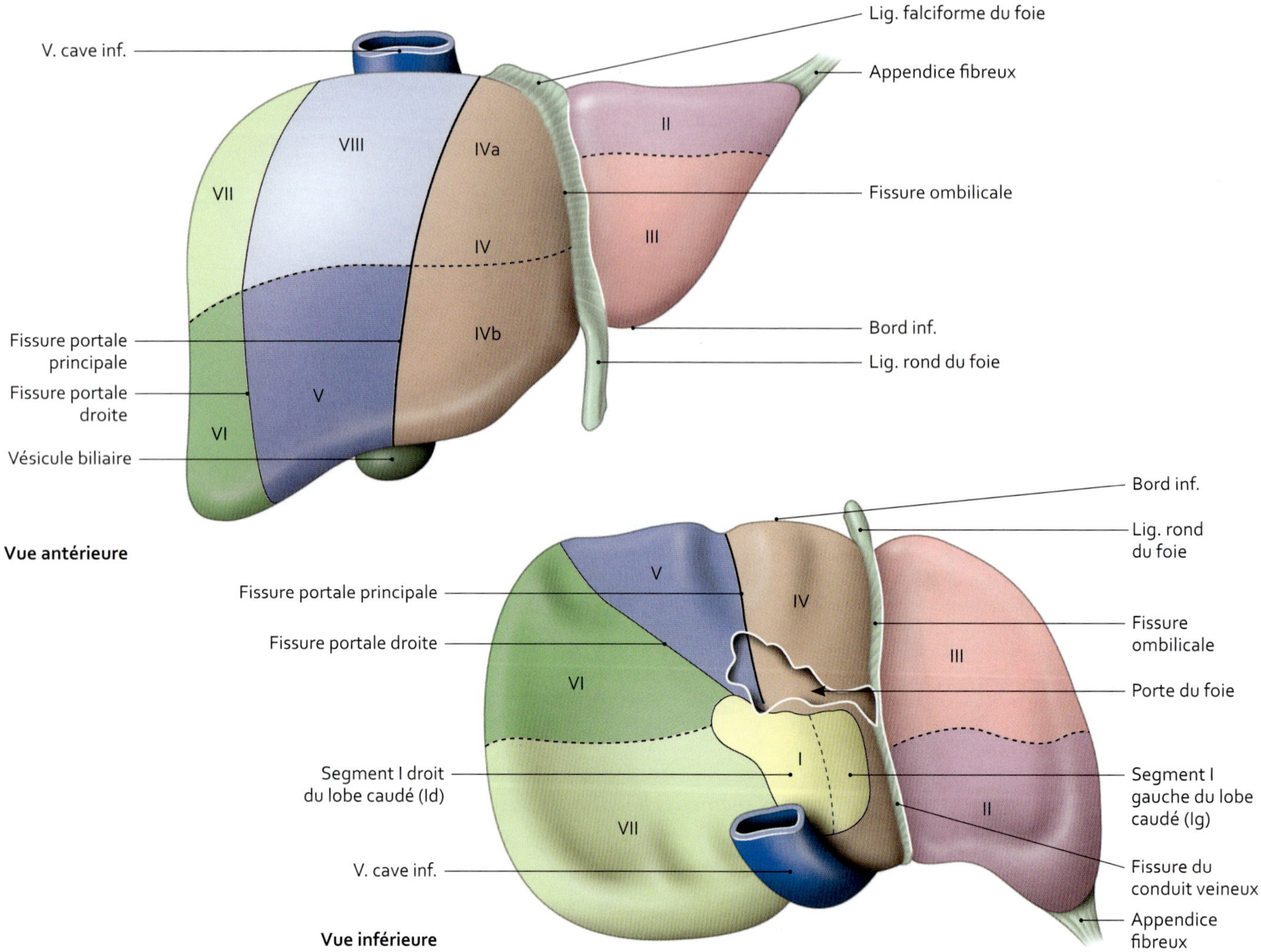

Segments hépatiques et numérotation : topographie

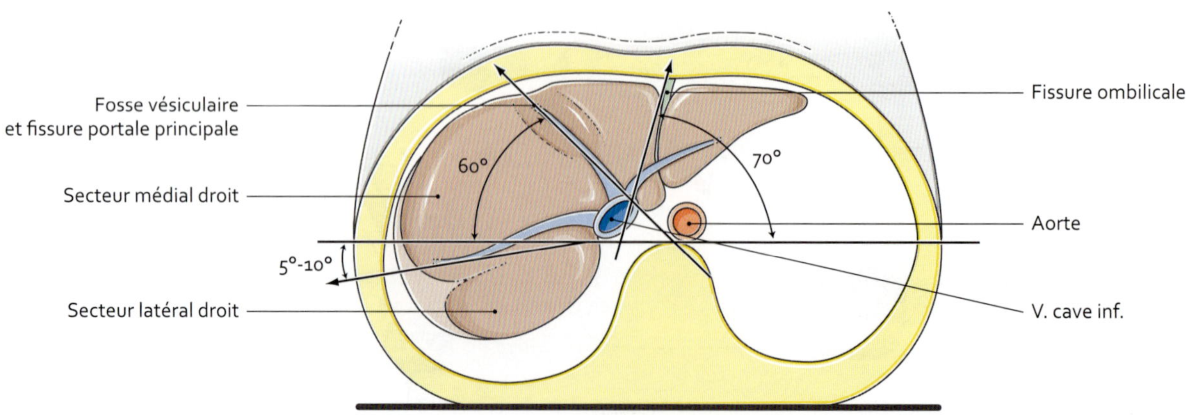

Topographie des fissures hépatiques en décubitus dorsal

4.91 Segmentation hépatique (2)

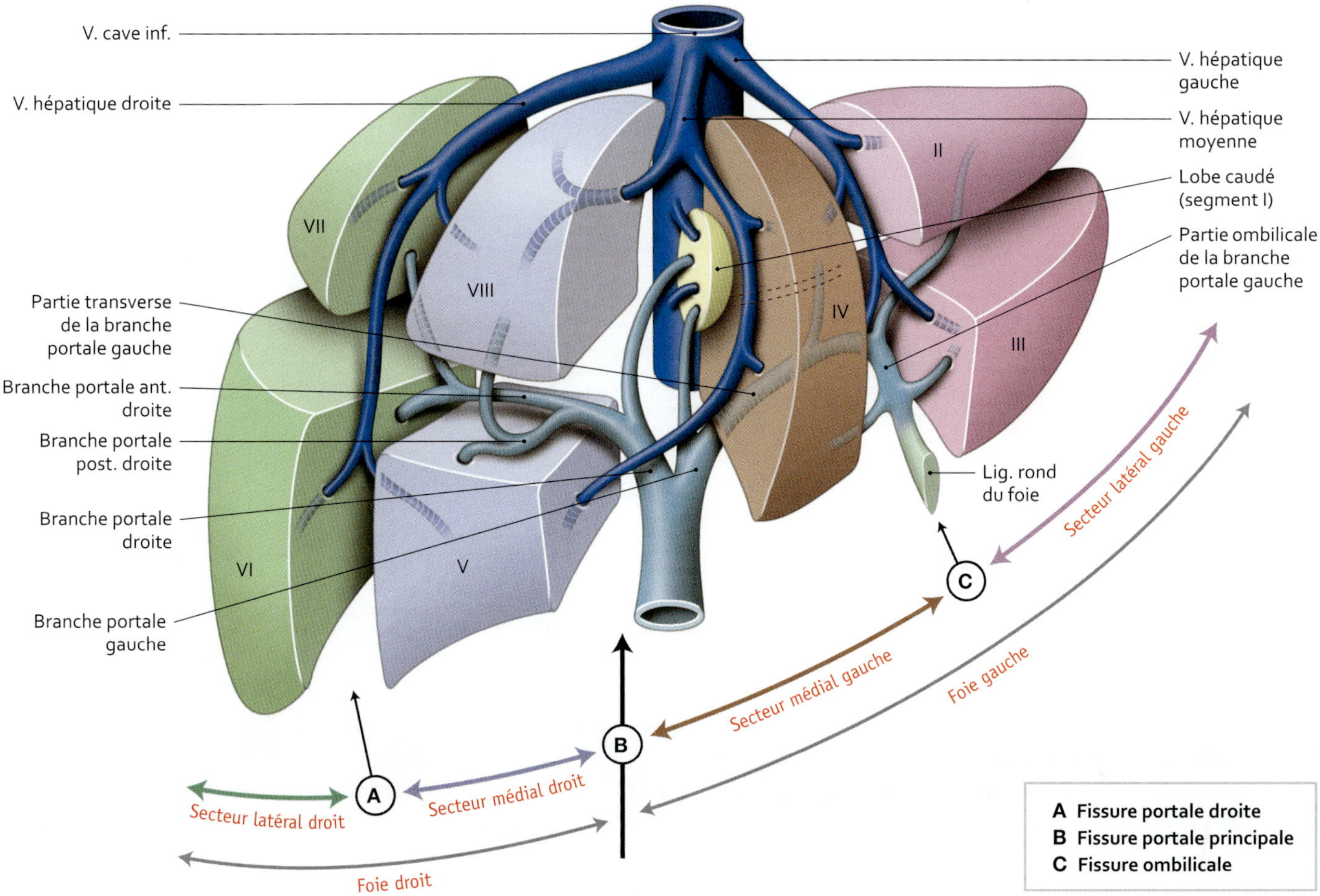

Segments hépatiques éclatés : veines segmentaires hépatiques et portales

Foie droit (partie hépatique droite)		Foie gauche (partie hépatique gauche)		Foie postérieur
Secteur (division) latéral droit	Secteur (division) médial droit	Secteur (division) médial gauche	Secteur (division) latéral gauche	(Lobe caudé)
Segment VII Segment postéro-latéral droit	Segment VIII Segment postéro-médial droit	Segment IV Segment médial[1] gauche	Segment II Segment postéro-latéral gauche	Segment I Segment postérieur[2]
Segment VI Segment antéro-latéral droit	Segment V Segment antéro-médial droit		Segment III Segment antéro-latéral gauche	

1. Le segment IV est subdivisé en segment IV supérieur et segment IV inférieur (correspondant au lobe carré).
2. Le segment I est subdivisé en segments droit et gauche (correspondant aux lobes caudés droit et gauche).

Terminologie fonctionnelle et chirurgicale
(International Anatomical Terminology)

4.92 Morphologie de la rate

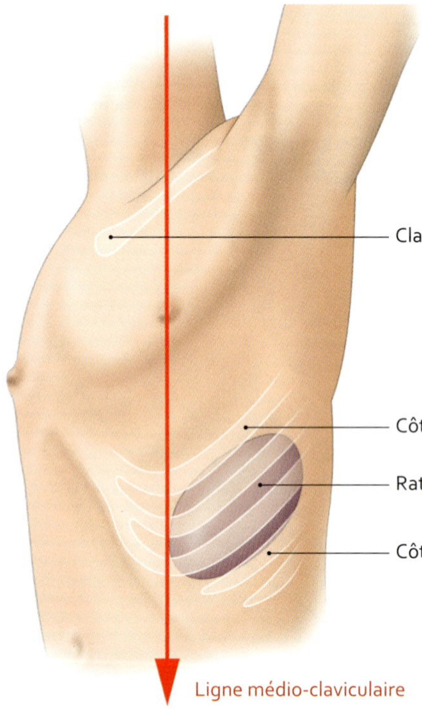

Rate : anatomie de surface
(vue antéro-latérale gauche)

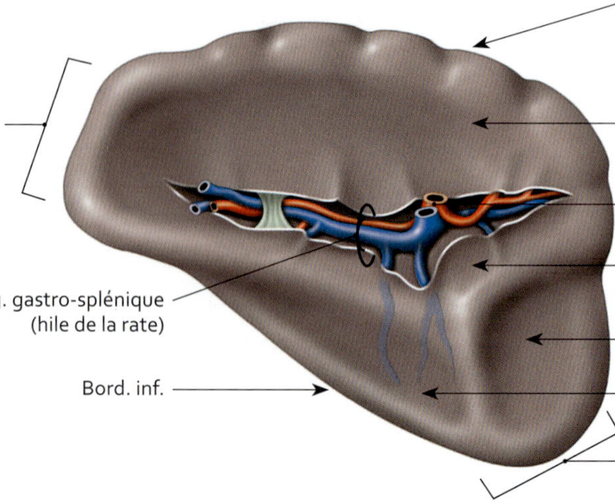

Rate
(face viscérale)

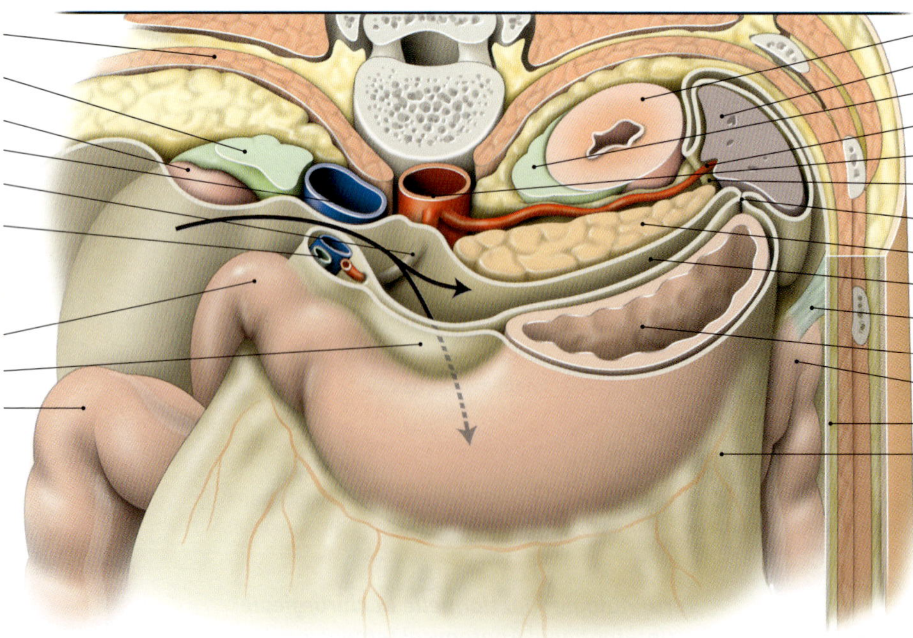

Rapports de la rate. Flèches : bourse omentale
(coupe transversale oblique)

4·93 Artères et structure de la rate

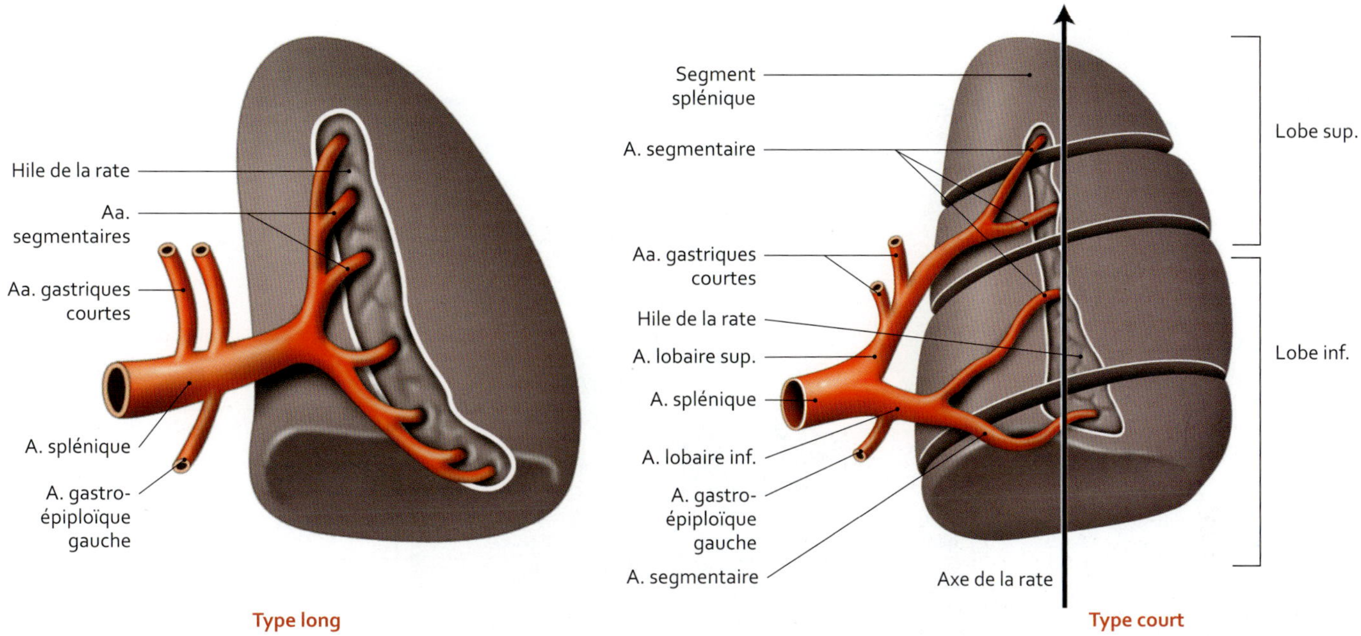

Branches terminales de l'artère splénique (liénale)

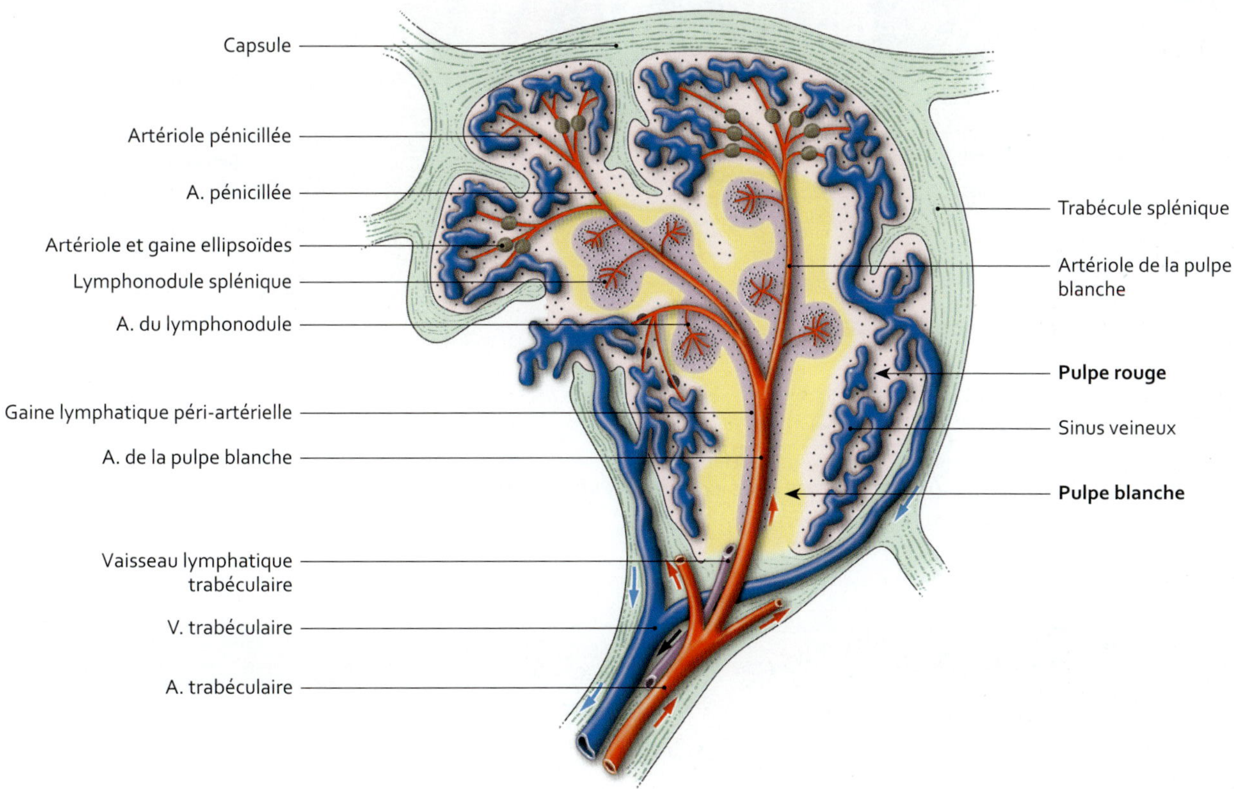

Structure d'un lobule splénique

4.94 Rapports des reins (1)

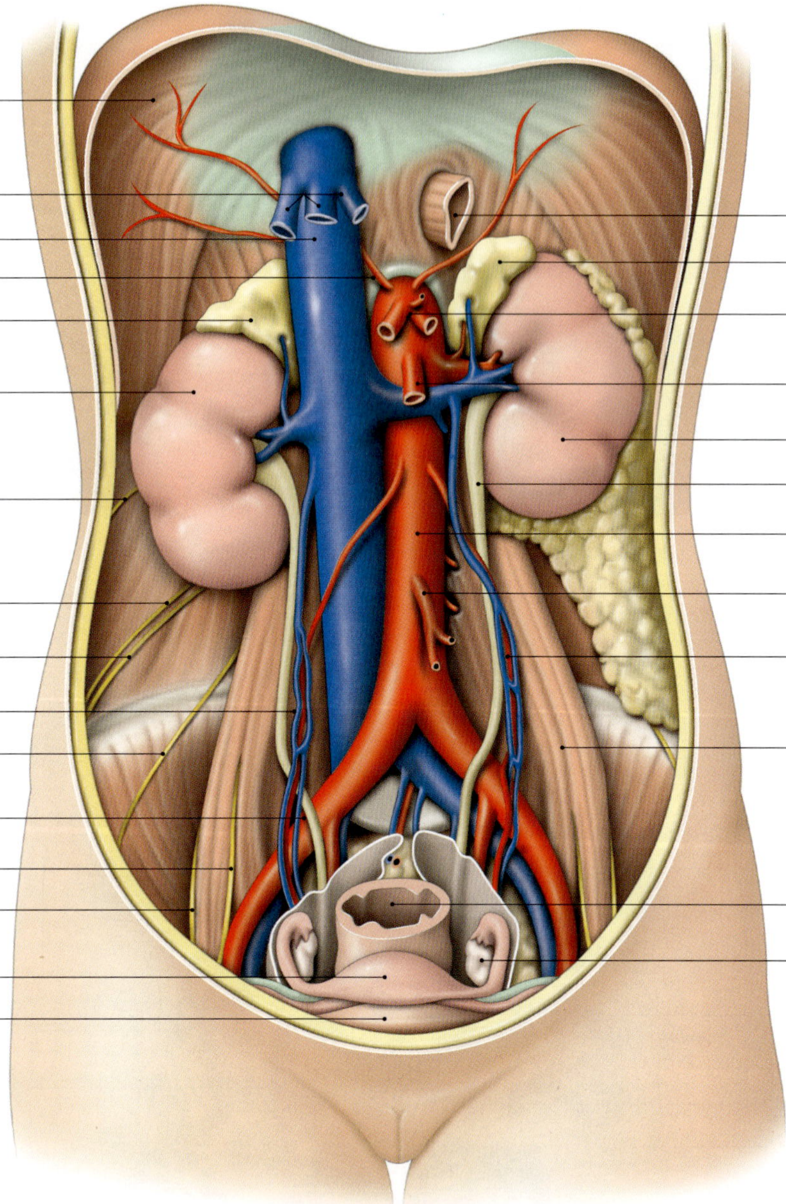

***Reins* in situ**
(vue antérieure avec exérèse des viscères digestifs)

4.95 Rapports des reins (2)

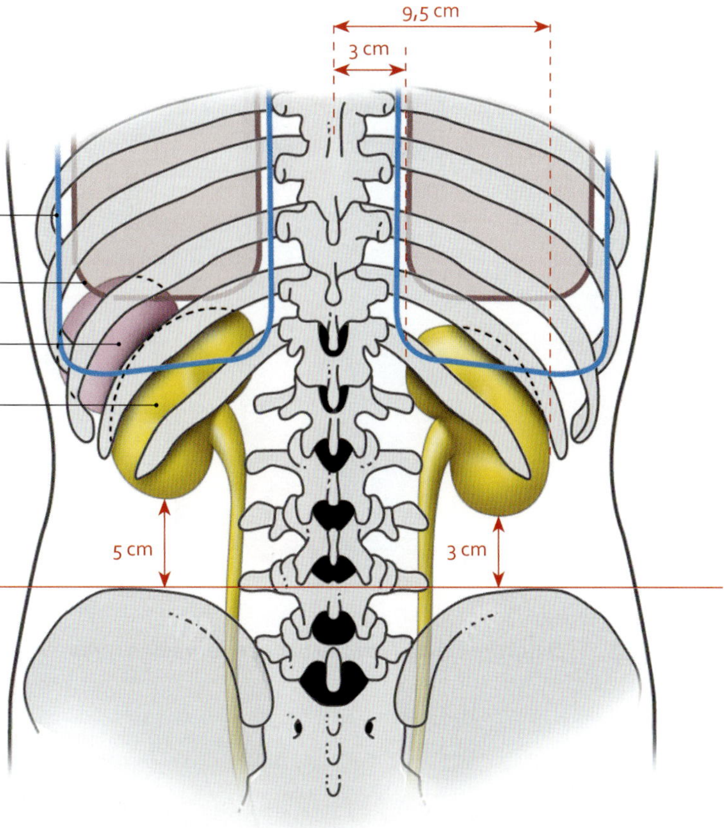

Anatomie de surface des reins. Rapports osseux
(paroi dorsale de l'abdomen)

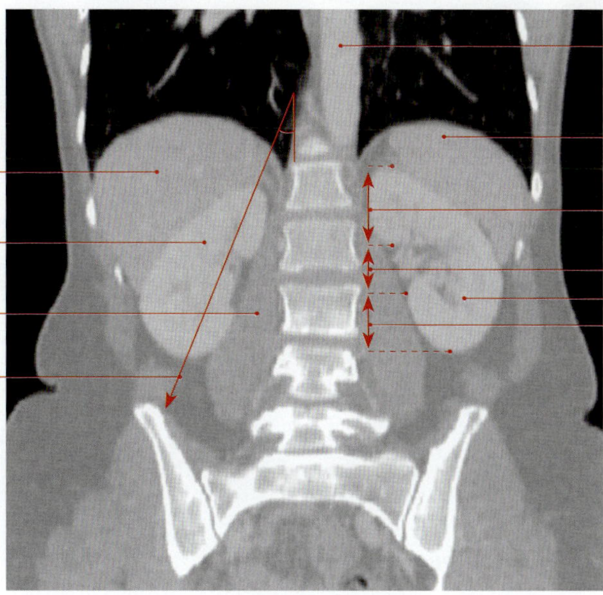

Situation et direction du rein.
Coupe TDM frontale coronale de l'abdomen
(cliché Dr Th. Diesce)

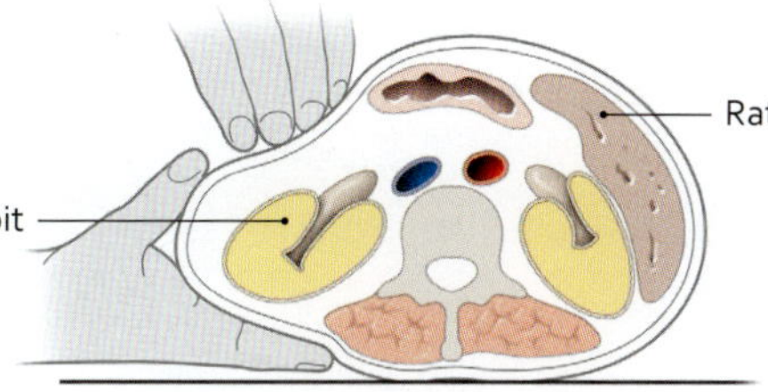

Palpation du rein droit
(coupe transversale)

4.96 Rapports des reins (3)

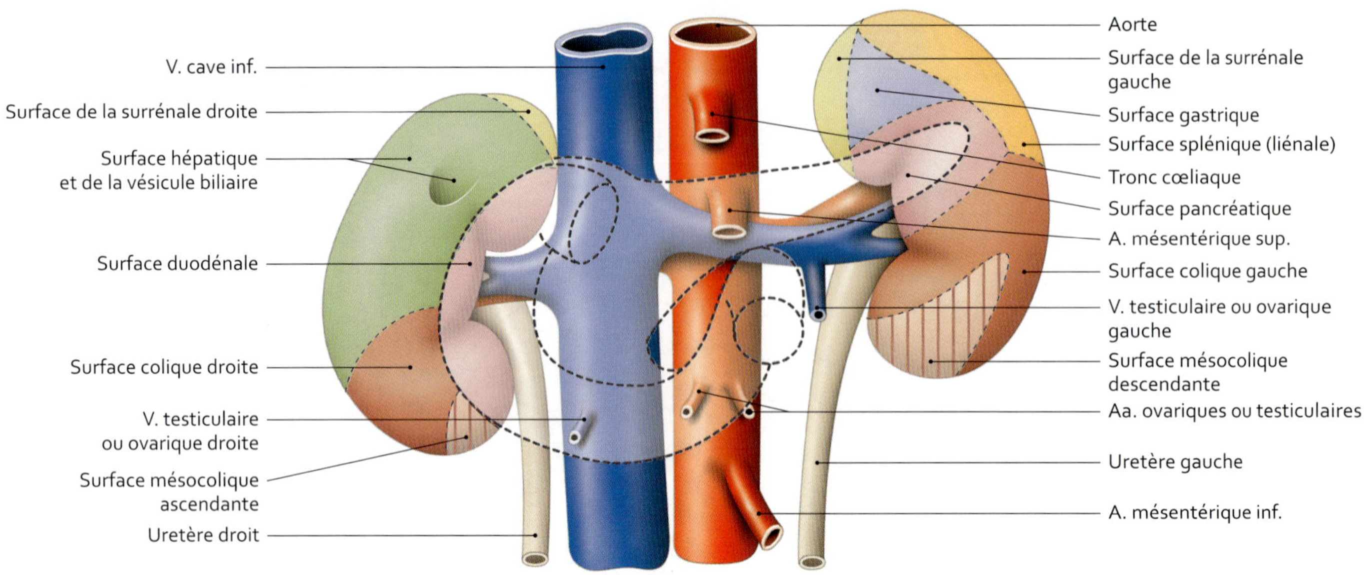

Diagramme des rapports antérieurs des reins

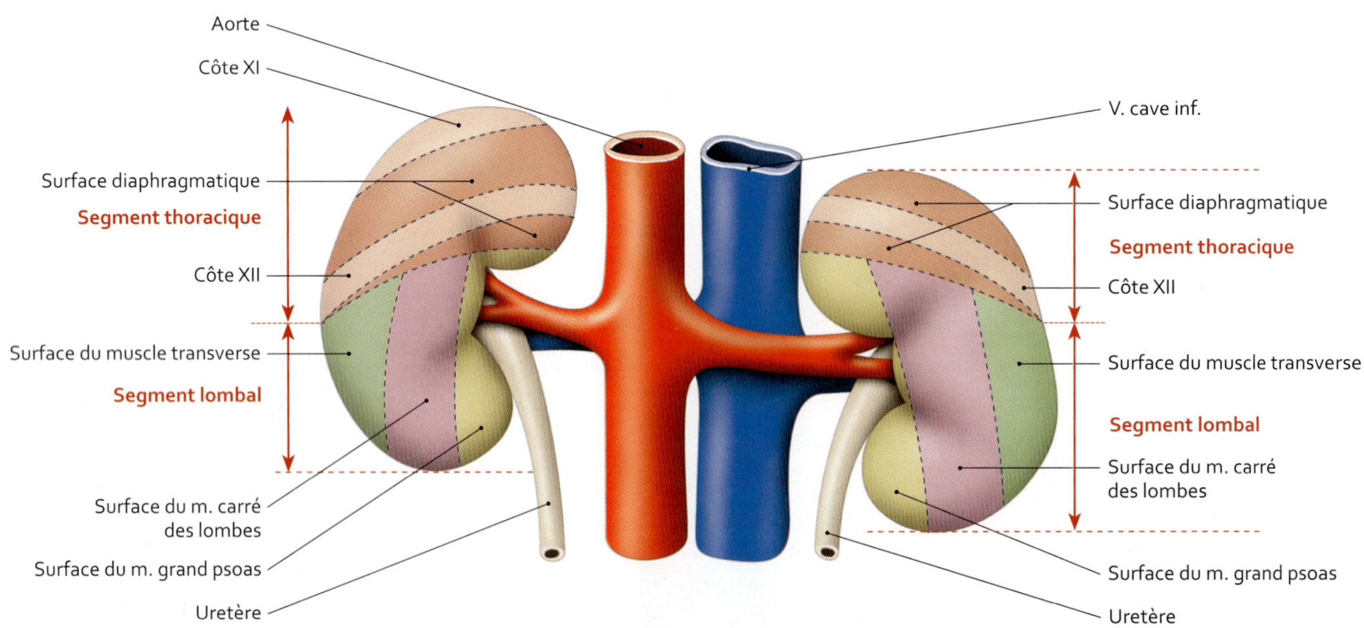

Diagramme des rapports postérieurs des reins

4.97 Loge rénale

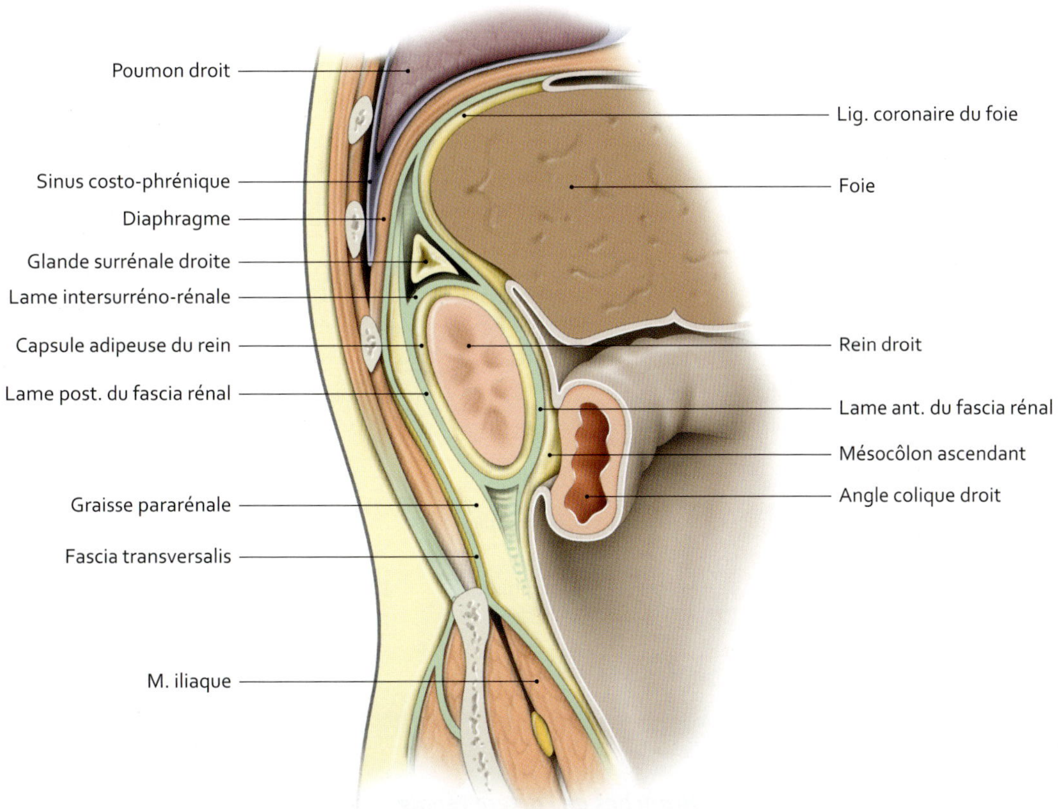

Fascia rénal *(coupe sagittale de la région rénale droite)*

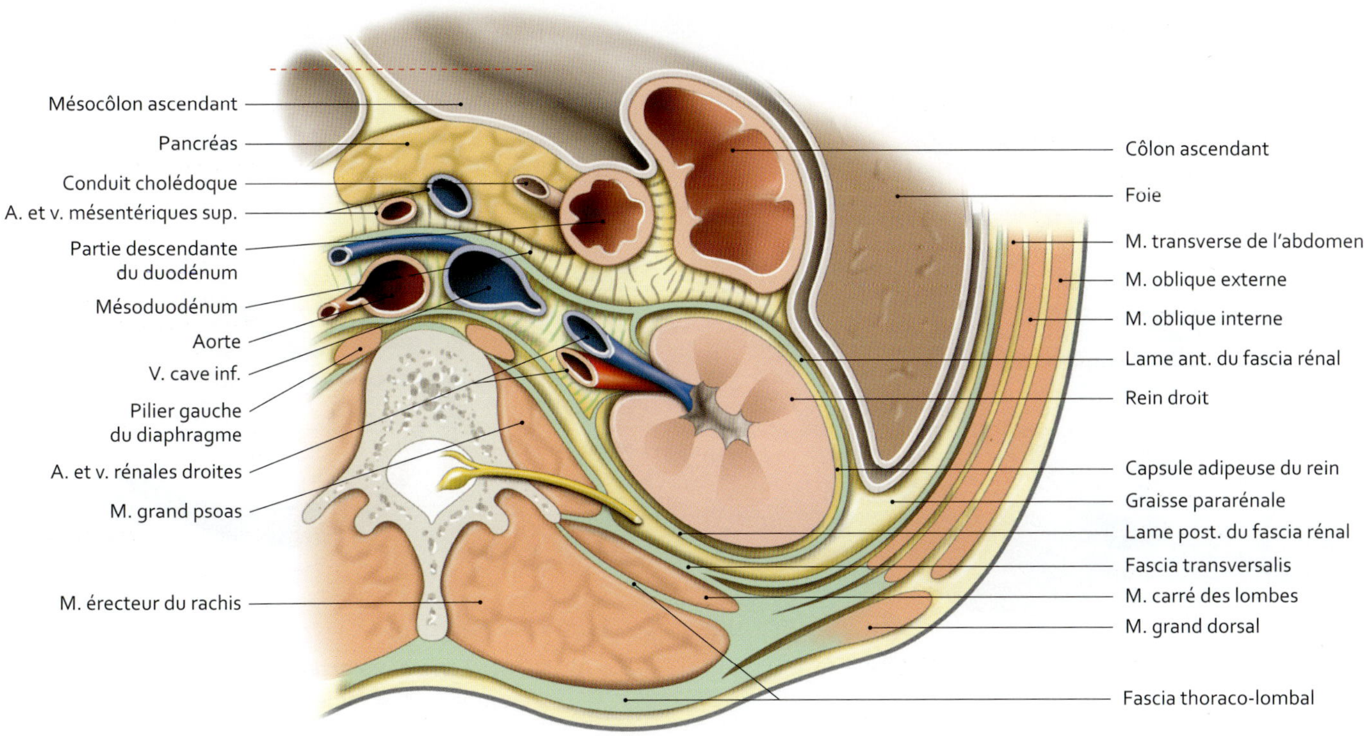

Fascia rénal *(coupe transversale de la région rénale droite – vue supérieure)*

4.98 Vascularisation rénale (1)

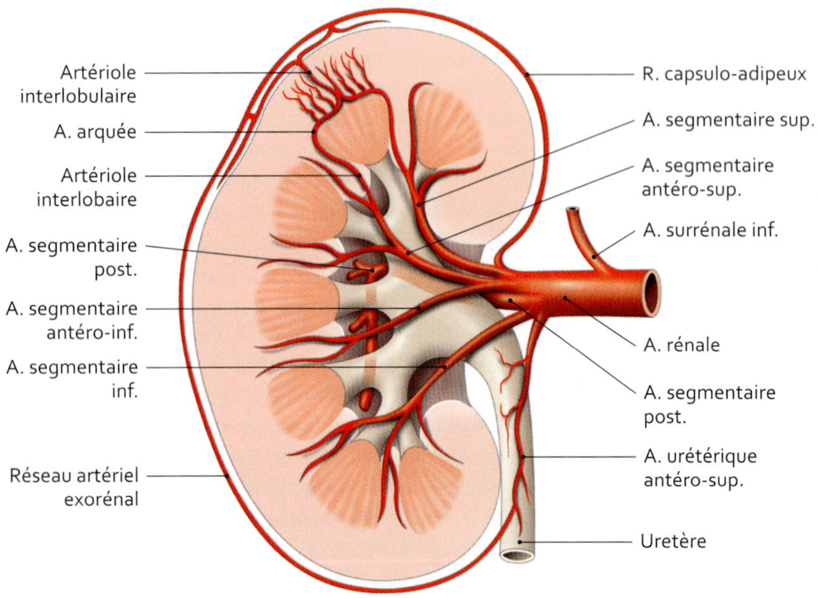

A. Vue antérieure (coupe frontale)

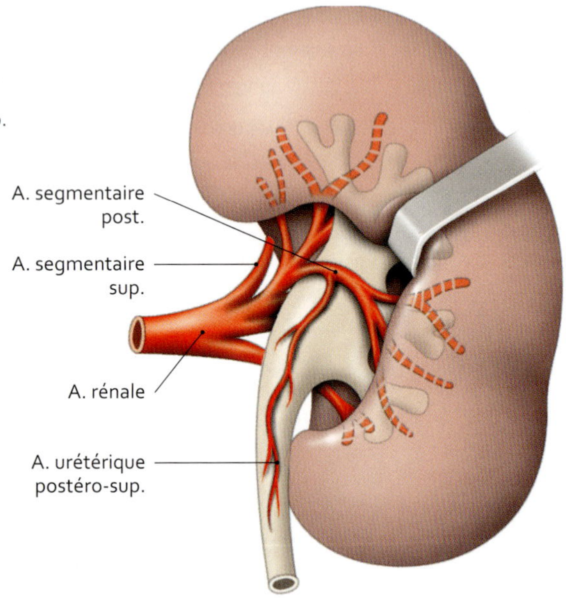

B. Vue postérieure ***(pelvis rénal découvert)***

Branches de l'artère rénale

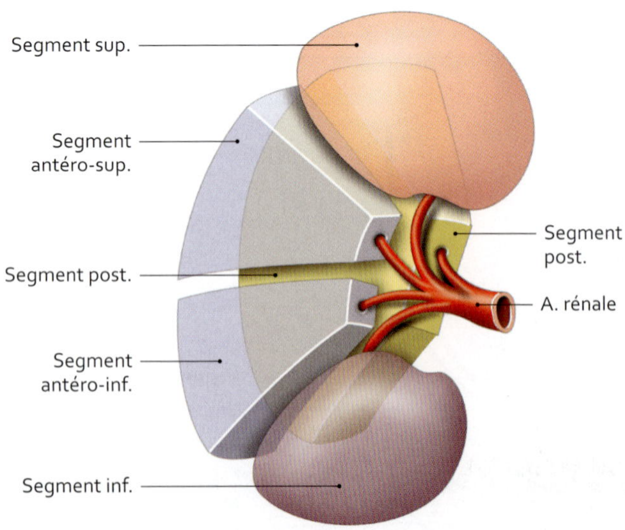

Segments du rein éclaté
(vue antérieure schématique)

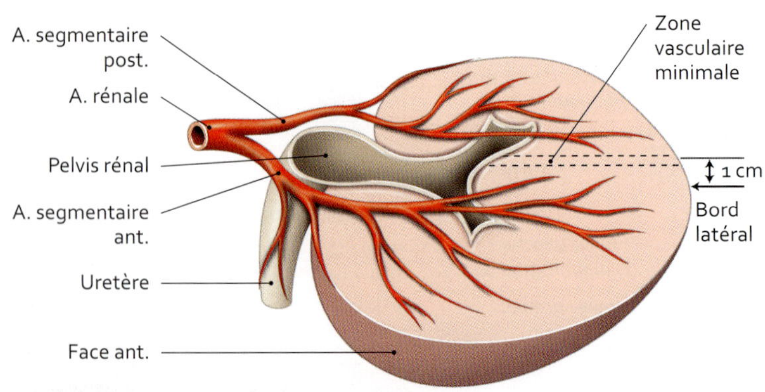

Territoires artériels du rein
(coupe transversale – vue supérieure)

4·99 Vascularisation rénale (2)

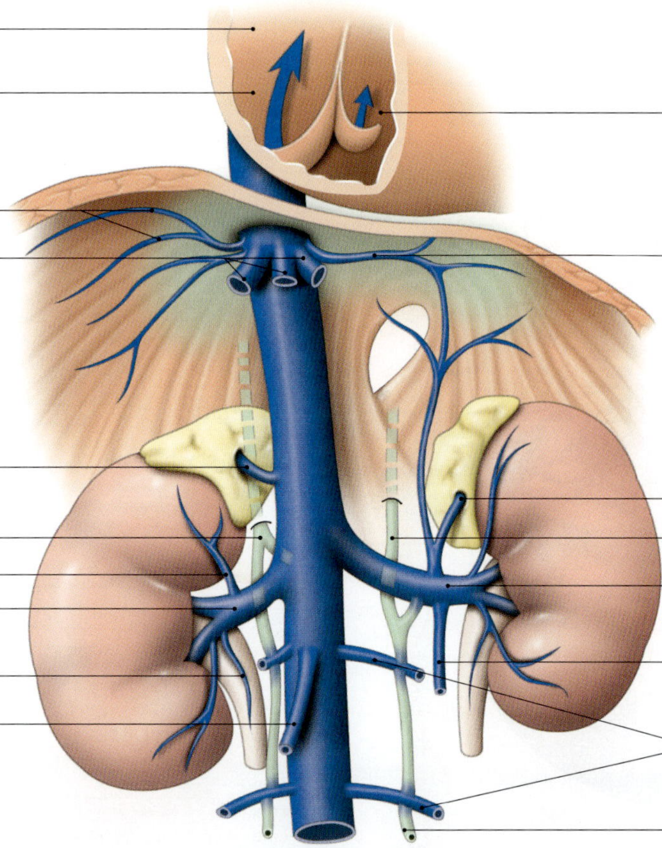

Veine cave inférieure et ses veines affluentes
(schématique)

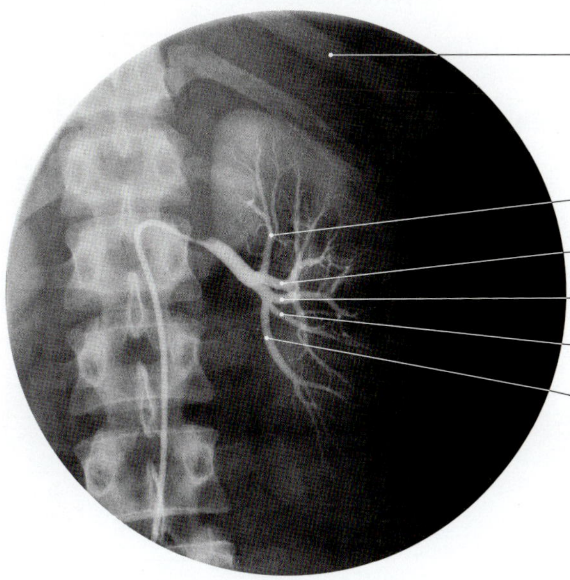

Artères segmentaires du rein gauche. Artériographie sélective
(cliché Dr Ph. Chartier)

4.100 Structure du rein (1)

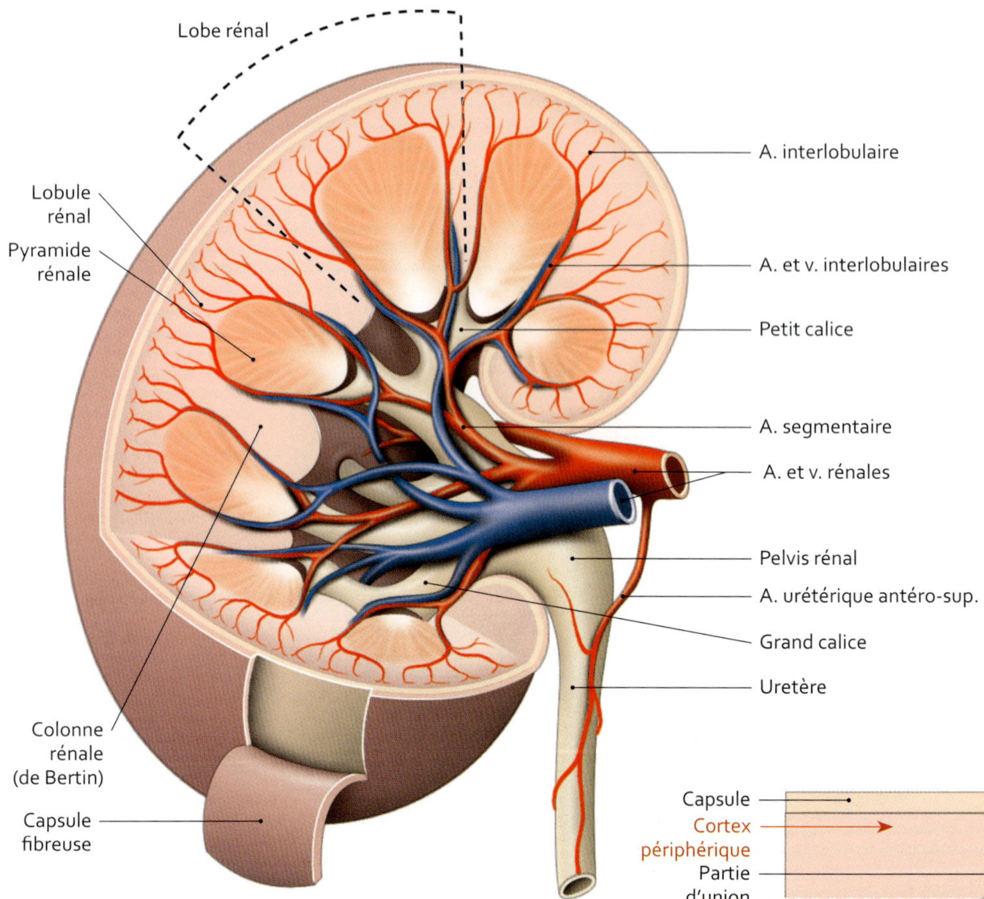

Structure et artères intrarénales

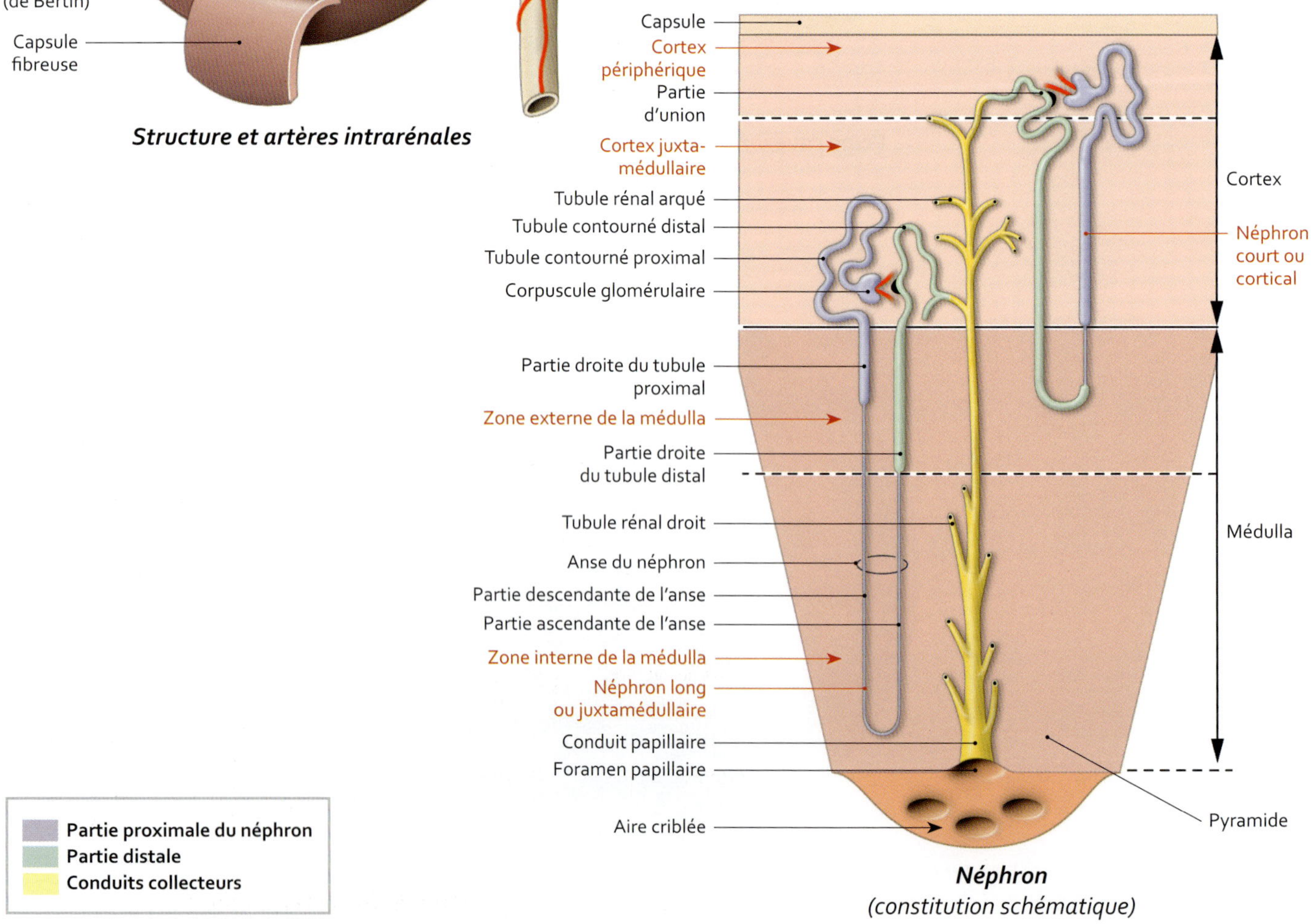

Néphron
(constitution schématique)

4.101 Structure du rein (2)

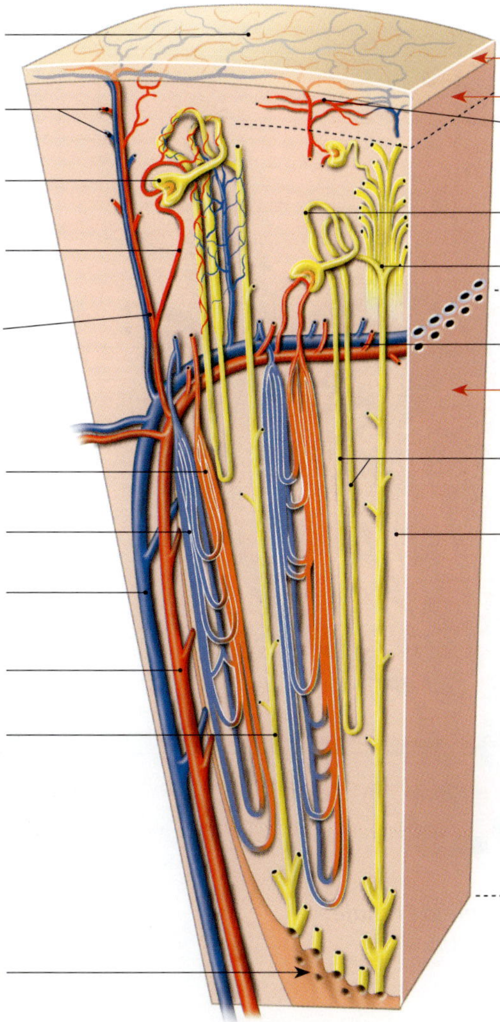

Vaisseaux du parenchyme rénal

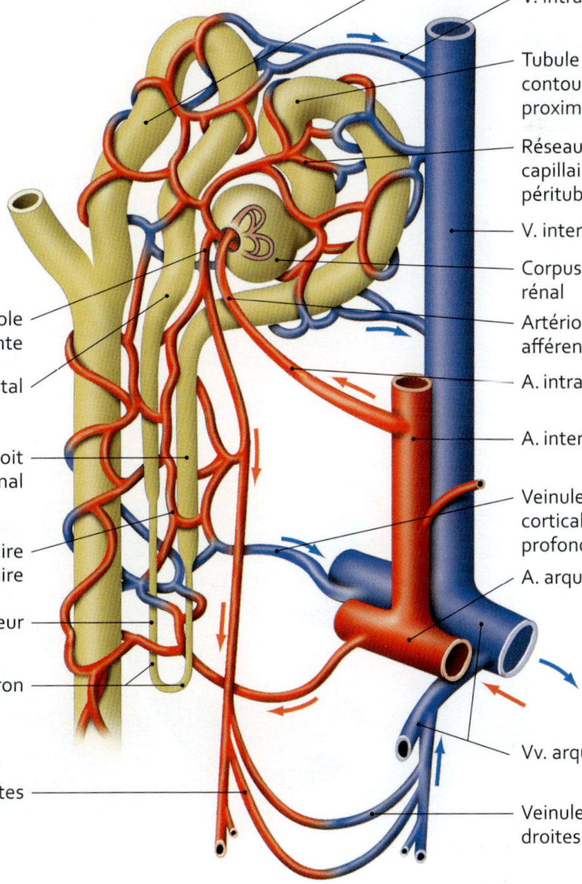

Vascularisation du néphron

4.102 Structure du rein (3)

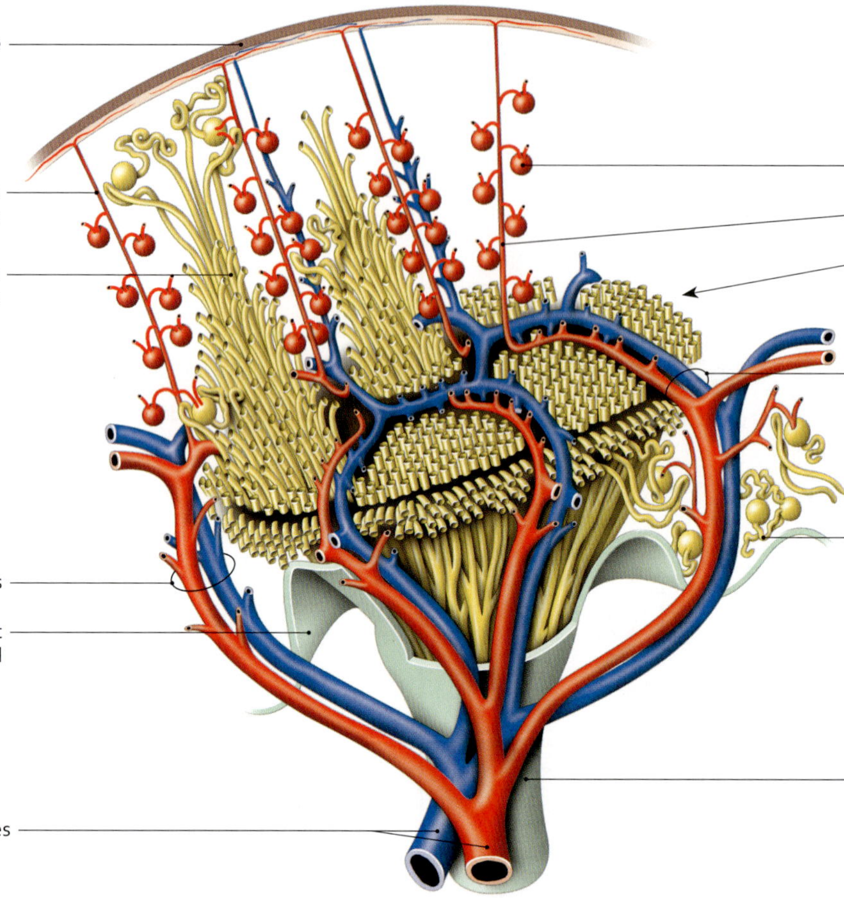

Vascularisation d'une pyramide rénale. Distribution schématique

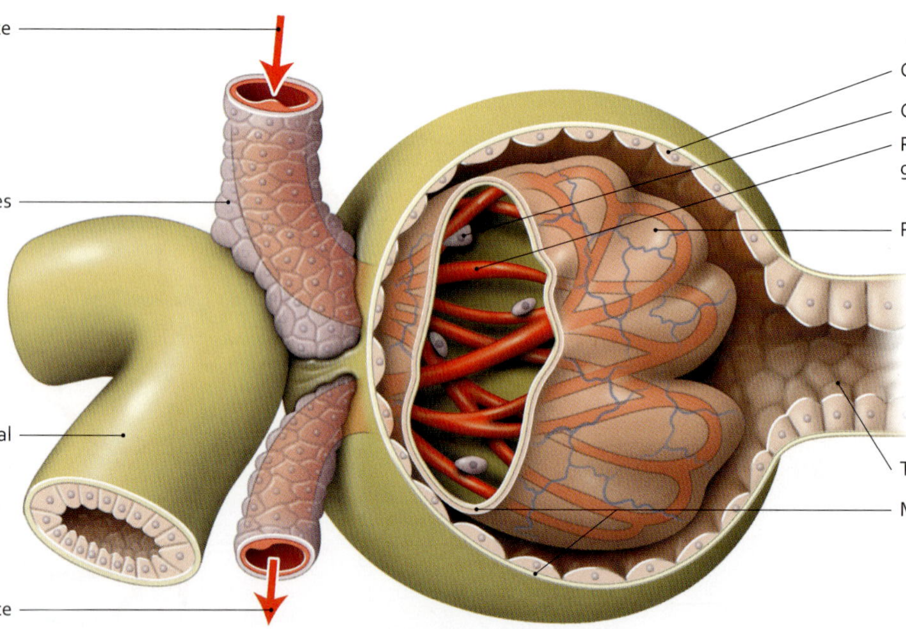

Corpuscule rénal
(coupe longitudinale)

4.103 Morphologie de l'uretère

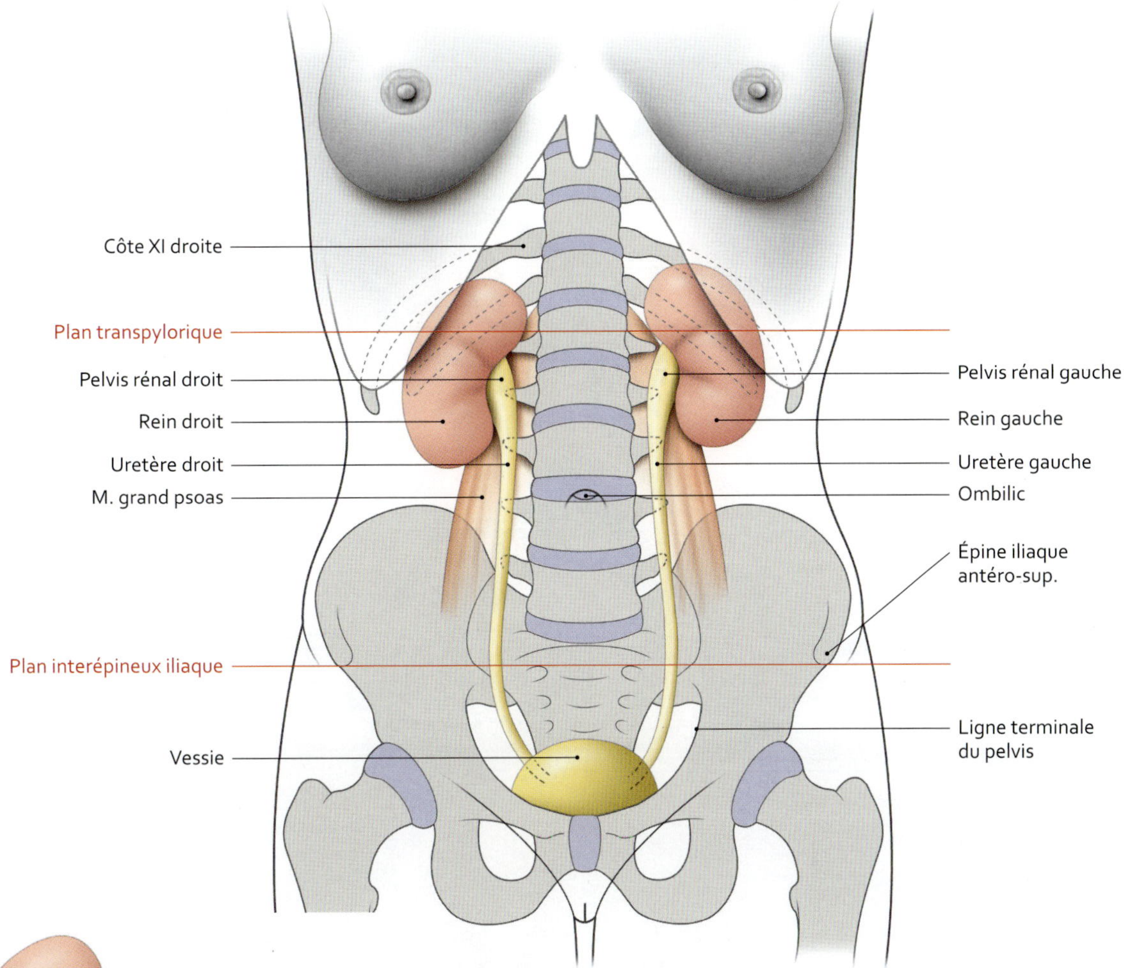

Uretères. Anatomie de surface
(vue antérieure)

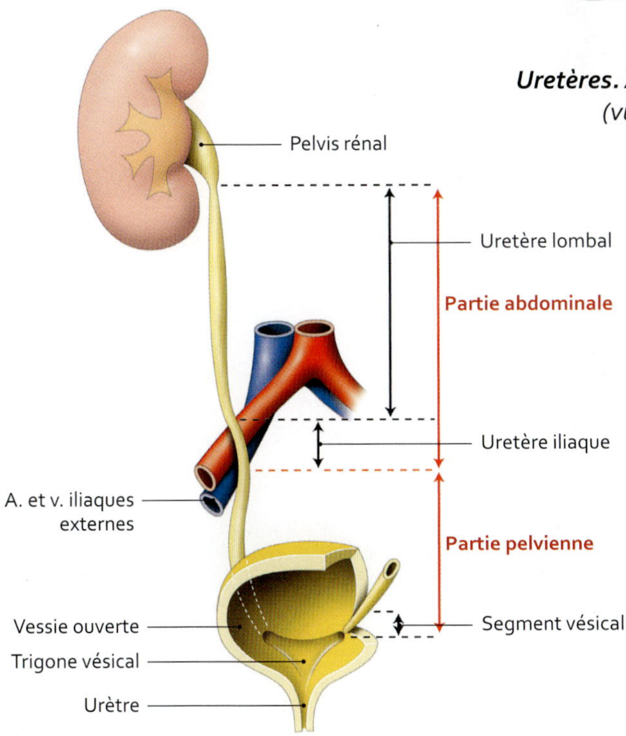

Parties de l'uretère

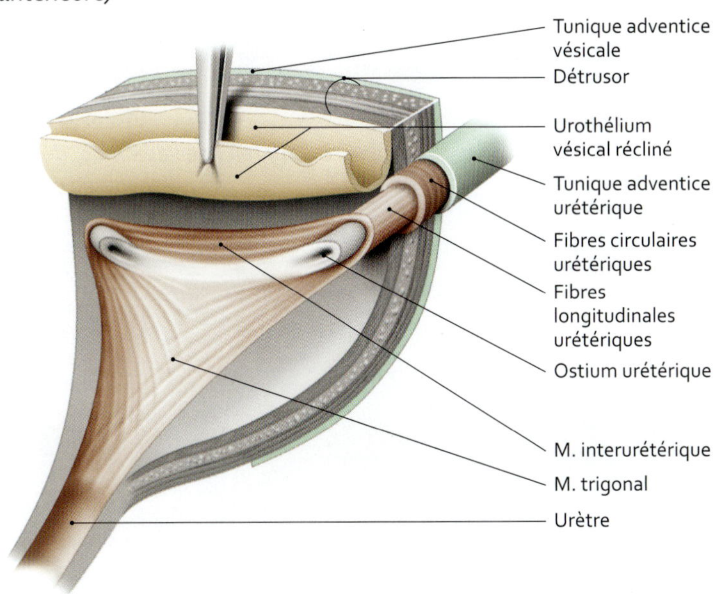

Trigone vésical et jonction urétéro-vésicale. Structure
(vue antérieure)

4.104 Rapports de l'uretère

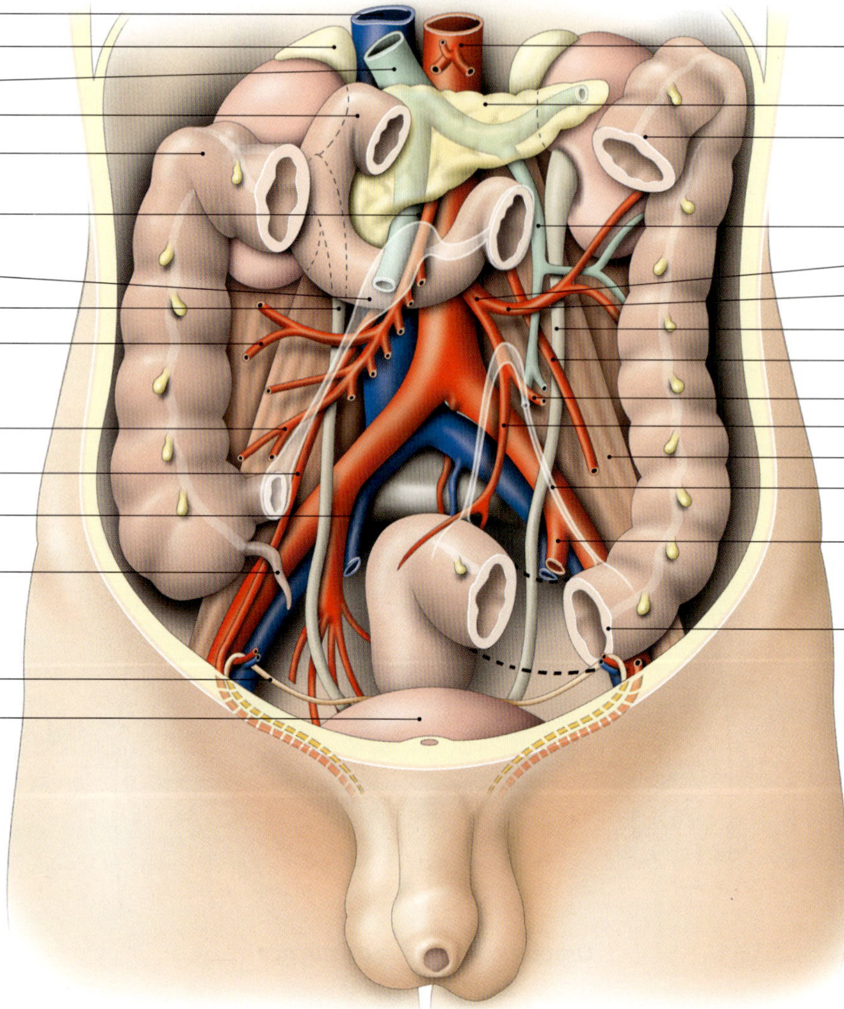

Viscères abdominaux
(exérèse du foie, de l'estomac, du jéjunum, de l'iléum, du mésentère, des mésocôlons et du côlon transverse)

4.105 Structure, artères et nerfs de l'uretère

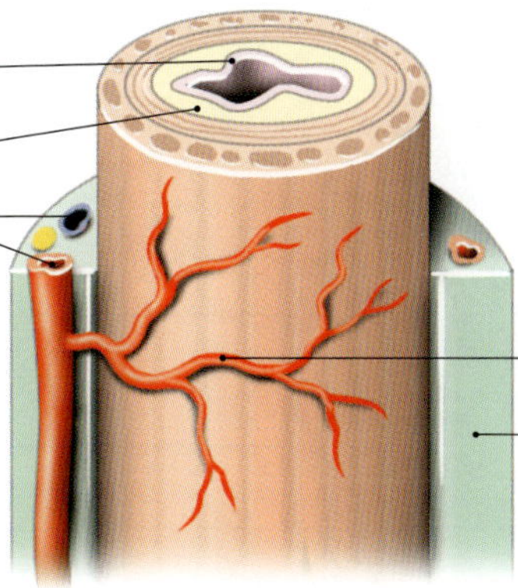

Structure et vascularisation adventicielle de l'uretère

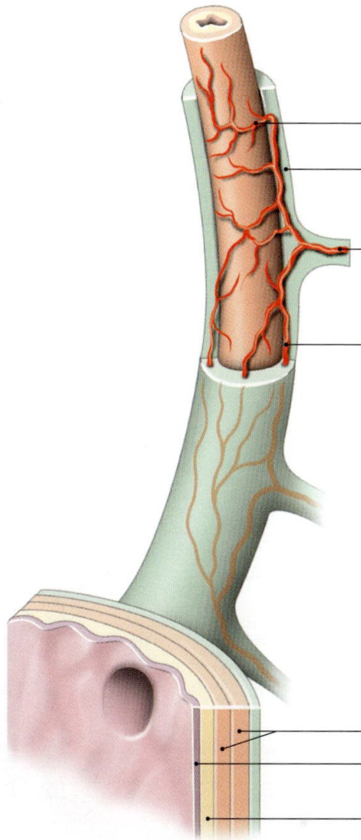

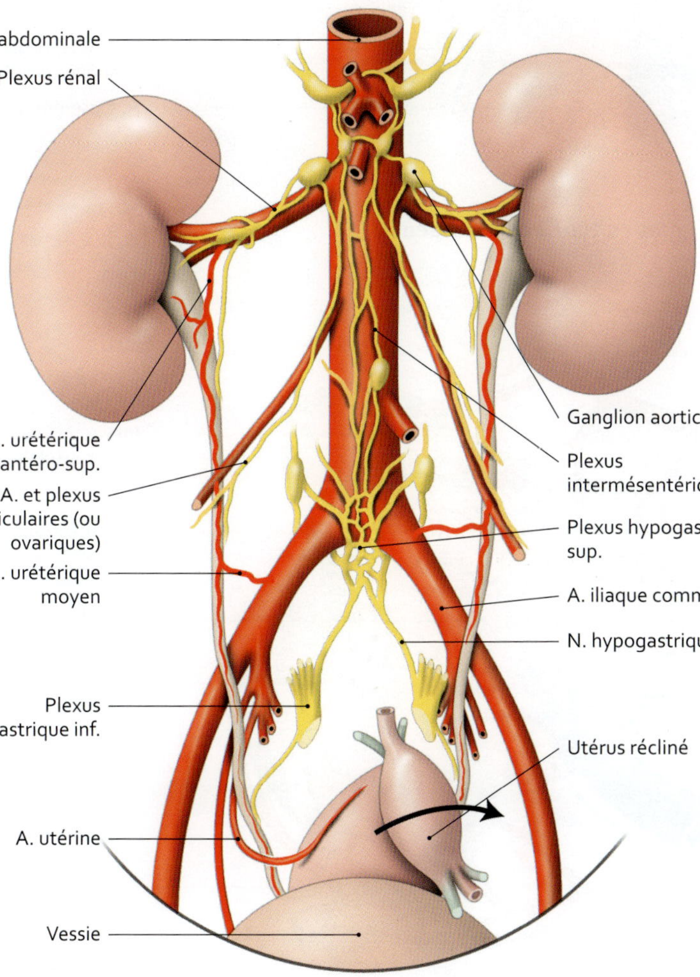

Artères et nerfs de l'uretère chez la femme
(vue antérieure)

Note

La douleur urétérique, exacerbée par une obstruction aiguë (migration d'un calcul) irradie depuis l'angle costo-vertébral jusqu'au scrotum ou aux grandes lèvres. La violence de la douleur relève des spasmes de l'hyperpéristaltisme de la musculeuse.

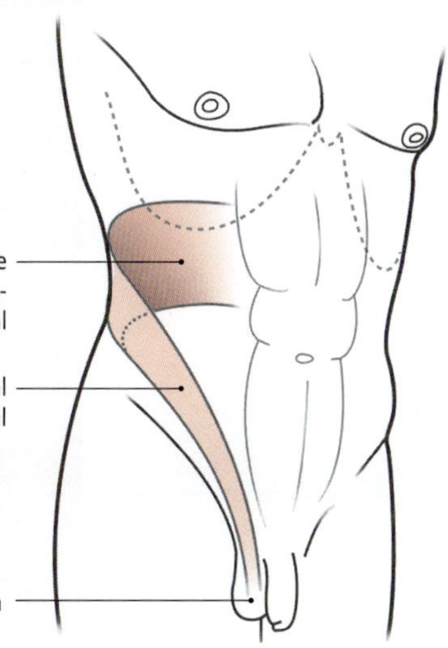

Territoire d'irradiation des douleurs urétériques chez l'homme

4.106 Glandes surrénales (ou suprarénales)

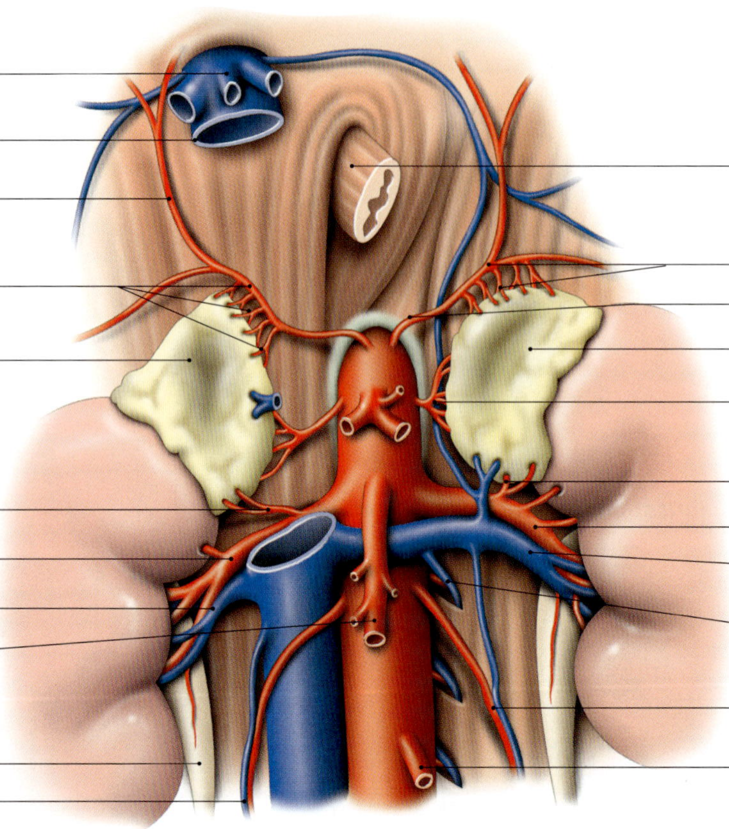

Glandes surrénales : situation et vaisseaux

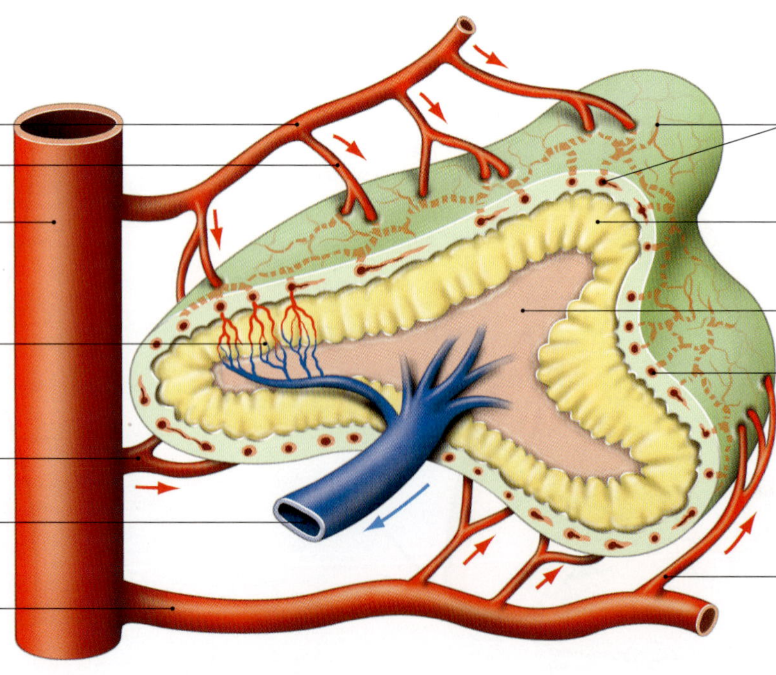

Structure et vascularisation de la glande surrénale *(schématique)*

4.107 Système chromaffine

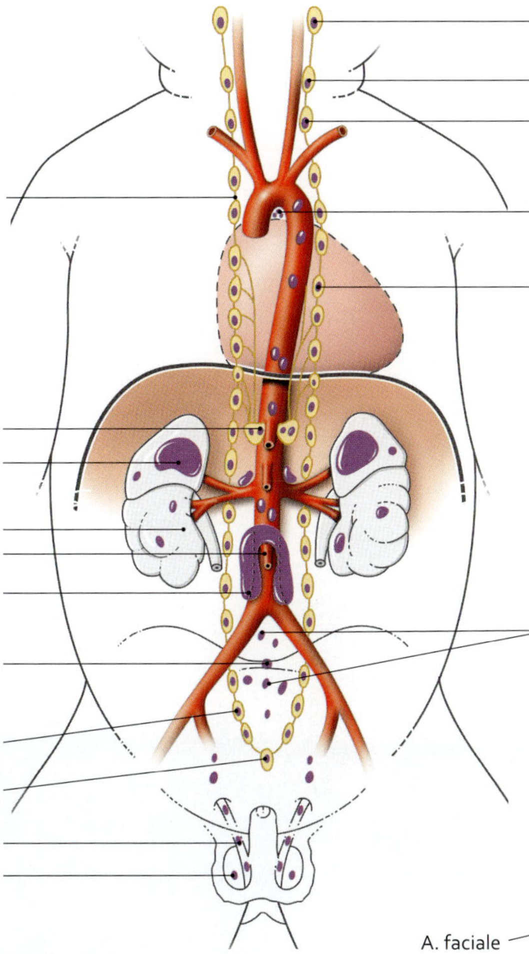

***Site du système chromaffine : en violet** (chez le nouveau né)*

Note

Le système chromaffine, polymorphe, est caractérisé par ses cellules chromaffines, d'origine neuro-ectodermique. Elles sont disséminées dans des organes ou isolées en agrégats, les *paraganglions*.
Innervé par des fibres préganglionnaires sympathiques, ce système peut synthétiser et sécréter des catécholamines (dopamine, noradrénaline ou adrénaline).

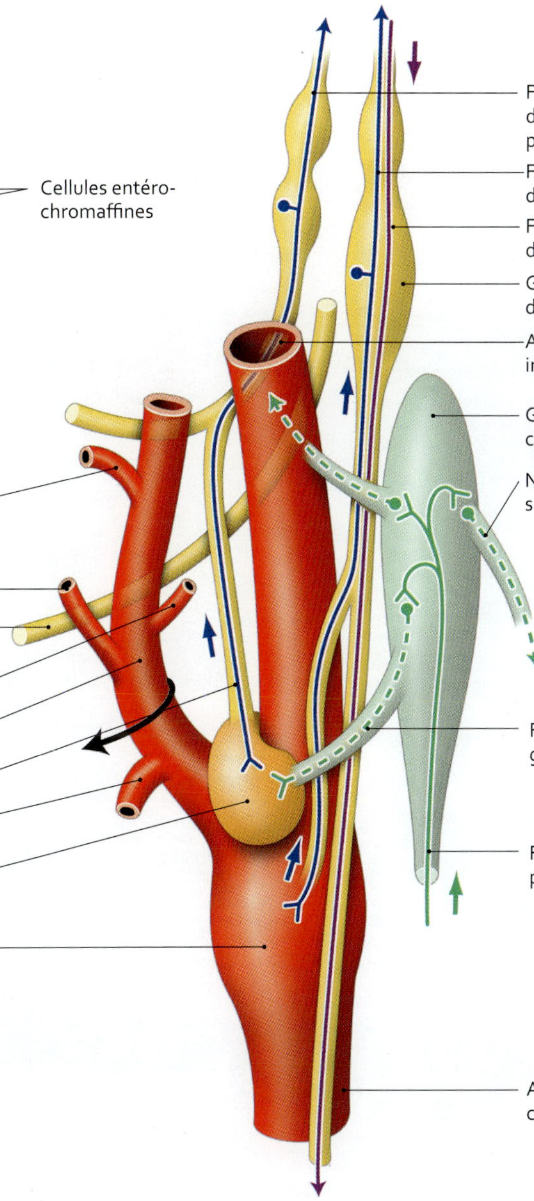

Glomus et sinus carotidiens – Systématisation
(vue postéro-médiale droite)

Note

Le **glomus carotidien** contrôle la teneur en oxygène du sang et le **sinus carotidien** la pression artérielle. Une diminution de la teneur en oxygène ou une augmentation de la teneur en dioxyde de carbone (CO_2) déclenche, par l'intermédiaire des nerfs glosso-pharyngien et vague, des réflexes de contrôle cardio-vasculaire (rythme cardiaque, amplitude des mouvements respiratoires, pouls et pression sanguine).

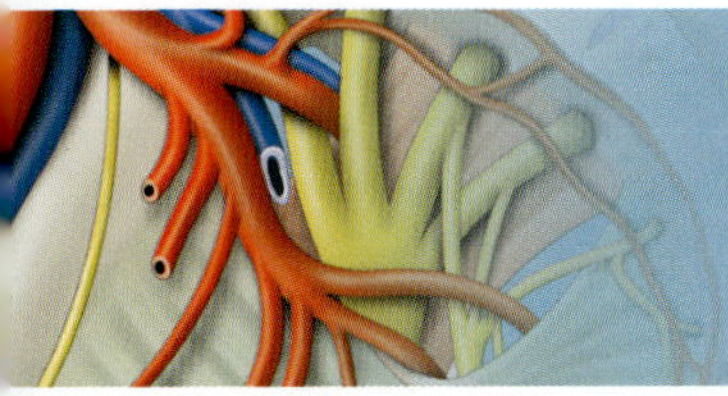

5 Pelvis et périnée

PAROI PELVIENNE

5.1. **Pelvis osseux (1)** ... 305
5.2. **Pelvis osseux (2)** ... 306
5.3. **Pelvis osseux (3)** ... 307
5.4. **Articulations du pelvis** ... 308
5.5. **Ligaments du pelvis (1)** ... 309
5.6. **Ligaments du pelvis (2)** ... 310
5.7. **Diaphragme et fascia pelviens** ... 311
5.8. **Muscle élévateur de l'anus** ... 312
5.9. **Fonction du diaphragme pelvien** ... 313

VAISSEAUX ET NERFS DU PELVIS

5.10. **Artère iliaque interne** ... 314
5.11. **Veines iliaques** ... 315
5.12. **Lymphocentres pelviens** ... 316
5.13. **Plexus hypogastriques (1)** ... 317
5.14. **Plexus hypogastriques (2)** ... 318

ESPACES PELVIENS ET PÉRINÉAUX

5.15. **Topographies pelvienne et périnéale chez l'homme** ... 319
5.16. **Topographies pelvienne et périnéale chez la femme** ... 320
5.17. **Ligaments viscéraux pelviens** ... 321

ORGANES URINAIRES PELVIENS

5.18. **Vessie chez l'homme** ... 322
5.19. **Urètre masculin** ... 323
5.20. **Vessie chez la femme** ... 324
5.21. **Urètre féminin** ... 325
5.22. **Vaisseaux de la vessie** ... 326
5.23. **Structures sphinctériennes de la vessie** ... 327
5.24. **Miction (1)** ... 328
5.25. **Miction (2)** ... 329

RECTUM – CANAL ANAL

5.26. **Morphologie du rectum et du canal anal** ... 330
5.27. **Fascias et ligaments du rectum** ... 331
5.28. **Rapports du rectum et du canal anal** ... 332
5.29. **Vaisseaux du rectum et du canal anal (1)** ... 333
5.30. **Vaisseaux du rectum et du canal anal (2)** ... 334
5.31. **Innervation du rectum et du canal anal** ... 335

ORGANES GÉNITAUX INTERNES MASCULINS

5.32. Viscères pelviens chez l'homme 336
5.33. Organes pelviens chez l'homme 337
5.34. Testicule et épididyme (1) 338
5.35. Testicule et épididyme (2) 339
5.36. Conduit déférent – Glande séminale 340
5.37. Structure et vascularisation du testicule 341
5.38. Vascularisation et innervation du testicule et de l'épididyme 342
5.39. Prostate (1) 343
5.40. Prostate (2) 344
5.41. Prostate (3) 345
5.42. Artères et nerfs de la prostate 346

ORGANES GÉNITAUX INTERNES FÉMININS

5.43. Viscères pelviens chez la femme 347
5.44. Organes pelviens chez la femme 348
5.45. Trompe utérine, ovaire et ligament large 349
5.46. Structure de l'ovaire 350
5.47. Structure et vascularisation de la trompe utérine 351
5.48. Vaisseaux et nerfs des ovaires 352
5.49. Vestiges embryonnaires génitaux 353
5.50. Utérus (1) 354
5.51. Utérus (2) 355
5.52. Myomètre 356
5.53. Endomètre 357
5.54. Ligaments de l'utérus (1) 358
5.55. Ligaments de l'utérus (2) 359
5.56. Vaisseaux de l'utérus (1) 360
5.57. Vaisseaux de l'utérus (2) 361
5.58. Veines et nerfs de l'utérus 362
5.59. Morphologie du vagin 363
5.60. Rapports du vagin 364
5.61. Ligaments et structure du vagin 365
5.62. Vagins et statique des viscères pelviens 366
5.63. Artères du vagin 367
5.64. Lymphatiques du vagin 368

PÉRINÉE – ORGANES GÉNITAUX EXTERNES

5.65. Homologie des périnées masculin et féminin 369
5.66. Périnée masculin (1) 370
5.67. Périnée masculin (2) 371
5.68. Périnée masculin (3) 372
5.69. Corps érectiles du pénis 373
5.70. Muscles et ligaments du pénis 374
5.71. Pénis 375
5.72. Vaisseaux et nerfs du pénis 376
5.73. Vascularisation des corps érectiles du pénis 377
5.74. Innervation des organes génitaux masculins 378
5.75. Périnée féminin (1) 379
5.76. Périnée féminin (2) 380
5.77. Vulve 381
5.78. Clitoris et grandes lèvres 382
5.79. Corps érectiles du clitoris 383
5.80. Glandes de la vulve 384

ANATOMIE OBSTÉTRICALE

5.1 Pelvis osseux (1)

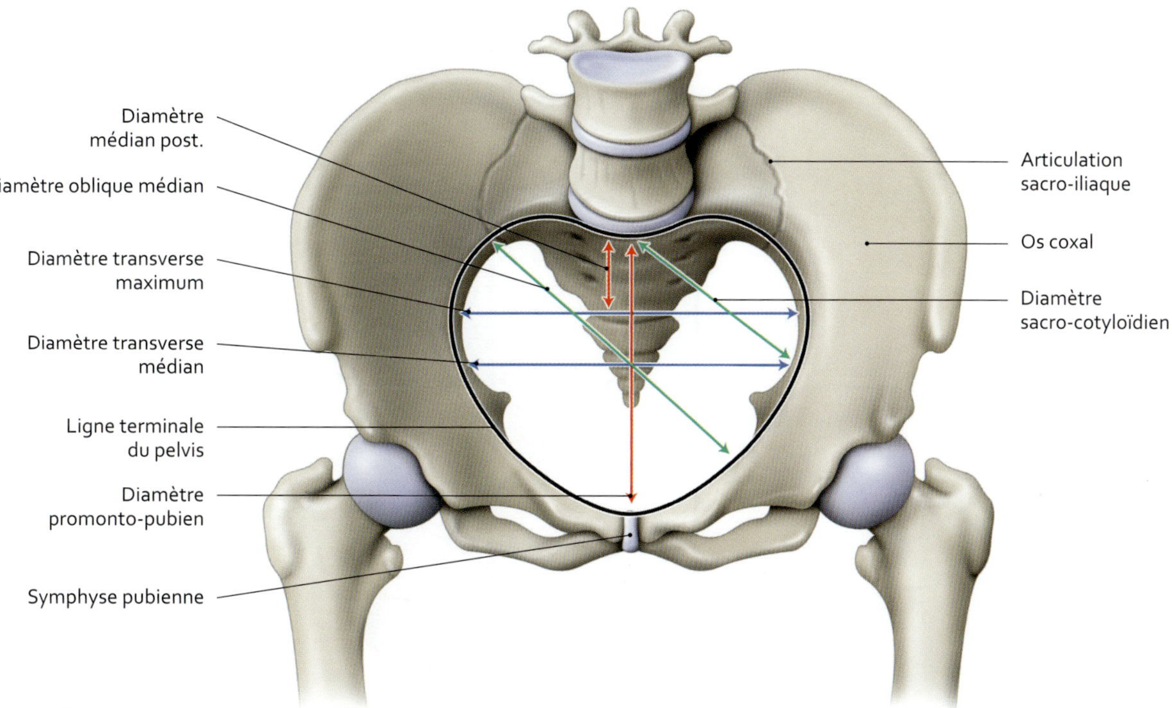

Pelvis ou bassin osseux féminin : diamètres du détroit supérieur
(vue antéro-supérieure)

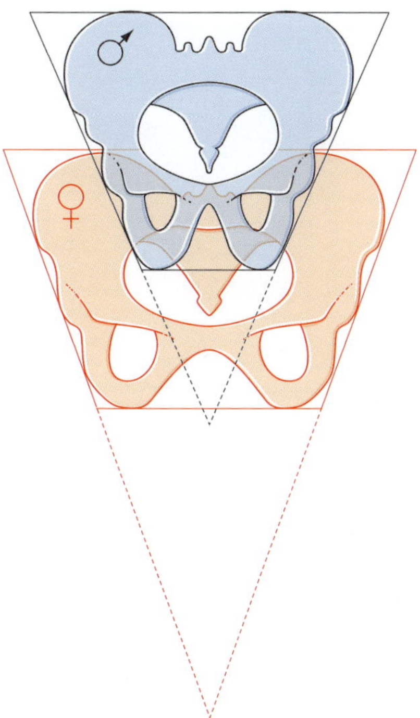

Comparaison schématique des pelvis osseux féminin et masculin

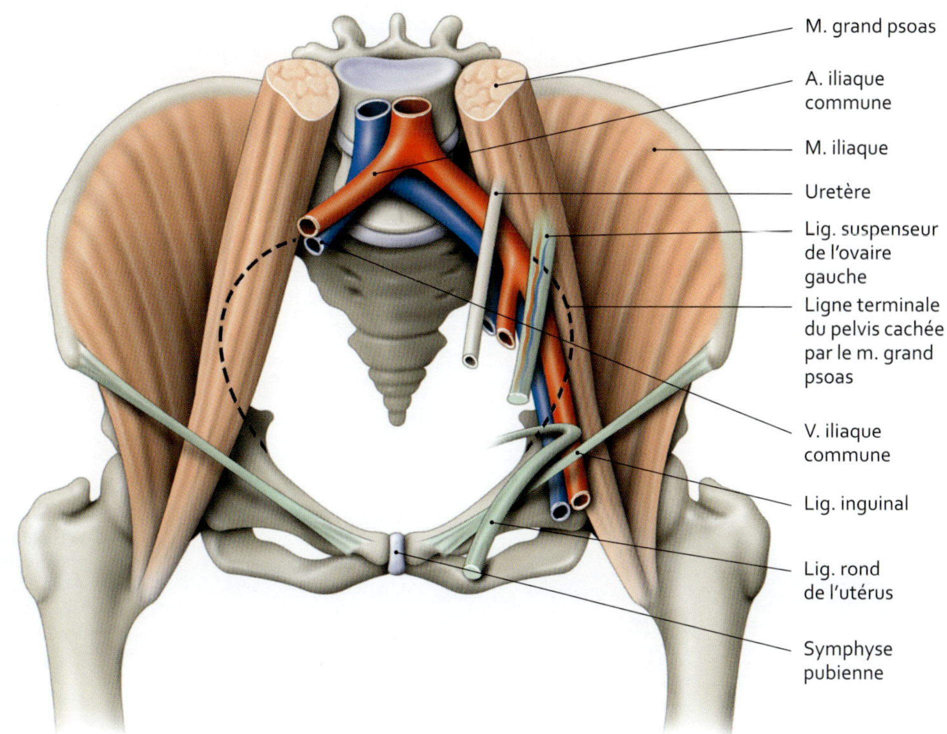

Rapports du détroit supérieur féminin
(en pointillés)

5.2 Pelvis osseux (2)

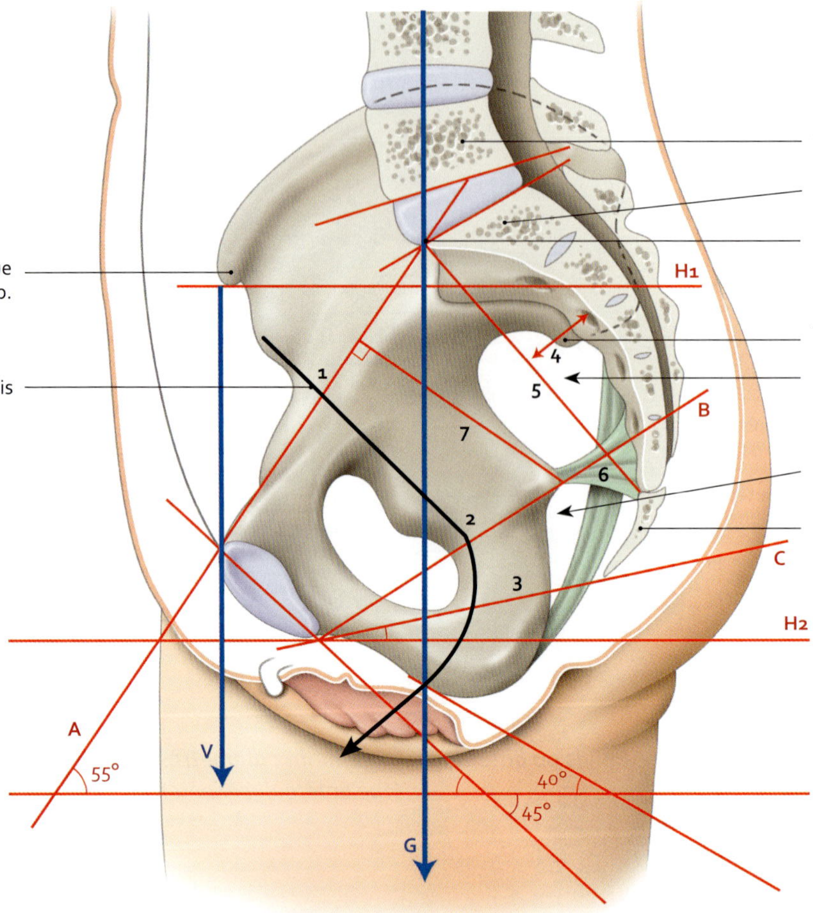

Plans et diamètres du pelvis ou osseux
(coupe médiane, vue interne)

A. Plan du détroit supérieur
B. Plan du détroit moyen
C. Plan du détroit inférieur
G. Axe de gravité du corps
H1. Plan de l'épine iliaque antéro-supérieure
H2. Plan horizontal infrapubien
V. Plan vertical des épines iliaques antéro-supérieures

1. Diamètre conjugué
2. Diamètre antérieur du détroit moyen
3. Diamètre pubo-coccygien
4. Flèche sacrale
5. Corde sacrale
6. Diamètre postérieur du détroit moyen
7. Distance entre les détroits supérieur et moyen

5.3 Pelvis osseux (3)

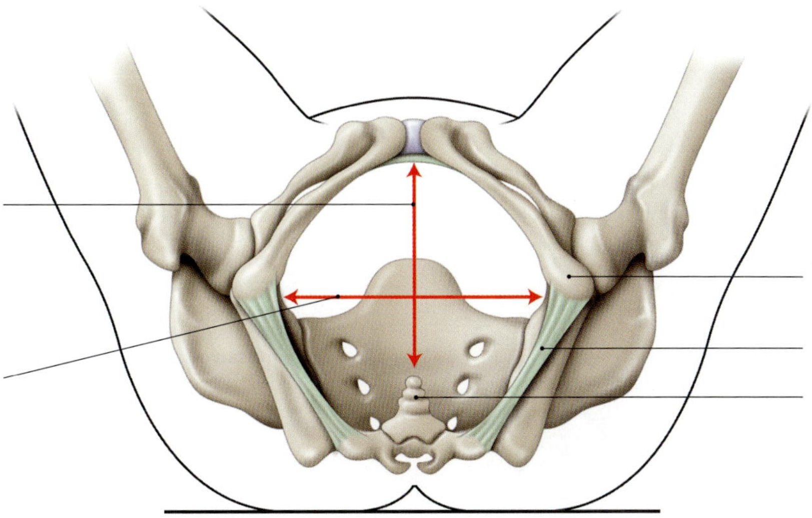

Diamètres du détroit inférieur
(vue inférieure)

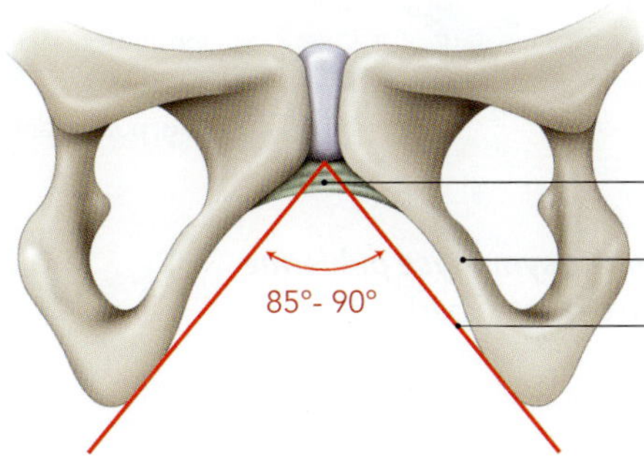

Arcade pubienne
(vue antérieure)

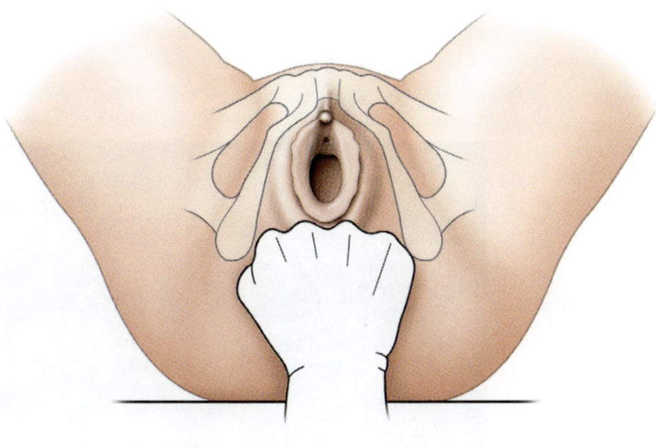

Méthode de Greenhill d'appréciation rapide du détroit inférieur au cours de l'accouchement

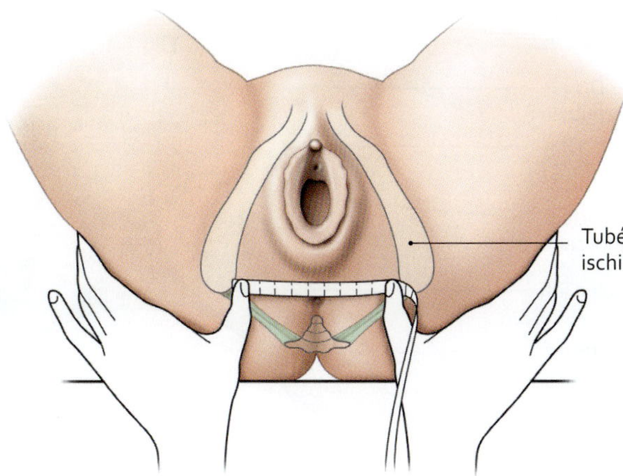

Mesure du diamètre bitubéral ischiatique

5.4 Articulations du pelvis

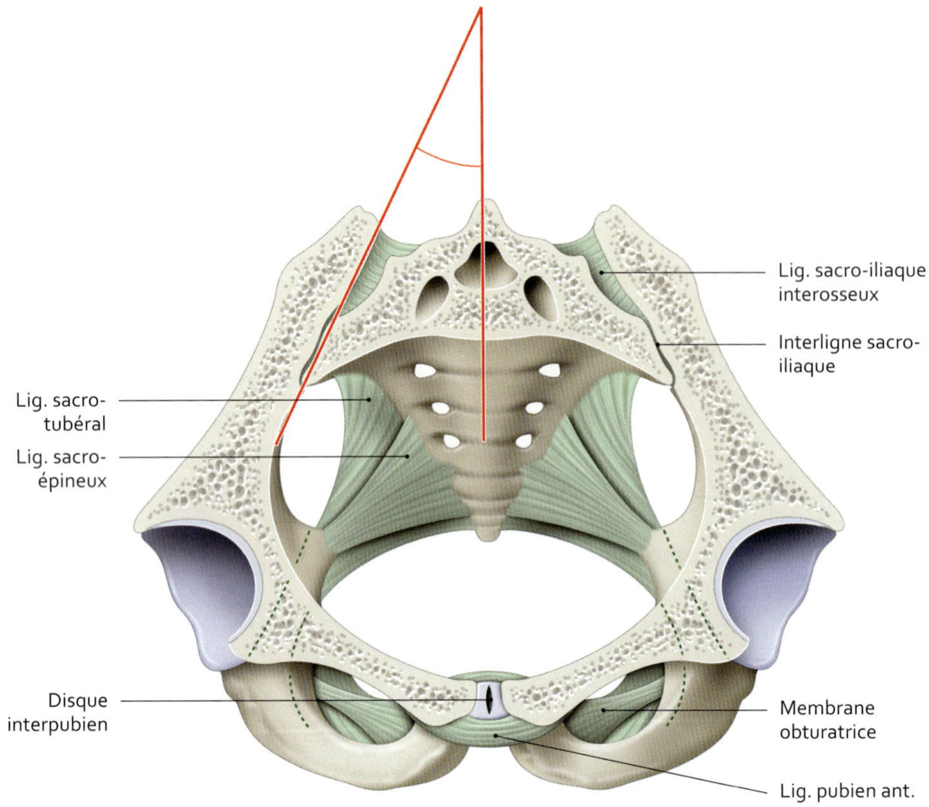

Articulation sacro-iliaque et symphyse pubienne
(coupe parallèle au détroit supérieur)

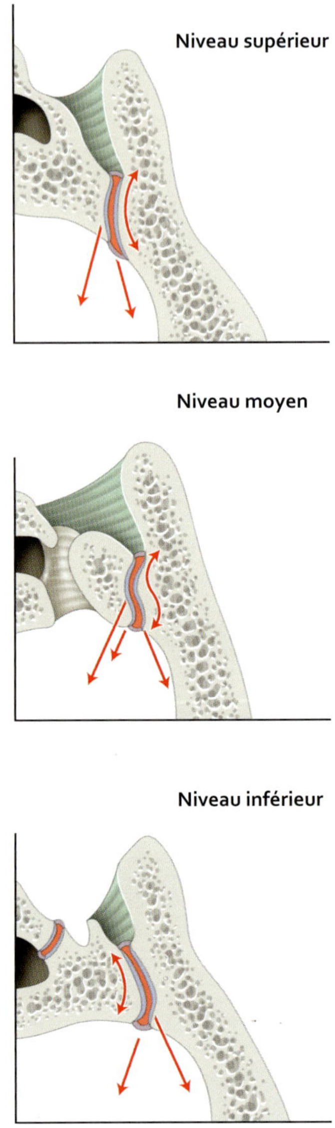

Configuration de l'interligne articulaire
(coupes sériées transversales)

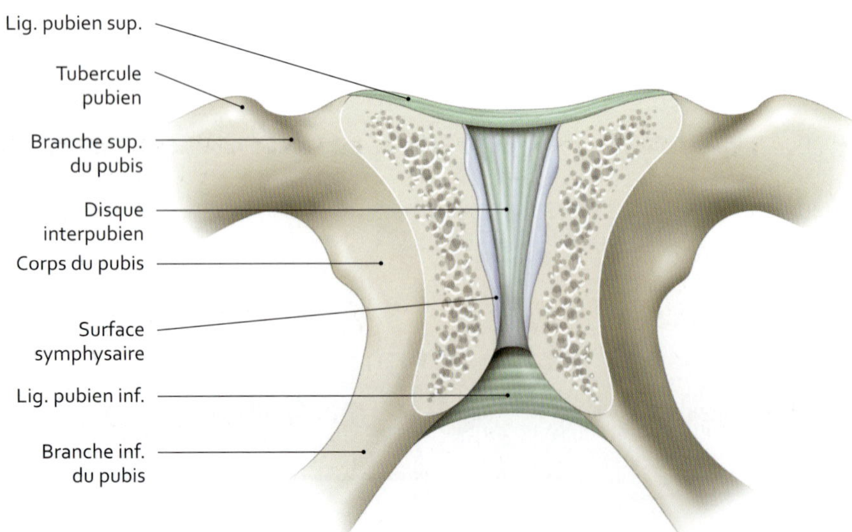

Symphyse pubienne : coupe frontale
(vue antérieure)

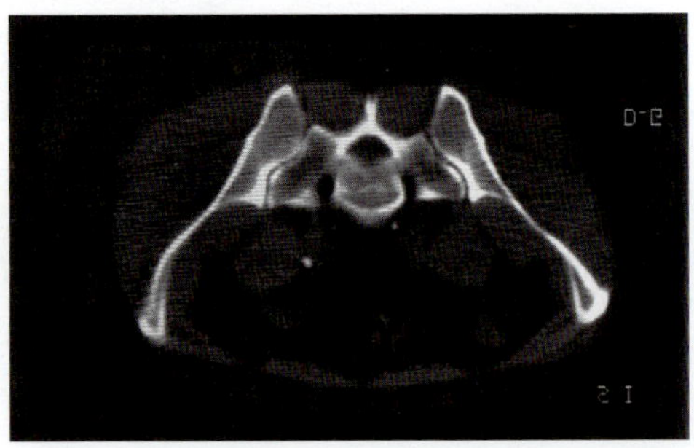

Articulation sacro-iliaque
(tomodensitomètrie ; coupe transversale)

5.5 Ligaments du pelvis (1)

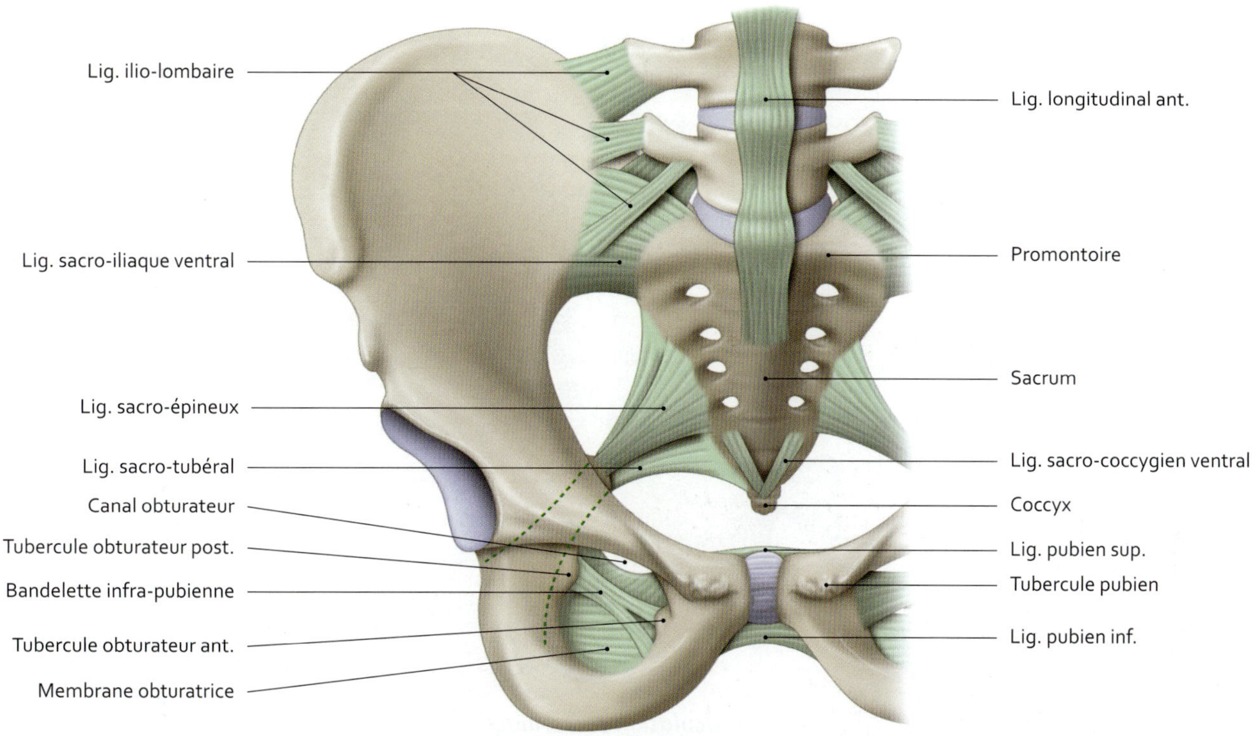

Articulation sacro-iliaque
(vue antérieure)

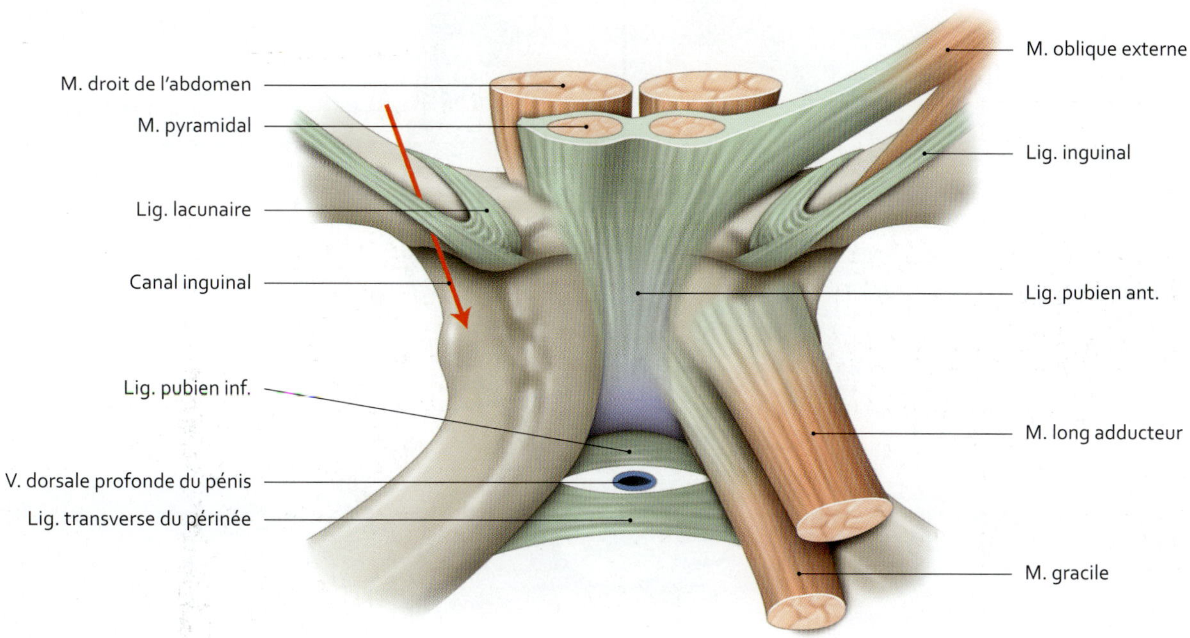

Symphyse pubienne
(vue antérieure)

5.6 Ligaments du pelvis (2)

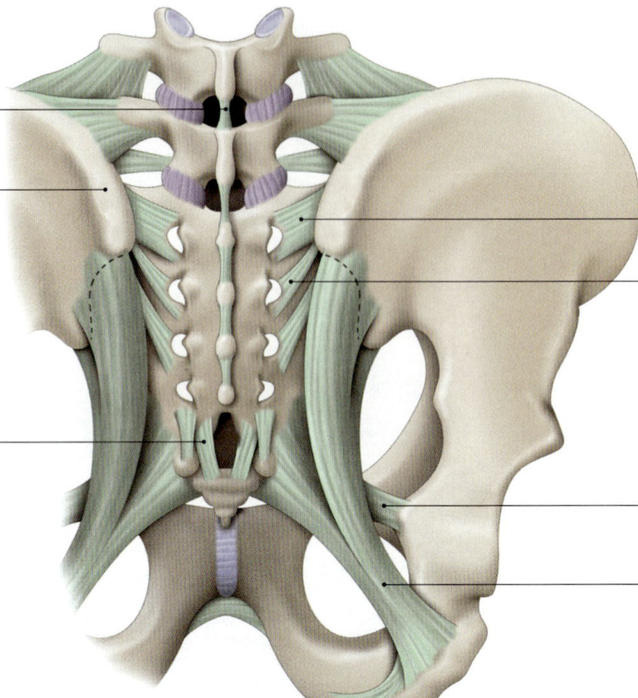

Articulation sacro-iliaque
(vue postérieure)

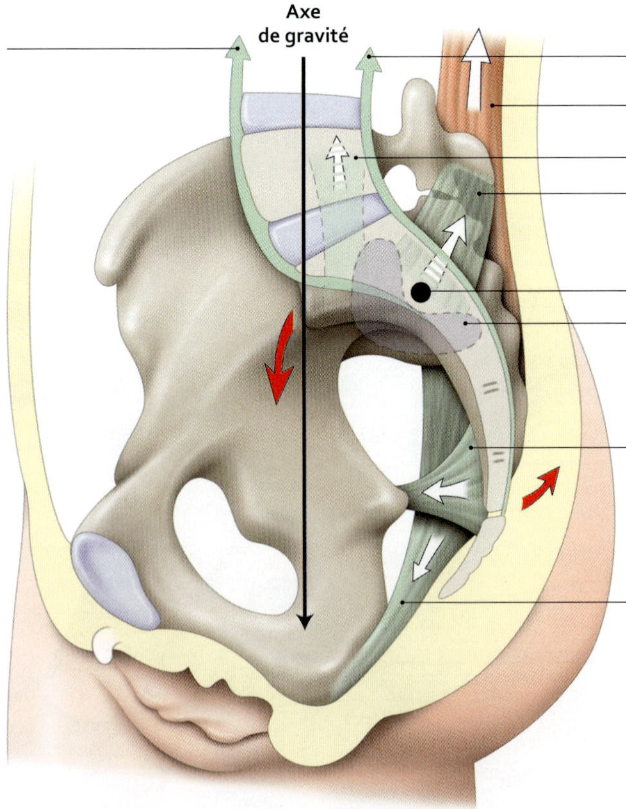

Résistances (flèches blanches) contre les mouvements de bascule antéro-inférieure de la base du sacrum (flèches rouges)
(coupe sagittale médiane du pelvis)

5-7 Diaphragme et fascia pelviens

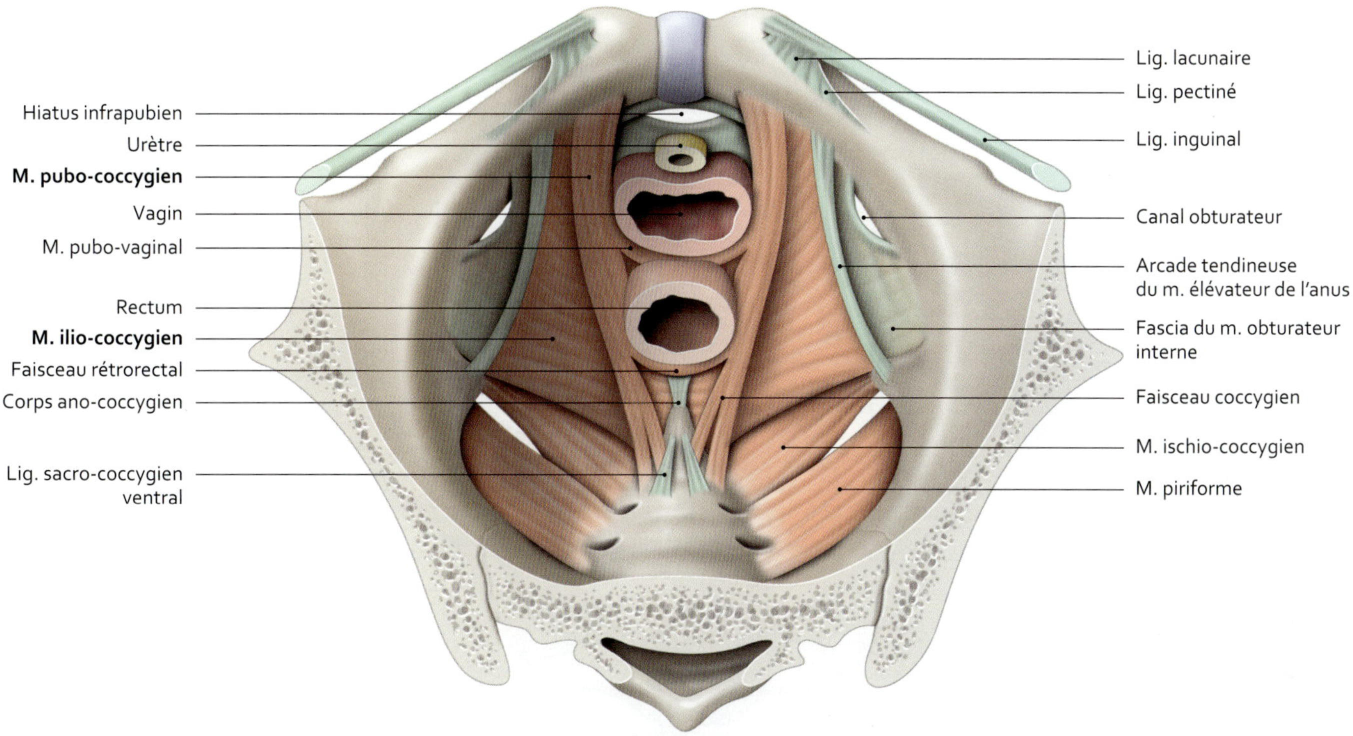

Diaphragme pelvien chez la femme
(vue supérieure)

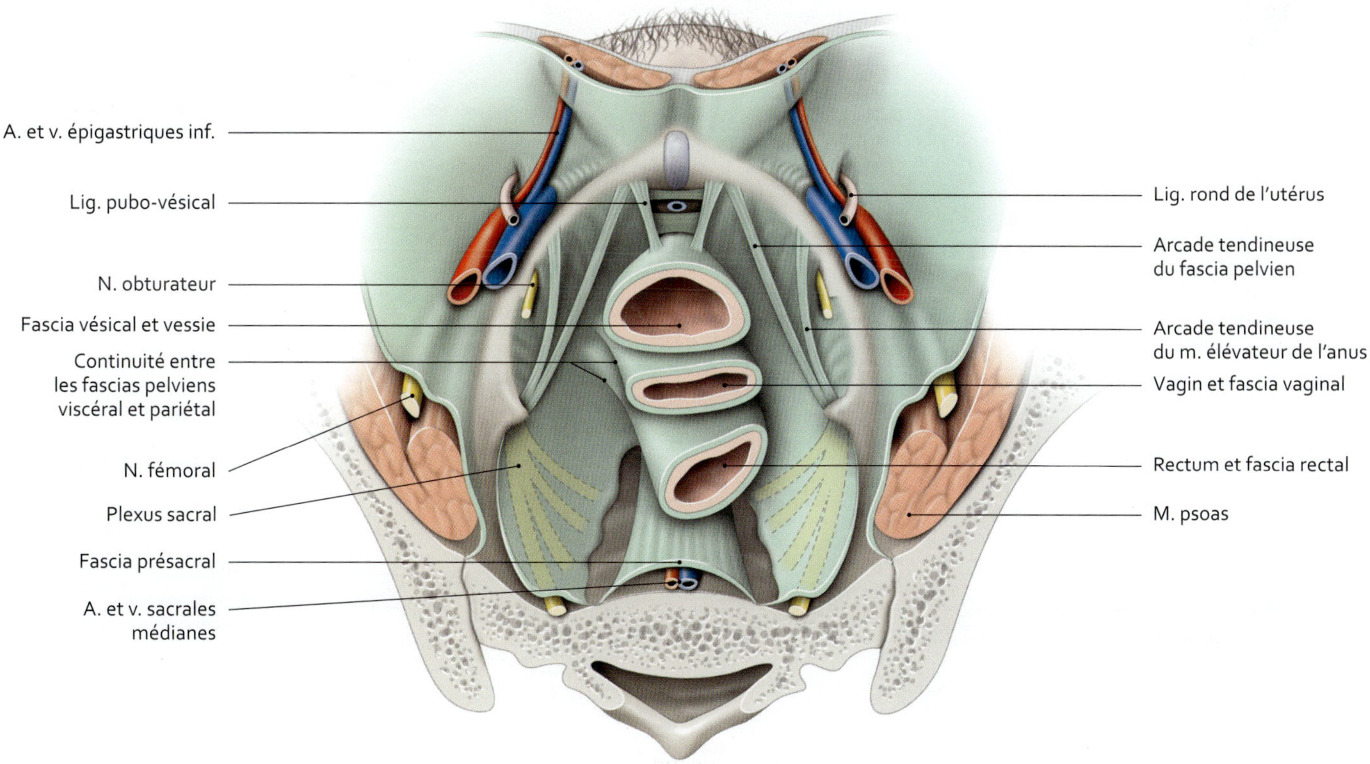

Fascia pelvien
(vue supérieure du petit bassin féminin)

5.8 Muscle élévateur de l'anus

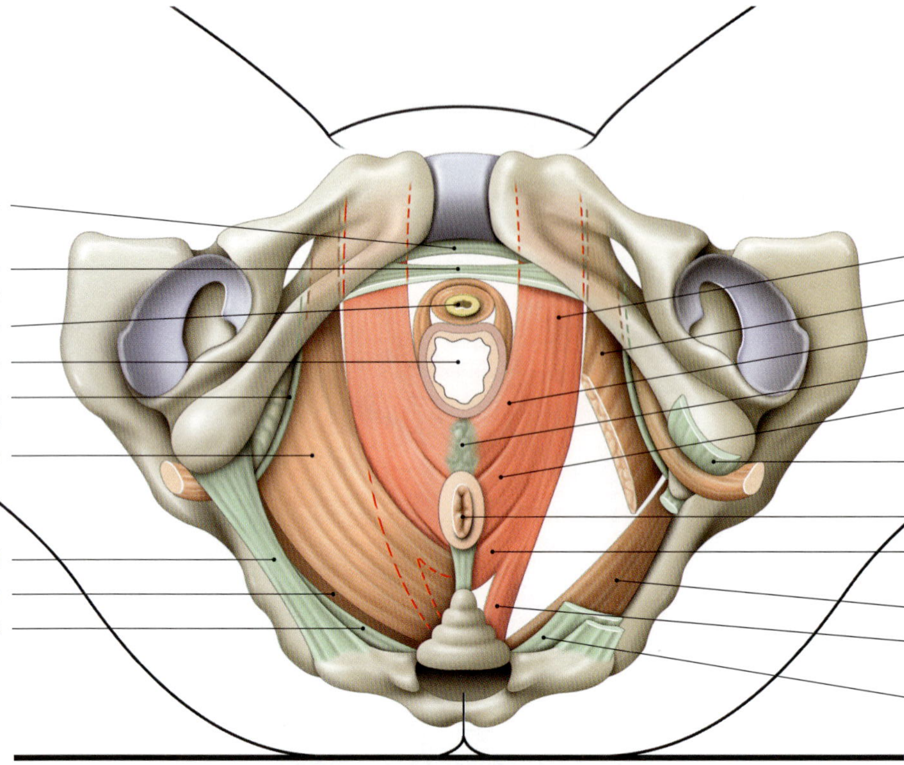

Muscle élévateur de l'anus chez la femme. Insertions et constitution schématiques
(vue périnéale)

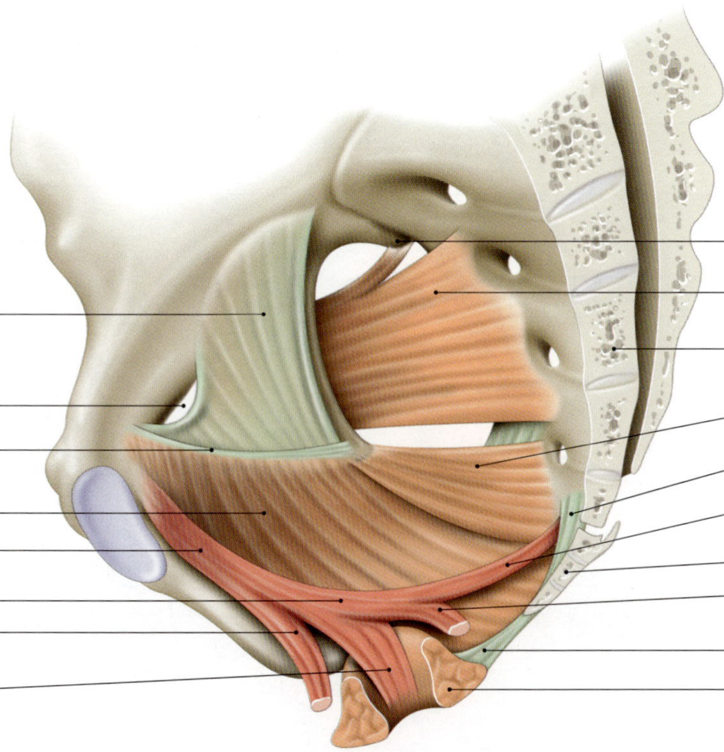

Muscle élévateur de l'anus
(vue supéro-médiale)

5-9 Fonction du diaphragme pelvien

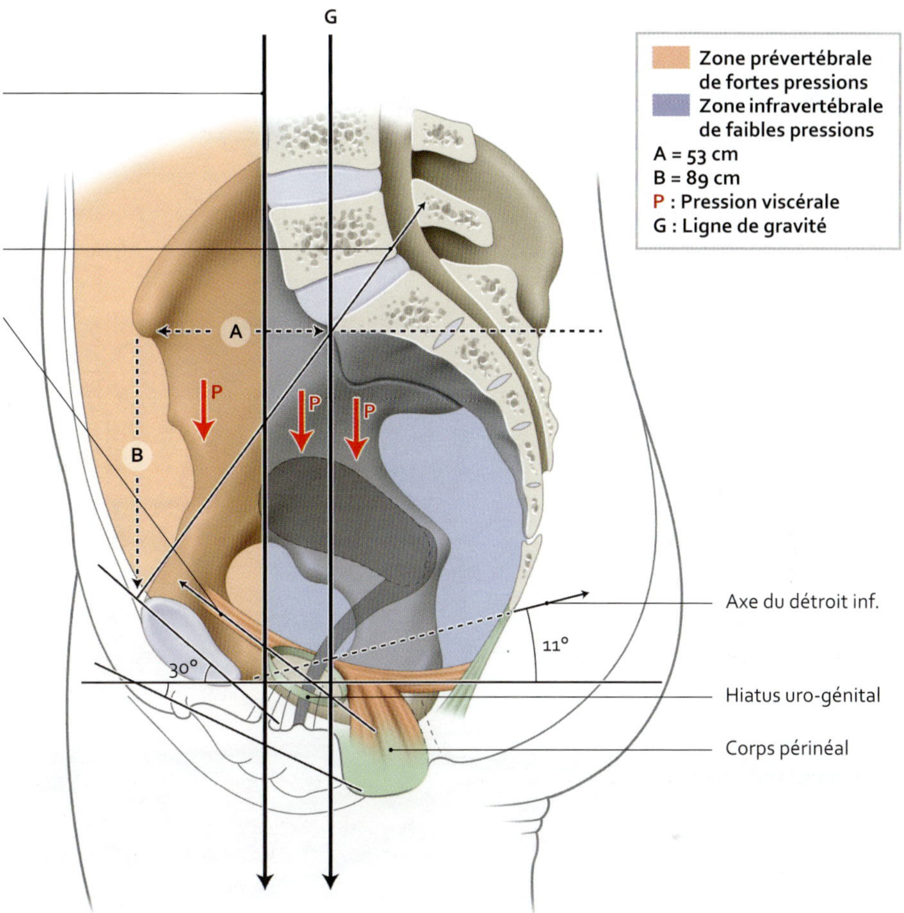

Impact des contraintes verticales sur le diaphragme pelvien
(coupe sagittale)

Note

Diaphragme pelvien

- **Action :**
  - soutien des viscères pelviens ;
  - assure l'orientation des viscères pelviens : accentuation des angles ano-rectal, vaginal et urétro-vésical ;
  - fonctions sphinctérienne et expulsive des viscères pelviens (miction, défécation, accouchement).
- **Innervation :**
  - muscles élévateur de l'anus : nerf du muscle élévateur de l'anus (S2, S3, S4), nerf anal (ou rectal) inférieur ;
  - muscle coccygien : nerf du muscle coccygien (S4).

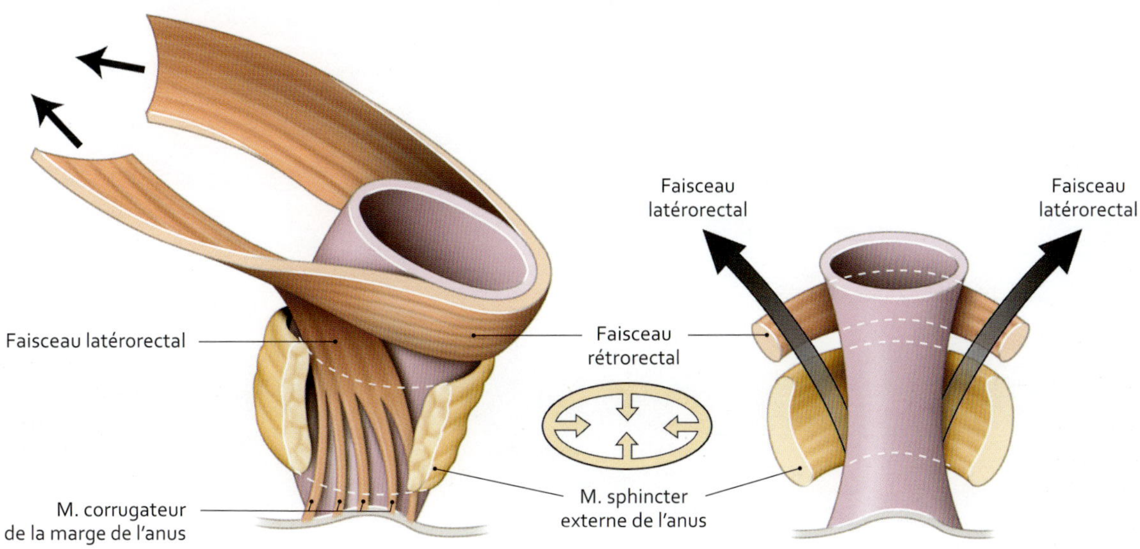

Fonctions des muscles pubo-rectal et sphincter externe de l'anus
(schématique)

5.10 Artère iliaque interne

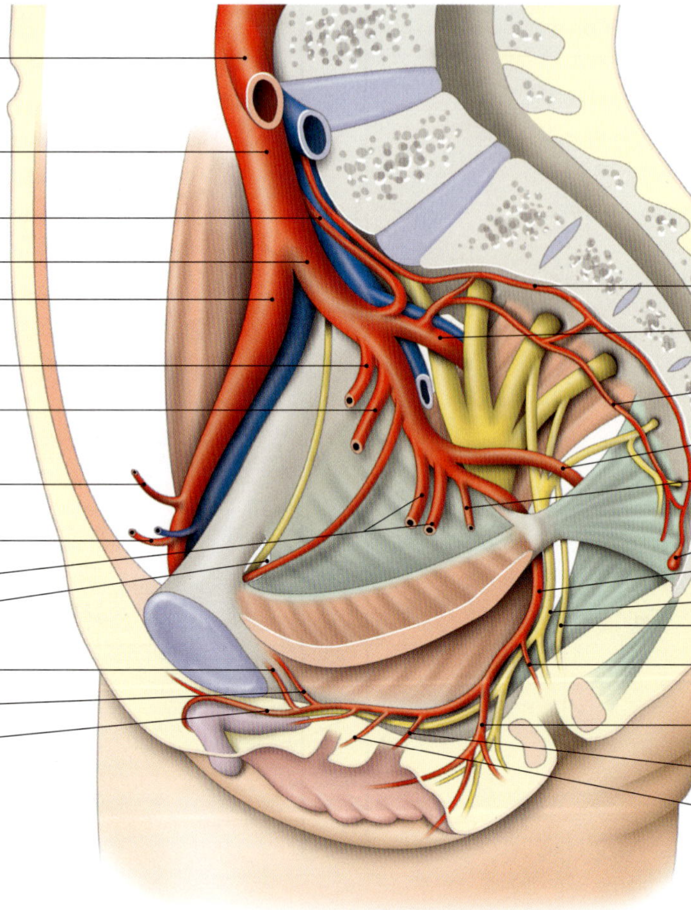

Branches de l'artère iliaque interne chez la femme
(coupe sagittale – vue interne droite)

5.11 Veines iliaques

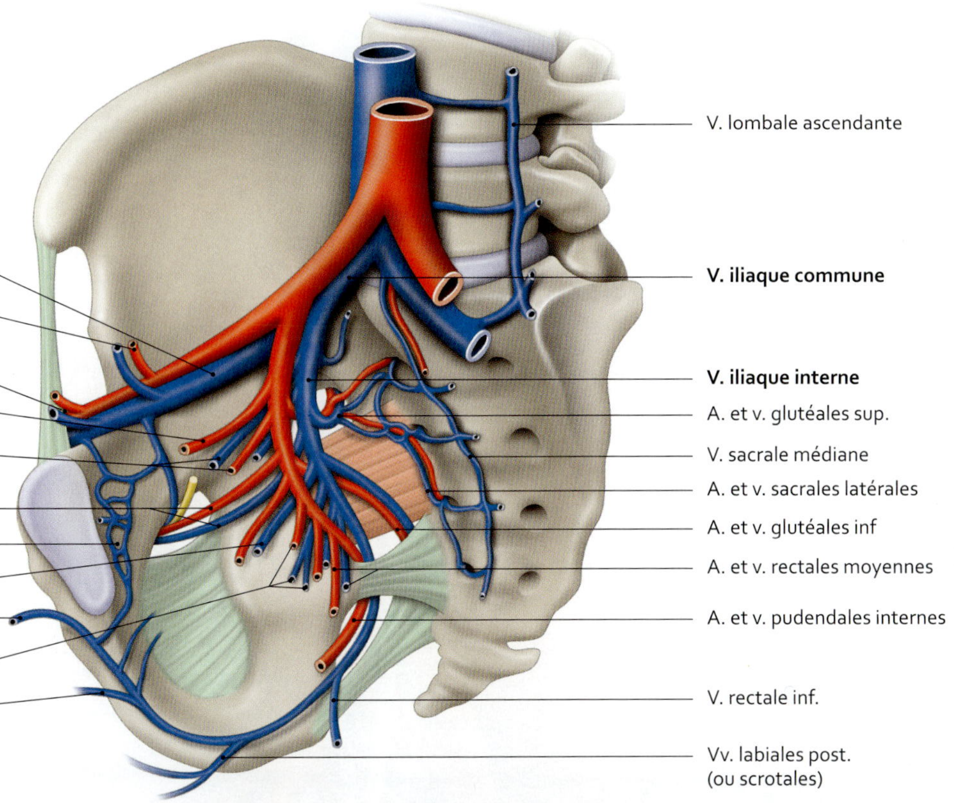

Veine iliaque interne chez la femme *(type unique 50 %)*
(vue interne droite)

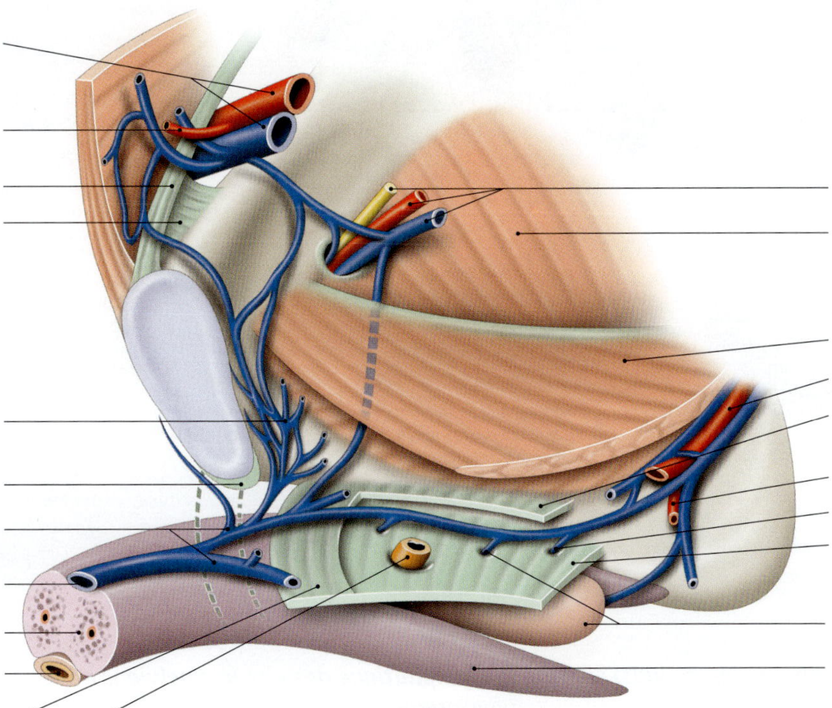

Drainage de la veine dorsale profonde du pénis
(diagramme schématique)

5.12 Lymphocentres pelviens

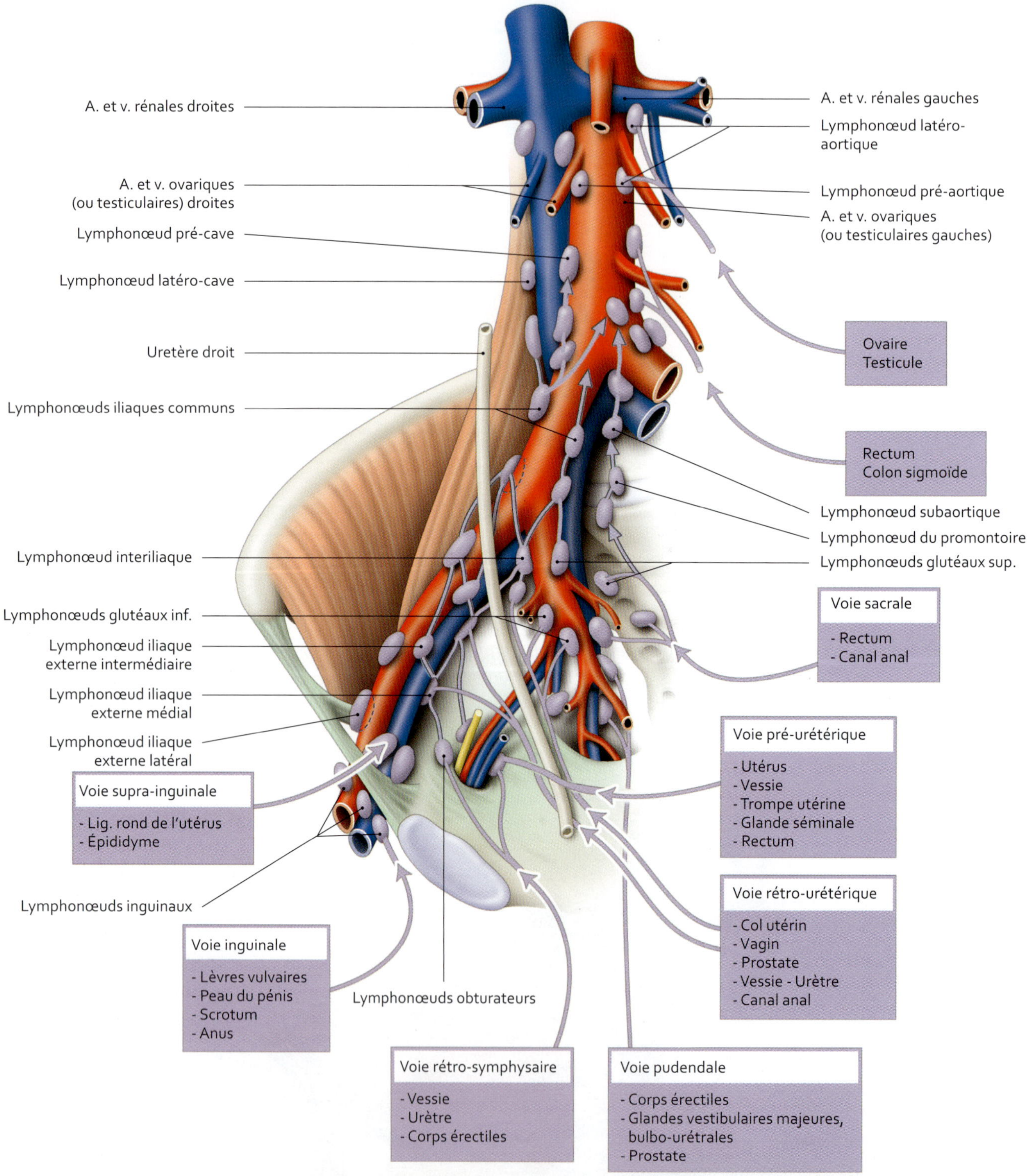

Lymphonœuds (nœuds) et drainage lymphatique des viscères pelviens et périnéaux
(vue interne droite)

5.13 Plexus hypogastriques (1)

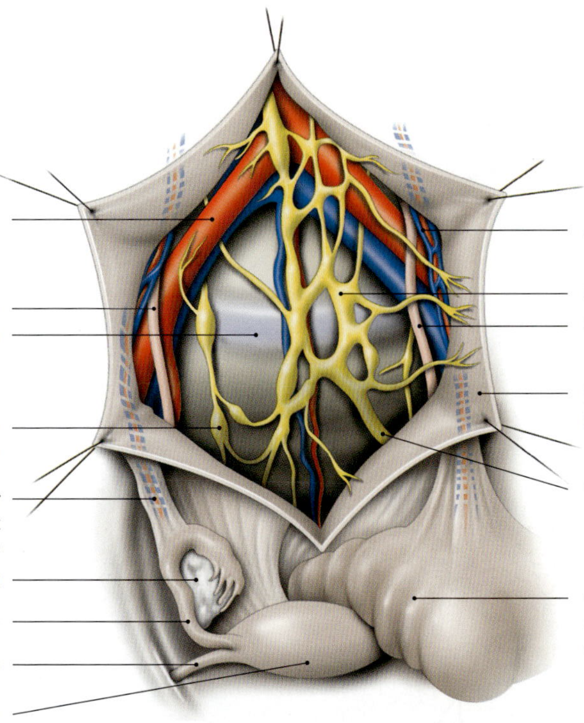

Plexus hypogastrique supérieur
(vue antérieure)

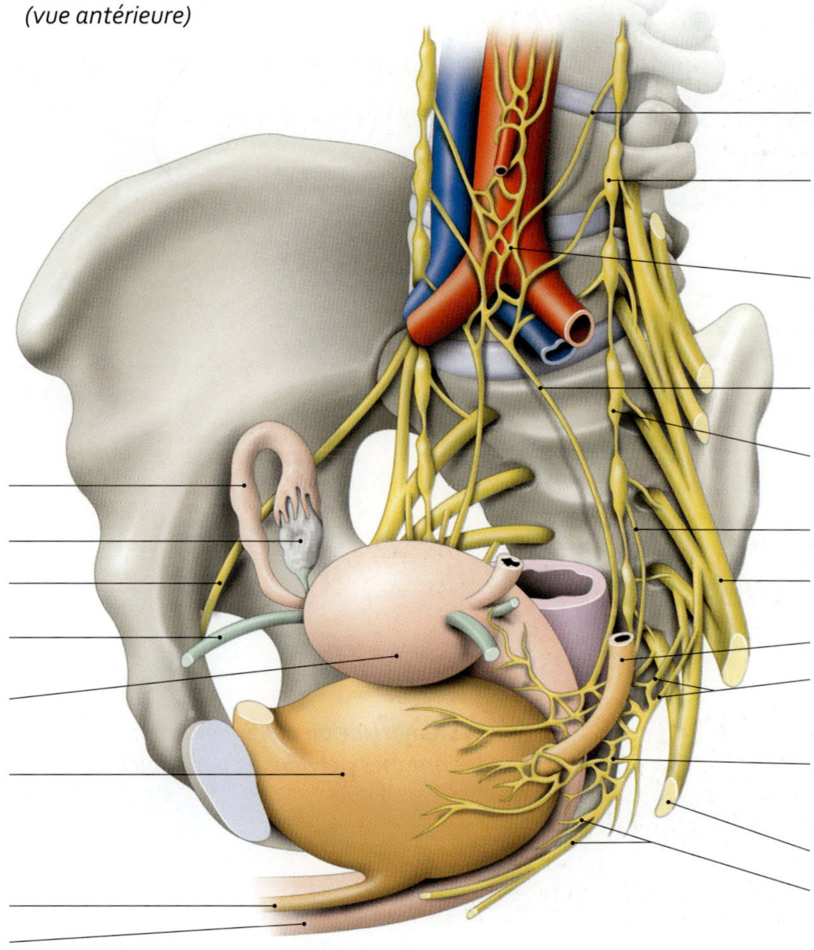

Constitution des plexus hypogastriques chez la femme
(vue antéro-latérale droite)

5.14 Plexus hypogastriques (2)

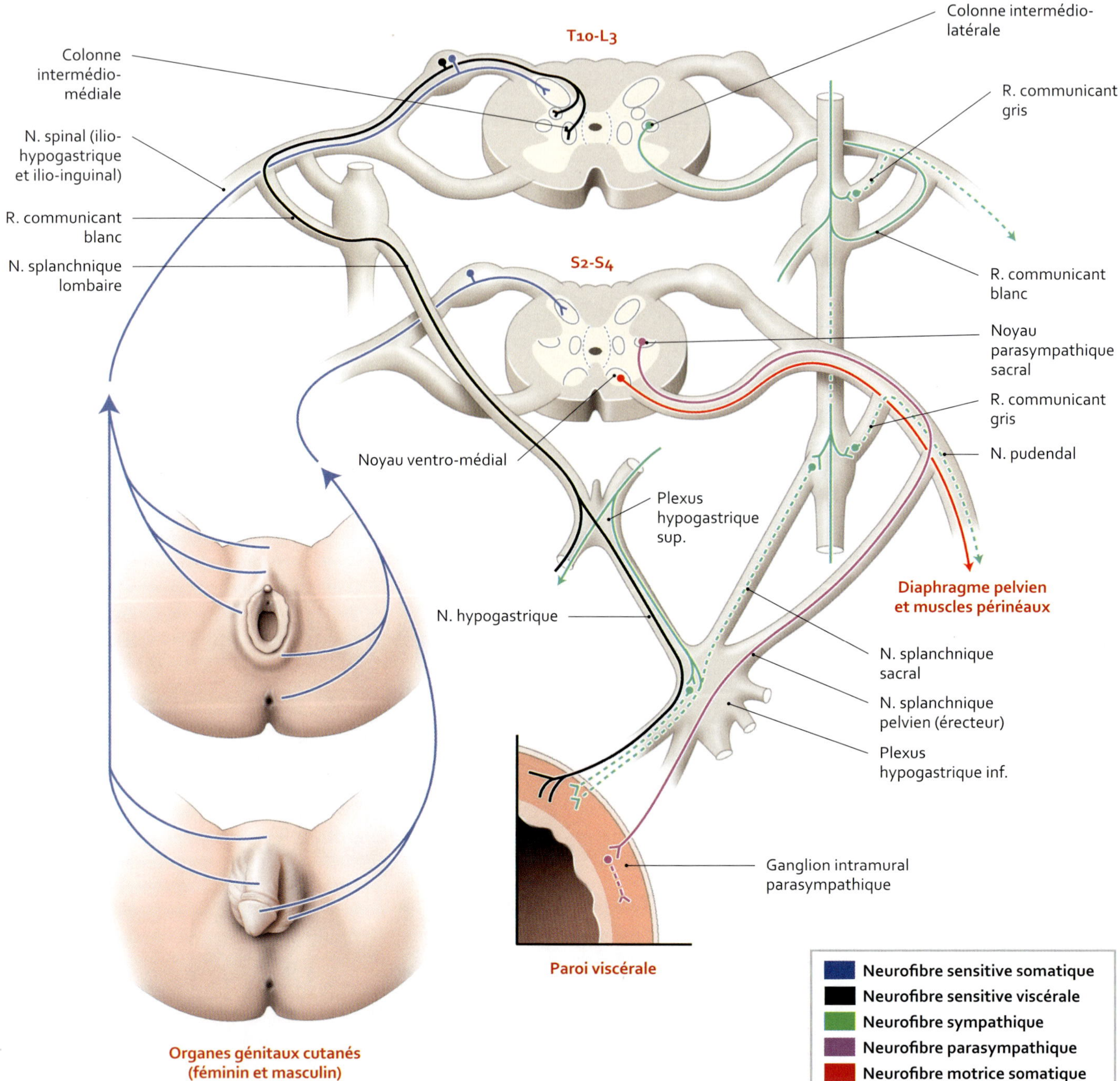

Systématisation de l'innervation des organes pelviens et périnéaux

5.15 Topographies pelvienne et périnéale chez l'homme

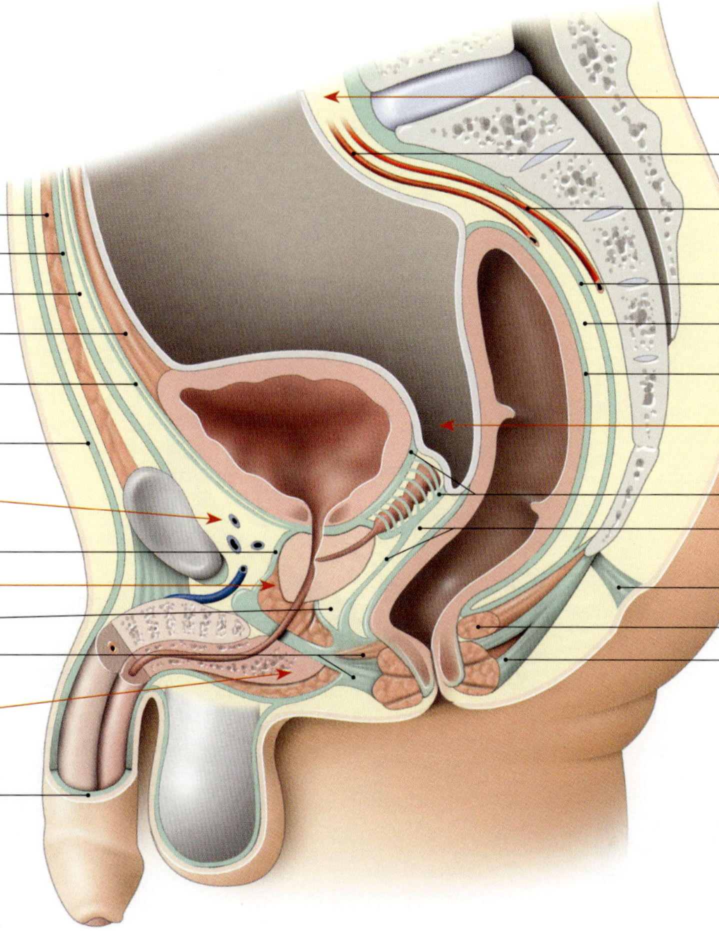

Espaces pelviens et périnéaux chez l'homme
(coupe sagitale médiane)

5.16 Topographies pelvienne et périnéale chez la femme

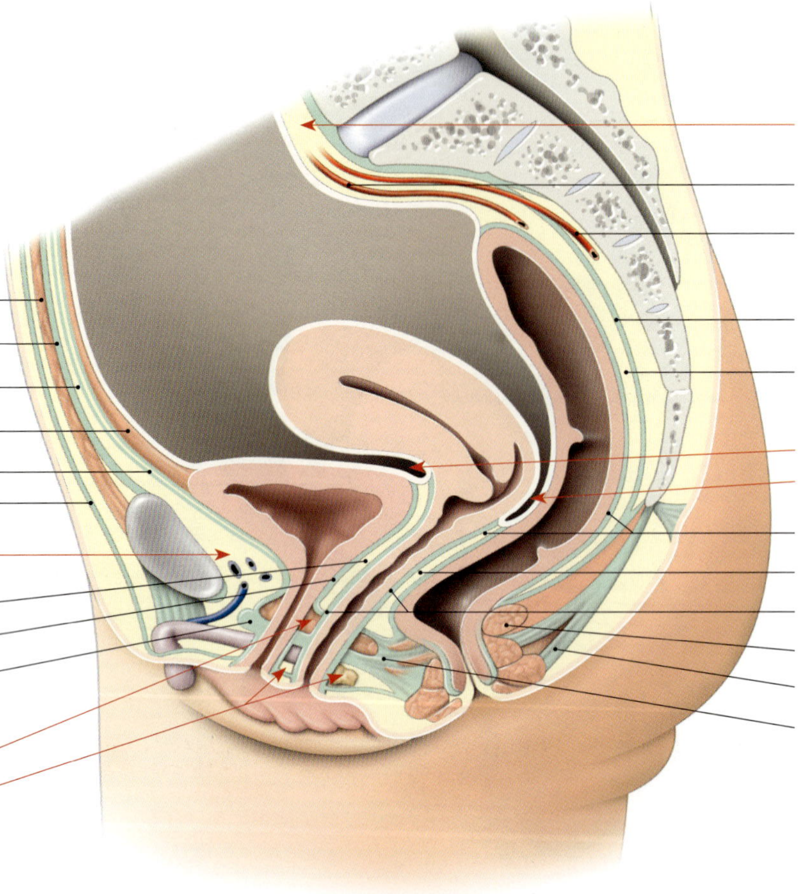

Espaces pelviens et périnéaux chez la femme
(coupe sagitale médiane)

Note

La jonction utéro-vaginale est maintenue de chaque côté par un **ligament cardinal** (ou transverse du col).
Ce ligament viscéral transversal est renforcé par des myofibres lisses. Il comprend deux parties :
- le *paramètre*, organisé autour des vaisseaux utérins ;
- et le *paracervix*, organisé autour des vaisseaux vaginaux.

(Voir les planches 5.17, 5.54 et 5.55.)

5.17 Ligaments viscéraux pelviens

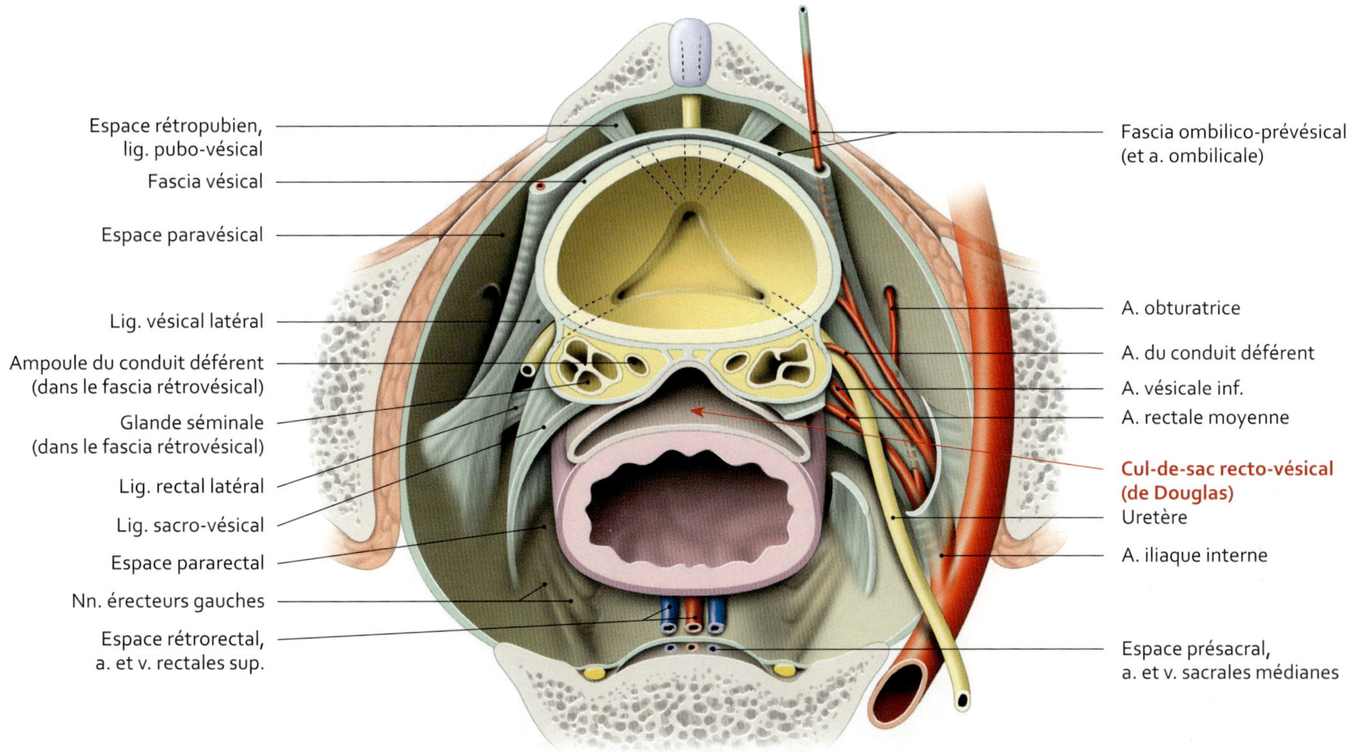

Topographie des ligaments viscéraux et des espaces paraviscéraux pelviens chez l'homme
(vue supérieure)

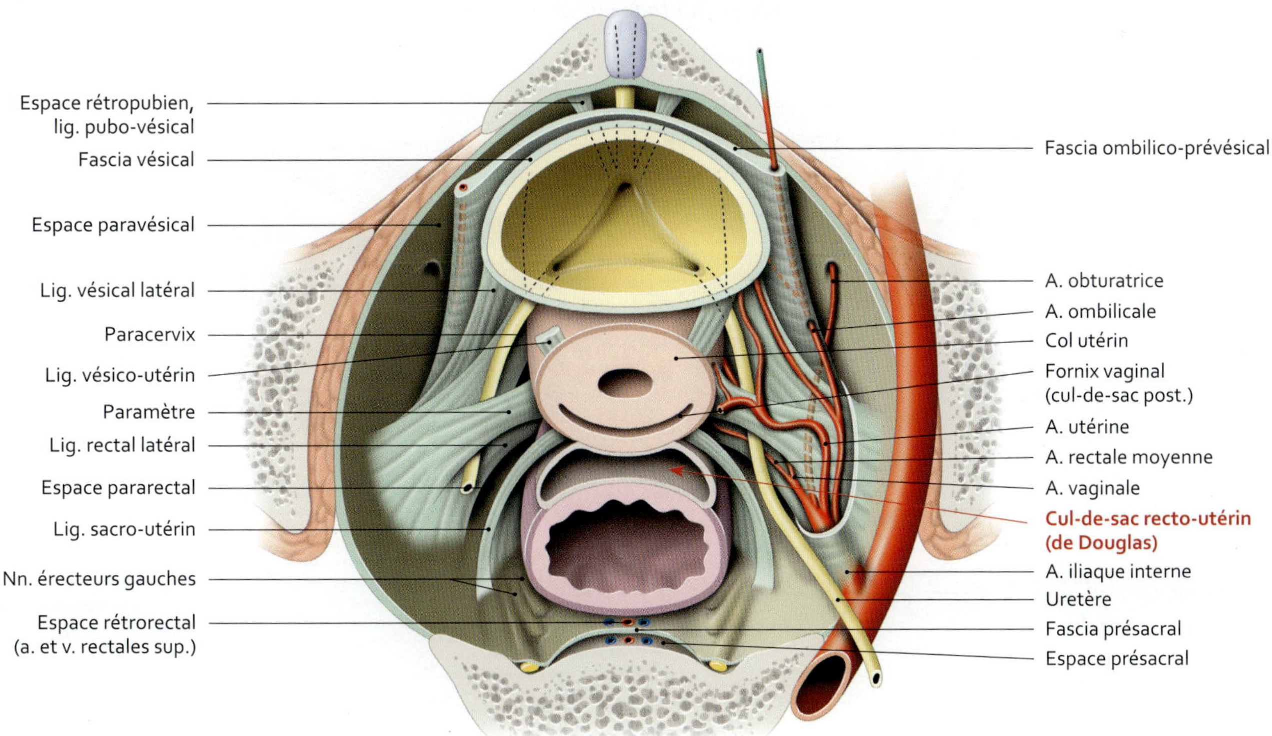

Topographie des ligaments viscéraux et des espaces paraviscéraux pelviens chez la femme
(vue supérieure)

5.18 Vessie chez l'homme

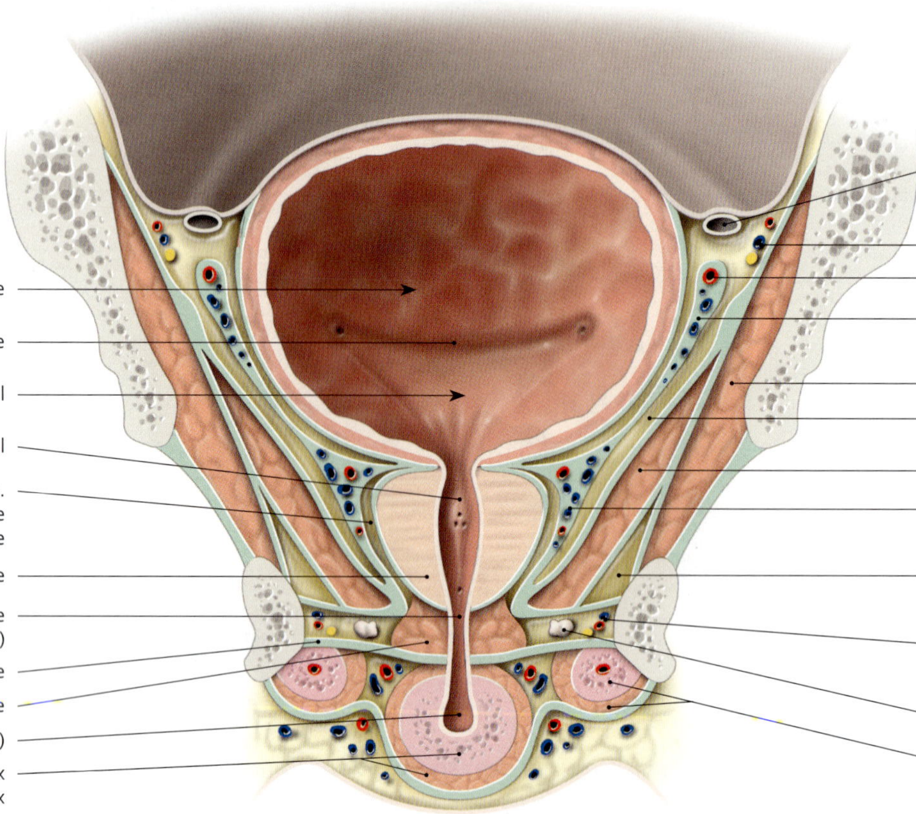

Vessie et urètre masculins **in situ**
(coupe frontale, vue antérieure)

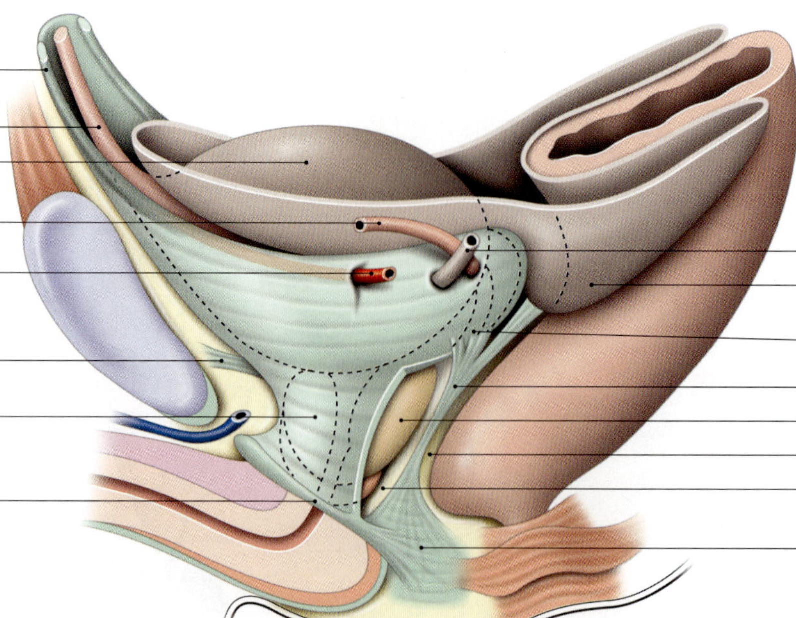

Loge vésicale et prostatique
(vue latérale gauche schématique)

5.19 Urètre masculin

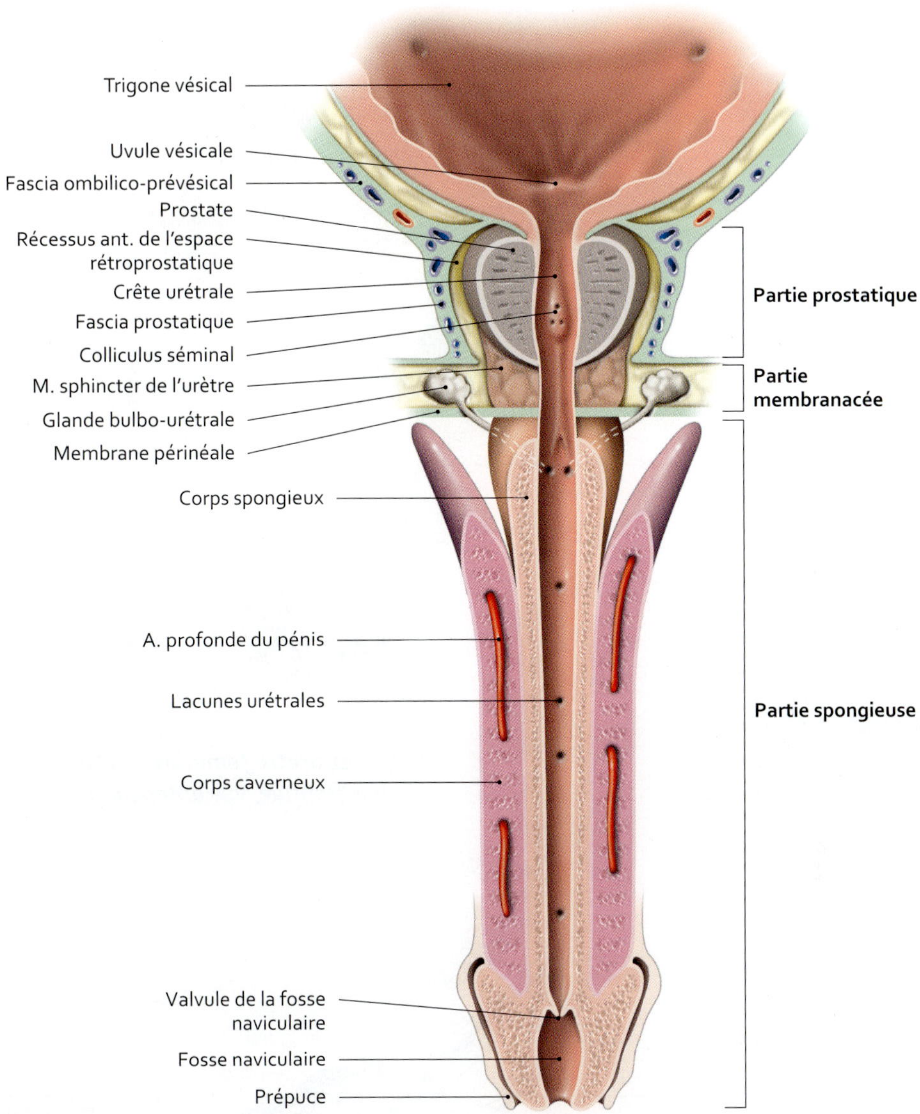

Urètre masculin
(coupe longitudinale, vue antérieure)

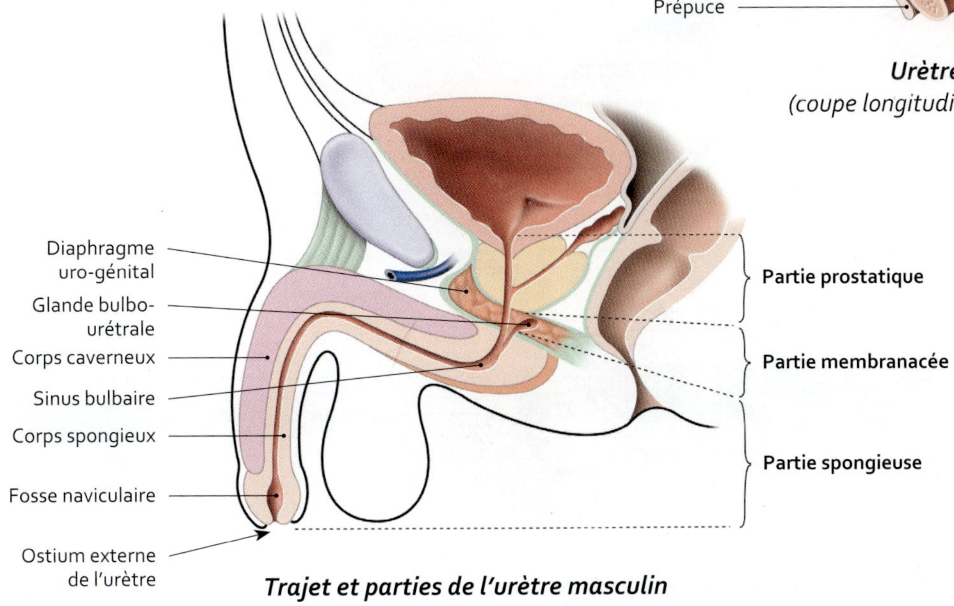

Trajet et parties de l'urètre masculin
(coupe sagittale médiane)

5.20 Vessie chez la femme

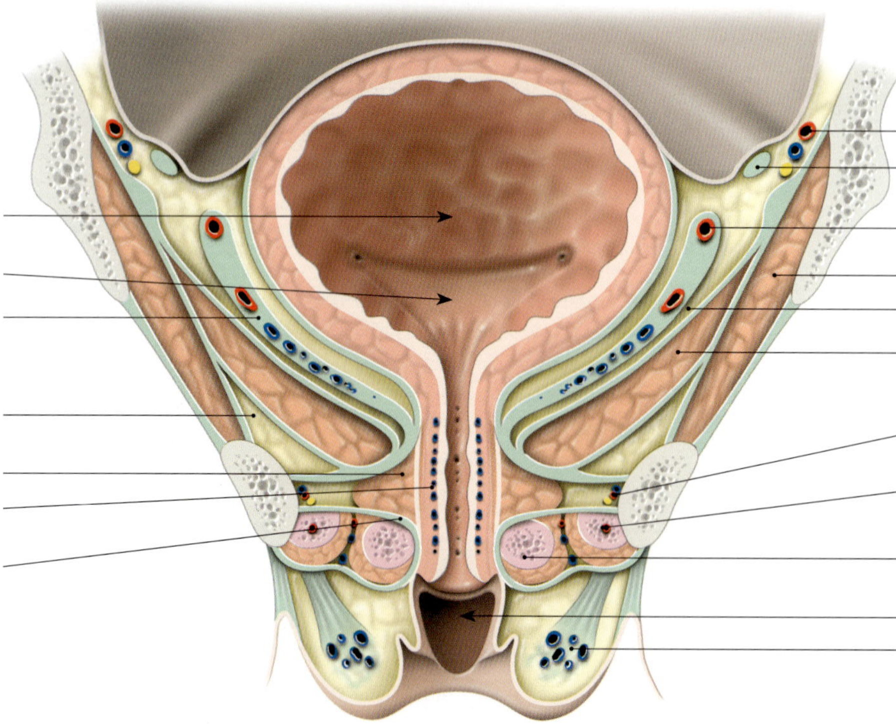

***Vessie et urètre féminins* in situ**
(coupe frontale, vue antérieure)

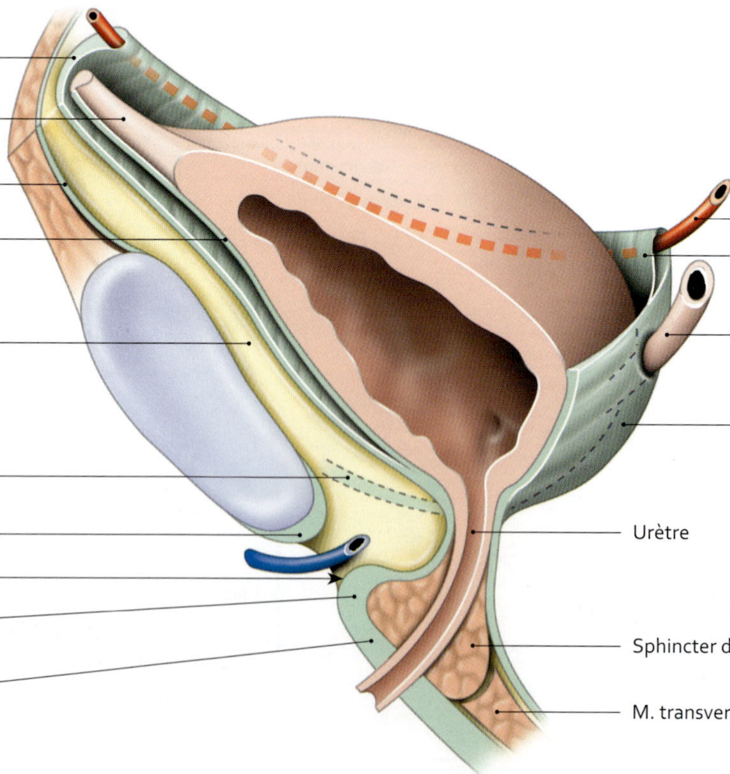

Loge vésicale chez la femme
(coupe sagittale, vue latéro-postérieure)

5.21 Urètre féminin

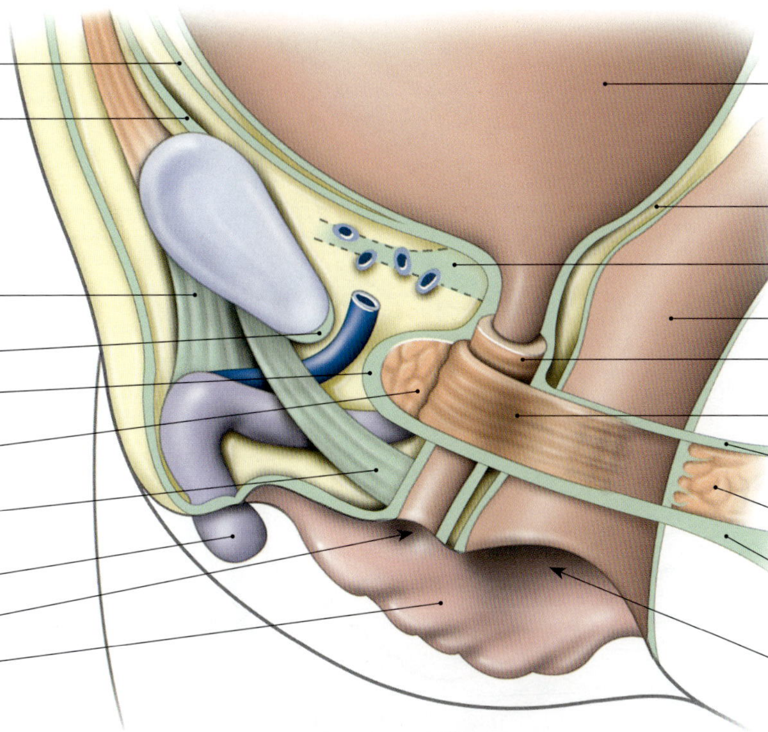

Sphincter et moyens de fixité de l'urètre chez la femme
(coupe sagittale – fascias des faces latérales des viscères non représentés)

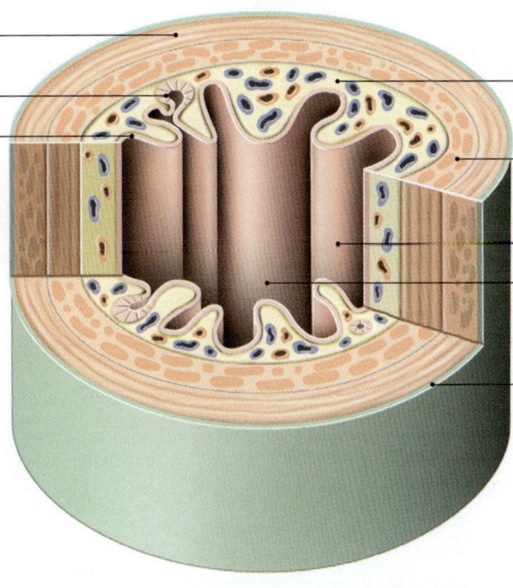

Structure de l'urètre féminin
(coupe transversale chanfreinée, vue antérieure)

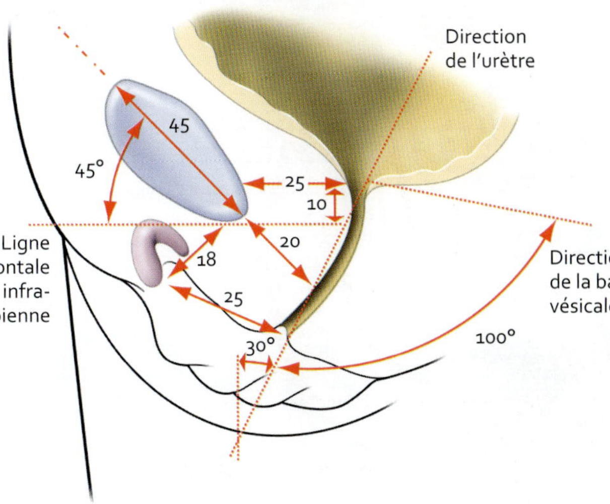

Topographie et orientation du col vésical et de l'urètre chez la femme
(dimensions en millimètres)

5.22 Vaisseaux de la vessie

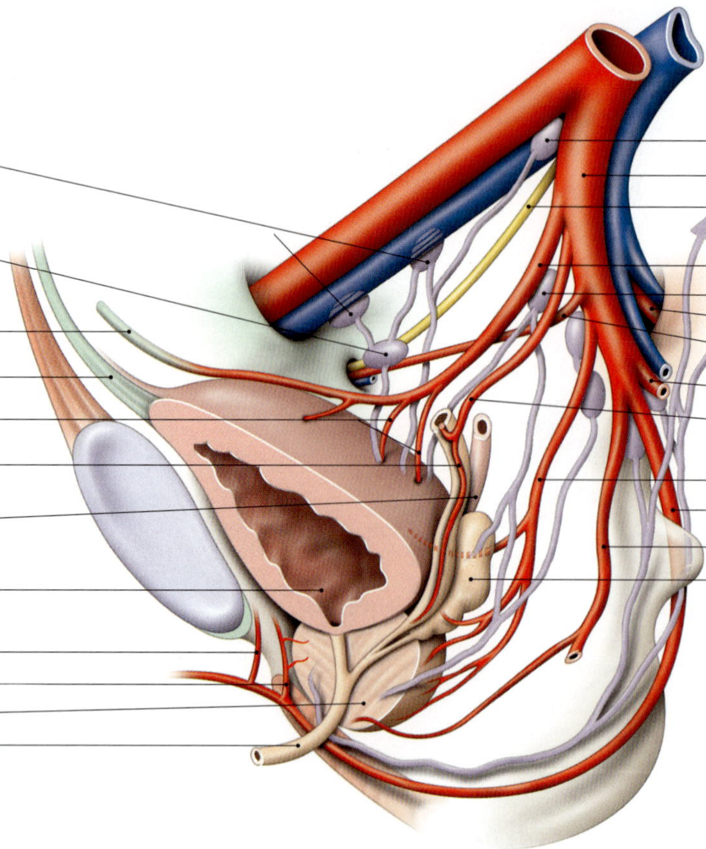

Artères et lymphatiques de la vessie et des organes génitaux internes masculins
(vue médiale et postérieure)

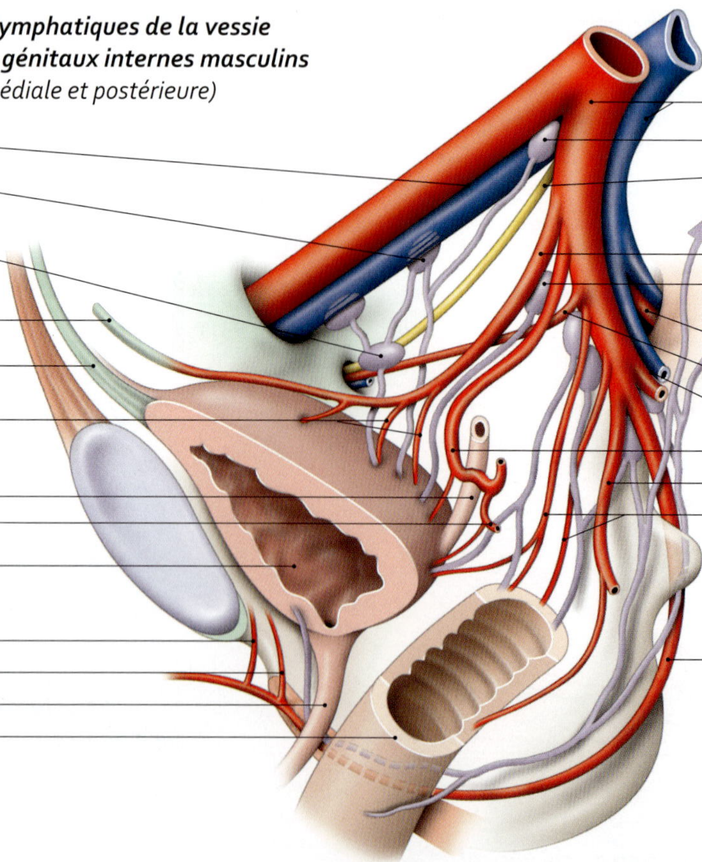

Artères et lymphatiques de la vessie chez la femme
(vue médiale et postérieure)

5.23 Structures sphinctériennes de la vessie

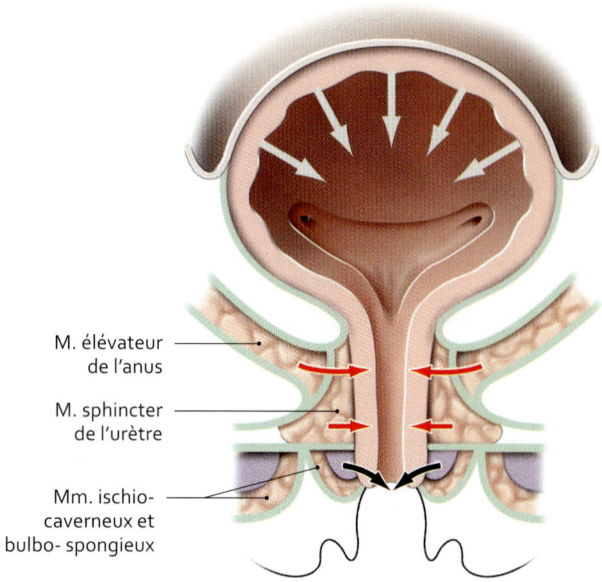

***Forces d'expulsion** (en blanc et en noir)*
et de retenue** (en rouge) **chez la femme

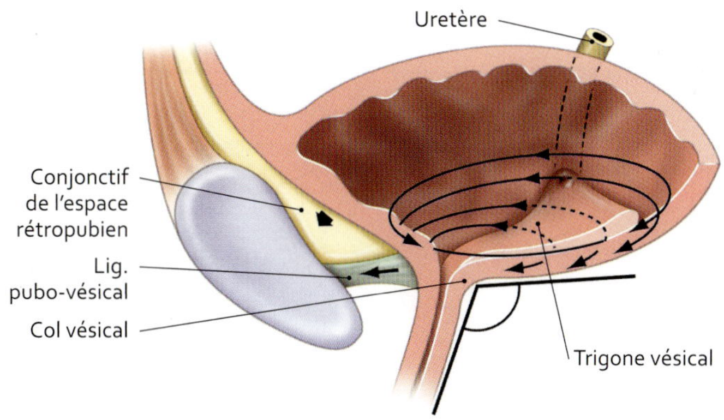

1.Contraction du détrusor (augmentation de la pression intravésiculaire et fermeture des ostiums urétériques)

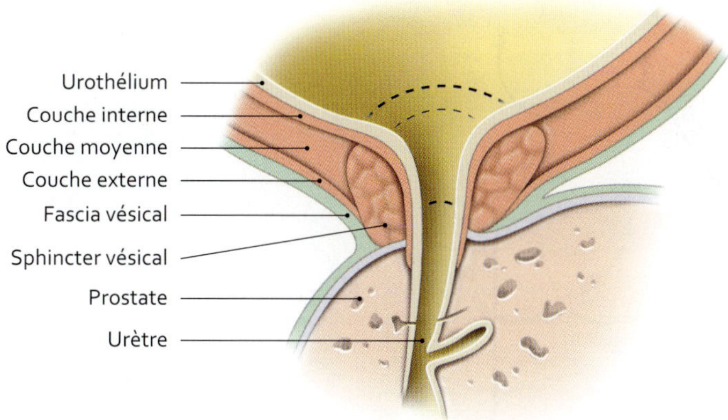

Structure du col vésical chez l'homme
(coupe sagittale médiane)

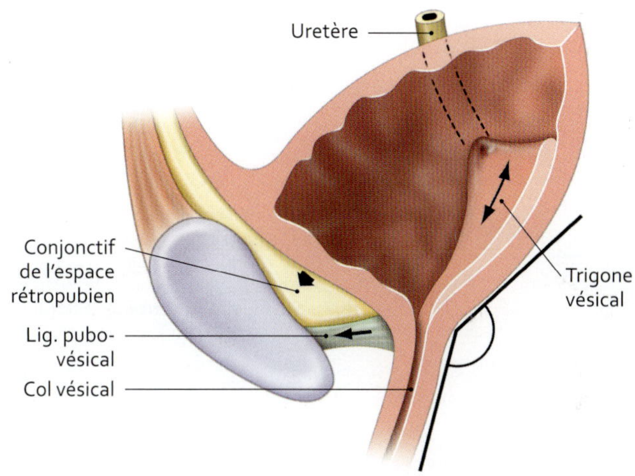

2. Formation de l'entonnoir trigonal (verticalisation du trigone vésical)

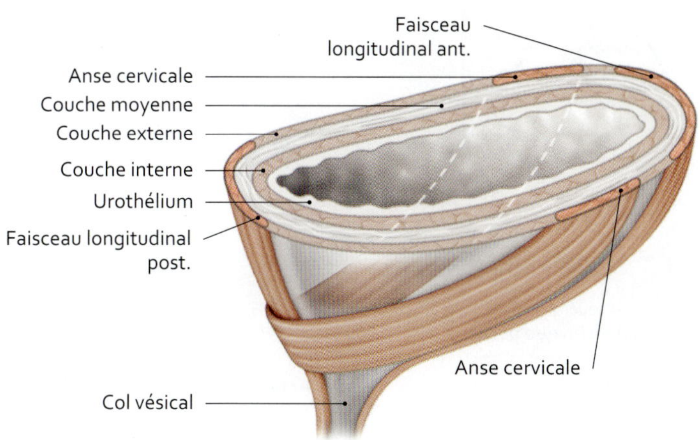

Structure du col vésical chez la femme

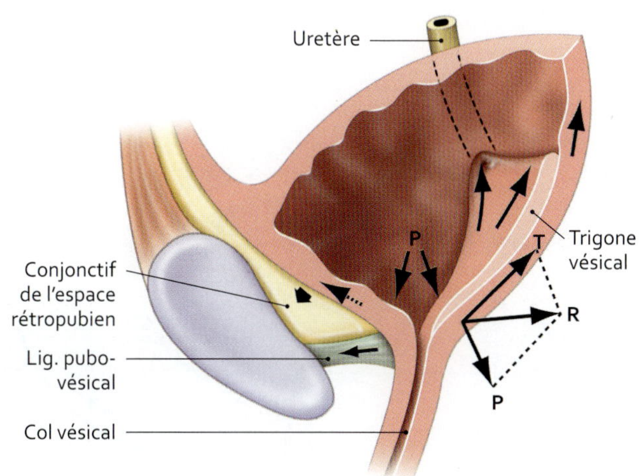

3. Ouverture du col vésical (sous l'effet des forces centrifuges)

Anatomie fonctionnelle de la miction

5.24 Miction (1)

Note

La miction involontaire fonctionne chez le fœtus, dès 6 mois, et chez l'enfant. Elle est assurée par un arc réflexe spinal. Son contrôle par les centres ponto-mésencéphaliques, puis cérébraux, est progressif.

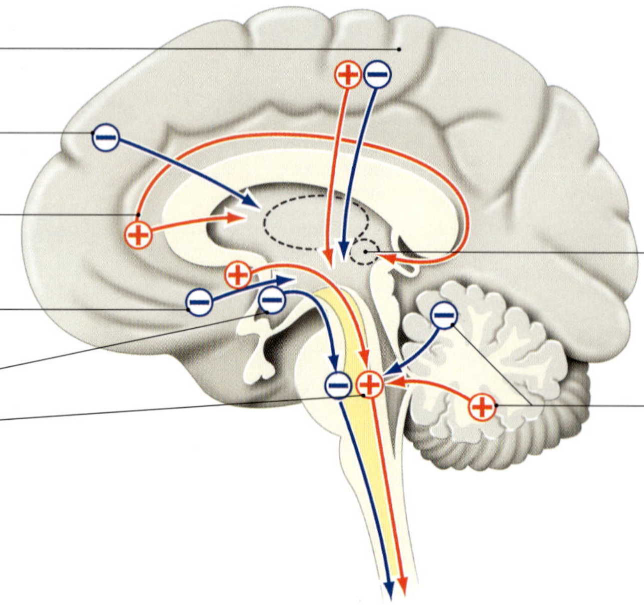

Contrôle encéphalique de la miction

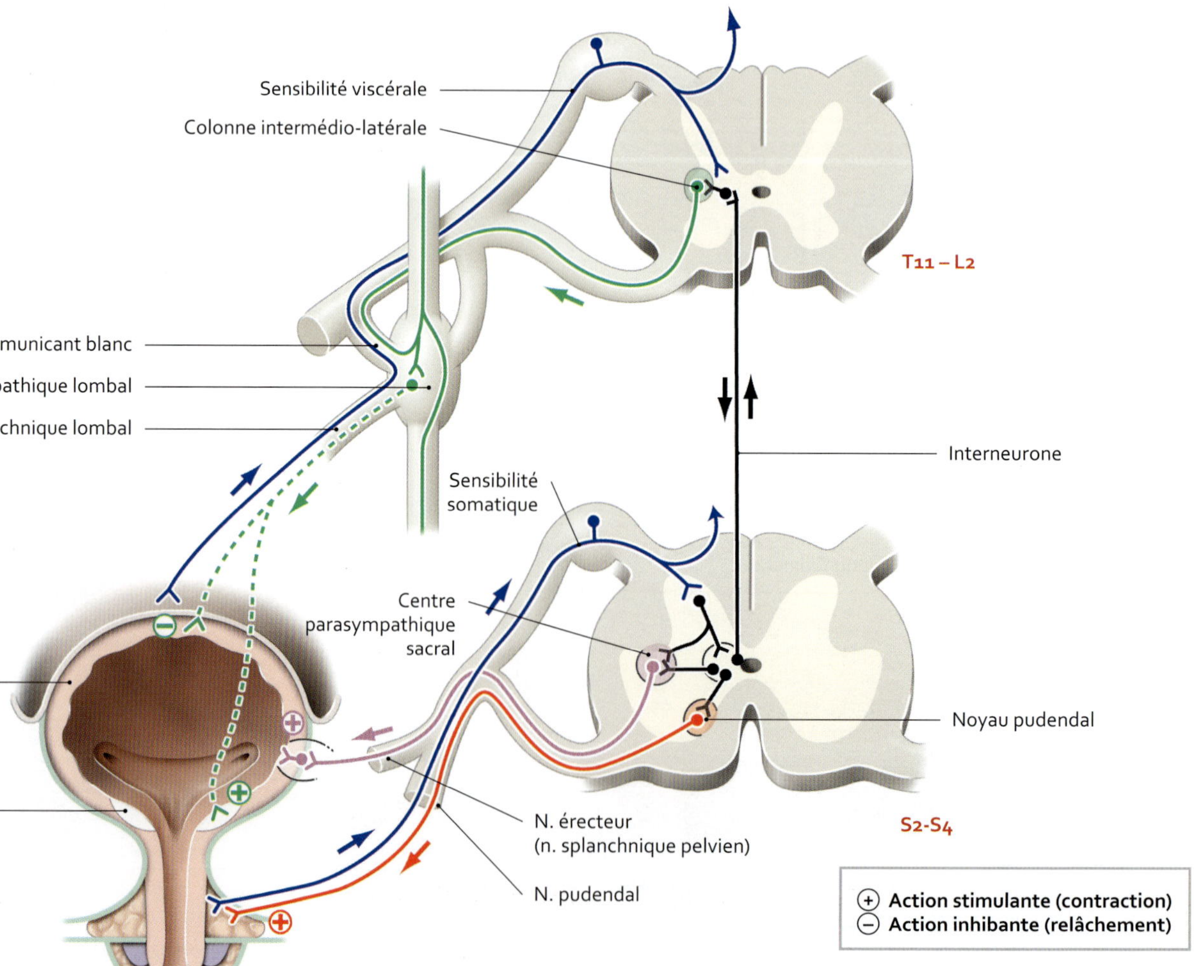

Régulation nerveuse de la miction involontaire

5.25 Miction (2)

Note

La miction volontaire est contrôlée directement ou indirectement par de nombreux centres encéphaliques.

- **Le cortex cérébral** reconnaît, intègre et interprète le « besoin d'uriner » pour l'autoriser.
- **Les centres ponto-mésencéphaliques** sont des relais facilitateurs ou inhibiteurs sur les voies motrices vésicales. Le parasympathique, en inhibant le sympathique, stimule la contraction vésicale. Les tractus réticulo-spinaux, en stimulant le muscle sphincter de l'urètre, inhibent instantanément l'action du parasympathique vésical.

Un réflexe inhibiteur viscéro-viscéral (défécation, érection...) peut être impliqué dans la miction.

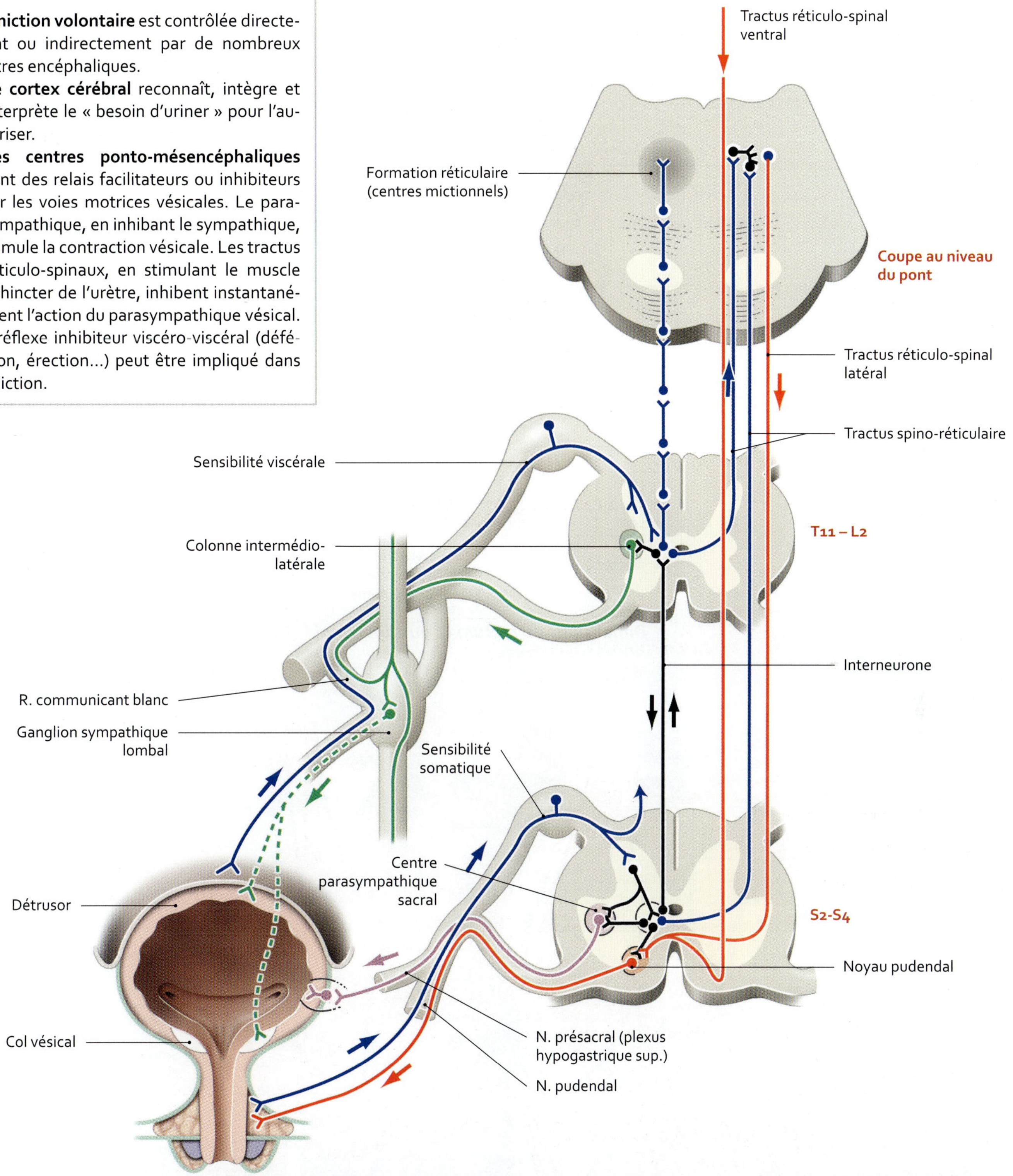

Régulation nerveuse de la miction volontaire

5.26 Morphologie du rectum et du canal anal

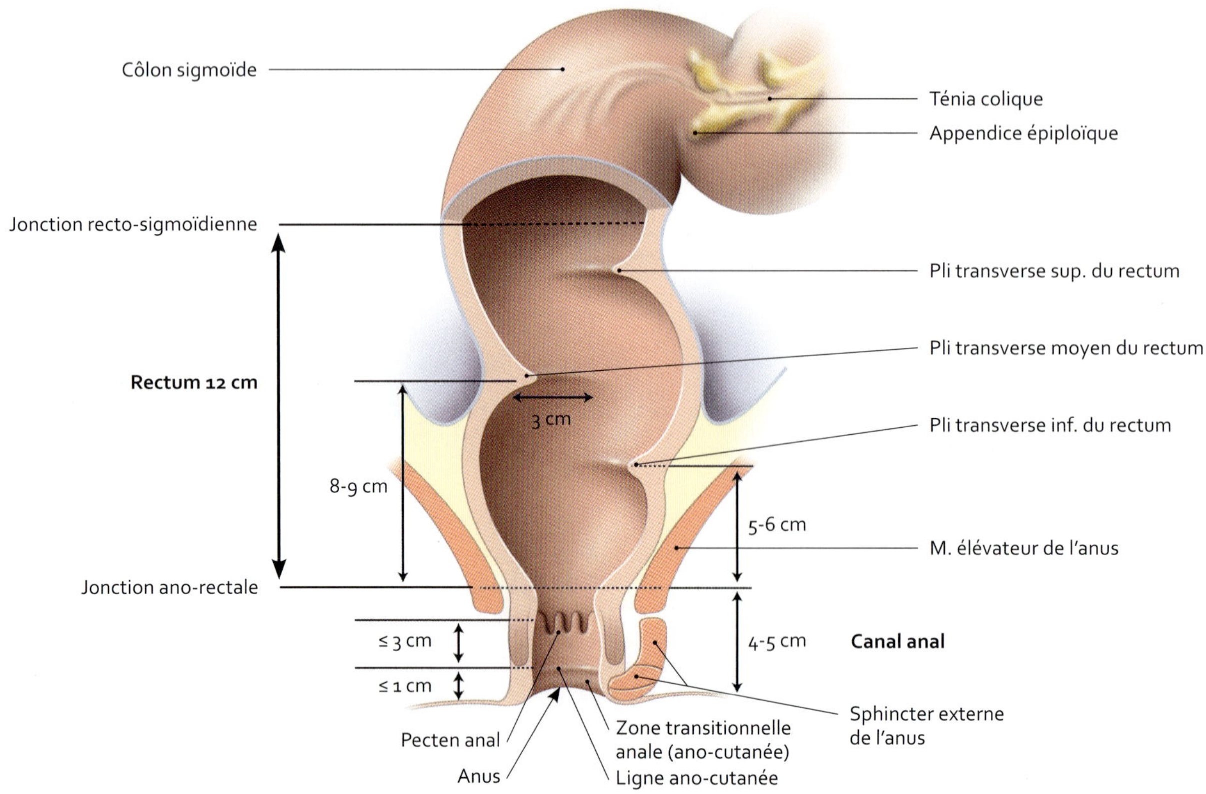

Dimensions du rectum et du canal anal

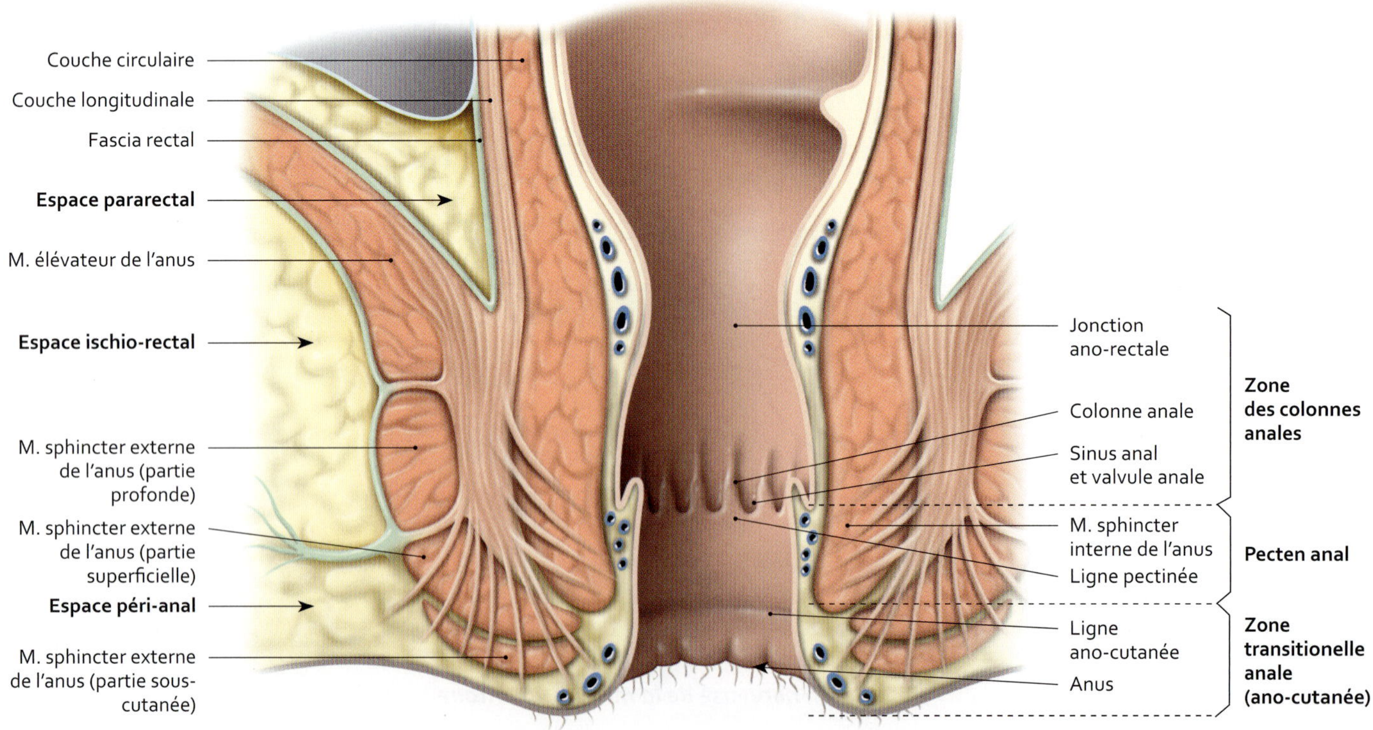

Canal anal
(coupe frontale, vue antérieure)

5.27 Fascias et ligaments du rectum

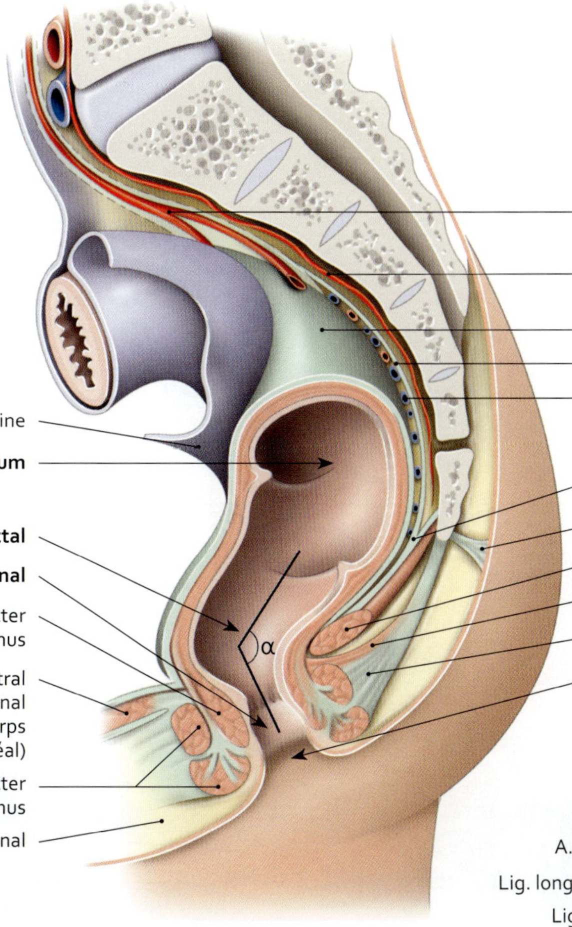

Rectum et canal anal
(coupe sagittale et chanfreinée)

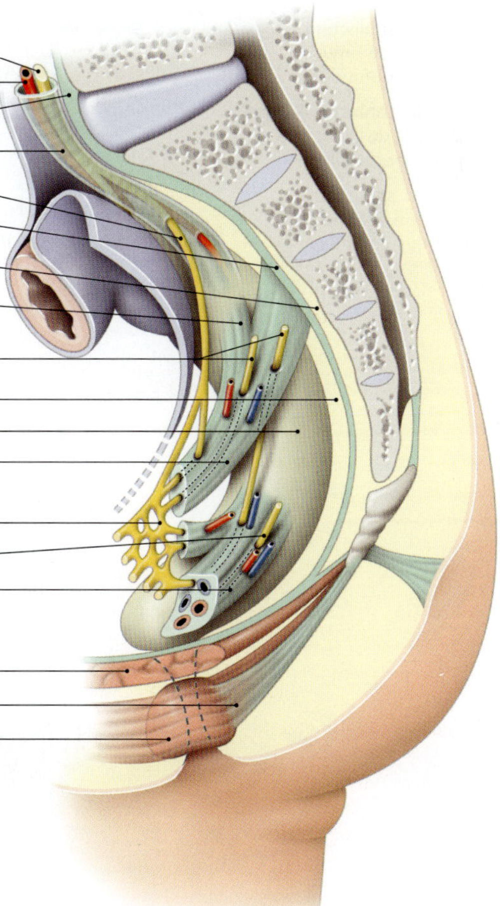

Ligaments du rectum
(vue latérale schématique)

Note

Le ligament recto-vésical est un faisceau du ligament sacro-vésical et le ligament recto-utérin, un faisceau du ligament sacro-utérin.

5.28 Rapports du rectum et du canal anal

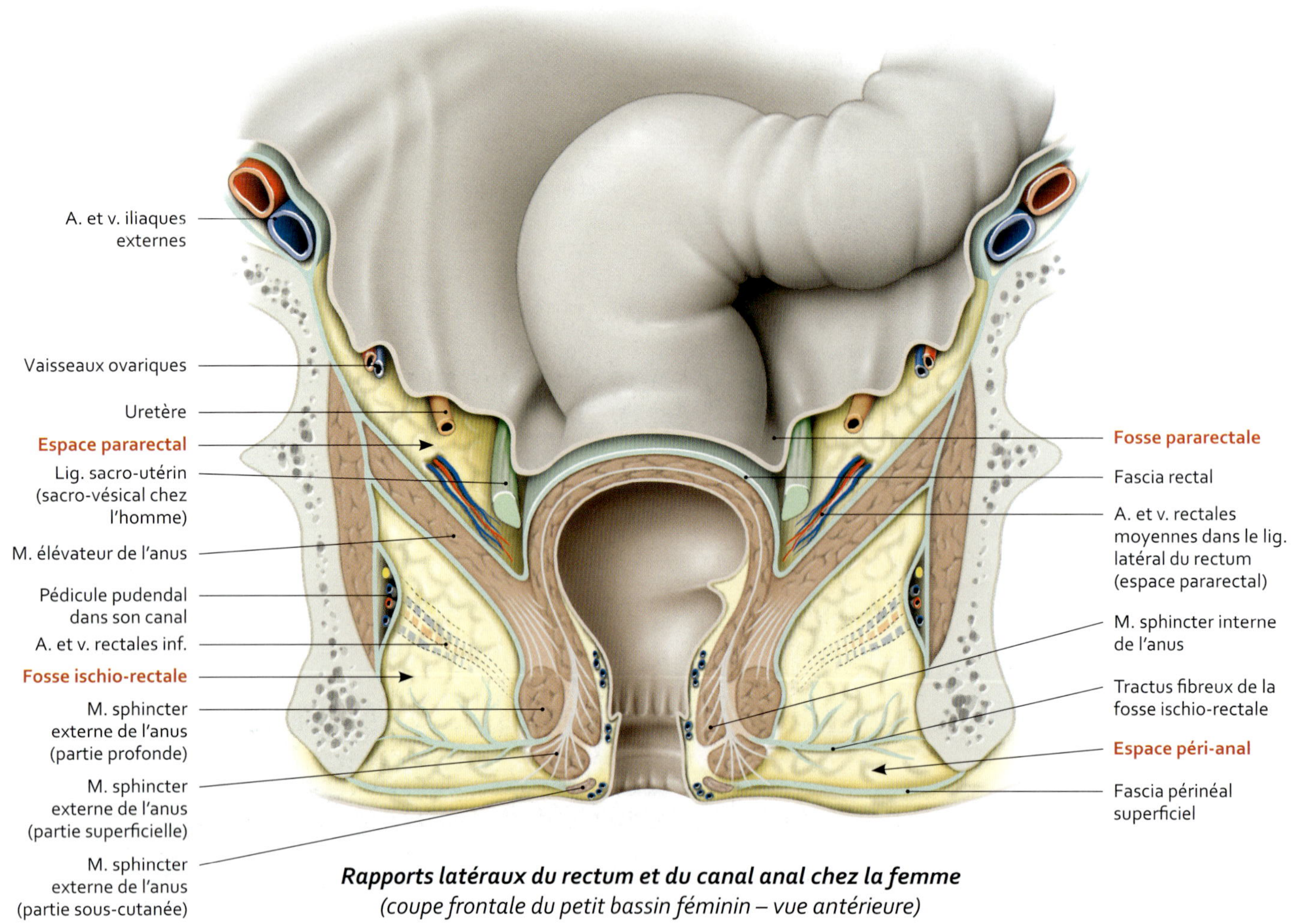

Rapports latéraux du rectum et du canal anal chez la femme
(coupe frontale du petit bassin féminin – vue antérieure)

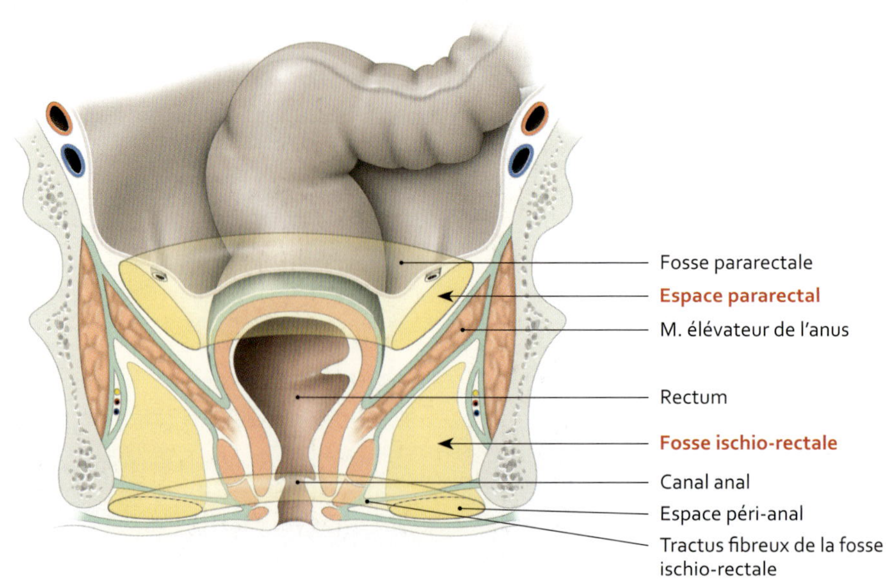

Topographie des espaces pelviens et périnéaux postérieurs
(coupe frontale – vue antérieure)

5.29 Vaisseaux du rectum et du canal anal (1)

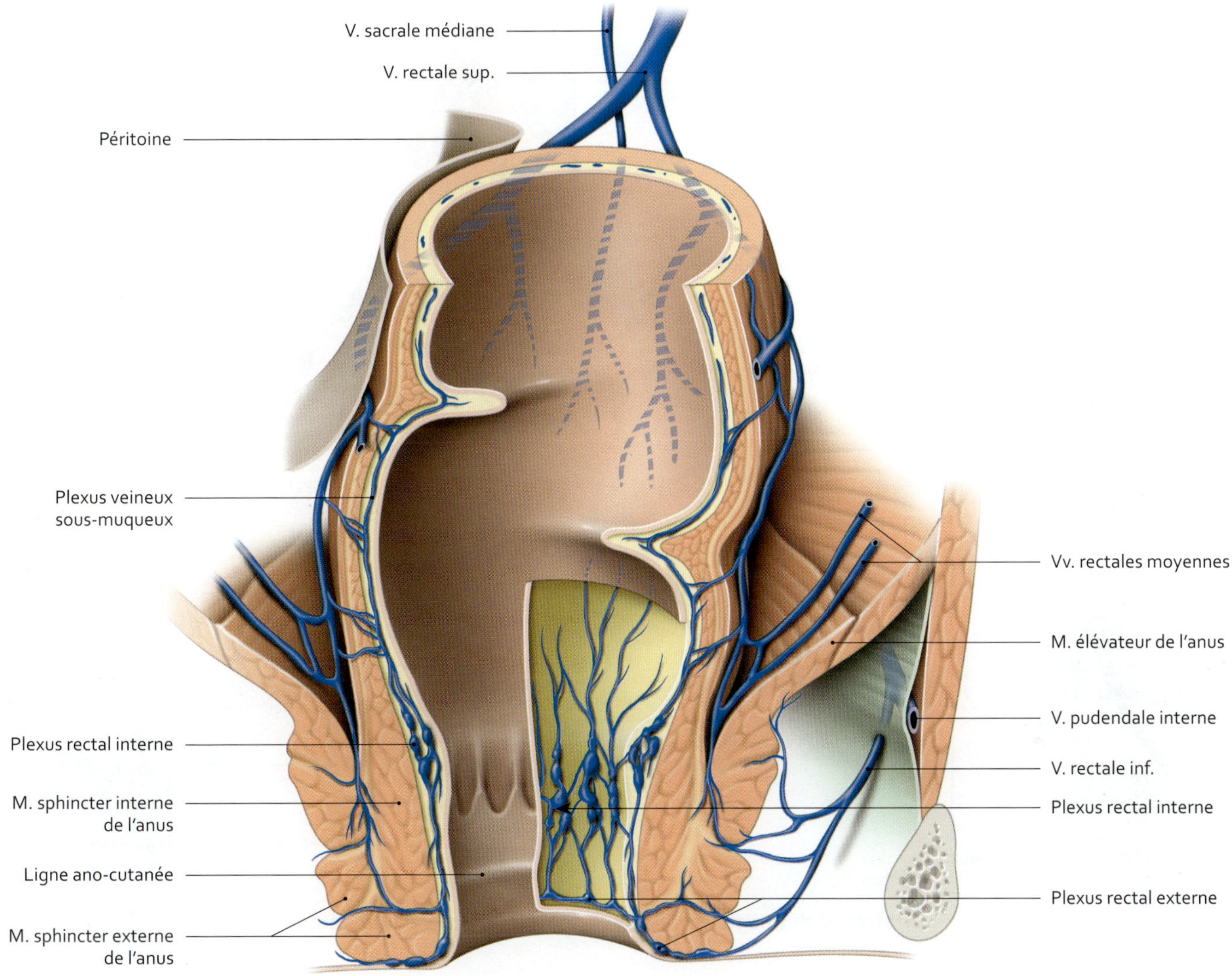

Veines du rectum et du canal anal
(coupe frontale – vue antérieure)

Note

Les varices du plexus rectal interne constituent les **hémorroïdes internes,** et les varices du plexus rectal externe, les **hémorroïdes externes**.

5.30 Vaisseaux du rectum et du canal anal (2)

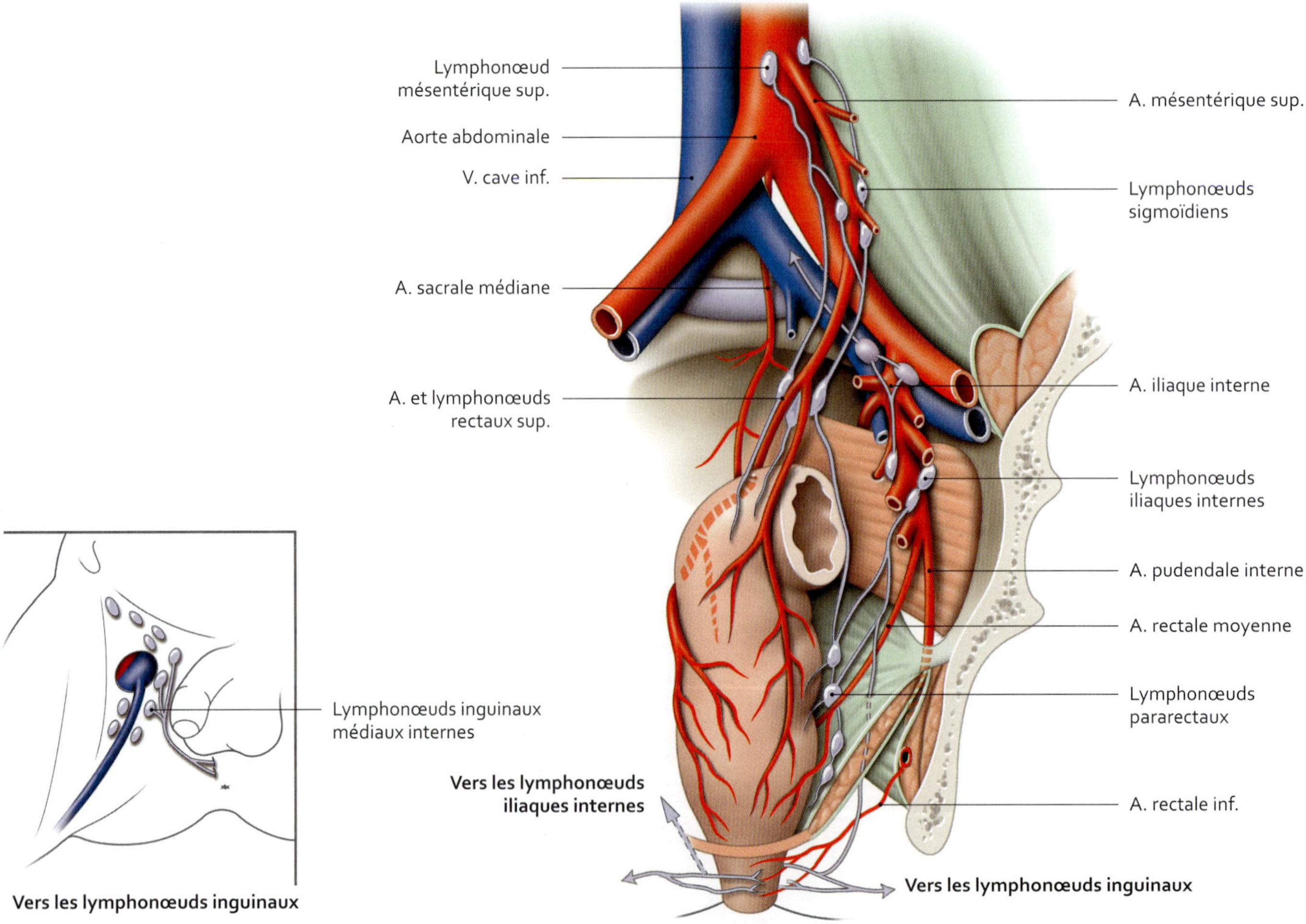

Artères et drainage lymphatique du rectum et du canal anal

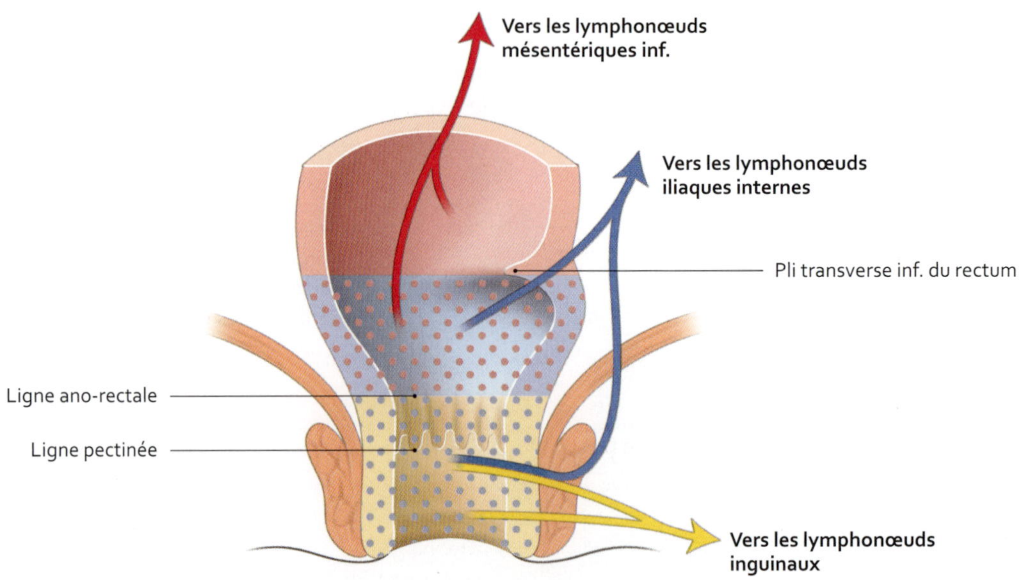

Territoires lymphatiques du rectum et du canal anal

5.31 Innervation du rectum et du canal anal

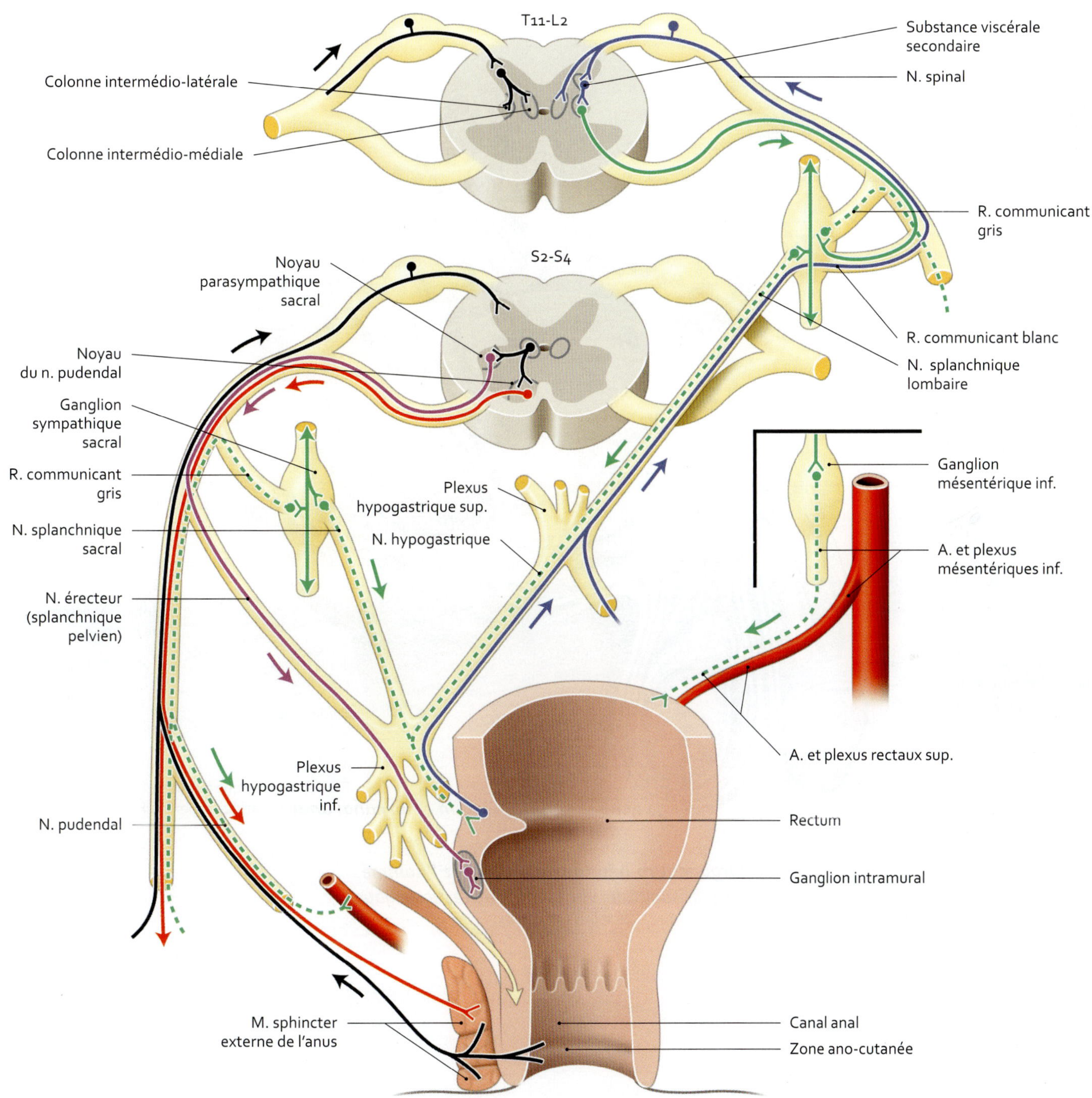

Systématisation de l'innervation du rectum et du canal anal

5.32 Viscères pelviens chez l'homme

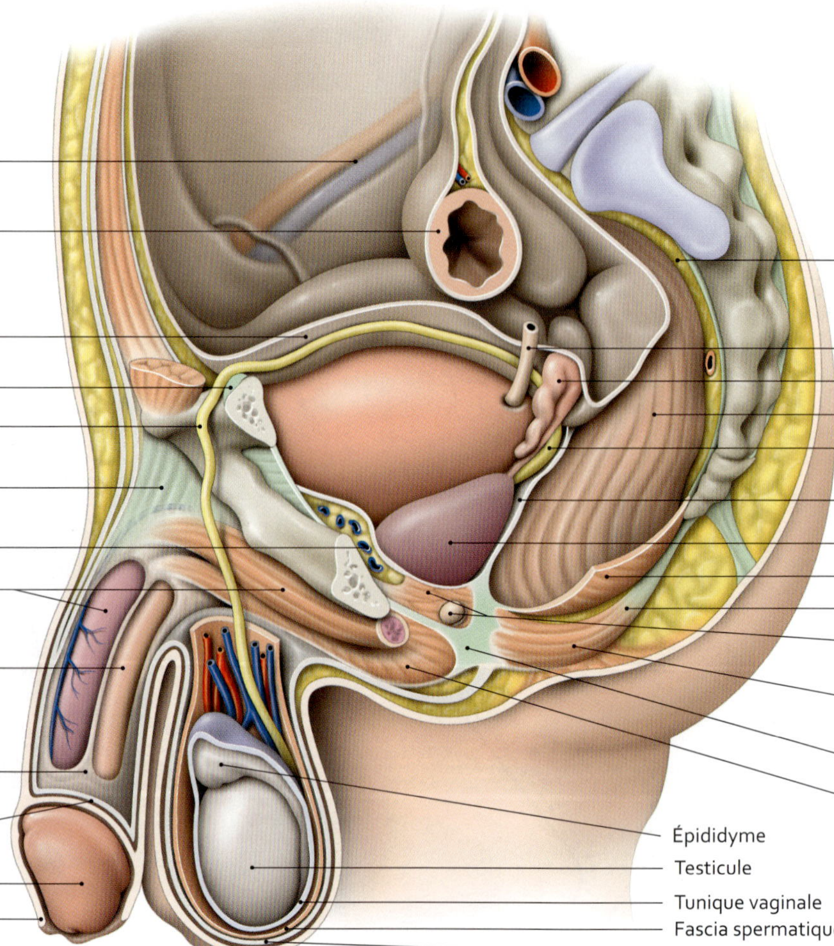

Organes uro-génitaux **in situ*, chez l'homme***
(coupe parasagittale, vue latérale du testicule gauche)

5-33 Organes pelviens chez l'homme

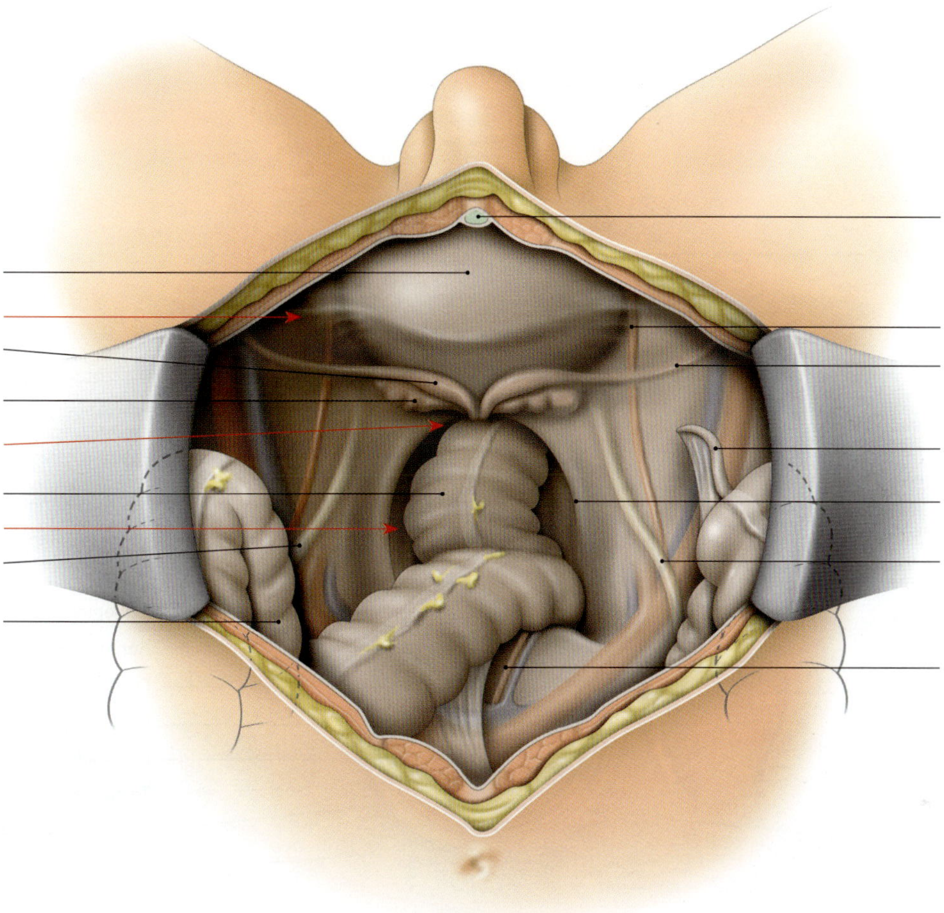

Cavité pelvienne chez l'homme. Vue supérieure, opératoire
(les anses intestinales sont refoulées dans l'abdomen)

5-34 Testicule et épididyme (1)

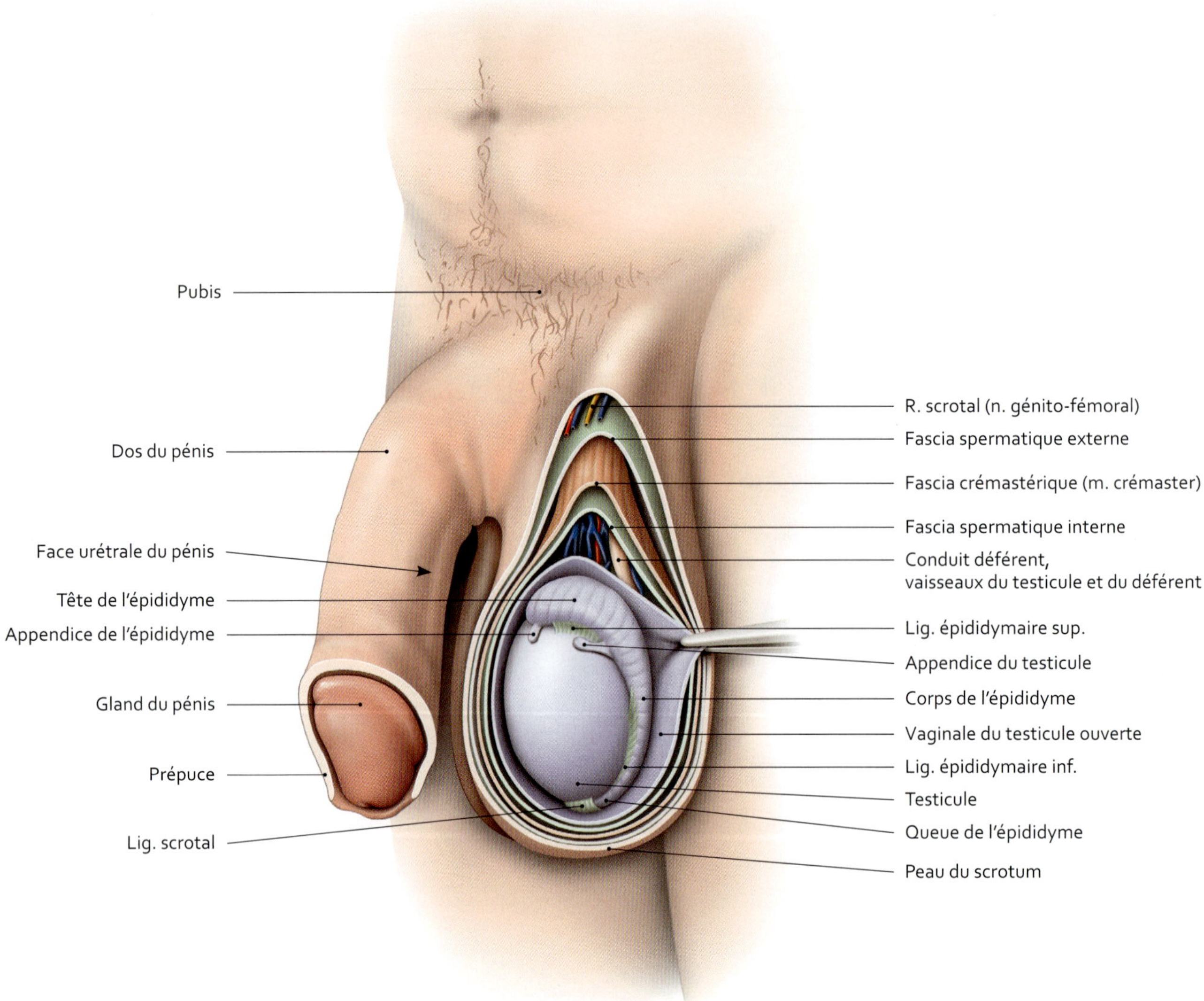

Testicule et épididyme* in situ. *Scrotum ouvert
(vue latérale)

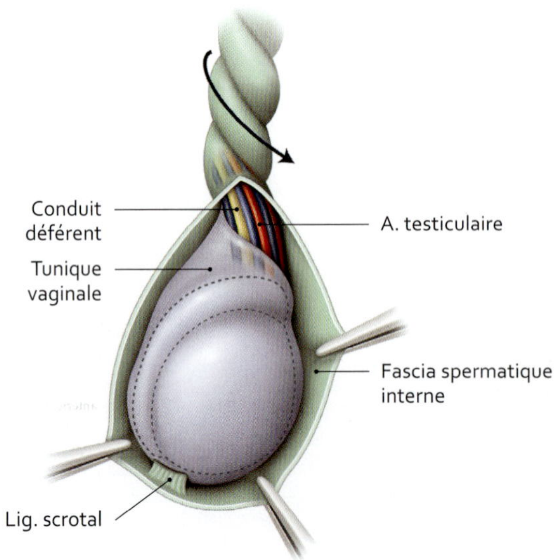

Torsion extravaginale du testicule

Note

Le testicule est très sensible à l'ischémie. Une heure d'ischémie (torsion du testicule) entraîne la destruction totale des cellules spermatogéniques. Cette torsion douloureuse s'accompagne de réaction vagale de même que les orchites.

5.35 Testicule et épididyme (2)

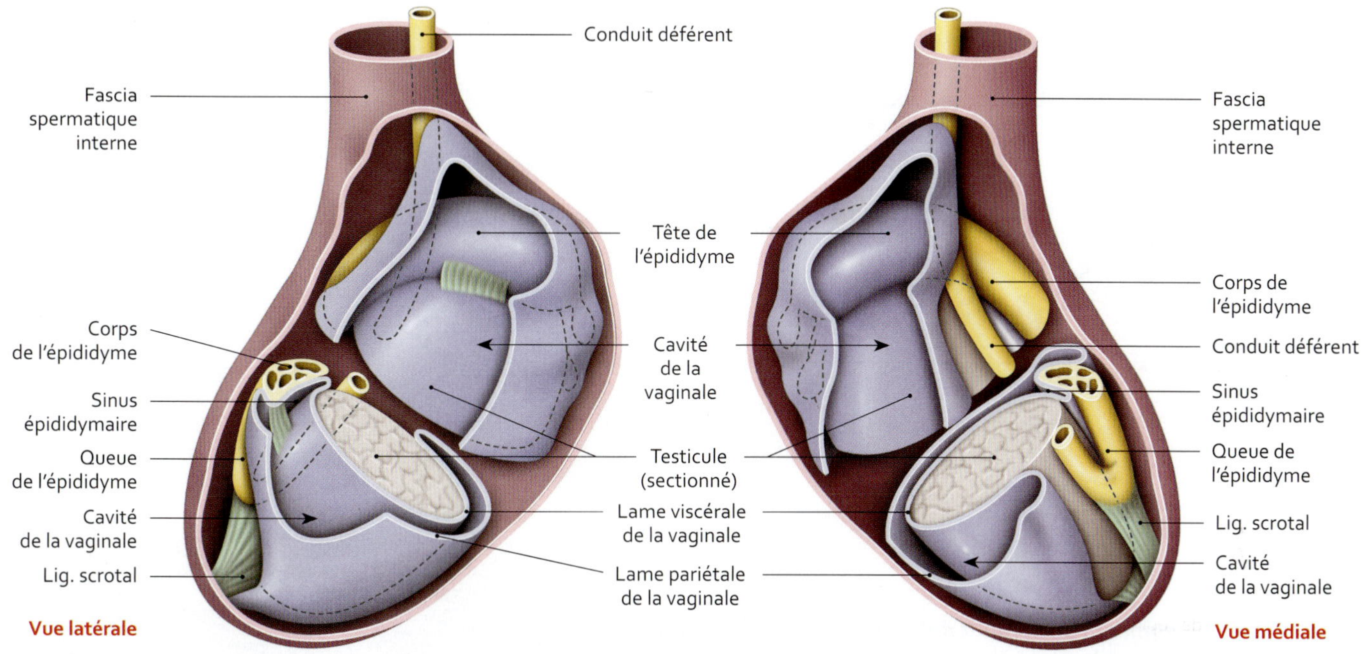

Vaginale du testicule ouverte
(constitution schématique)

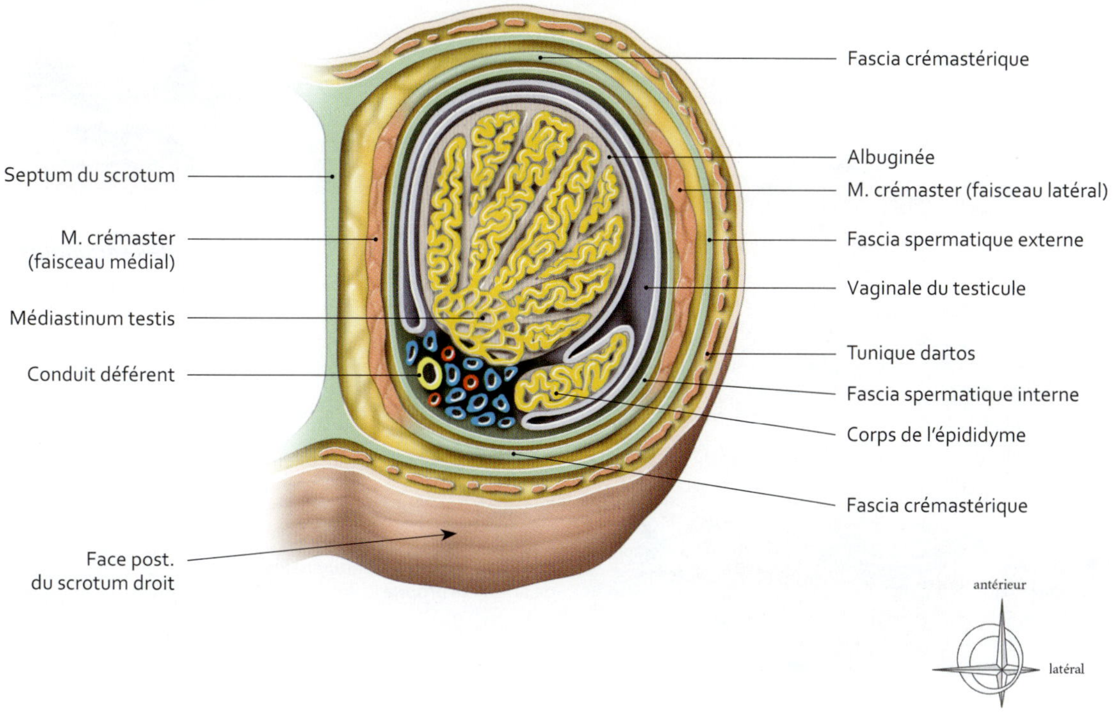

Scrotum droit et son contenu – coupe transversale
(vue supéro-postérieure)

5.36 Conduit déférent – Glande séminale

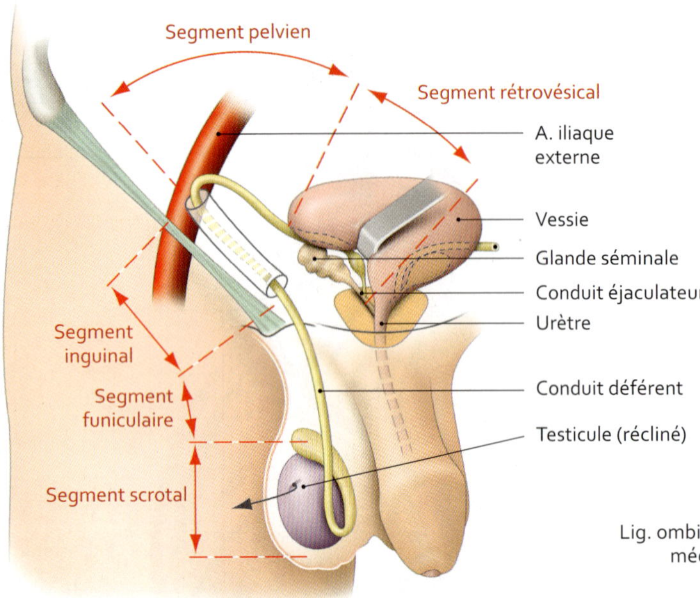

Trajet et segments du conduit déférent
(schématique)

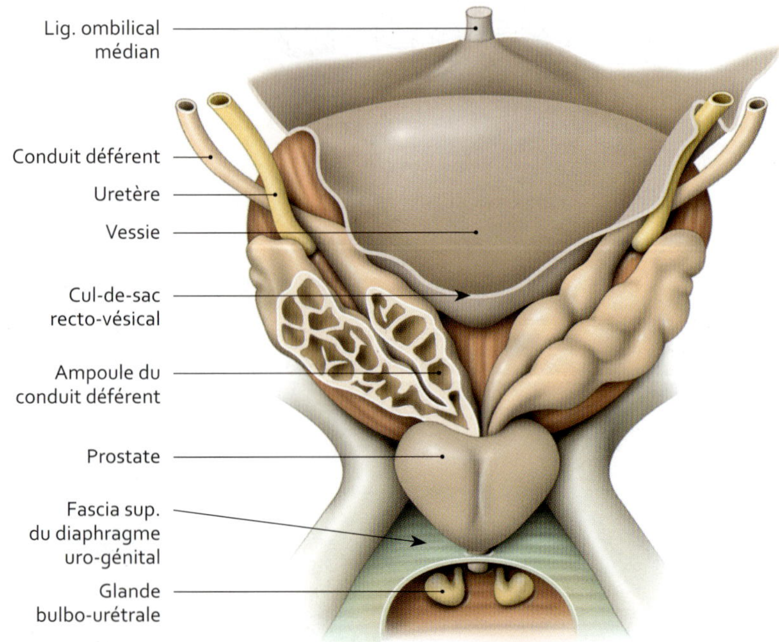

Glandes séminales
(vue postérieure)

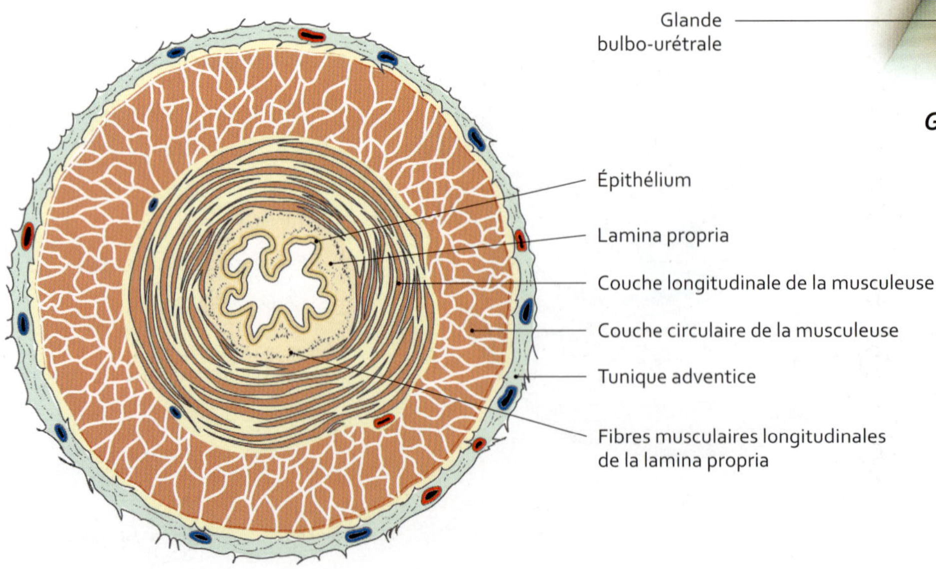

Conduit déférent : structure
(coupe transversale)

5·37 Structure et vascularisation du testicule

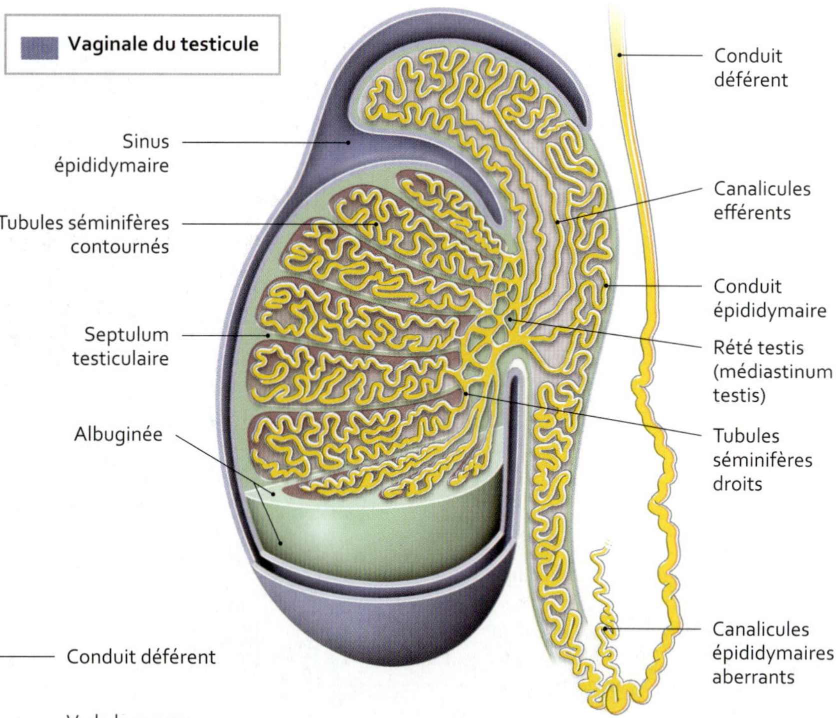

Structure du testicule et de l'épididyme
(coupe chanfreinée)

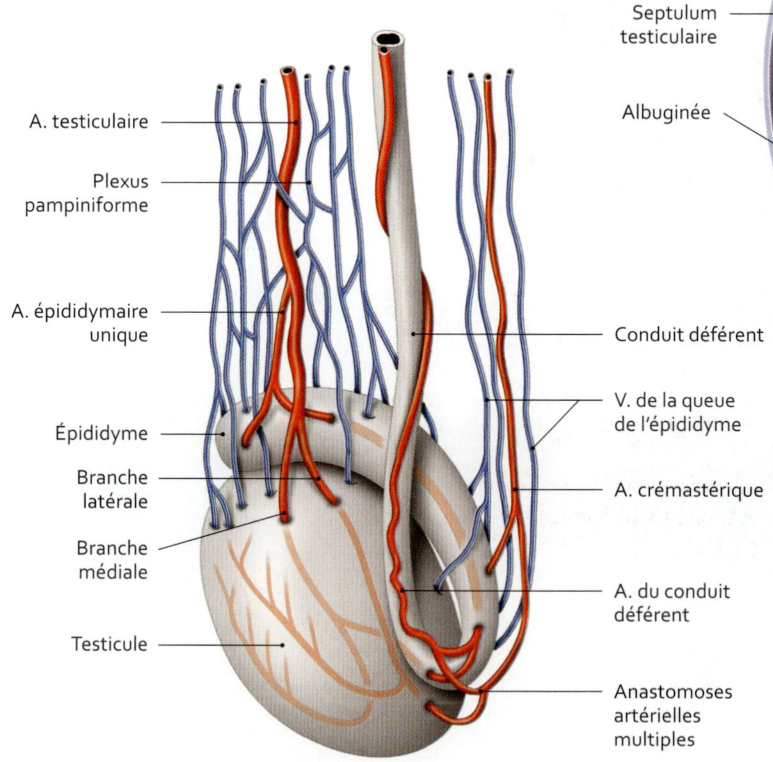

Veines et artères du testicule et de l'épididyme
(vue médiale)

Note

La tunique vasculaire assure, avec le cordon spermatique, un transfert externe de chaleur qui abaisse la température testiculaire de 0,5 à 1 °C ; la température de testicule étant de 33 à 34 °C.

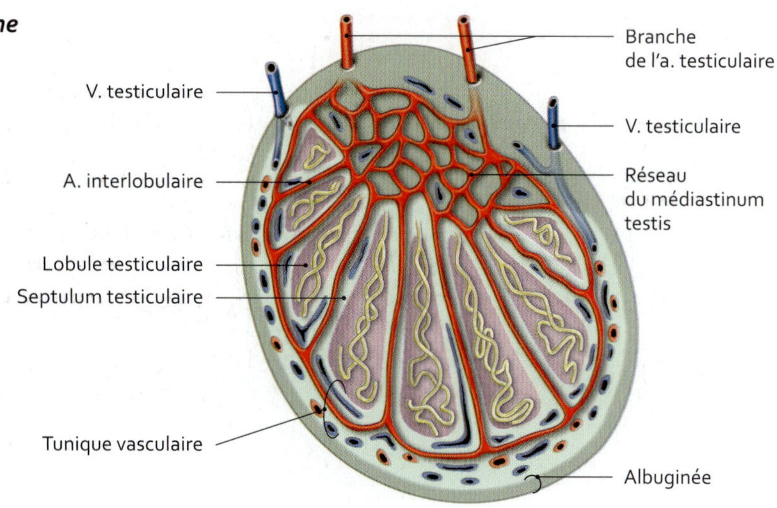

Vascularisation intratesticulaire
(schématique)

5.38 Vascularisation et innervation du testicule et de l'épididyme

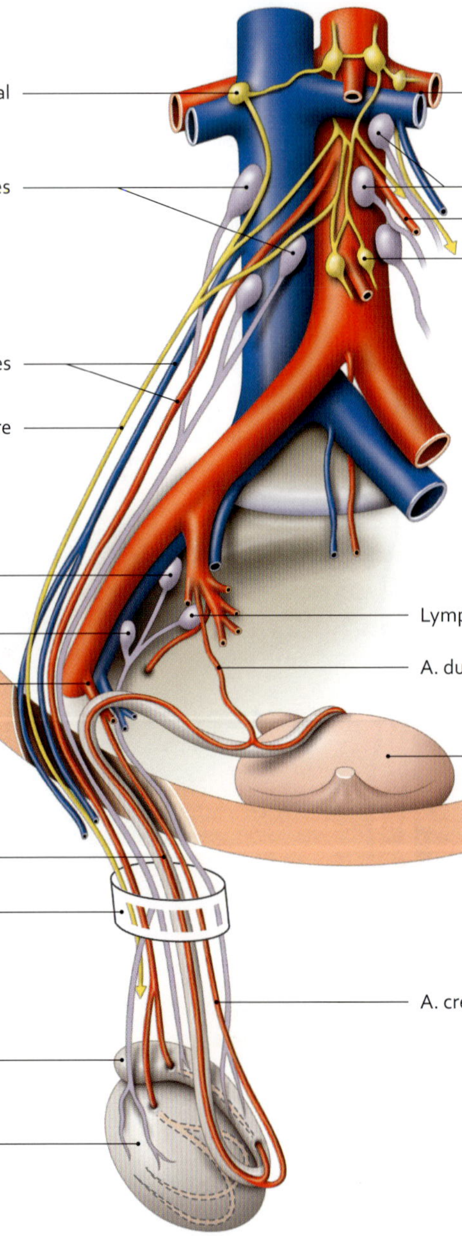

Origine et trajet des vaisseaux et nerfs du testicule et de l'épididyme

5.39 Prostate (1)

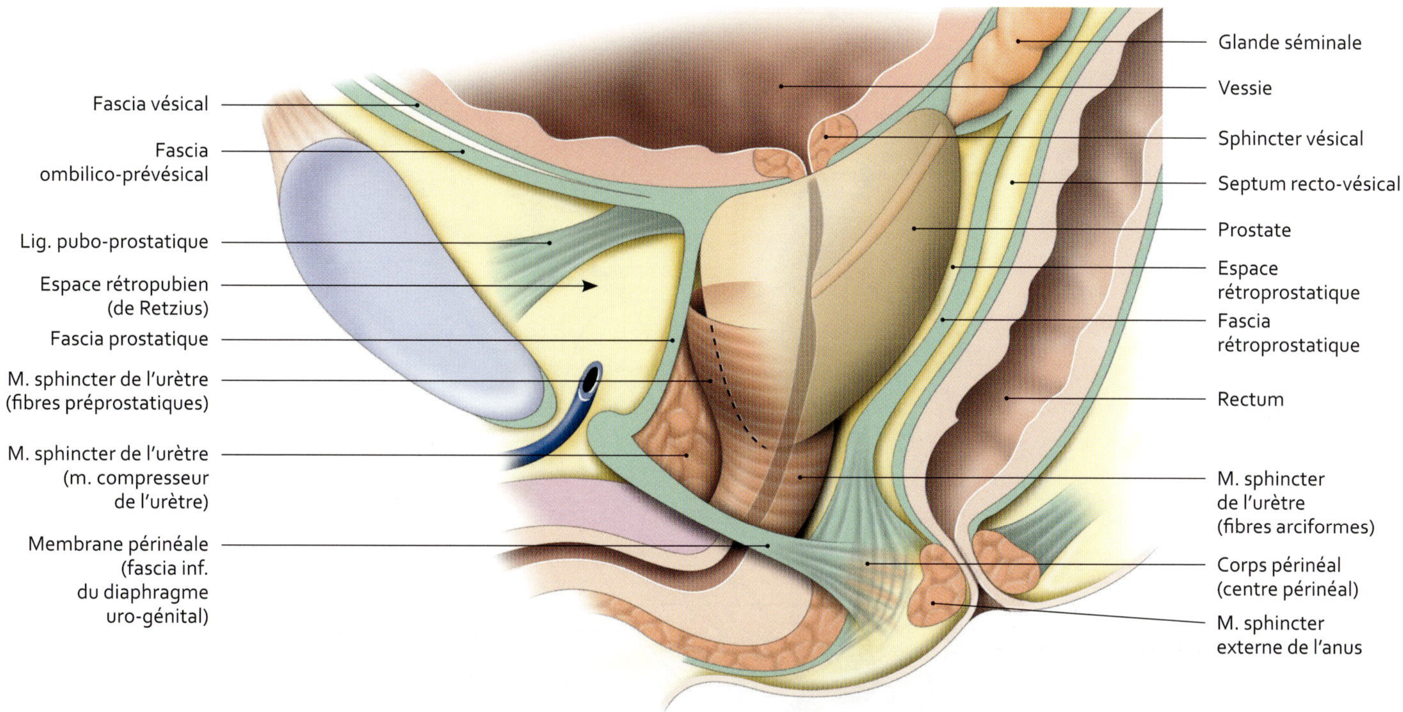

Muscles sphincter de l'urètre et loge prostatique
(vue latérale)

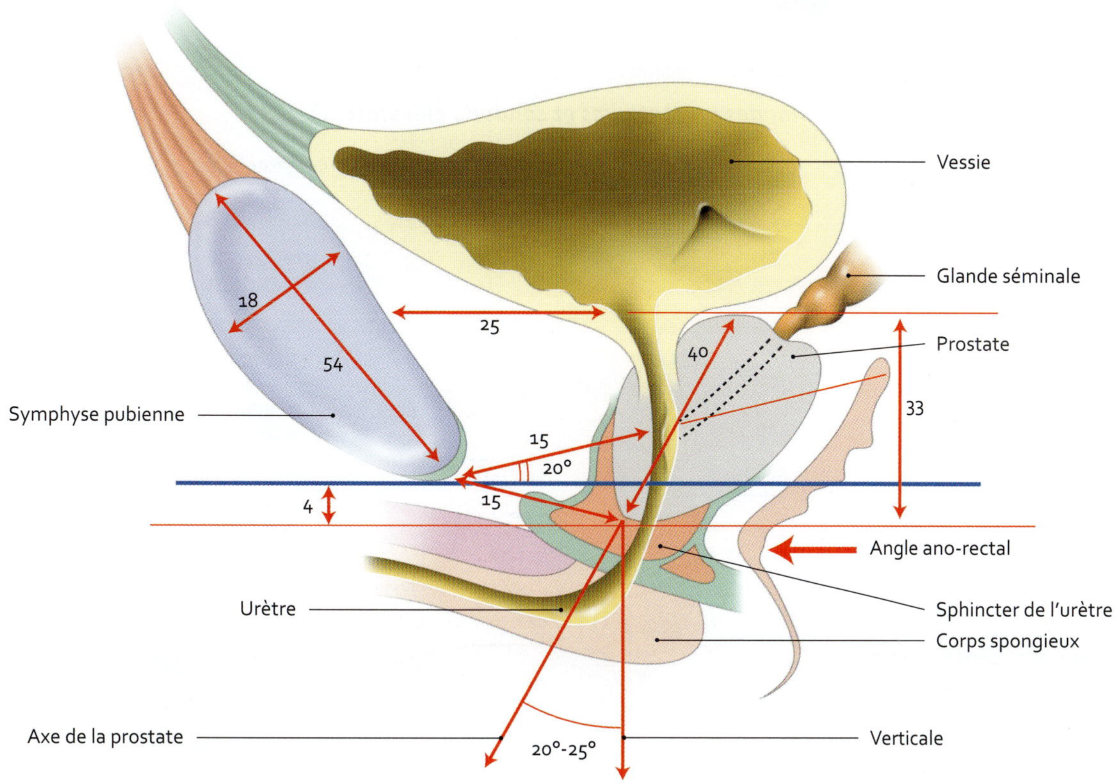

Prostate : topographie, mesures en millimètres
(coupe sagittale)

5.40 Prostate (2)

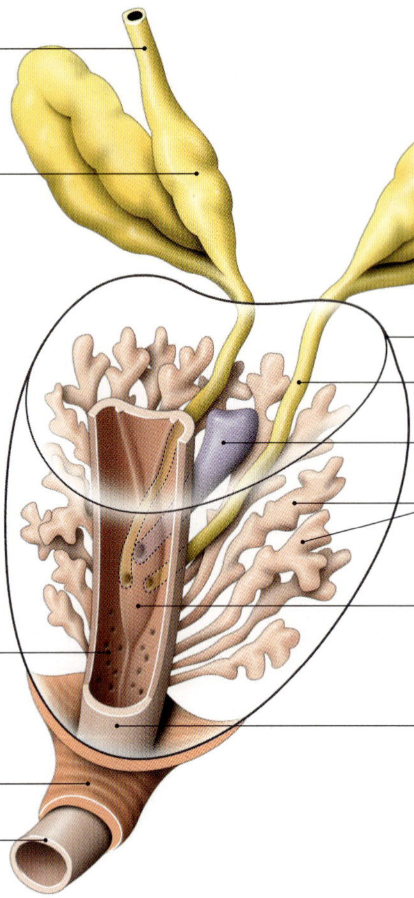

Glandes prostatiques et conduits éjaculateurs

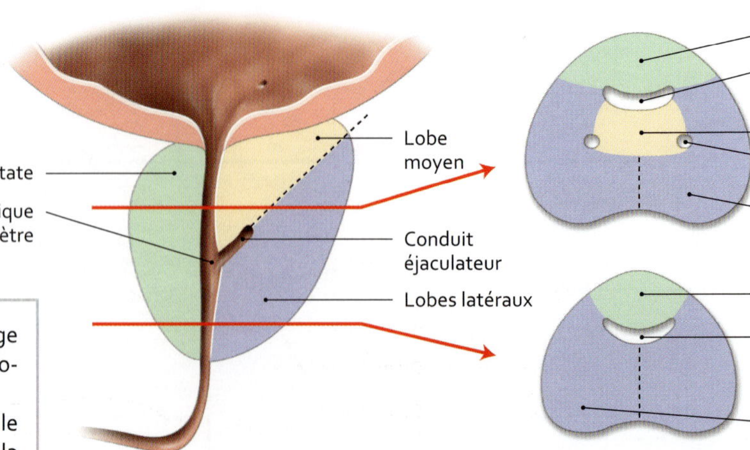

Note

- Sensible aux estrogènes, il est le siège habituel des adénomes ou hypertrophies bénignes de la prostate.
- Sensible aux androgènes, ils sont le siège habituel des cancers de la prostate.

Systématisation de la prostate

5.41 Prostate (3)

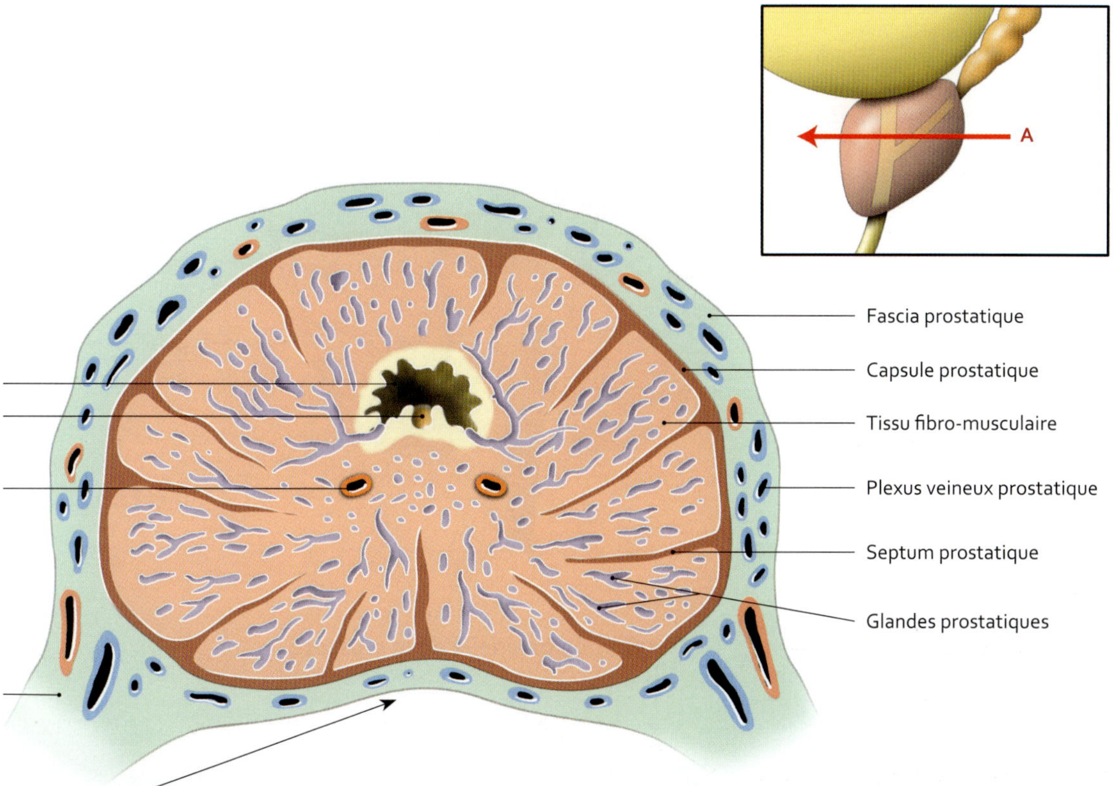

Structure de la prostate
(coupe transversale selon A)

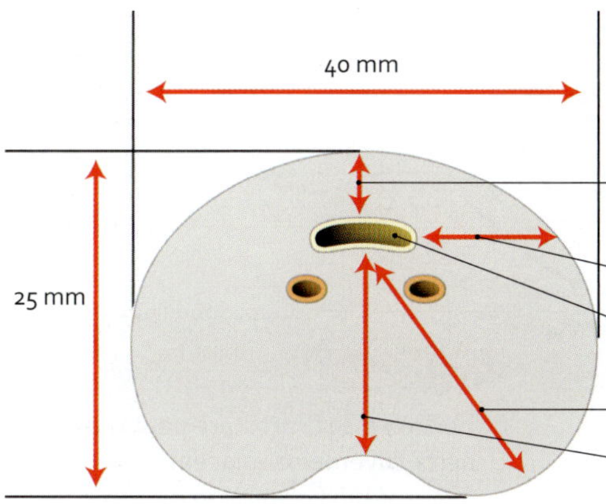

Prostate : mesures en millimètres
(coupe transversale)

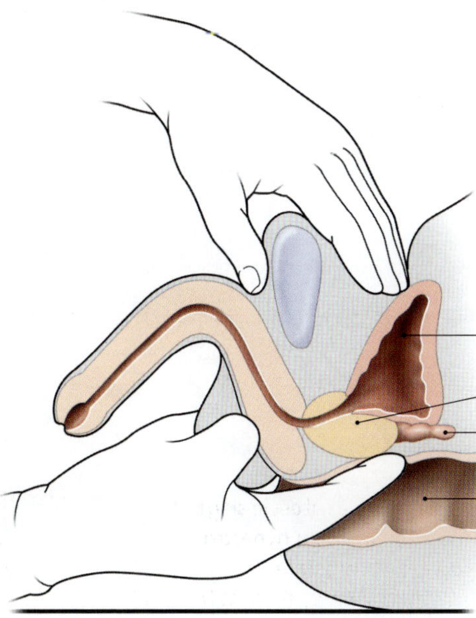

Examen de la prostate par le toucher rectal combiné au palper suprapubien

5.42 Artères et nerfs de la prostate

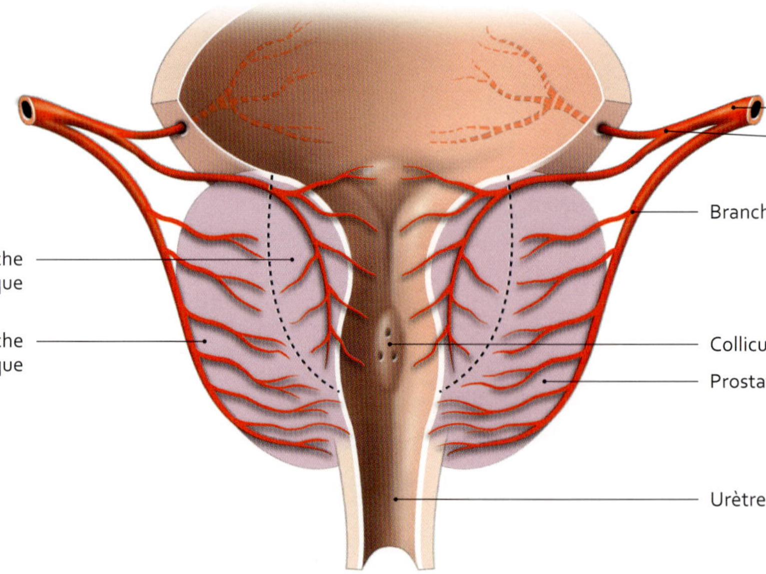

Distribution artérielle de la prostate

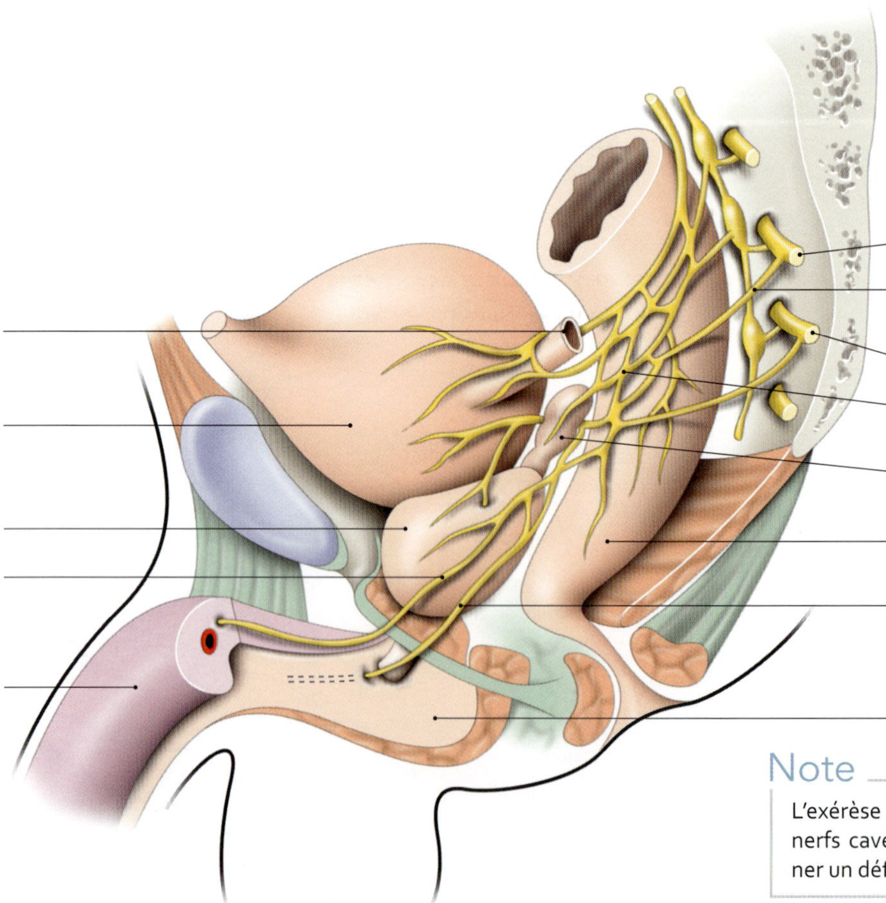

Note

L'exérèse de la prostate peut léser les nerfs caverneux adjacents et entraîner un déficit d'érection du pénis.

Plexus hypogastrique inférieur chez l'homme

5.43 Viscères pelviens chez la femme

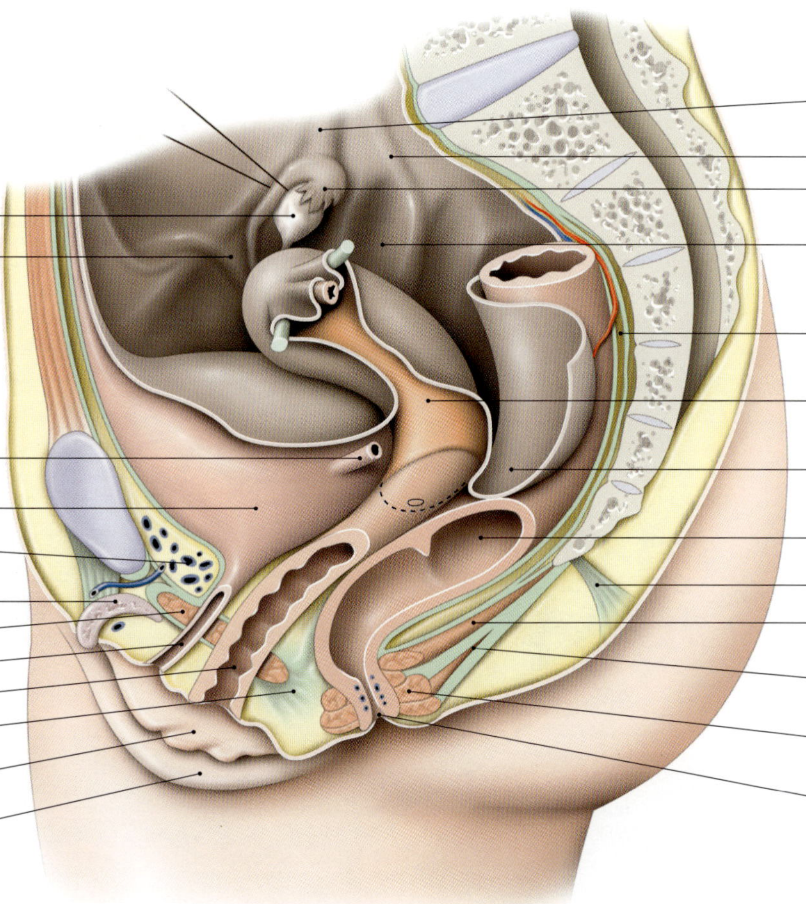

Organes uro-génitaux* in situ*, chez la femme
(coupe parasagittale gauche)

5.44 Organes pelviens chez la femme

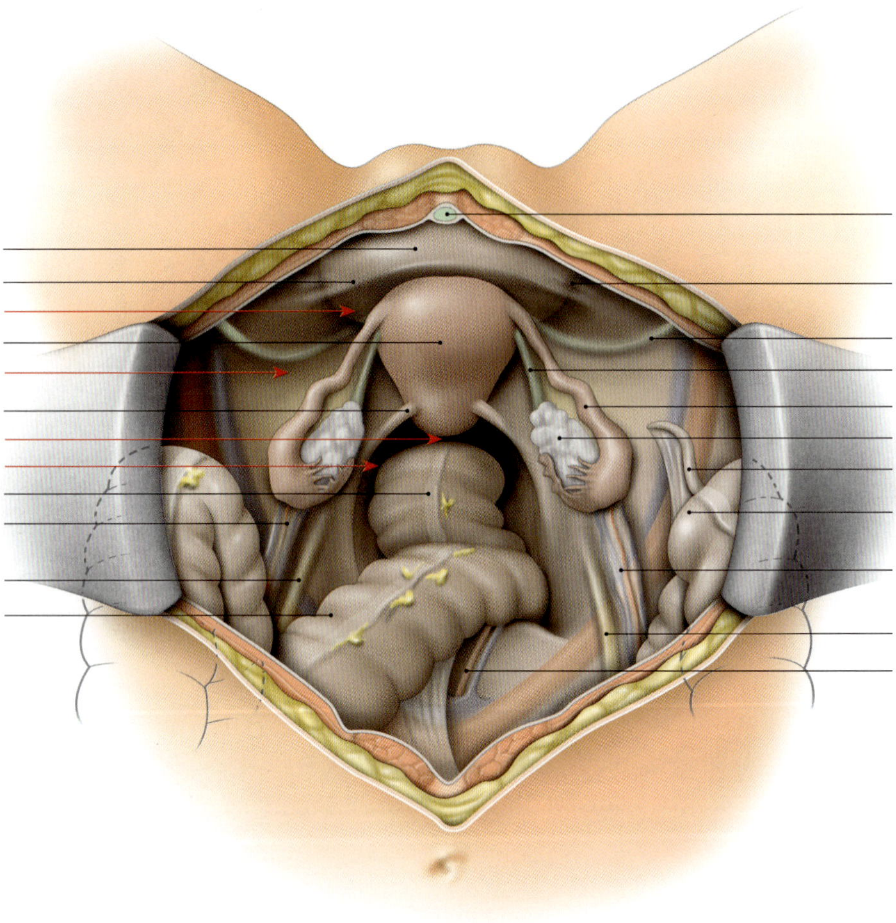

Cavité pelvienne chez la femme. Vue supérieure, opératoire
(les anses intestinales sont refoulées dans l'abdomen)

5.45 Trompe utérine, ovaire et ligament large

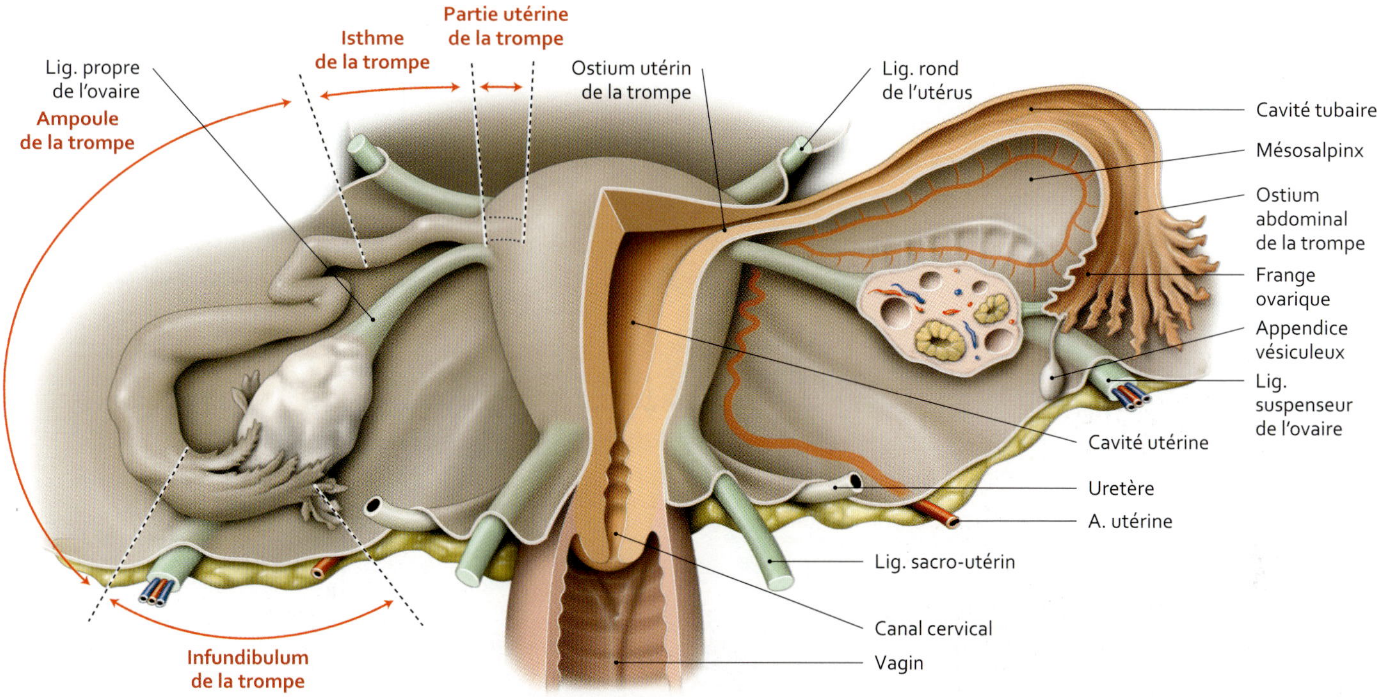

Organes génitaux internes de la femme
(face postérieure des organes isolés et étalés)

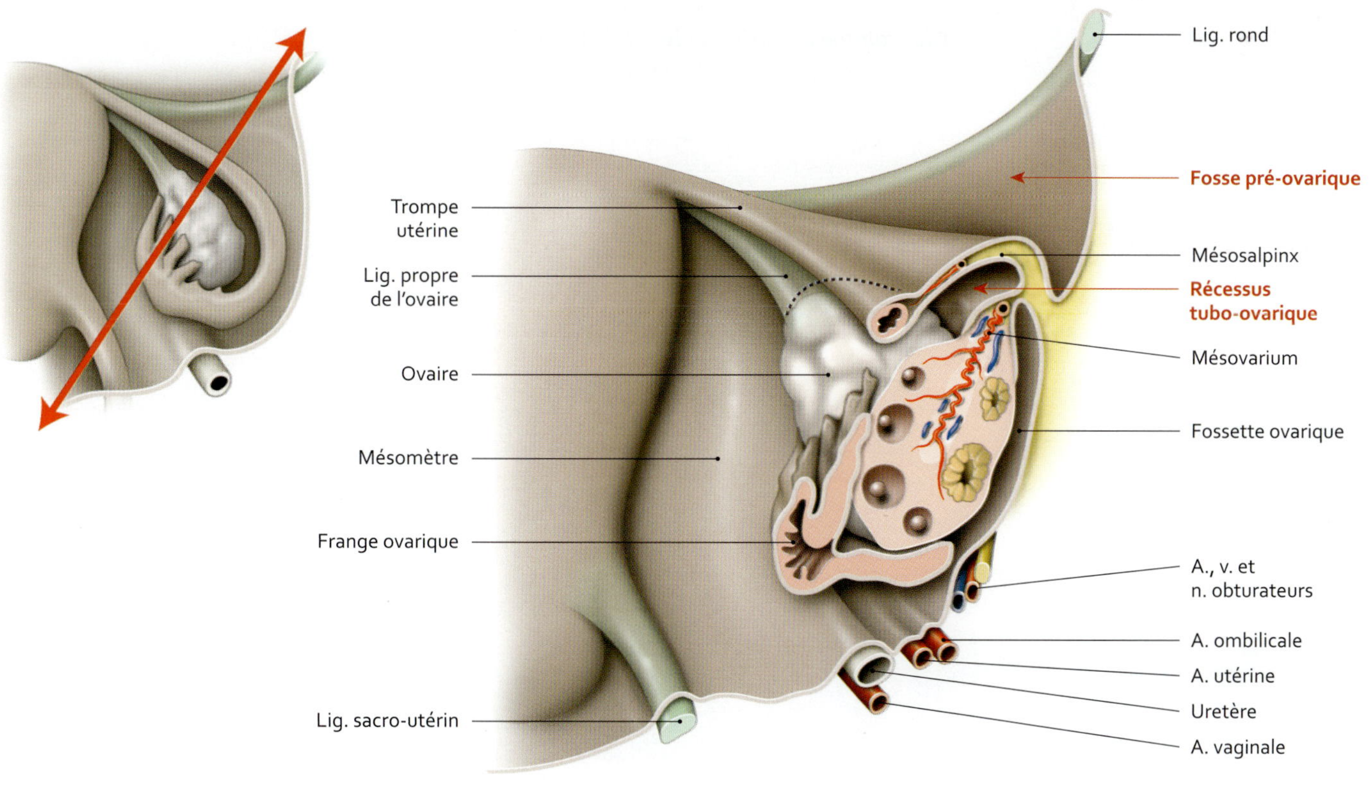

Rapports normaux de l'ovaire et de son environnement
(coupe transversale oblique de l'ovaire et de l'infudibulum de la trompe – vue postérieure)

5.46 Structure de l'ovaire

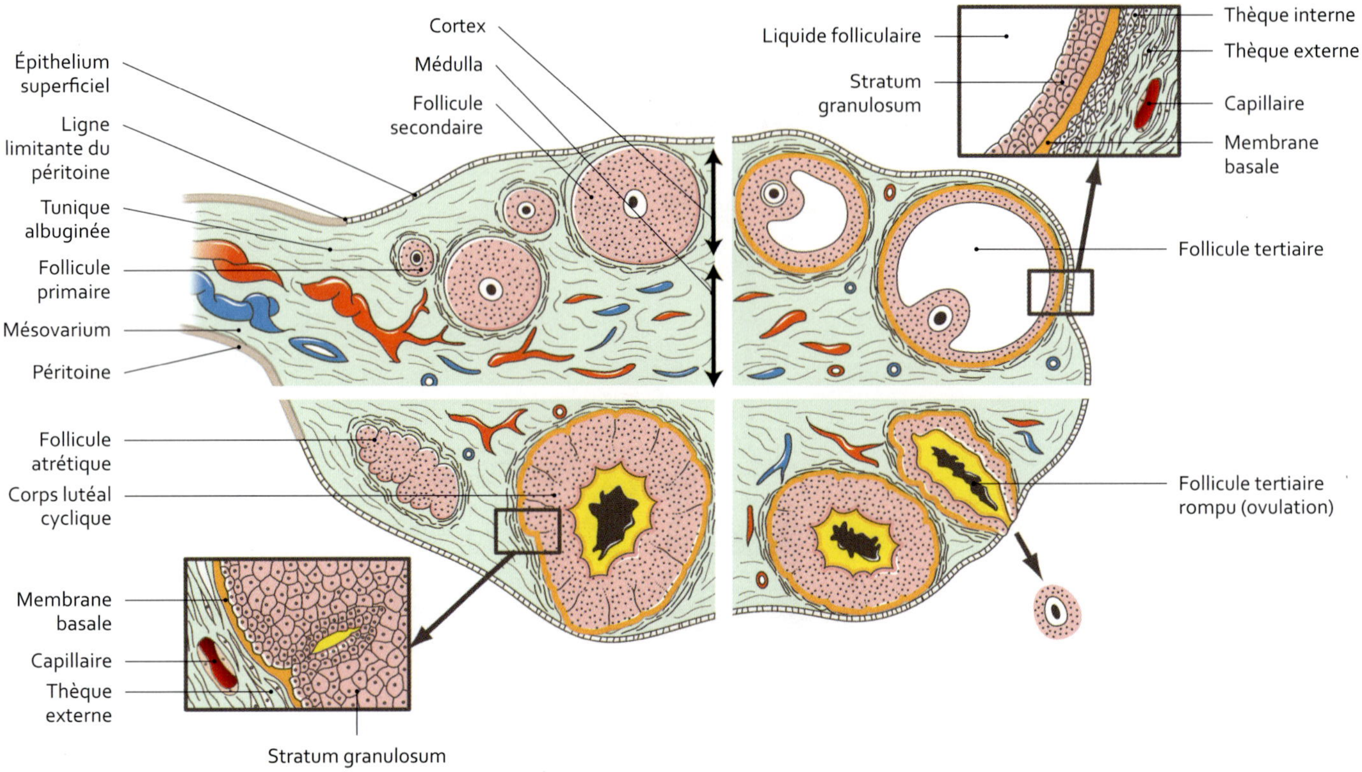

Diagramme des principales structures de l'ovaire
(coupe longitudinale transversale)

5.47 Structure et vascularisation de la trompe utérine

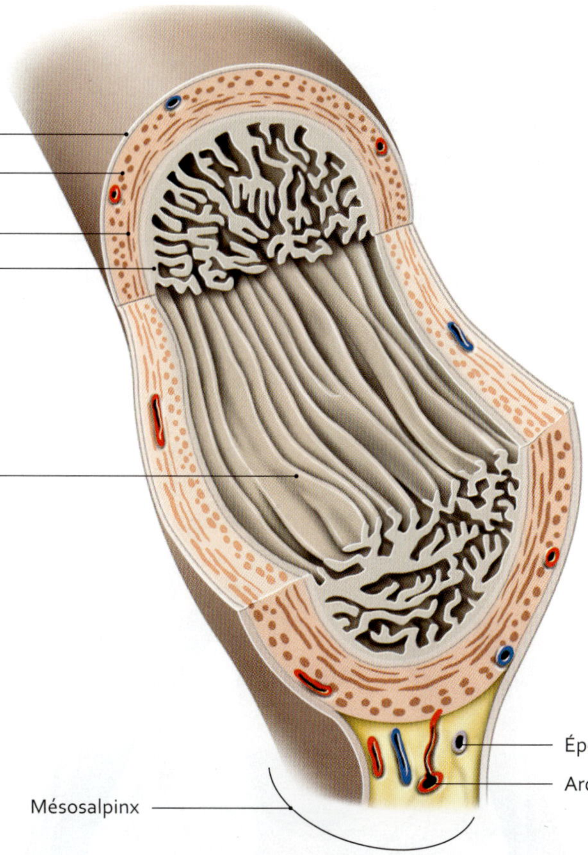

Trompe utérine – Structure
(coupe chanfreinée)

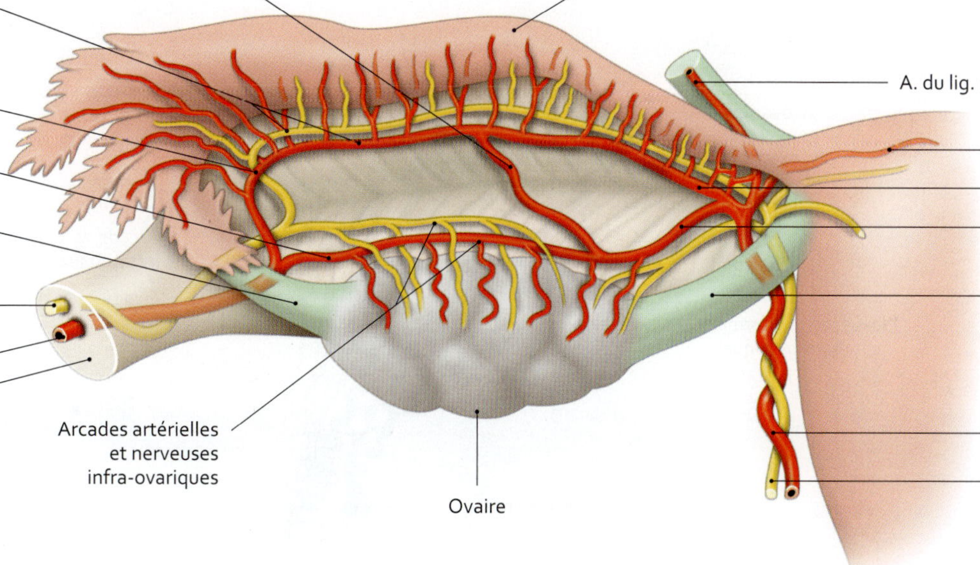

Artères et nerfs de l'ovaire et de la trompe
(vue postérieure)

5.48 Vaisseaux et nerfs des ovaires

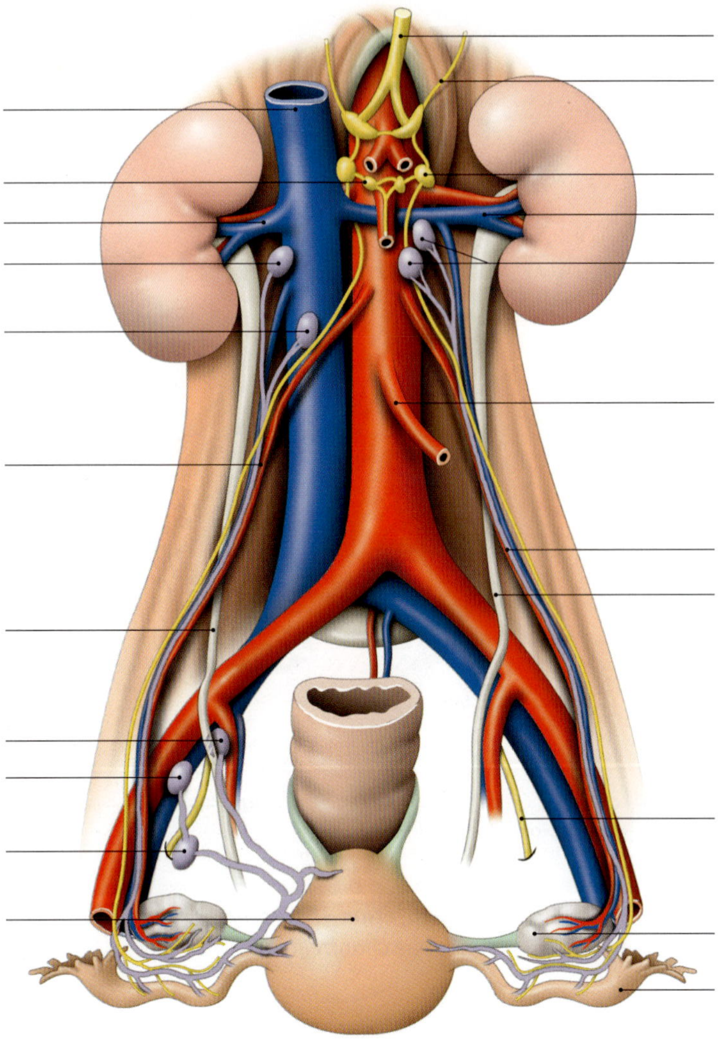

Vaisseaux de l'ovaire

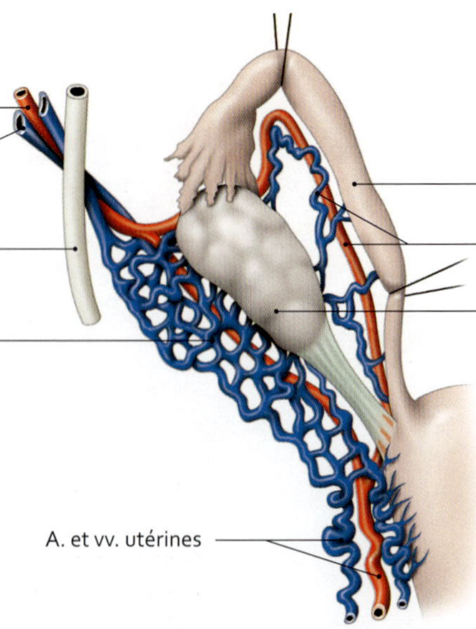

Circulation veineuse de l'ovaire
(vue postérieure)

5-49 Vestiges embryonnaires génitaux

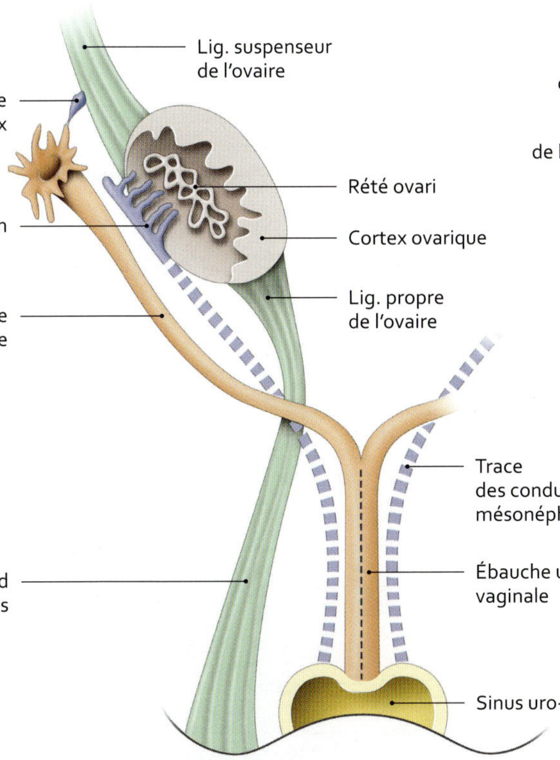

Diagramme des structures différenciées féminines
(embryon de 11 semaines)

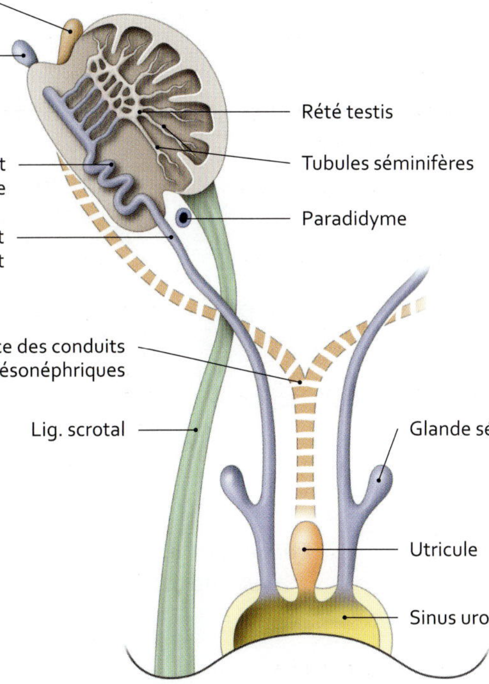

Diagramme des structures différenciées masculines
(embryon de 11 semaines)

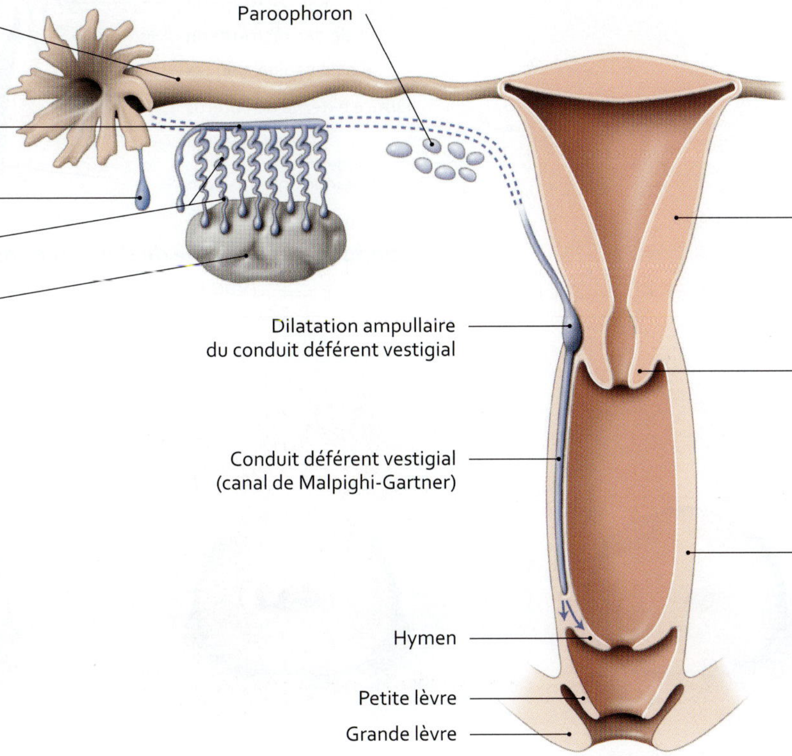

Vestiges embryonnaires des conduits génitaux féminins

5.50 Utérus (1)

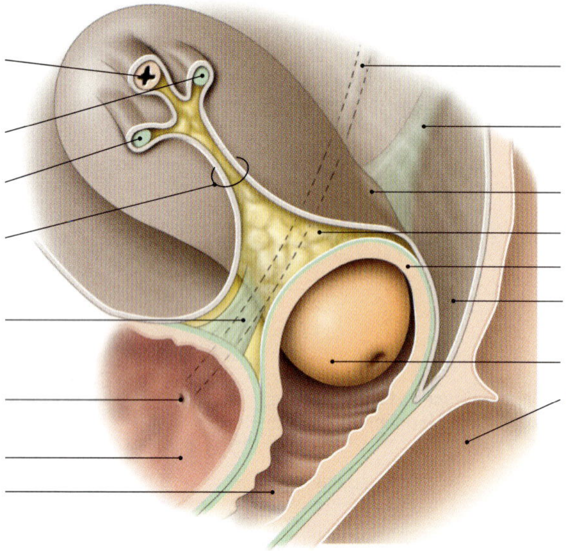

Parties de l'utérus
(vue latérale)

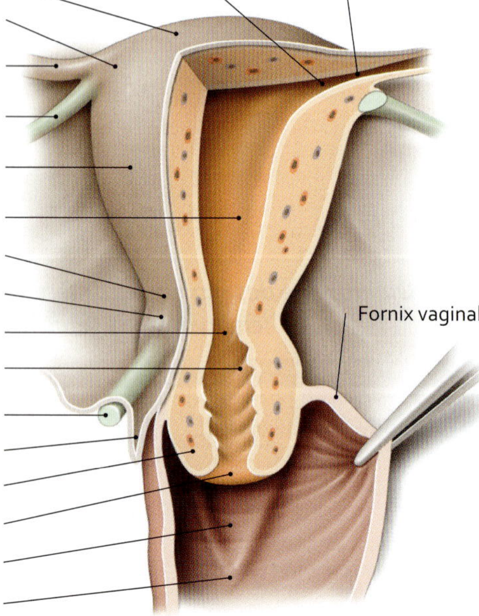

Configuration interne de l'utérus et du fornix vaginal antérieur
(vue postérieure, coupe chanfreinée)

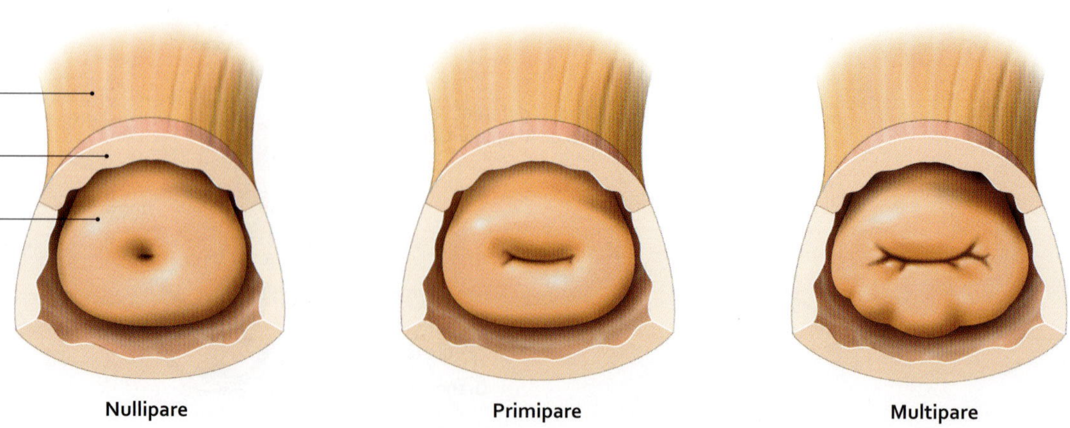

Aspect de l'orifice externe du col utérin

5.51 Utérus (2)

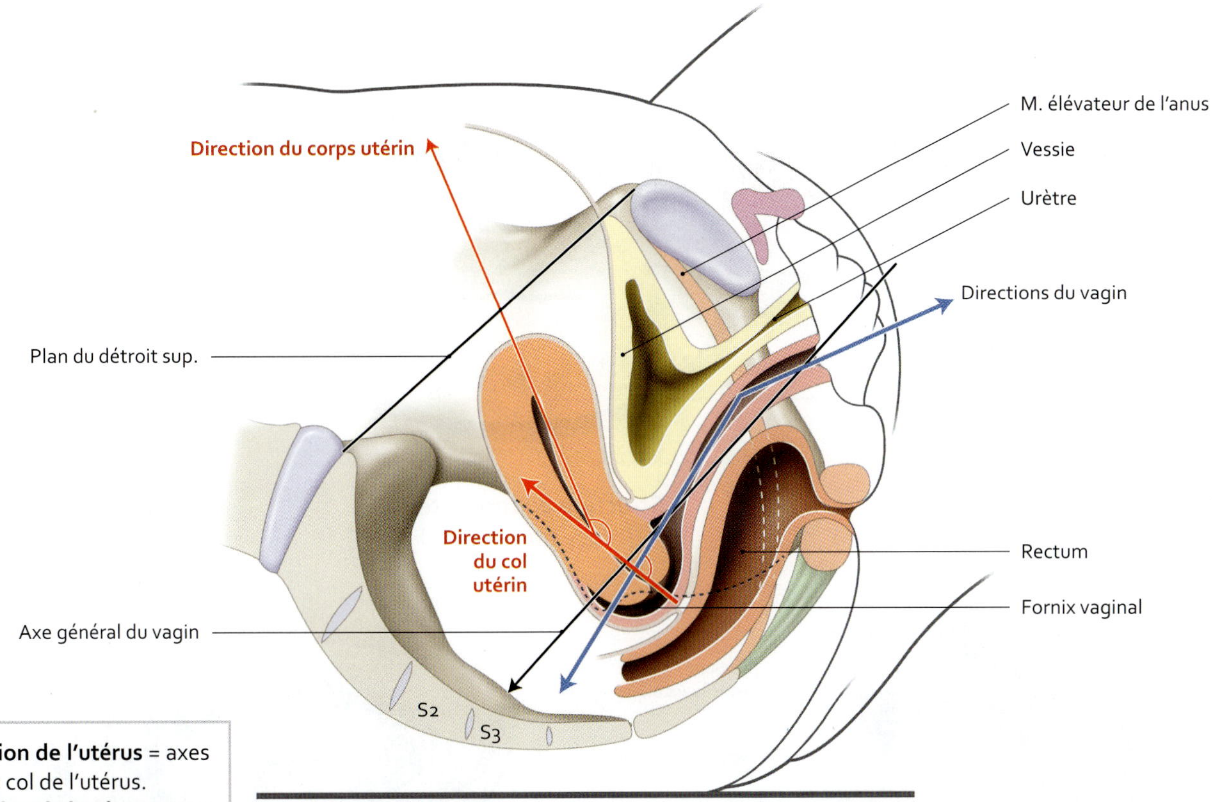

Note

Angle de flexion de l'utérus = axes du corps et du col de l'utérus.
Angle de version de l'utérus = axes du col utérin et du pelvis (proche de l'axe du vagin en station debout).

Situation et directions de l'utérus et du vagin
(coupe sagittale médiane, position gynécologique)

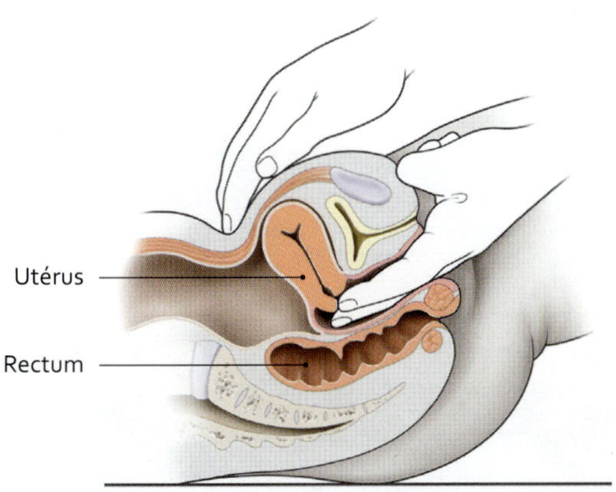

Examen de l'utérus par le toucher vaginal bimanuel

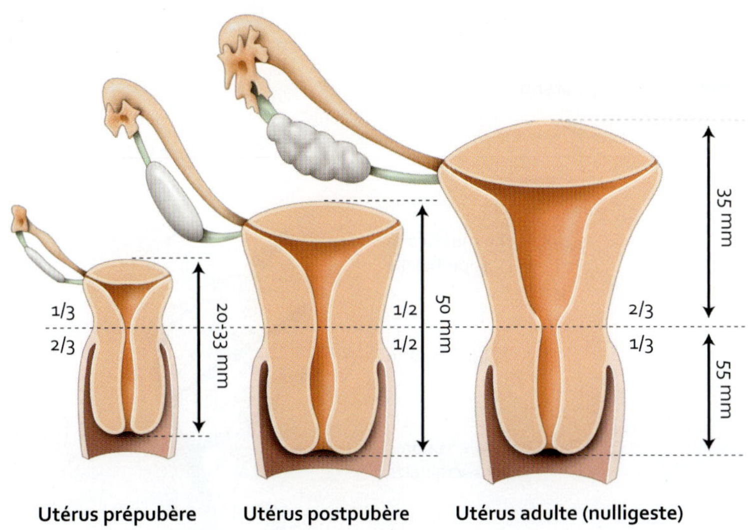

Dimensions et rapports relatifs du corps et du col utérins

5.52 Myomètre

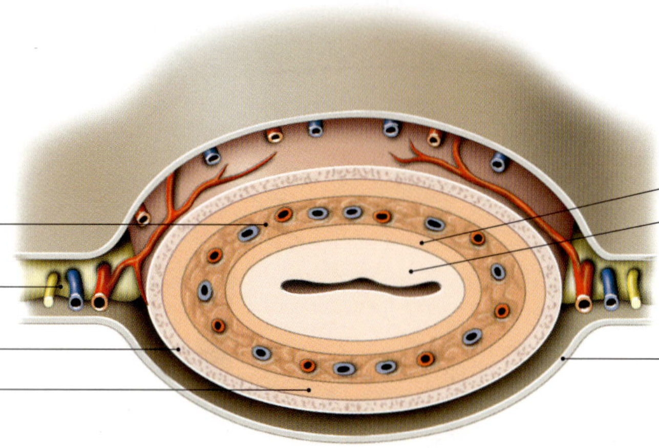

Structure du corps utérin
(coupe transversale)

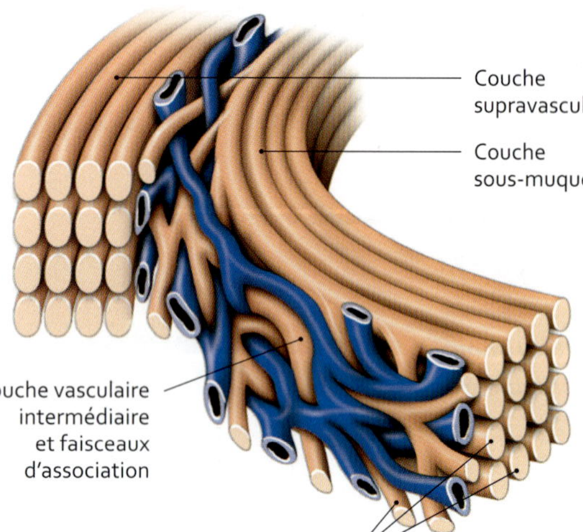

Structure du corps utérin

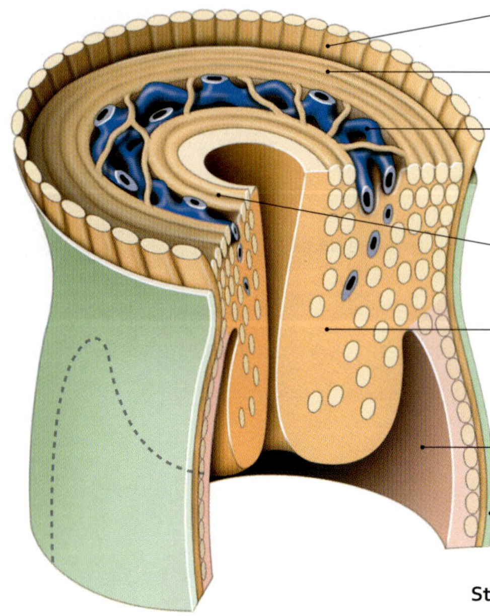

Structure du col utérin

Structure schématique du myomètre

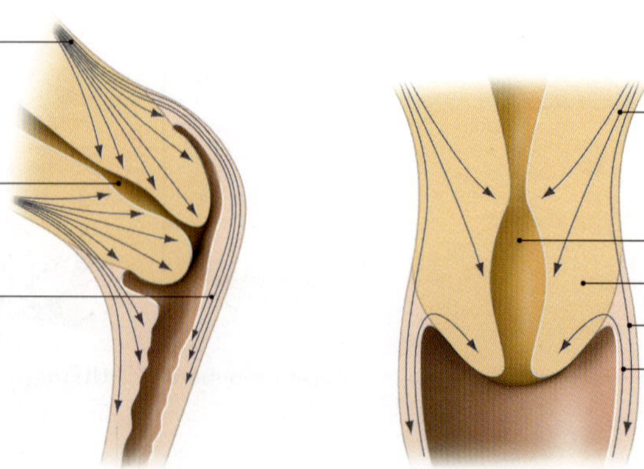

Direction des fibres musculaires dans le col utérin

5.53 Endomètre

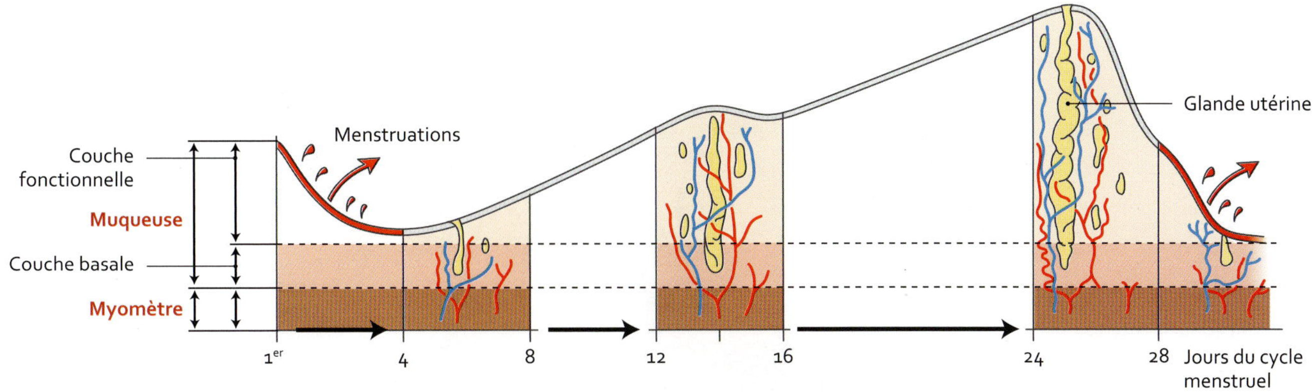

Transformations cycliques de la muqueuse utérine

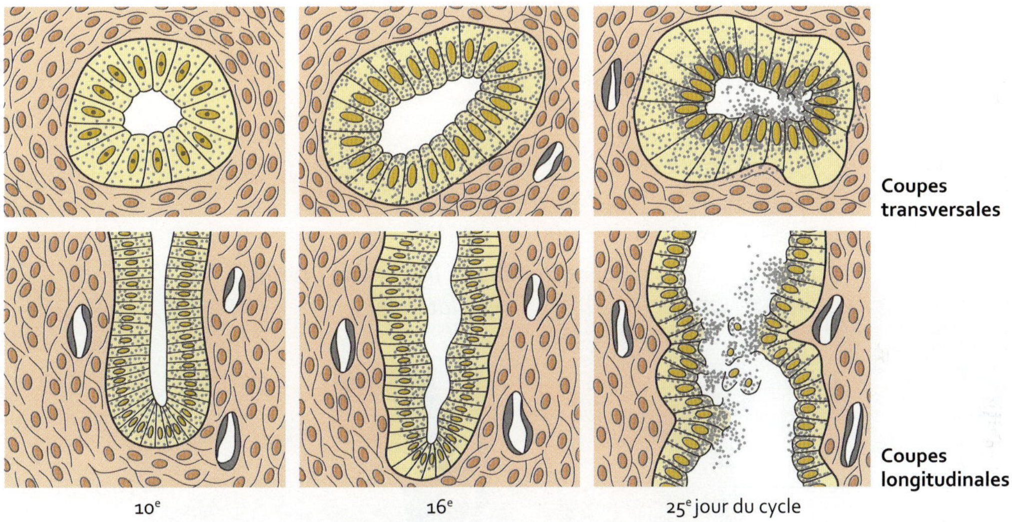

Évolution des glandes utérines au cours du cycle menstruel

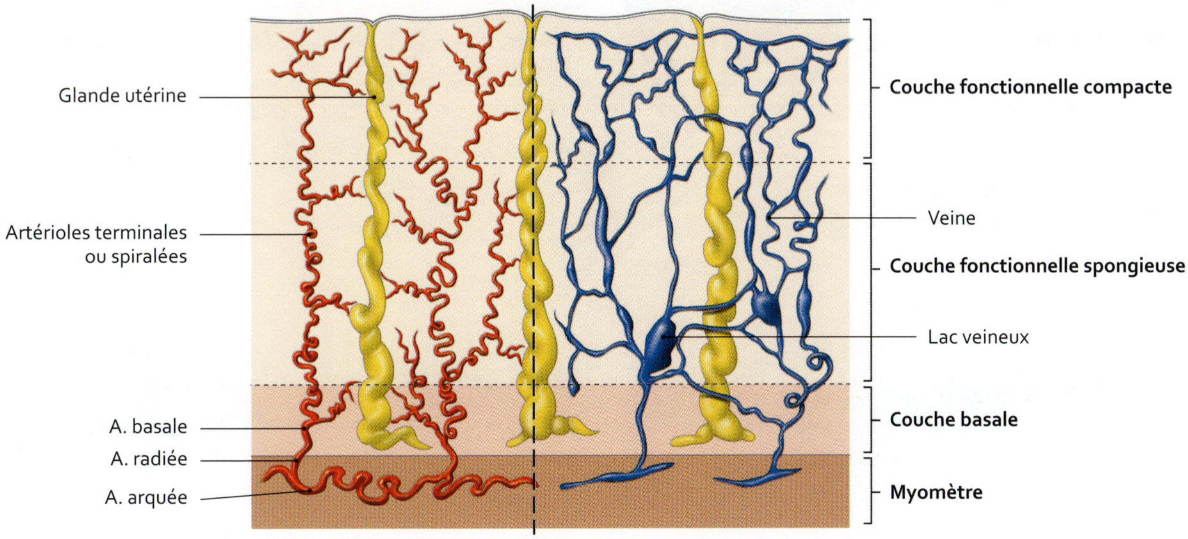

Vaisseaux de la muqueuse utérine au cours de la deuxième partie du cycle menstruel (ou phase lutéale)

5.54 Ligaments de l'utérus (1)

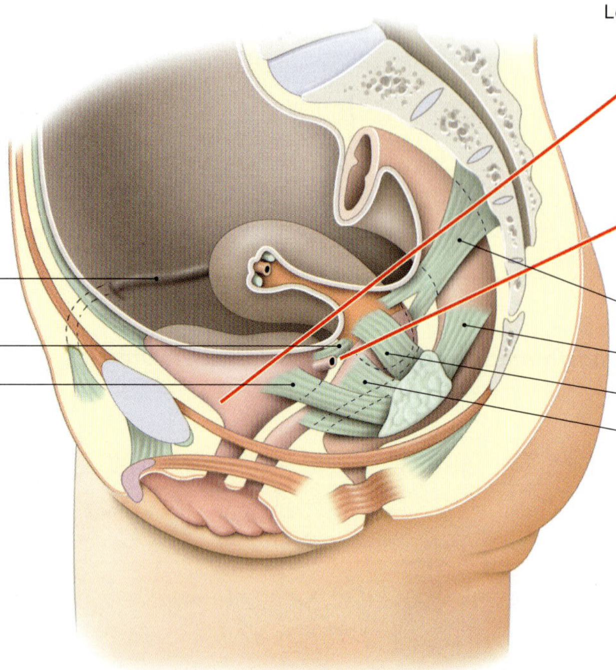

Topographie des ligaments utérins
(vue latérale)

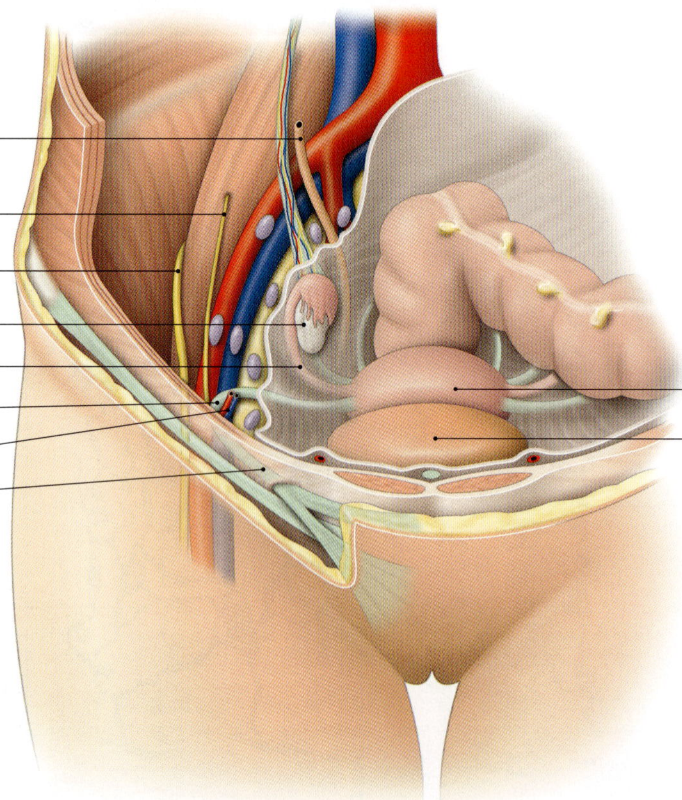

Trajet du ligament rond de l'utérus
(vue antéro-supérieure)

5.55 Ligaments de l'utérus (2)

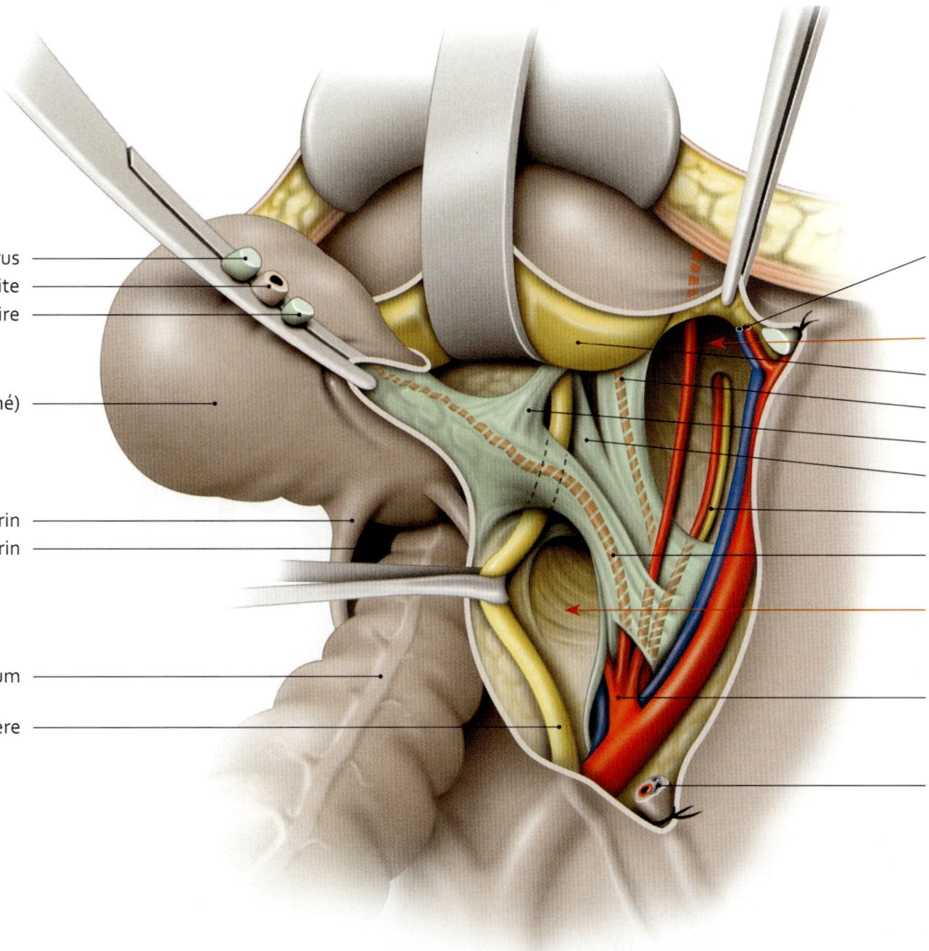

Ligaments génitaux et vésicaux droits. Dissection opératoire
(vue supérieure – ablation de l'annexe droite de l'utérus et ouverture du ligament large droit)

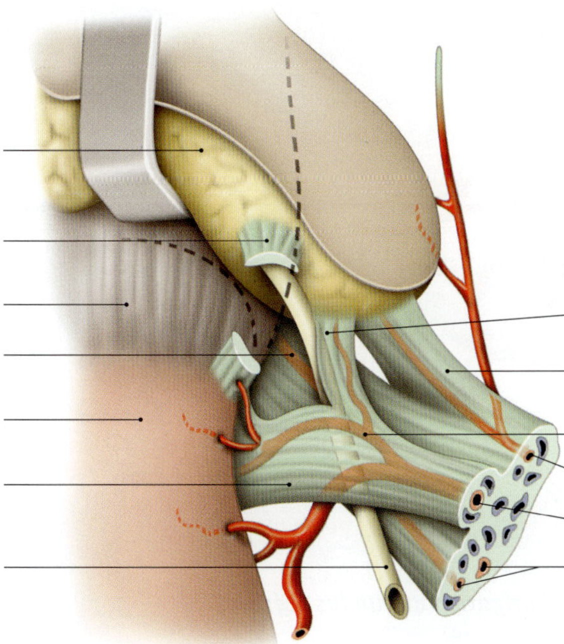

Ligaments vésicaux et génitaux droits
(position opératoire, vue supéro-antérieure)

5.56 Vaisseaux de l'utérus (1)

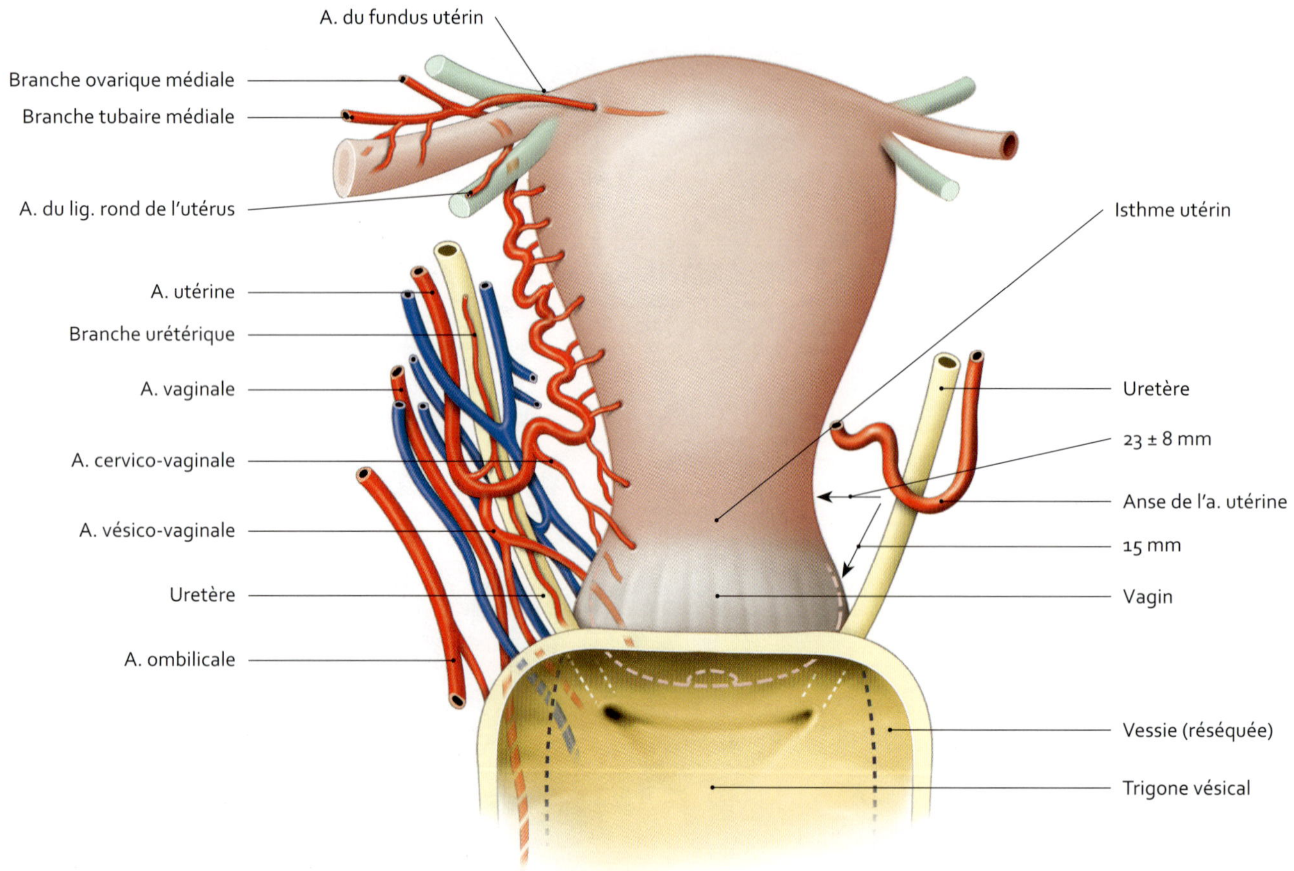

Branches de l'artère utérine
(vue antérieure)

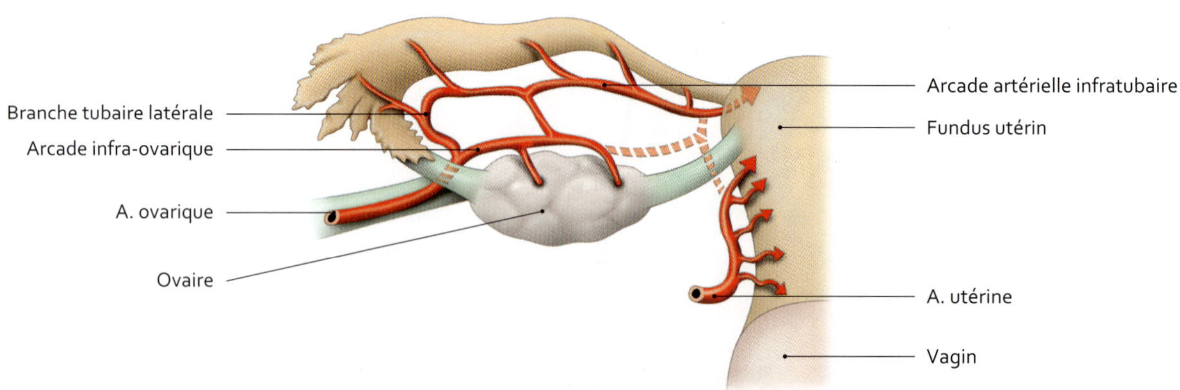

Dominance ovarique de l'irrigation du fundus utérin
(vue postérieure)

5.57 Vaisseaux de l'utérus (2)

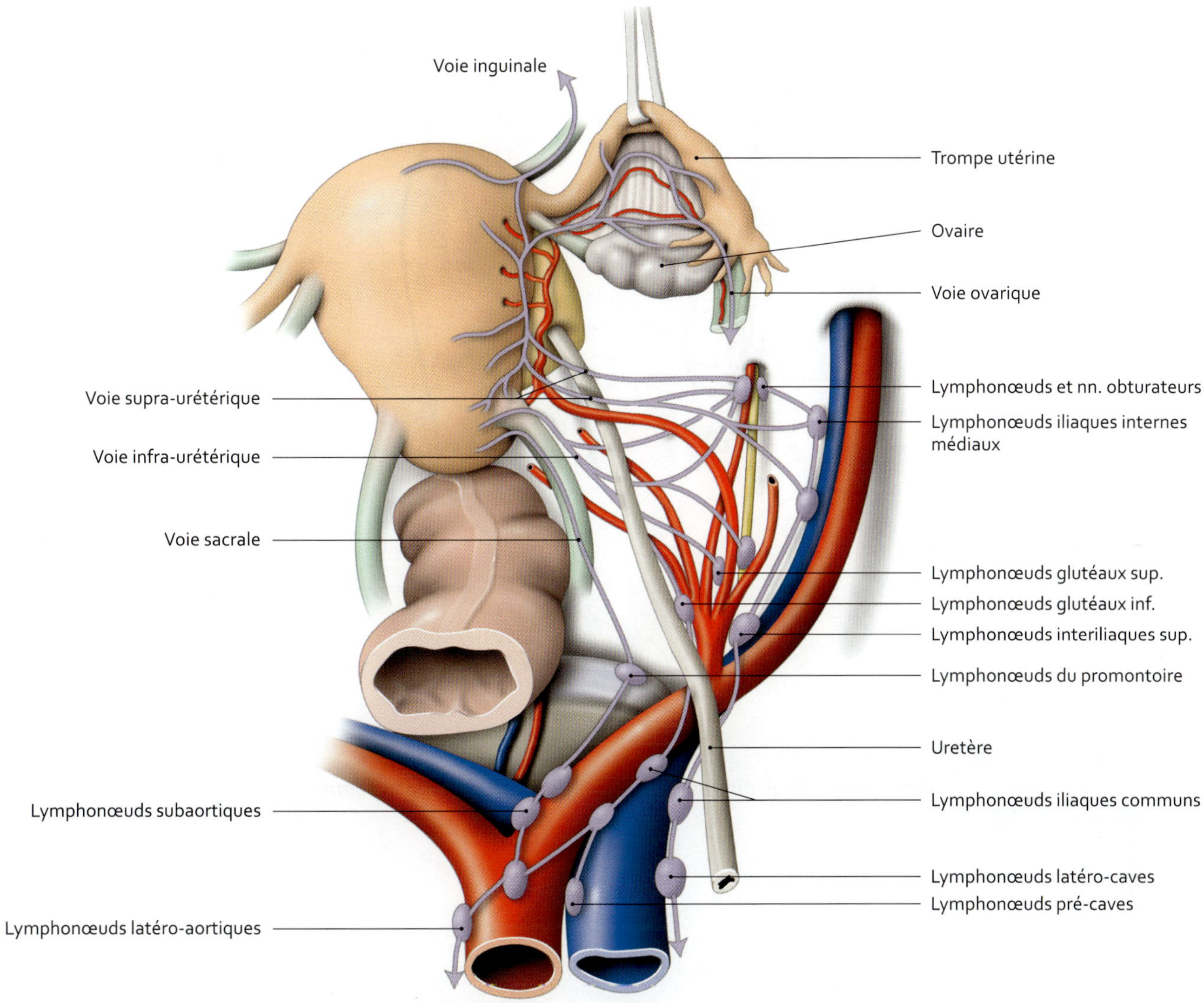

Drainage lymphatique de l'utérus
(vue supérieure)

5.58 Veines et nerfs de l'utérus

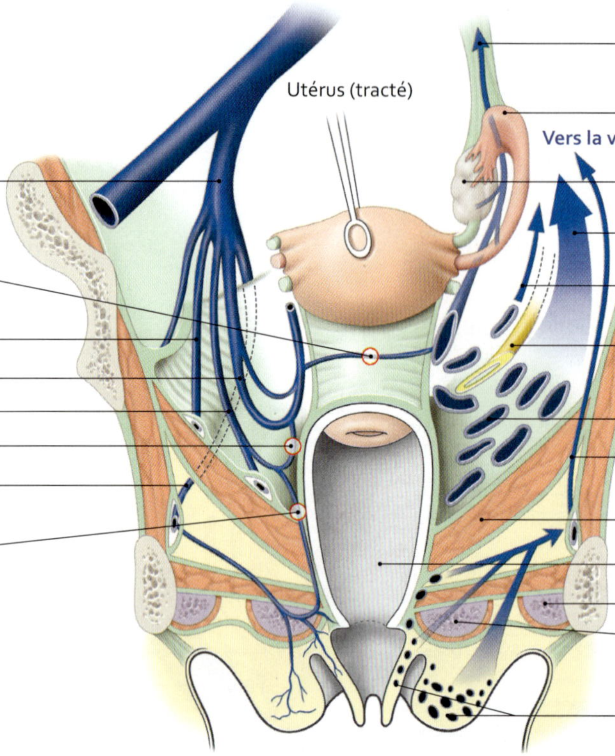

Diagramme du drainage des veines pelviennes chez la femme

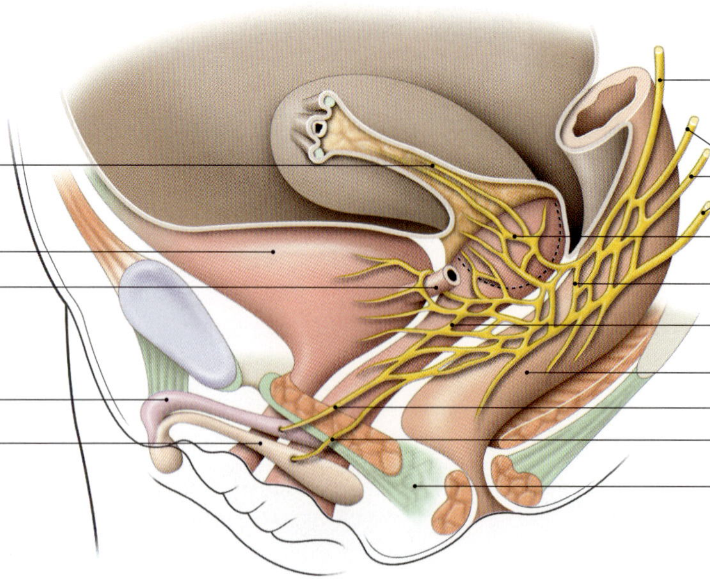

Branches du plexus hypogastrique inférieur gauche chez la femme
(vue latérale)

5.59 Morphologie du vagin

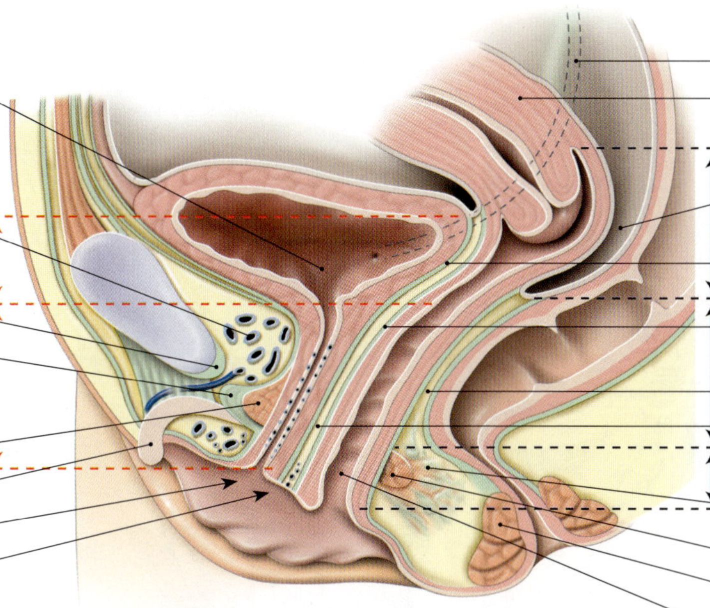

***Vagin* in situ**
(coupe sagittale médiane)

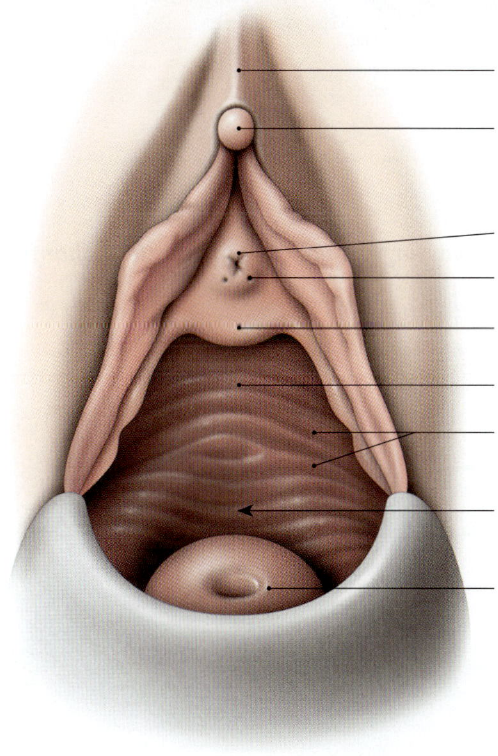

Vulve et paroi vaginale antérieure
(ouverture de l'orifice vaginal par une valve postérieure)

5.60 Rapports du vagin

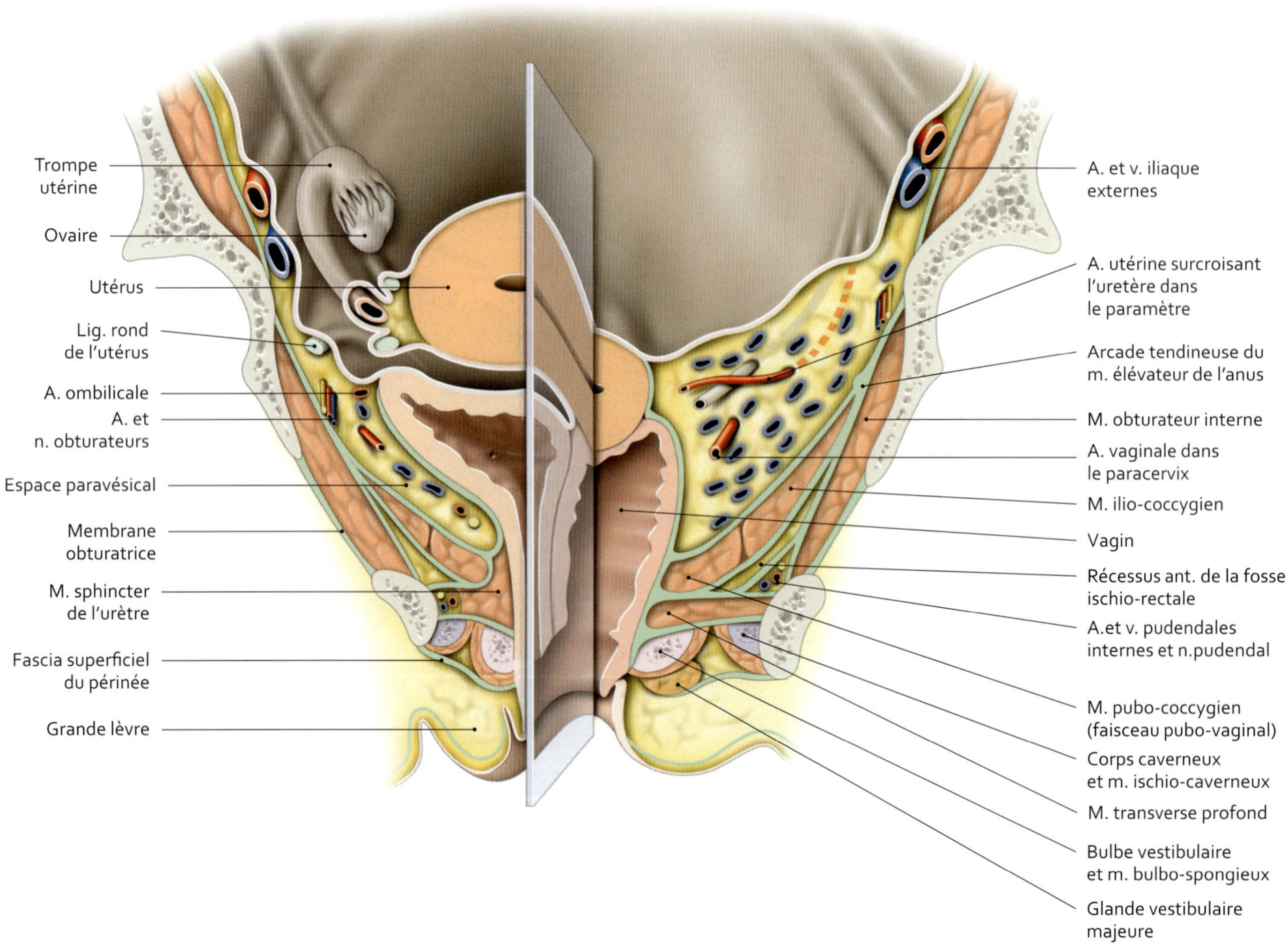

Petit bassin féminin. Coupe frontale et chanfreinée
(vue antérieure)

5.61 Ligaments et structure du vagin

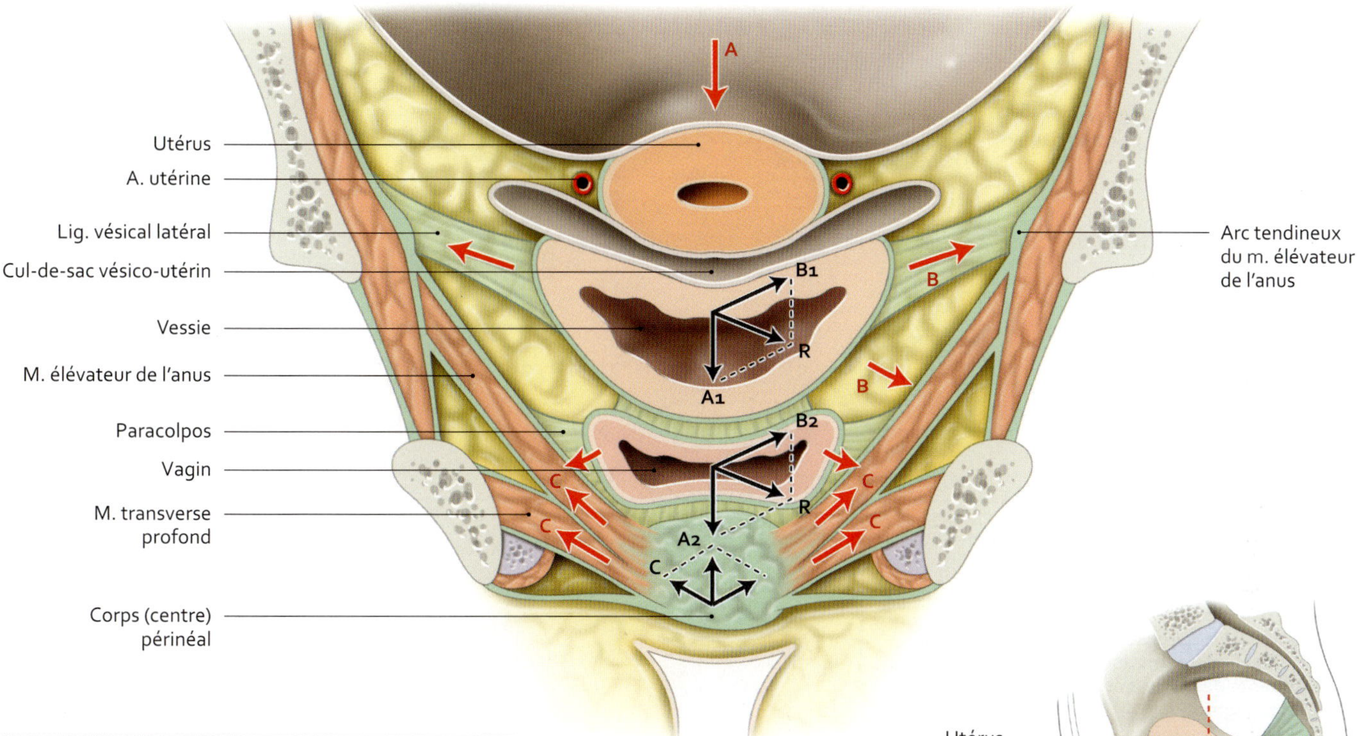

A, A1, A2. Pressions intra-abdominales et viscérales
B, B1, B2. Résistances viscérales
C. Résistances pariétales
R. Résultantes des contraintes

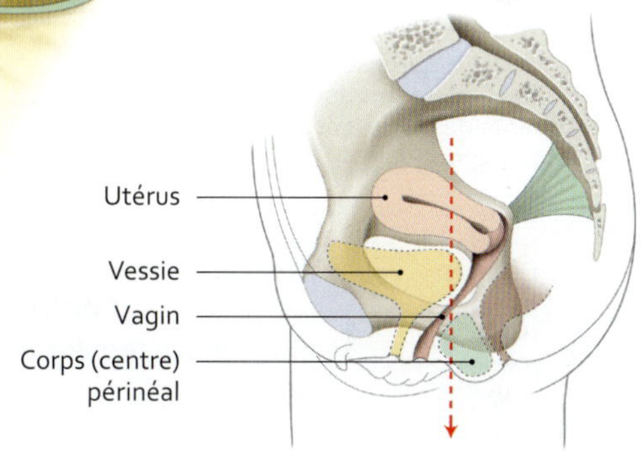

Résultantes des contraintes de pression et de résistance sur les viscères pelviens chez la femme
(coupe frontale selon le cartouche – vue antérieure)

Note

La tunique spongieuse du vagin est formée d'un tissu conjonctif lâche, riche en fibres élastiques, en vaisseaux lymphatiques et en plexus veineux de gros calibre. Cette tunique constitue le substrat de la fonction érectile du vagin. Elle est épaisse au niveau des colonnes vaginales, et plus particulièrement au niveau de la colonne antérieure et de sa bifurcation.

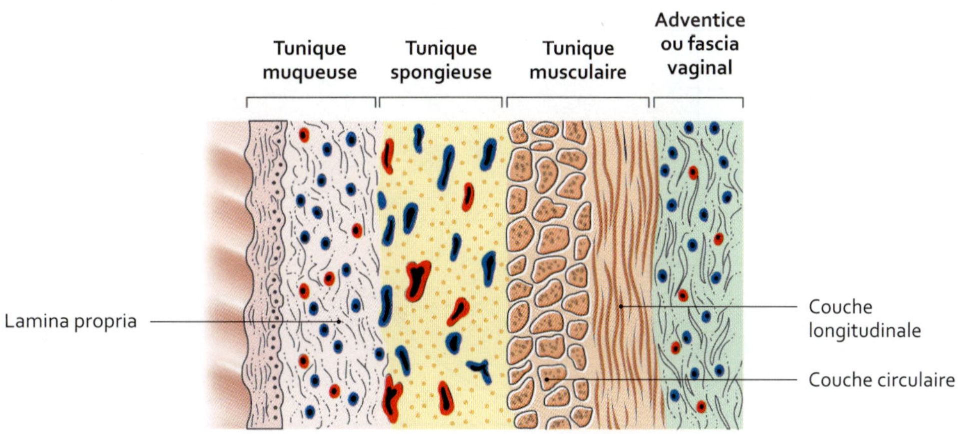

5.62 Vagins et statique des viscères pelviens

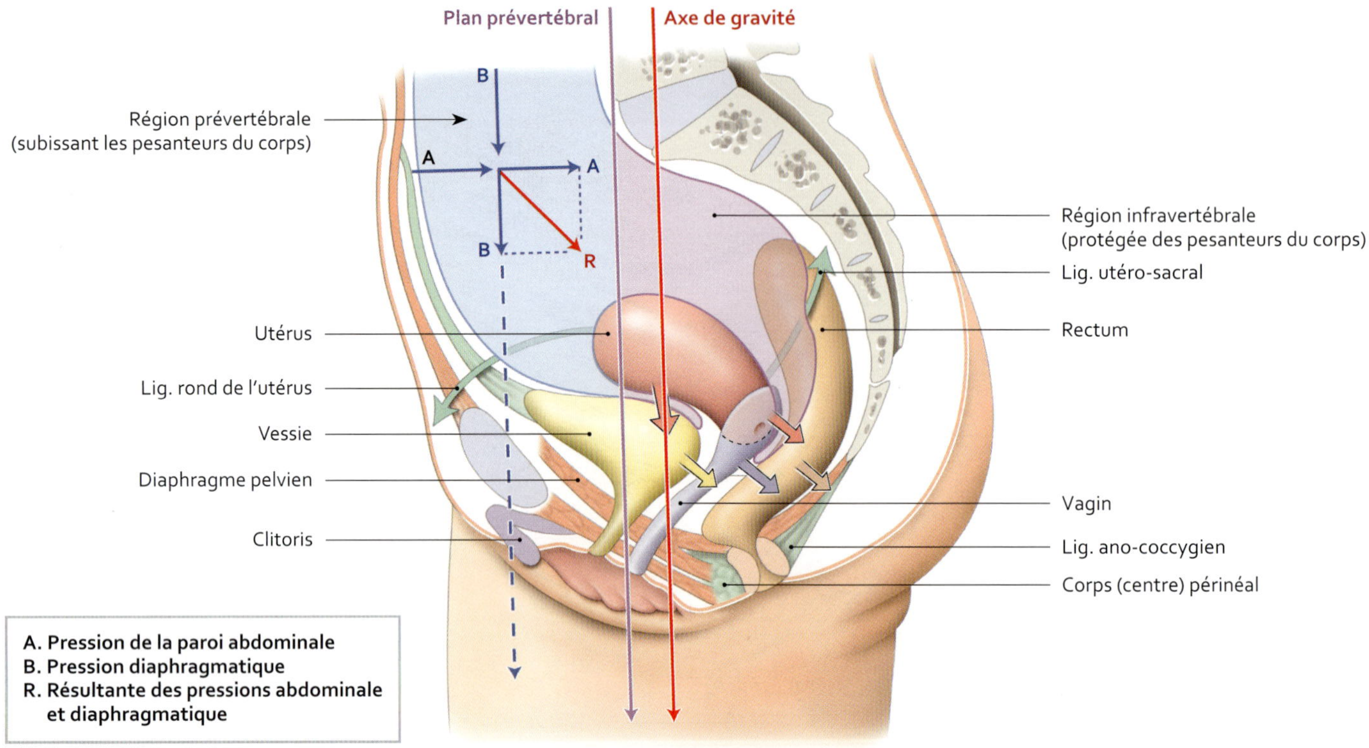

Contraintes et résistances des viscères pelviens : déplacement des viscères pelviens au cours de l'effort de poussée

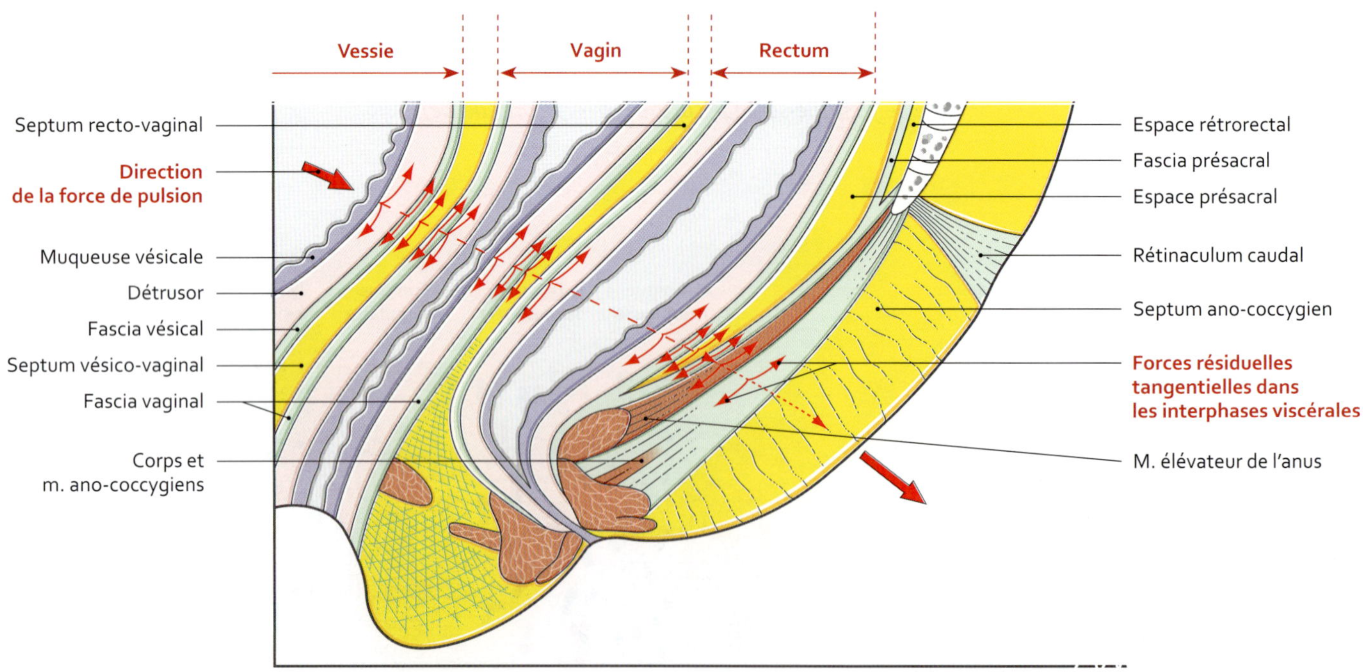

Importance biomécanique des surfaces d'accolement des viscères pelviens. Diagramme de la structure polyphasique des viscères pelviens chez la femme

5.63 Artères du vagin

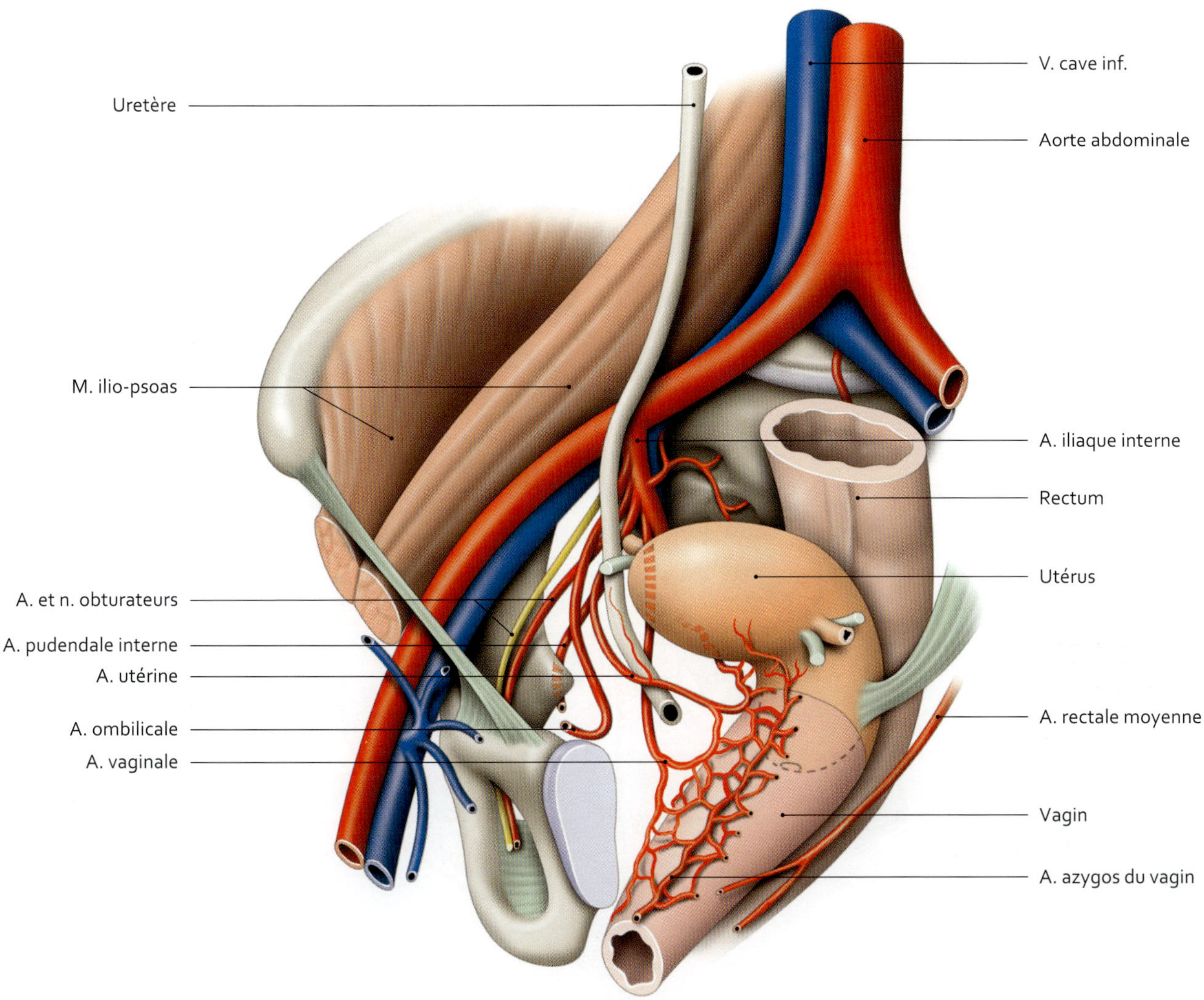

Origine et trajet des artères utérine et vaginale
(vue antéro-latérale gauche)

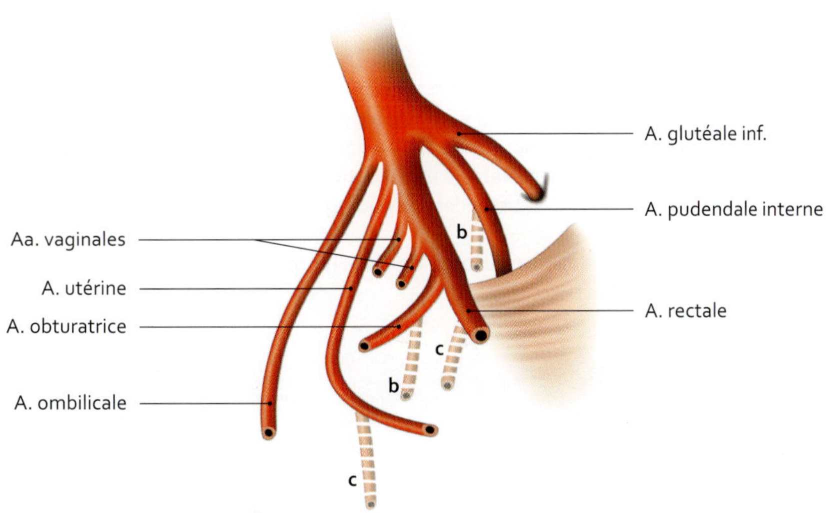

Variations d'origines des artères utérine (b) et vaginale (c)
(vue supérieure schématique)

5.64 Lymphatiques du vagin

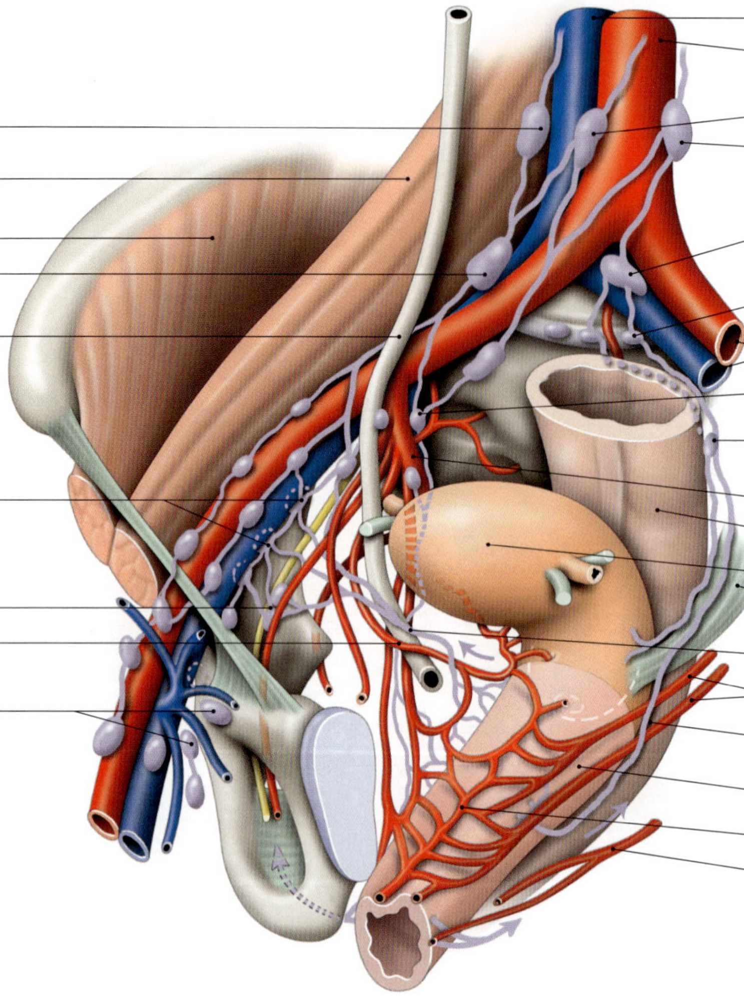

Drainage lymphatique du vagin
(vue antéro-latérale)

Note

La richesse vasculaire du vagin lui assure :

- la lubrification de ses parois qui ne contiennent pas de glandes (transsudation semblable à une réaction sudorale) ;
- l'absorption de substances physiologiques ou médicamenteuses.

La richesse anastomotique de ses lymphatiques avec les organes voisins explique la gravité des cancers du vagin.

5.65 Homologie des périnées masculin et féminin

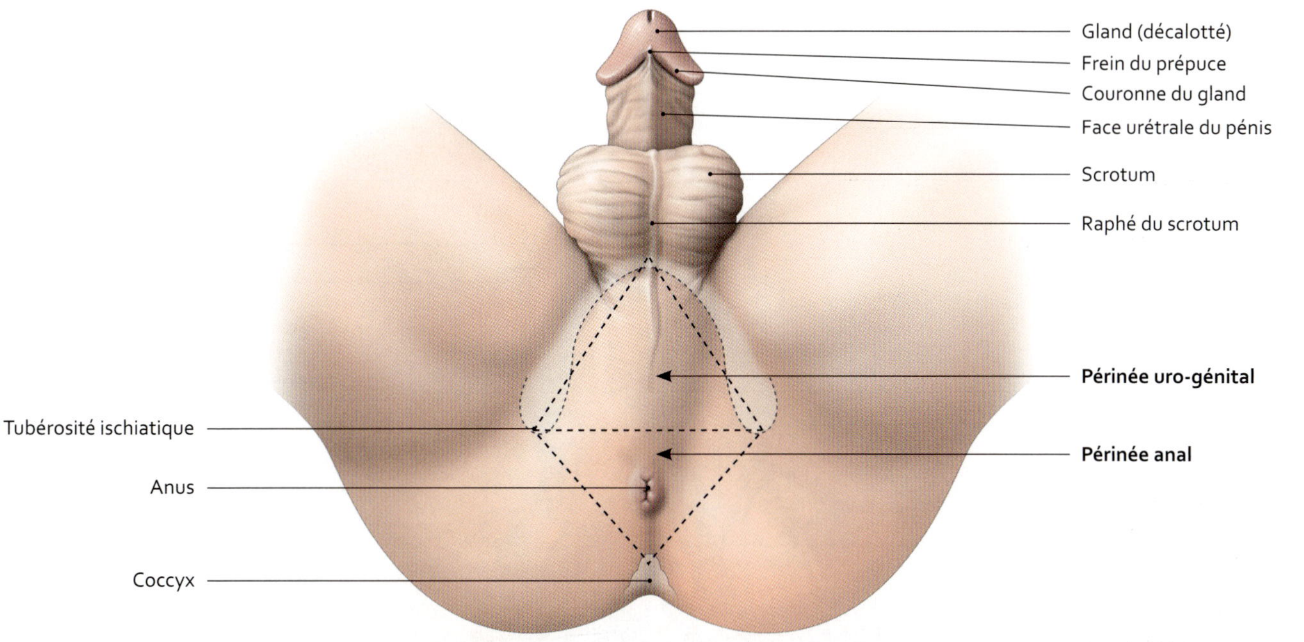

Périnée masculin. Anatomie de surface
(vue en position dorso-périnéale)

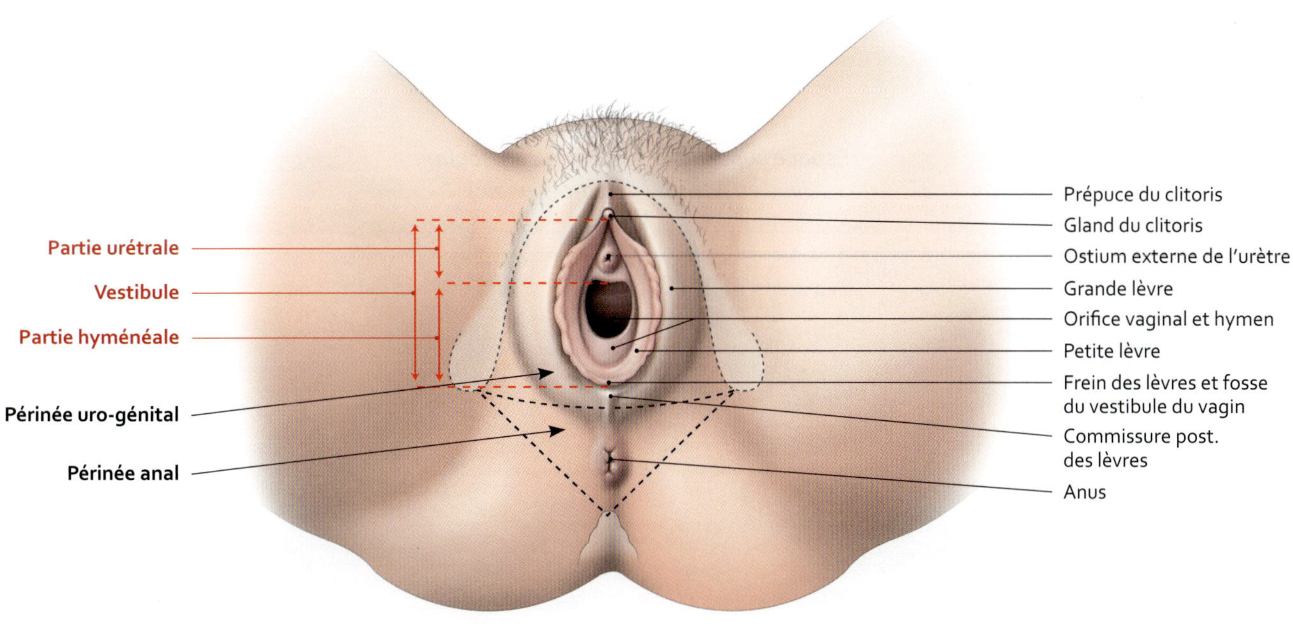

Périnée féminin. Anatomie de surface
(position gynécologique)

5.66 Périnée masculin (1)

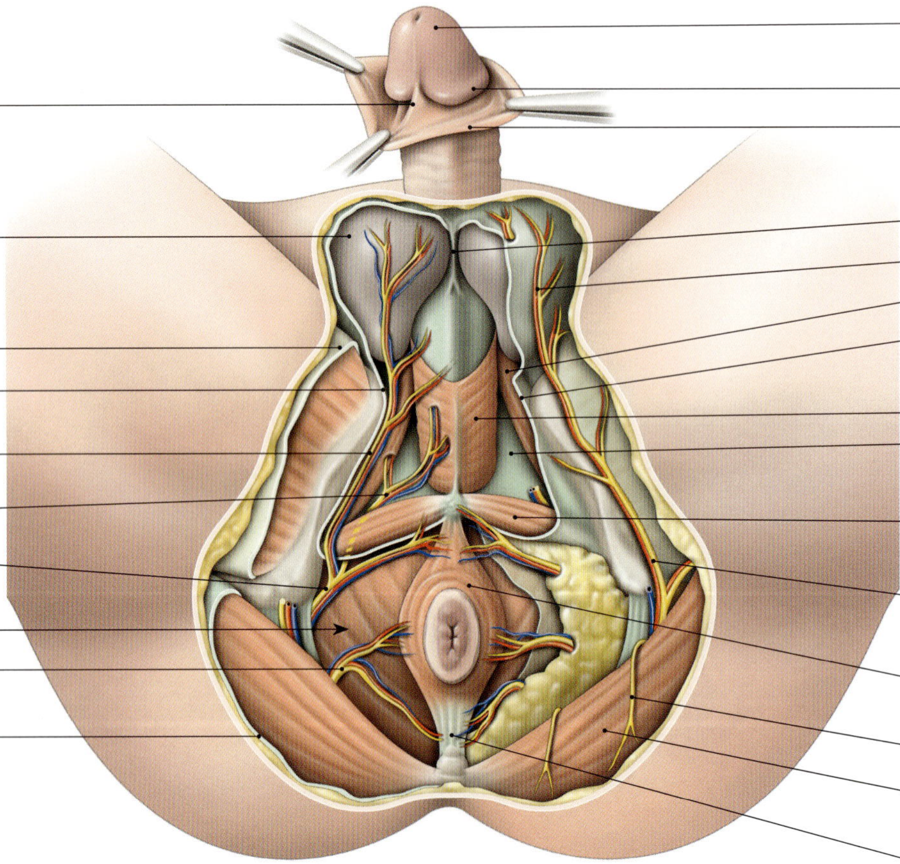

Espace superficiel du périnée masculin
(vue en position dorso-périnéale)

5.67 Périnée masculin (2)

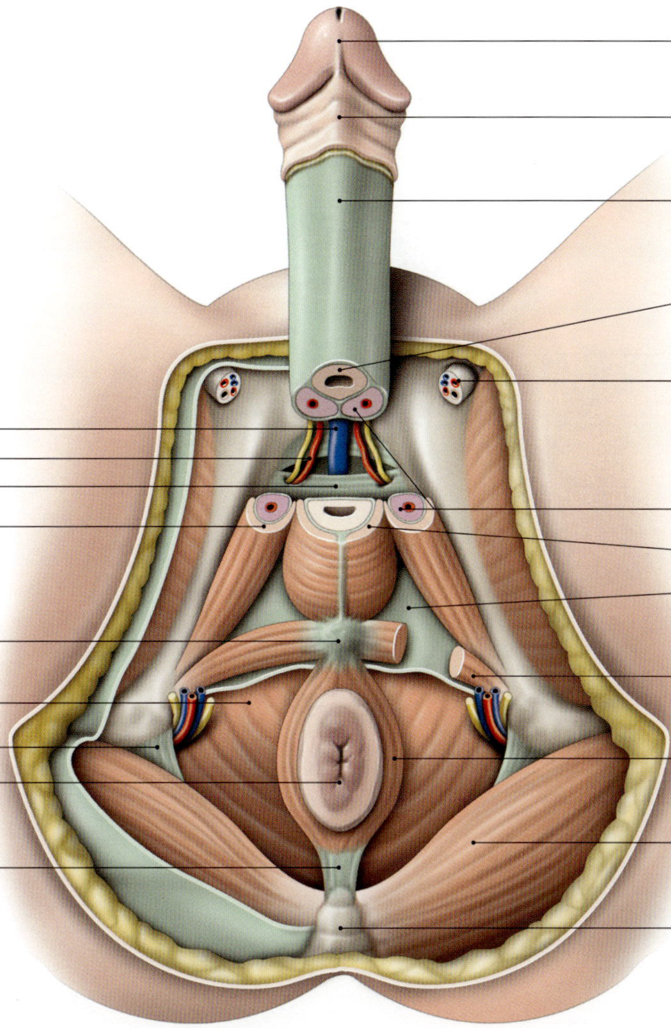

Muscles du périnée masculin
(vue en position dorso-périnéale, avec ablation des testicules et coupe transversale de la racine du pénis)

5.68 Périnée masculin (3)

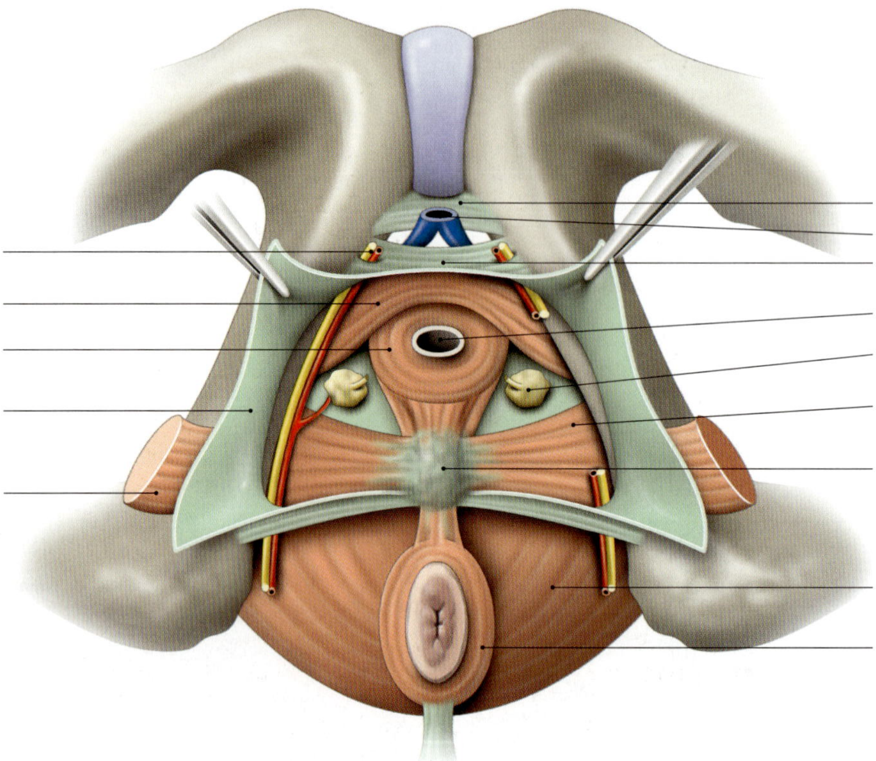

Espace profond du périnée masculin
(vue antéro-inférieure)

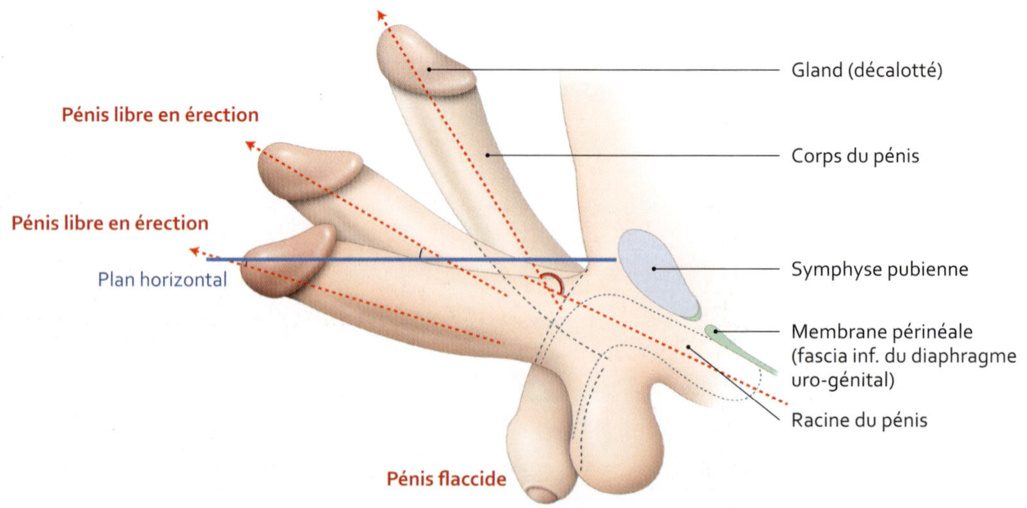

Direction fonctionnelle du corps du pénis

5.69 Corps érectiles du pénis

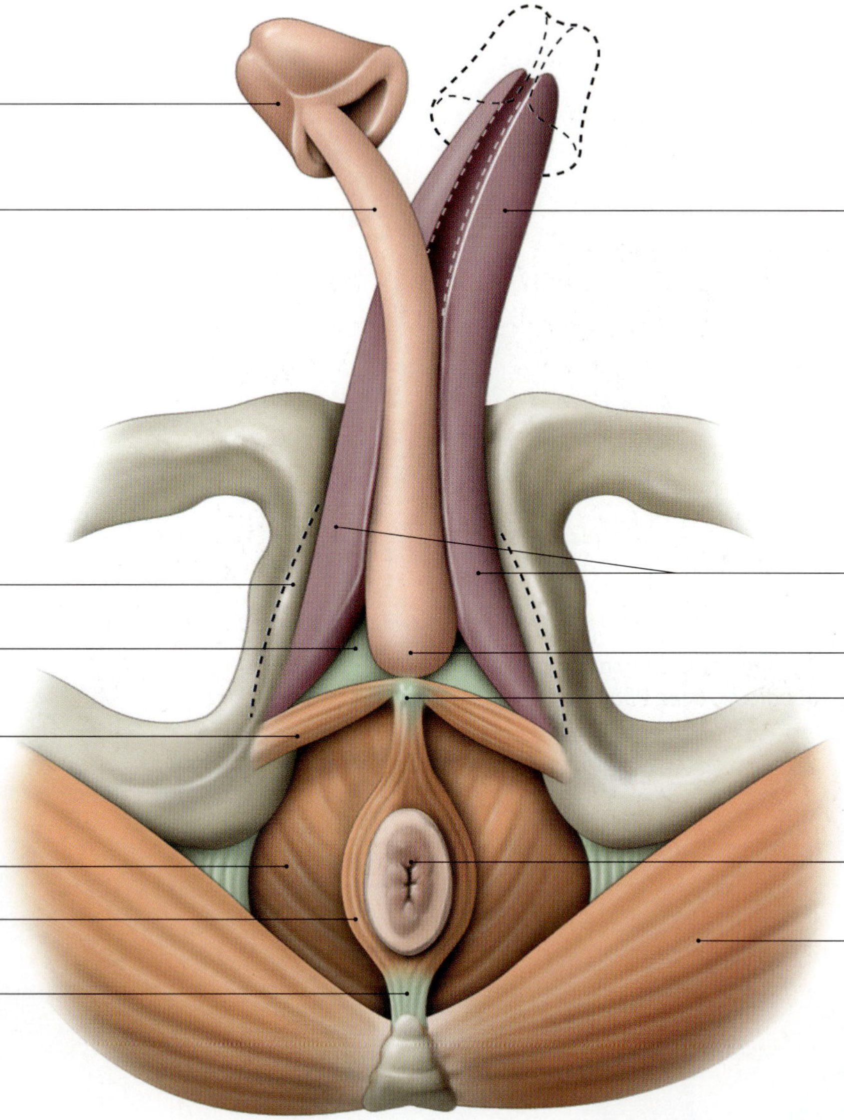

Vue inférieure *in situ*

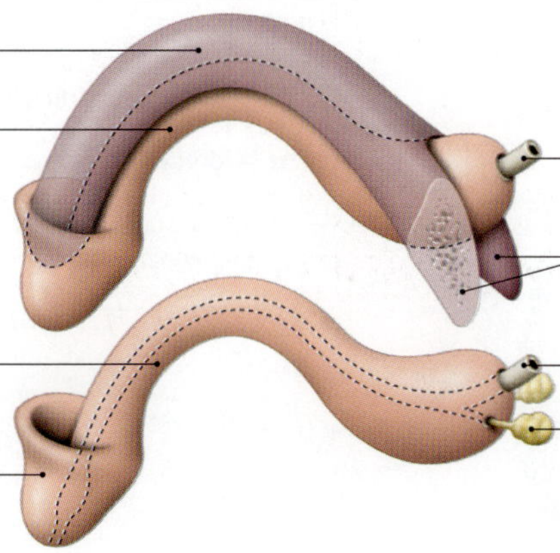

Vue latérale (constitution)

Corps érectiles du pénis individualisés

5.70 Muscles et ligaments du pénis

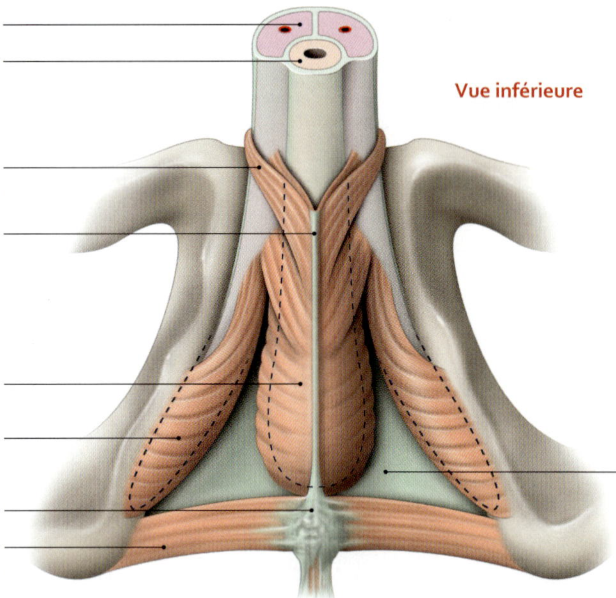

Terminaison des muscles ischio-caverneux et bulbo-spongieux, chez l'homme

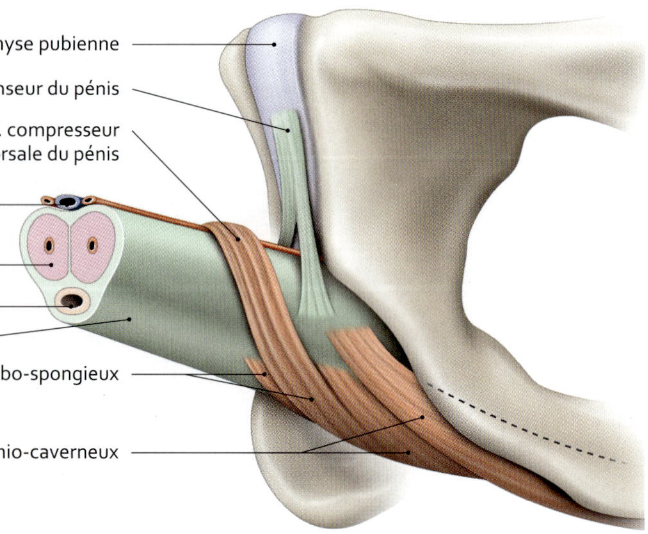

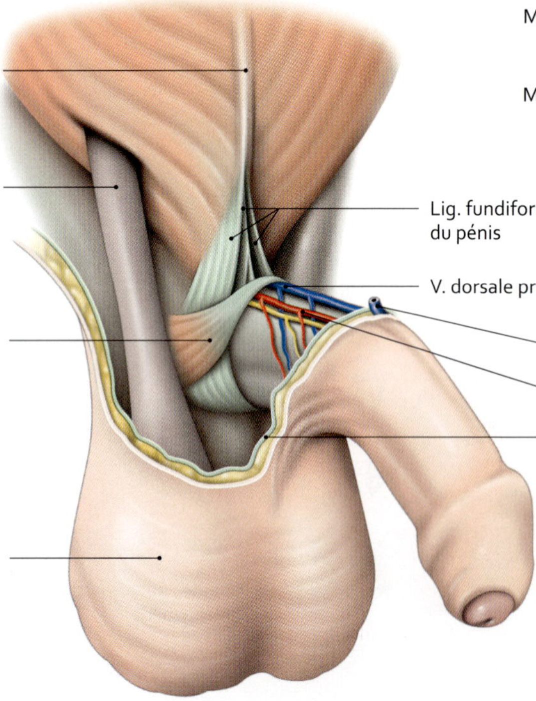

Ligament suspenseur du pénis
(vue antéro-latérale droite)

5.71 Pénis

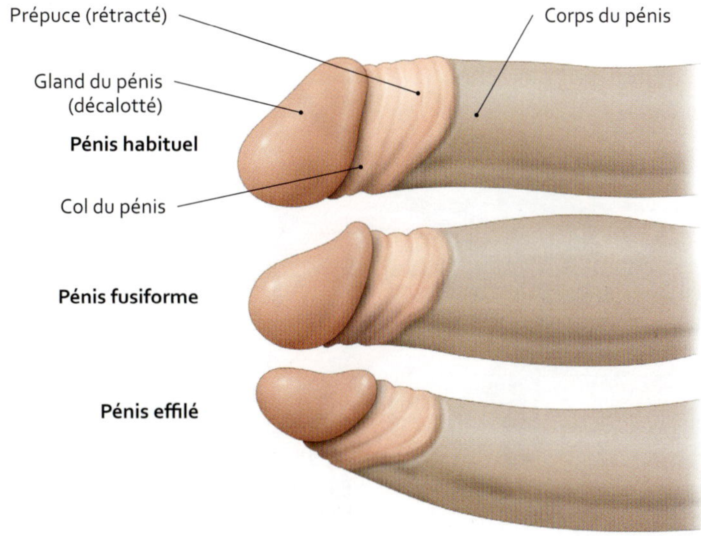

Forme du corps du pénis
(vue latérale)

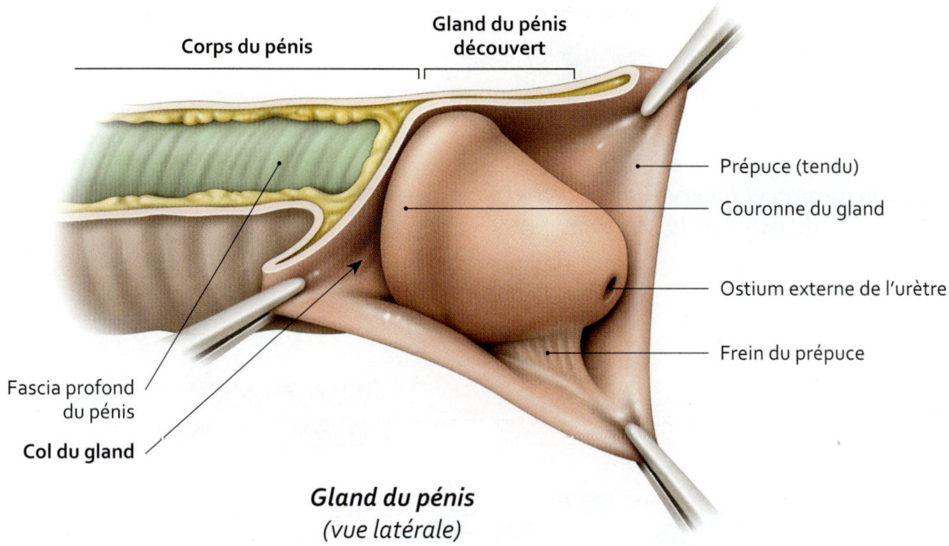

Gland du pénis
(vue latérale)

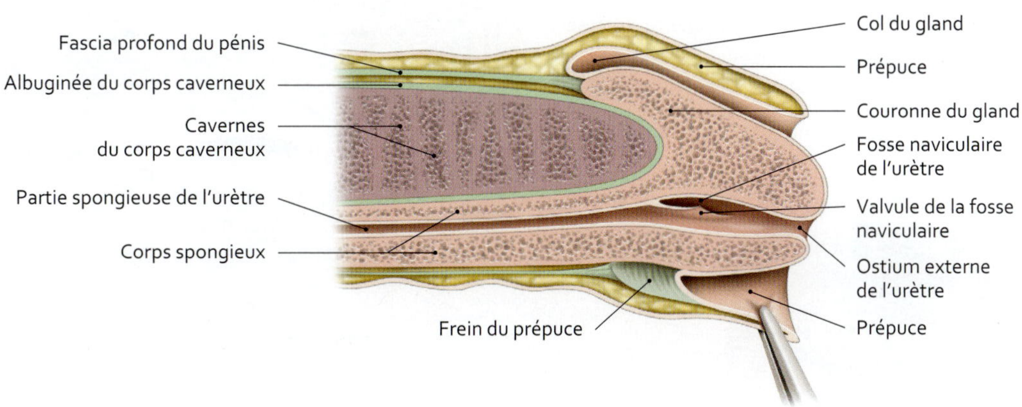

Extrémité libre du pénis
(coupe longitudinale)

5.72 Vaisseaux et nerfs du pénis

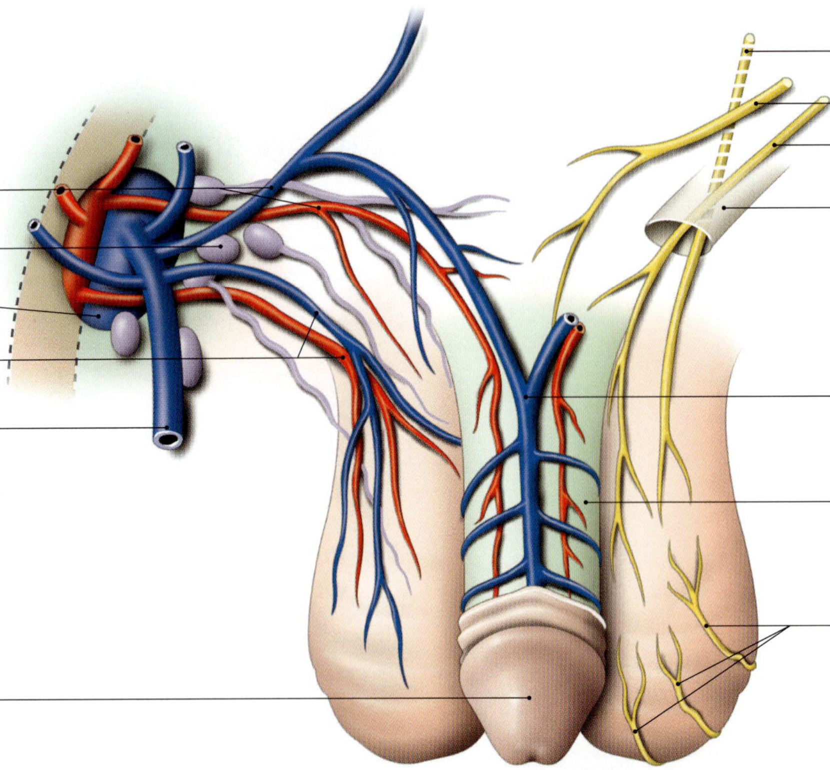

Vascularisation (droite) et innervation (gauche) superficielles du pénis et du scrotum

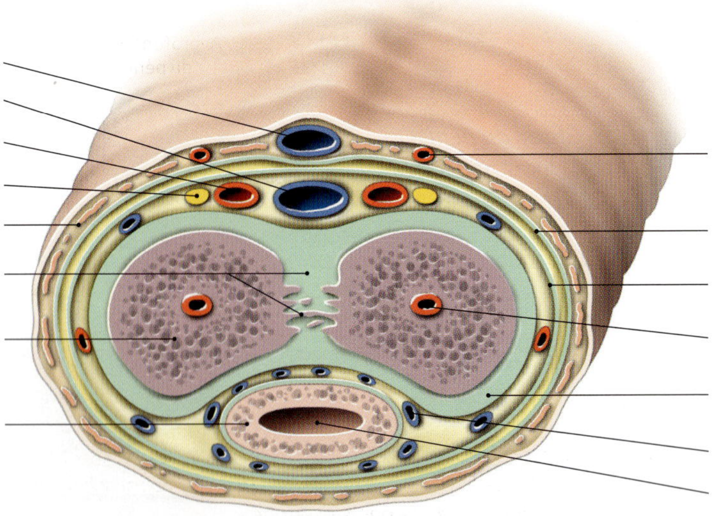

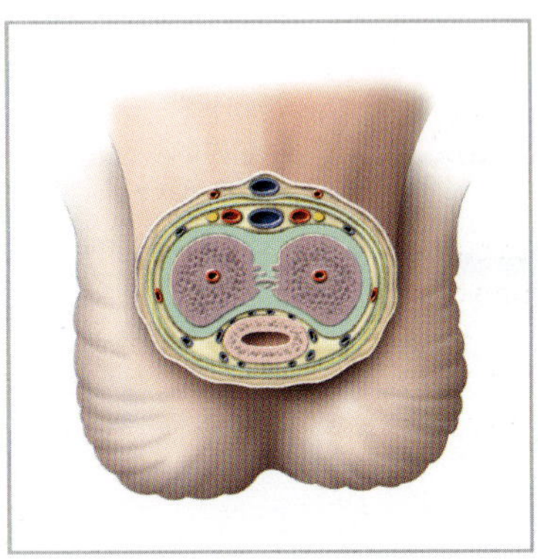

Corps du pénis
(coupe transversale – vue antérieure)

5-73 Vascularisation des corps érectiles du pénis

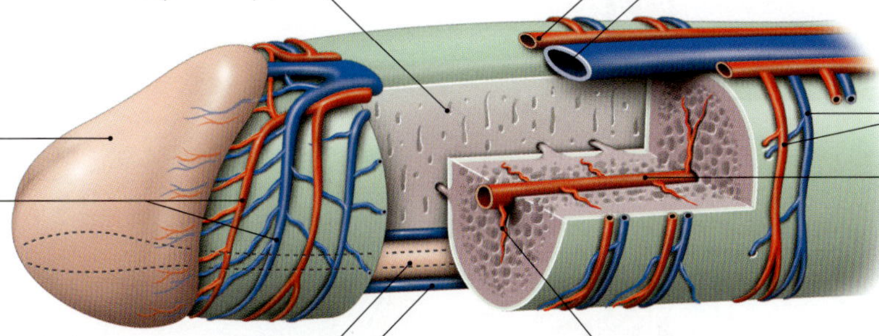

Vascularisation du pénis
(coupe chanfreinée du corps caverneux gauche)

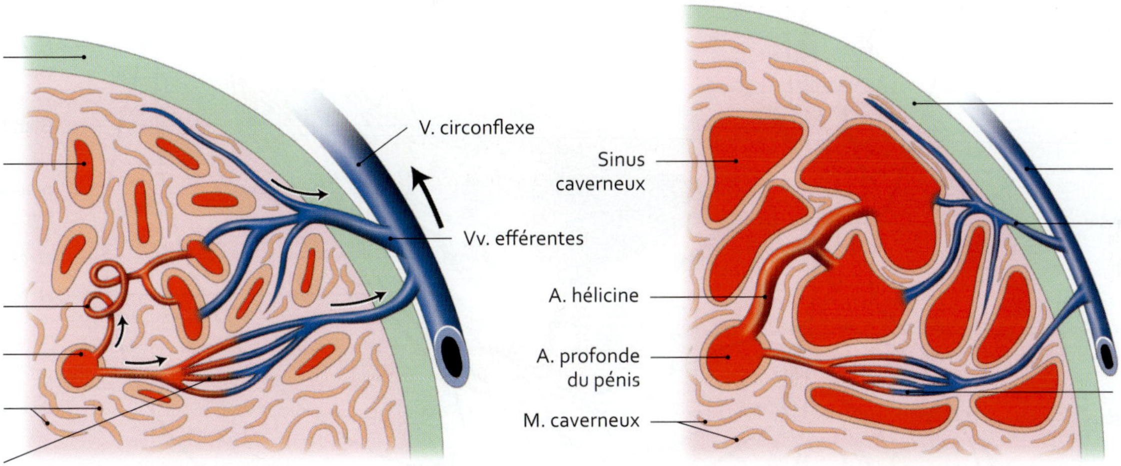

Hémodynamique de l'érection
(Coupe transversale schématique)

Note

L'érection pénienne, phénomène vasculaire, est potentialisée par son environnement vaginal.
En phase de latence, consécutive à la stimulation, les muscles caverneux se relâchent et les sinus caverneux se remplissent. Le pénis s'allonge.
En phase de tumescence, la pression intracaverneuse augmente et le pénis poursuit sa croissance.
En phase d'érection, la pression intracaverneuse augmente sous l'effet de la contraction des muscles caverneux.
L'érection est sous contrôle neuromusculaire et hormonal. Elle répond à une stimulation du parasympathique. Le principal médiateur relâchant les muscles caverneux est le monoxyde d'azote (NO).

5.74 Innervation des organes génitaux masculins

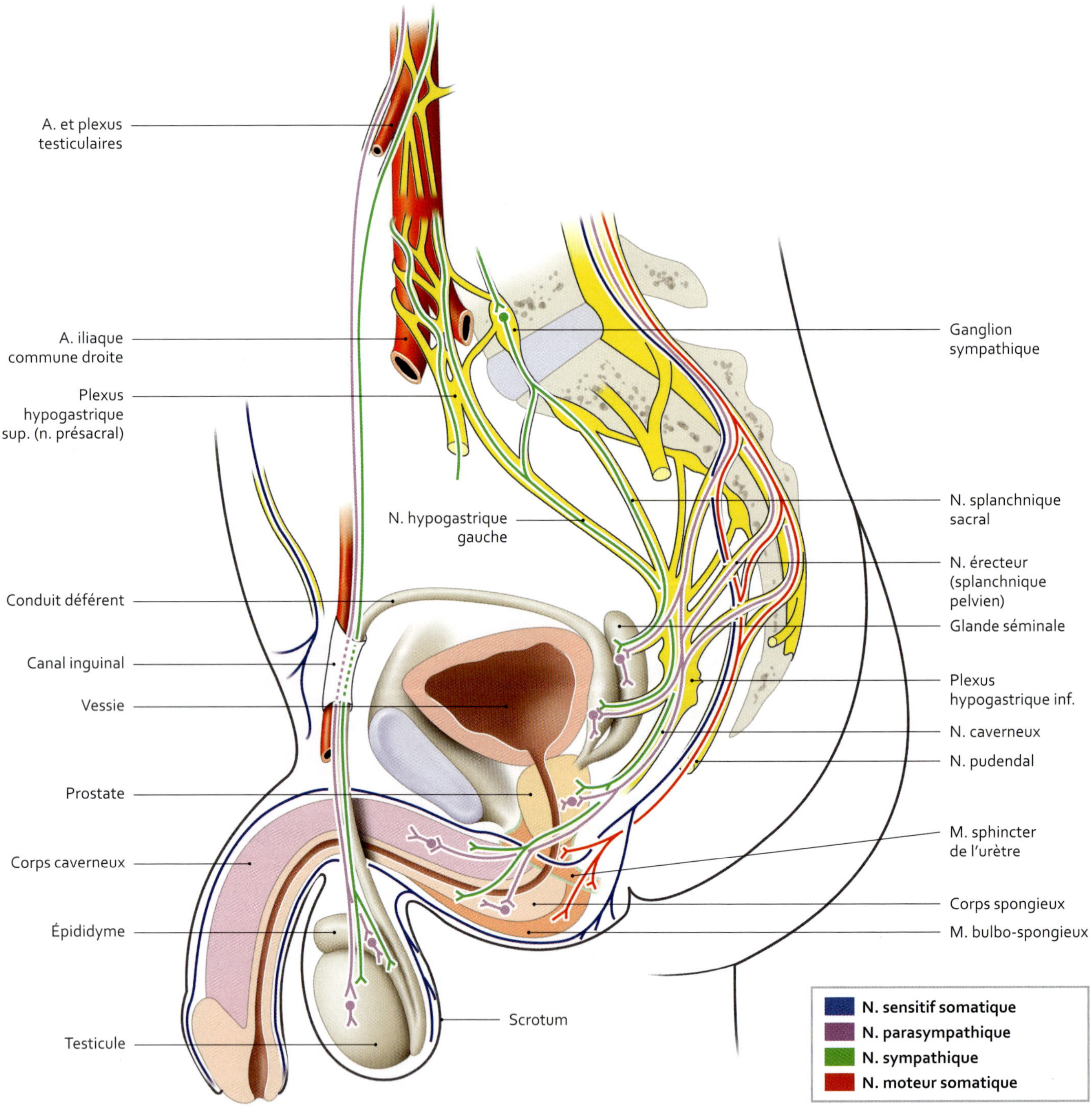

Systématisation de l'innervation des organes génitaux masculins

5.75 Périnée féminin (1)

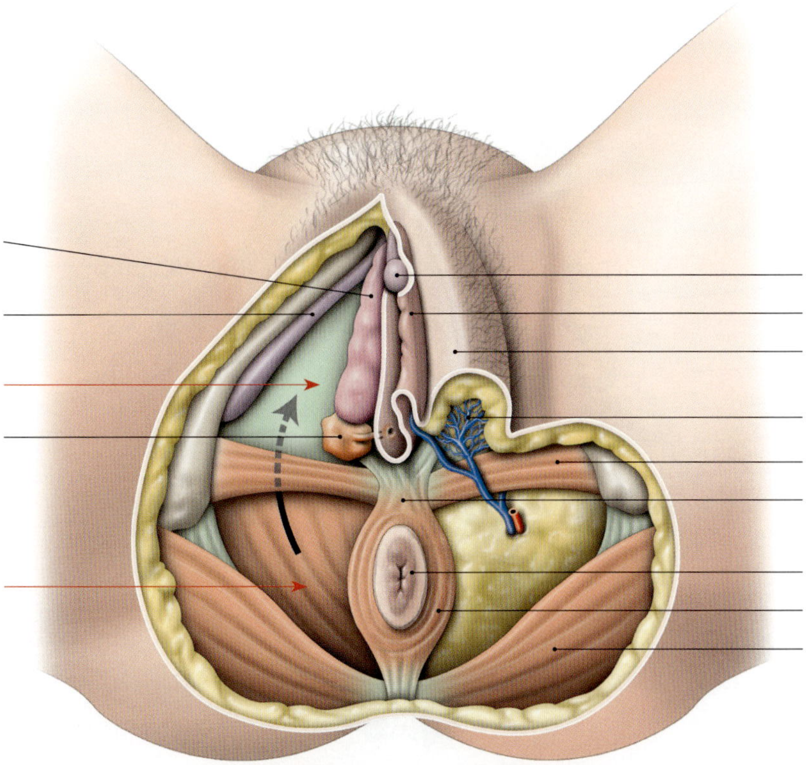

Topographie du périnée féminin (position gynécologique)

(à droite : dissection de l'espace superficiel et de la fosse ischio-rectale ; à gauche : coupe chanfreinée des lèvres)

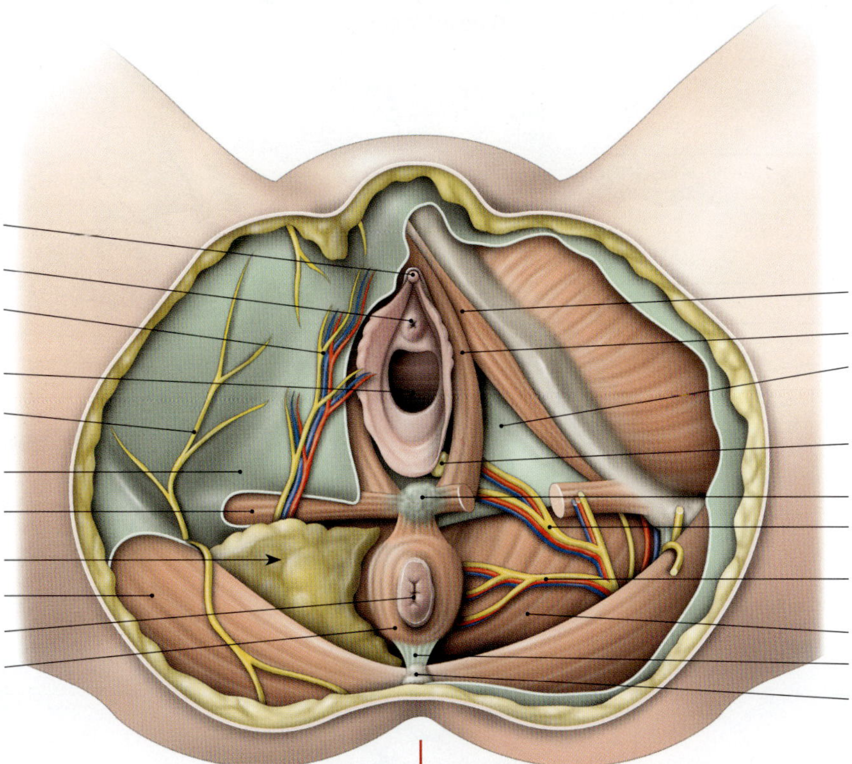

Vaisseaux et nerfs du périnée féminin (position gynécologique)

5.76 Périnée féminin (2)

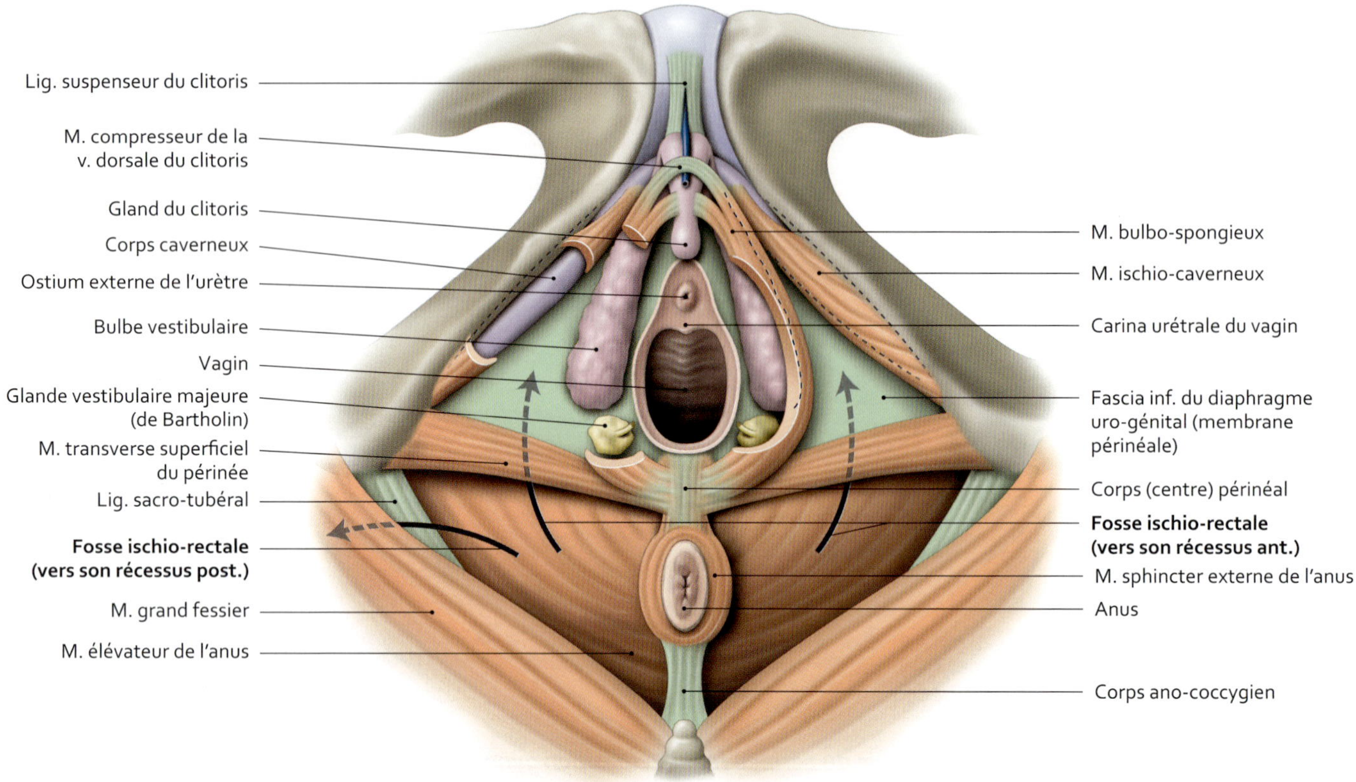

Muscles du périnée féminin superficiel
(vue inférieure)

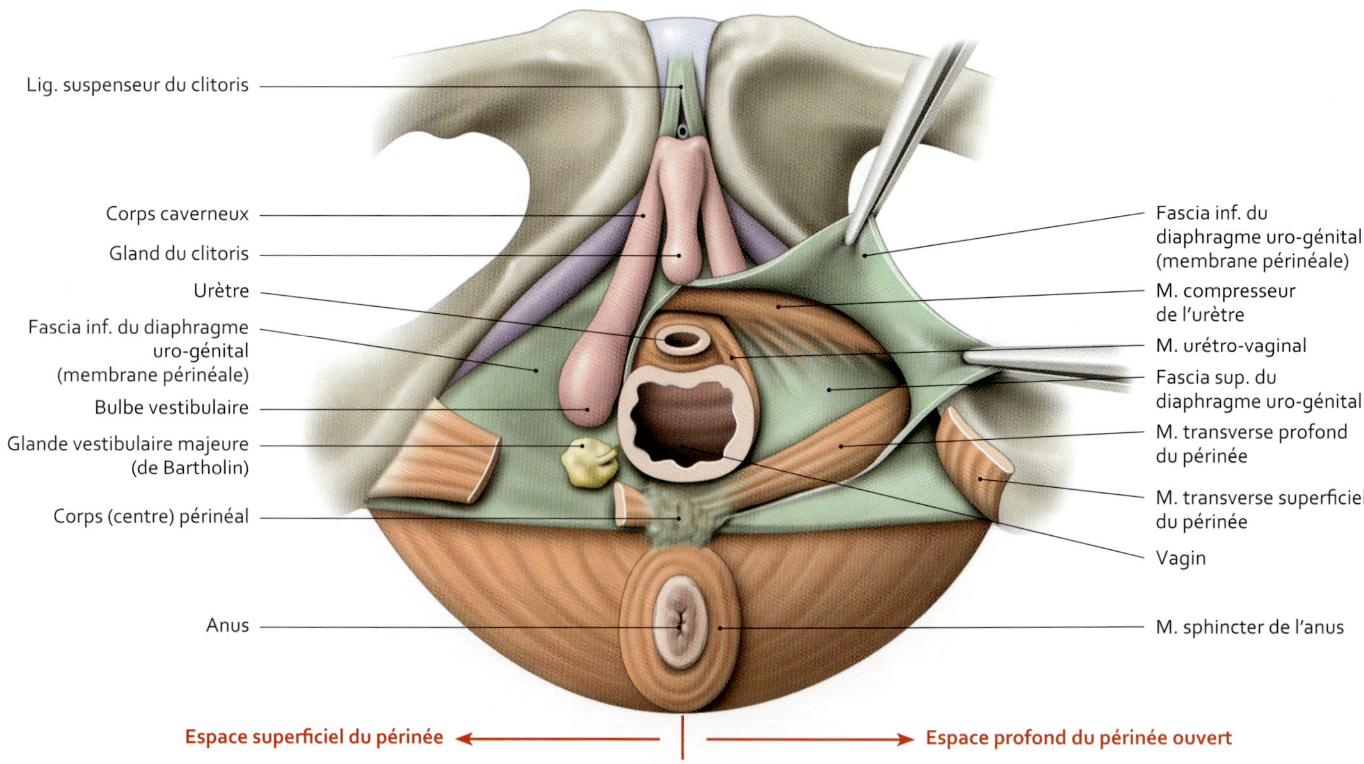

Périnée uro-génital féminin
(vue inférieure)

5·77 Vulve

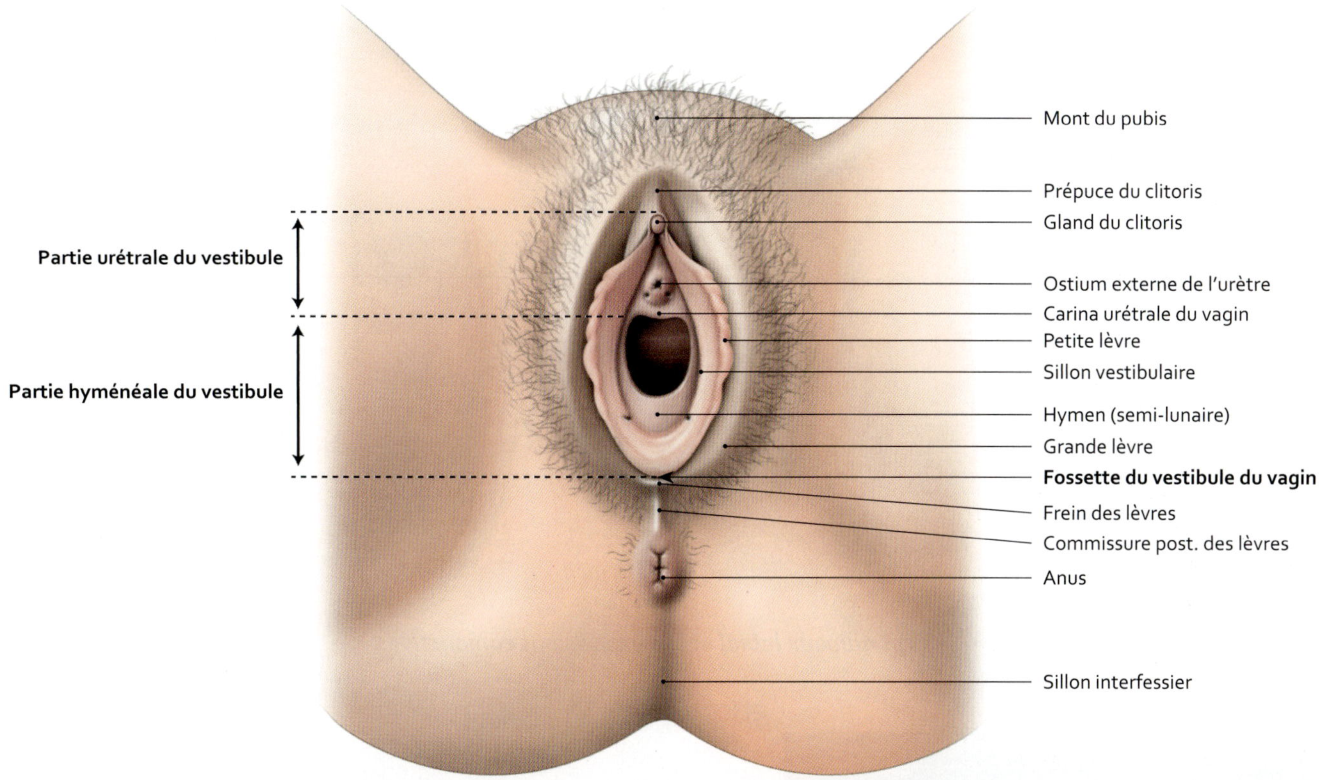

Vulve (lèvres écartées)

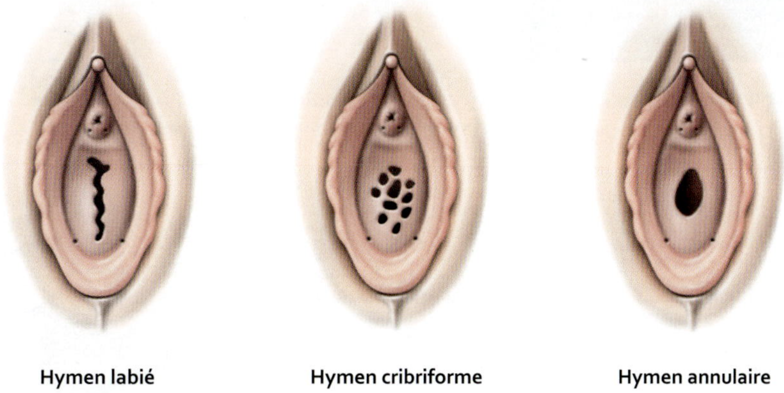

Hymen – Variations anatomiques

5.78 Clitoris et grandes lèvres

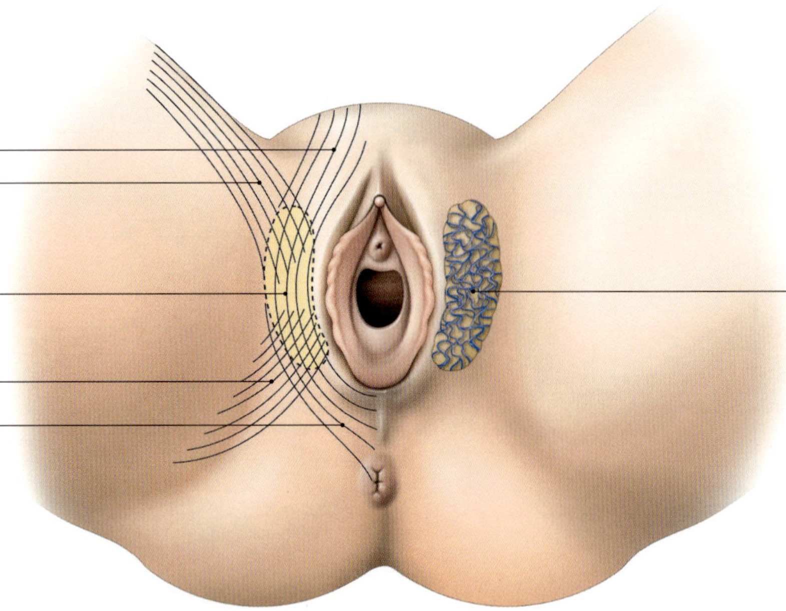

Corps adipeux labial et ses expansions conjonctives

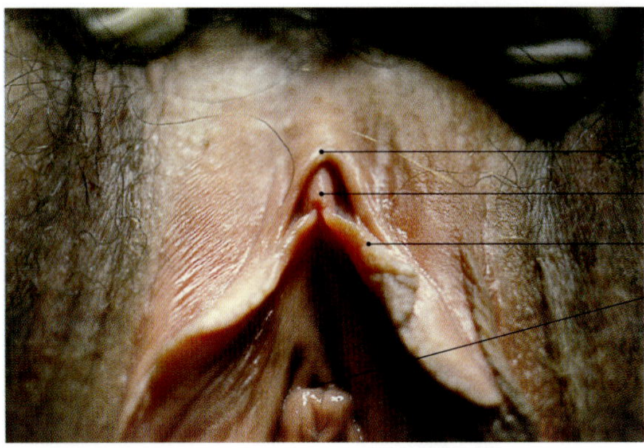

Partie antérieure de la vulve

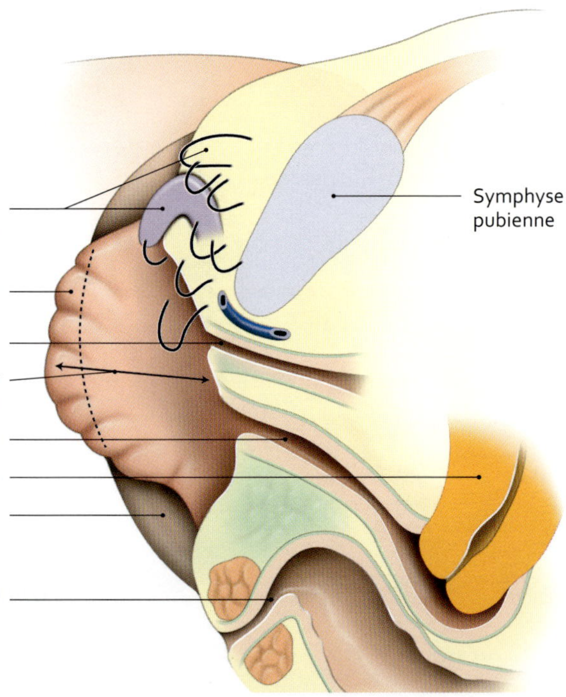

Situation du corps du clitoris.
En noir : variations (coupe sagittale – décubitus dorsal)

5-79 Corps érectiles du clitoris

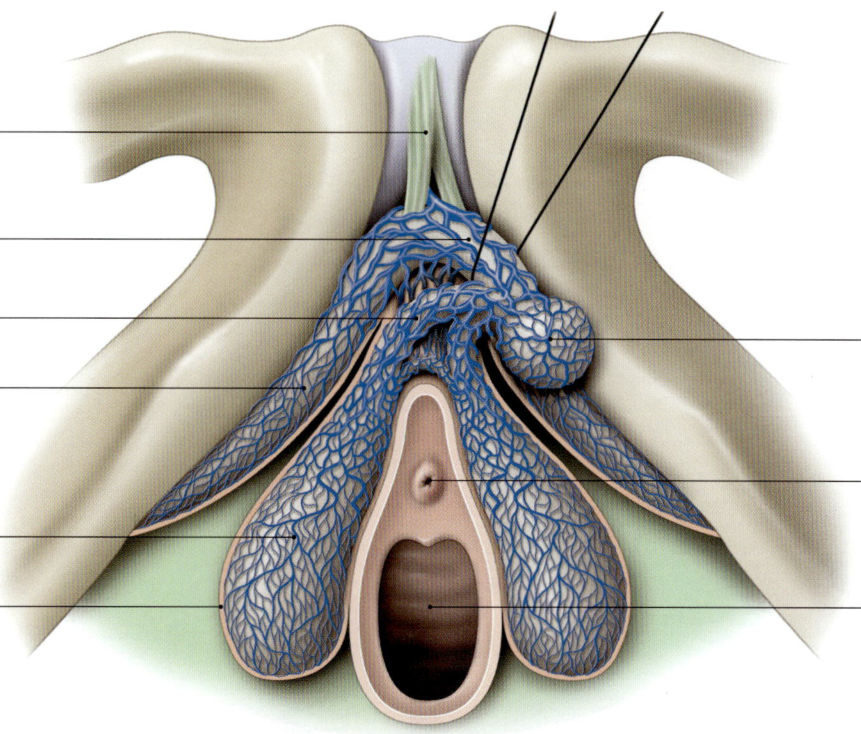

Corps érectiles : réseau veineux simplifié
(vue inférieure)

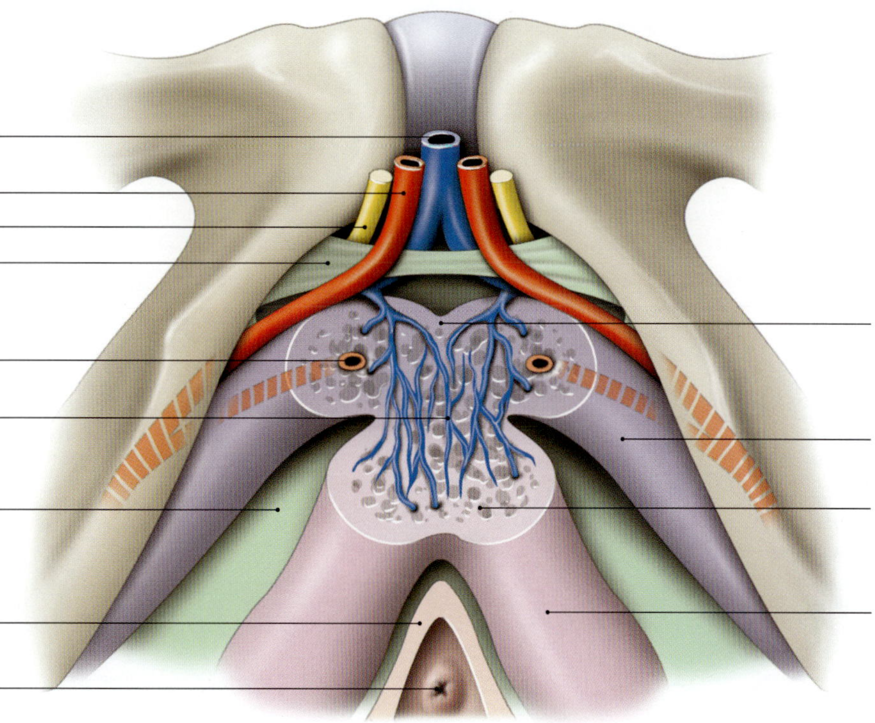

Racine du clitoris. Plexus veineux intermédiaire
(vue inféro-antérieure)

5.80 Glandes de la vulve

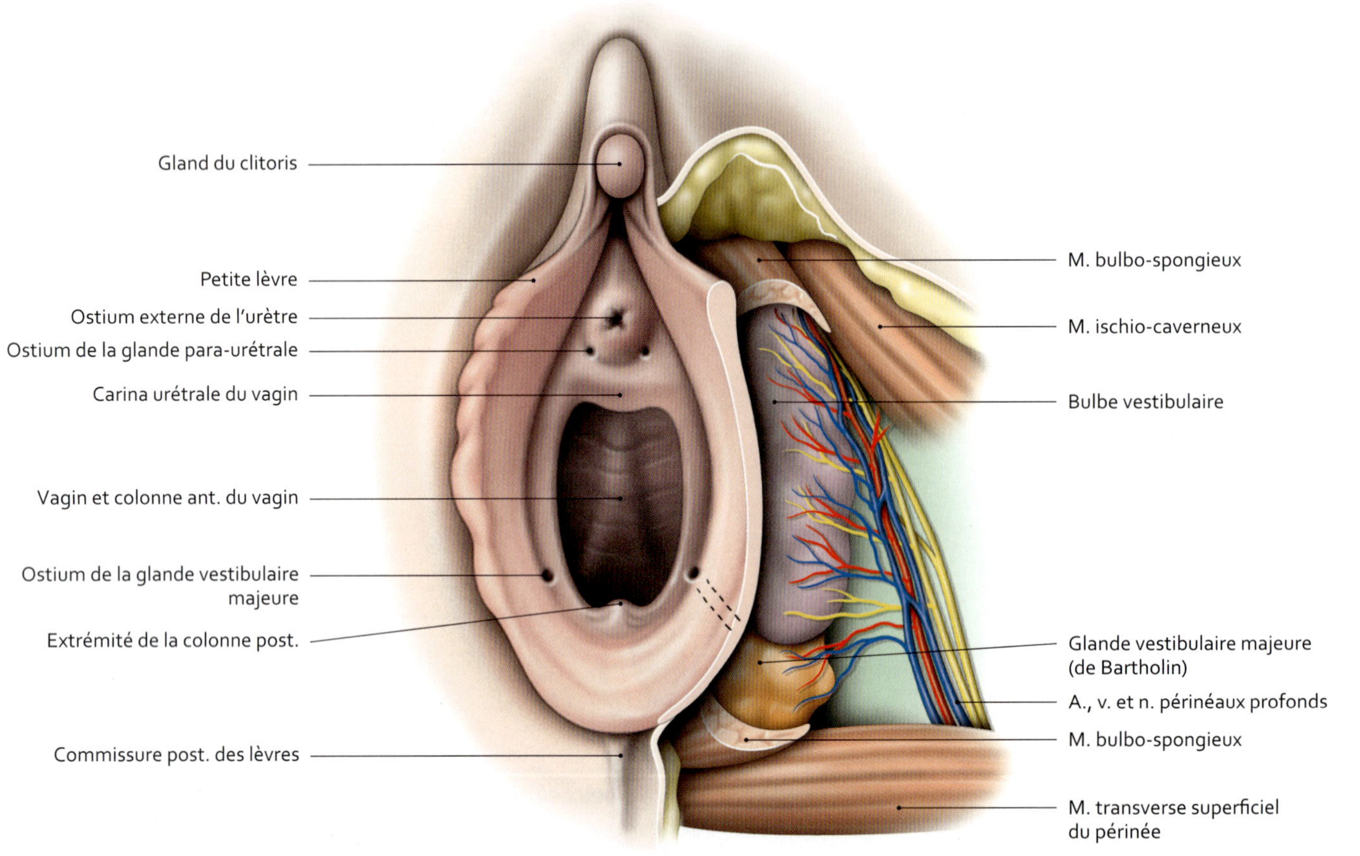

Glande vestibulaire majeure

Note

Les glandes vestibulaires mineures comprennent les glandes sébacées et sudorifères dissséminées à la surface des formations labiales. Elles sécrètent une matière épaisse, blanchâtre, onctueuse, rappelant le segma préputial masculin.

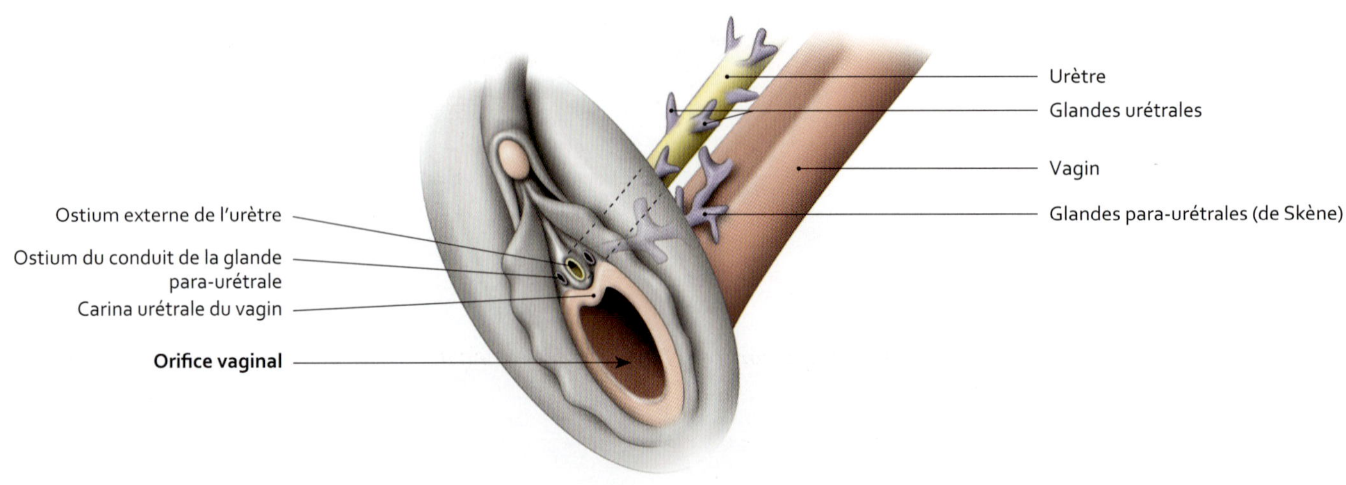

Glandes urétrales et para-urétrales
(vue schématique antéro-latérale)

5.81 Lymphatiques de la vulve (1)

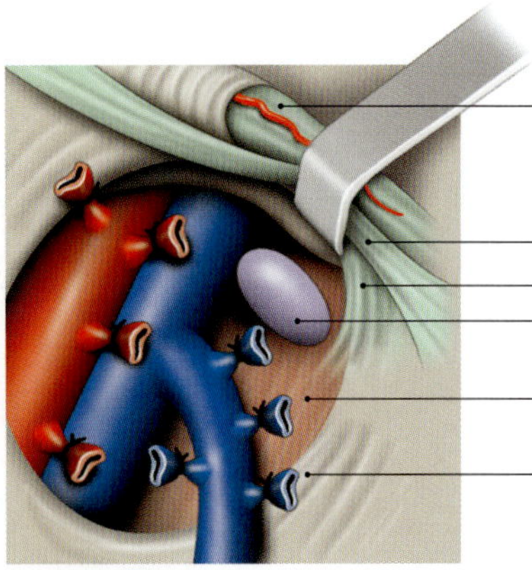

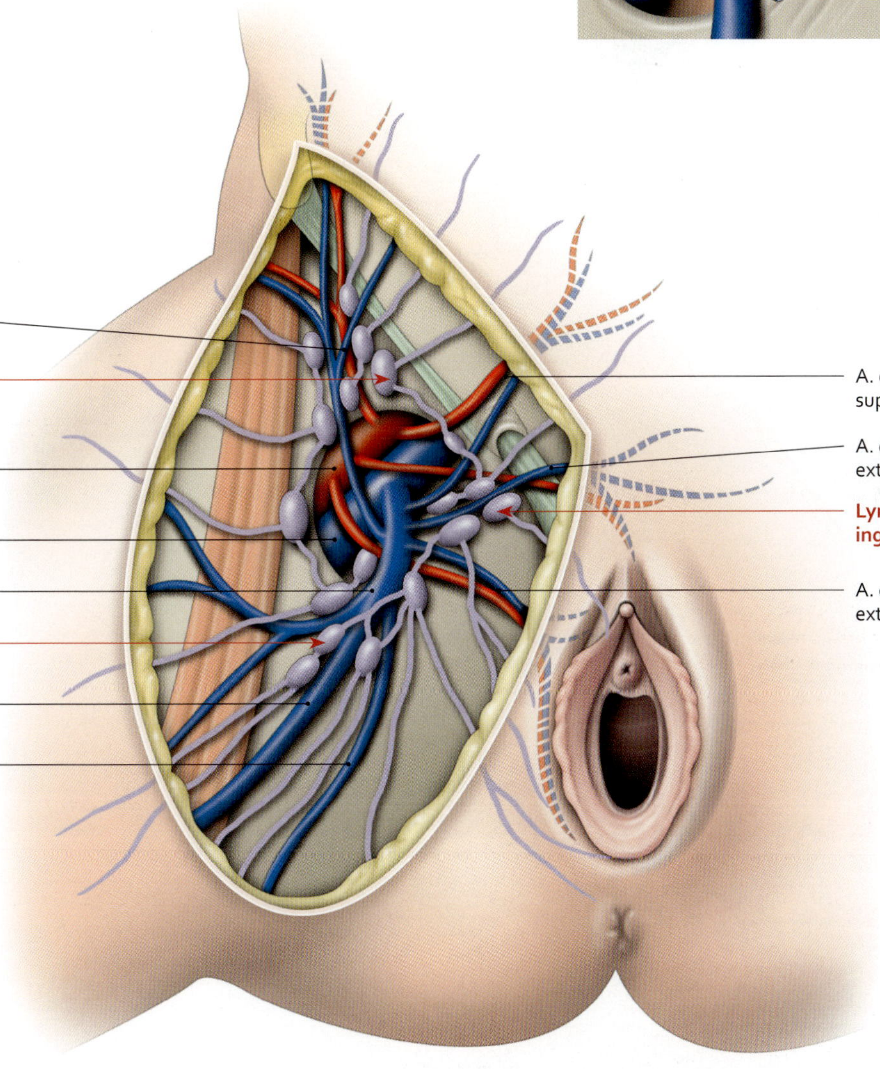

Trigone fémoral et lymphocentre inguinal

5.82 Lymphatiques de la vulve (2)

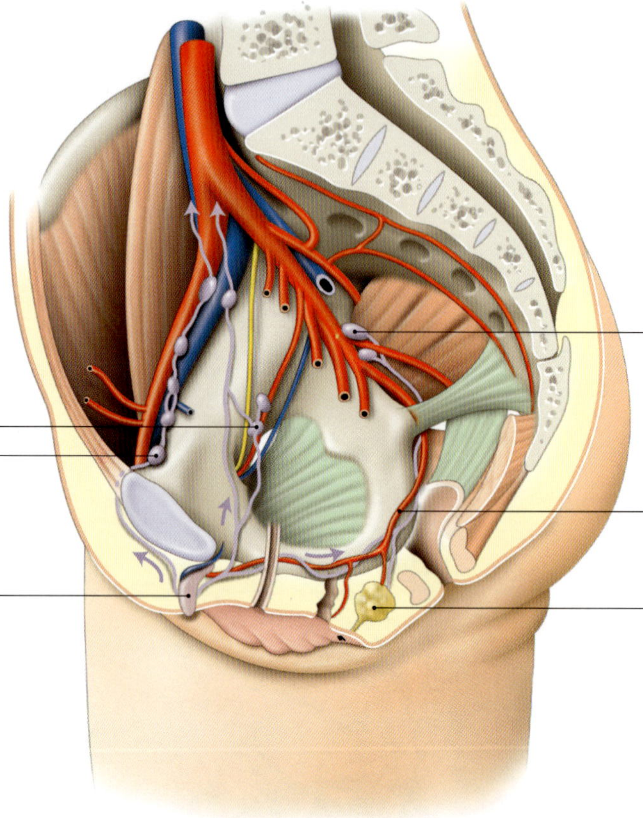

Drainage lymphatique profond du clitoris

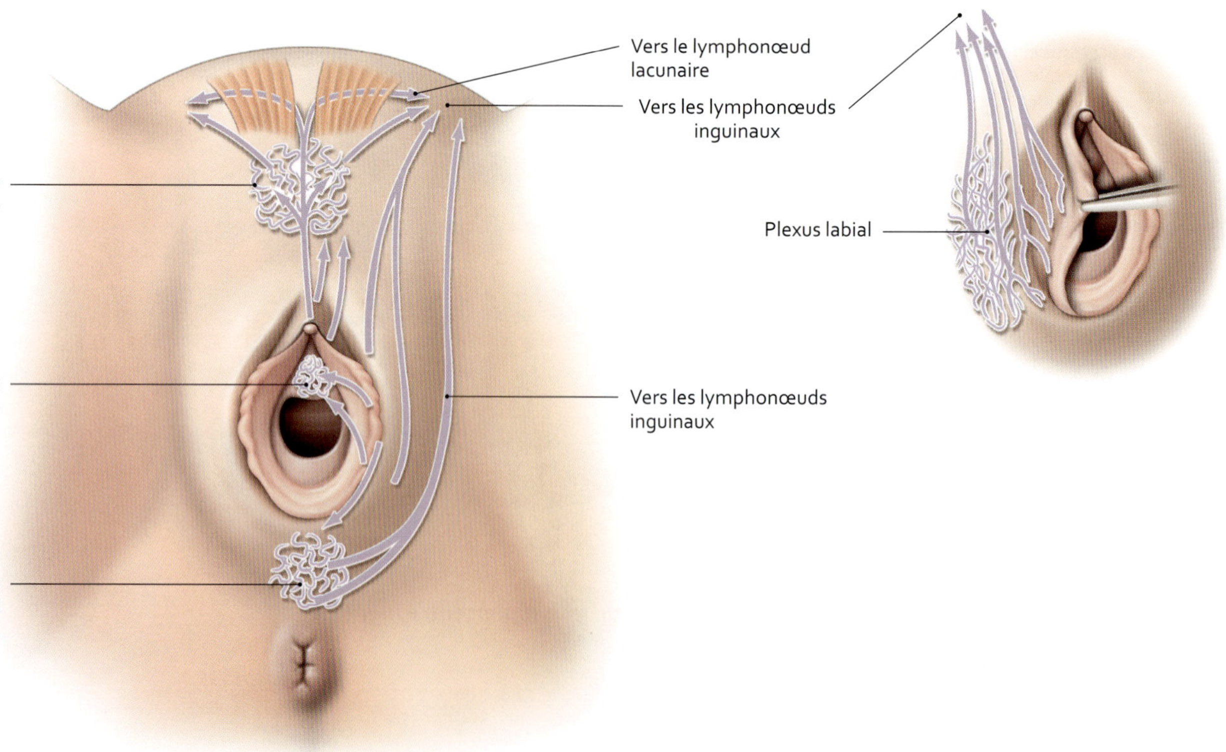

Plexus et drainage lymphatiques vulvaires superficiels

5.83 Artères et nerfs de la vulve

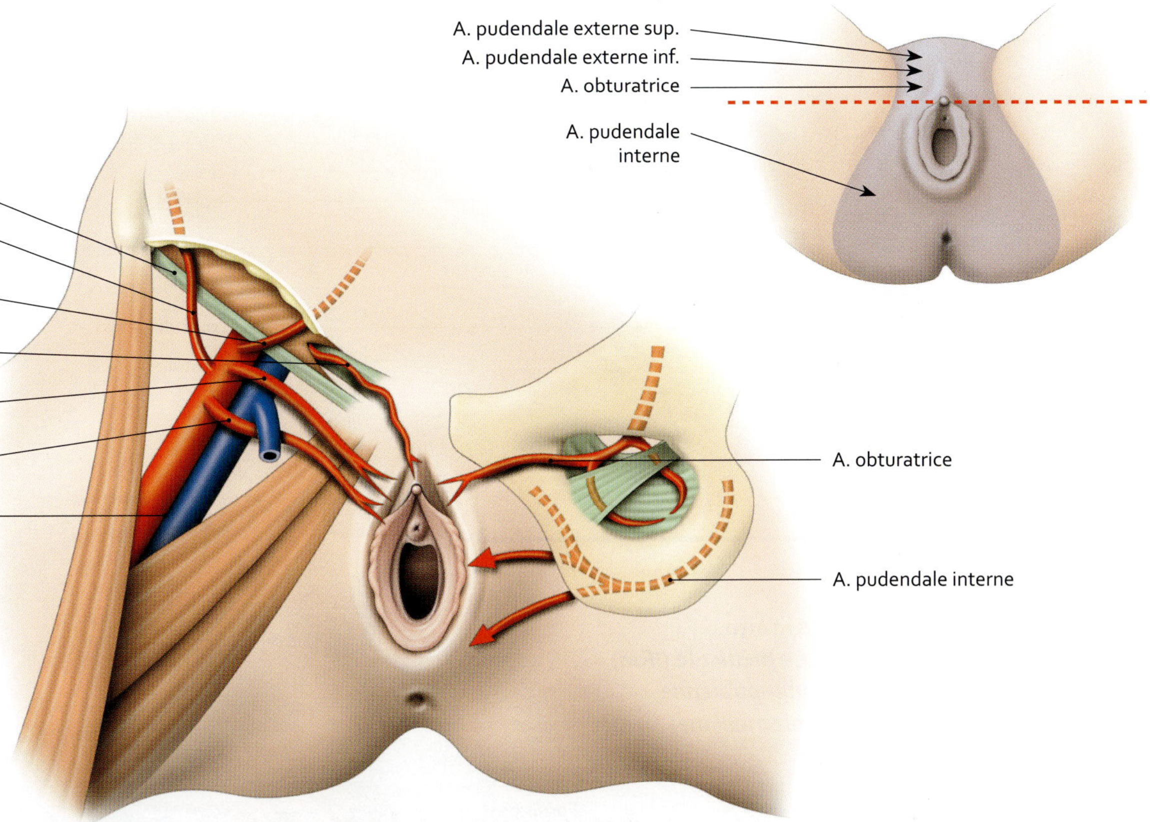

Vascularisation artérielle de la vulve
(en cartouche : territoires artériels)

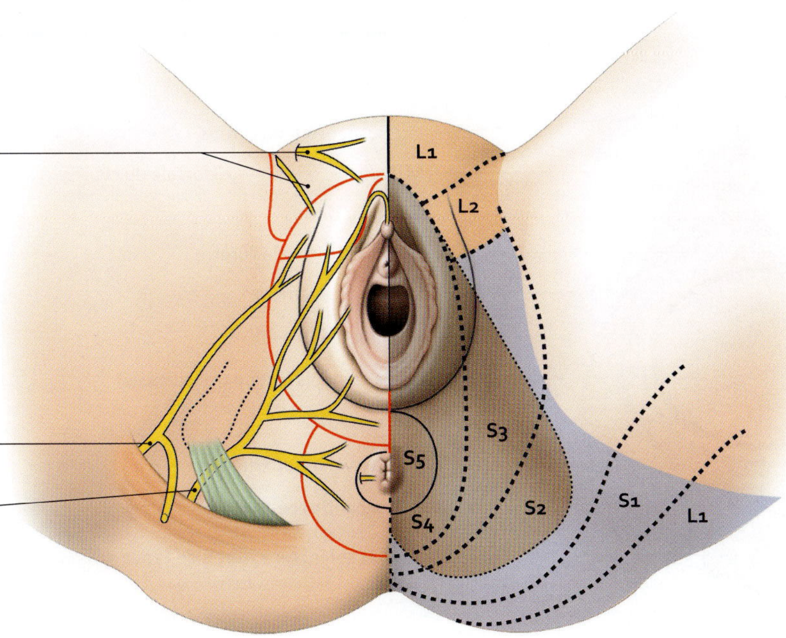

Innervation de la vulve. Aires sensitives cutanées et dermatomes

5.84 Anatomie de la copulation

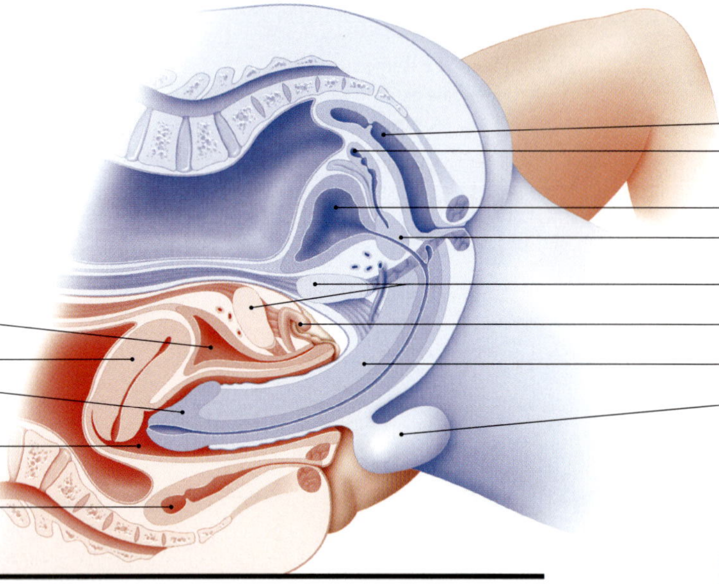

Utérus antéversé

***Organes* in situ.**
Données d'imagerie médicale (IRM)
en position pubo-pubienne
(coupe sagittale médiane)

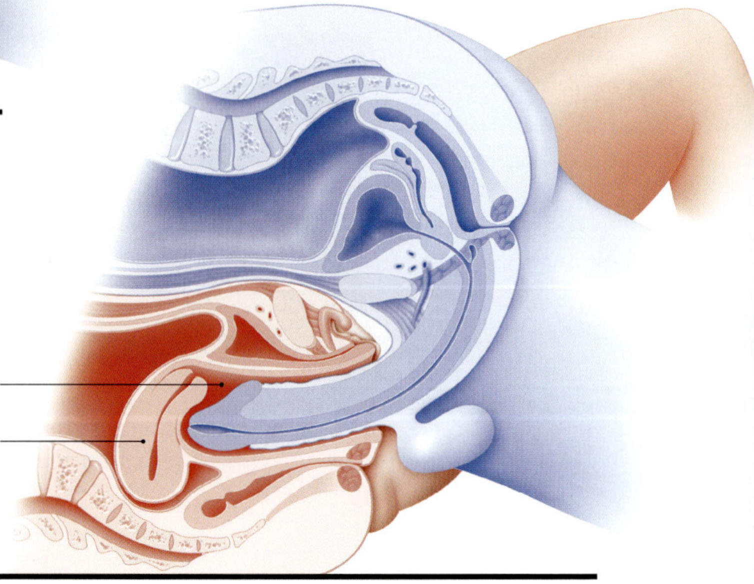

Utérus rétroversé

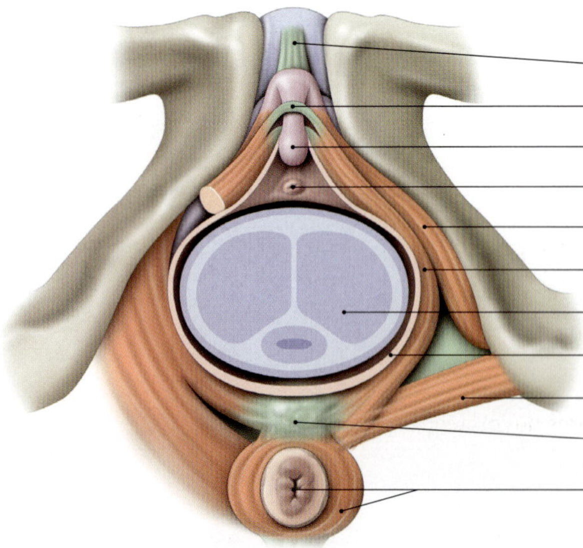

***Environnement périnéal du pénis* in situ,**
au cours d'un rapport sexuel
(vue périnéale)

5.85 Utérus gravide et conceptus à terme

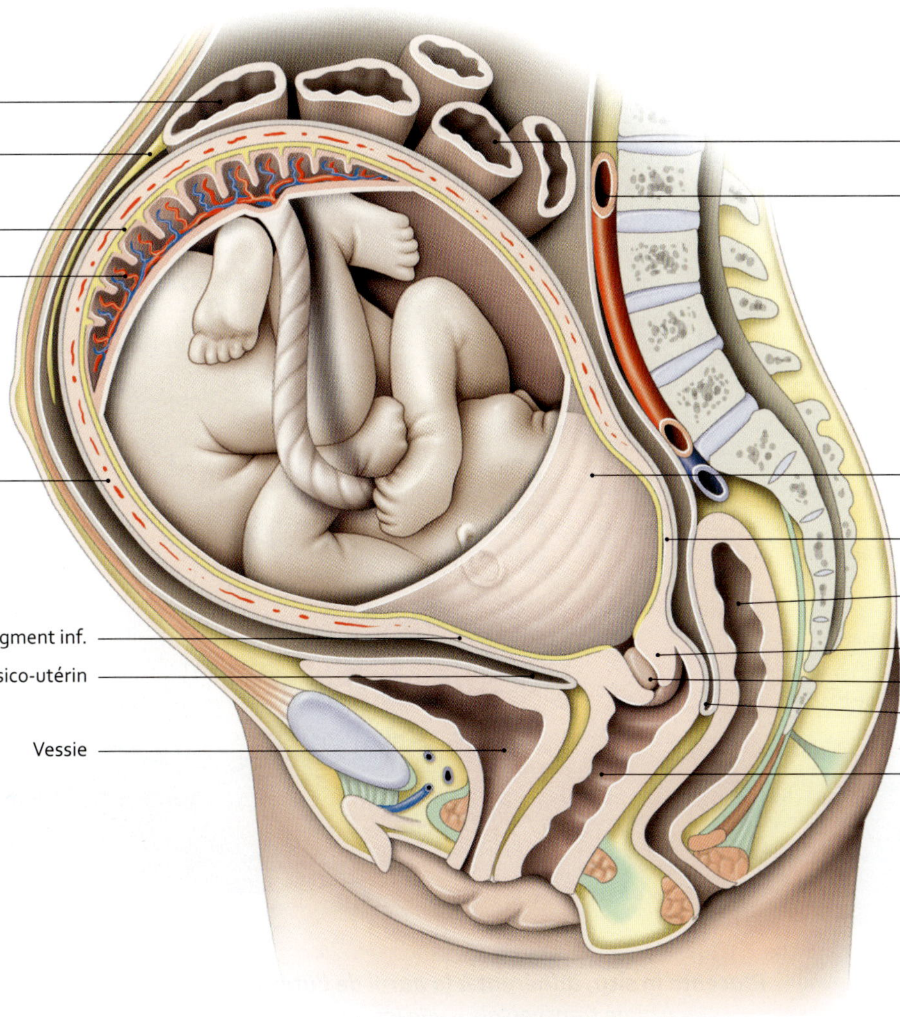

Abdomen gravide
(coupe sagittale médiane)

Note

Le segment inférieur, situé entre le corps et le col de l'utérus gravide, est une entité anatomique et physiologique créée par la grossesse. Il disparaît avec elle.

Sa minceur, sa faible vascularisation et son caractère éphémère en font une région de choix pour l'hystérotomie des césariennes, mais aussi pour les ruptures utérines.

Le col utérin gravide se modifie essentiellement pendant le travail. Il va successivement :

- s'effacer (perte de longueur et de l'orifice interne du col utérin) ;
- puis se dilater (ouverture de l'orifice externe du col utérin).

5.86 Placenta à terme

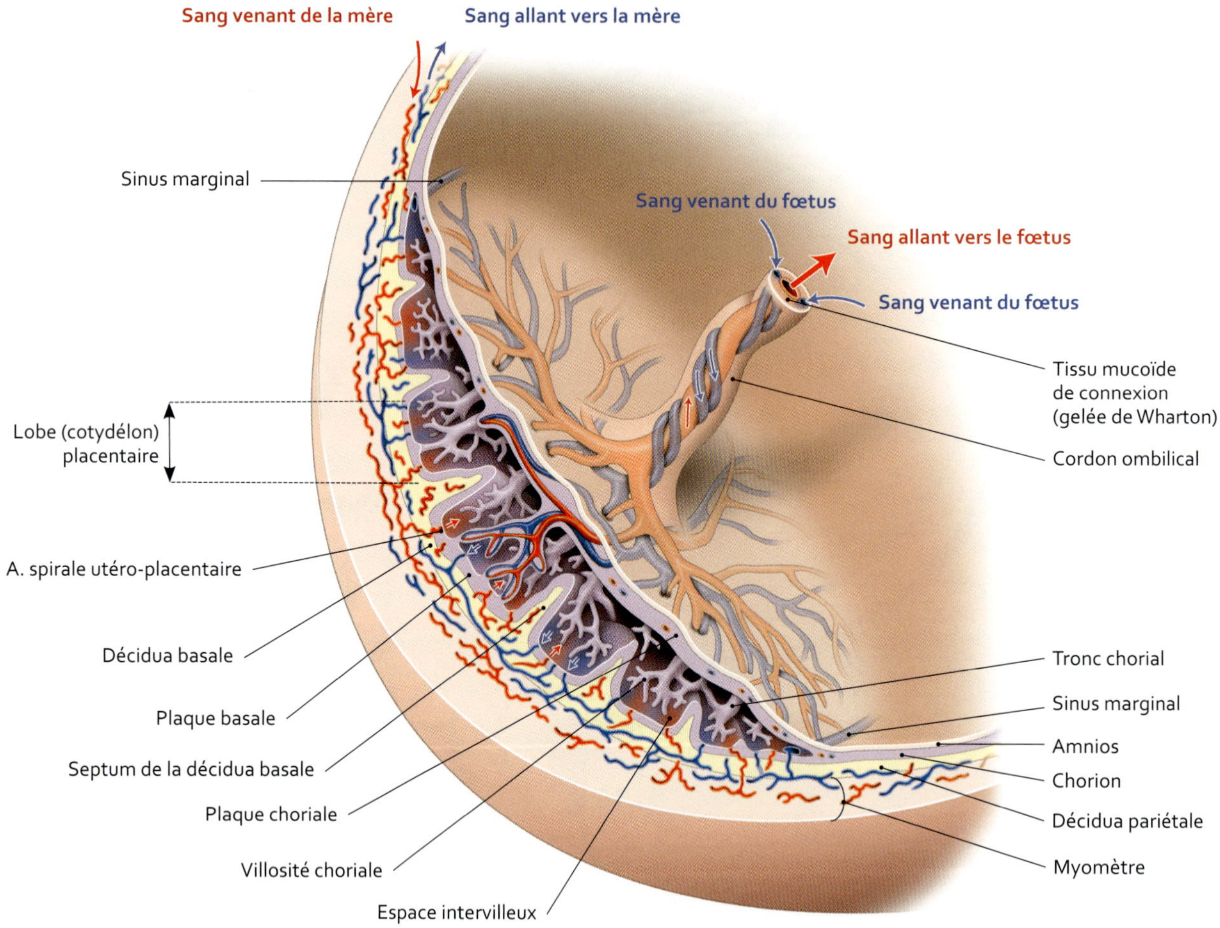

Placenta* in situ, *adhérent à la paroi de l'utérus gravide
(coupe transversale – vue latéro-interne)

Note

Le placenta assure les échanges métaboliques entre la mère et le fœtus.
Le sang maternel arrive dans l'espace intervilleux où les villosités choriales assurent la résorption sélective et l'élimination d'éléments indispensables au métabolisme fœtal.
Le placenta est un organe hormonal impliqué dans le maintien de la grossesse, le développement du fœtus et le déclenchement du travail de l'accouchement.
Son expulsion ou *délivrance* signe la dernière étape de l'accouchement.

5.87 Circulation fœtale

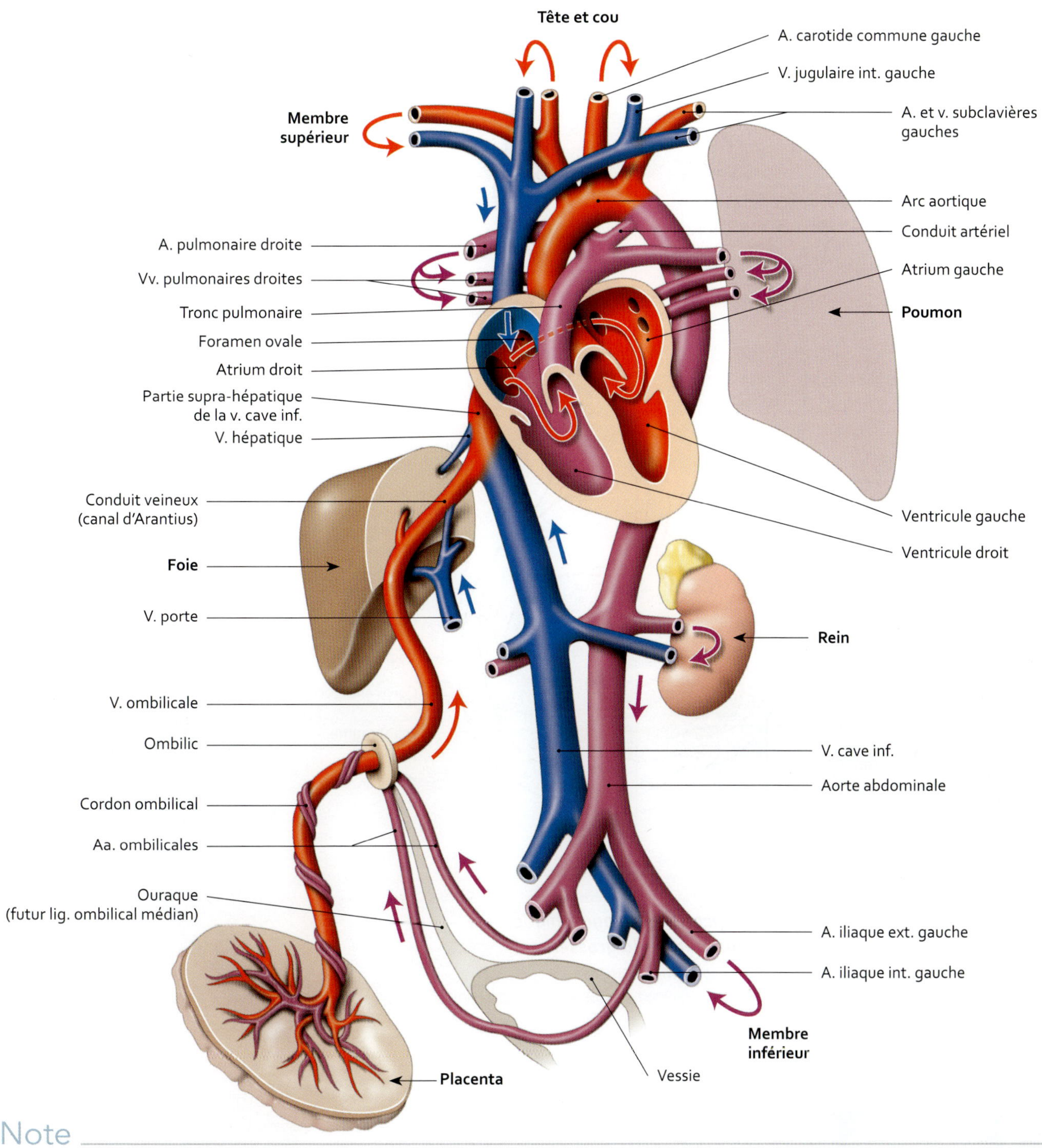

Note

- **La circulation anténatale**

Le sang oxygéné du placenta parcourt successivement : la veine ombilicale, le canal veineux, la veine cave inférieure (partie supra-hépatique), l'atrium droit, le foramen ovale pour l'essentiel (et un peu le ventricule droit), l'atrium gauche, le ventricule gauche et l'aorte.

Le retour final au placenta se fait par les artères ombilicales.

Au cours de ce trajet, le sang placentaire s'appauvrit en oxygène par les apports du sang hépatique, de la veine cave supérieure et des veines pulmonaires.

- **La circulation postnatale**

Dès la première respiration fœtale, les poumons se dilatent et le débit du sang pulmonaire augmente et s'enrichit en oxygène. Le conduit artériel et le foramen ovale se ferment.

Après ligature du cordon ombilical, la veine ombilicale devient le *ligament rond du foie*, le conduit veineux s'atrésie et devient le *ligament veineux du foie.* Les artères ombilicales s'obstruent dans leur partie distale et deviennent les *ligaments ombilicaux médiaux*.

L'ouraque devient le *ligament ombilical médian.*

5.88 Développement de l'utérus gravide

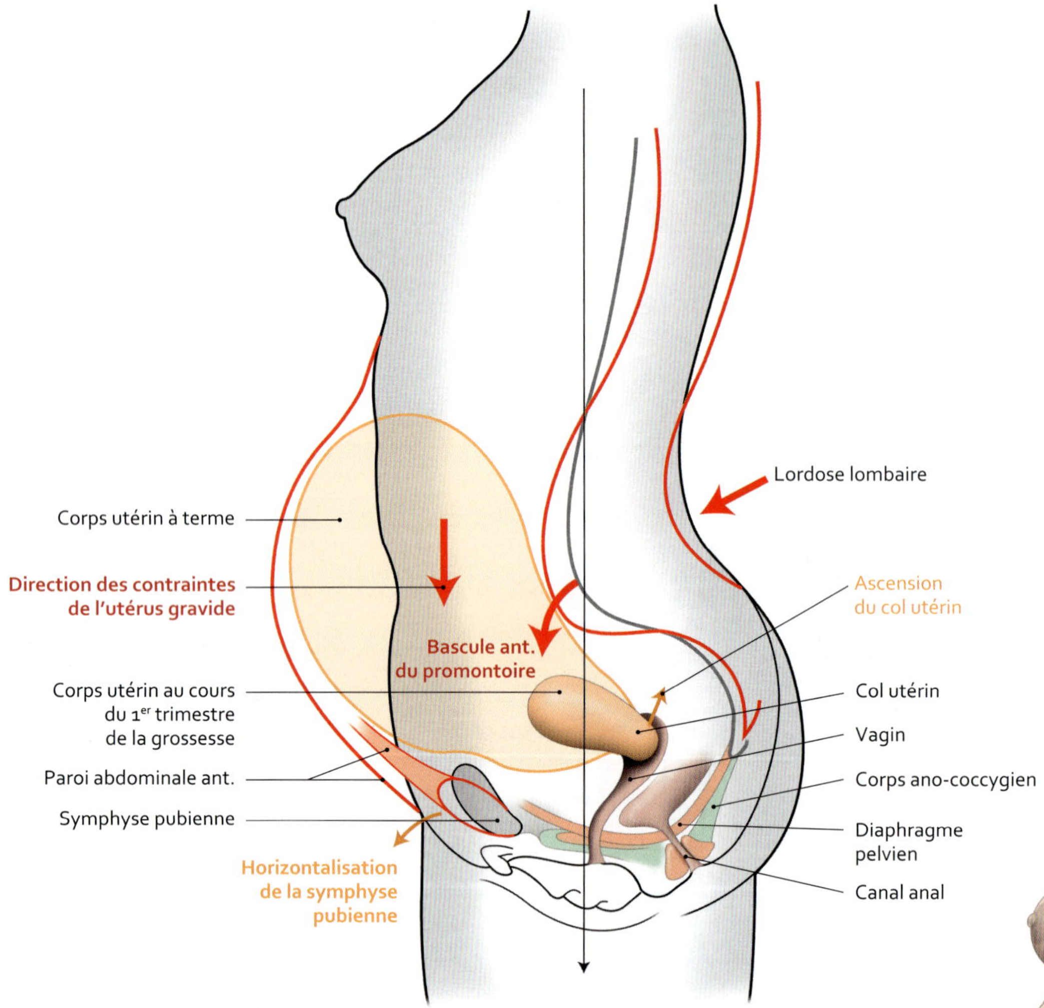

Modifications topographiques au cours de la grossesse
(lignes rouges)

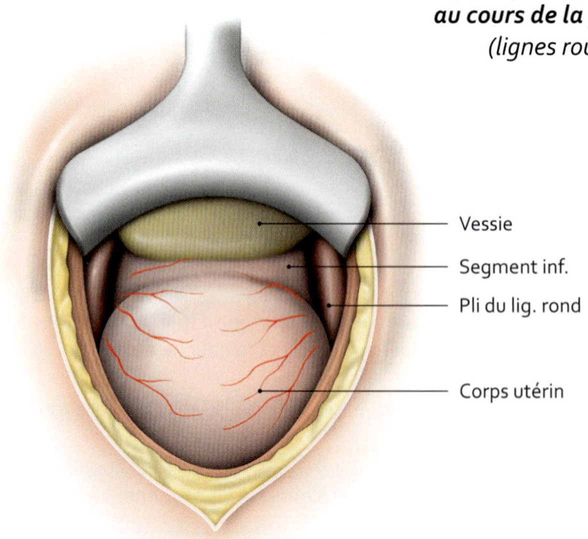

Segment inférieur de l'utérus
(vue opératoire)

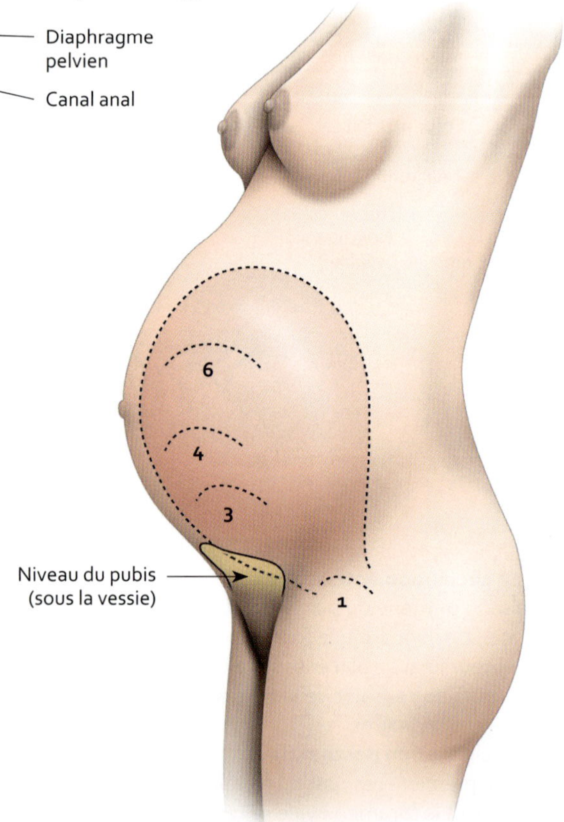

Femme enceinte à terme. Situation successive du fundus utérin à 1, 3, 4 et 6 mois

5.89 Utérus gravide à terme

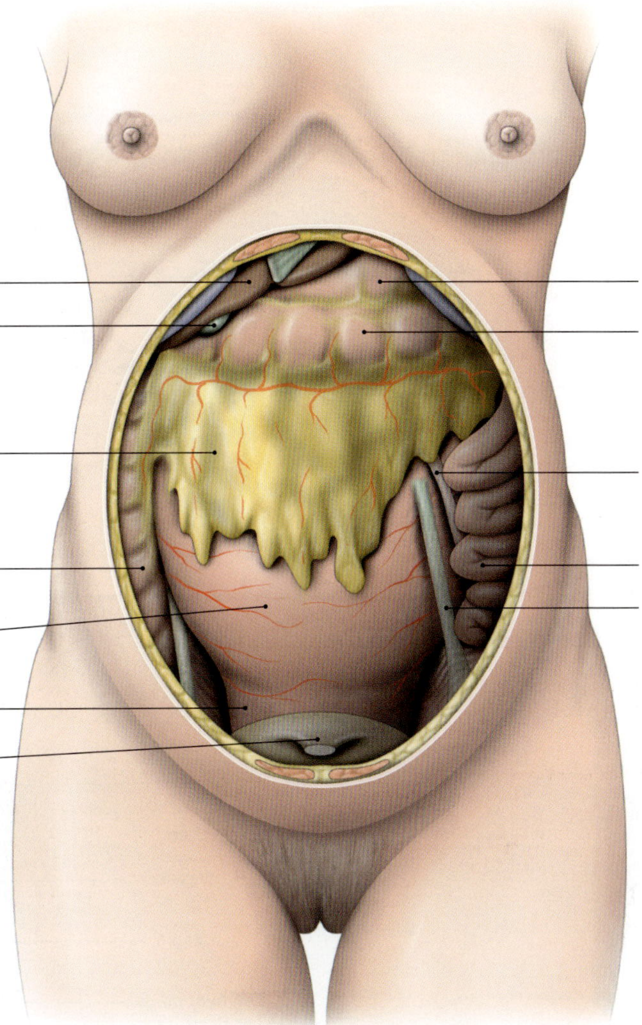

Rapports antérieurs et supérieurs de l'utérus gravide à terme

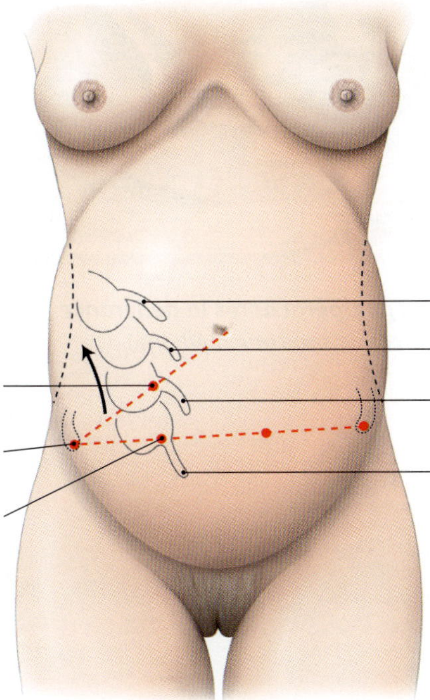

Situations du cæcum et de l'appendice vermiforme au cours de la grossesse

5.90 Utérus puerpéral

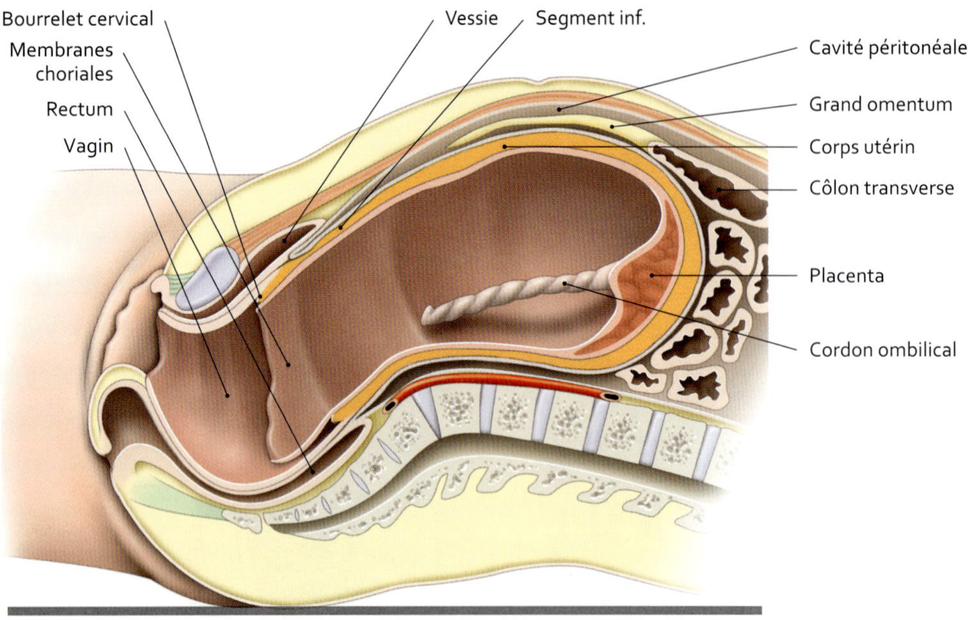

Utérus et vagin en fin d'expulsion du fœtus

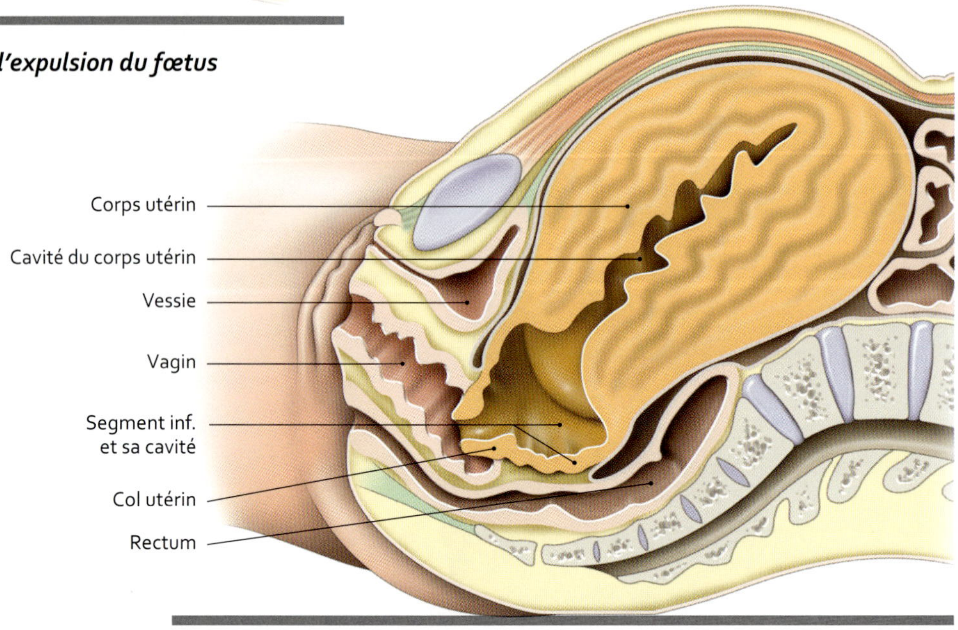

Utérus puerpéral après la délivrance
(coupe sagittale médiane)

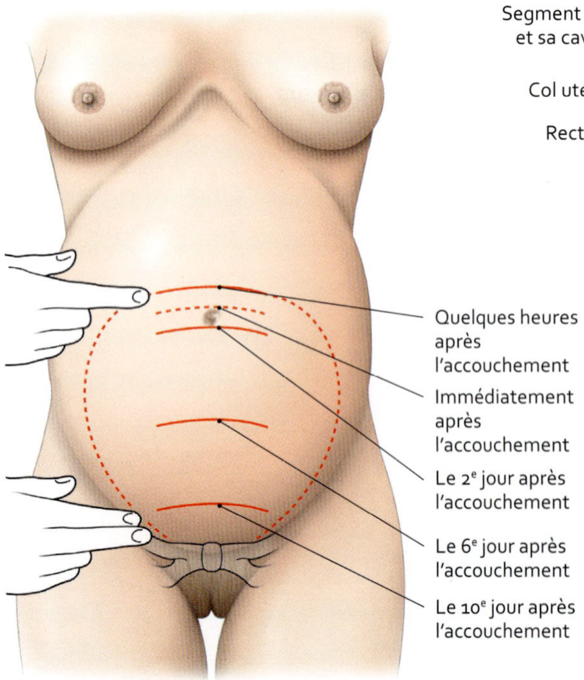

Situation du fundus de l'utérus puerpéral

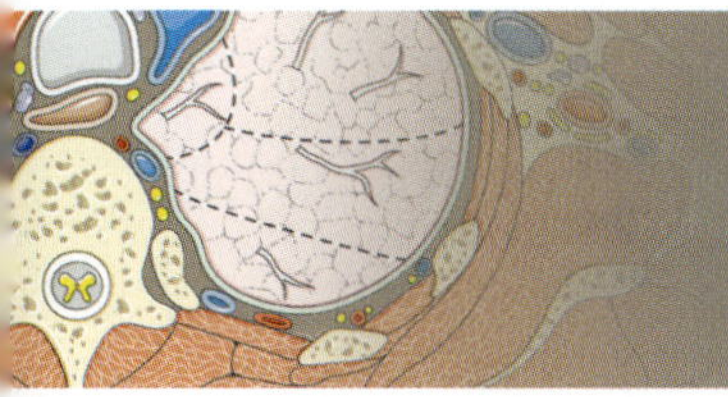

6 Coupes transversales (axiales) du tronc

6.1. **Orientation des coupes transversales sériées** . . . 399
6.2. **Niveau des coupes anatomiques du tronc** . . . 400
6.3. **Coupe anatomique passant par la vertèbre thoracique T3** . . . 401
6.4. **Coupe anatomique passant par la vertèbre thoracique T4** . . . 402
6.5. **Coupe anatomique passant par la vertèbre thoracique T5** . . . 403
6.6. **Coupe anatomique passant par la vertèbre thoracique T6** . . . 404
6.7. **Coupe anatomique passant par la vertèbre thoracique T7** . . . 405
6.8. **Coupe anatomique passant par la vertèbre thoracique T8** . . . 406
6.9. **Coupe anatomique passant par la vertèbre thoracique T10** . . . 407
6.10. **Coupe anatomique passant par la vertèbre thoracique T11** . . . 408
6.11. **Coupe anatomique passant par la vertèbre thoracique T12** . . . 409
6.12. **Coupe anatomique passant par la vertèbre lombale L5** . . . 410
6.13. **Coupe anatomique passant par la vertèbre sacrale S2** . . . 411
6.14. **Coupe anatomique au-dessus de la symphyse pubienne chez la femme** . . . 412
6.15. **Coupe anatomique au niveau de la symphyse pubienne chez la femme** . . . 413
6.16. **Coupe anatomique au-dessous de la symphyse pubienne chez la femme** . . . 414
6.17. **Coupe anatomique au-dessus de la symphyse pubienne chez l'homme** . . . 415
6.18. **Coupe anatomique au niveau de la symphyse pubienne chez l'homme** . . . 416
6.19. **Coupe anatomique au-dessous de la symphyse pubienne chez l'homme** . . . 417

6.1 Orientation des coupes transversales sériées

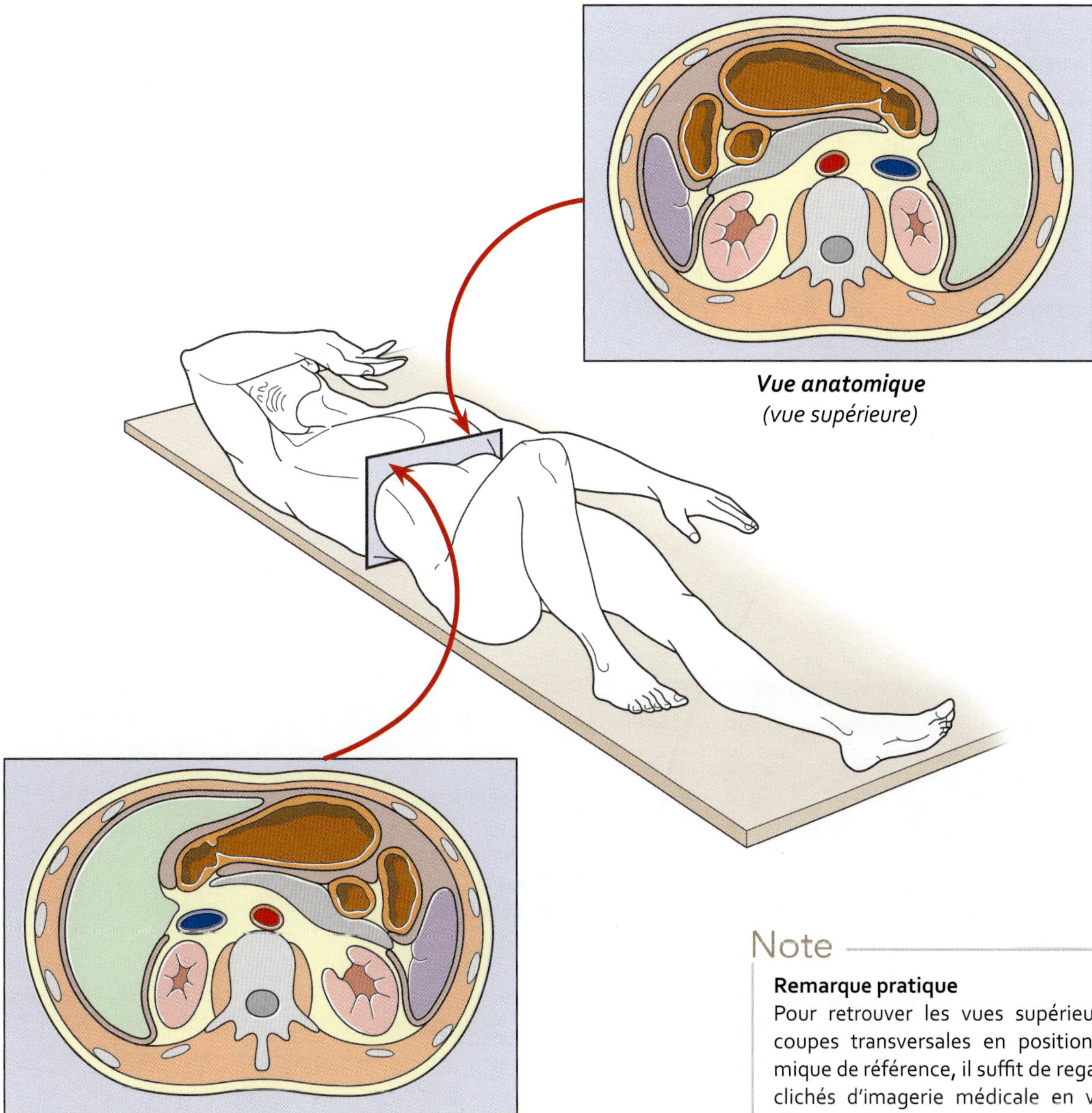

Vue anatomique
(vue supérieure)

Vue en imagerie médicale
(vue inférieure)

Note

Remarque pratique
Pour retrouver les vues supérieures des coupes transversales en position anatomique de référence, il suffit de regarder les clichés d'imagerie médicale en verso et d'inverser les figures correspondantes.

6.2 Niveau des coupes anatomiques du tronc

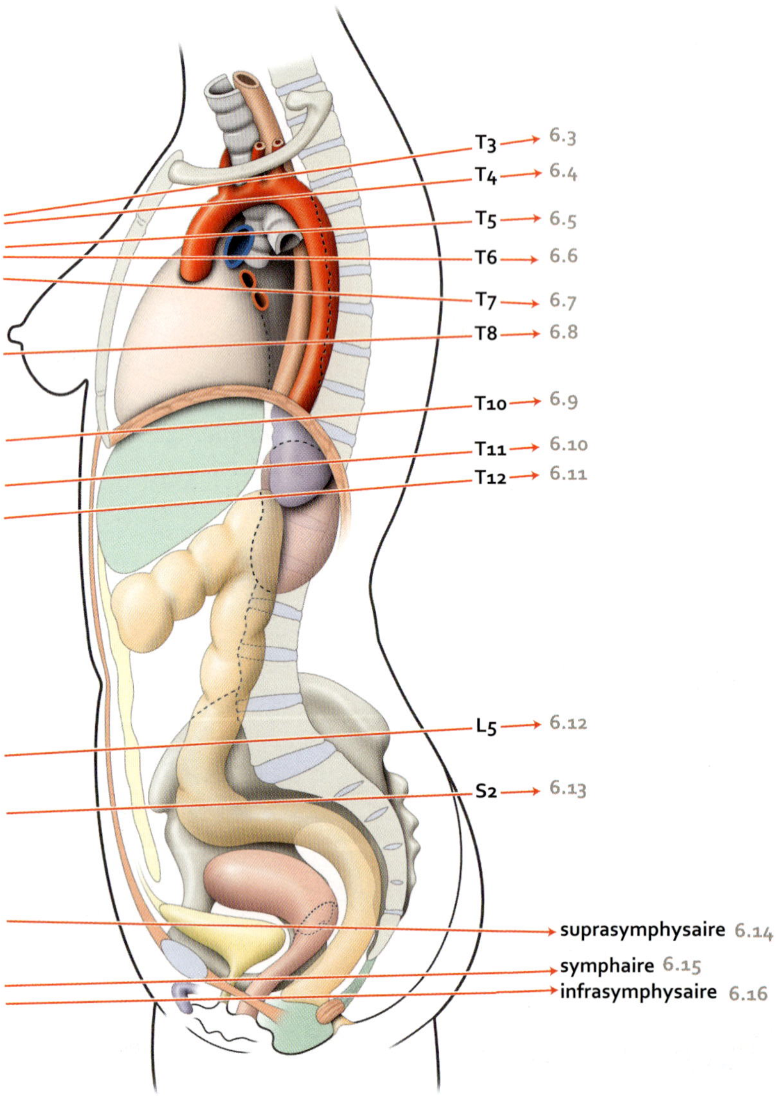

Tronc féminin

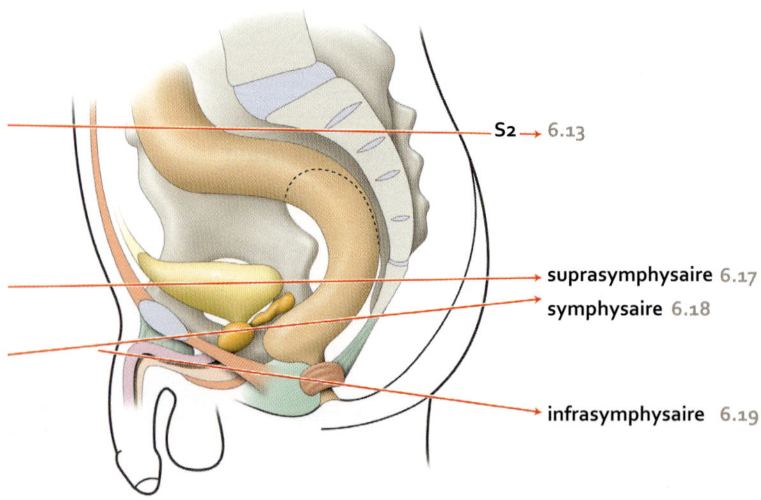

Petit bassin masculin

Note

Toutes les coupes représentées correspondent à des calques schématiques de clichés d'imagerie médicale.

Niveau des différentes coupes anatomiques transversales des planches suivantes

6.3 Coupe anatomique passant par la vertèbre thoracique T3

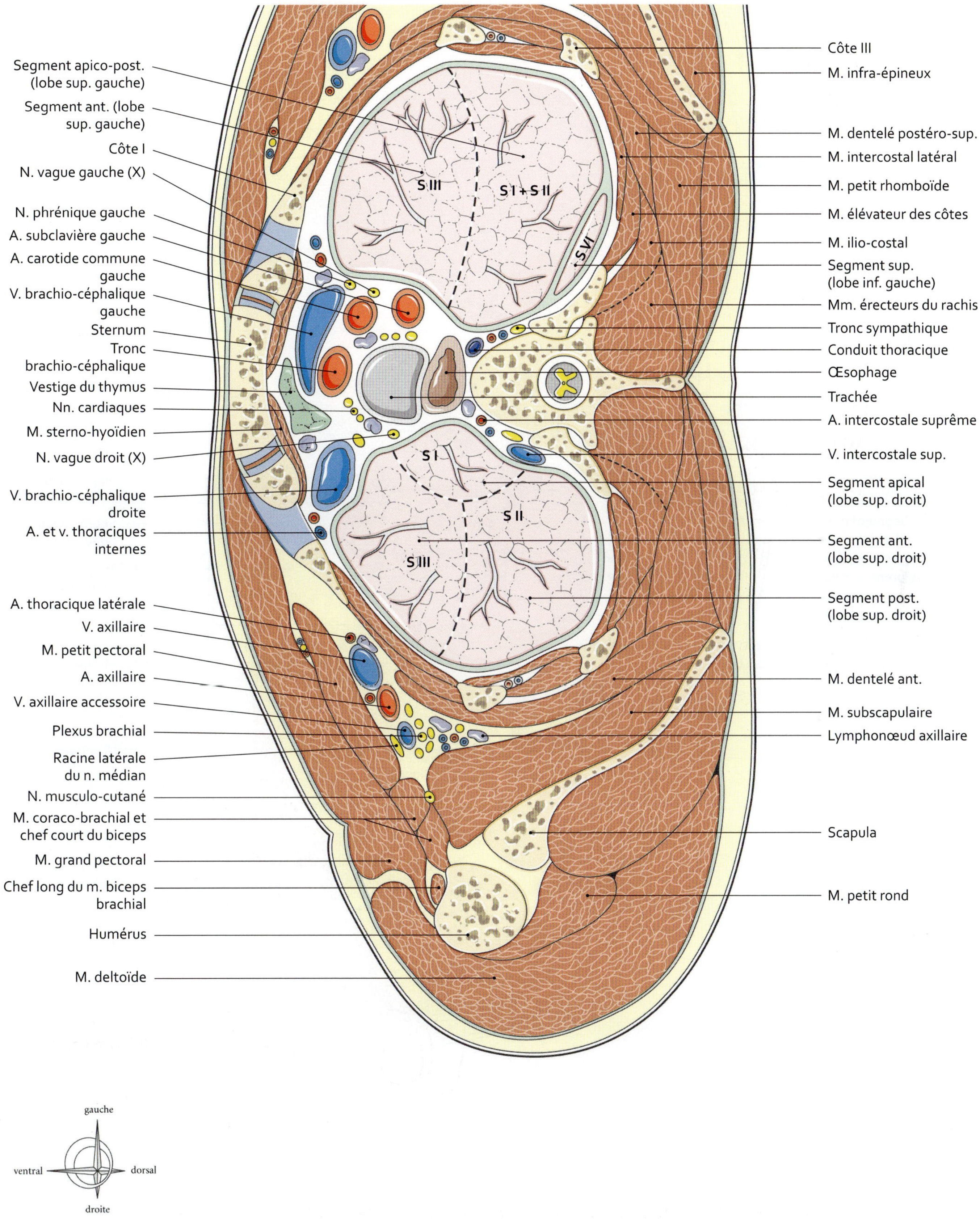

6.4 Coupe anatomique passant par la vertèbre thoracique T4

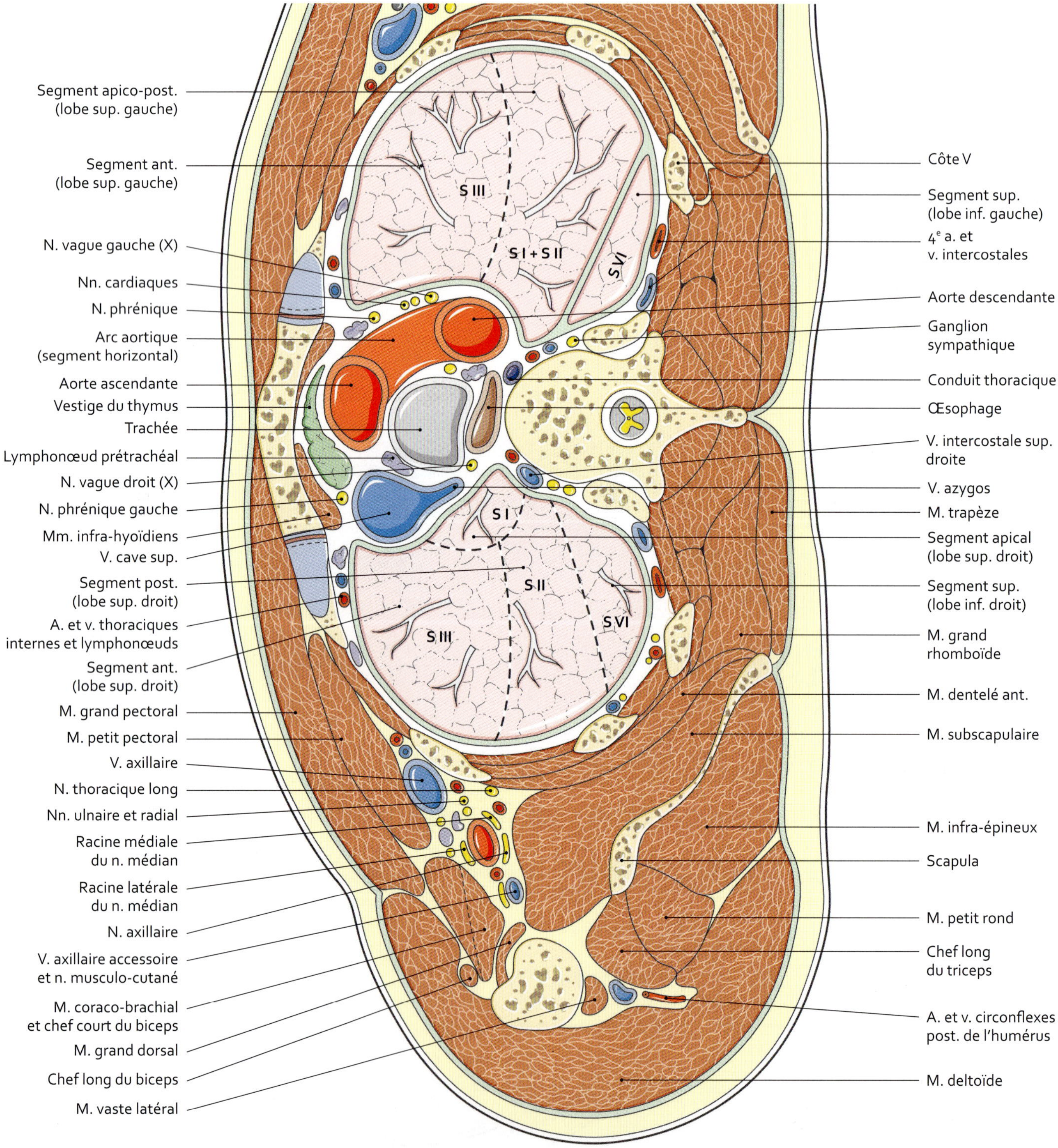

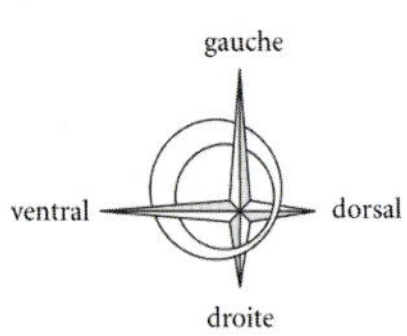

6.5 Coupe anatomique passant par la vertèbre thoracique T5

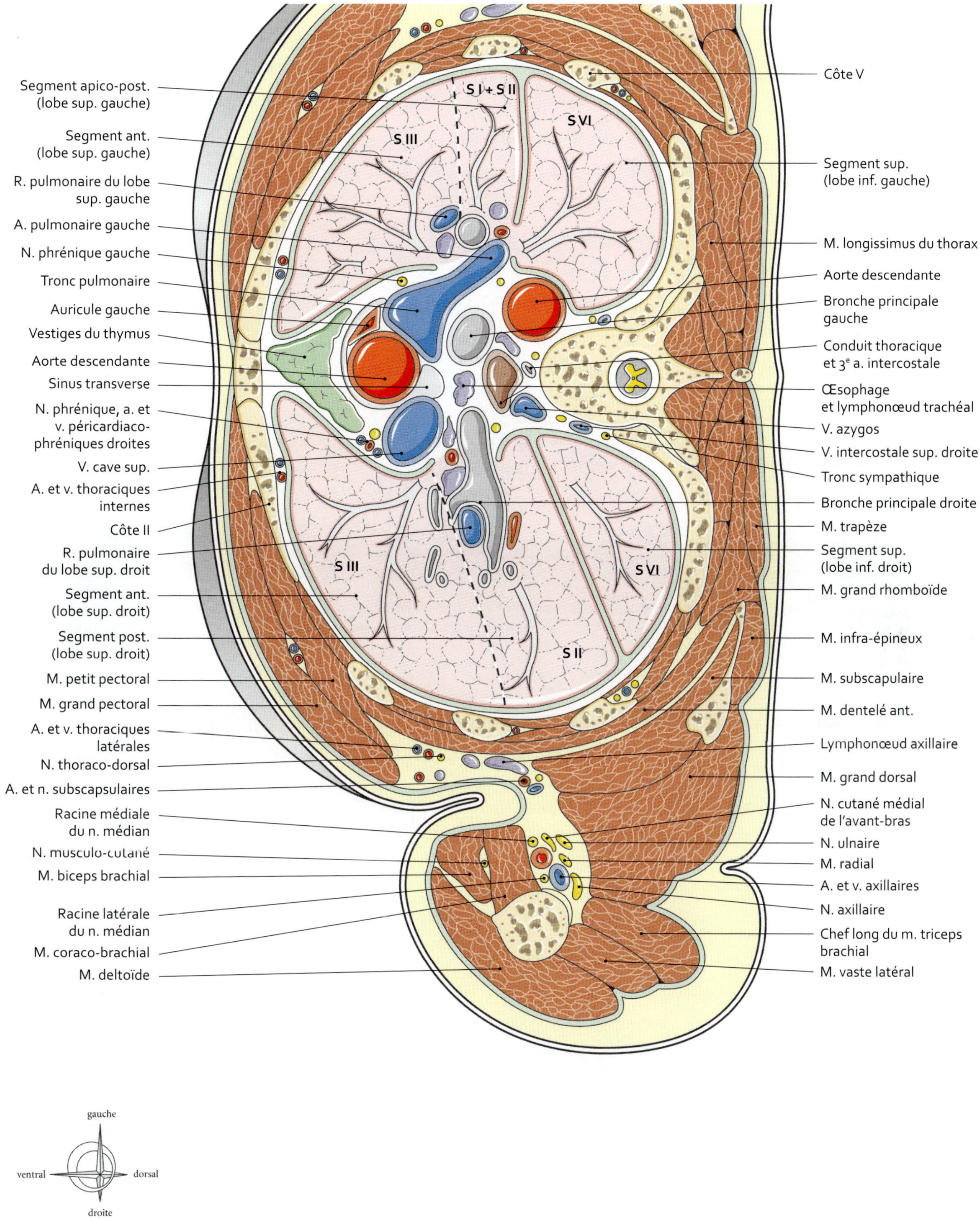

6.6 Coupe anatomique passant par la vertèbre thoracique T6

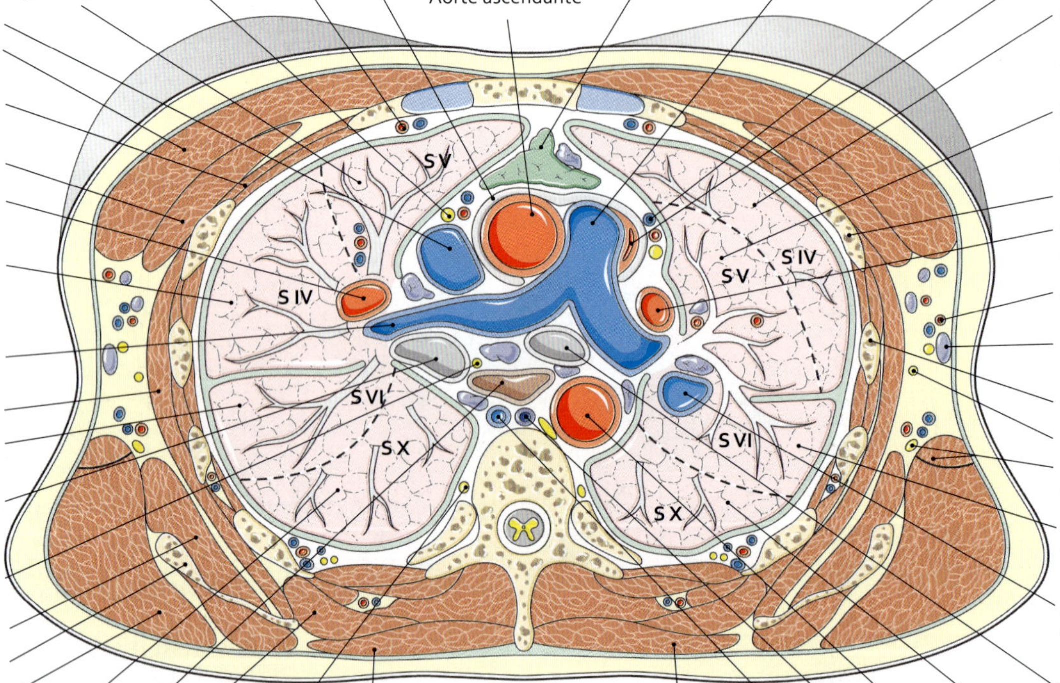

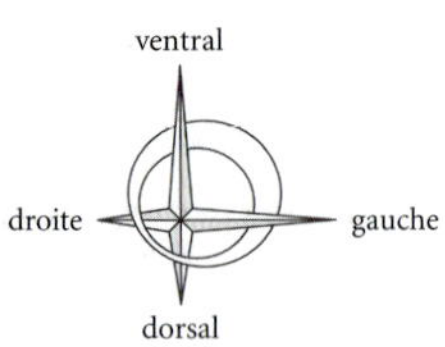

6.7 Coupe anatomique passant par la vertèbre thoracique T7

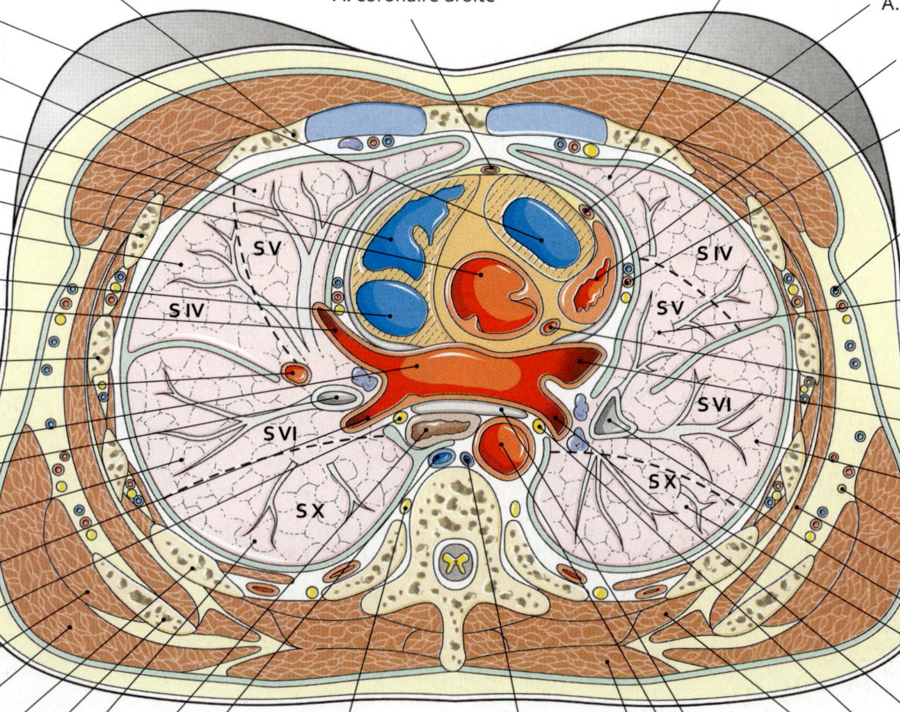

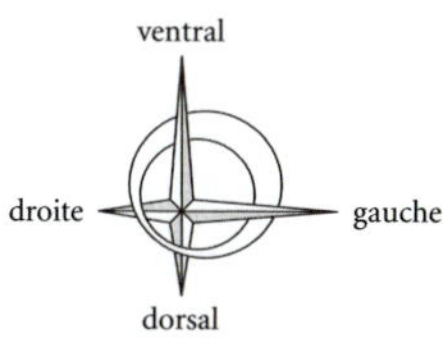

6.8 Coupe anatomique passant par la vertèbre thoracique T8

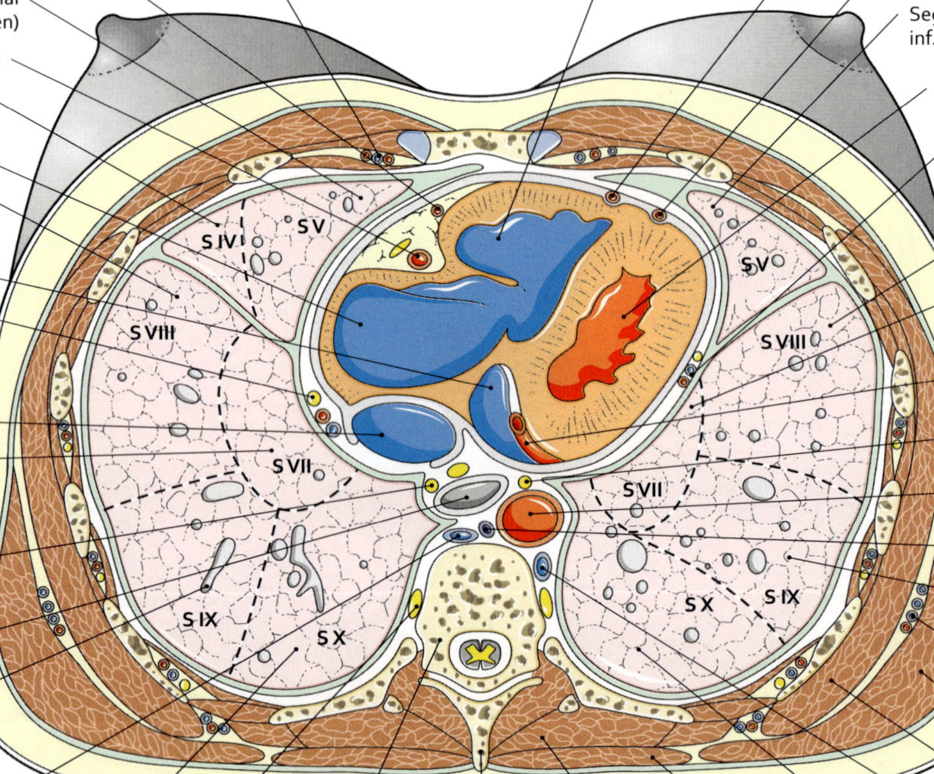

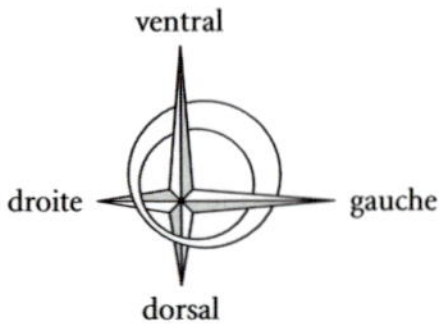

6.9 Coupe anatomique passant par la vertèbre thoracique T10

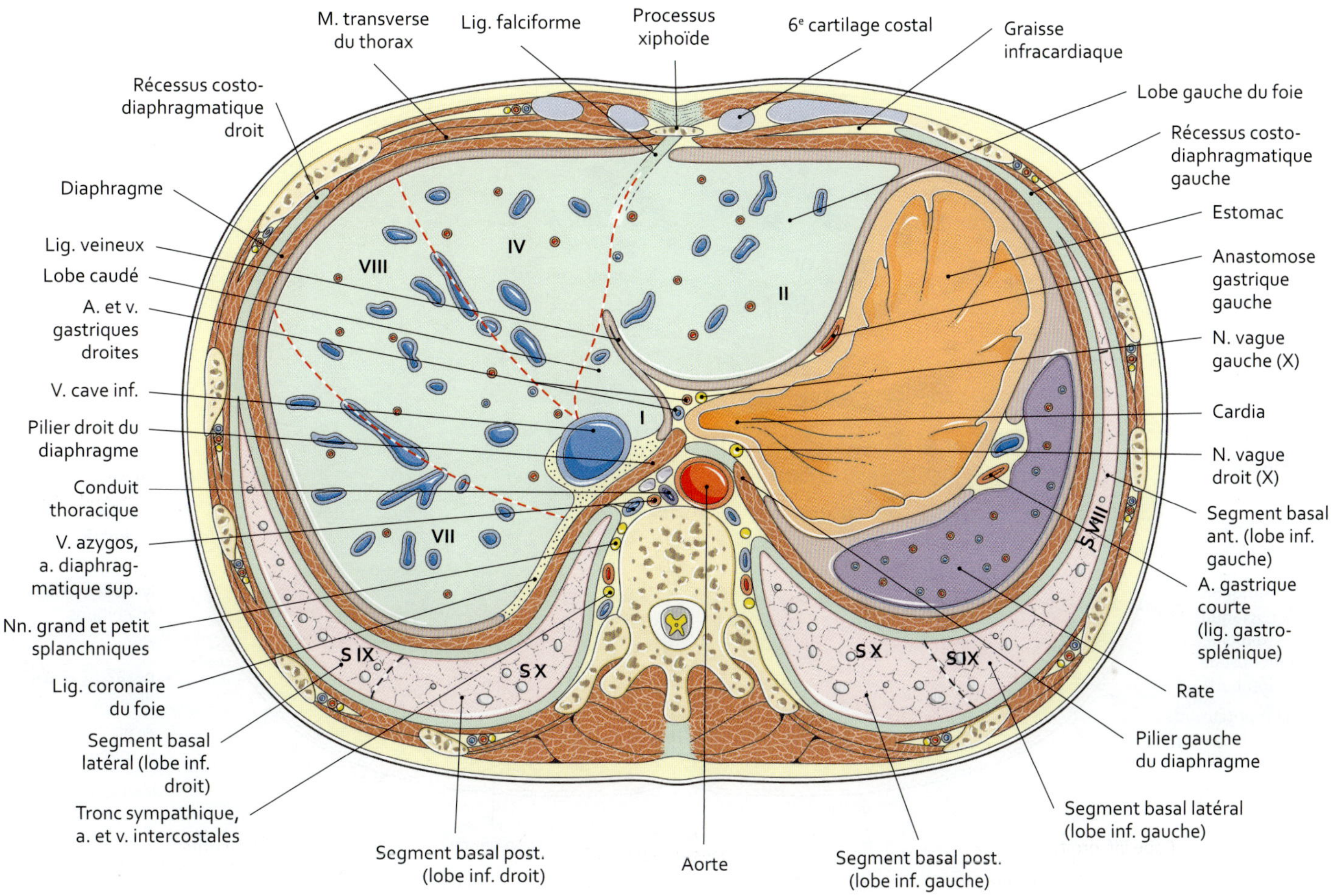

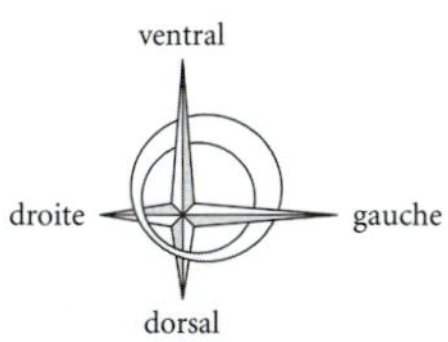

6.10 Coupe anatomique passant par la vertèbre thoracique T11

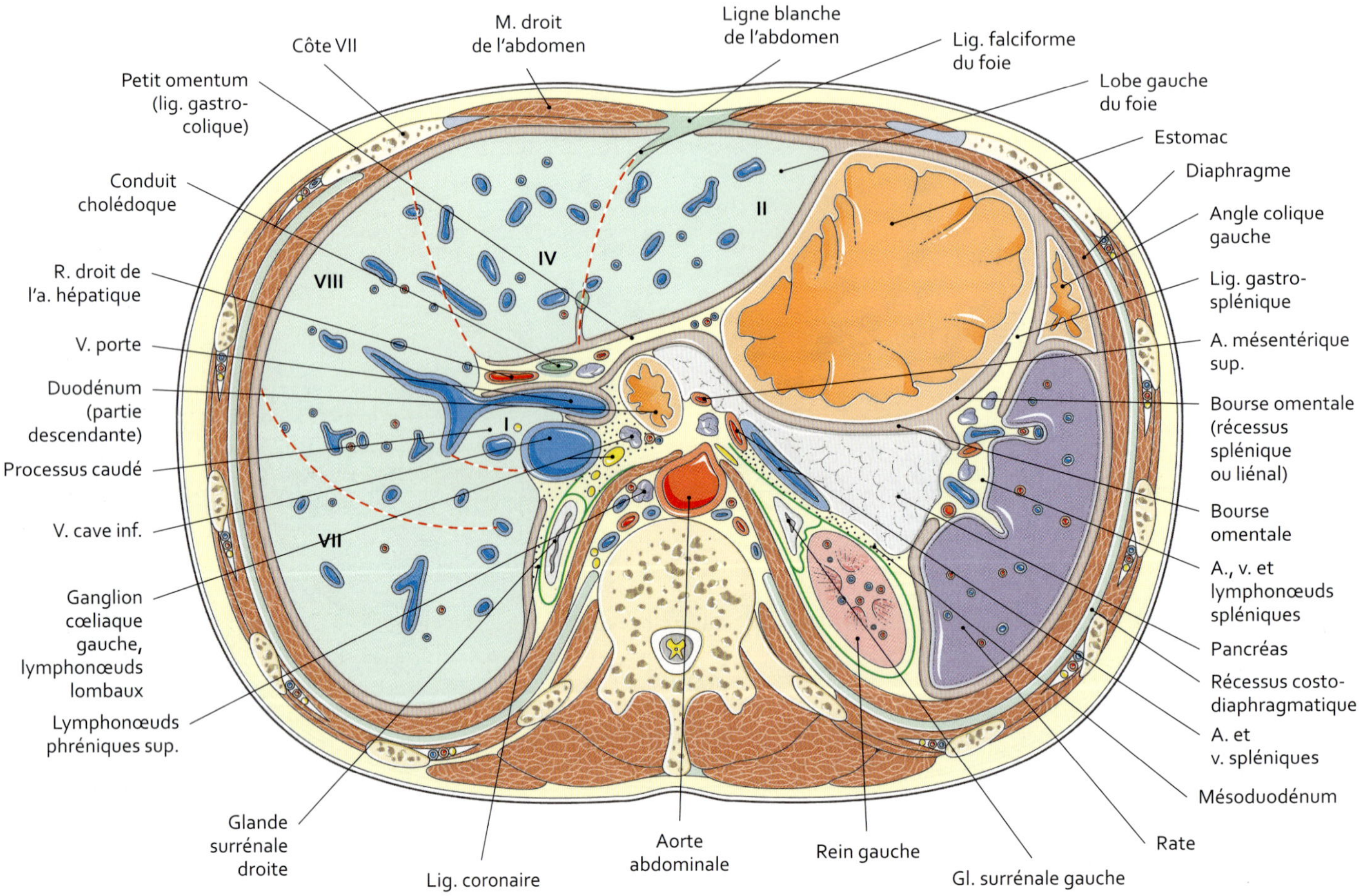

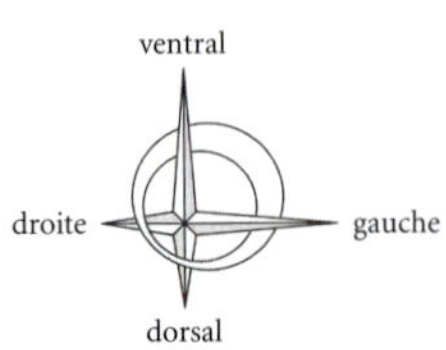

6.11 Coupe anatomique passant par la vertèbre thoracique T12

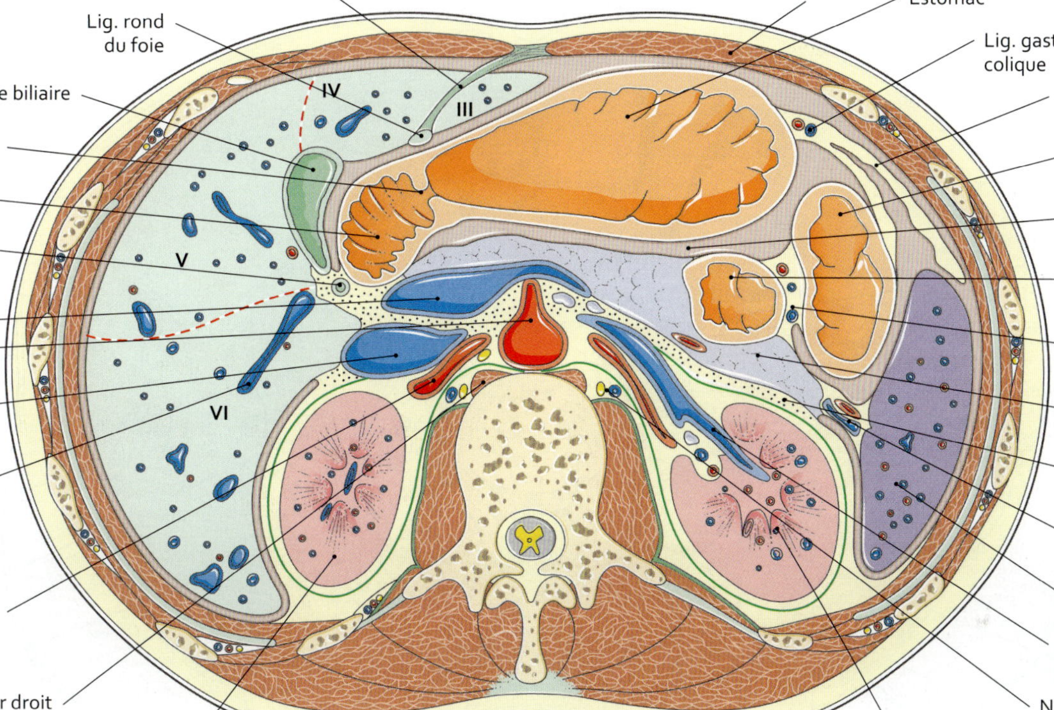

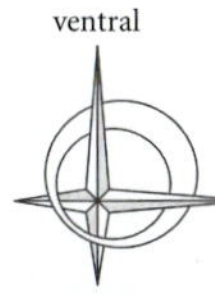

6.12 Coupe anatomique passant par la vertèbre lombale L5

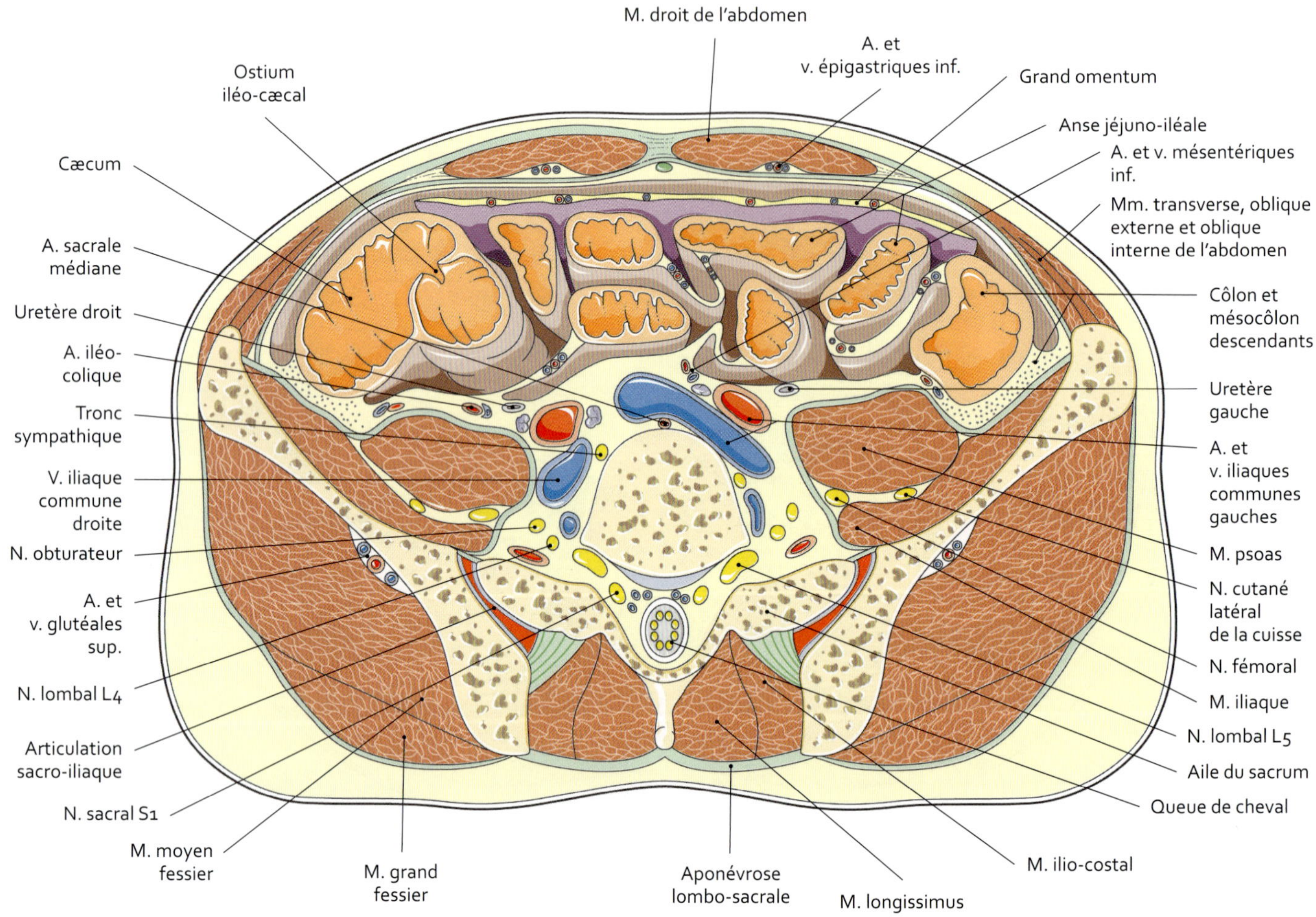

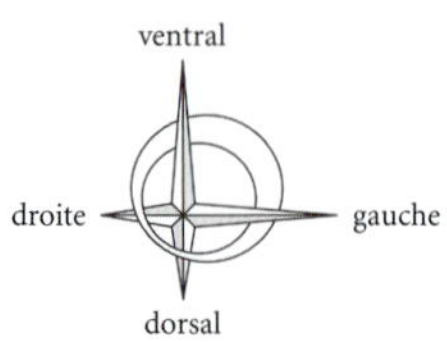

6.13 Coupe anatomique passant par la vertèbre sacrale S2

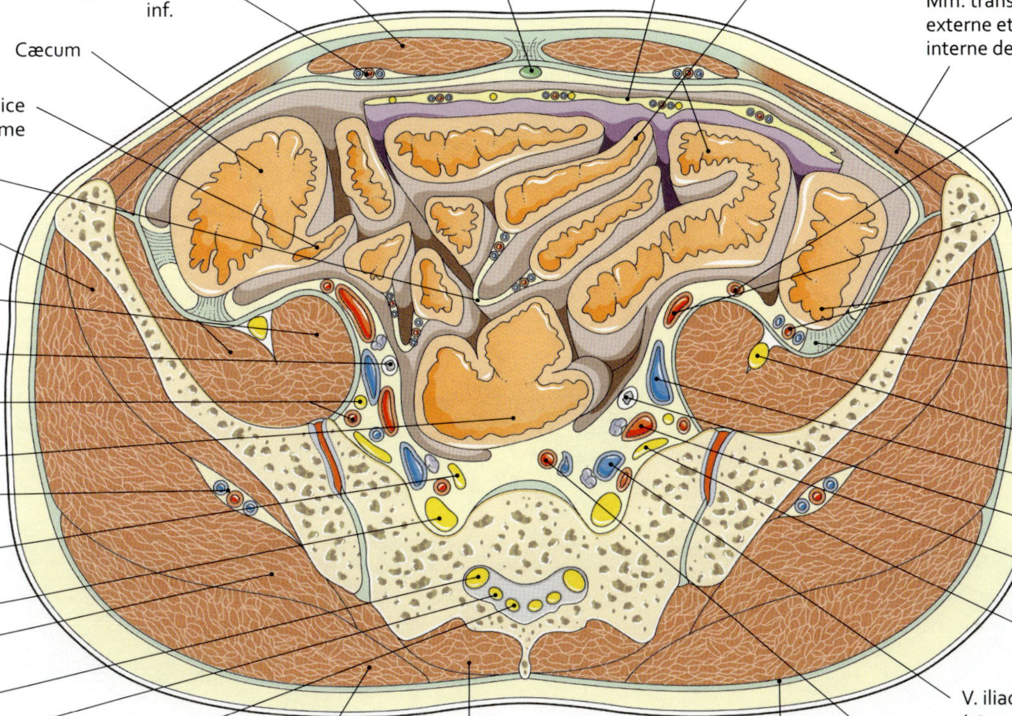

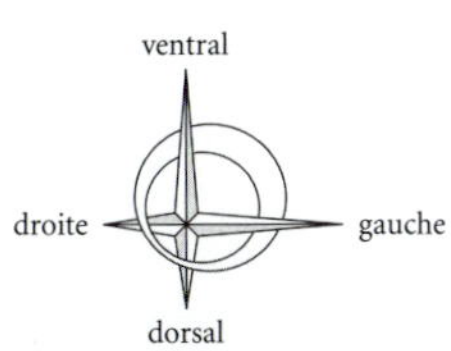

6.14 Coupe anatomique au-dessus de la symphyse pubienne chez la femme

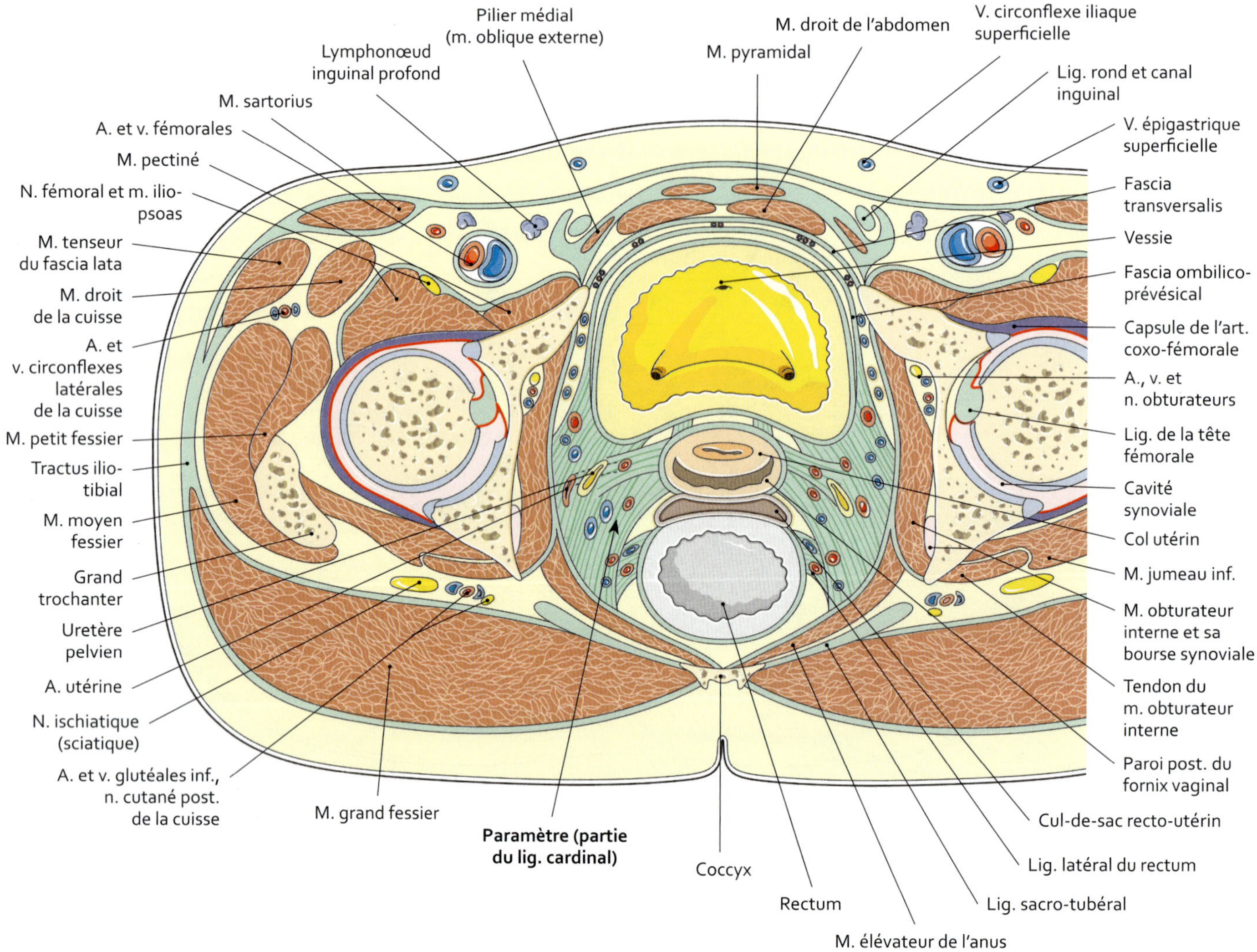

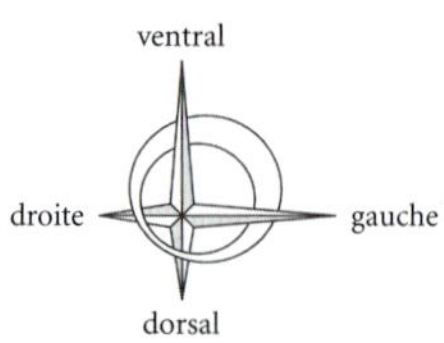

6.15 Coupe anatomique au niveau de la symphyse pubienne chez la femme

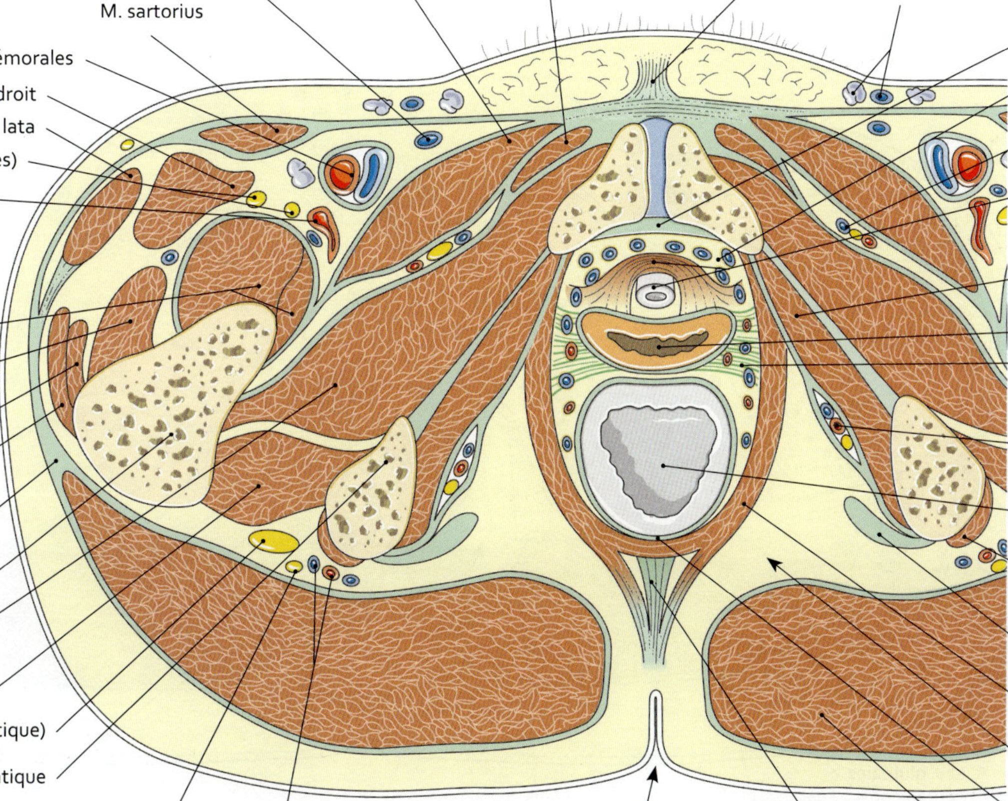

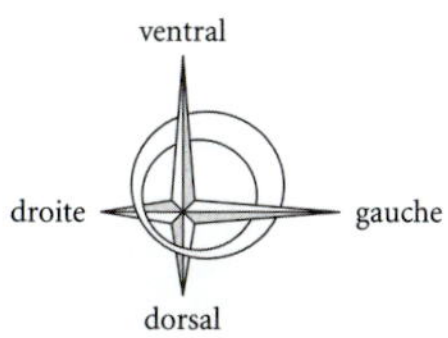

6.16 Coupe anatomique au-dessous de la symphyse pubienne chez la femme

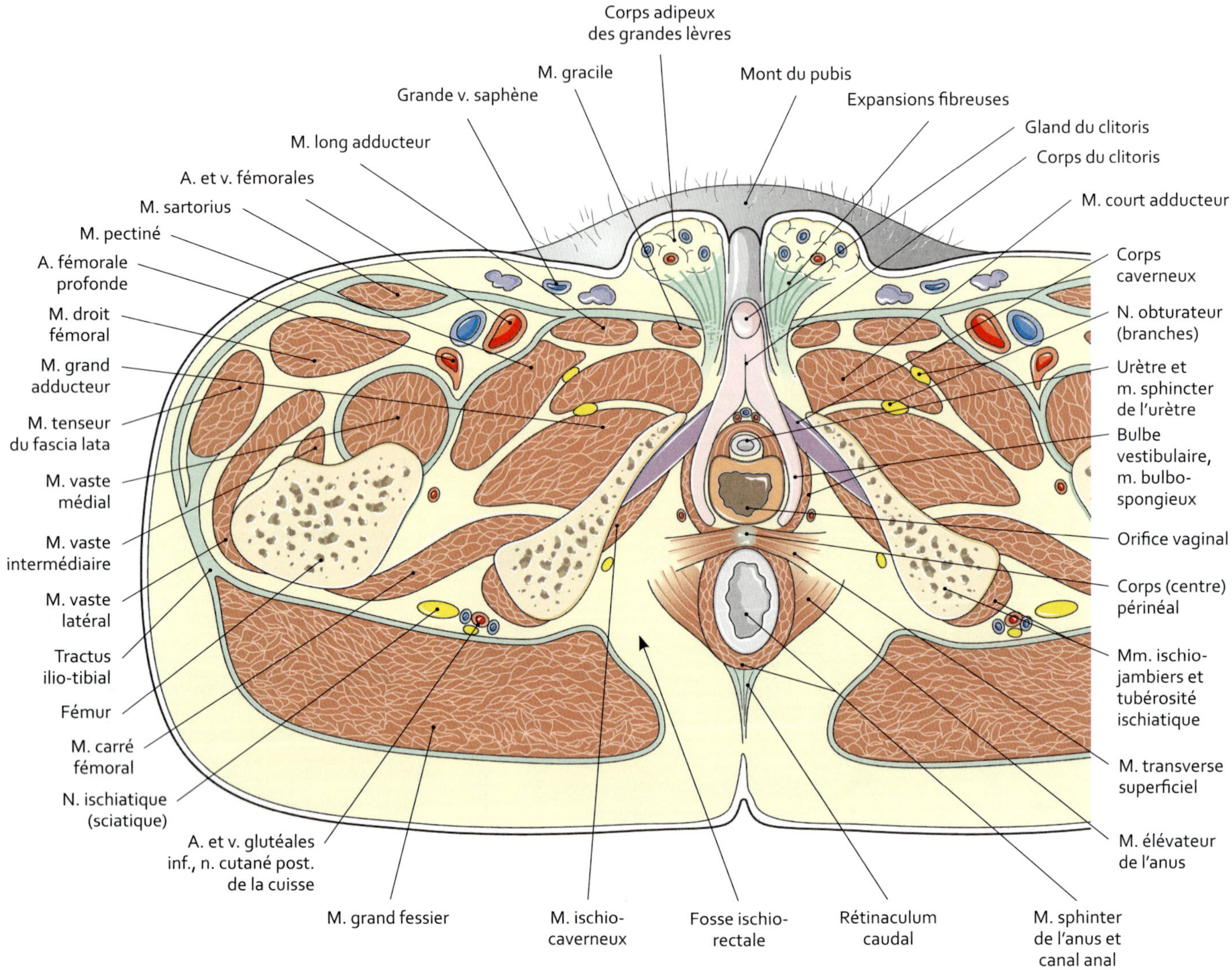

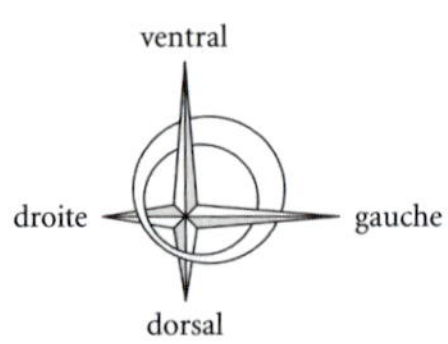

6.17 Coupe anatomique au-dessus de la symphyse pubienne chez l'homme

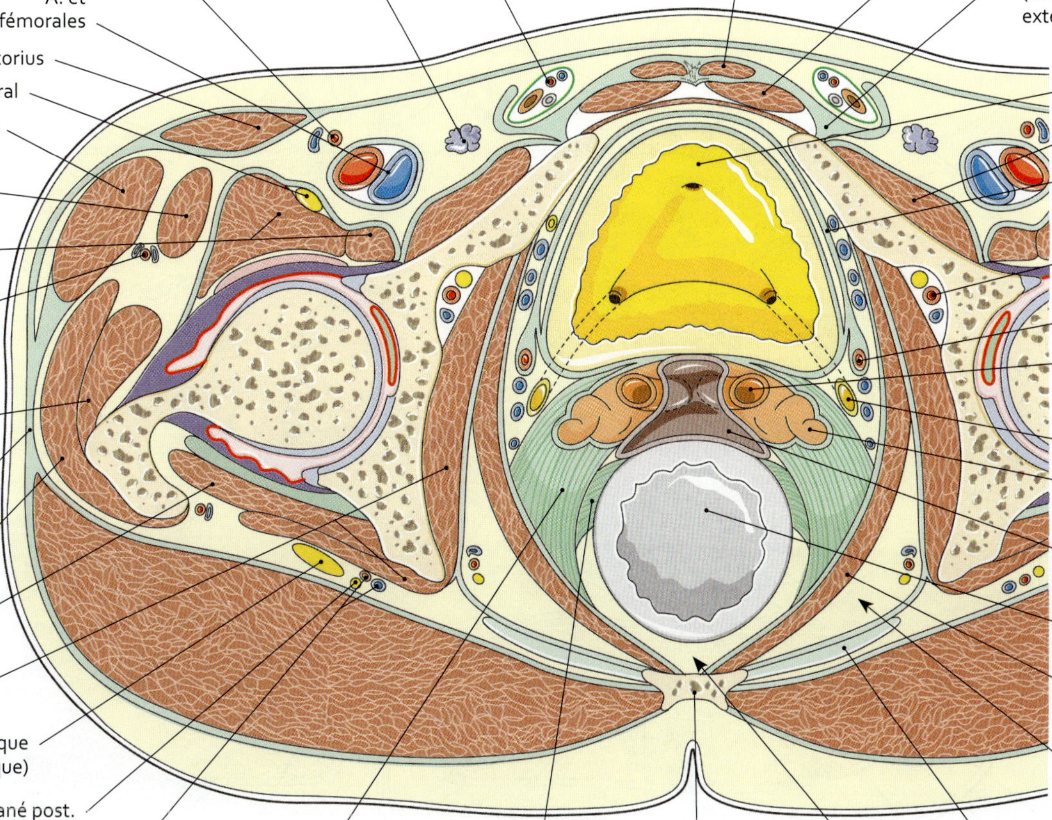

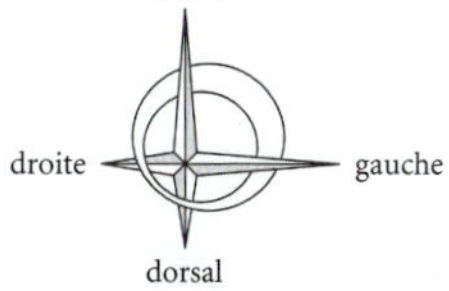

6.18 Coupe anatomique au niveau de la symphyse pubienne chez l'homme

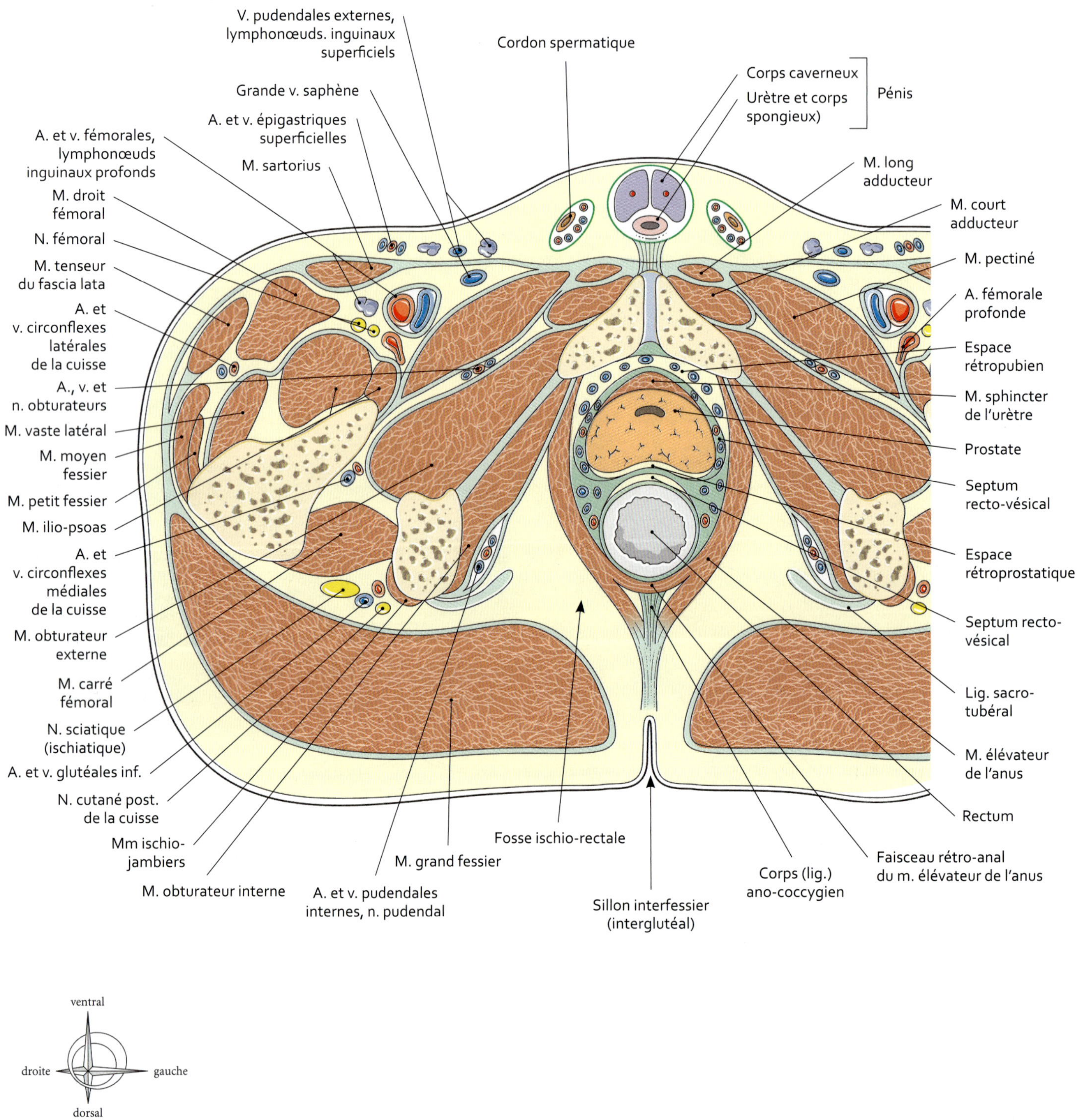

6.19 Coupe anatomique au-dessous de la symphyse pubienne chez l'homme

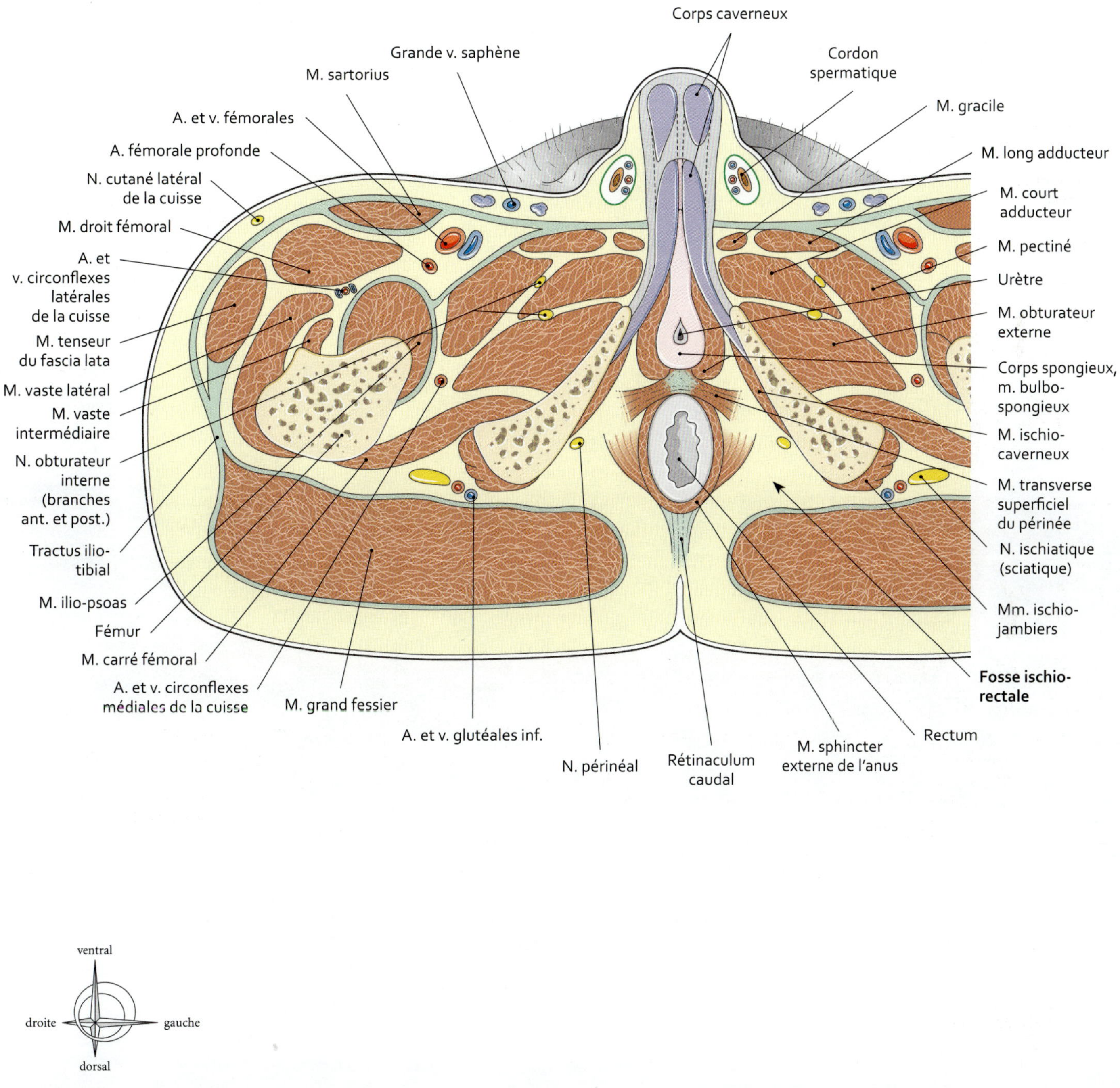

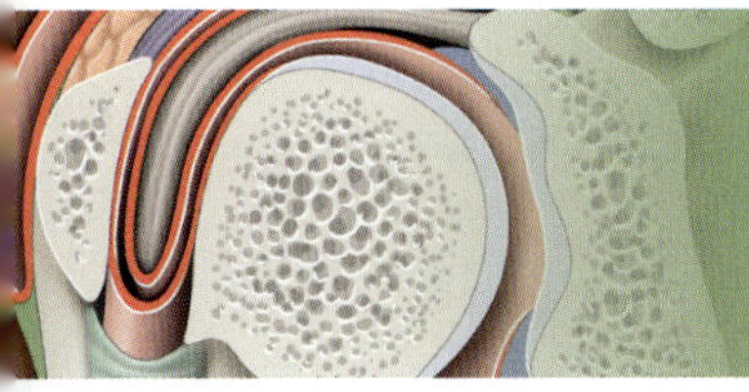

Membre supérieur (ou thoracique)

7

OS DU MEMBRE SUPÉRIEUR

7.1. **Clavicule** 421
7.2. **Scapula** 422
7.3. **Humérus** 423
7.4. **Radius** 424
7.5. **Ulna** 425
7.6. **Os de la main (1)** 426
7.7. **Os de la main (2)** 427

ARTICULATIONS DU MEMBRE SUPÉRIEUR

7.8. **Articulation de l'épaule** 428
7.9. **Articulation scapulo-humérale (1)** 429
7.10. **Articulation scapulo-humérale (2)** 430
7.11. **Articulation scapulo-humérale (3)** 431
7.12. **Articulation du coude (1)** 432
7.13. **Articulation du coude (2)** 433
7.14. **Articulation du coude (3)** 434
7.15. **Articulation du coude (4)** 435
7.16. **Articulations de l'avant-bras** 436
7.17. **Articulations de la main (1)** 437
7.18. **Articulations de la main (2)** 438
7.19. **Articulations de la main (3)** 439

MUSCLES DU MEMBRE SUPÉRIEUR

7.20. **Muscles et fascias axillaires (1)** 440
7.21. **Muscles et fascias axillaires (2)** 441
7.22. **Muscles et fascias axillaires (3)** 442
7.23. **Muscles pectoraux** 443
7.24. **Muscles deltoïde et subscapulaire** 444
7.25. **Muscles postérieurs de l'épaule** 445
7.26. **Muscles antérieurs du bras** 446
7.27. **Muscles postérieurs du bras** 447
7.28. **Muscles antérieurs de l'avant-bras** 448
7.29. **Muscles antébrachiaux antérieurs superficiels** 449
7.30. **Muscles antébrachiaux latéraux superficiels** 450
7.31. **Muscle antébrachial antérieur intermédiaire** 451
7.32. **Muscles antébrachiaux antérieurs profonds (1)** 452
7.33. **Muscles antébrachiaux antérieurs profonds (2)** 453
7.34. **Muscles postérieurs de l'avant-bras** 454
7.35. **Muscles antébrachiaux postérieurs superficiels** 455

7.36. **Muscles antébrachiaux postérieurs profonds** 456
7.37. **Insertions des muscles de la main** 457
7.38. **Canal carpien et aponévrose palmaire** 458
7.39. **Muscles de la main (1)** 459
7.40. **Muscles de la main (2)** 460
7.41. **Muscles de la main (3)** 461
7.42. **Aponévroses des doigts de la main** 462
7.43. **Gaines synoviales de la main (1)** 463
7.44. **Gaines synoviales de la main (2)** 464

VAISSEAUX DU MEMBRE SUPÉRIEUR

7.45. **Artère axillaire** 465
7.46. **Artère brachiale** 466
7.47. **Artères radiale et ulnaire** 467
7.48. **Artères de la paume de la main** 468
7.49. **Artères du dos de la main et des doigts** 469
7.50. **Veines superficielles du membre supérieur (1)** 470
7.51. **Veines superficielles du membre supérieur (2)** 471
7.52. **Lymphatiques du membre supérieur** 472

NERFS DU MEMBRE SUPÉRIEUR

7.53. **Plexus brachial (1)** 473
7.54. **Plexus brachial (2)** 474
7.55. **Nerfs cutanés du membre supérieur** 475
7.56. **Nerf ulnaire (1)** 476
7.57. **Nerf ulnaire (2)** 477
7.58. **Nerf médian (1)** 478
7.59. **Nerf médian (2)** 479
7.60. **Nerf radial (1)** 480
7.61. **Nerf radial (2)** 481
7.62. **Nerf axillaire** 482
7.63. **Territoires sensitifs cutanés du membre supérieur** 483

RÉGIONS DU MEMBRE SUPÉRIEUR

7.64. **Limites des régions du membre supérieur** 484
7.65. **Région axillaire** 485
7.66. **Région brachiale antérieure** 486
7.67. **Régions brachiale et axillaire postérieures** 487
7.68. **Coupes transversales de l'épaule et du bras** 488
7.69. **Coupes transversales du bras et du coude** 489
7.70. **Régions antébrachiales (1)** 490
7.71. **Régions antébrachiales (2)** 491
7.72. **Régions antébrachiales (3)** 492
7.73. **Coupes transversales de l'avant-bras** 493
7.74. **Coupes transversales de l'avant-bras et du poignet** 494
7.75. **Région palmaire (1)** 495
7.76. **Région palmaire (2)** 496
7.77. **Région dorsale de la main** 497
7.78. **Coupes transversales de la main** 498
7.79. **Coupes transversales du doigt** 499

7.1 Clavicule

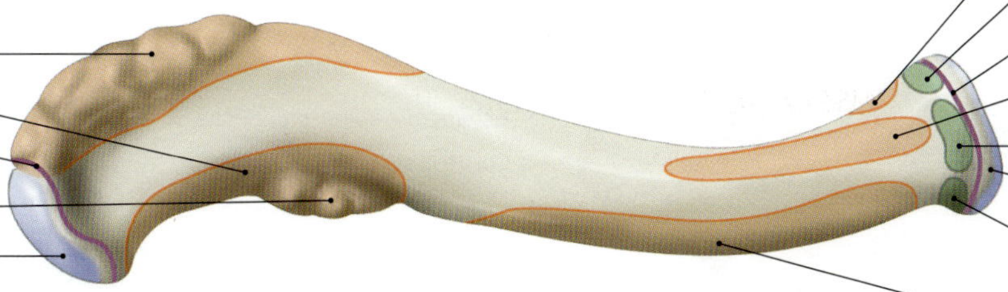

Face supérieure

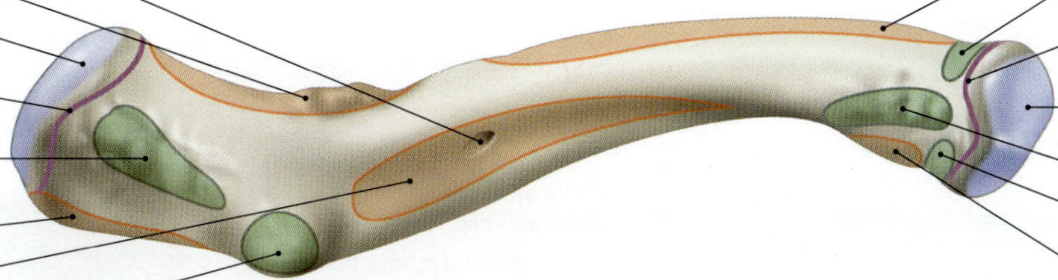

Face inférieure

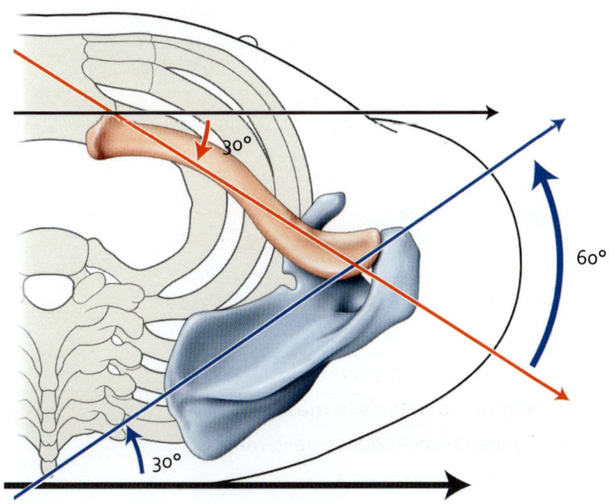

Angle scapulo-claviculaire dans le plan horizontal

7.2 Scapula

Insertion de la capsule articulaire

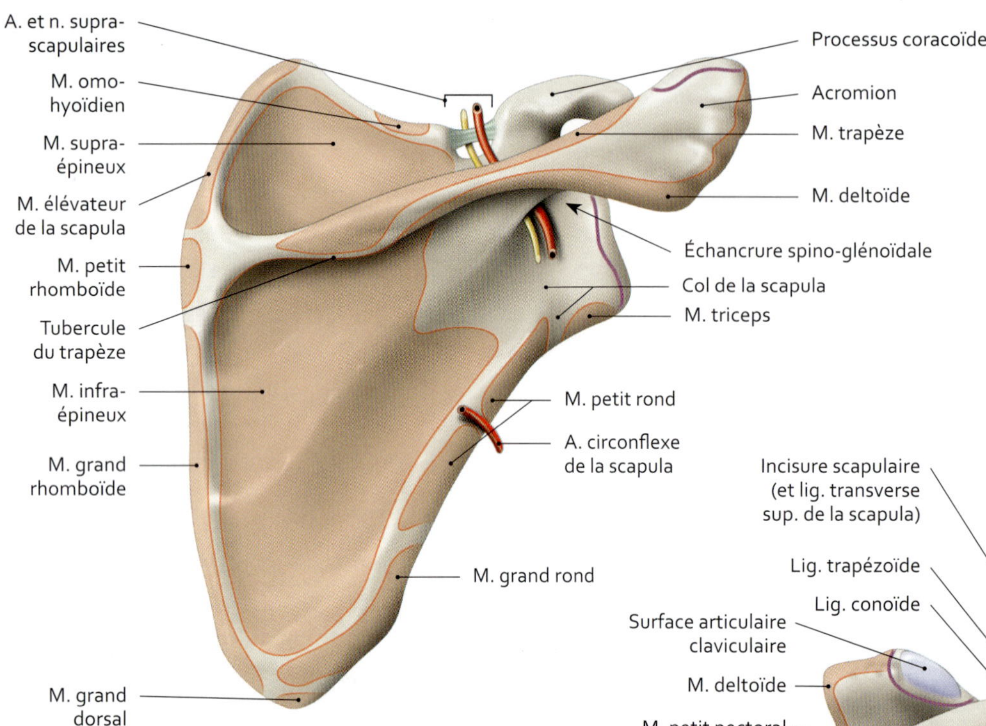

Face postérieure

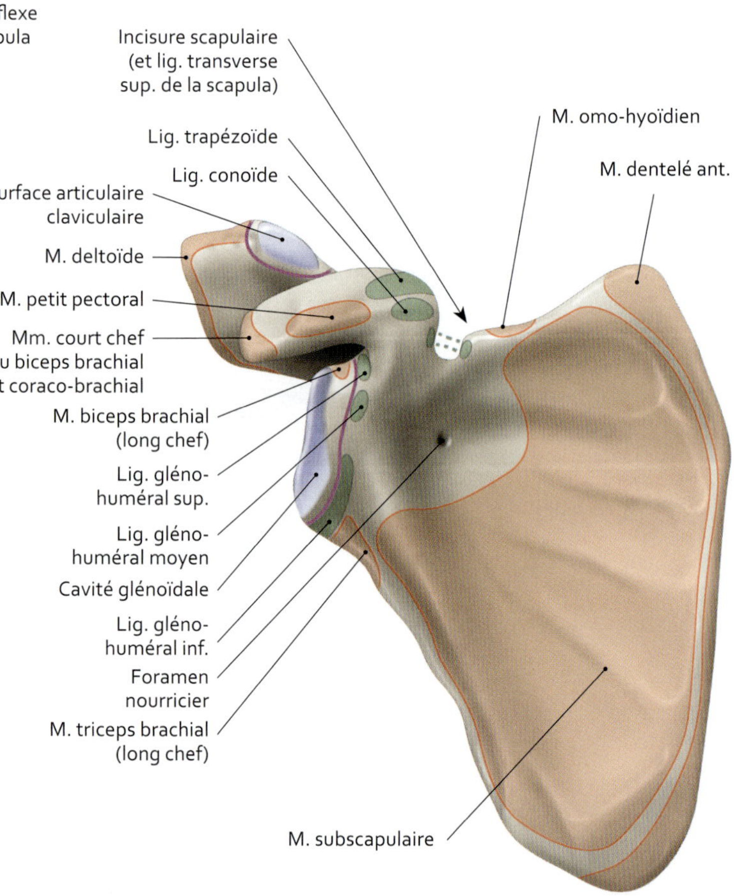

Face costale

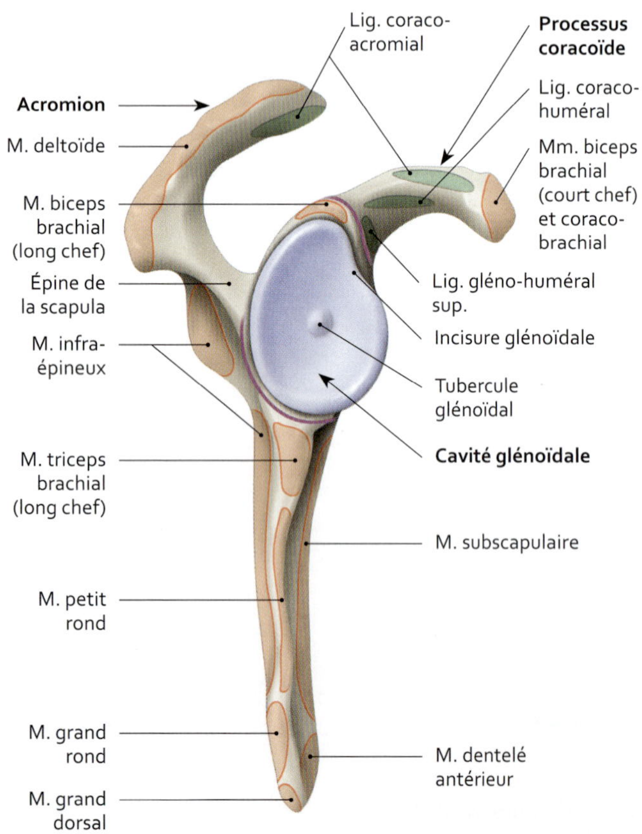

Vue latérale

7.3 Humérus

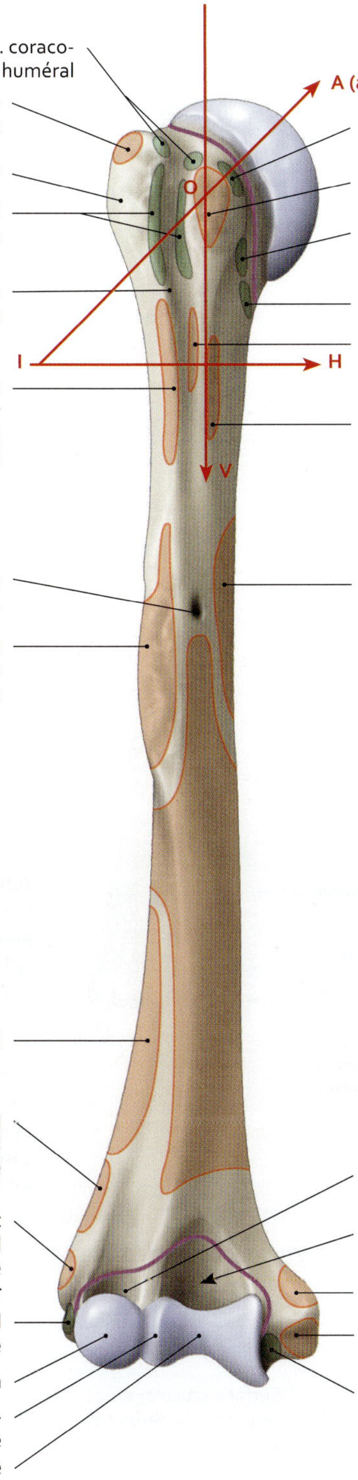

Vue antérieure

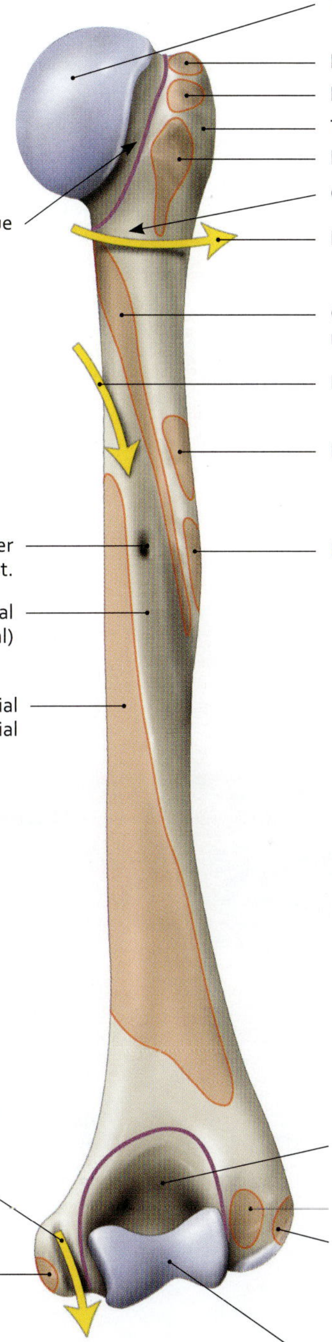

Vue postérieure

AOV : angle d'inclinaison (130°)
AIH : angle d'orientation de la tête humérale (45°)

Insertion de la capsule articulaire

7.4 Radius

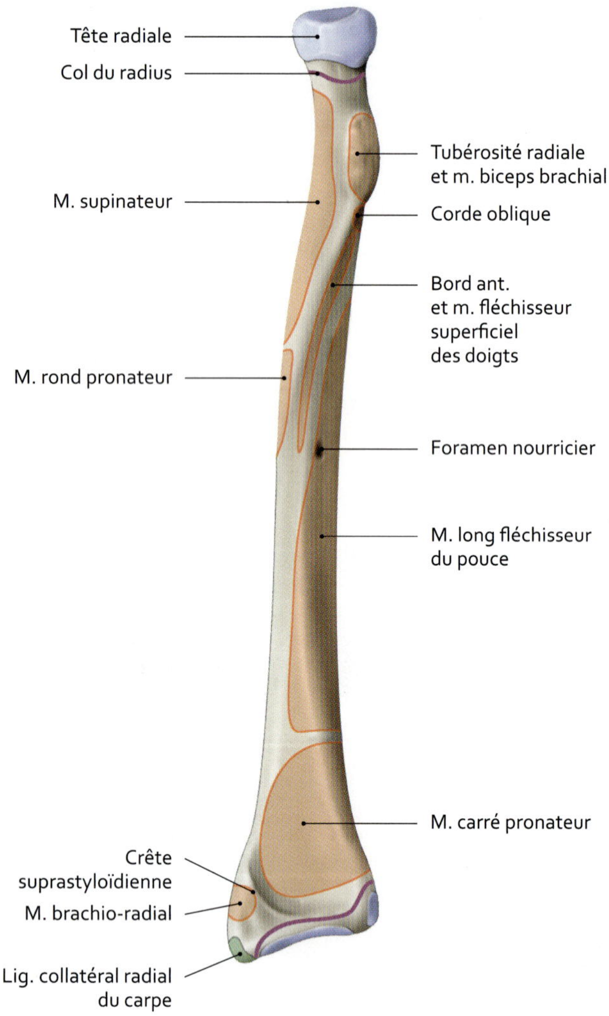

Vue antérieure

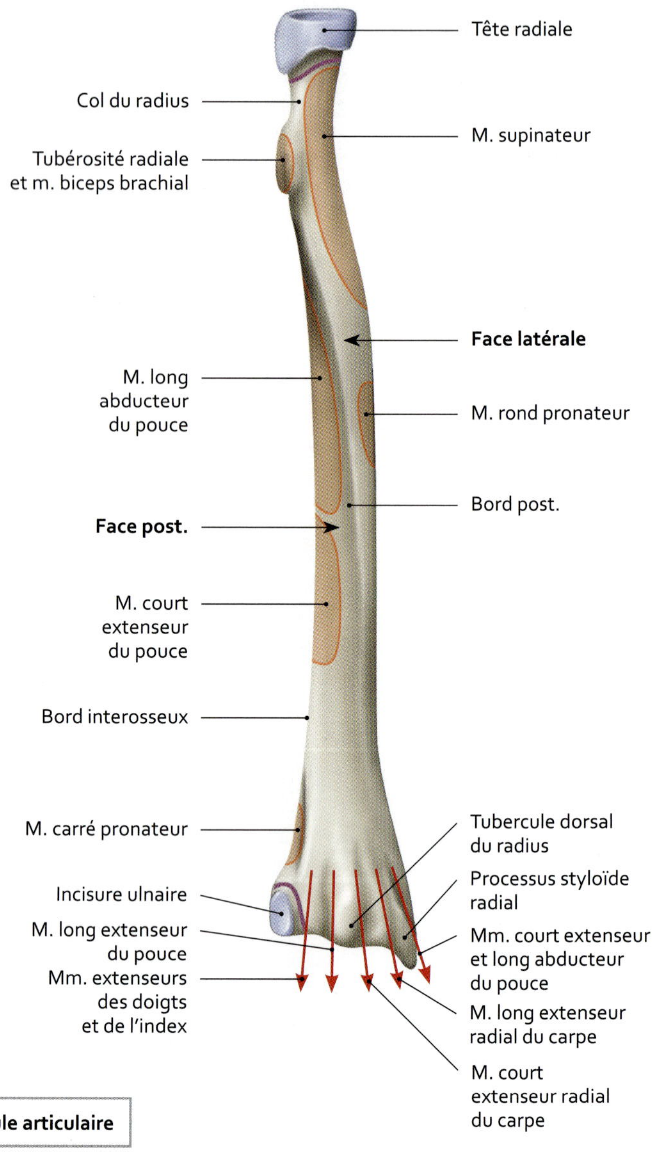

Vue postéro-médiale

Insertion de la capsule articulaire

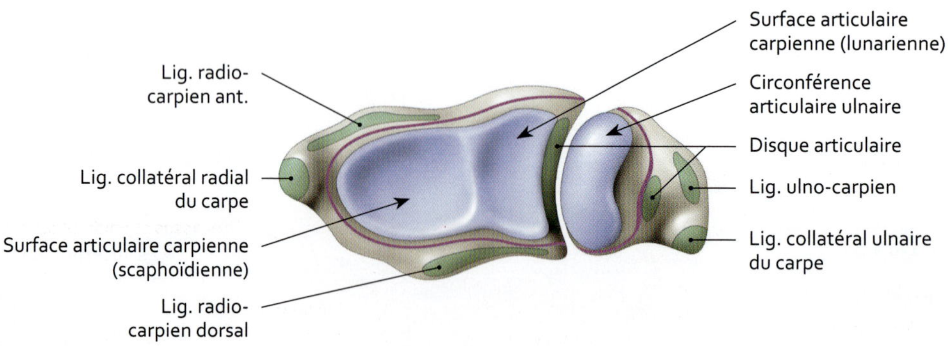

Face inférieure du radius et de l'ulna

7-5 Ulna

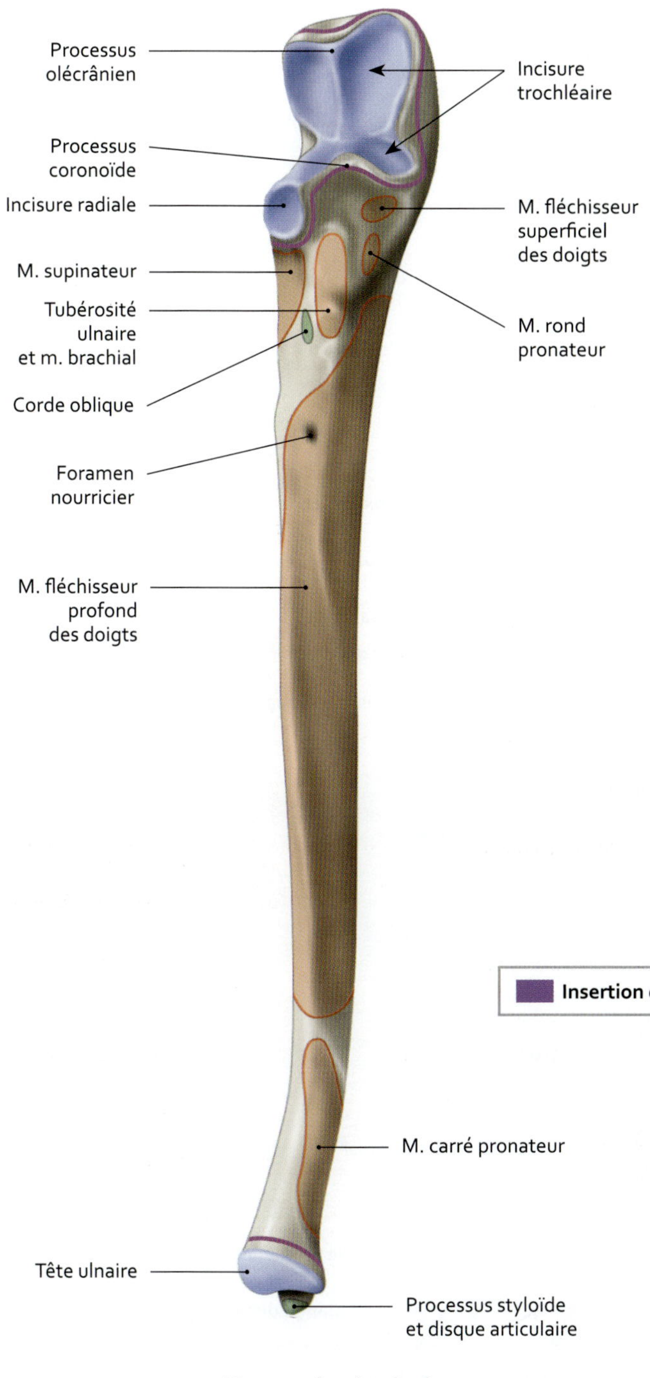

Vue antéro-latérale

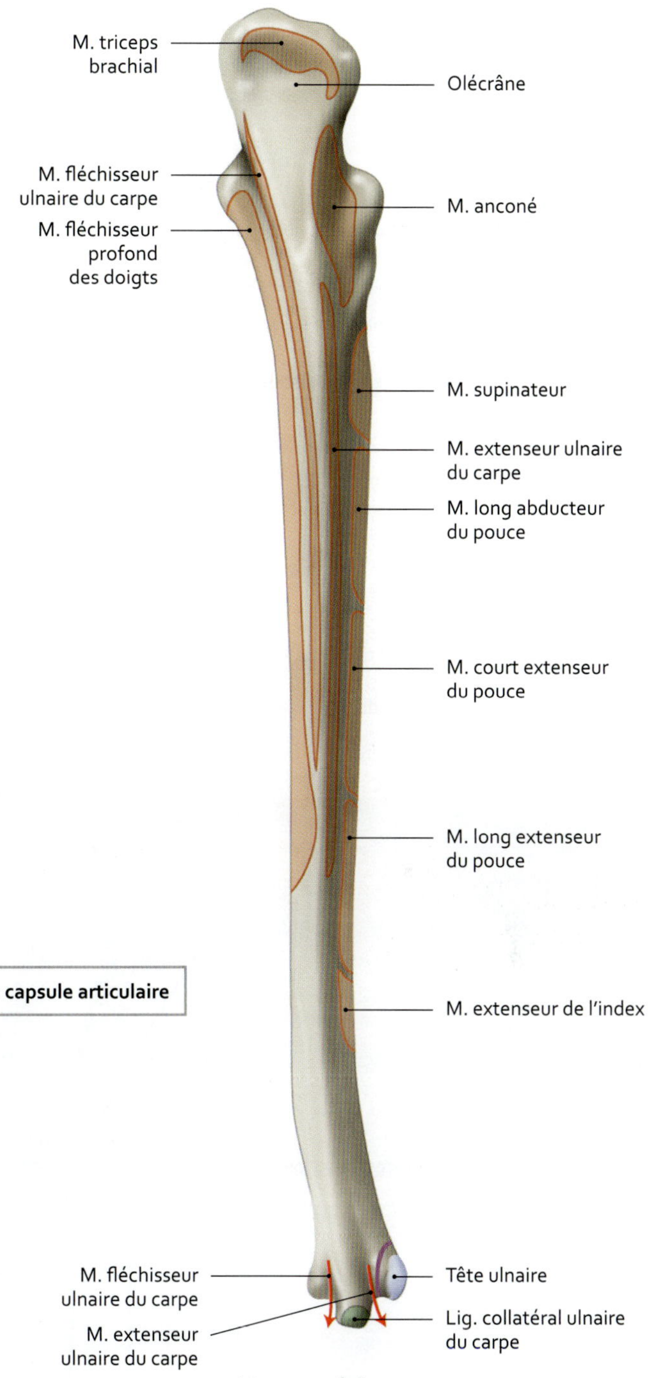

Vue postérieure

Insertion de la capsule articulaire

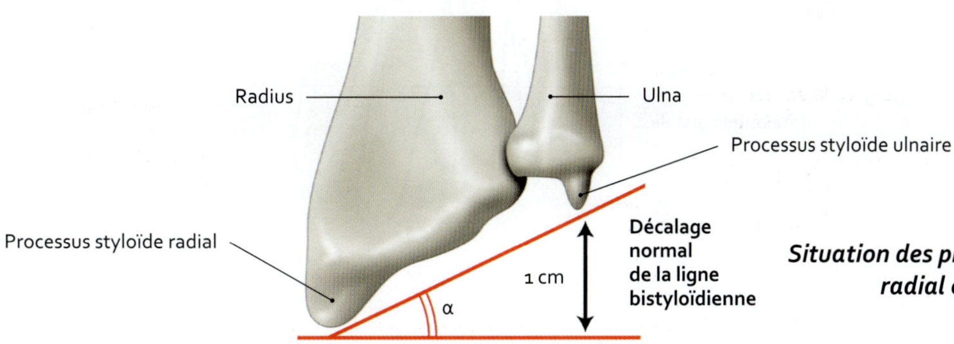

Situation des processus styloïdes radial et ulnaire

7.6 Os de la main (1)

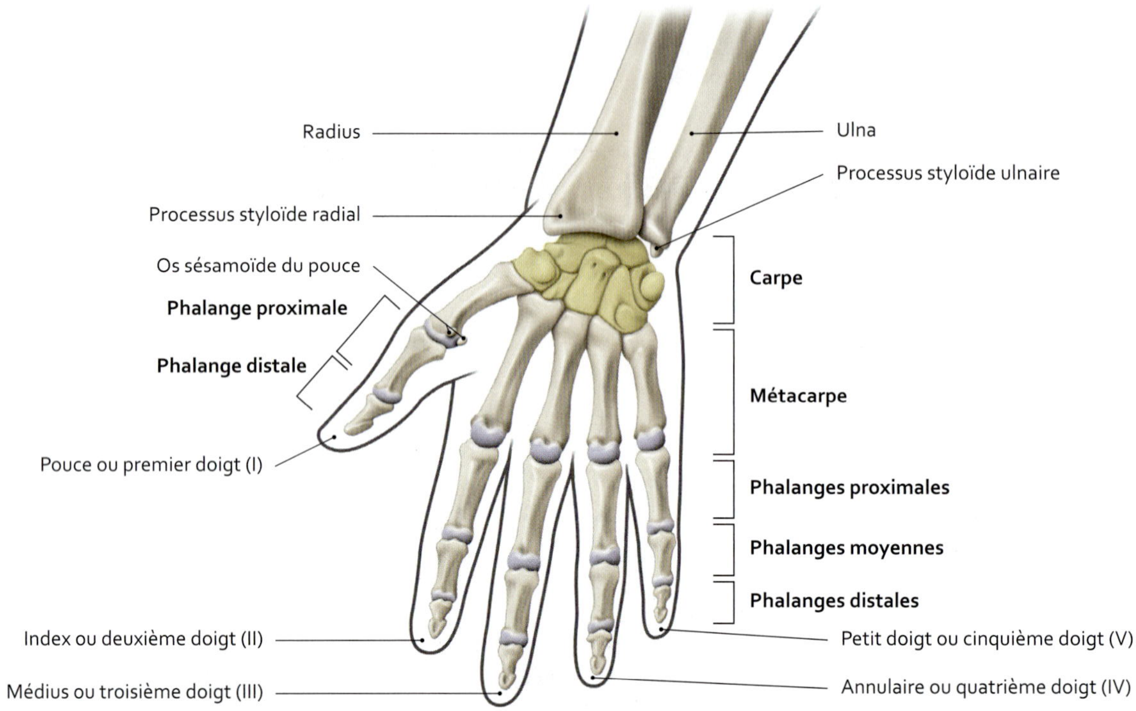

Vue antérieure

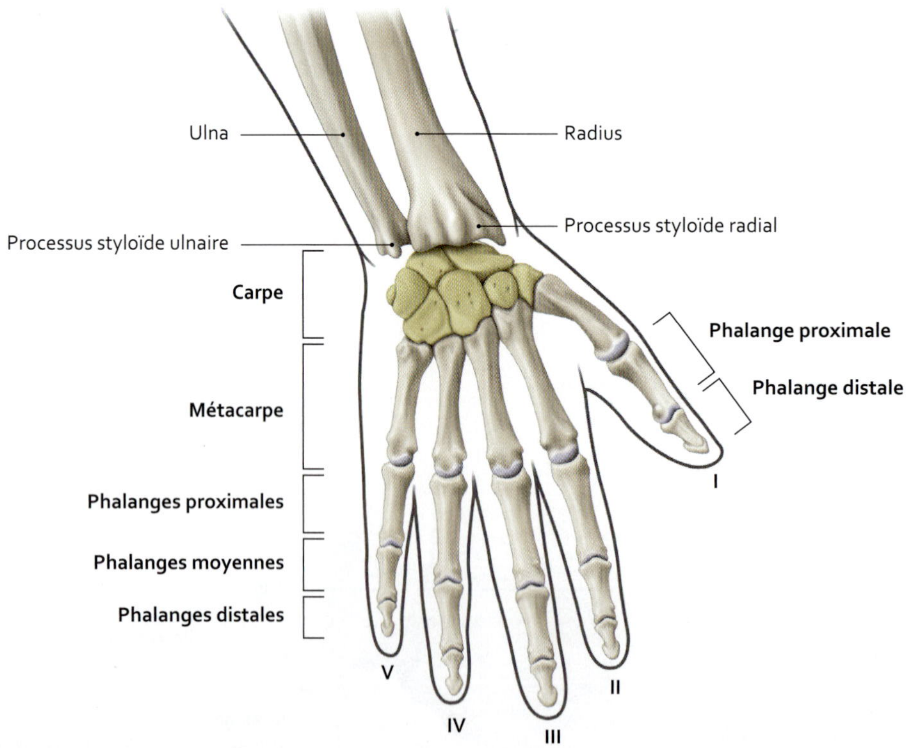

Vue postérieure

7·7 Os de la main (2)

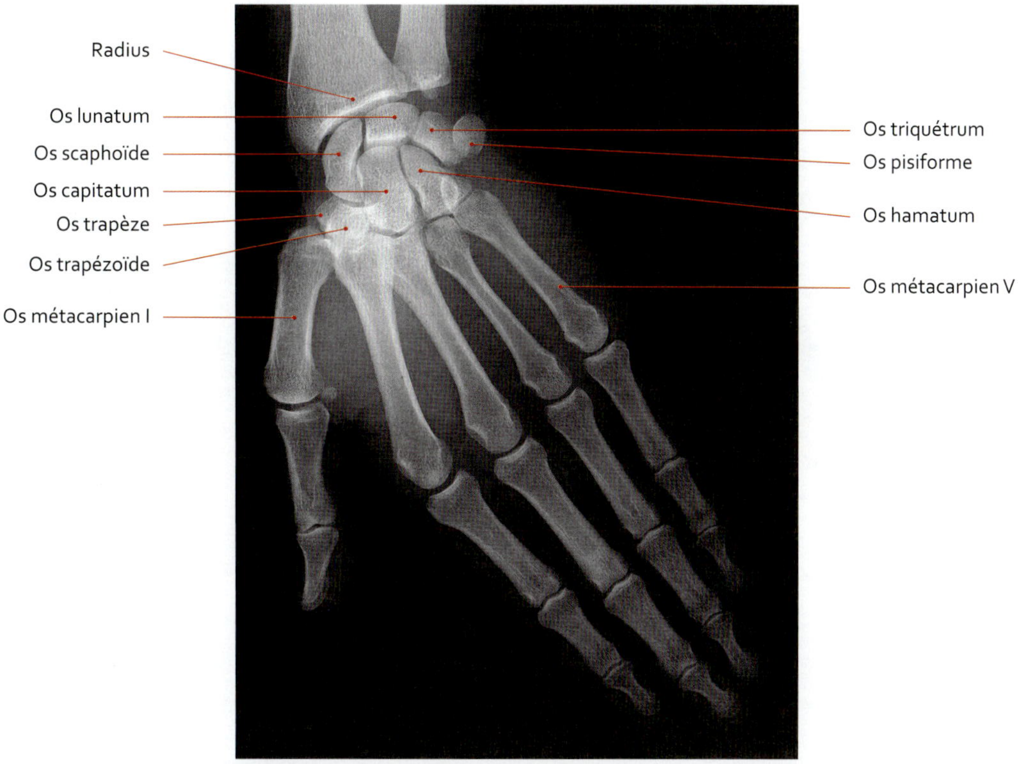

Os de la main en adduction
(radiographie de face)

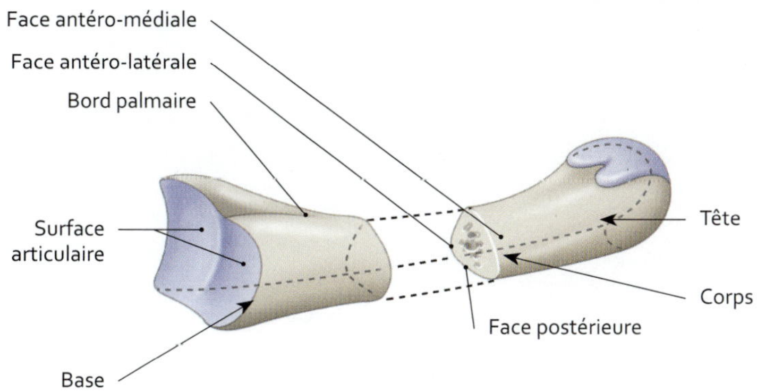

Forme schématique d'un os métacarpien

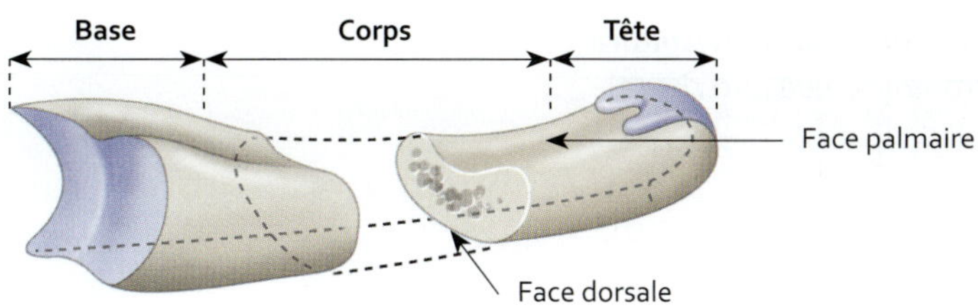

Forme schématique d'une phalange

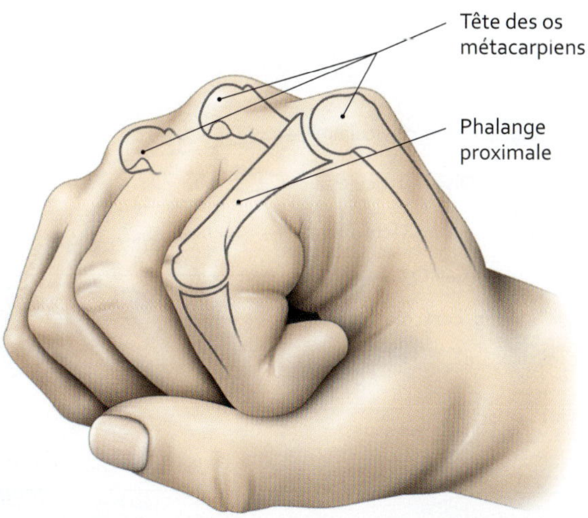

Situation de la tête des os métacarpiens et des phalanges proximales, poing fermé

7.8 Articulation de l'épaule

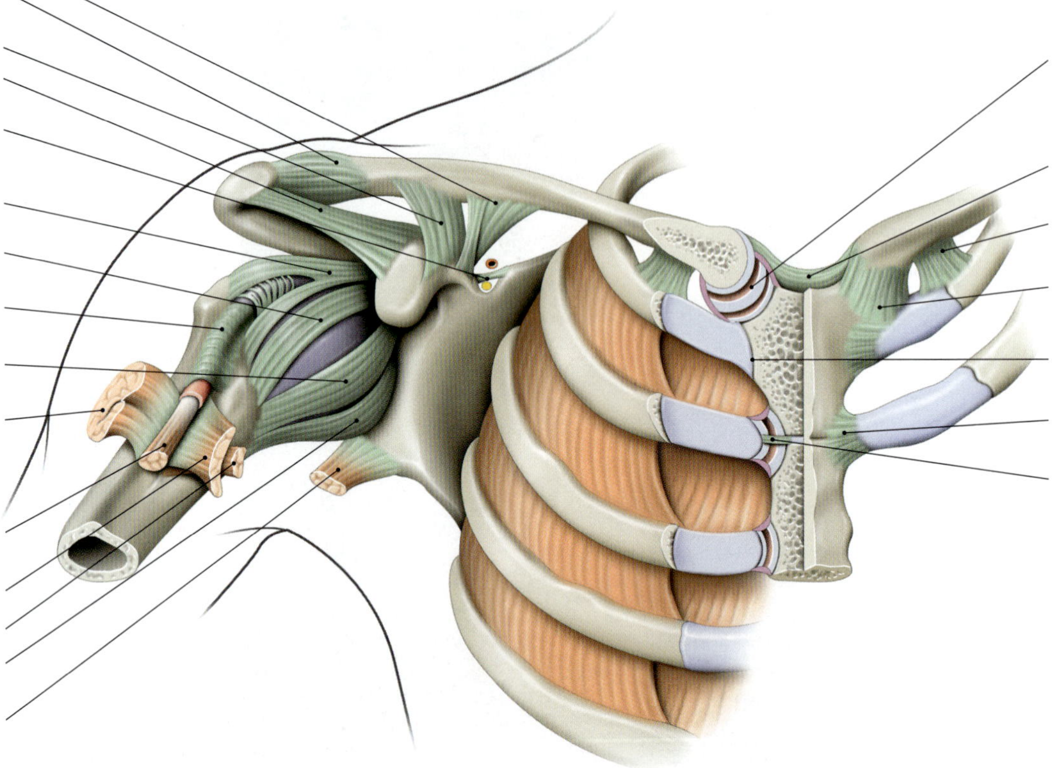

Articulations de la ceinture du membre supérieur et scapulo-humérale
(vue antérieure)

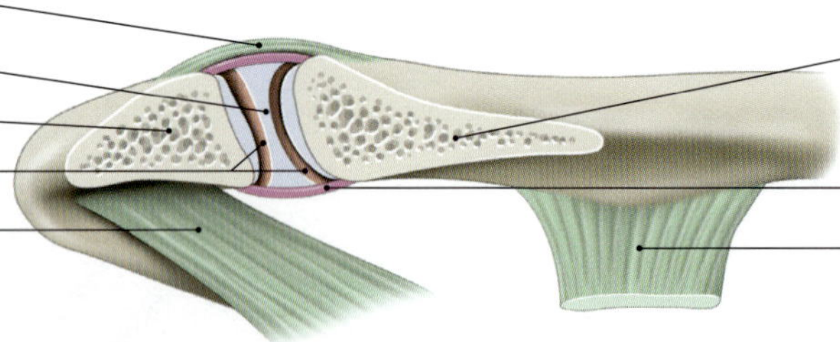

Articulation acromio-claviculaire
(coupe frontale – vue antérieure)

7.9 Articulation scapulo-humérale (1)

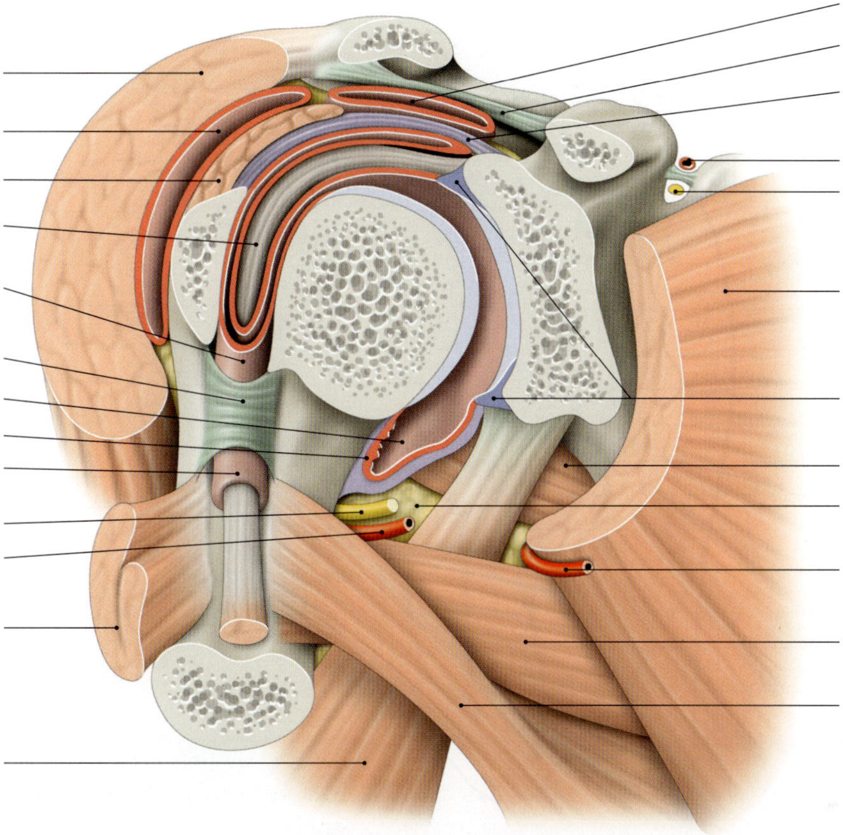

Rapports de l'articulation scapulo-humérale
(coupe frontale schématique)

7.10 Articulation scapulo-humérale (2)

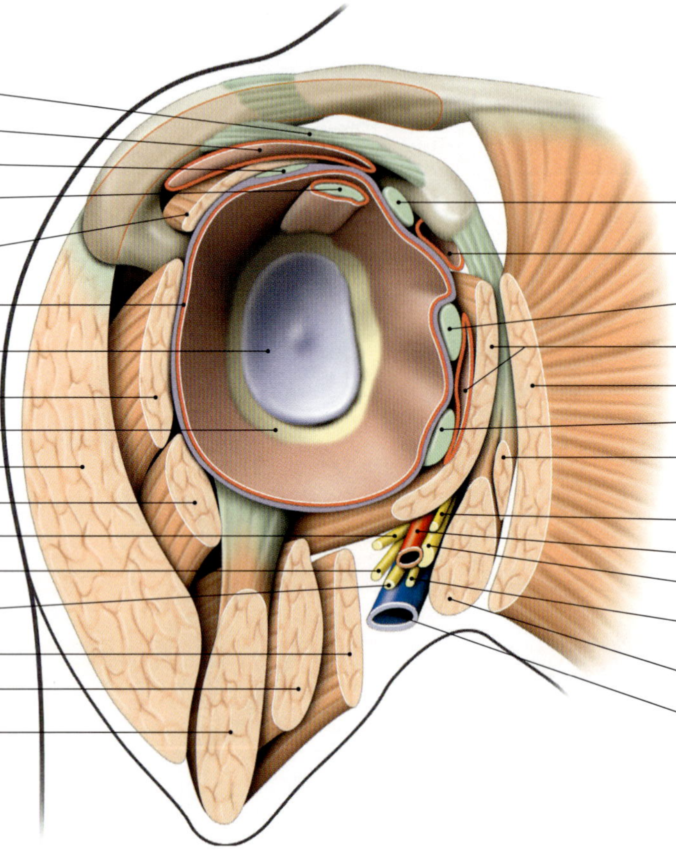

Rapports de la cavité synoviale de l'articulation scapulo-humérale
(vue latérale d'une coupe sagittale, sans la tête humérale)

7.11 Articulation scapulo-humérale (3)

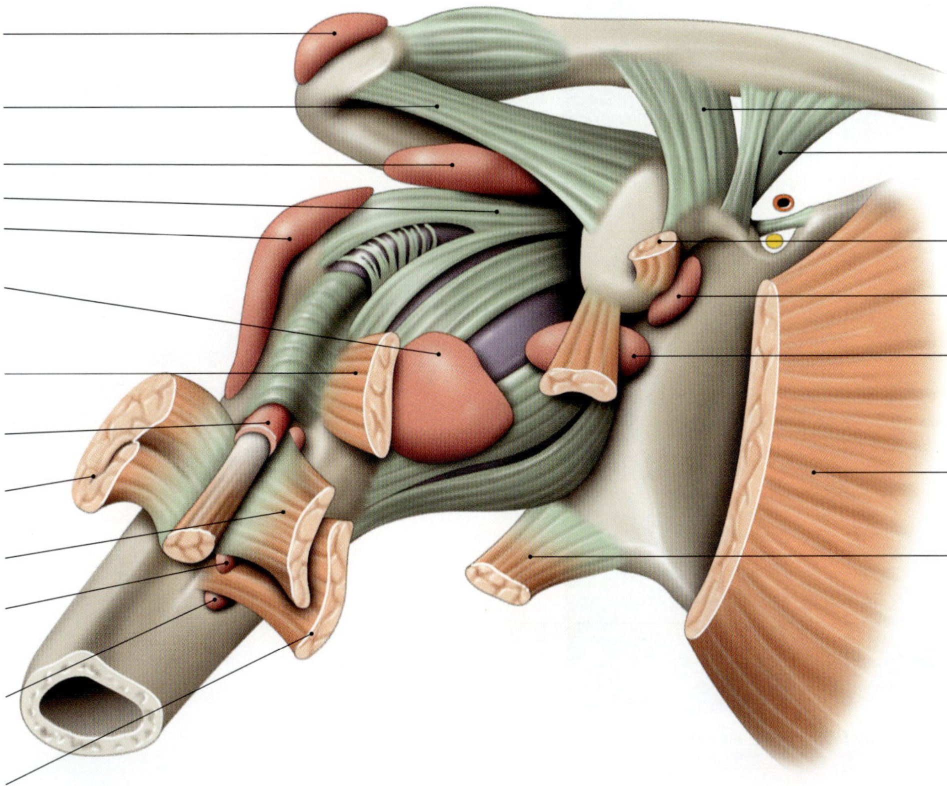

Ligaments et bourses synoviales de l'articulation scapulo-humérale
(vue antérieure)

7.12 Articulation du coude (1)

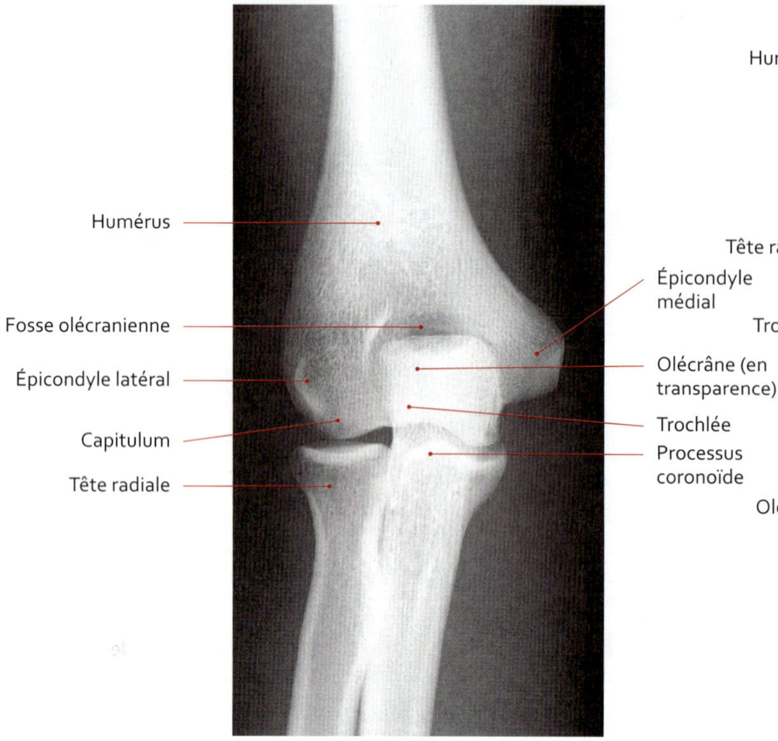

Cliché de face (coude en extension)

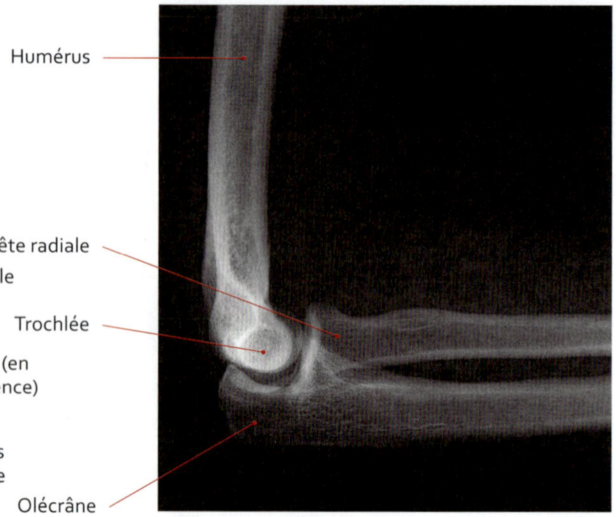

Cliché de profil (coude fléchi)

Articulation du coude
(radiographies)

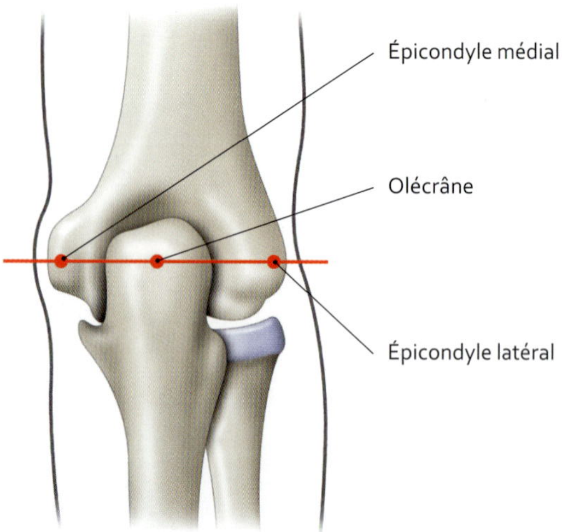

En extension (vue dorsale)

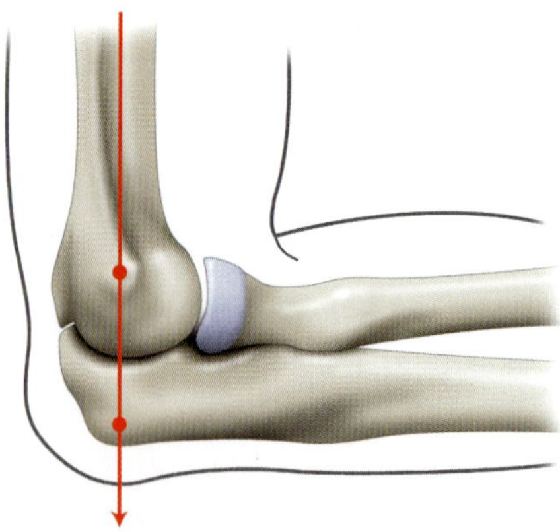

En flexion (vue latérale)

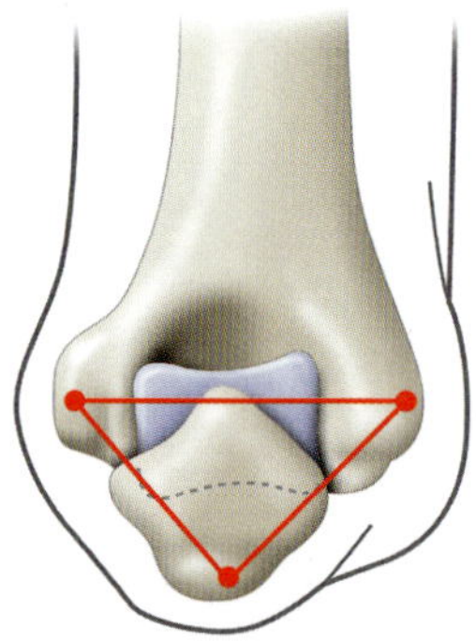

En flexion (vue dorsale)

Repères anatomiques du coude

7.13 Articulation du coude (2)

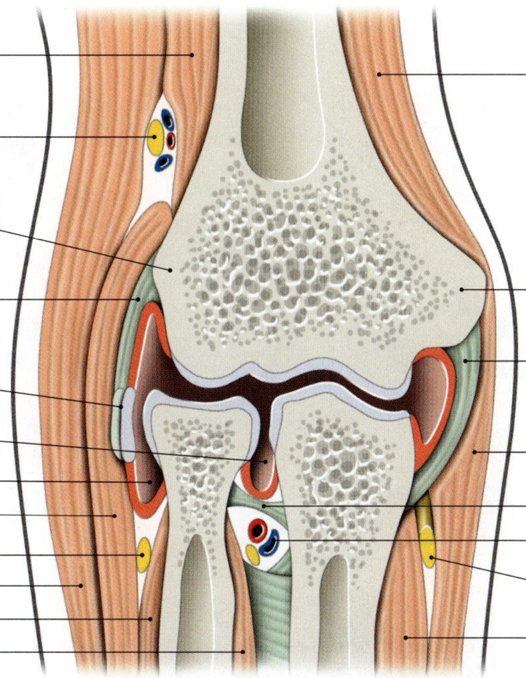

Cavité synoviale de l'articulation du coude droit
(coupe frontale – vue antérieure)

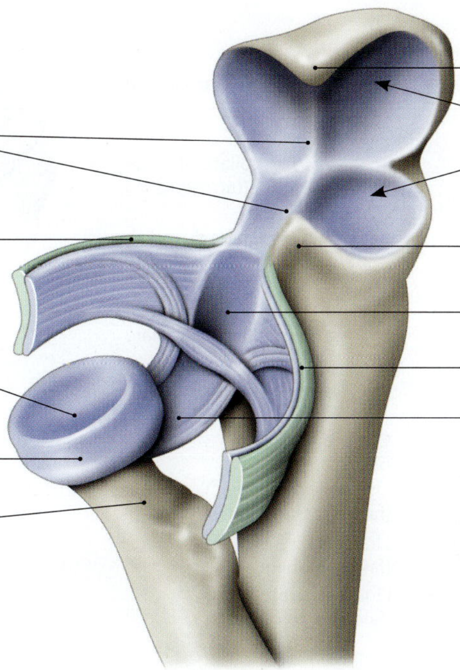

Surfaces articulaires de l'articulation radio-ulnaire proximale
(articulation ouverte avec écartement des surfaces articulaires – vue antéro-supérieure)

7.14 Articulation du coude (3)

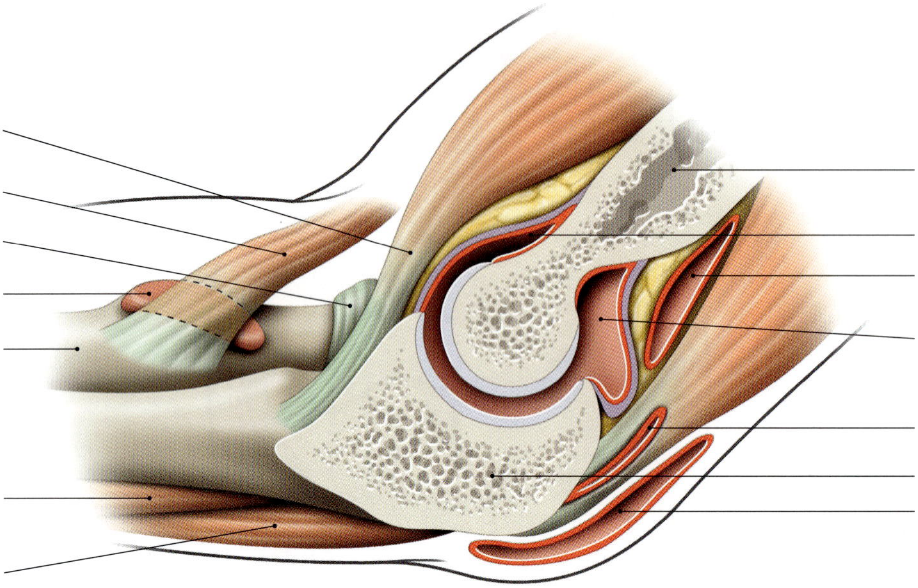

Cavité et bourses synoviales du coude
(coupe sagittale de l'articulation huméro-ulnaire)

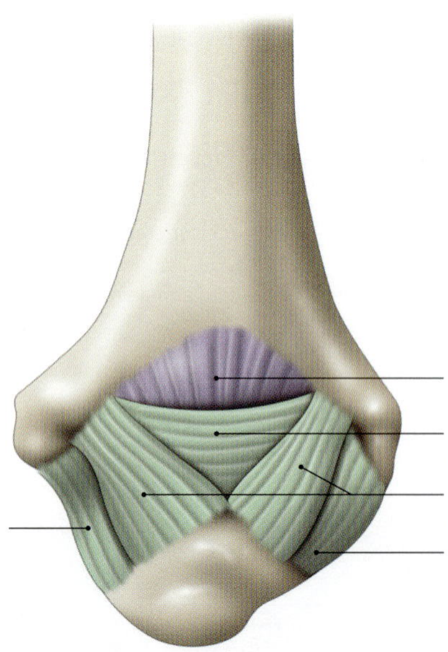

Ligaments du coude
(vue postérieure, coude fléchi)

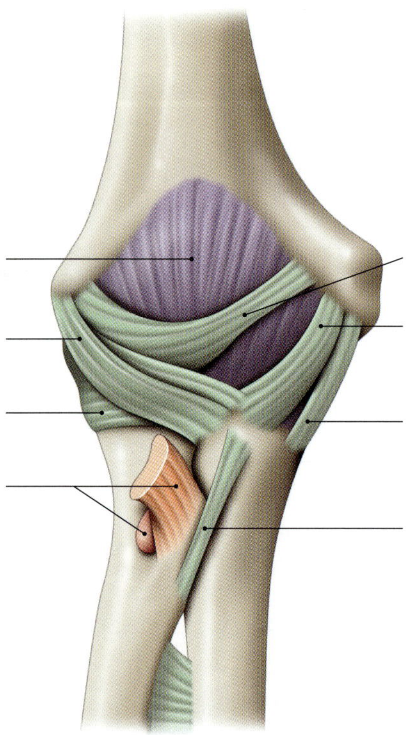

Ligaments du coude
(vue antérieure, coude en extension)

7.15 Articulation du coude (4)

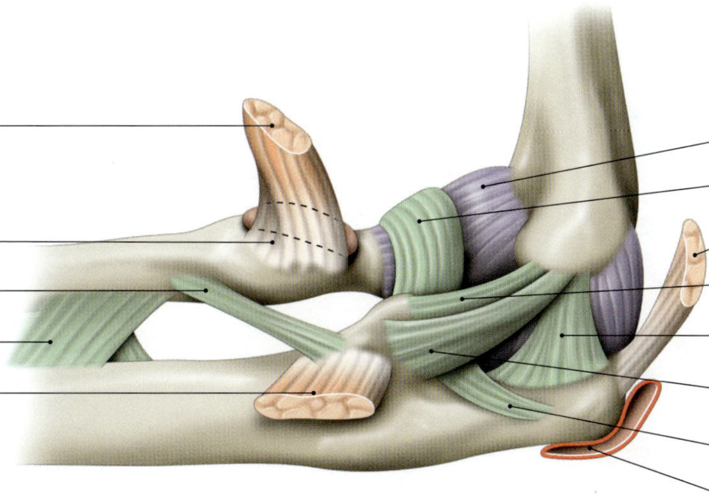

Ligaments du coude
(vue médiale)

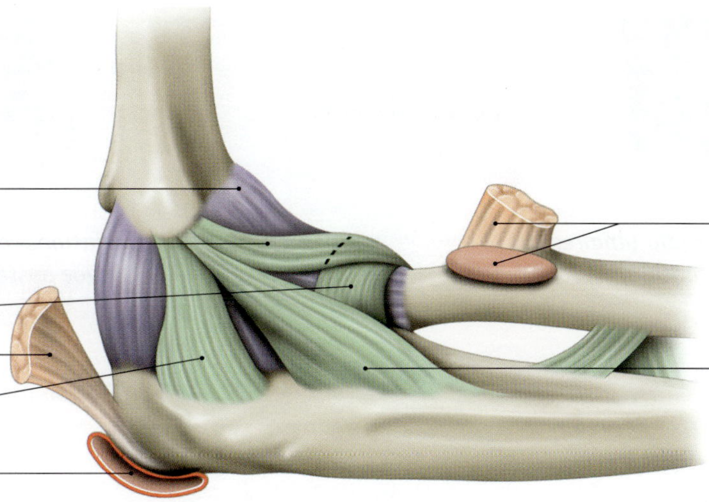

Ligaments du coude
(vue latérale)

7.16 Articulations de l'avant-bras

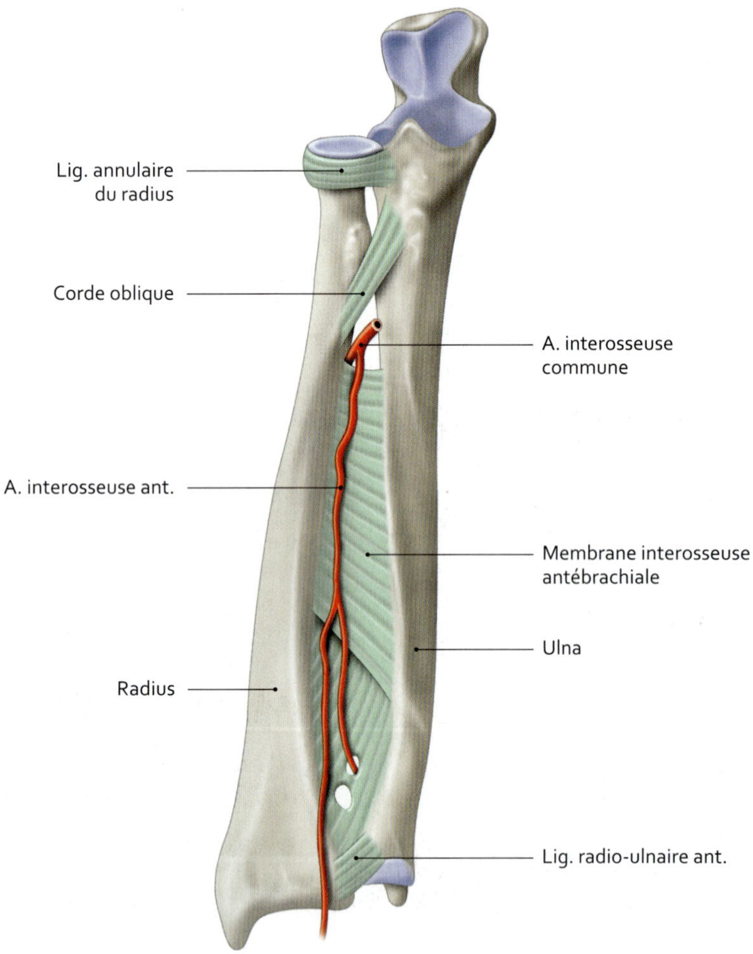

Articulations radio-ulnaires
(vue antérieure)

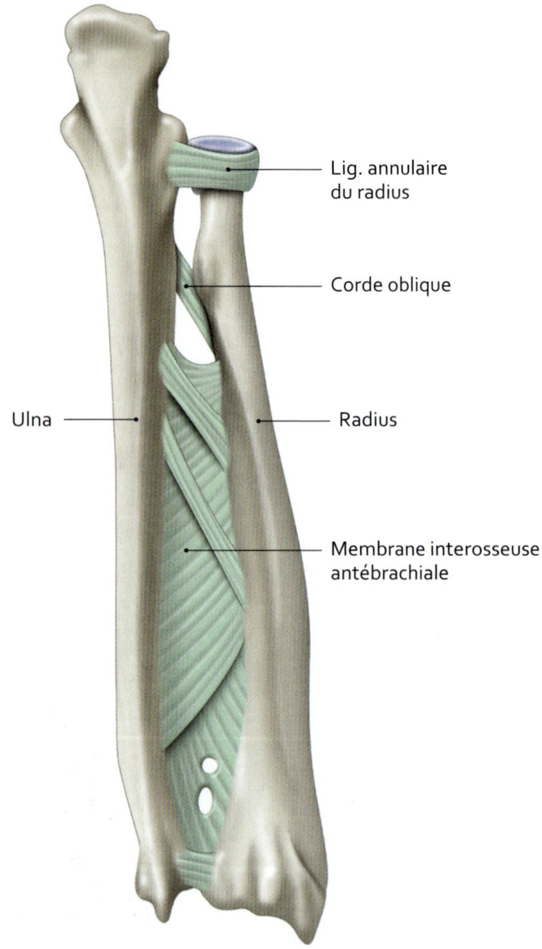

Articulations radio-ulnaires
(vue postérieure)

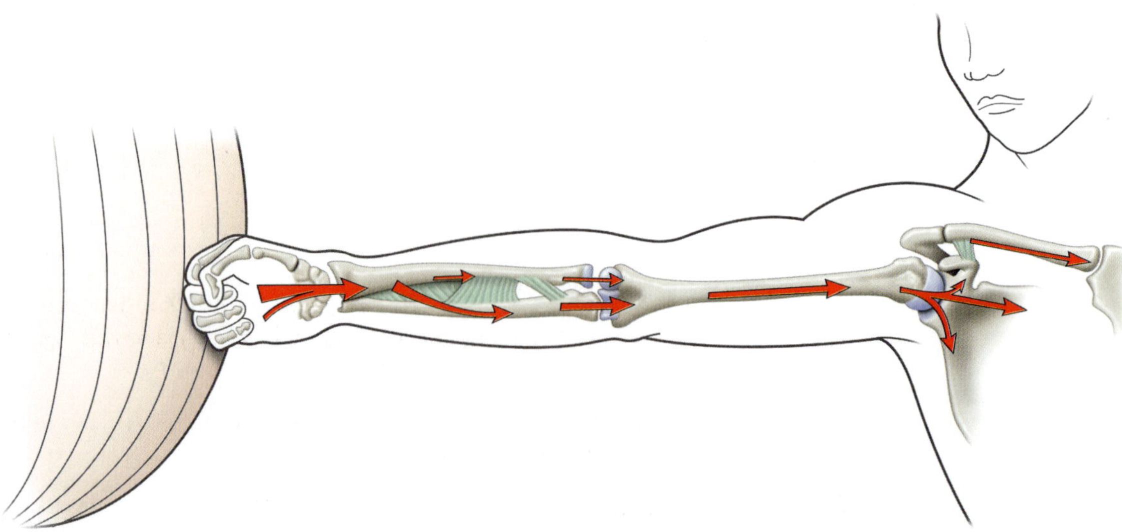

Rôle de la membrane interosseuse antébrachiale.
Ligne de force des pressions subies par le carpe et transmises à la ceinture du membre supérieur

7.17 Articulations de la main (1)

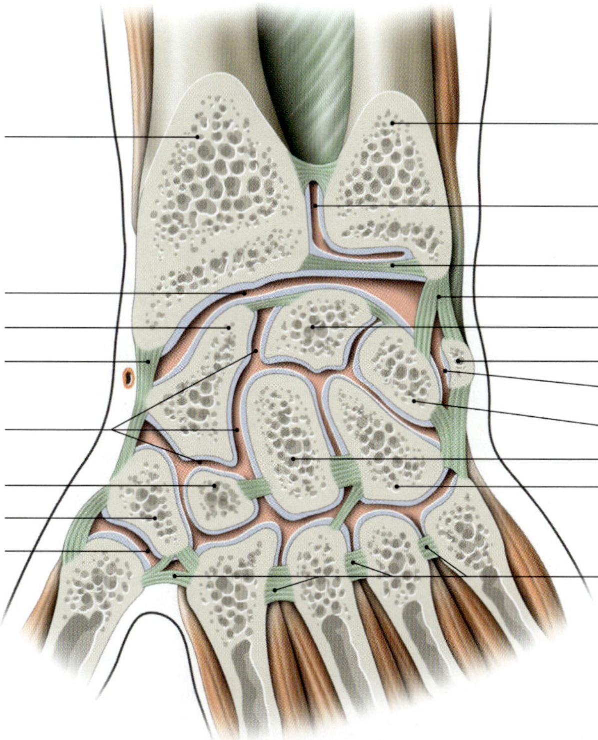

Articulations du carpe
(coupe frontale du poignet droit – vue antérieure)

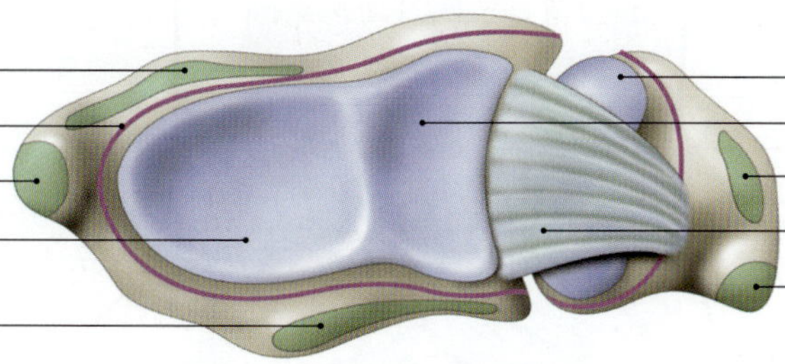

Surfaces articulaires radio-ulnaires distales
(vue inférieure)

Note

Les articulations de la main, particulièrement nombreuses et variées, assurent à la main un degré de liberté remarquable. Elles comprennent :

- l'articulation radio-carpienne :
- les articulations du carpe (intercarpiennes) qui sont : intercarpiennes proximales, intercarpiennes distales et médio-carpienne ;
- les articulations carpo-métacarpiennes ;
- les articulations intermétacarpiennes ;
- les articulations métacarpo-phalangiennes ;
- les articulations interphalangiennes.

7.18 Articulations de la main (2)

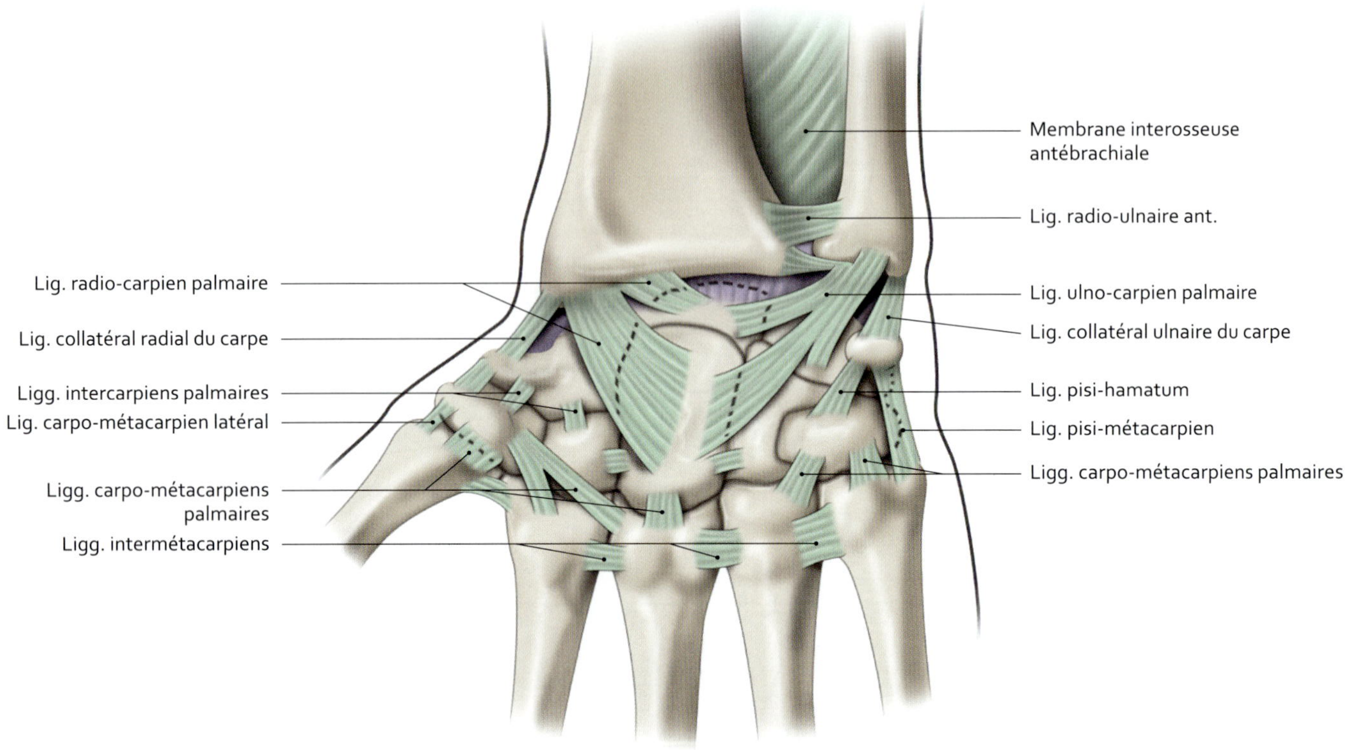

Ligaments du carpe
(vue antérieure)

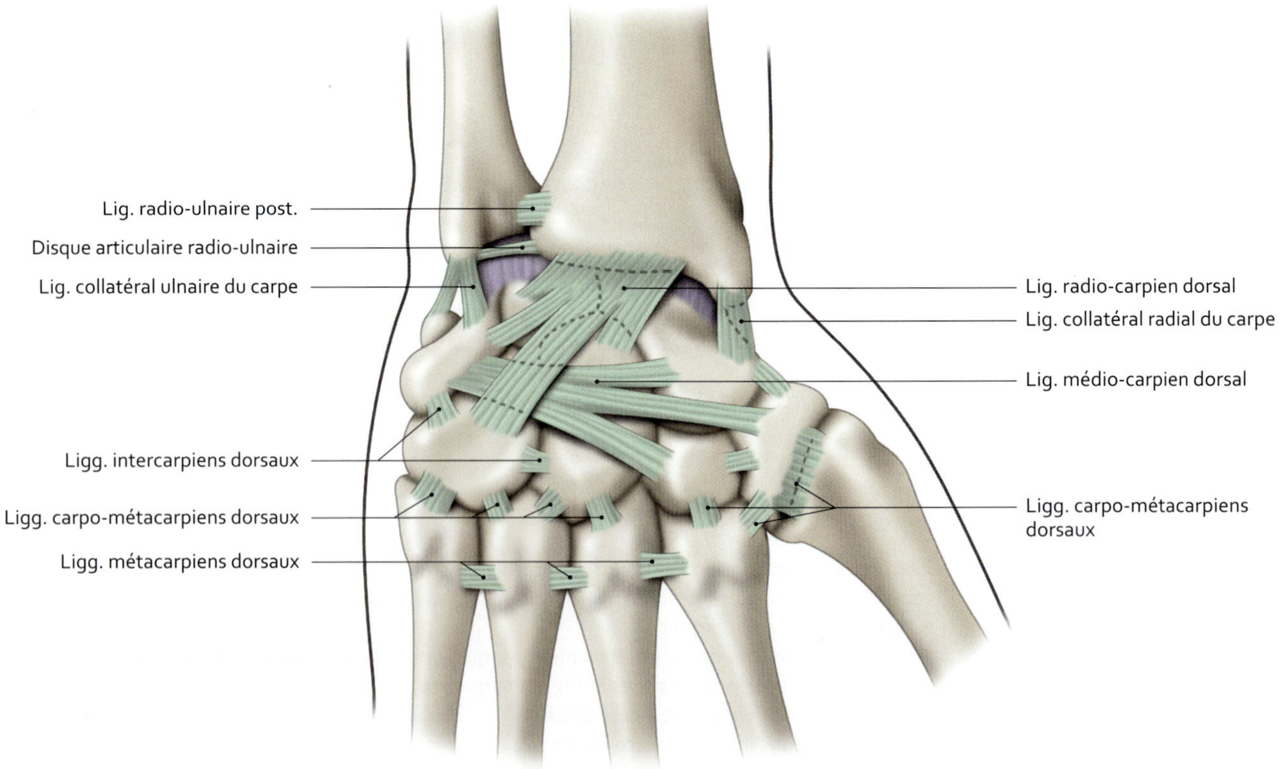

Ligaments du carpe
(vue dorsale)

7.19 Articulations de la main (3)

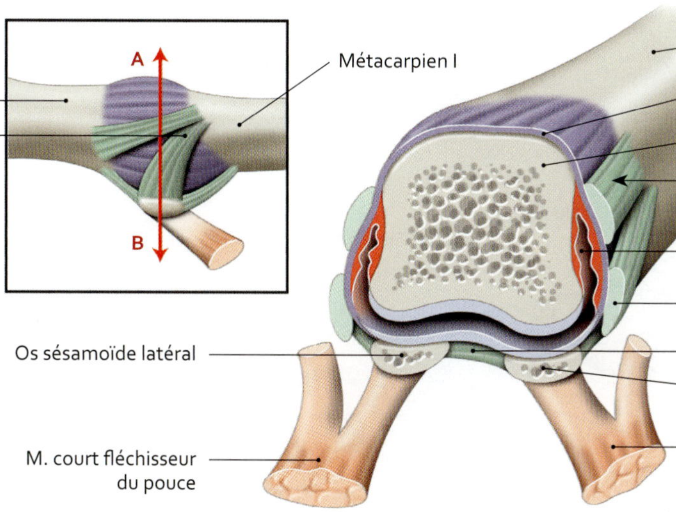

Articulation métacarpo-phalangienne du pouce gauche
(coupe transversale selon AB – vue antérieure)

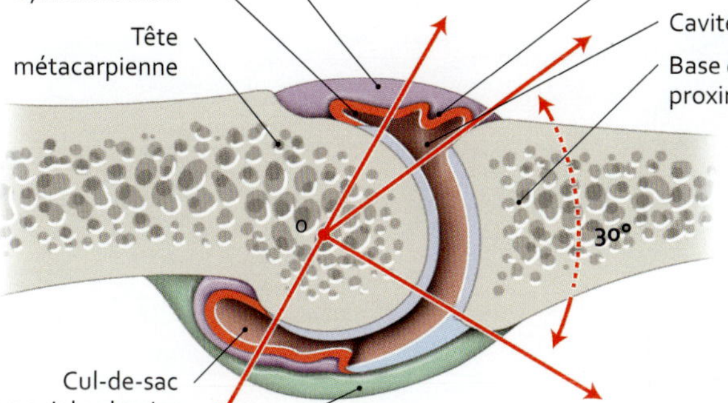

Articulation métacarpo-phalangienne des doigts II à V. Valeur angulaire des surfaces articulaires
(coupe sagittale)

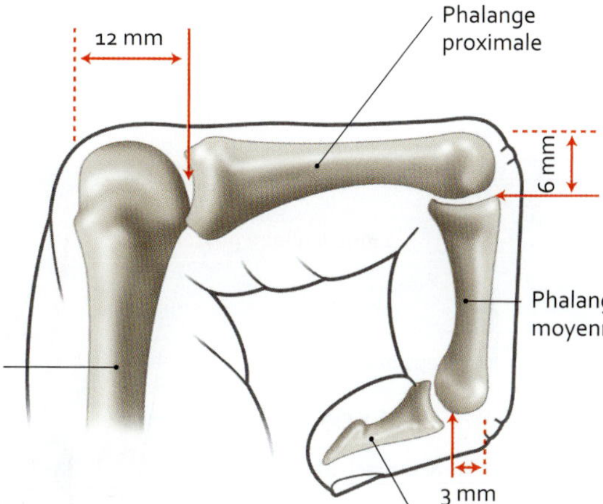

Situation des interlignes articulaires

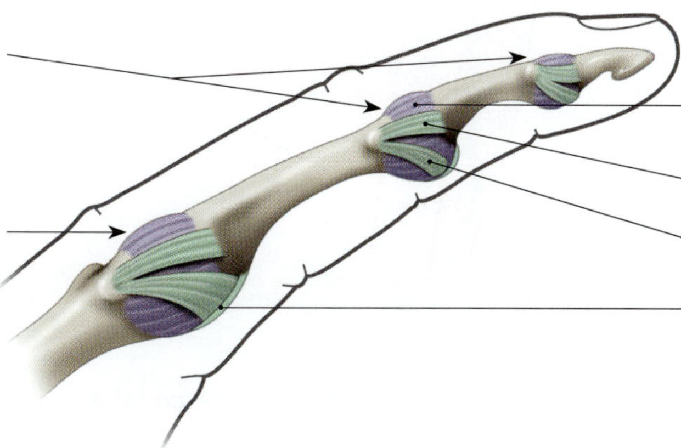

Articulations interphalangiennes
(vue latérale)

7.20 Muscles et fascias axillaires (1)

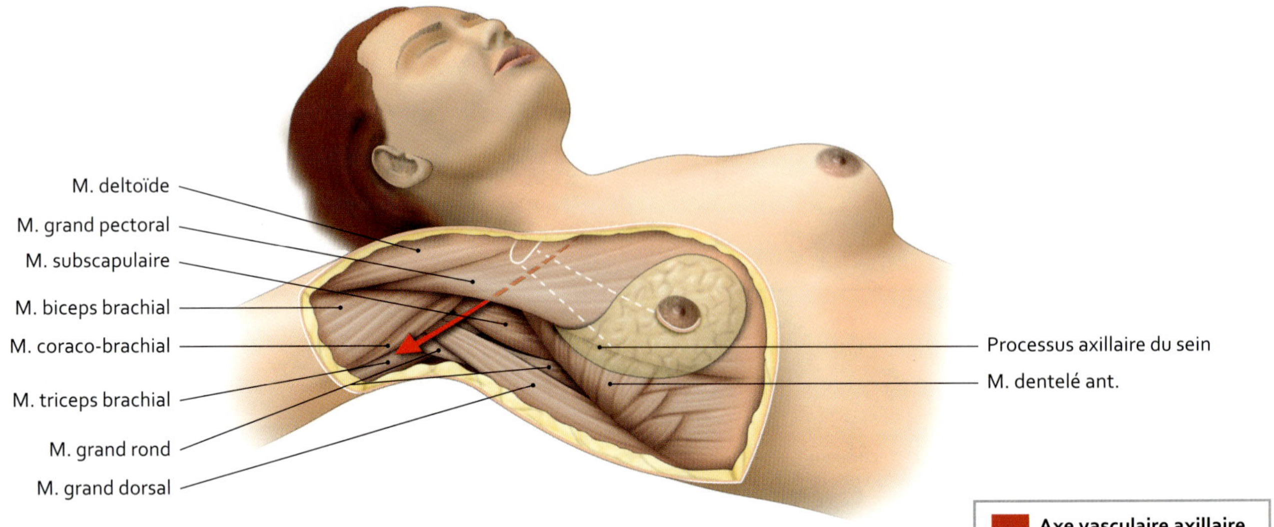

Muscles de la cavité axillaire
(position opératoire)

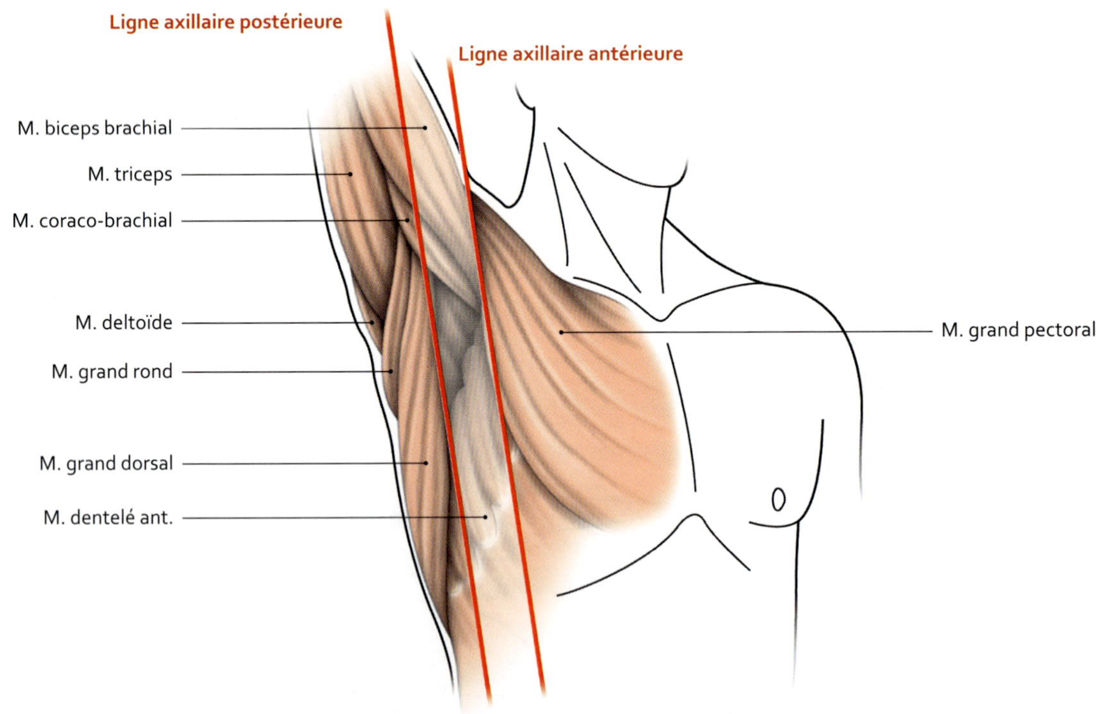

Limites externes de la cavité axillaire
(bras en abduction)

7.21 Muscles et fascias axillaires (2)

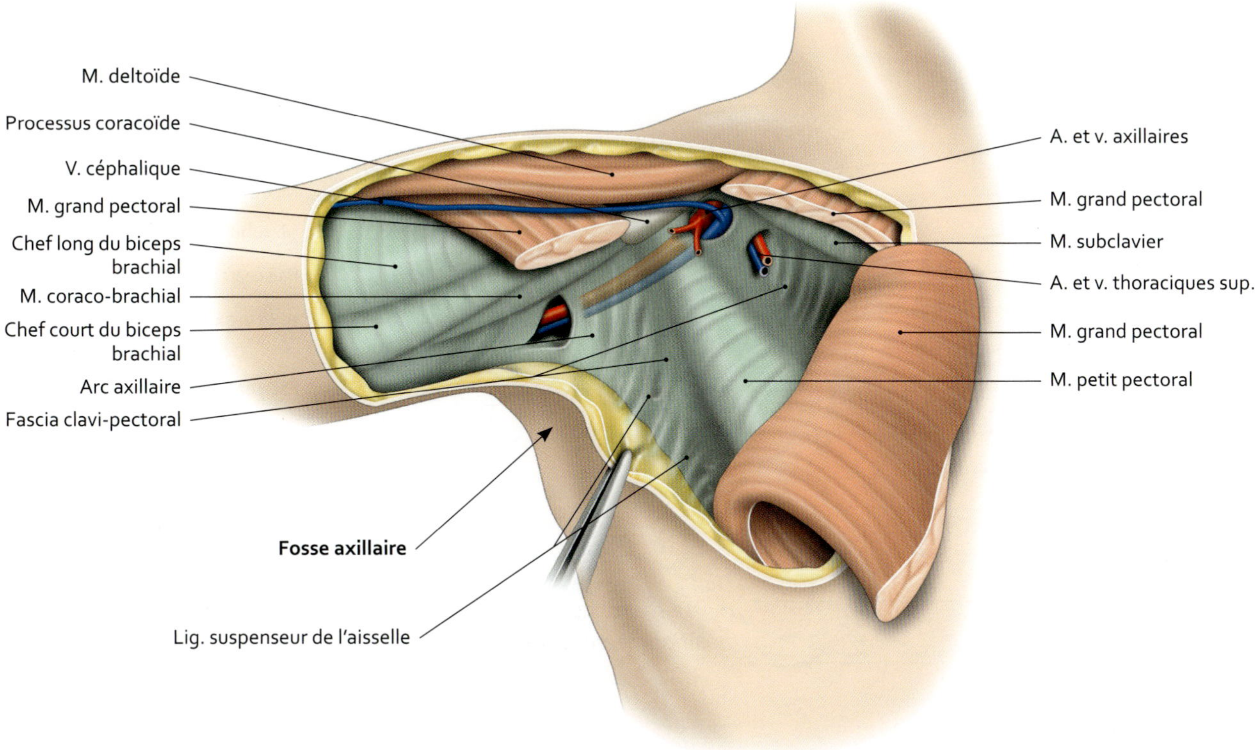

Paroi antérieure de la cavité axillaire
(vue antérieure)

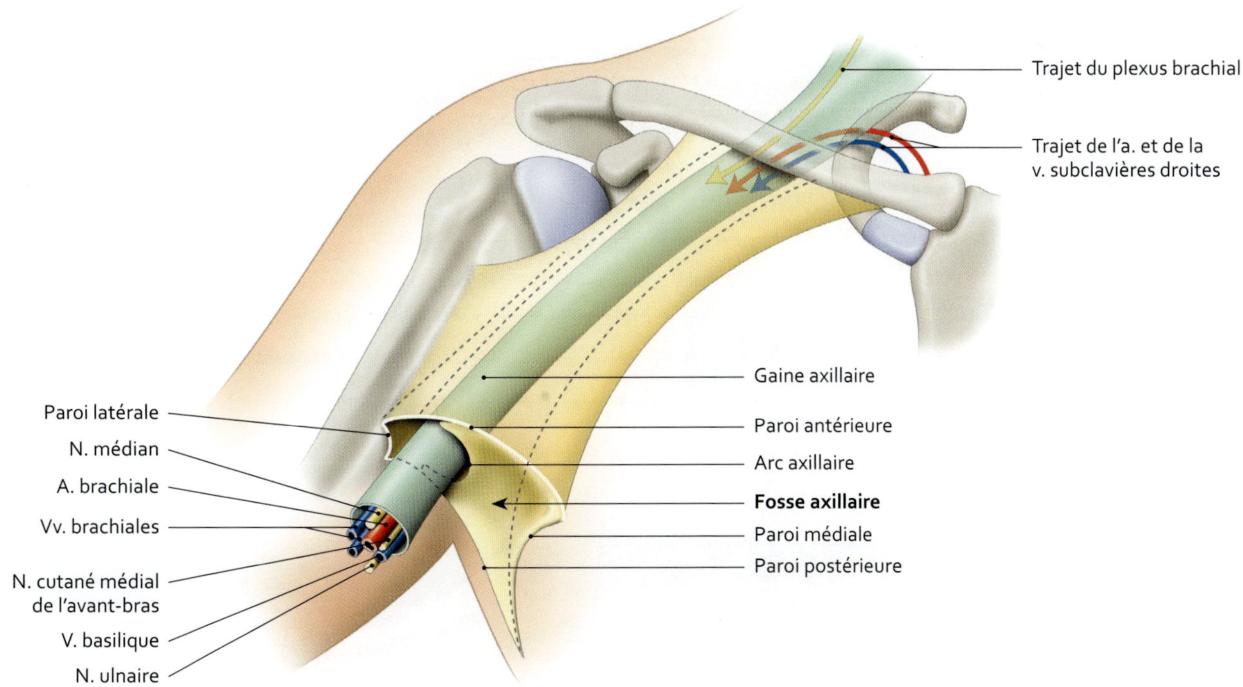

Parois et contenu de la cavité axillaire
(constitution schématique)

7.22 Muscles et fascias axillaires (3)

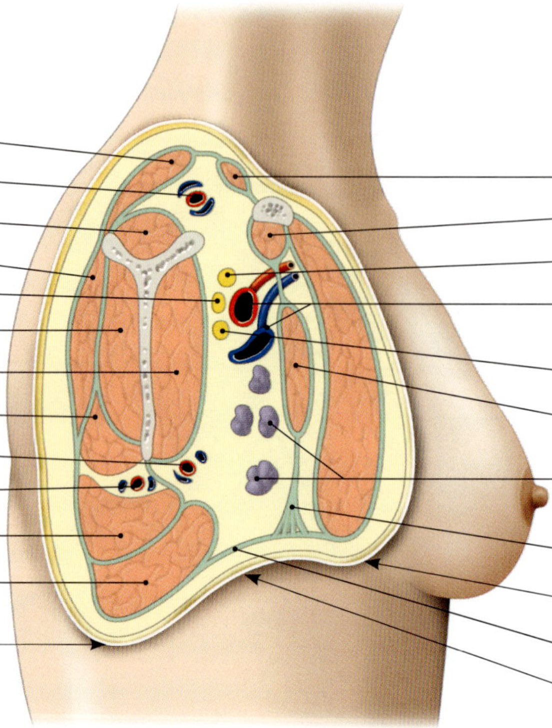

Muscles et fascias de la cavité axillaire droite
(coupe sagittale – vue latérale)

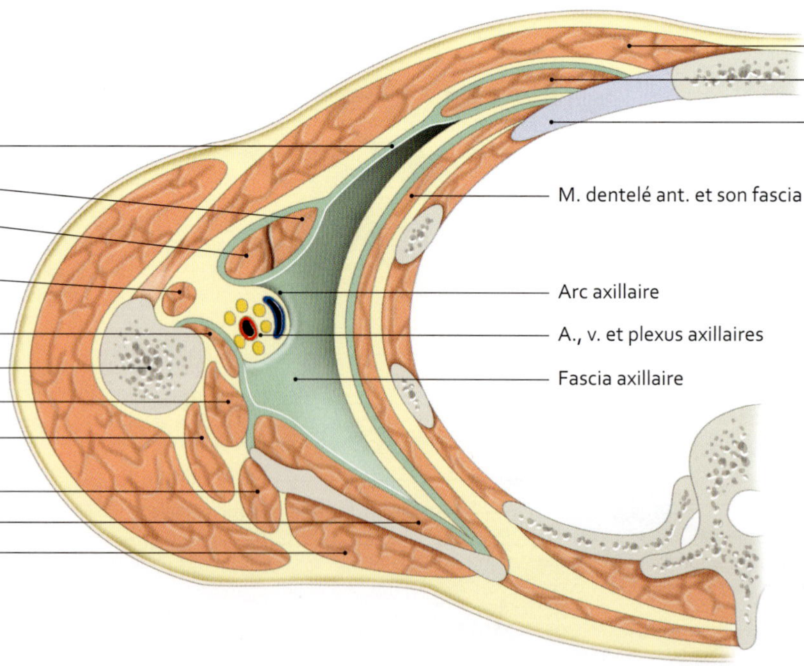

Paroi inférieure de la cavité axillaire
(coupe transversale – vue supérieure)

7.23 Muscles pectoraux

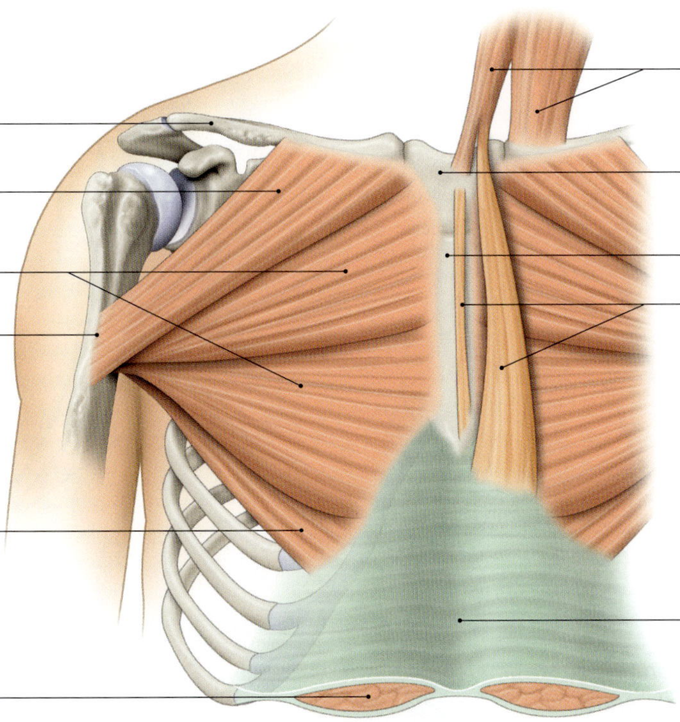

Muscle grand pectoral

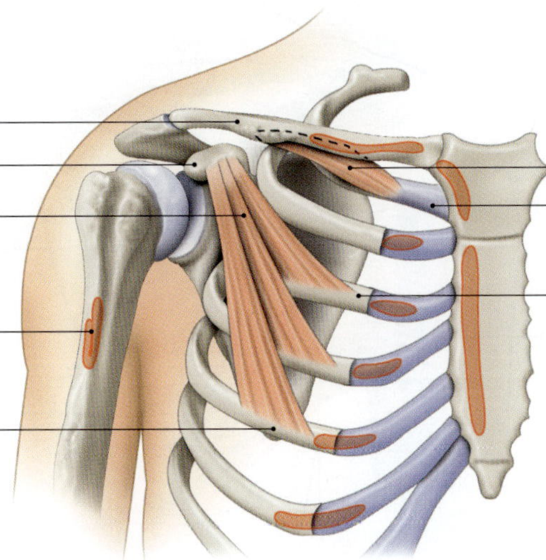

Muscles petit pectoral et subclavier – Insertions du muscle grand pectoral *(en aplat)*

Muscles	Action	Innervation
Grand pectoral	• Adduction et rotation médiale du bras. • Antépulsion de l'épaule (la fosse supraclaviculaire se creuse). • Élévateur du tronc, si insertion humérale fixe.	• Nerfs pectoraux latéral et médial : – chef claviculaire C5, C6 ; – chefs sterno-costal et abdominal (C6, C7, C8, T1)
Subclavier	• Abaisseur de la clavicule. • Stabilisateur de l'articulation sterno-claviculaire.	• Nerf subclavier (C5, C6)
Petit pectoral	• Abaisseur de l'épaule et de la scapula. • Inspirateur accessoire.	• Nerf pectoral médial (C5, C6, C7)

7.24 Muscles deltoïde et subscapulaire

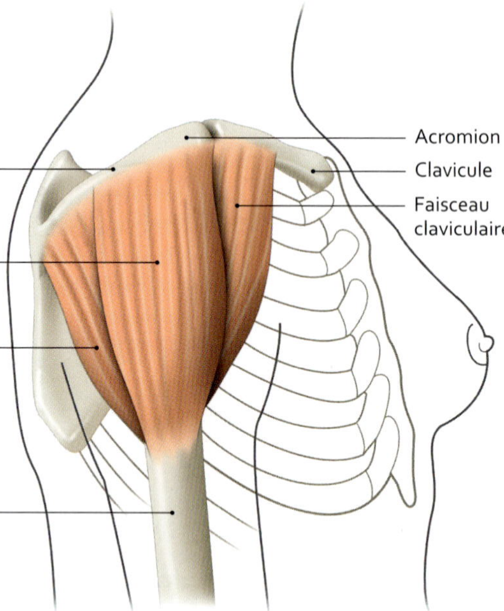

Muscle deltoïde : origine et terminaison
(vue latérale)

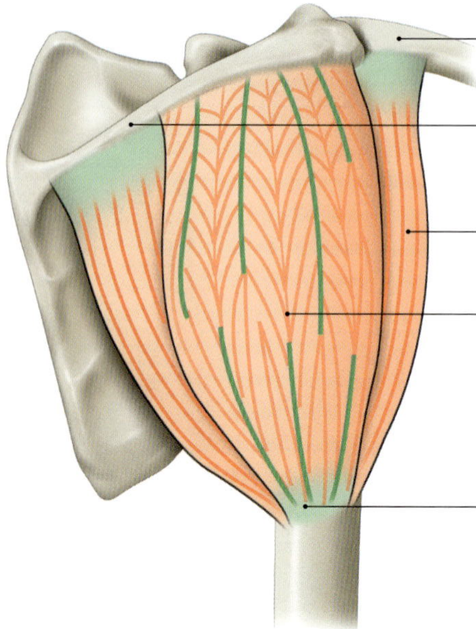

Constitution du muscle deltoïde
(vue latérale)

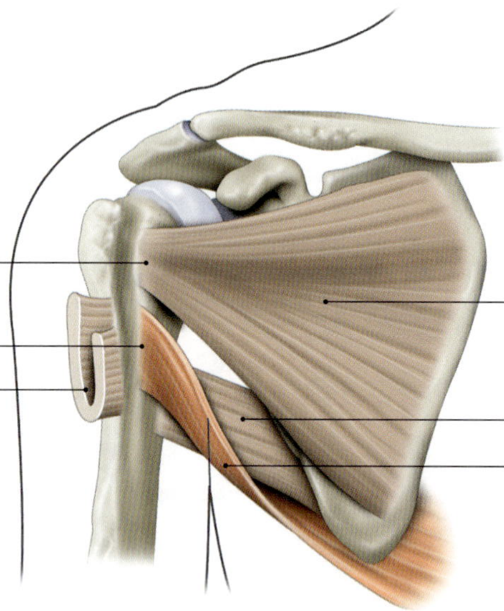

Muscle subscapulaire
(vue antérieure)

Muscles	Action	Innervation
Deltoïde	• Abducteur du bras (faisceau acromial). • Fléchisseur et rotateur médial du bras (faisceau claviculaire). • Extenseur et rotateur latéral du bras (faisceau épineux).	• Nerf axillaire (C5, C6)
Subscapulaire	• Rotateur médial et adducteur du bras.	• Nerfs subscapulaires supérieur et inférieur (C5, C6, C7)

7.25 Muscles postérieurs de l'épaule

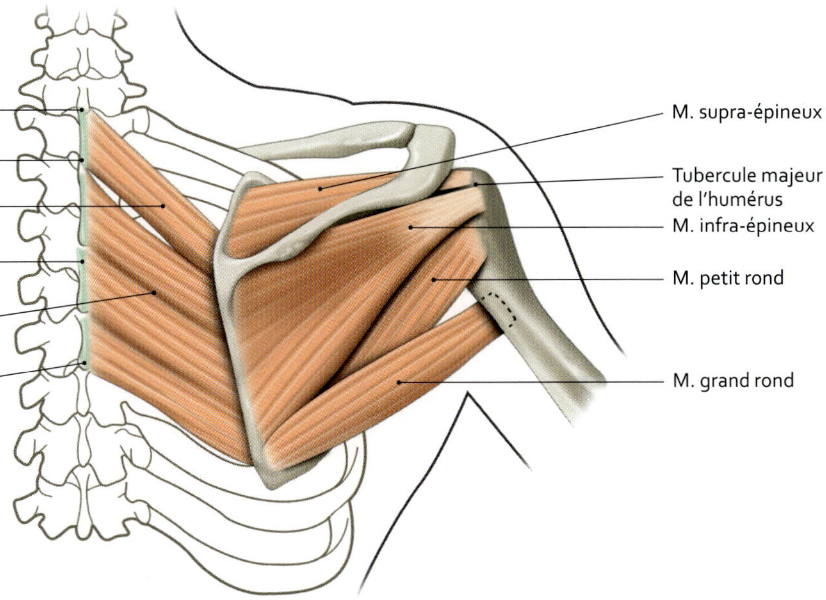

Muscles de l'épaule
(vue postérieure)

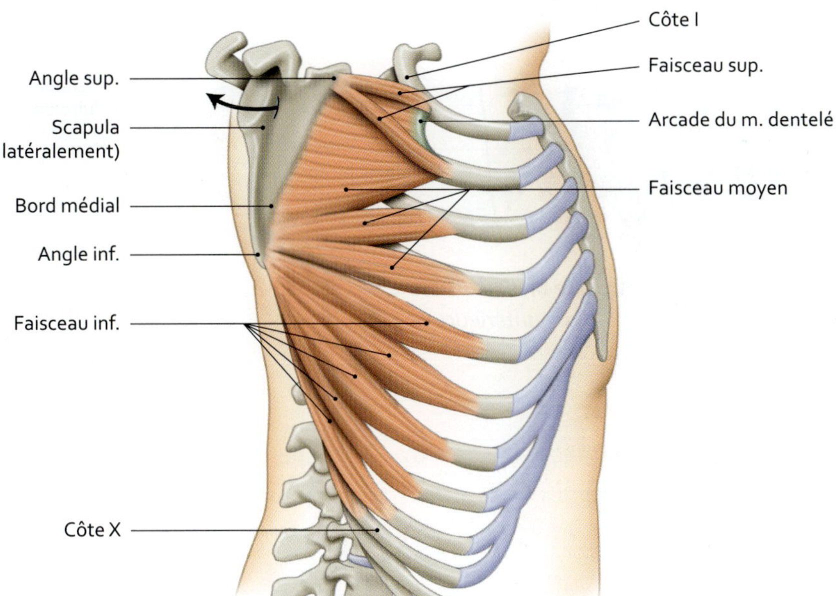

Muscle dentelé antérieur
(vue latérale avec translation latérale de la scapula)

Muscles	Action	Innervation
Supra-épineux	• Abducteur du bras. • Fixateur de la tête humérale contre la cavité glénoïdale.	• Nerf suprascapulaire (C5, C6)
Infra-épineux	• Abducteur et rotateur latéral du bras.	
Grand rond	• Adducteur et rotateur médial du bras.	• Nerf subscapulaire (C5, C6, C7)
Petit rond	• Rotateur latéral et adducteur du bras.	• Nerf axillaire (C5, C6)
Dentelé antérieur	• Fixateur de la scapula contre le thorax. • Abducteur, abaisseur et rotateur latéral de la scapula.	• Nerf thoracique long (C5, C6, C7)

7.26 Muscles antérieurs du bras

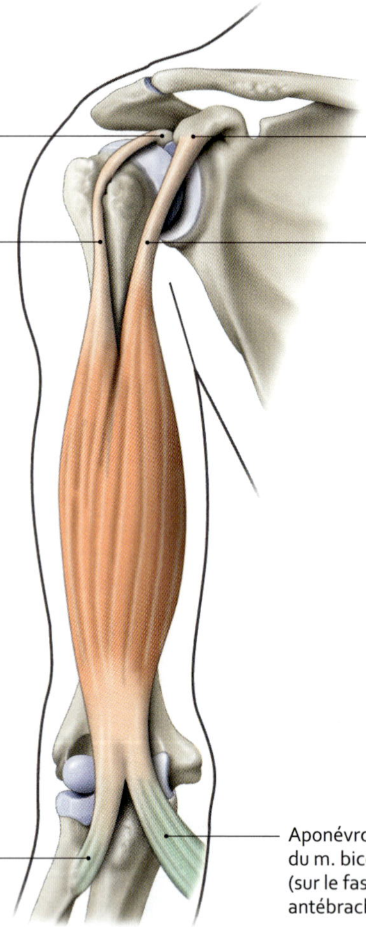

Muscle biceps brachial
(vue antérieure)

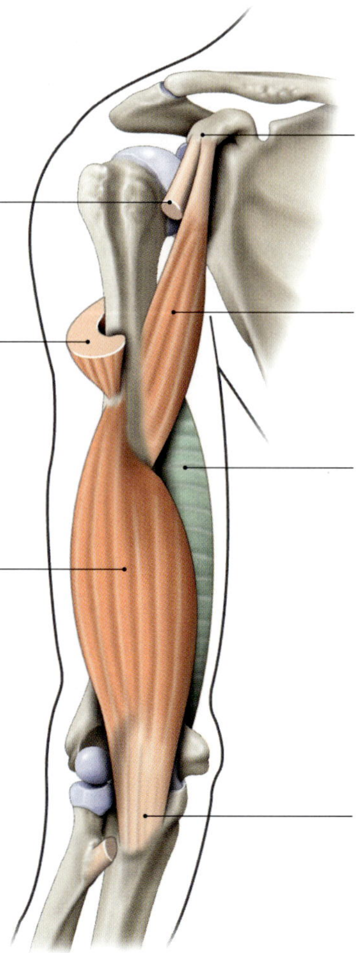

Muscles brachial et coraco-brachial
(vue antérieure)

Muscles	Action	Innervation
Coraco-brachial	• Fléchisseur et adducteur du bras.	• Nerf musculo-cutané (C5, C6, C7)
Biceps brachial	• Fléchisseur de l'avant-bras. • Supinateur si la main est en pronation.	• Nerf musculo-cutané (C5, C6)
Brachial	• Fléchisseur de l'avant-bras.	

7.27 Muscles postérieurs du bras

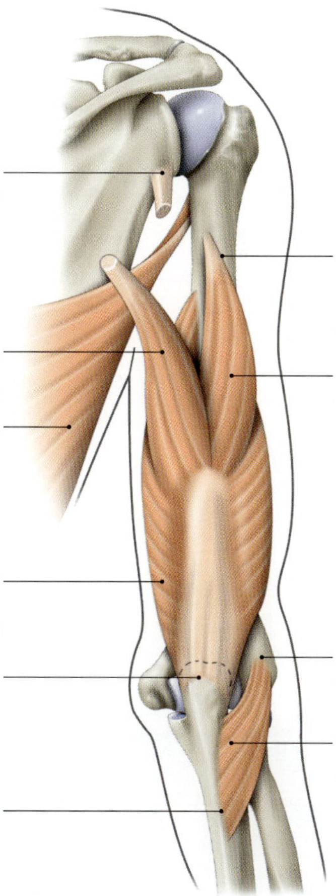

Muscles triceps brachial et anconé

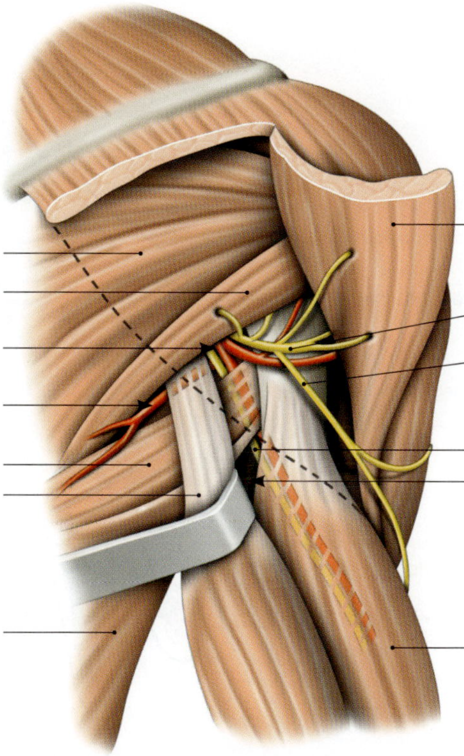

Espaces axillaires
(vue postérieure)

Muscles	Action	Innervation
Triceps brachial	• Extenseur de l'avant-bras.	• Nerf radial (C6, C7, C8)
Anconé	• Extenseur accessoire de l'avant-bras.	• Nerf radial *via* le nerf du chef médial du muscle triceps brachial (C7, C8)

7.28 Muscles antérieurs de l'avant-bras

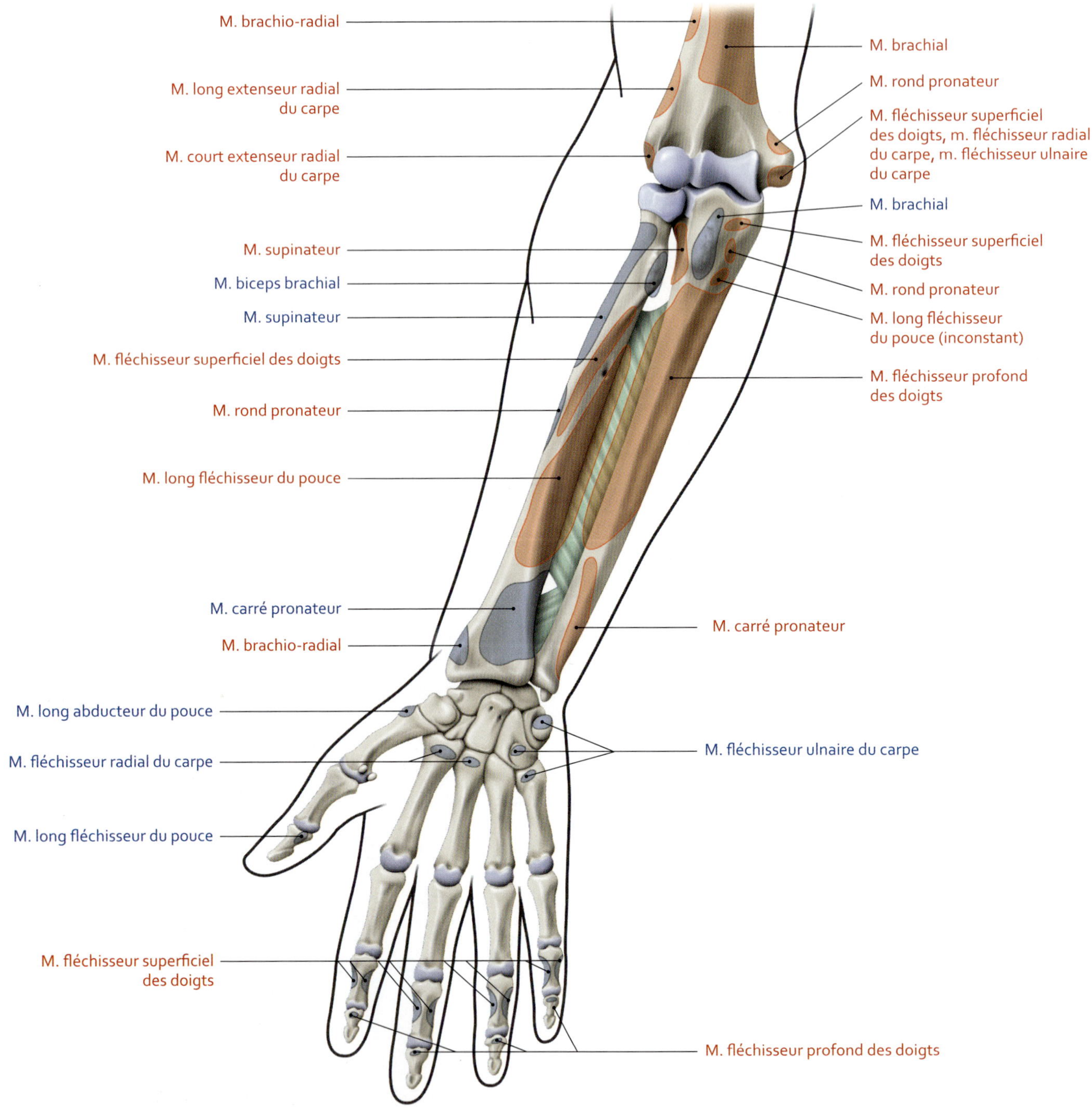

Insertions des muscles antérieurs de l'avant-bras

7.29 Muscles antébrachiaux antérieurs superficiels

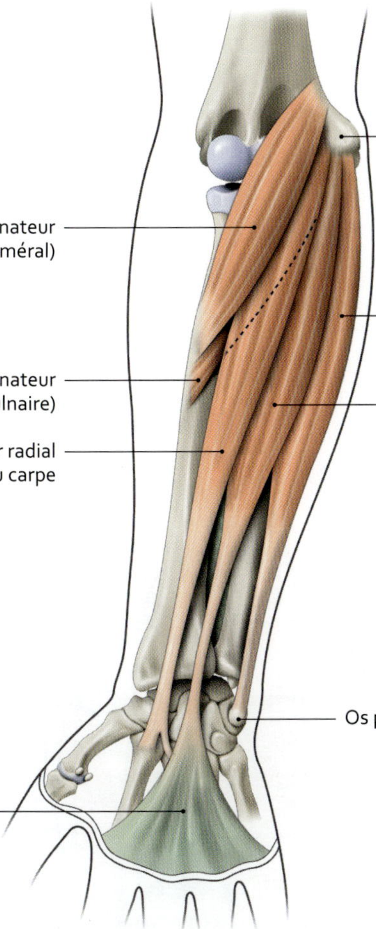

Muscles superficiels de l'avant-bras
(vue antérieure)

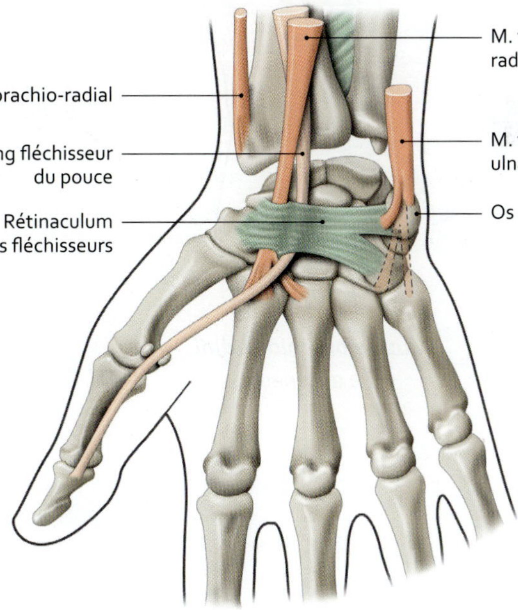

Terminaisons des muscles antébrachiaux antérieurs superficiels

Muscles	Action	Innervation
Rond pronateur	• Pronateur de l'avant-bras.	• Nerf médian (C6, C7)
Fléchisseur radial du carpe	• Fléchisseur du poignet • Abducteur accessoire de la main.	
Long palmaire	• Tenseur de l'aponévrose palmaire. • Fléchisseur de la main.	• Nerf médian (C7, C8)

7.30 Muscles antébrachiaux latéraux superficiels

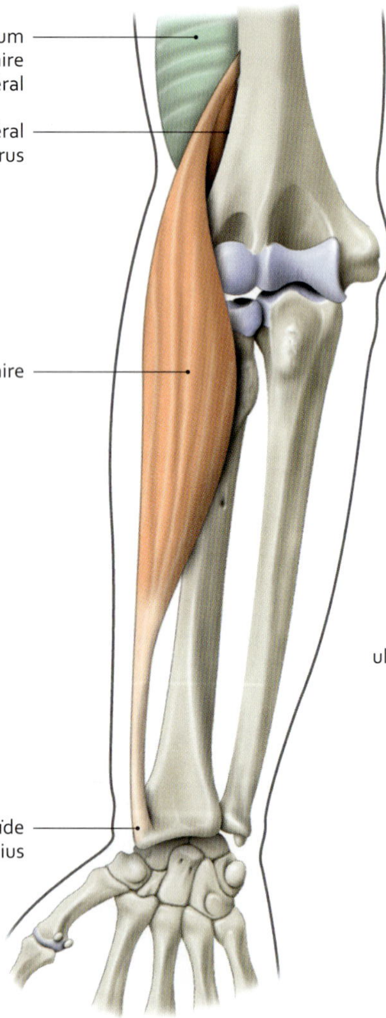

Muscle brachio-radial
(vue antérieure)

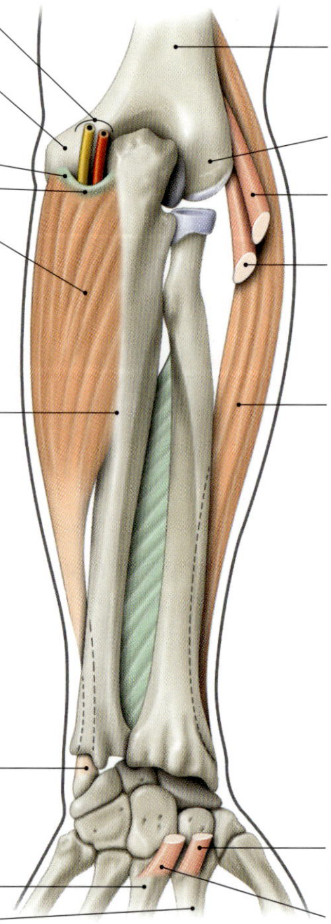

Muscles des bords latéral et médial de l'avant-bras
(vue postérieure)

Muscles	Action	Innervation
Brachio-radial	• Fléchisseur de l'avant-bras en position fonctionnelle (entre pronation et supination). • Supinateur si la main est en supination forcée.	• Nerf radial (C5, C6)
Fléchisseur ulnaire du carpe	• Fléchisseur et adducteur de la main.	• Nerf ulnaire (C7, C8, T1)

7.31 Muscle antébrachial antérieur intermédiaire

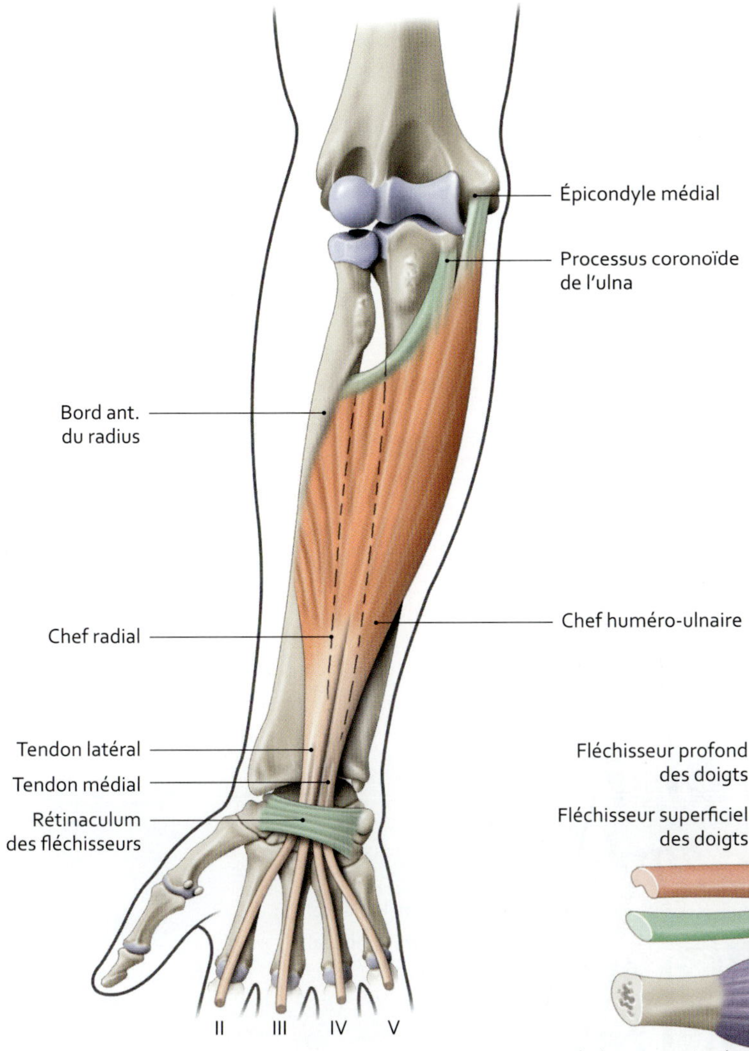

Muscle fléchisseur superficiel des doigts
(vue antérieure)

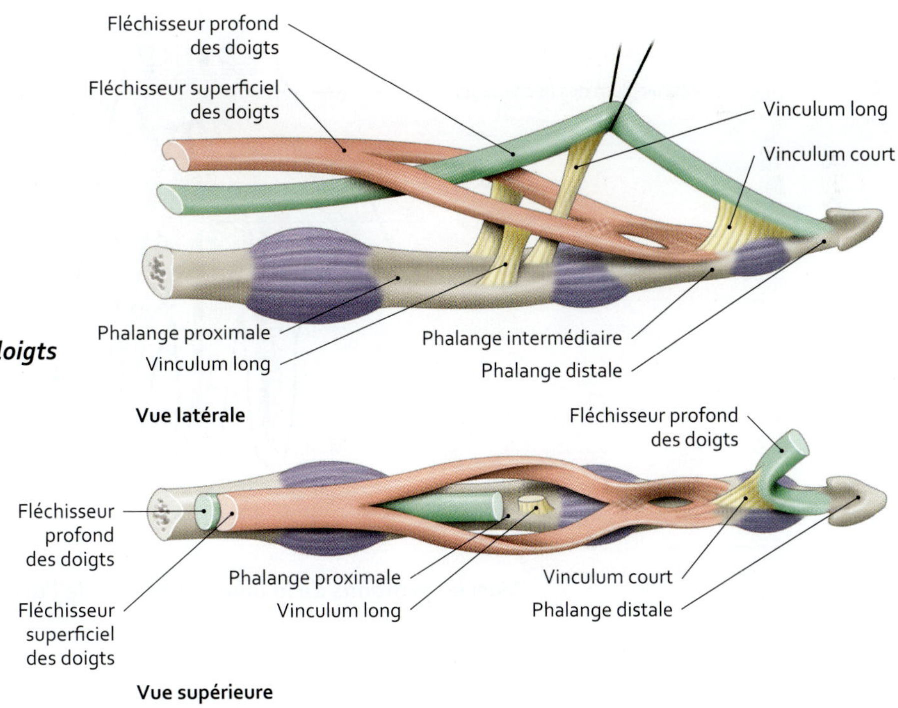

Tendons des muscles fléchisseurs superficiel et profond des doigts

MUSCLE	ACTION	INNERVATION
Fléchisseur superficiel des doigts	• Fléchisseur des phalanges moyennes des doigts II à V sur les phalanges proximales, puis de celles-ci sur les métacarpiens et de la main sur l'avant-bras.	• Nerf médian (C8, T1)

7.32 Muscles antébrachiaux antérieurs profonds (1)

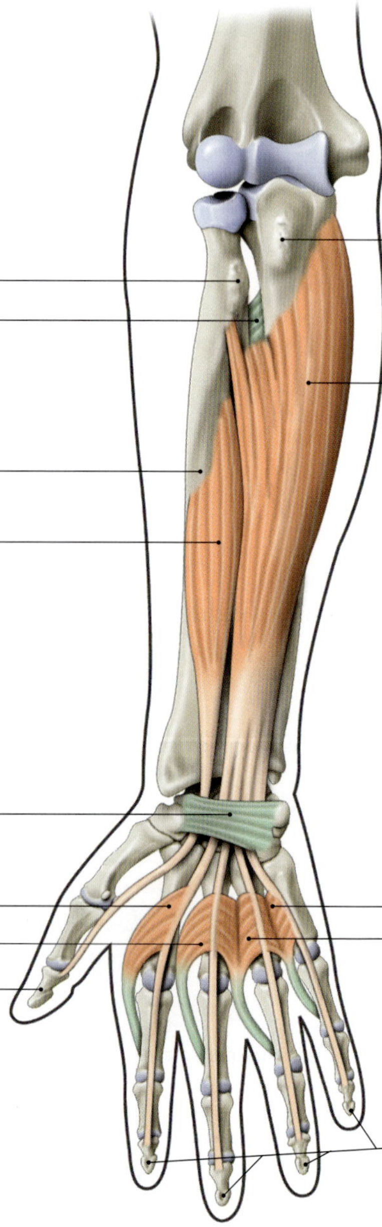

Muscles profonds de la loge antérieure de l'avant-bras

Muscles	Action	Innervation
Long fléchisseur du pouce	• Fléchisseur de la phalange distale du pouce, puis de la phalange proximale.	• Nerf interosseux antérieur, branche du nerf médian (C7, C8)
Fléchisseur profond des doigts	• Fléchisseur des phalanges distales des doigts II à V, puis des phalanges suivantes, des métacarpiens et de la main.	• Moitié latérale : nerf médian (C7, C8) • Moitié médiale : nerf ulnaire (C8, T1)

7·33 Muscles antébrachiaux antérieurs profonds (2)

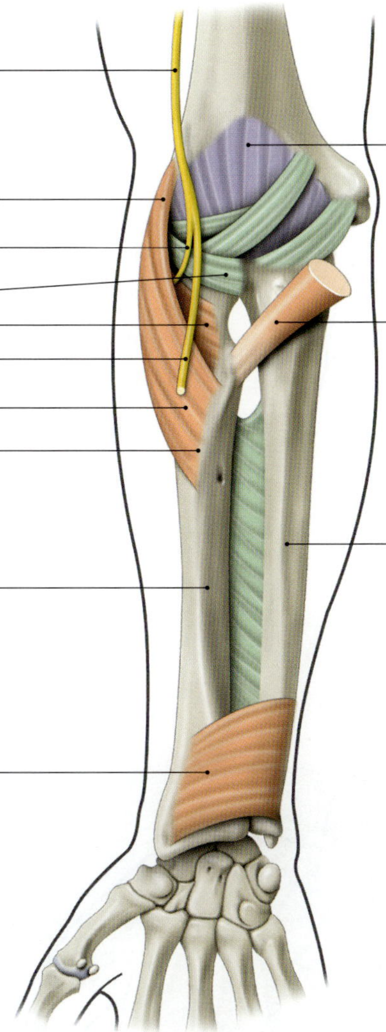

Muscles supinateur et carré pronateur
(vue antérieure)

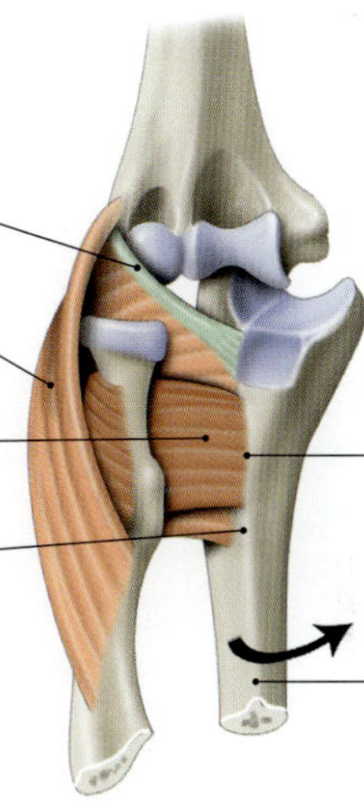

Muscle supinateur
(vue antéro-latérale ; les os sont écartés les uns des autres)

Muscles	Action	Innervation
Supinateur	• Supinateur de l'avant-bras	• Nerf interosseux postérieur, branche du nerf radial (C6, C7)
Carré pronateur	• Pronateur de l'avant-bras	• Nerf interosseux antérieur, branche du nerf médian (C7, C8)

7·34 Muscles postérieurs de l'avant-bras

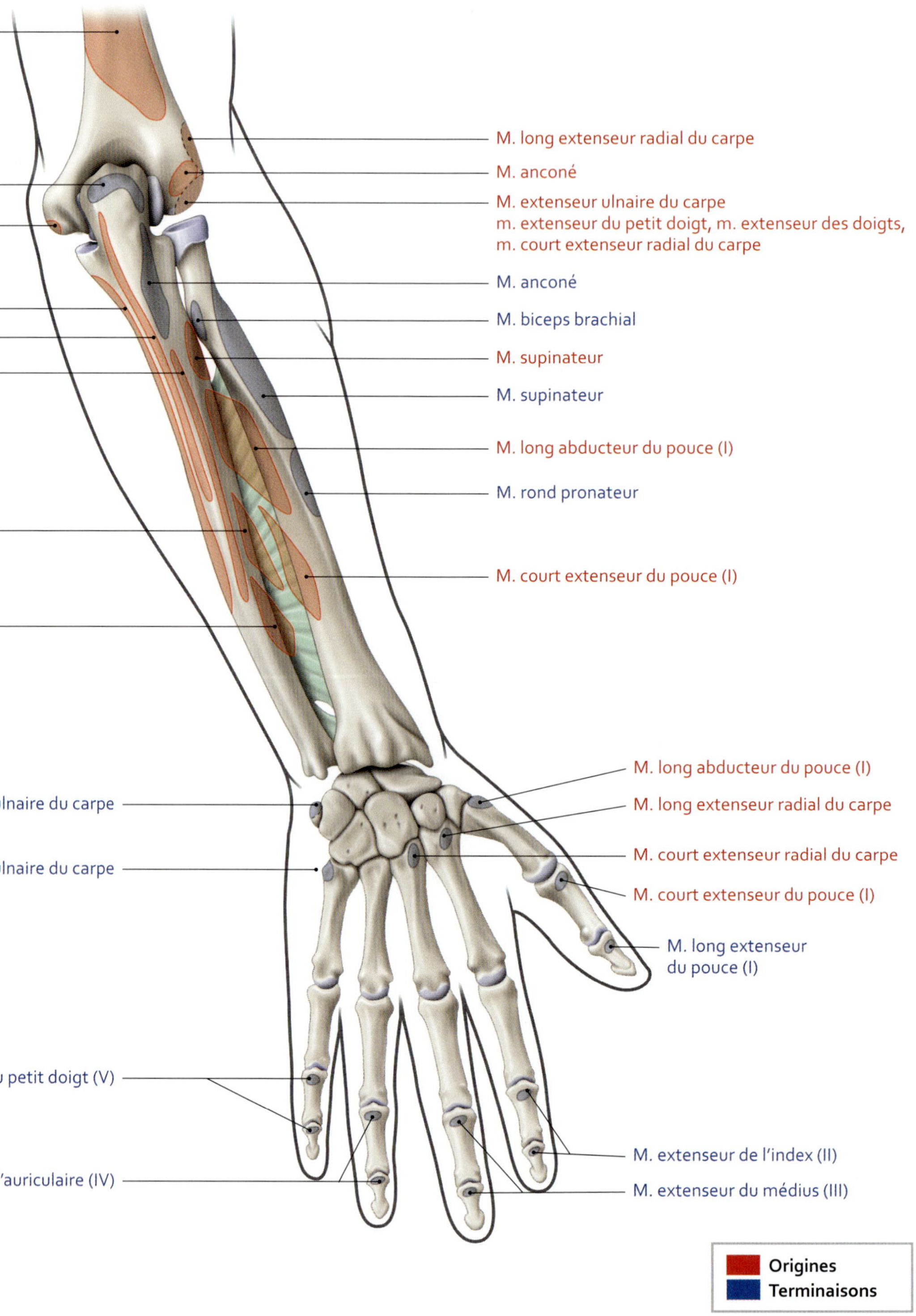

Insertions des muscles postérieurs de l'avant-bras

7·35 Muscles antébrachiaux postérieurs superficiels

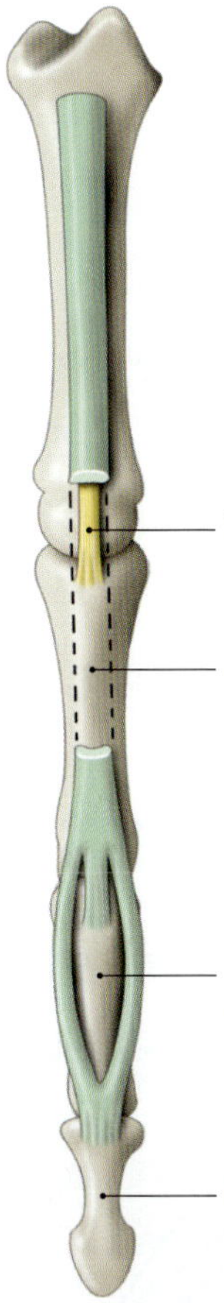

Terminaison d'un tendon du muscle extenseur des doigts

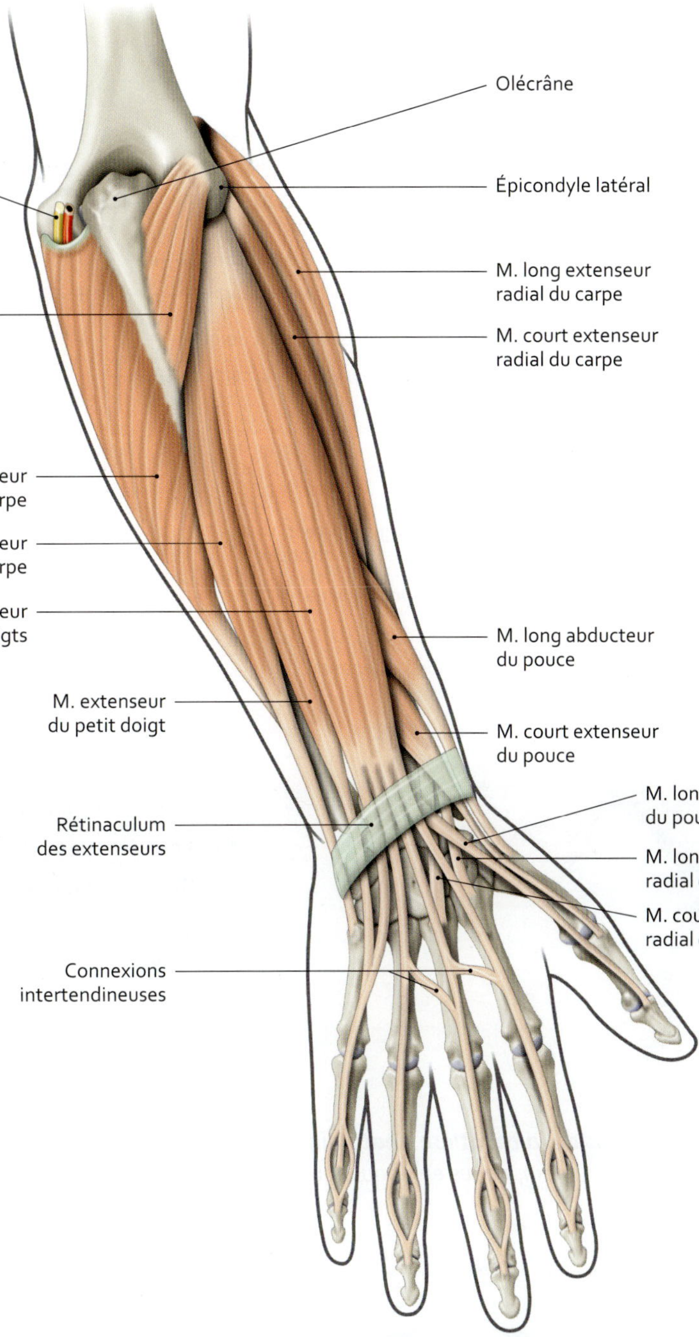

Muscles superficiels de la loge postérieure de l'avant-bras

MUSCLES	ACTION	INNERVATION
Extenseur ulnaire du carpe	• Extenseur et adducteur de la main.	• Branche profonde du nerf radial (C7, C8)
Extenseur du petit doigt	• Renforce, pour le doigt V, l'action du muscle extenseur des doigts.	• Branche profonde du nerf radial (C7, C8)
Extenseur des doigts	• Extenseur des phalanges distales et moyennes des doigts II à V. • Extenseur des phalanges proximales des doigts II à V, en synergie avec les muscles interosseux, sur les métacarpiens, la main et l'avant-bras.	• Branche profonde du nerf radial (C6, C7, C8)

7.36 Muscles antébrachiaux postérieurs profonds

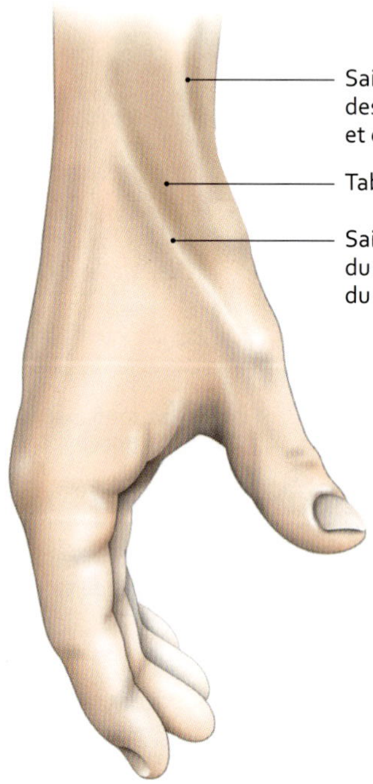

Relief des tendons de la tabatière anatomique
(vue latérale de la main, pouce en abduction)

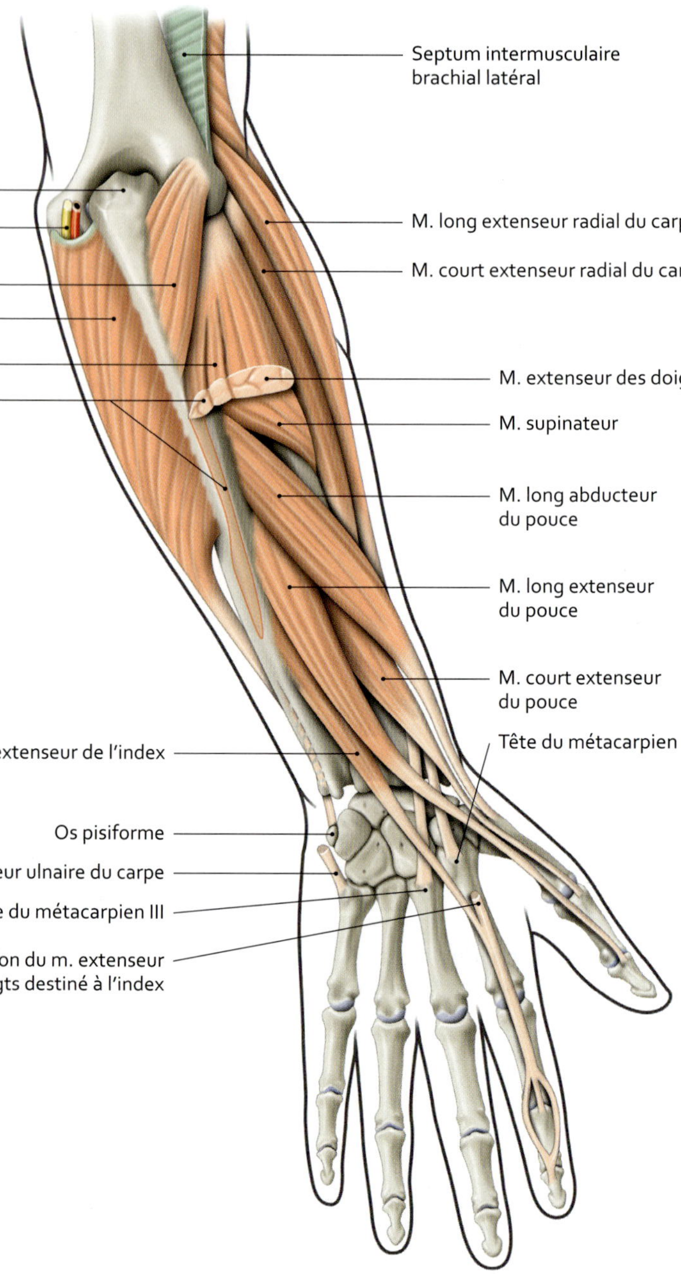

Muscles profonds de la loge postérieure de l'avant-bras

Muscles	Action	Innervation
Long extenseur radial du carpe	• Extenseurs et abducteurs de la main.	• Nerf radial (C6, C7)
Court extenseur radial du carpe	• Extenseurs et abducteurs de la main.	• Nerf radial (C7, C8)
Long abducteur du pouce	• Abducteur et extenseur du pouce. • Abducteur de la main.	• Nerf radial (C7, C8)
Long extenseur du pouce	• Extenseurs de la phalange distale du pouce, puis de celle-ci sur le premier métacarpien.	• Branche profonde du nerf radial (C7, C8)
Court extenseur du pouce		
Extenseur de l'index	• Renforce, pour l'index, l'action du muscle extenseur des doigts.	

7.37 Insertions des muscles de la main

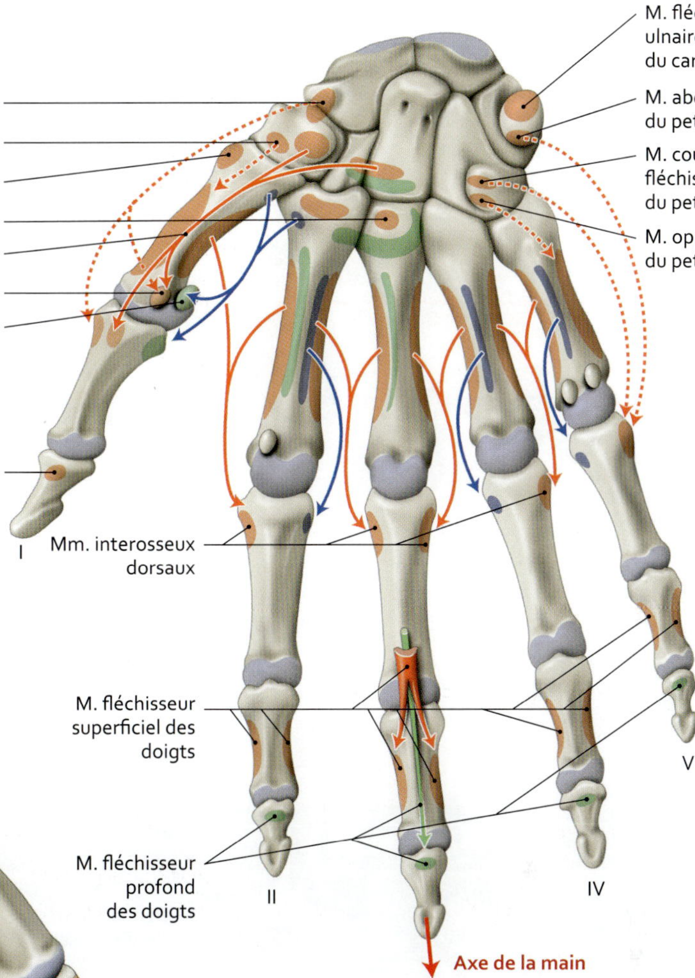

Os de la main (vue palmaire)

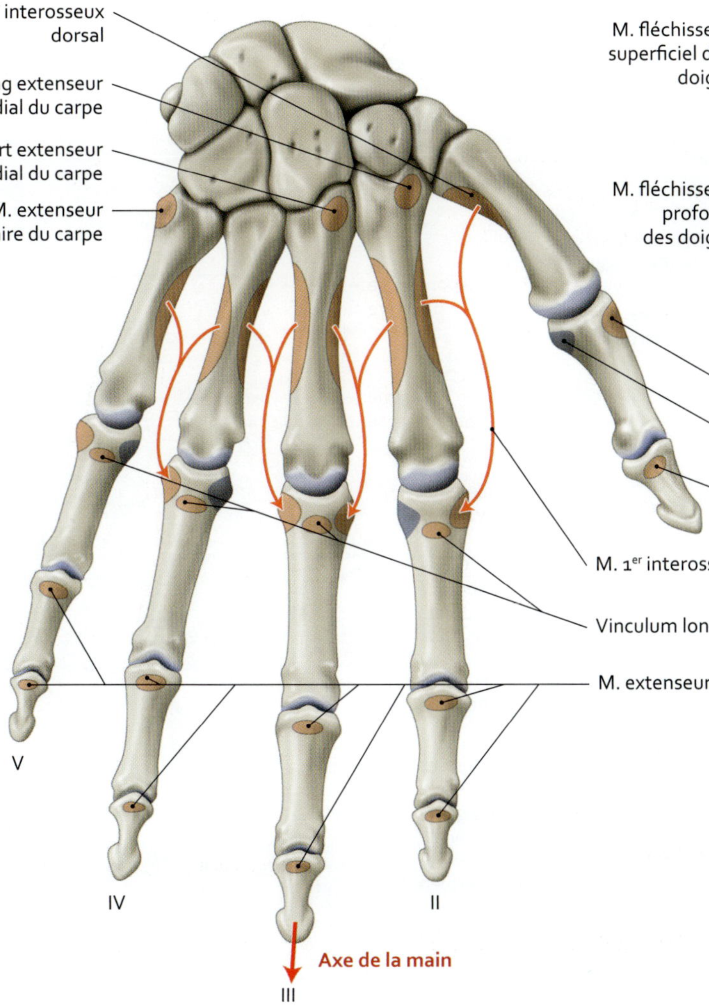

Os de la main (vue dorsale)

	Mm. interosseux palmaires
	M. adducteur du pouce
	Mm. interosseux dorsaux

7.38 Canal carpien et aponévrose palmaire

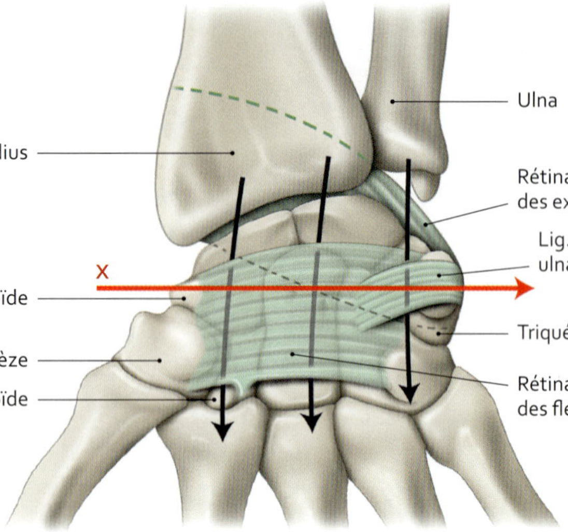

Vue antérieure

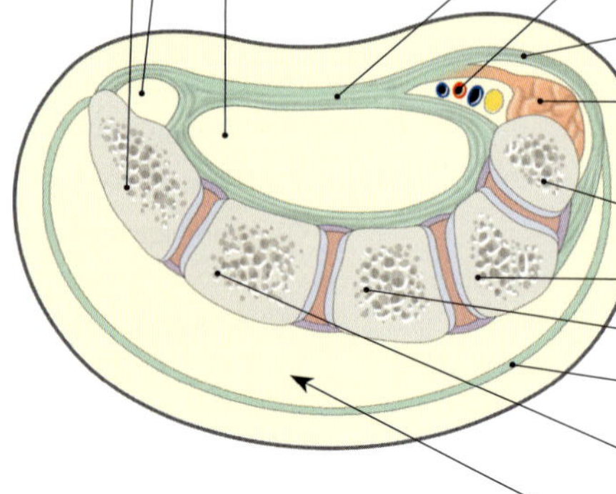

Coupe transversale du carpe proximale selon X

Canal carpien

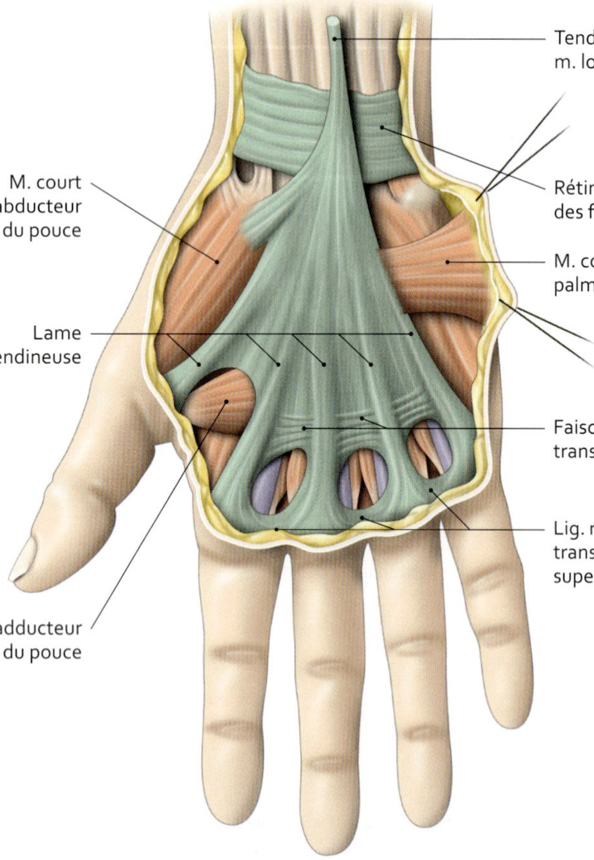

Aponévrose palmaire

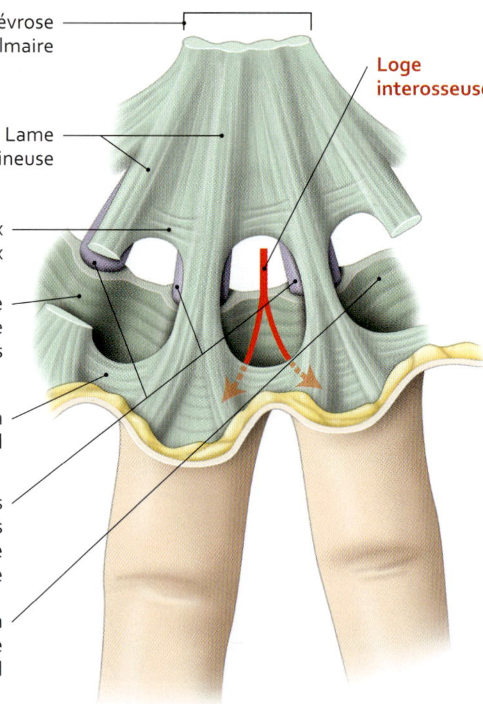

Constitution de l'aponévrose palmaire
(vue palmaire)

7.39 Muscles de la main (1)

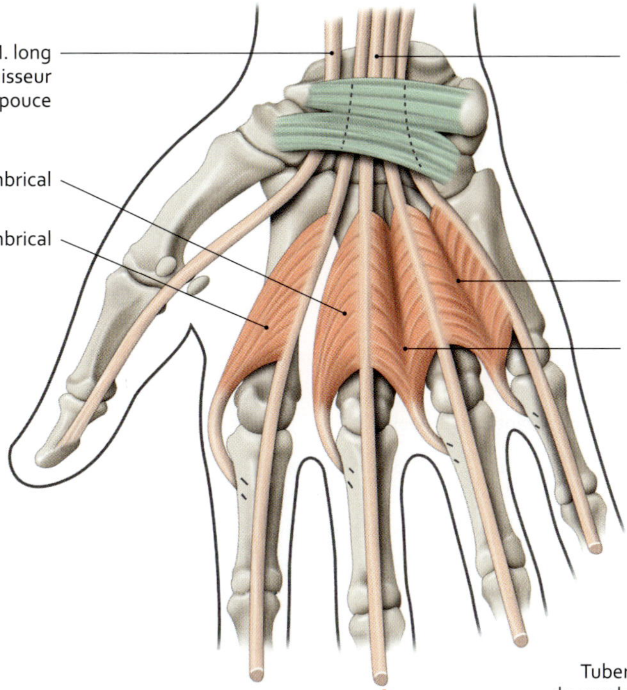

Muscles lombricaux
(vue palmaire)

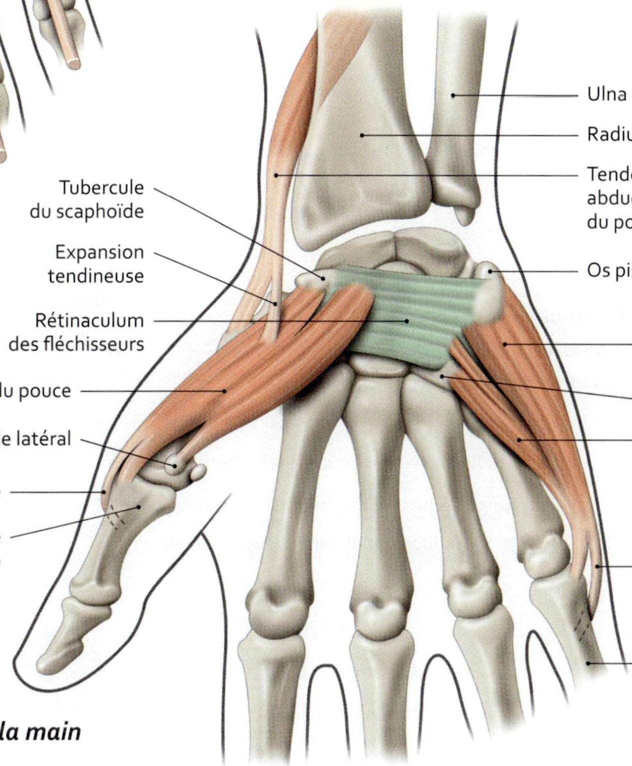

Muscles superficiels de la main
(vue palmaire)

MUSCLES	ACTION	INNERVATION
Court palmaire	• Tend la peau de l'éminence hypothénar.	• Branche superficielle du nerf ulnaire (C8, T1)
Court abducteur du pouce	• Abducteur, puis rotateur médial du pouce.	• Nerf médian (C8, T1)
Abducteur du petit doigt	• Abducteur du petit doigt.	• Branche profonde du nerf ulnaire (C8, T1)
Court fléchisseur du petit doigt	• Fléchisseur du petit doigt.	• Branche profonde du nerf ulnaire (C8, T1)
Lombricaux	• Fléchisseur de la phalange proximale des doigts II à V. • Extenseur des phalanges moyenne et distale des doigts II à V.	• 1er et 2e lombricaux : nerf médian (branches digitales) (C7, C8) • 3e et 4e lombricaux : nerf ulnaire (branche profonde) (C8, T1)

7.40 Muscles de la main (2)

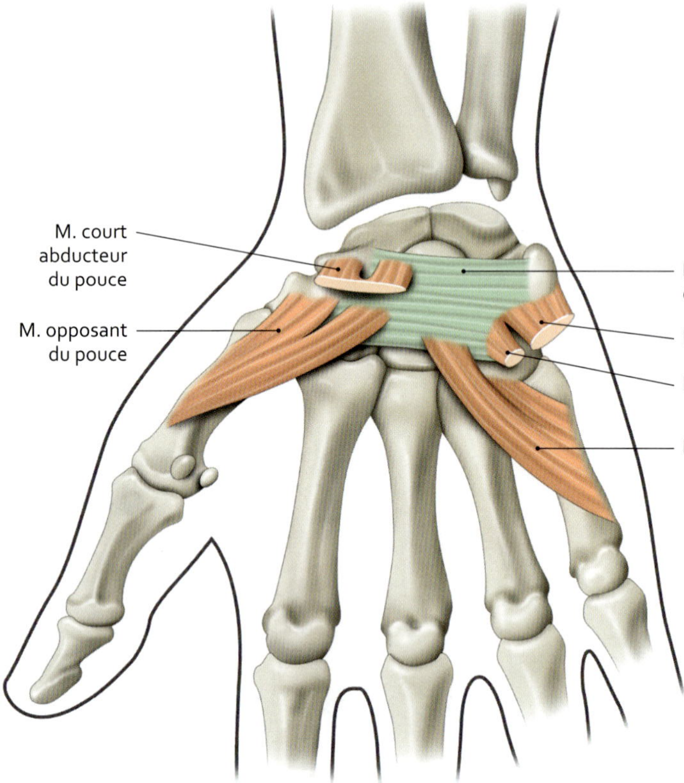

Muscles opposant du pouce et opposant du petit doigt
(vue palmaire)

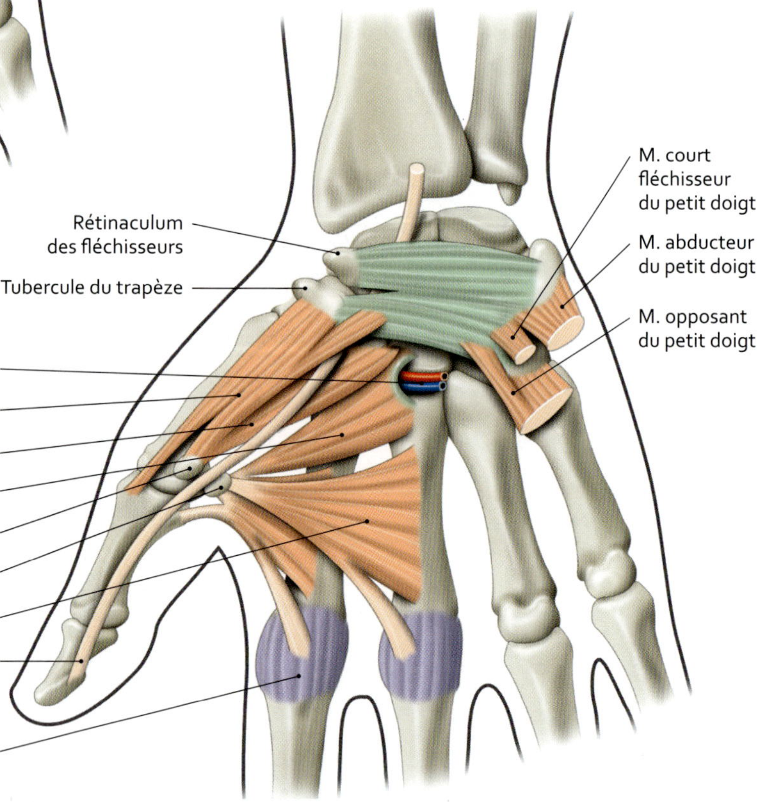

Muscles de l'éminence thénar
(vue palmaire)

Muscles	Action	Innervation
Opposant du pouce	• Fléchisseur et rotateur médial du pouce (opposition aux autres doigts).	• Nerf médian (C8, T1)
Court fléchisseur du pouce	• Fléchisseur de la phalange proximale du pouce.	• Chef superficiel : nerf médian (C7, C8) • Chef profond : nerf ulnaire (C8, T1)
Adducteur du pouce	• Adducteur du premier métacarpien.	• Branche profonde du nerf ulnaire (C8, T1)
Opposant du petit doigt	• Fléchisseur du petit doigt.	• Branche profonde du nerf ulnaire (C8, T1)

7.41 Muscles de la main (3)

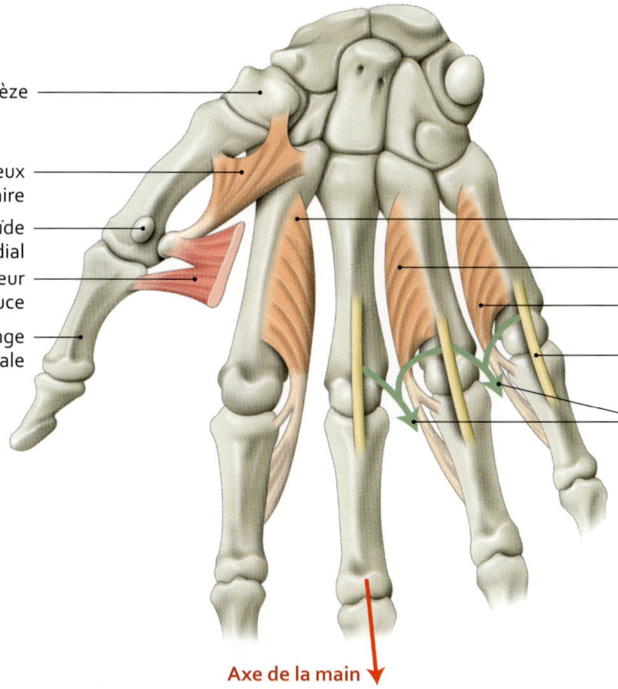

Muscles interosseux palmaires
(vue palmaire)

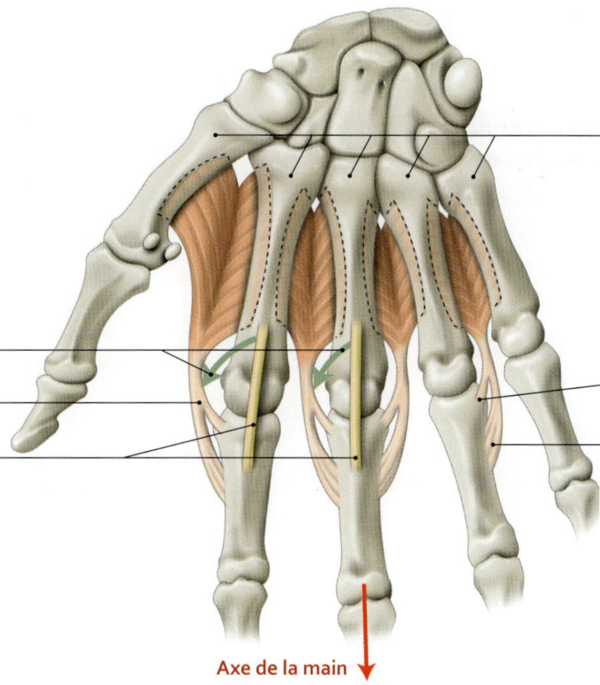

Muscles interosseux dorsaux de la main
(vue palmaire)

Muscles	Action propre	Action commune	Innervation
Interosseux palmaires	• Adducteurs des doigts (rapprochent les doigts).	• Fléchisseurs de la phalange proximale des doigts II à V. • Extenseurs des phalanges moyennes et distales.	• Branche profonde du nerf ulnaire (C8, T1)
Interosseux dorsaux	• Abducteurs des doigts (écartent les doigts).		

7.42 Aponévroses des doigts de la main

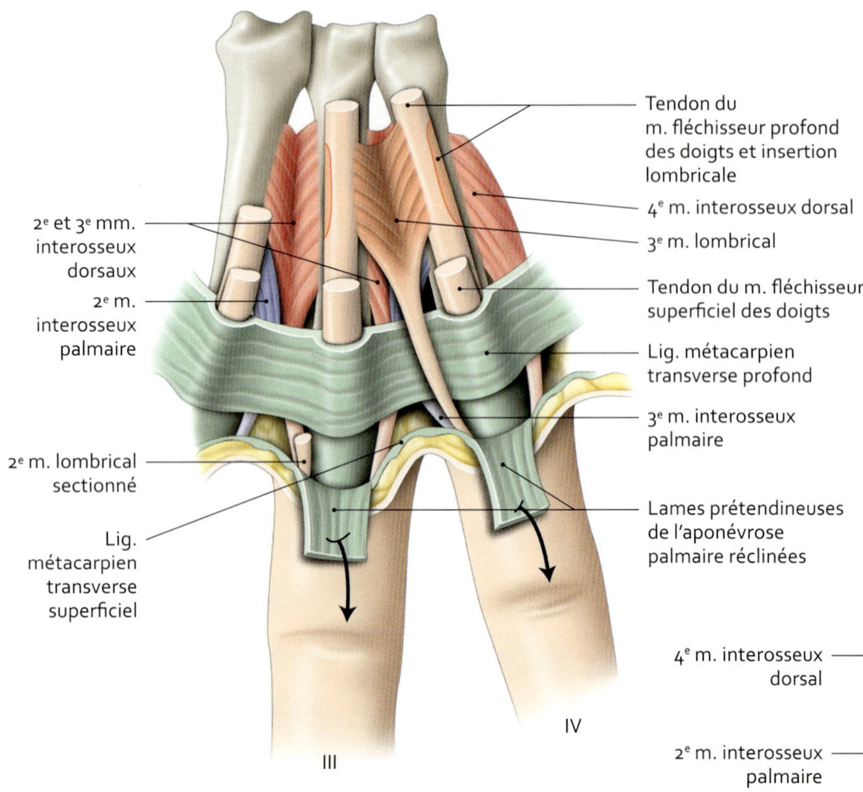

Ligaments métacarpiens transverses profonds au niveau des doigts III et IV
(vue palmaire)

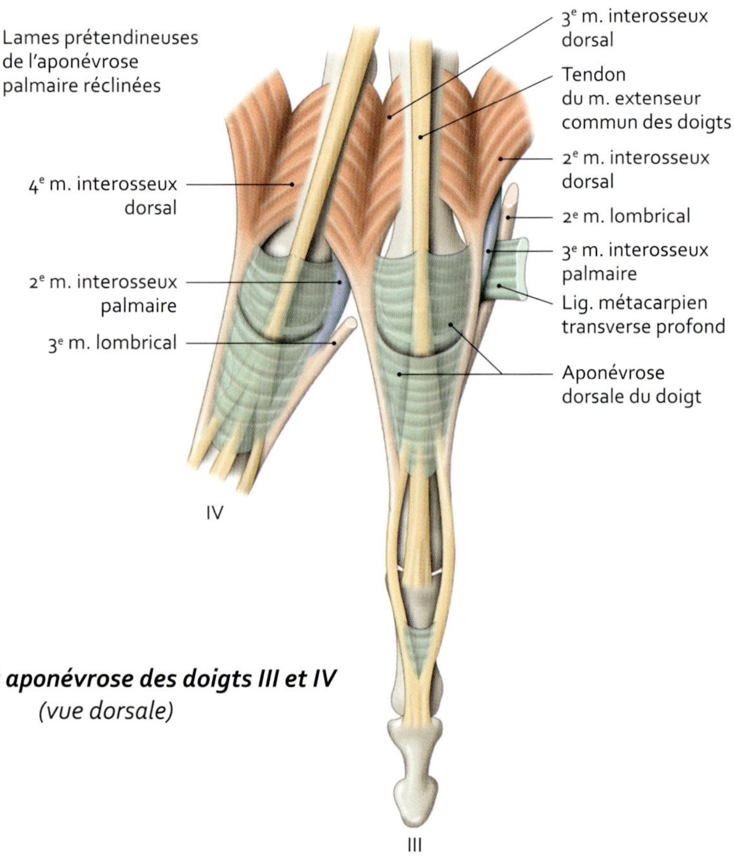

Tendons et aponévrose des doigts III et IV
(vue dorsale)

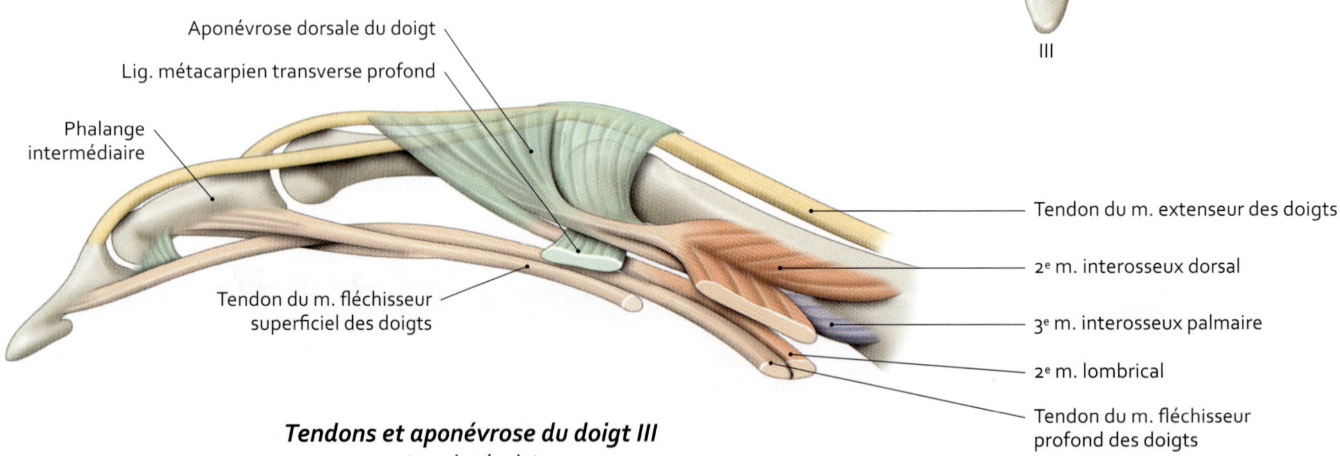

Tendons et aponévrose du doigt III
(vue latérale)

7-43 Gaines synoviales de la main (1)

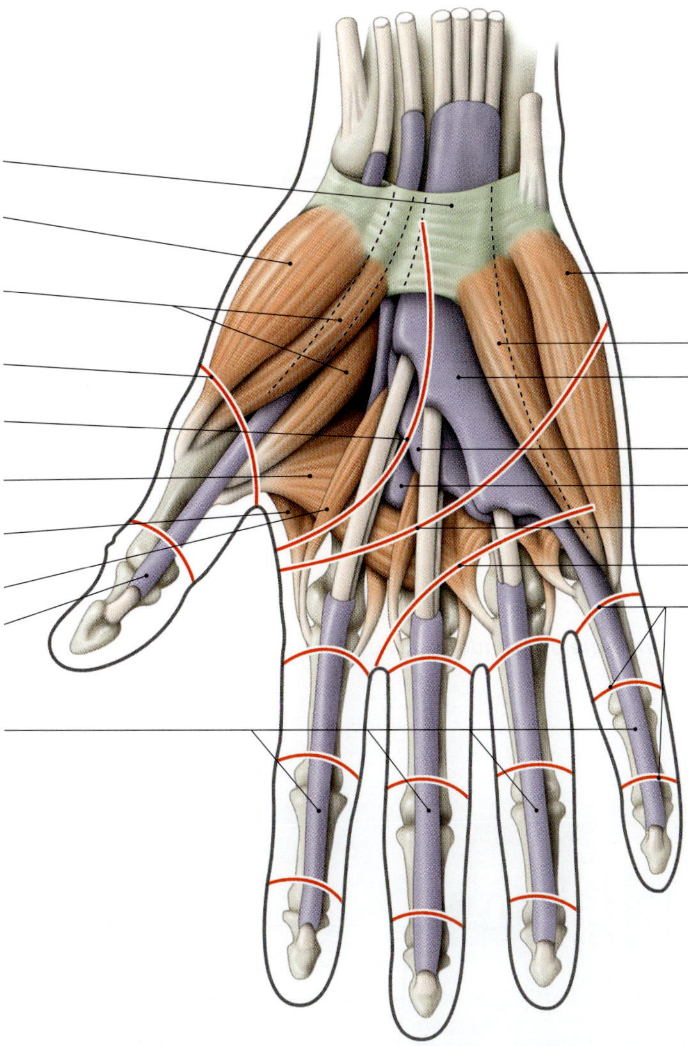

Gaines synoviales palmaires : anatomie de surface

Note

L'infection des gaines synoviales palmaires est une suppuration grave qui peut compromettre la fonction des doigts de la main.

Outre les signes généraux, elle s'accompagne localement d'œdème, de douleurs traçantes et d'une position des doigts en crochet irréductible.

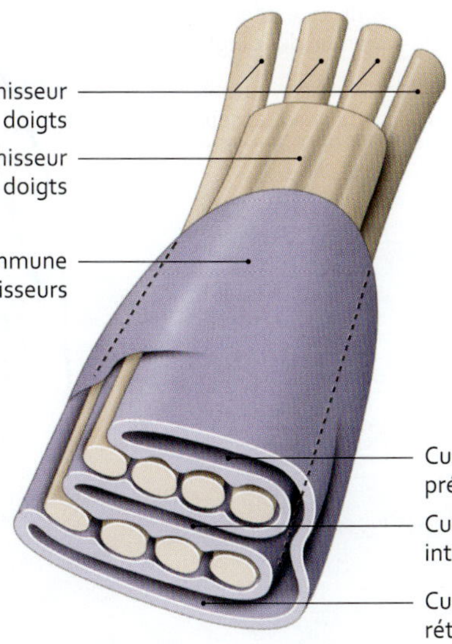

Gaine synoviale commune des muscles fléchisseurs des doigts
(coupe transversale de la partie proximale)

7.44 Gaines synoviales de la main (2)

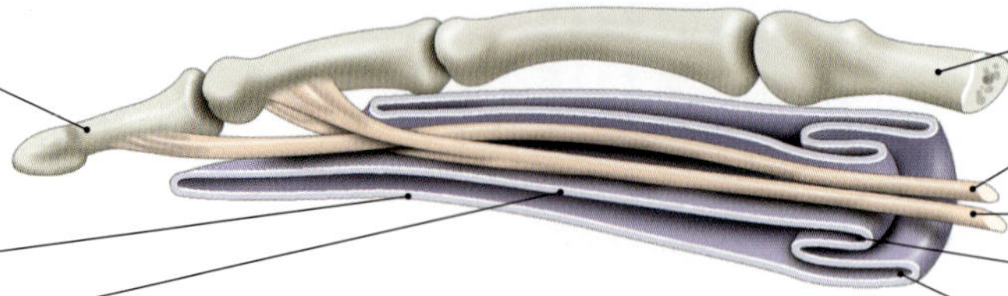

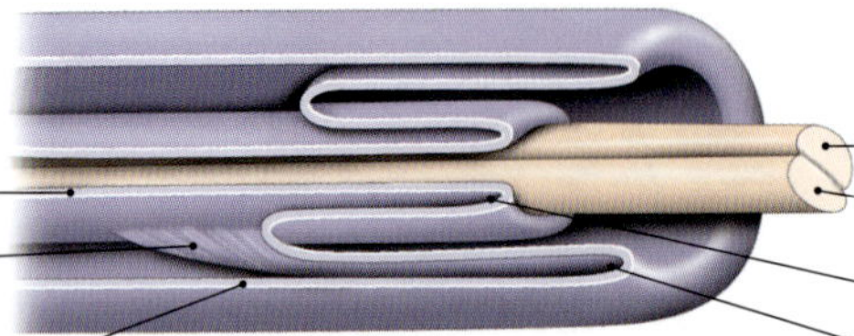

Gaine synoviale des tendons des doigts

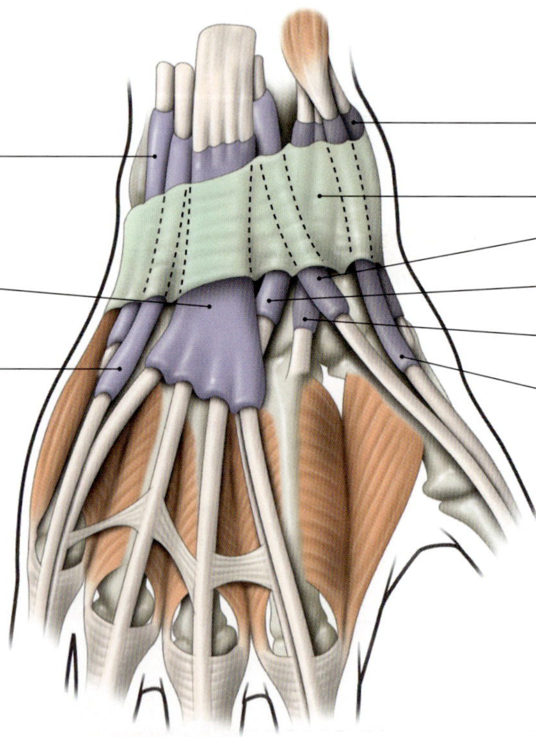

Gaines synoviales dorsales de la main

7-45 Artère axillaire

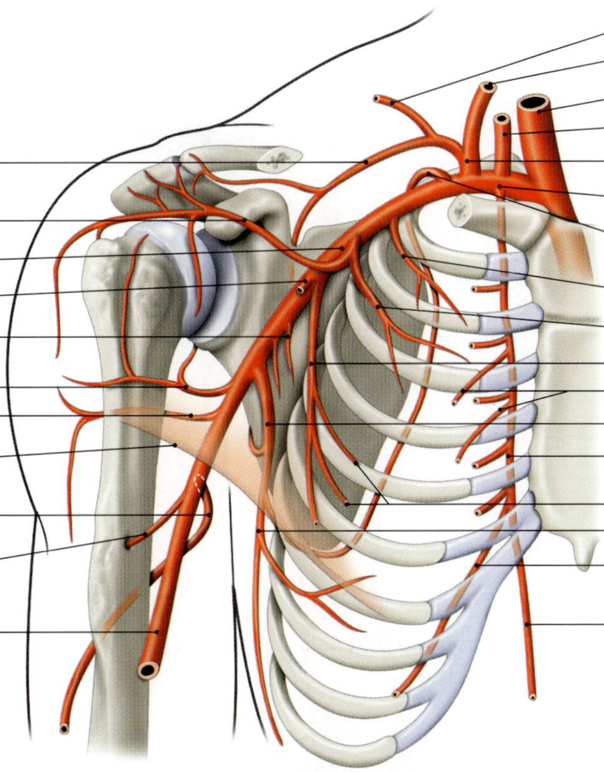

Artère axillaire : branches collatérales
(vue antérieure)

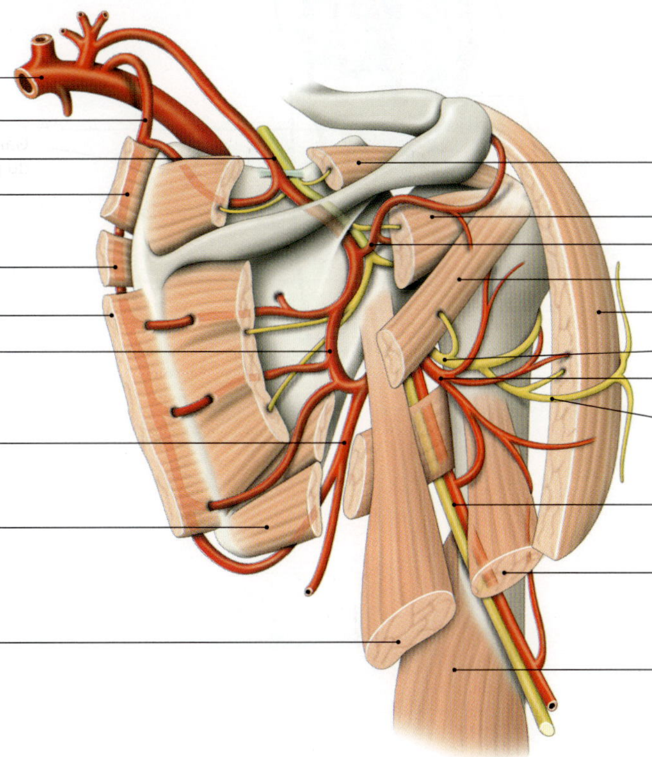

Anastomoses scapulaires
(vue postérieure)

7.46 Artère brachiale

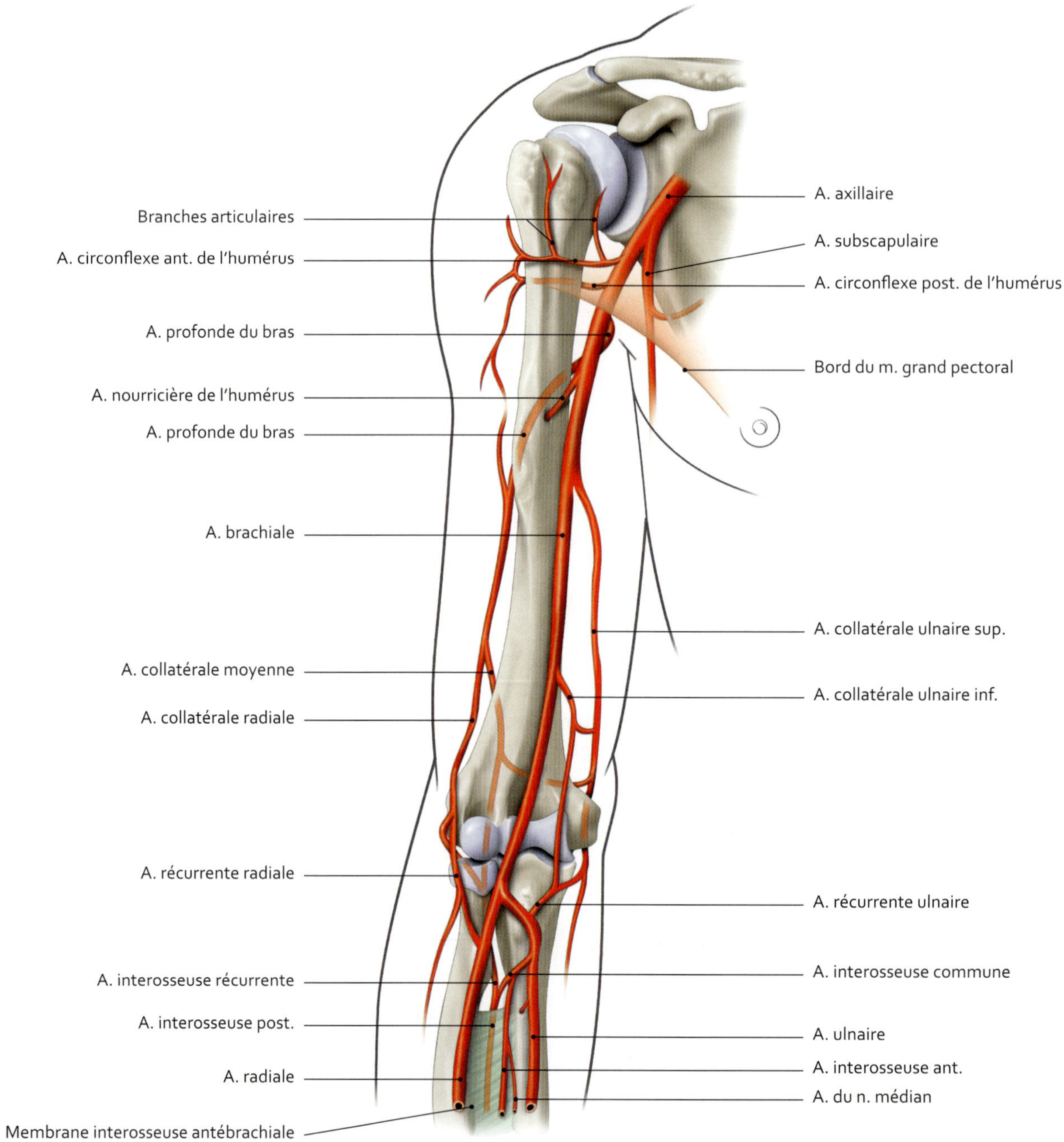

7.47 Artères radiale et ulnaire

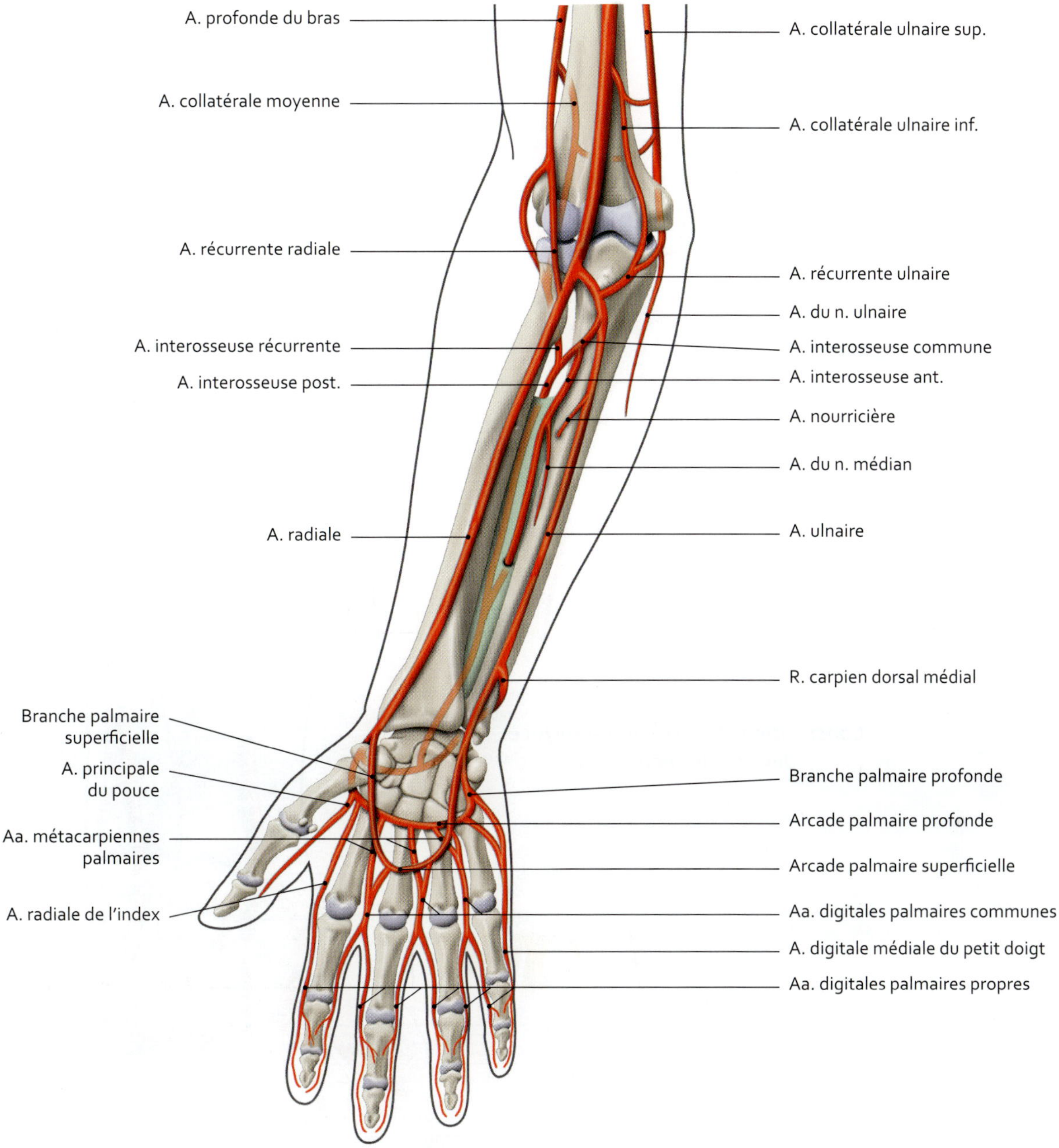

Artères principales de l'avant-bras et de la main
(vue antérieure)

7.48 Artères de la paume de la main

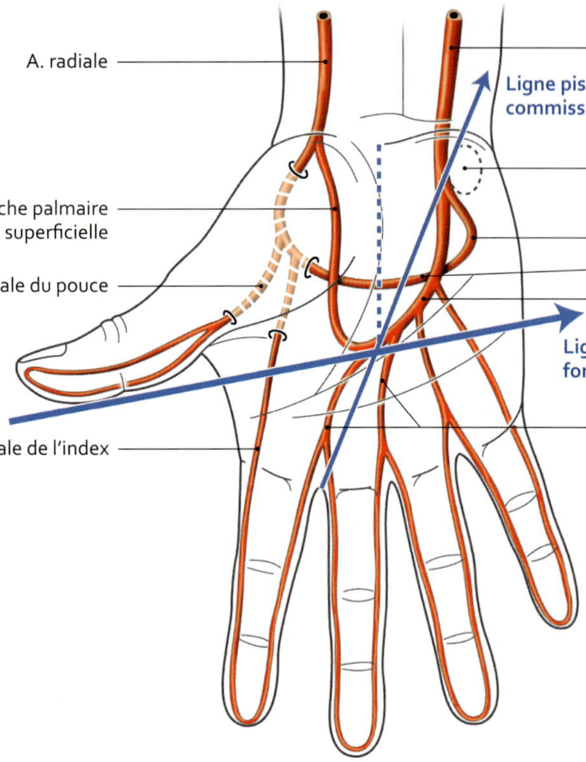

Constitution et anatomie de surface des arcades palmaires

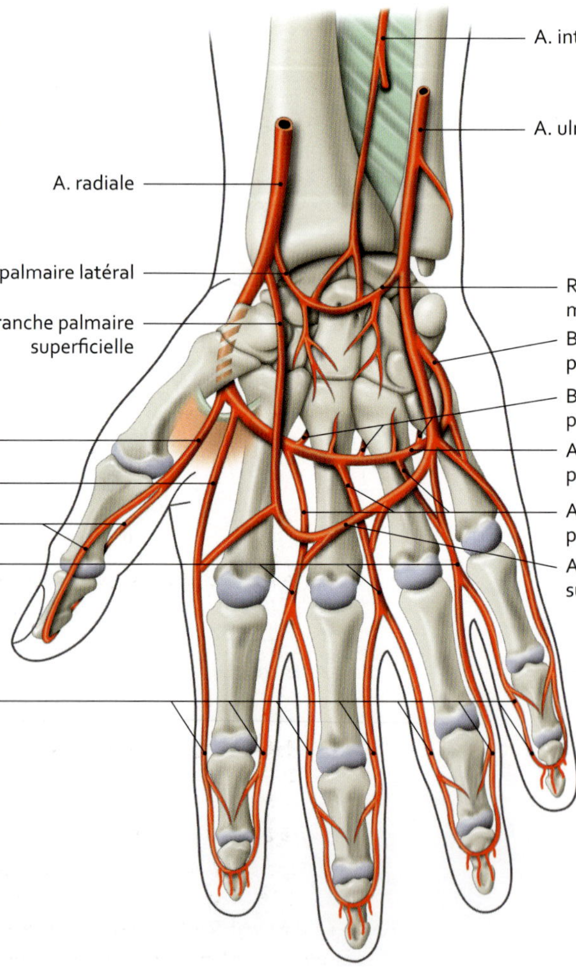

Branches des arcades palmaires
(vue palmaire)

Note

Variation : **l'artère principale du pouce** peut naître de l'artère radiale de l'index.

7-49 Artères du dos de la main et des doigts

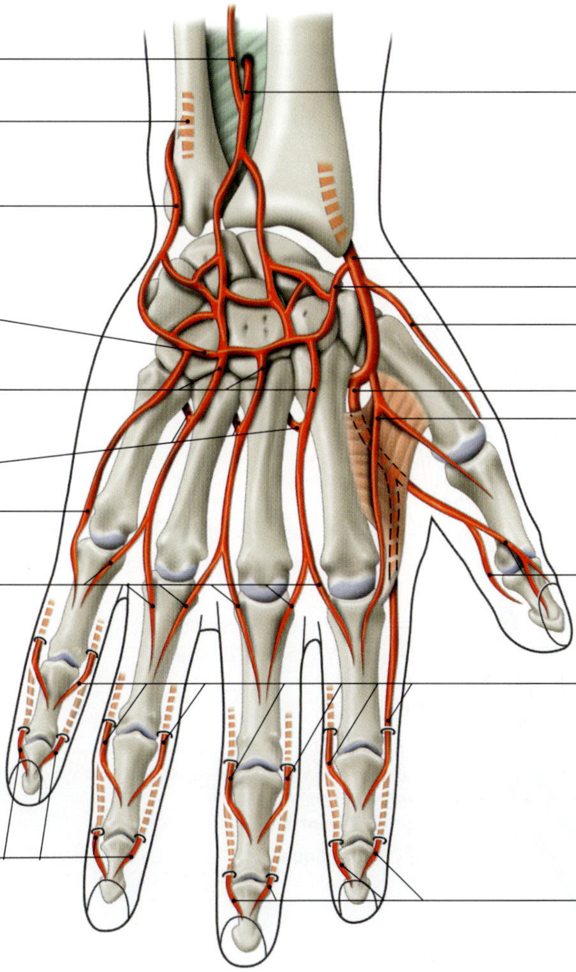

Artères du dos de la main

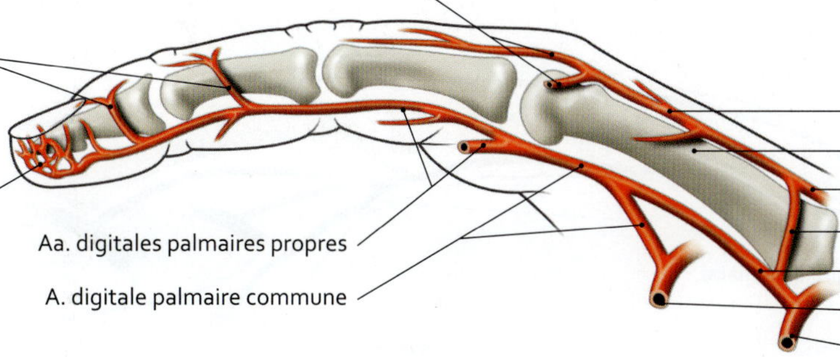

Artères des doigts
(vue latérale)

7.50 Veines superficielles du membre supérieur (1)

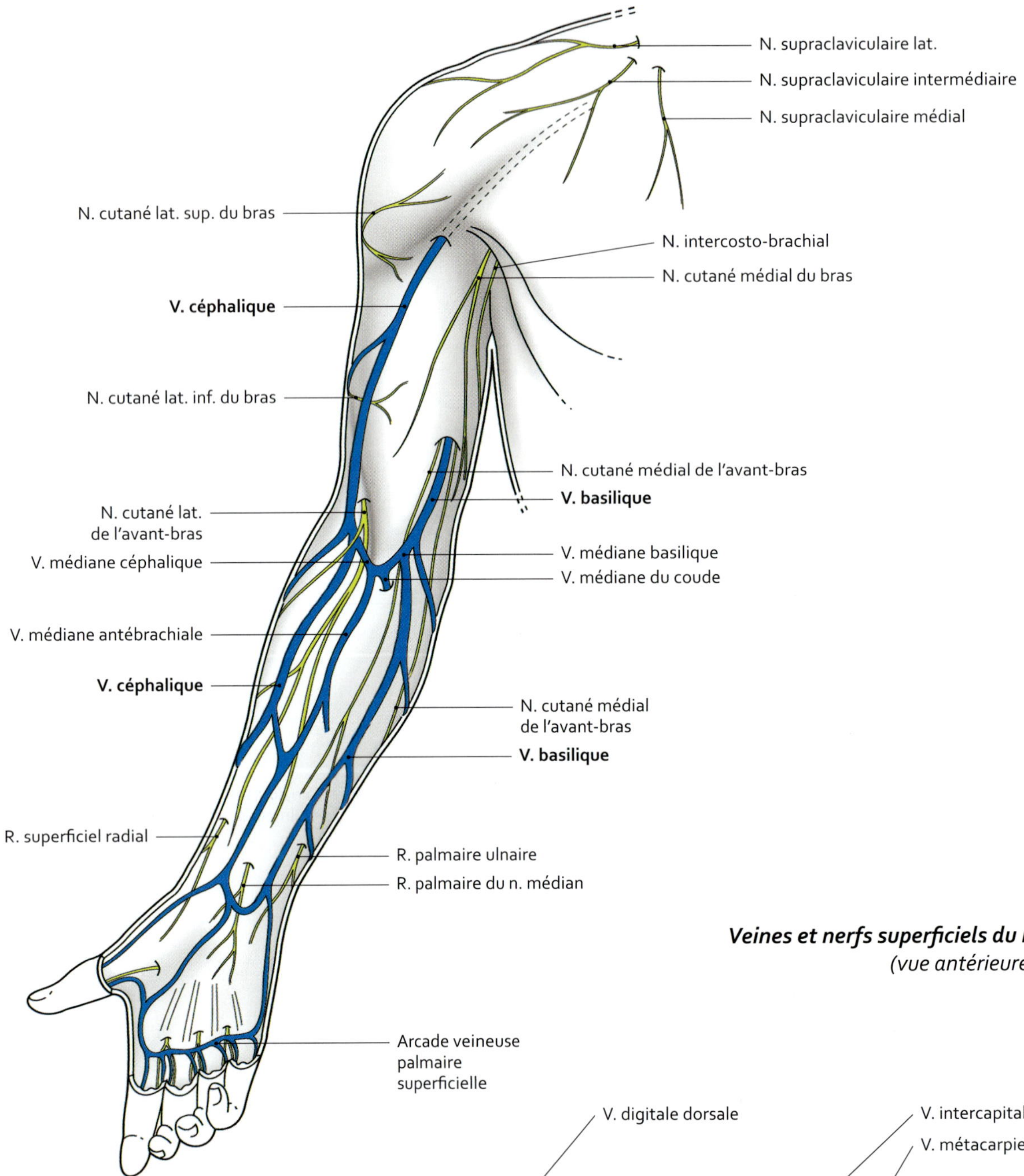

Veines et nerfs superficiels du membre supérieur
(vue antérieure)

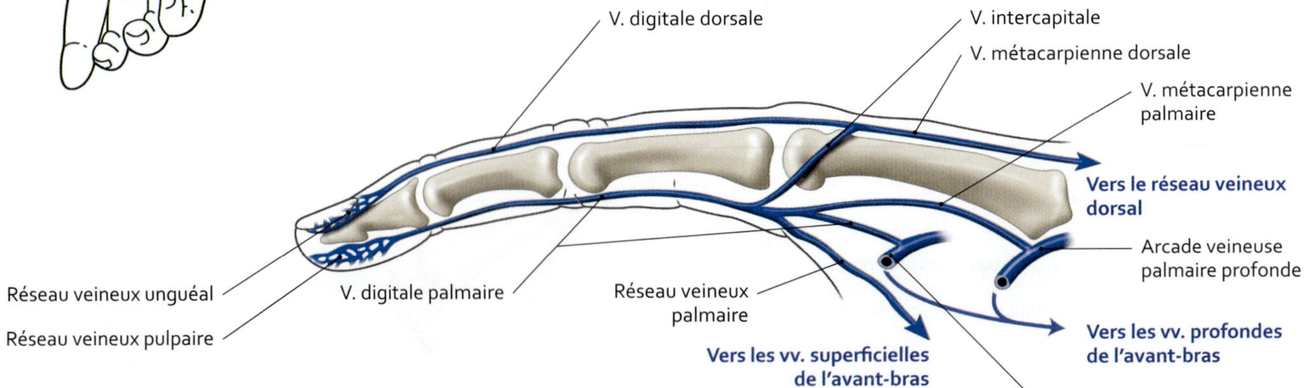

Veines des doigts
(vue latérale – schématique)

7.51 Veines superficielles du membre supérieur (2)

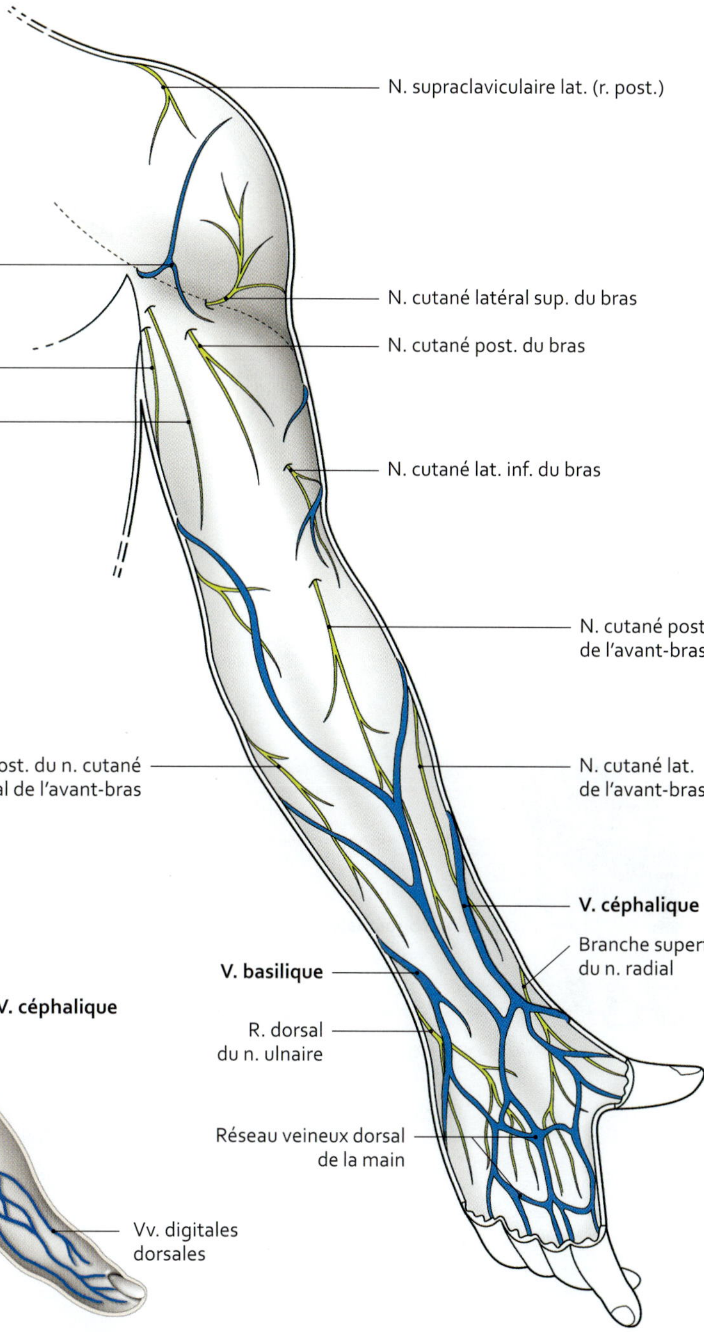

Veines et nerfs superficiels du membre supérieur
(vue postérieure)

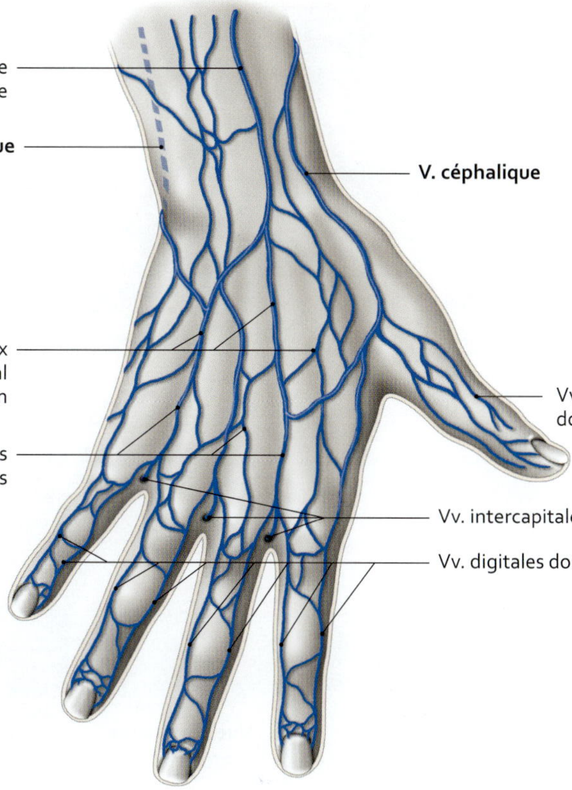

Veines superficielles du dos de la main

7.52 Lymphatiques du membre supérieur

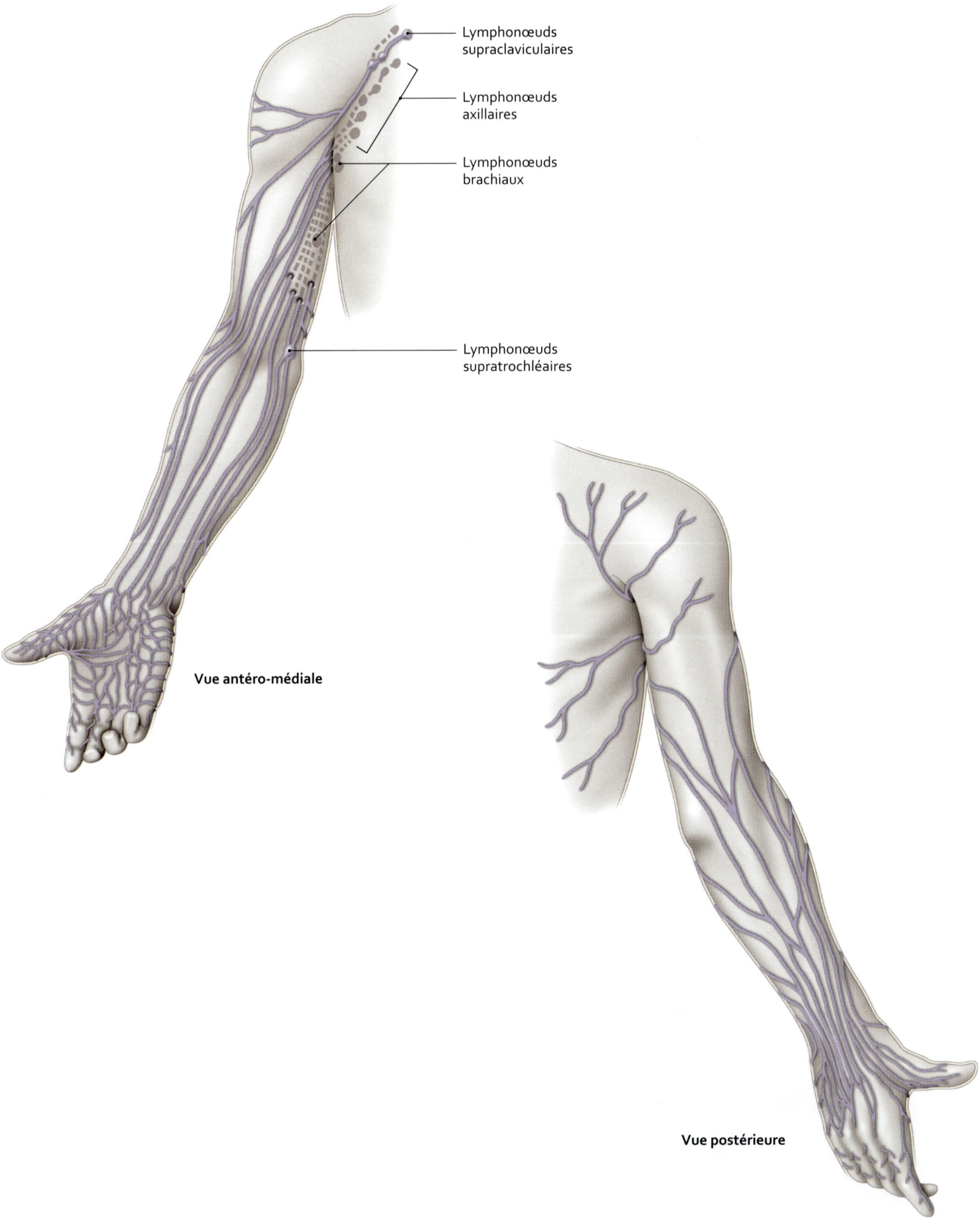

Drainage lymphatique superficiel du membre supérieur

7·53 Plexus brachial (1)

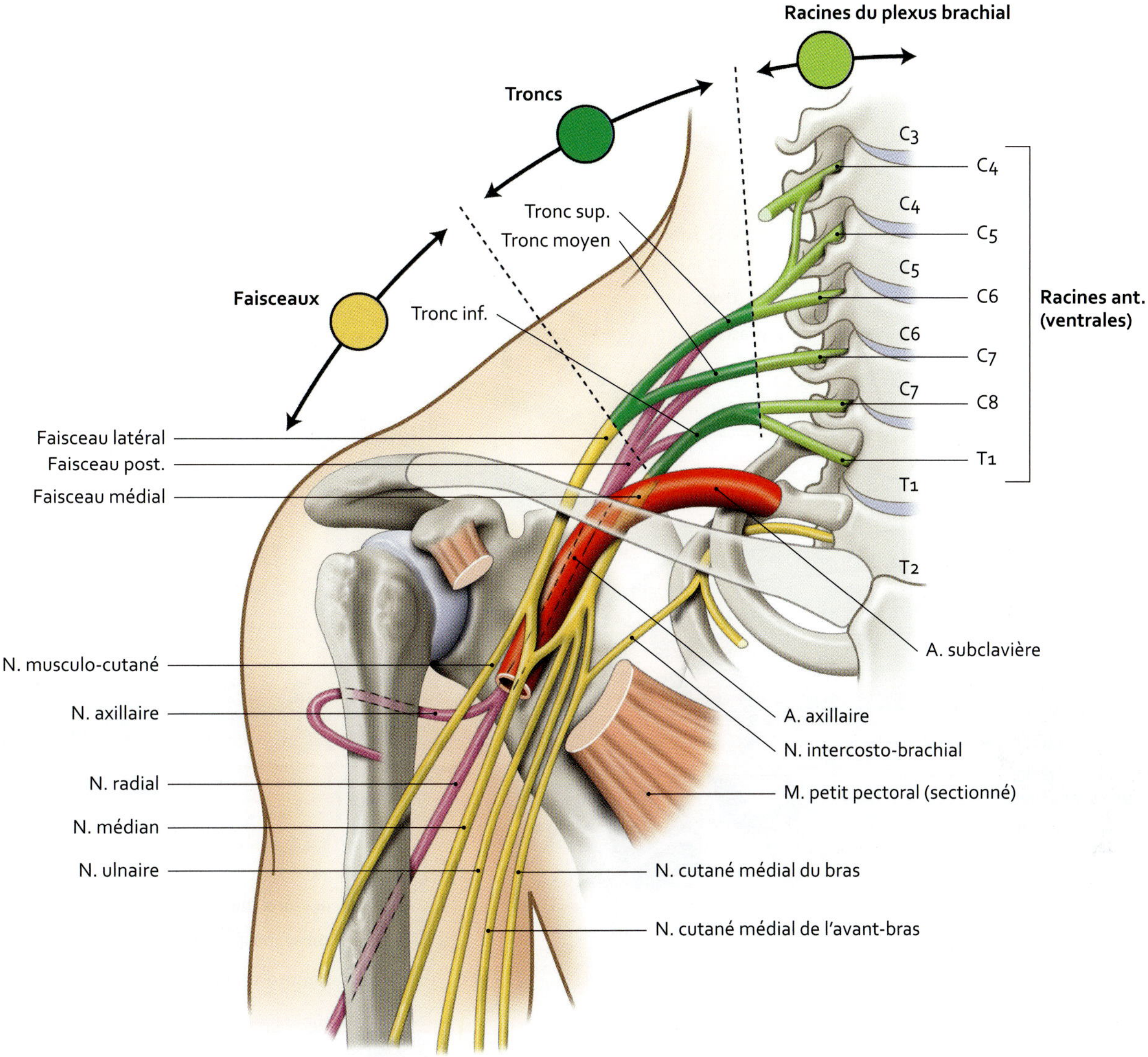

Constitution et branches terminales du plexus brachial
(vue antérieure)

7.54 Plexus brachial (2)

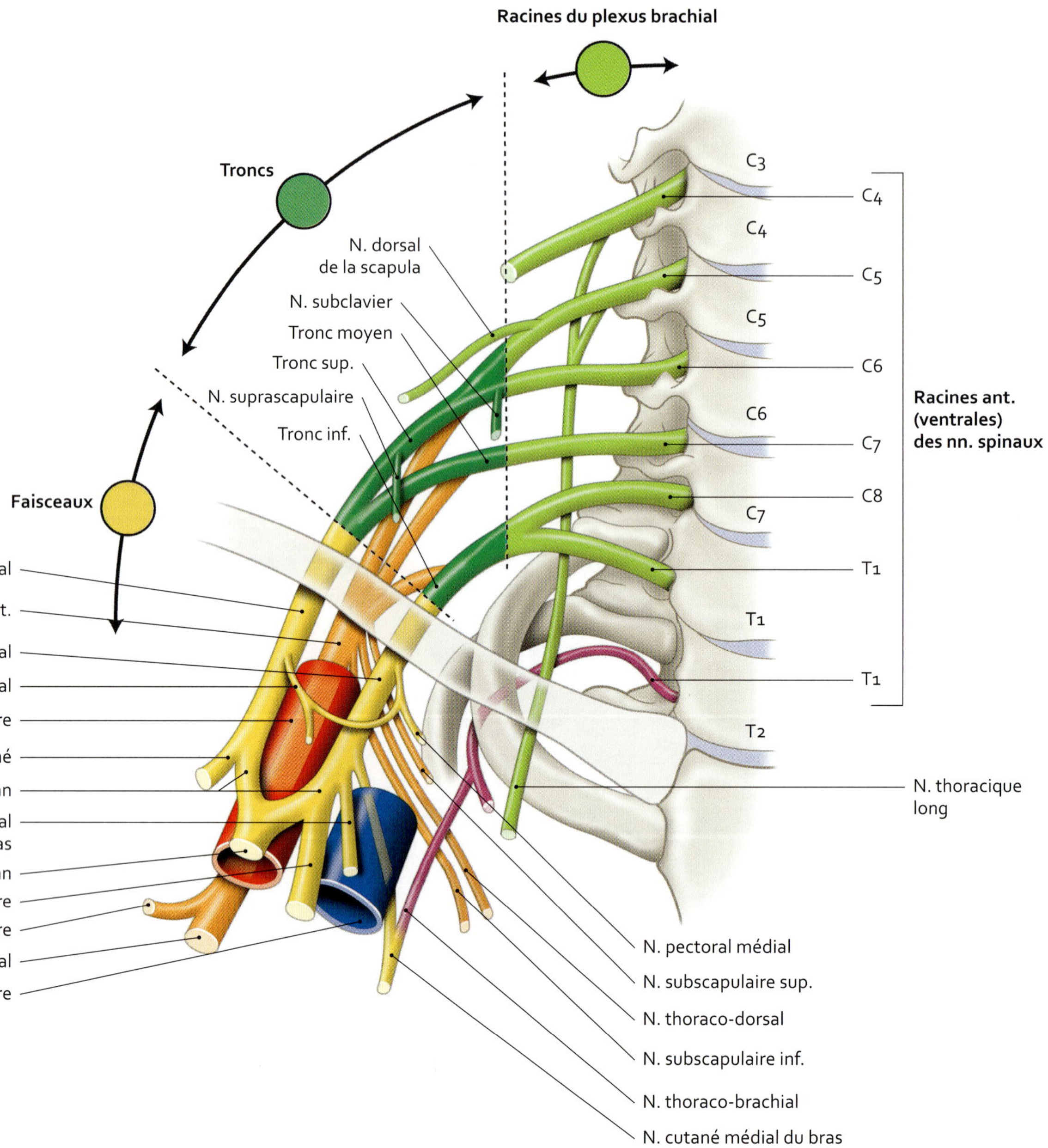

Constitution et branches collatérales du plexus brachial
(vue antérieure)

7.55 Nerfs cutanés du membre supérieur

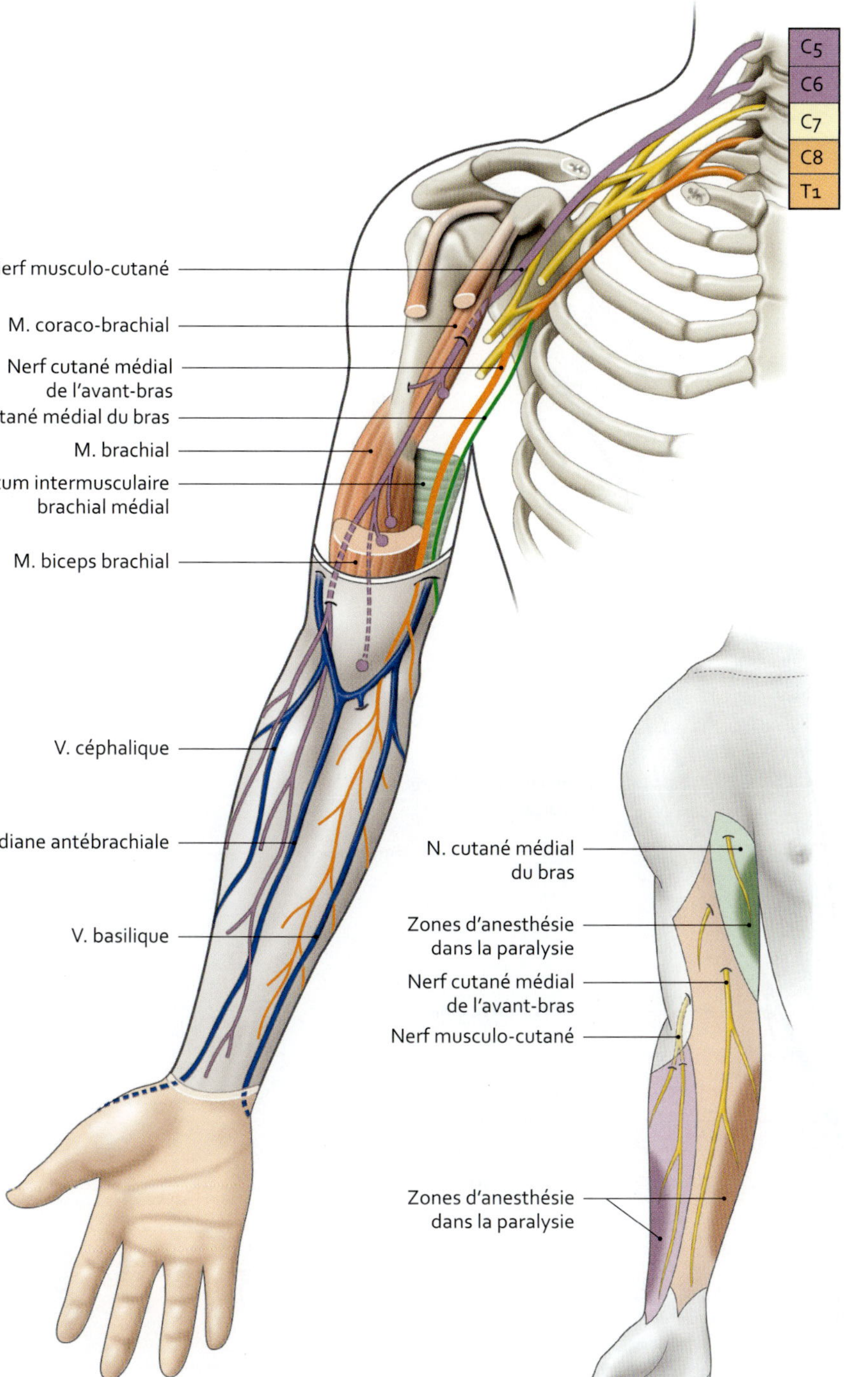

Constitution et trajet

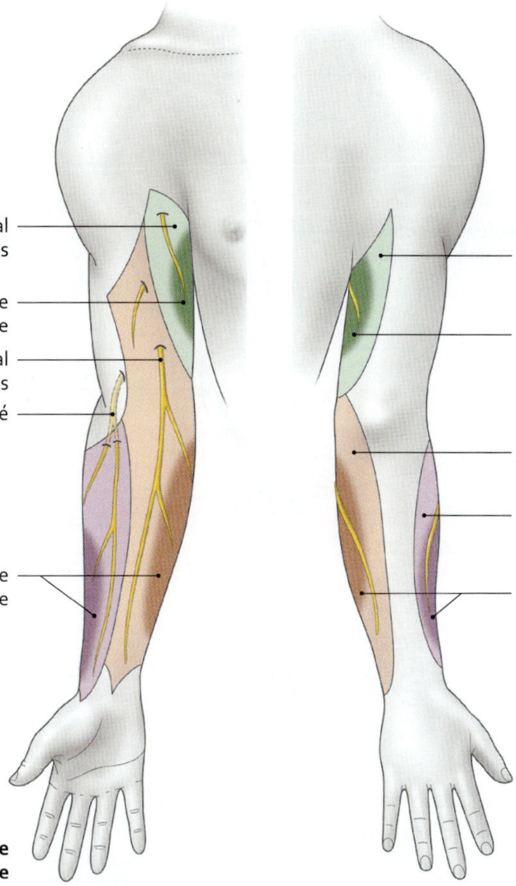

Territoires cutanés

Nerfs musculo-cutané, cutané médial de l'avant-bras et cutané médial du bras

7.56 Nerf ulnaire (1)

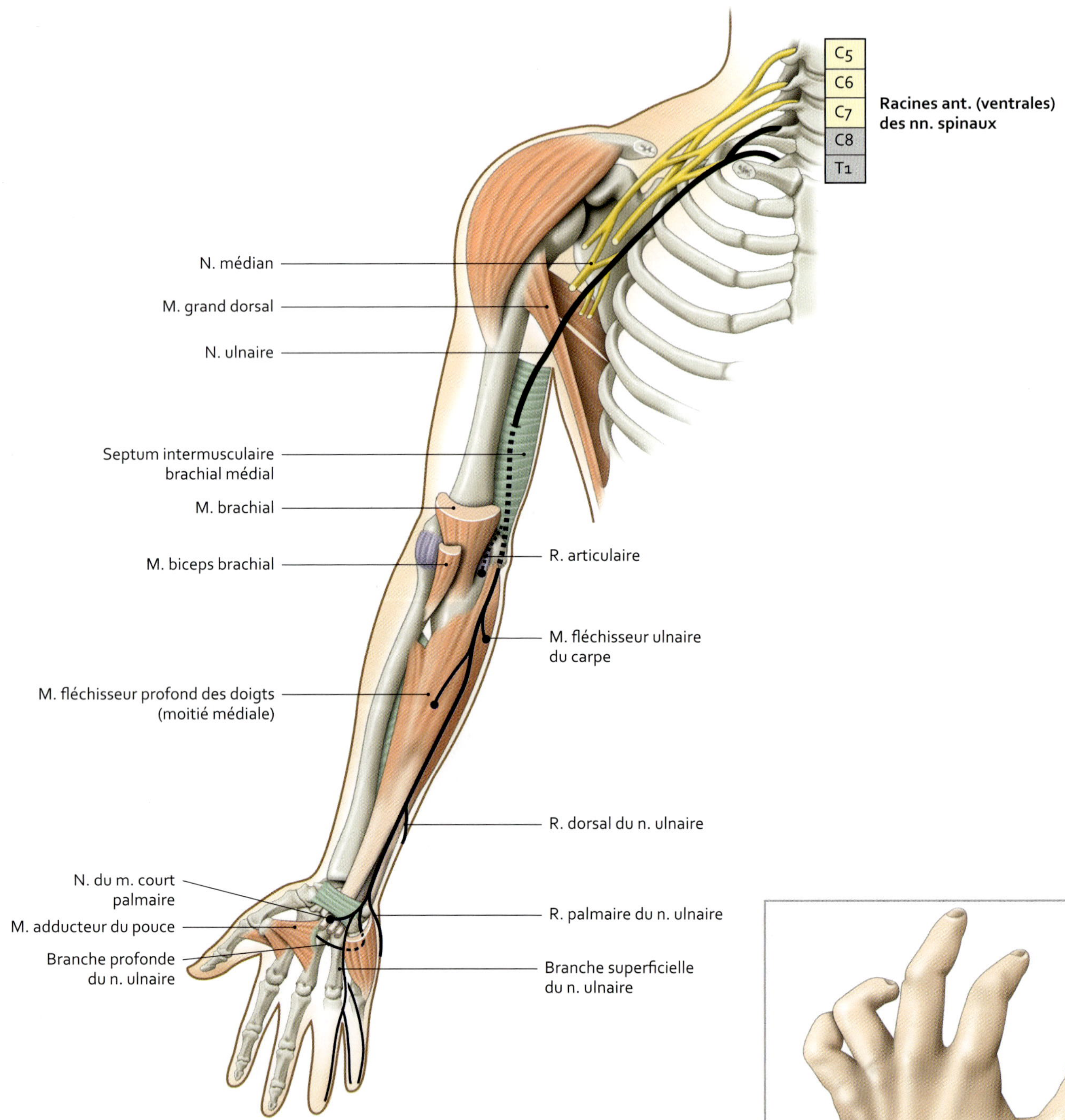

Nerf ulnaire. Constitution, trajet et branches collatérales

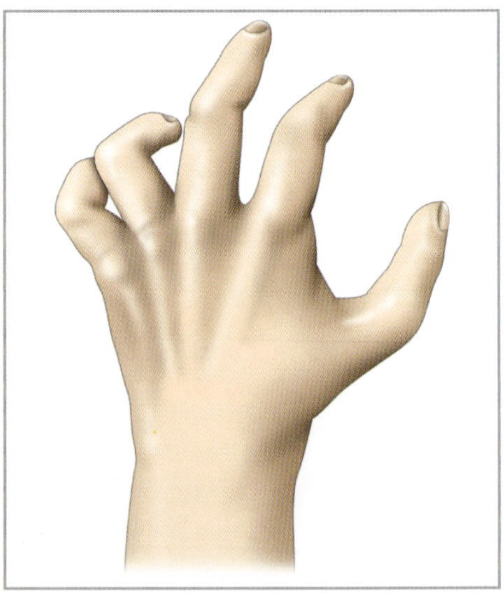

Paralysie flasque du nerf ulnaire. « Main en griffe »

7.57 Nerf ulnaire (2)

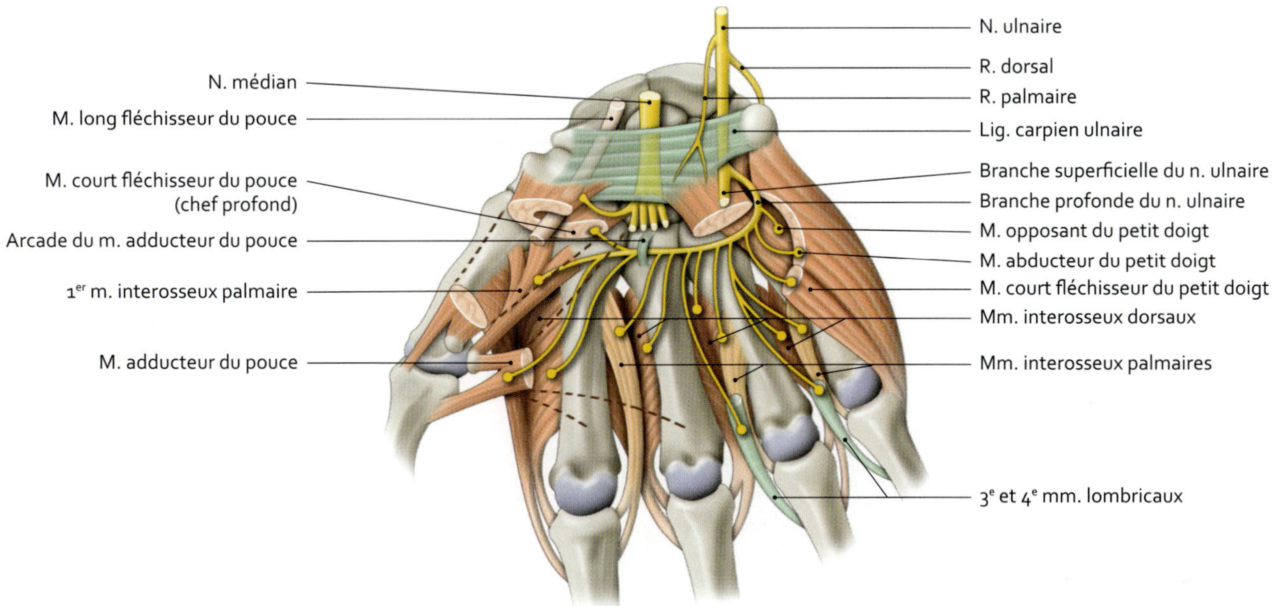

Branche profonde du nerf ulnaire et ses branches collatérales

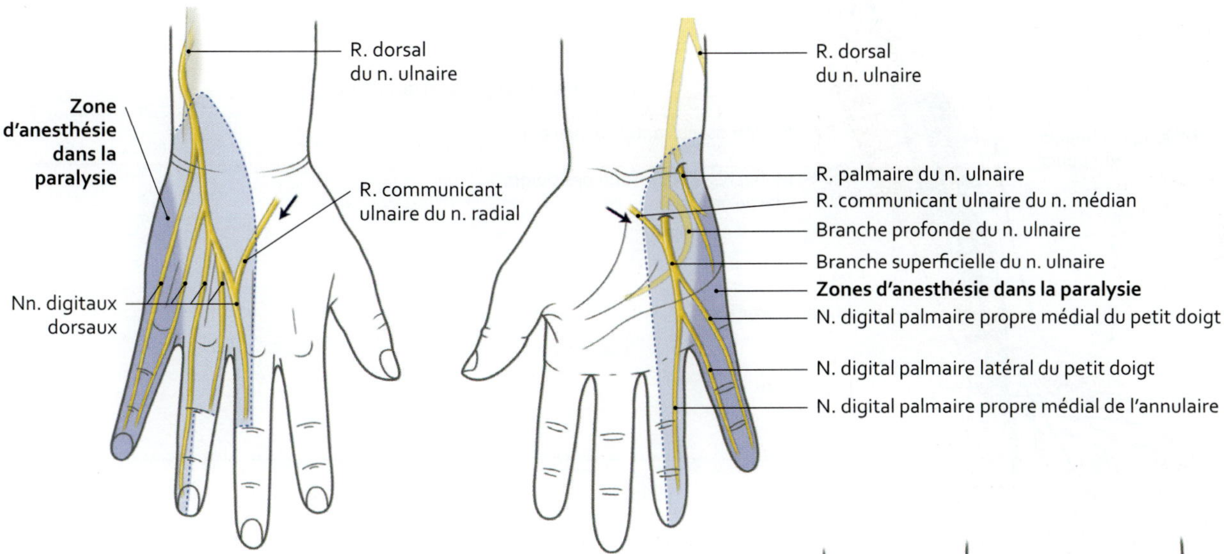

Territoires sensitifs du nerf ulnaire

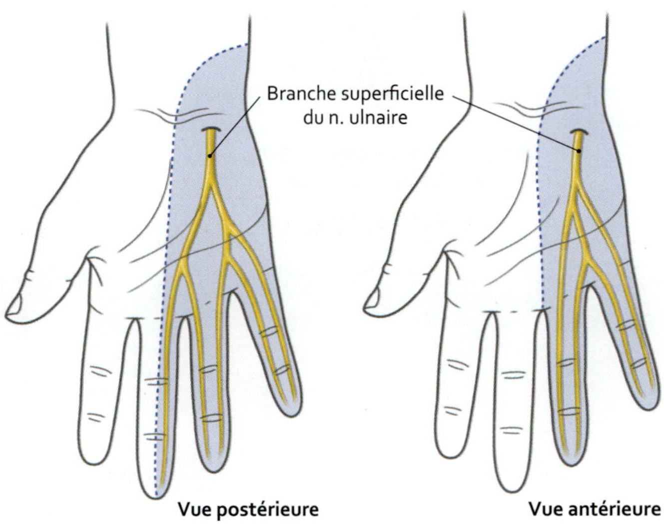

Variations palmaires du nerf ulnaire

7.58 Nerf médian (1)

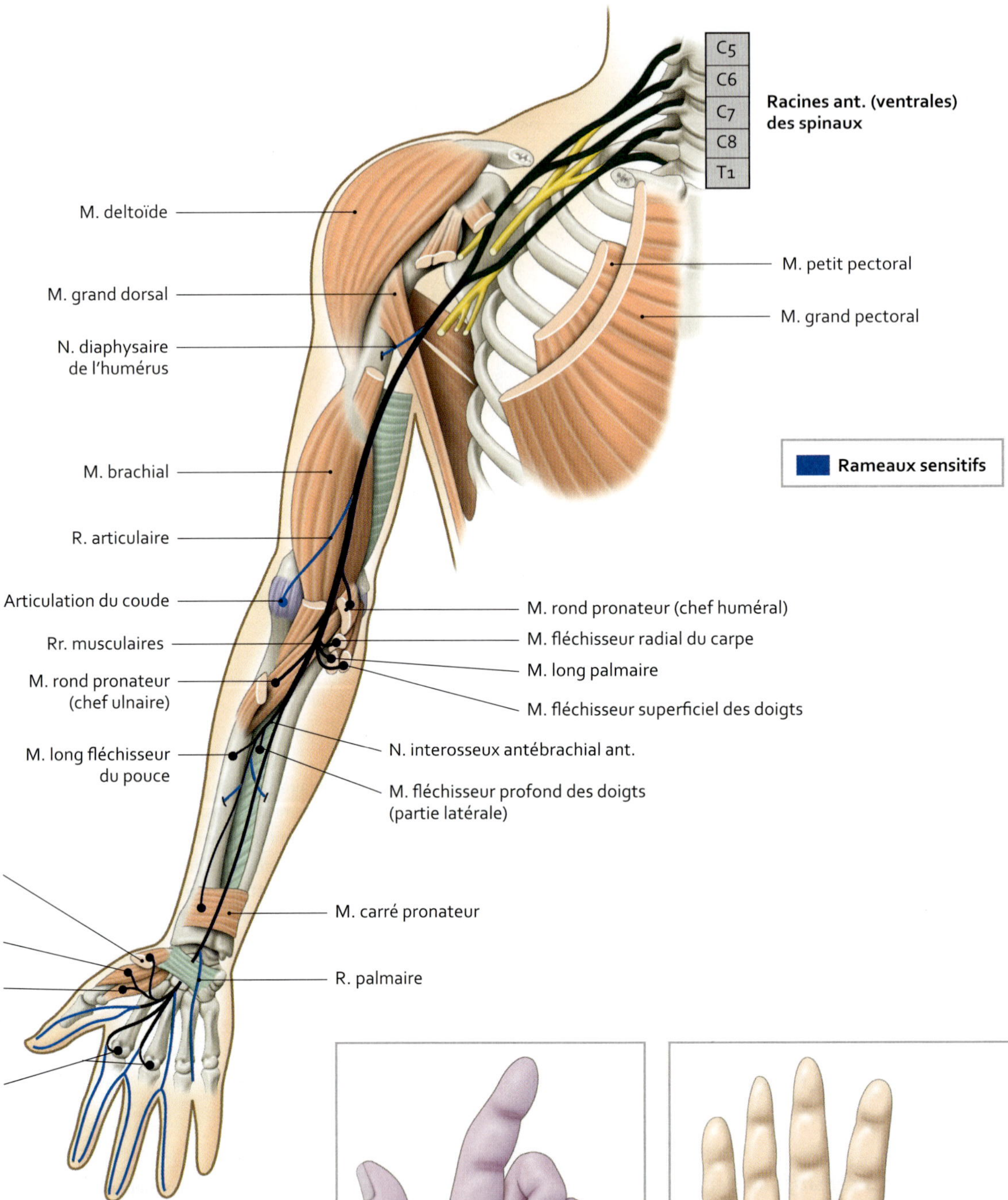

Nerf médian. Constitution, trajet et branches
(vue antérieure)

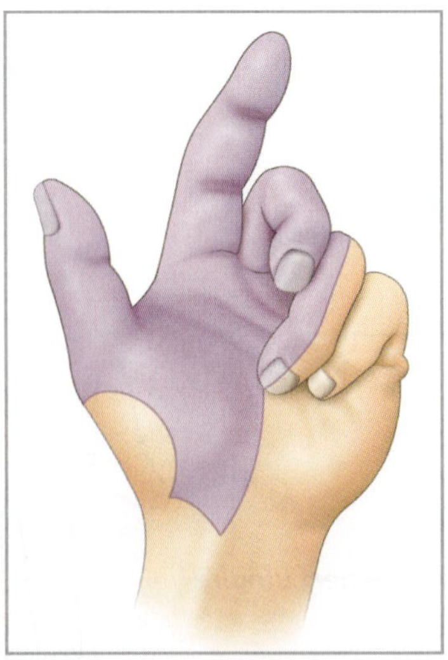

« Main du serment » par paralysie flasque du nerf médian

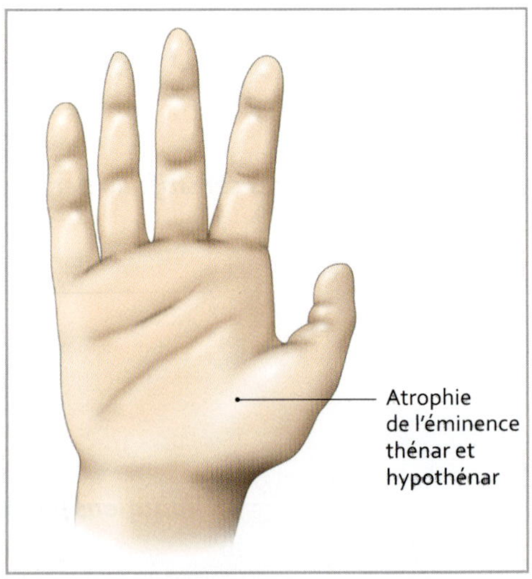

« Main de singe » par lésion des nerfs médian et ulnaire

7-59 Nerf médian (2)

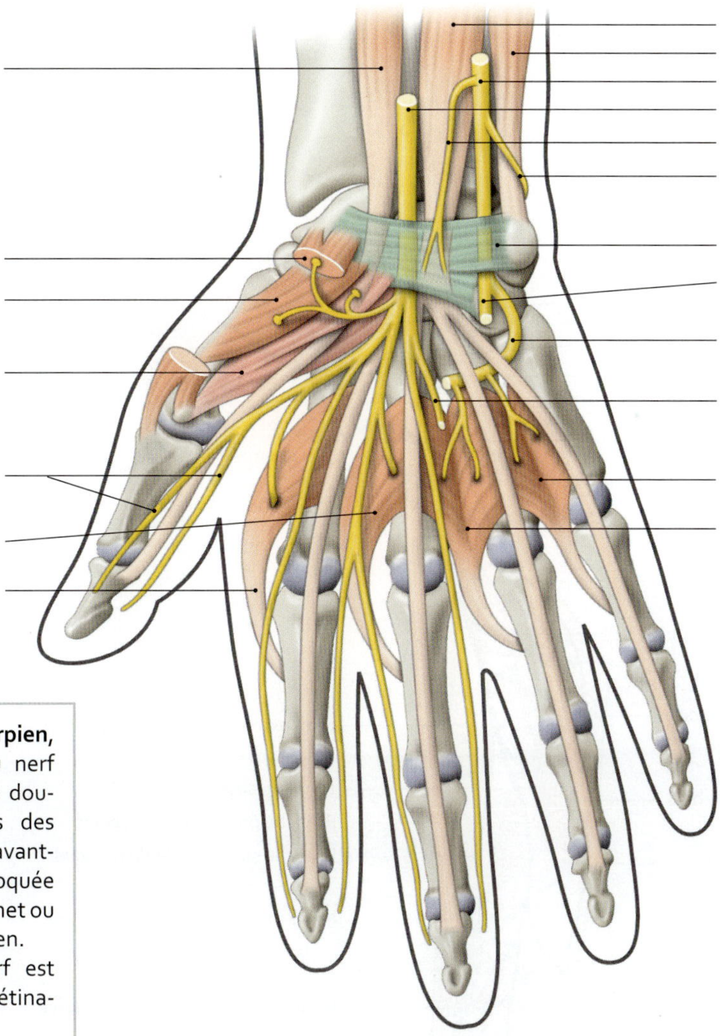

Branches du nerf médian à la main
(vue palmaire)

Note

Le syndrome du canal carpien, lié à une compression du nerf médian, se traduit par des douleurs et des dysesthésies des doigts III et IV, irradiant à l'avant-bras. La douleur est provoquée par la flexion forcée du poignet ou la percussion du canal carpien.
La décompression du nerf est assurée par une section du rétinaculum des fléchisseurs.

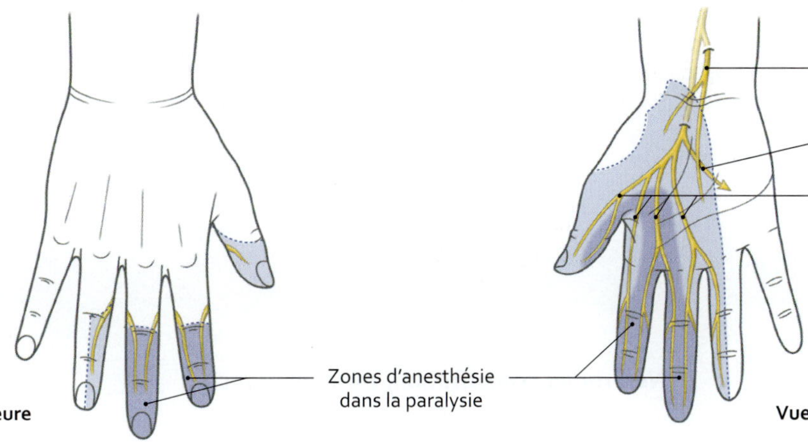

Territoires sensitifs du nerf médian

7.60 Nerf radial (1)

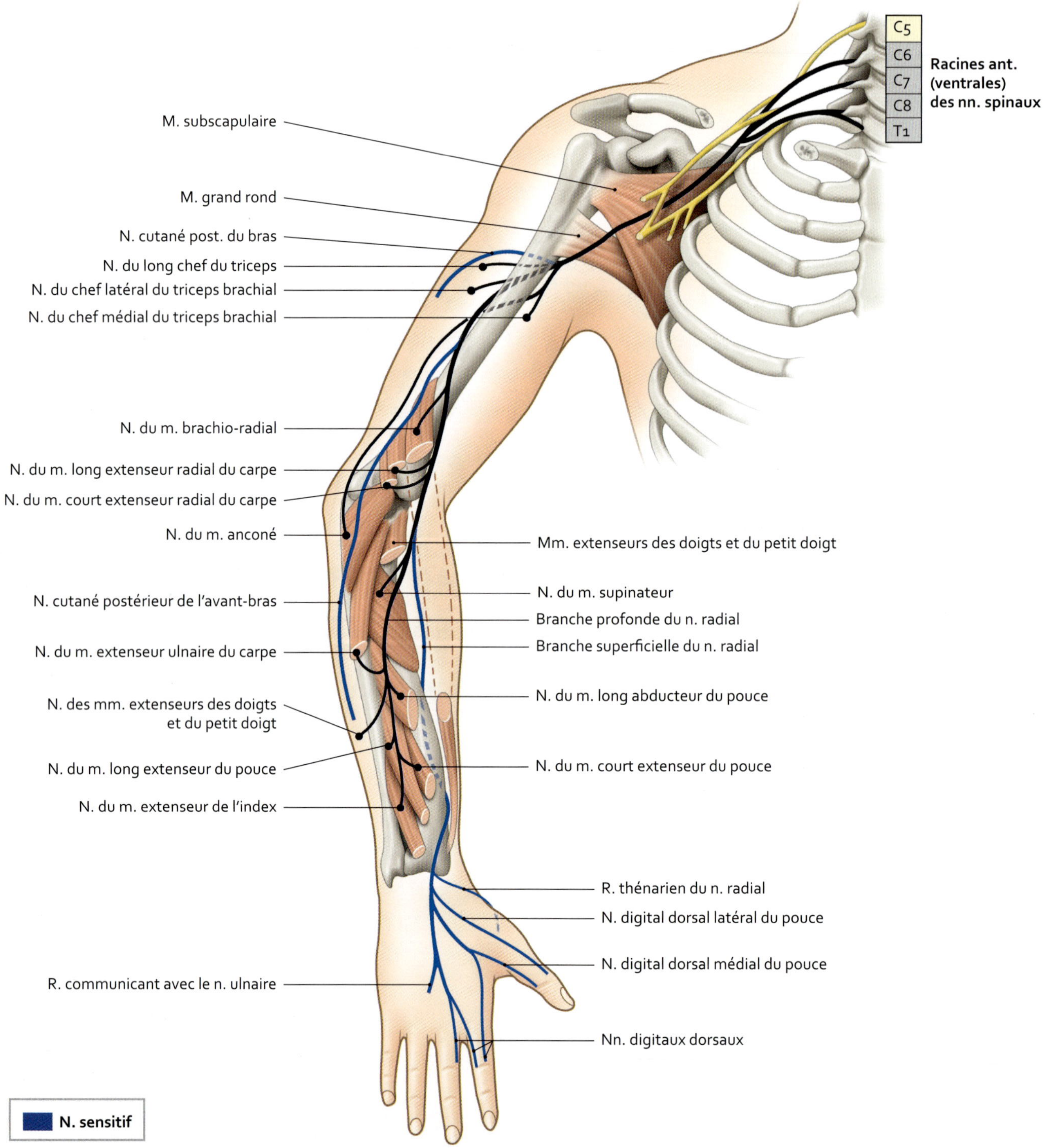

Nerf radial : constitution, trajet et branches
(avant-bras et main en pronation)

7.61 Nerf radial (2)

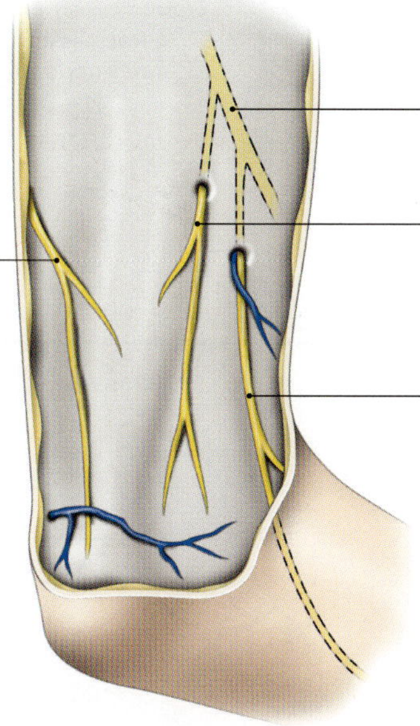

Nerfs superficiels du bras : vue dorso-latérale du bras

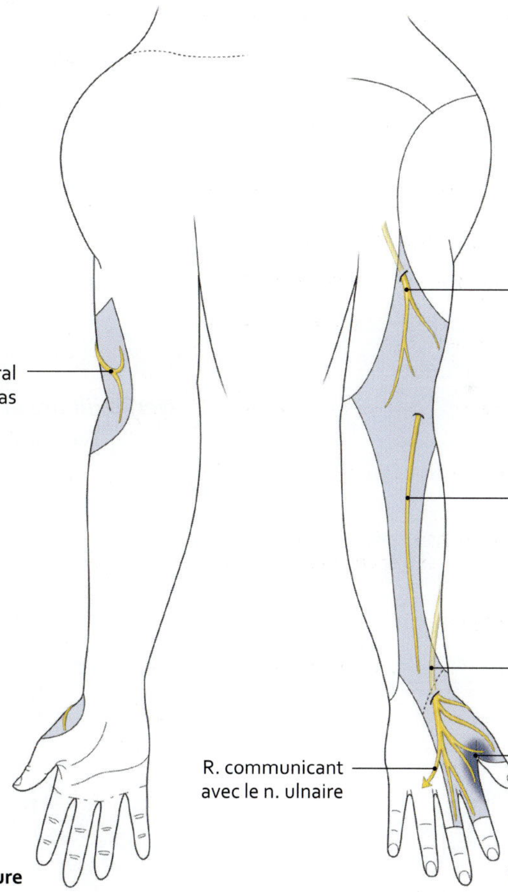

Territoires sensitifs du nerf médian

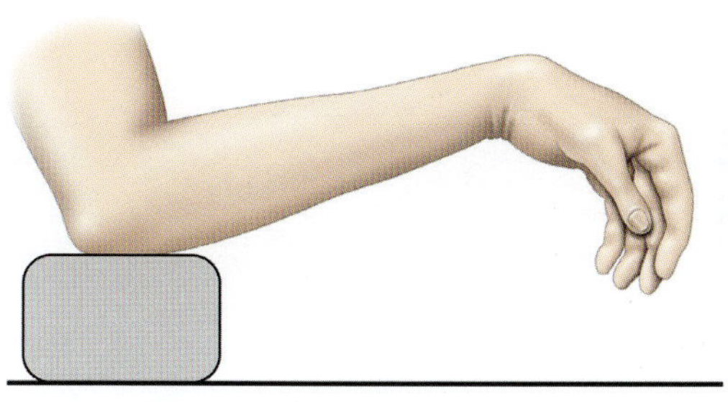

Paralysie flasque radiale. Main en « col de cygne »

7.62 Nerf axillaire

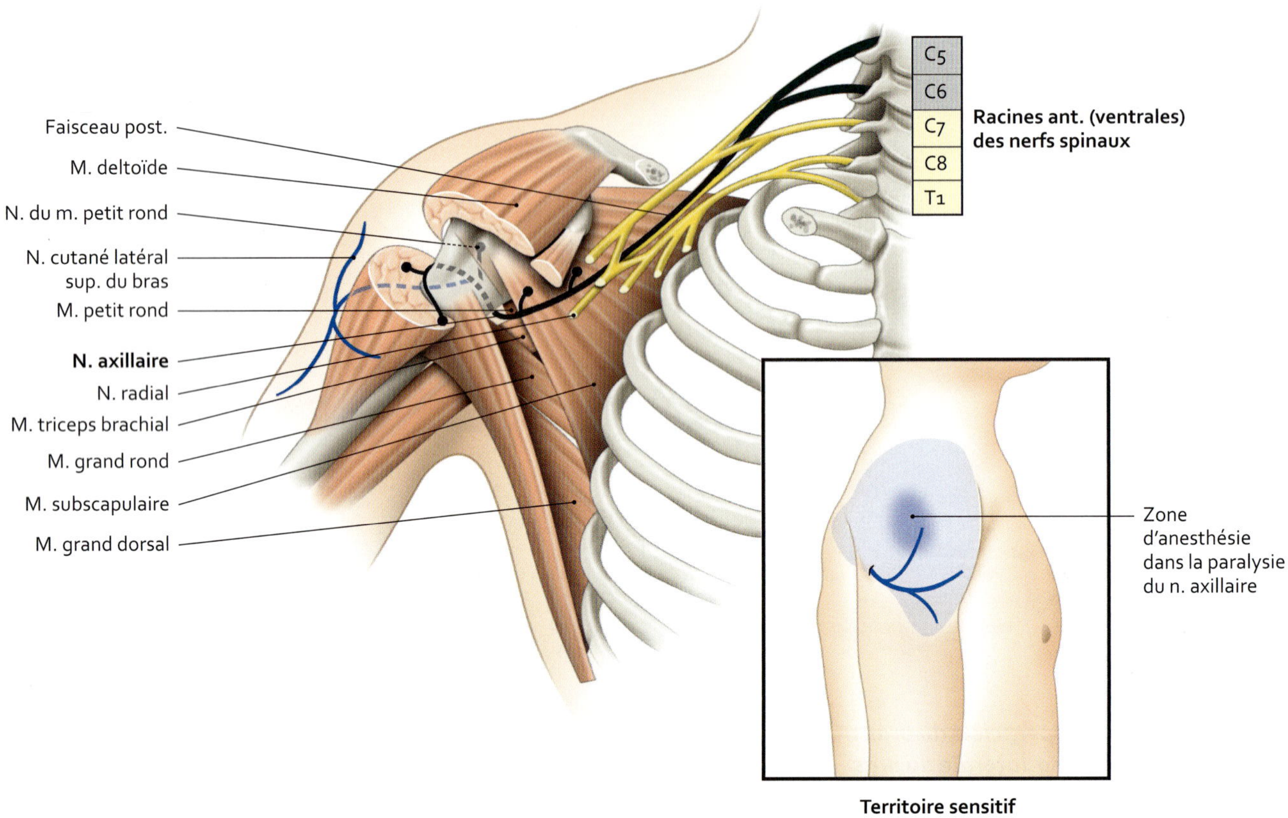

Nerf axillaire et ses branches
(vue antérieure)

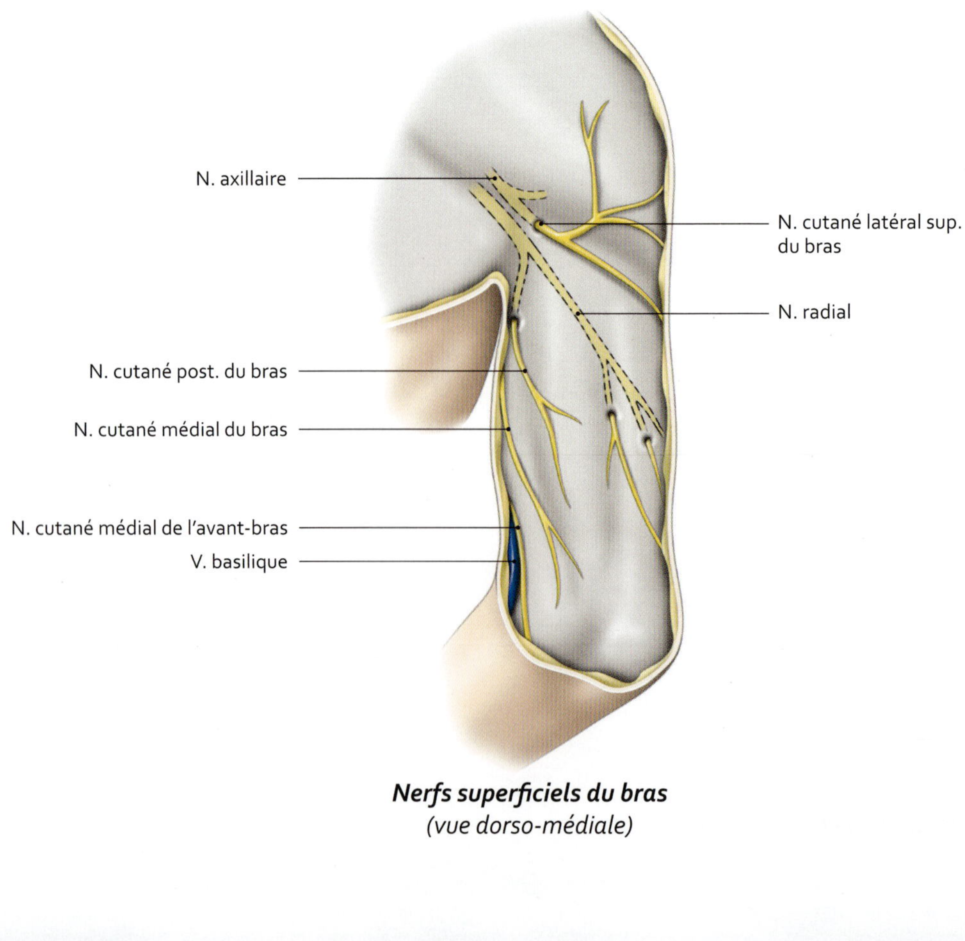

Nerfs superficiels du bras
(vue dorso-médiale)

7.63 Territoires sensitifs cutanés du membre supérieur

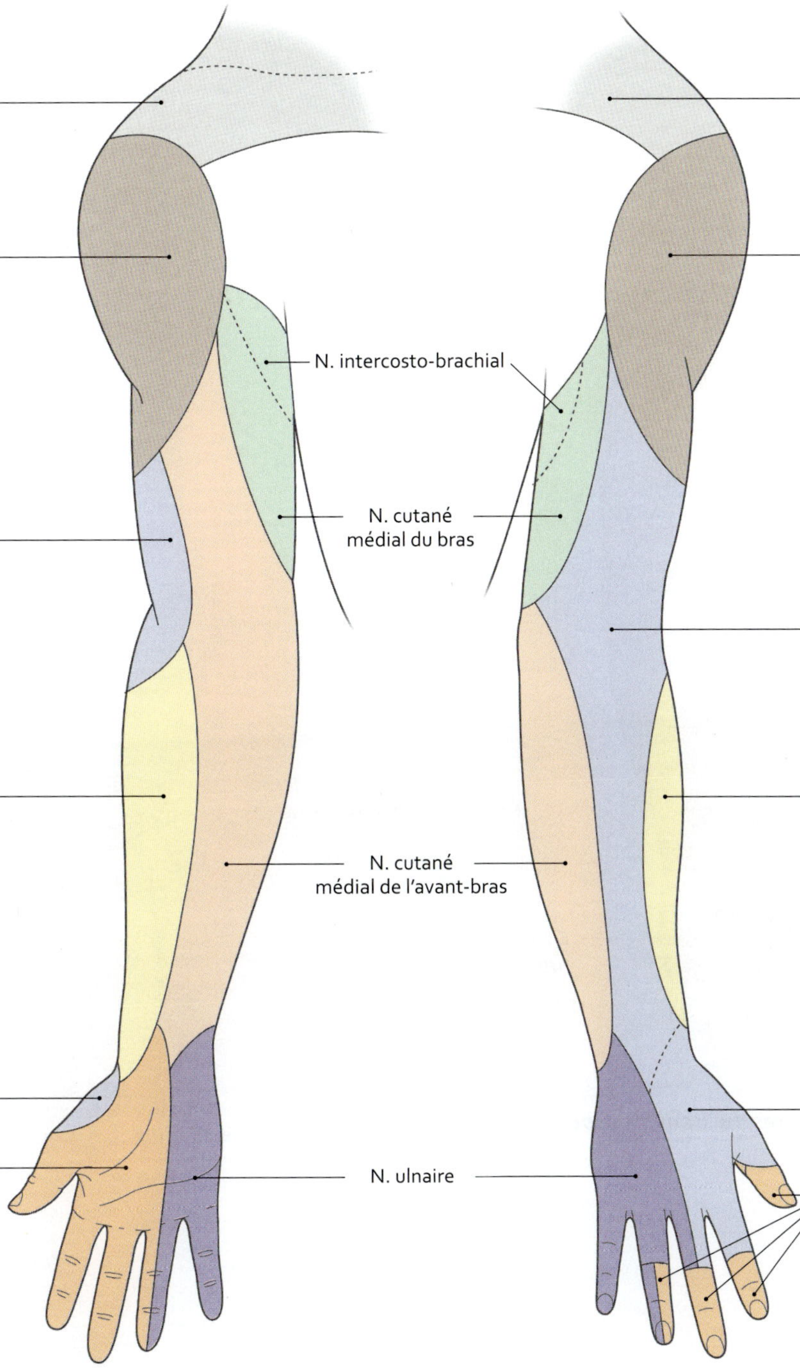

Vue antérieure

Vue postérieure

7.64 Limites des régions du membre supérieur

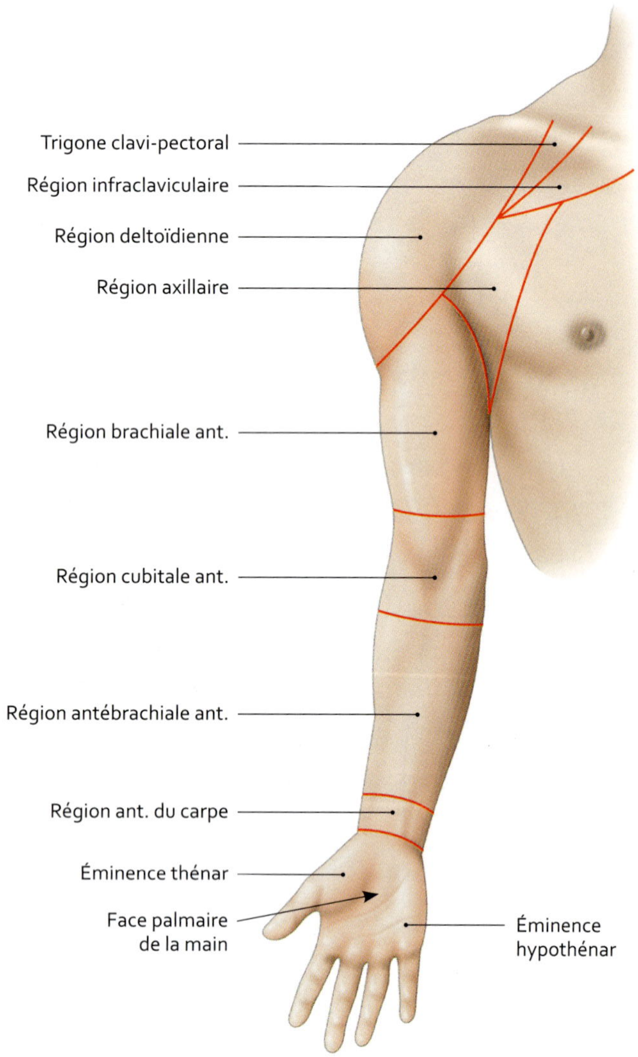

Régions antérieures du membre supérieur

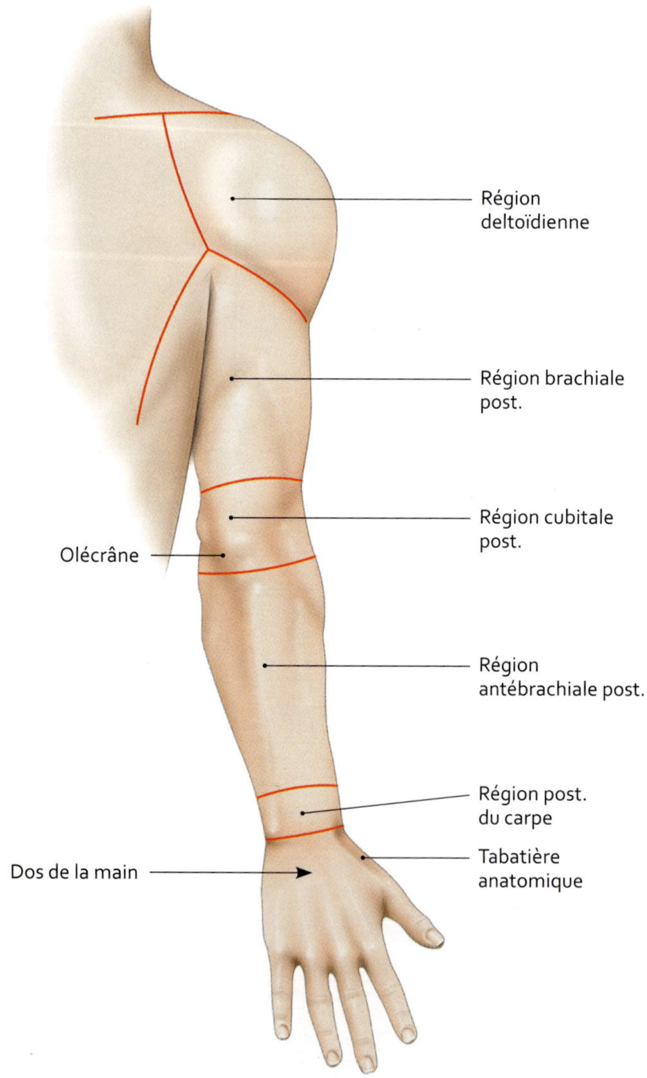

Régions postérieures du membre supérieur

7.65 Région axillaire

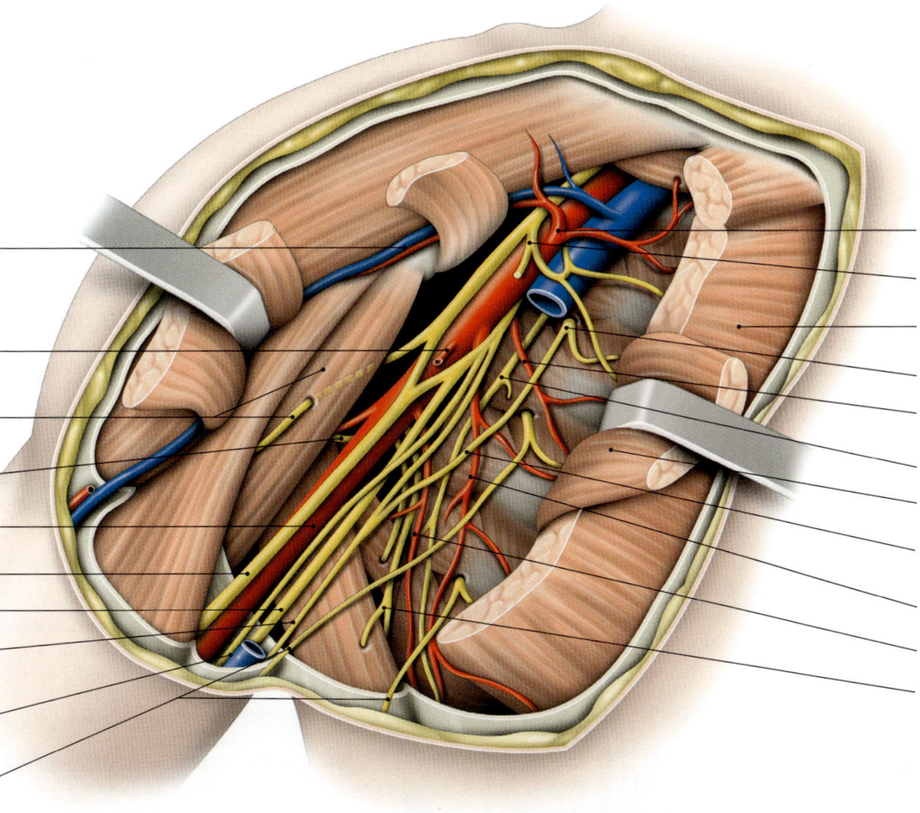

Artères et nerfs de la cavité axillaire

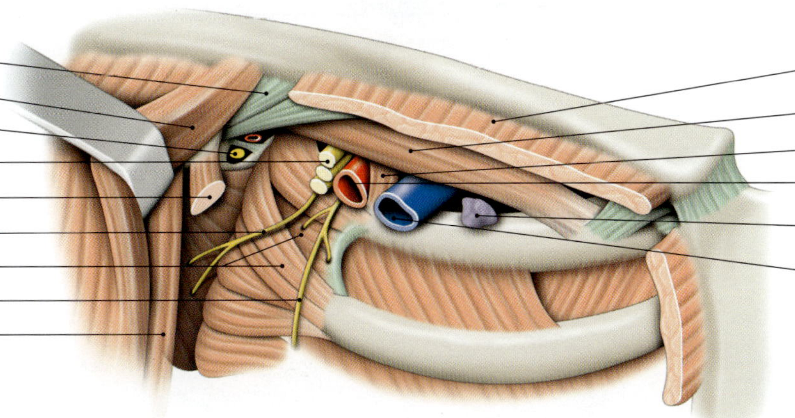

Apex de la cavité axillaire

7.66 Région brachiale antérieure

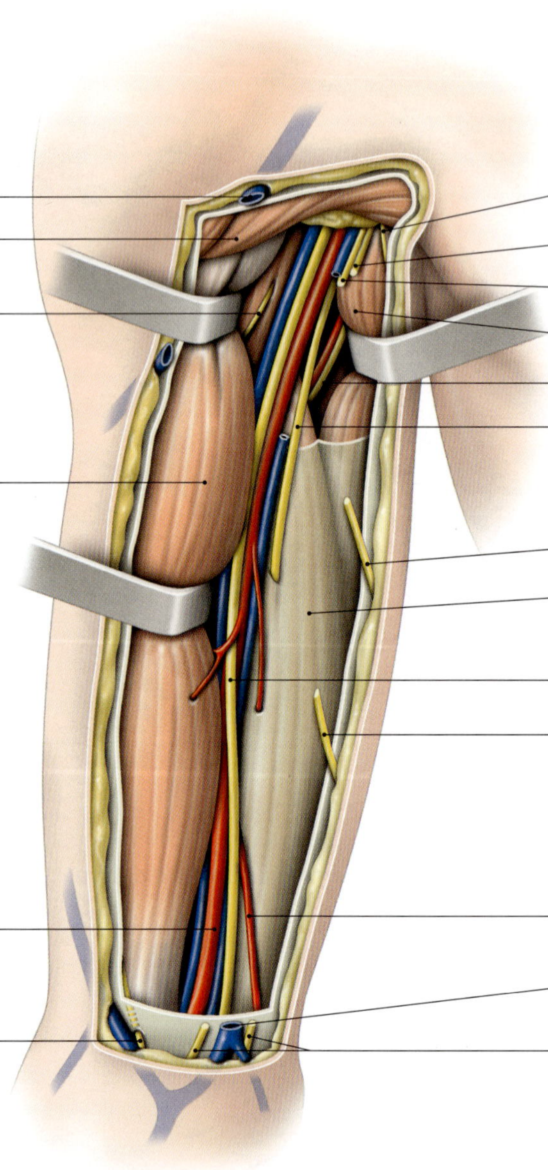

7.67 Régions brachiale et axillaire postérieures

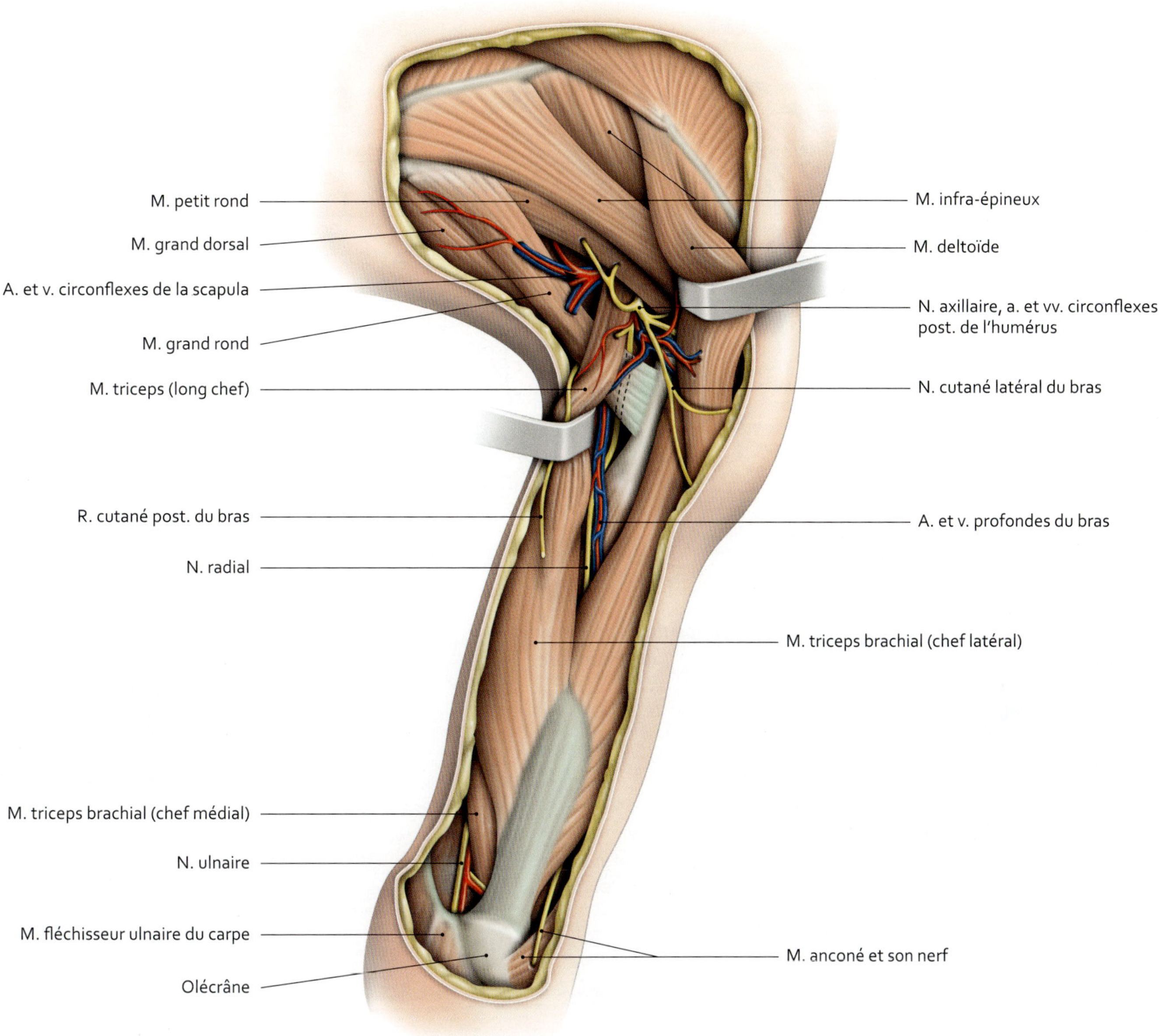

7.68 Coupes transversales de l'épaule et du bras

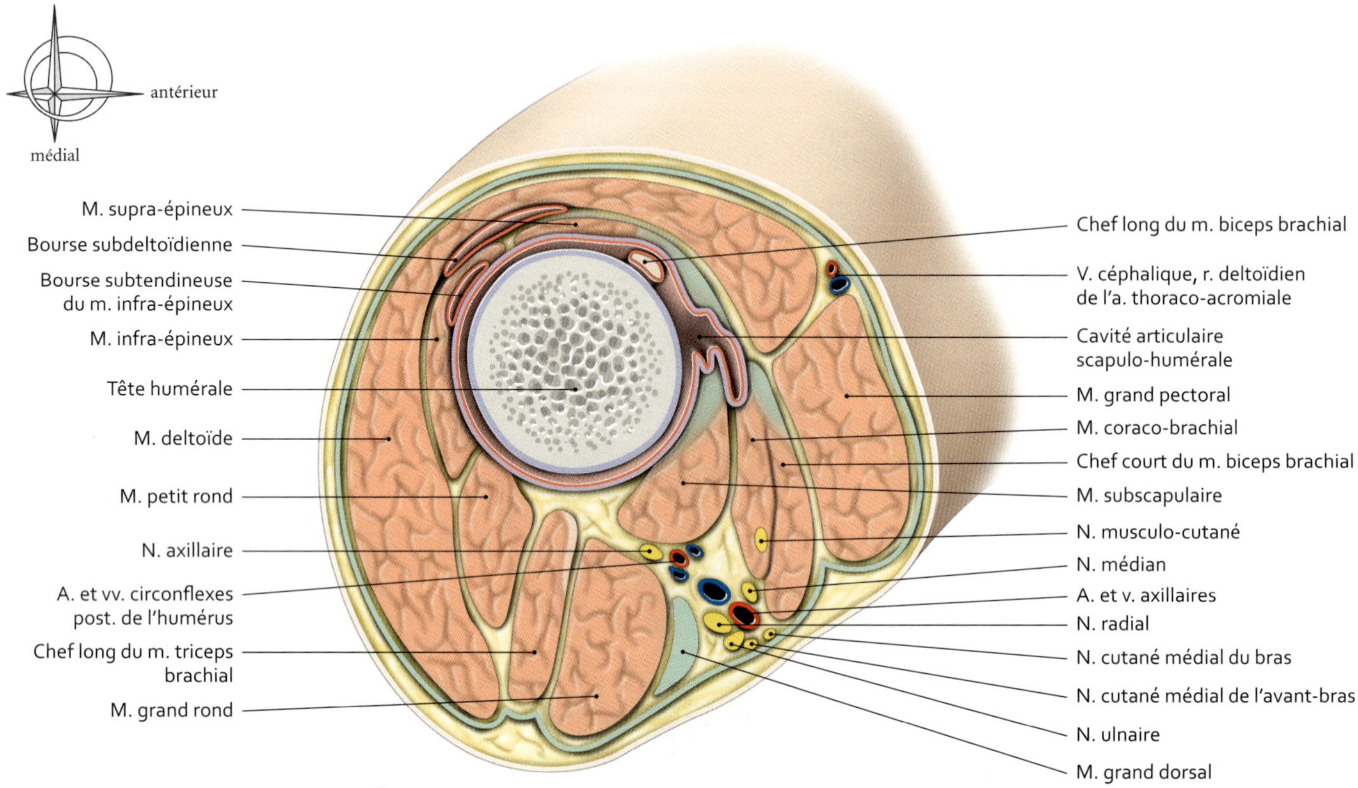

Coupe de l'épaule. Niveau 1
(vue inférieure)

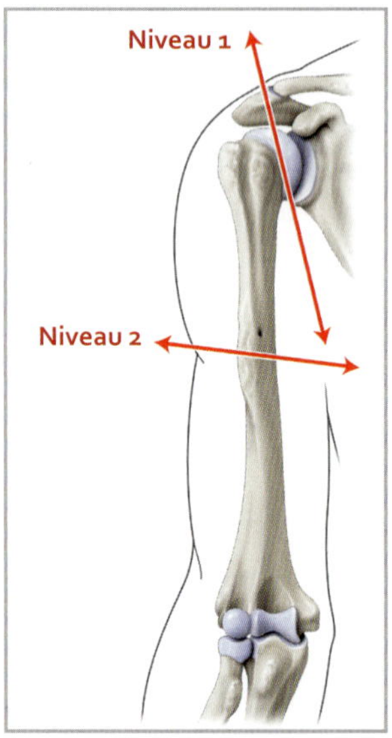

Niveaux des coupes

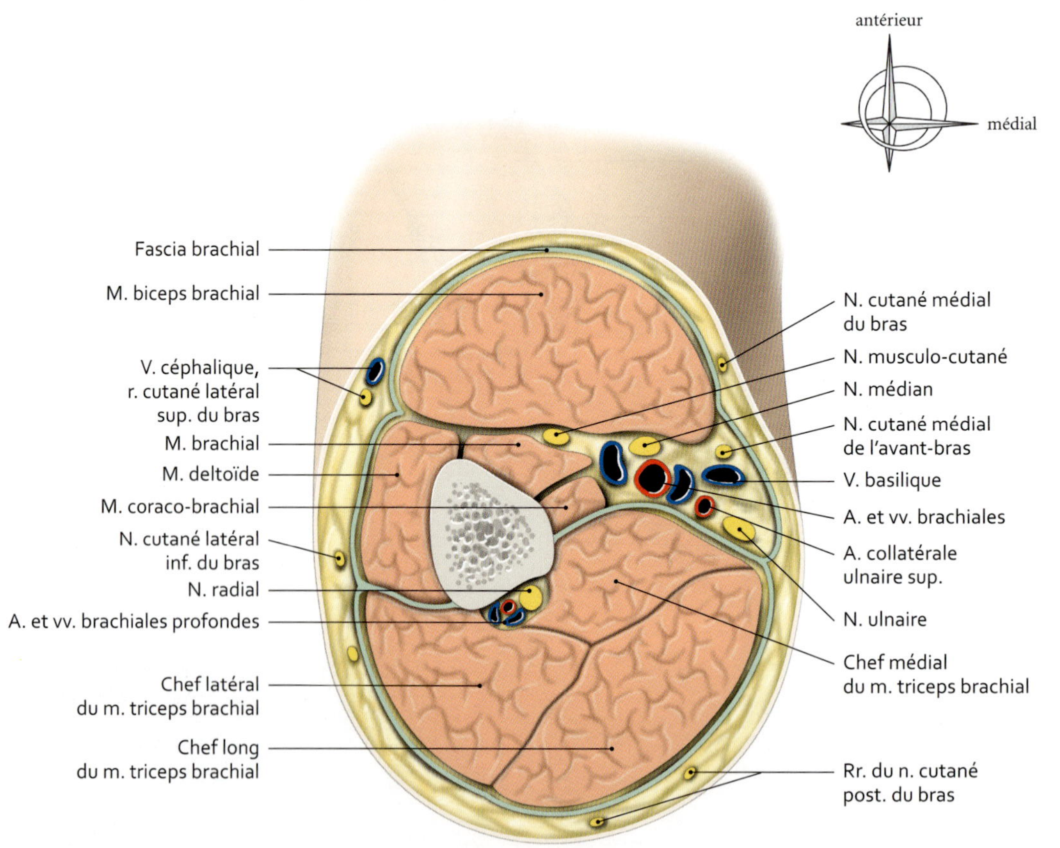

Coupe du tiers proximal du bras. Niveau 2
(vue inférieure)

7.69 Coupes transversales du bras et du coude

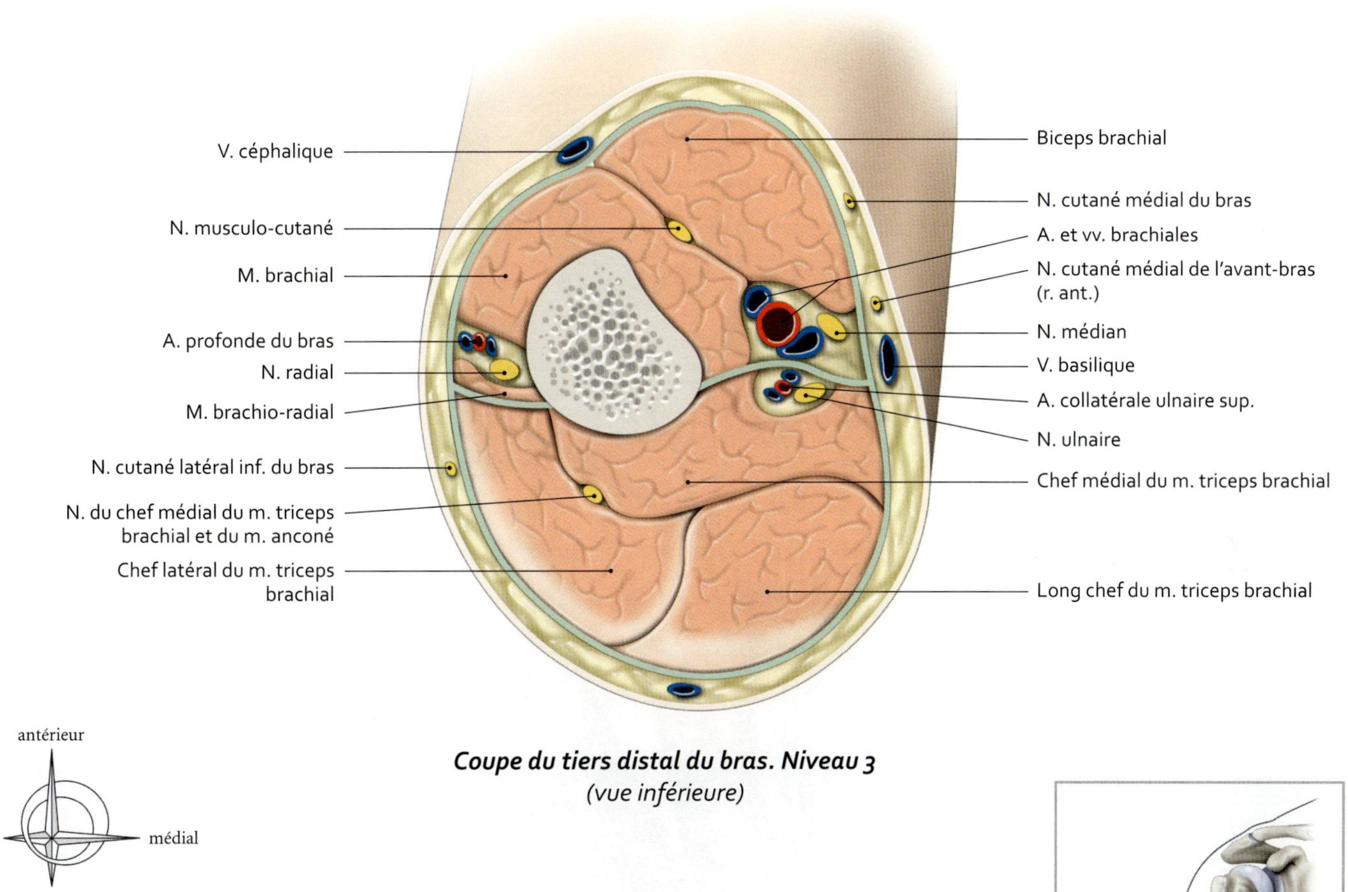

Coupe du tiers distal du bras. Niveau 3
(vue inférieure)

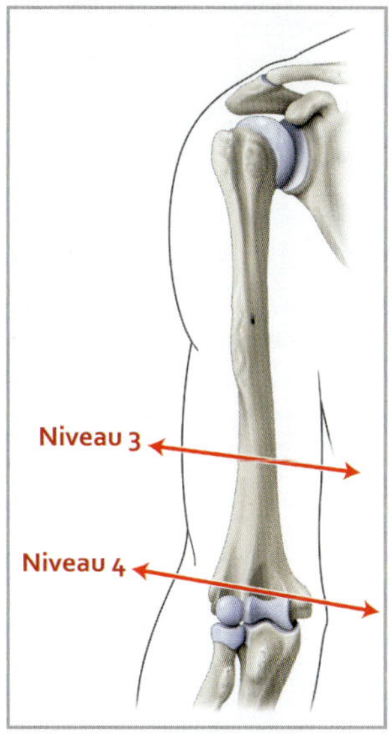

Niveaux des coupes

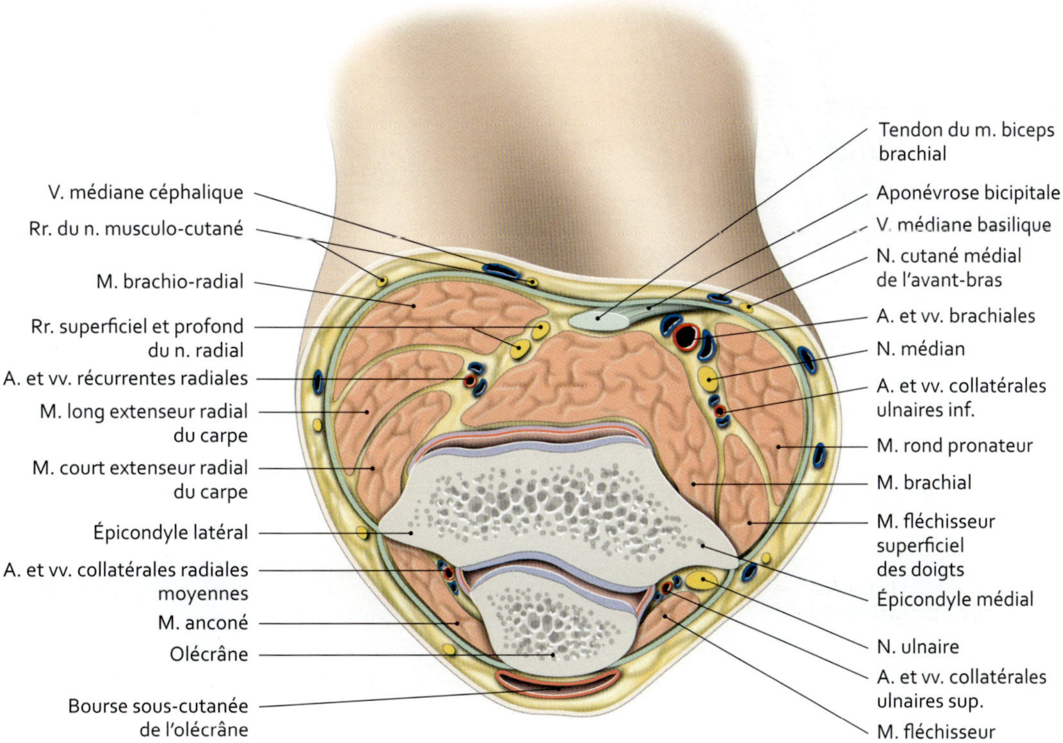

Coupe du coude. Niveau 4
(vue inférieure)

7.70 Régions antébrachiales (1)

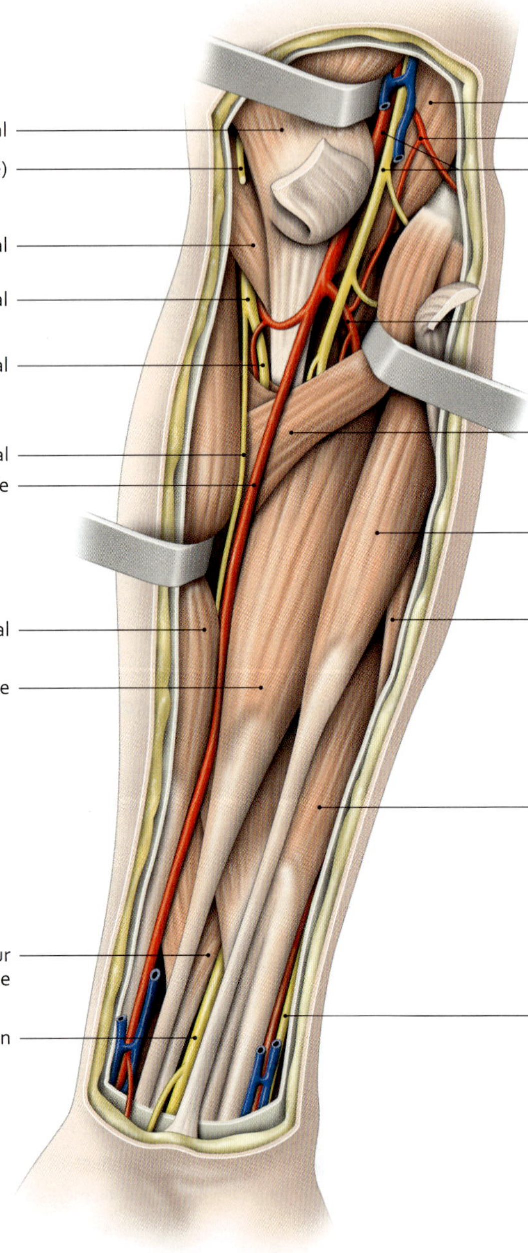

Région antébrachiale antérieure superficielle

7-71 Régions antébrachiales (2)

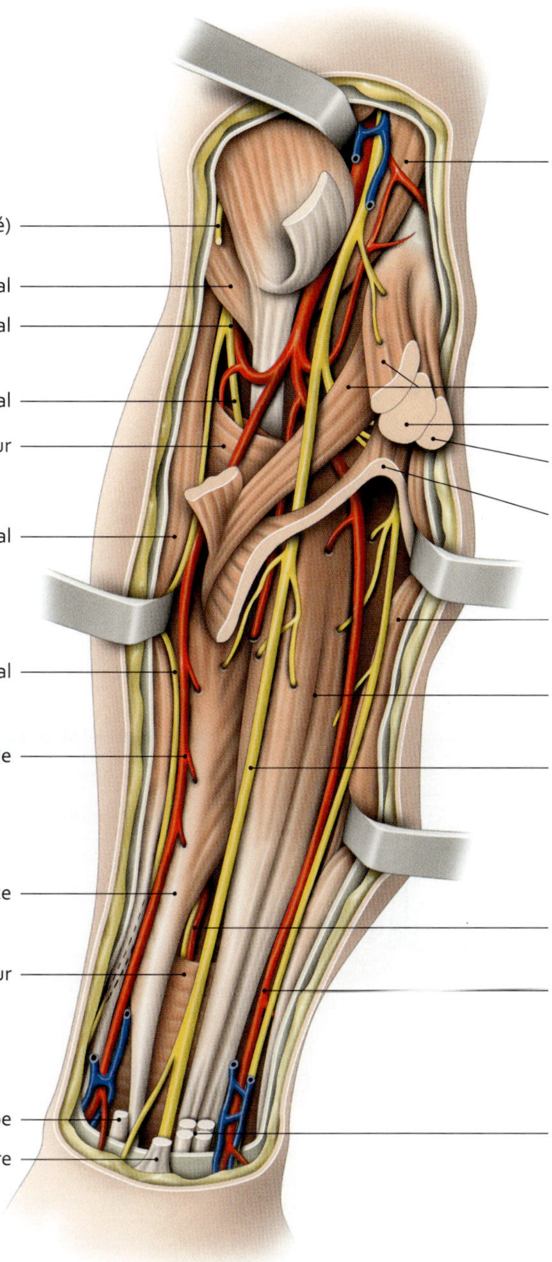

Région antébrachiale antérieure profonde

7.72 Régions antébrachiales (3)

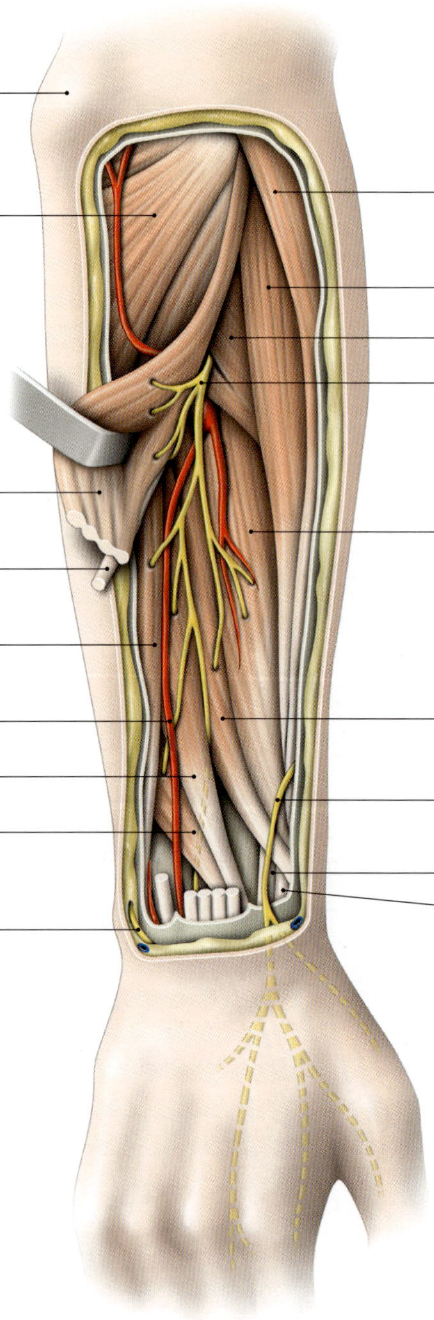

Région antébrachiale postérieure

7·73 Coupes transversales de l'avant-bras

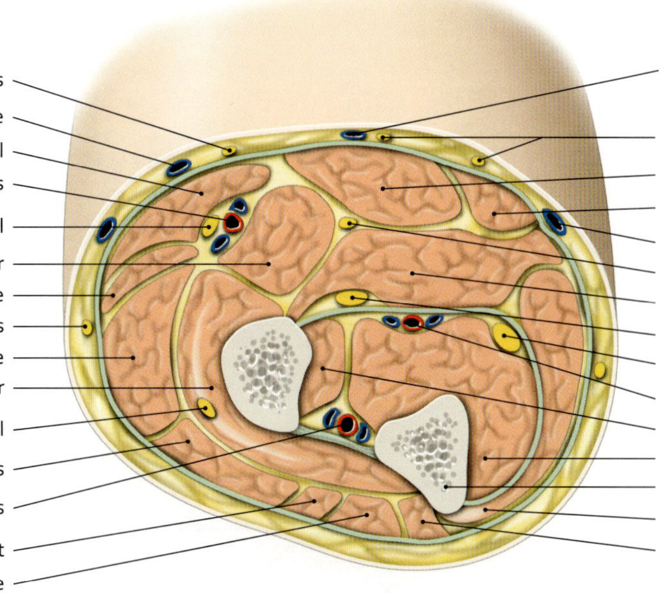

Coupe du tiers proximal de l'avant-bras. Niveau 1
(vue inférieure)

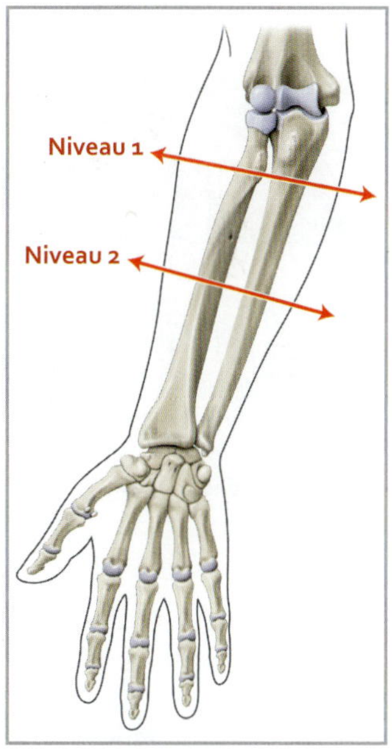

Niveaux des coupes

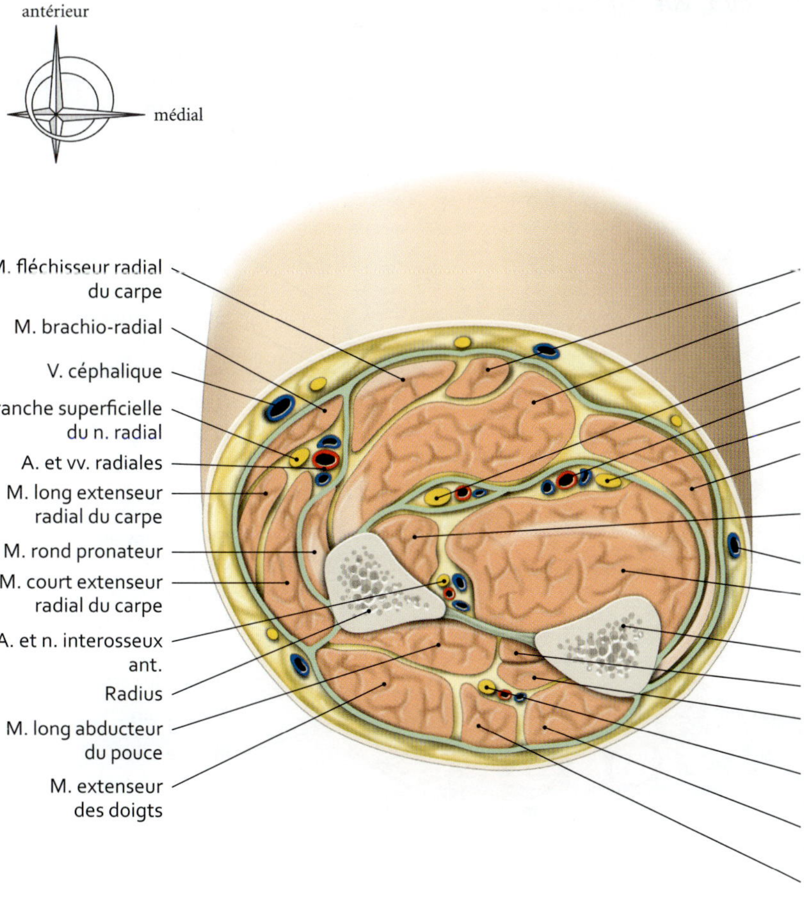

Coupe du tiers distal de l'avant-bras. Niveau 2
(vue inférieure)

7-74 Coupes transversales de l'avant-bras et du poignet

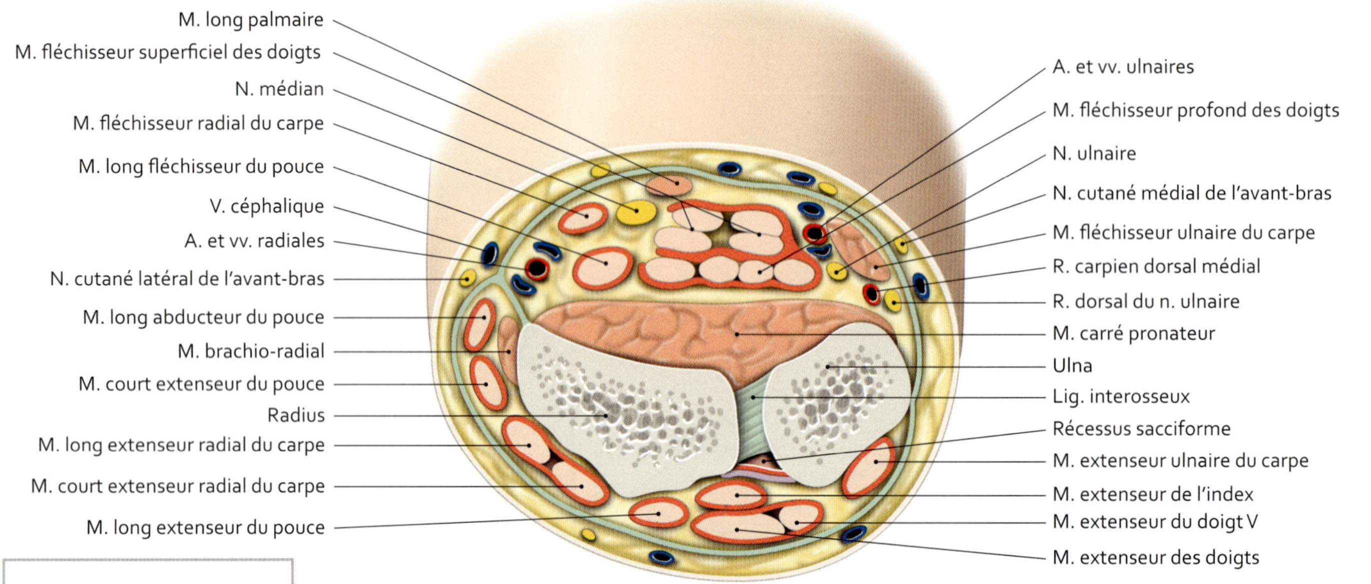

Coupe de l'extrémité distale de l'avant-bras. Niveau 1, vue inférieure

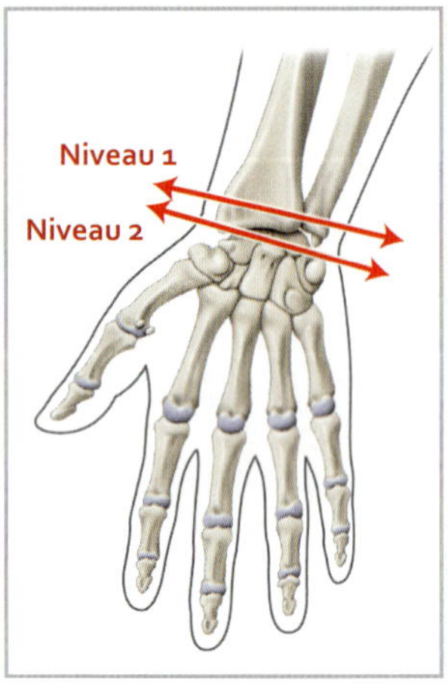

Niveaux des coupes

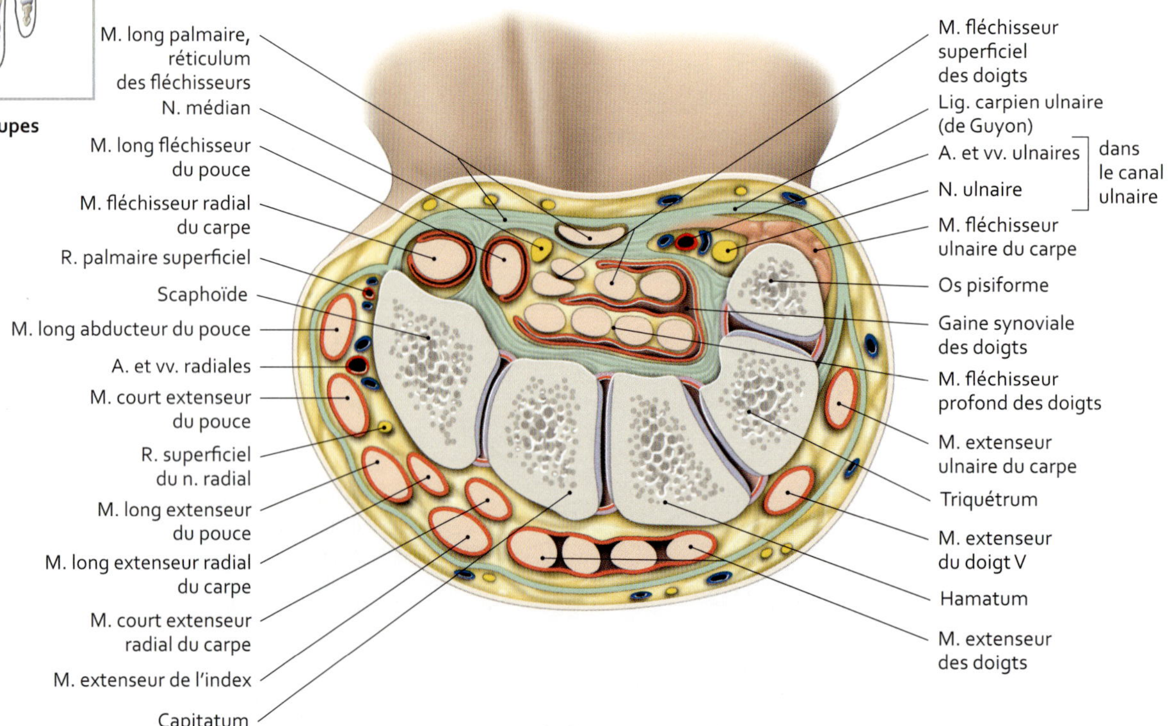

Coupe de la partie proximale du carpe. Niveau 2, vue inférieure

7·75 Région palmaire (1)

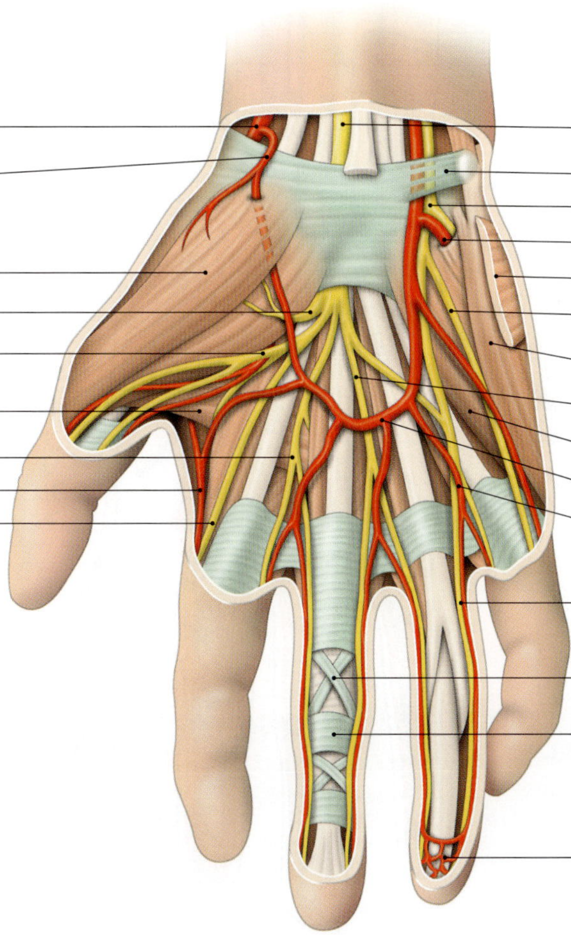

Région palmaire superficielle
(plan moyen de la paume de la main)

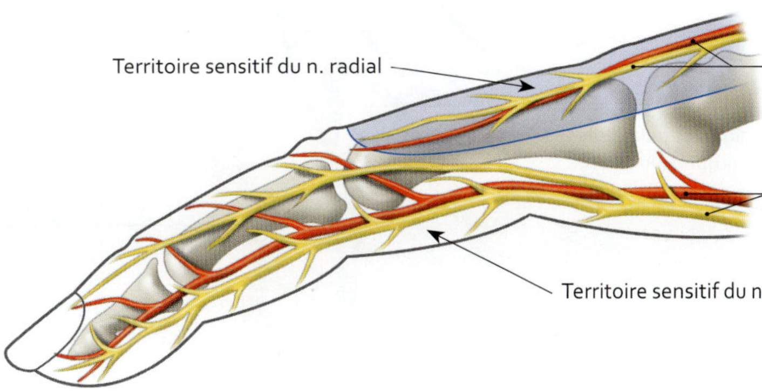

Artères et nerfs digitaux de l'index
(vue latérale)

7.76 Région palmaire (2)

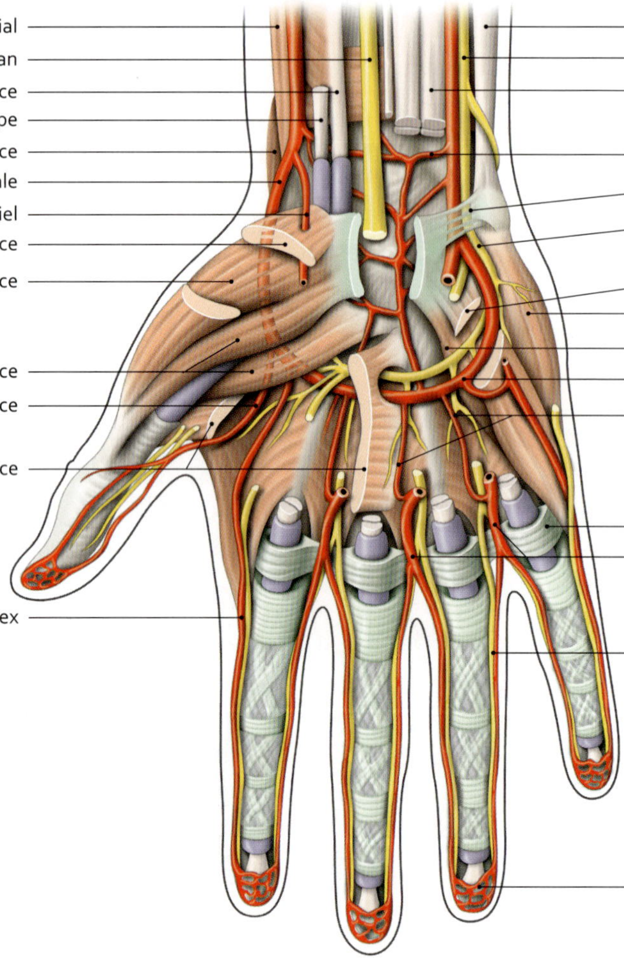

Région palmaire profonde

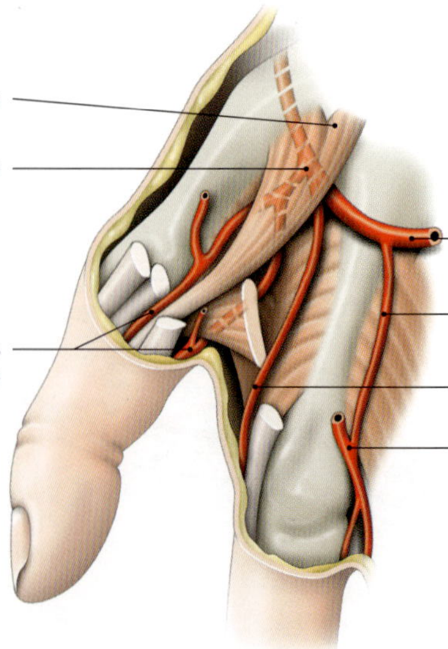

Artère principale du pouce courte (variation)
(vue palmaire)

7·77 Région dorsale de la main

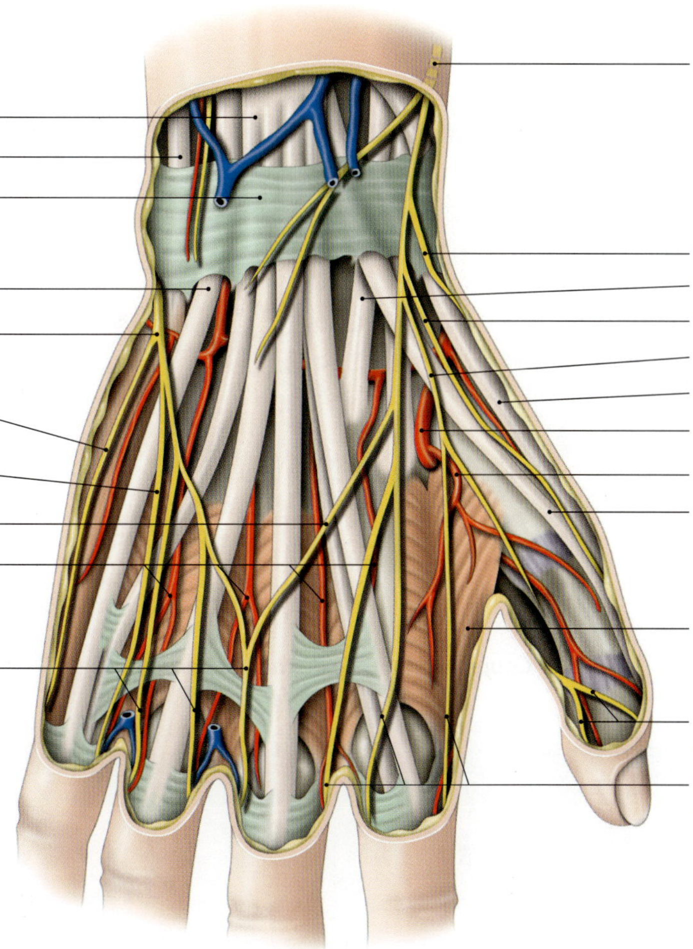

Dos de la main droite
(plan superficiel)

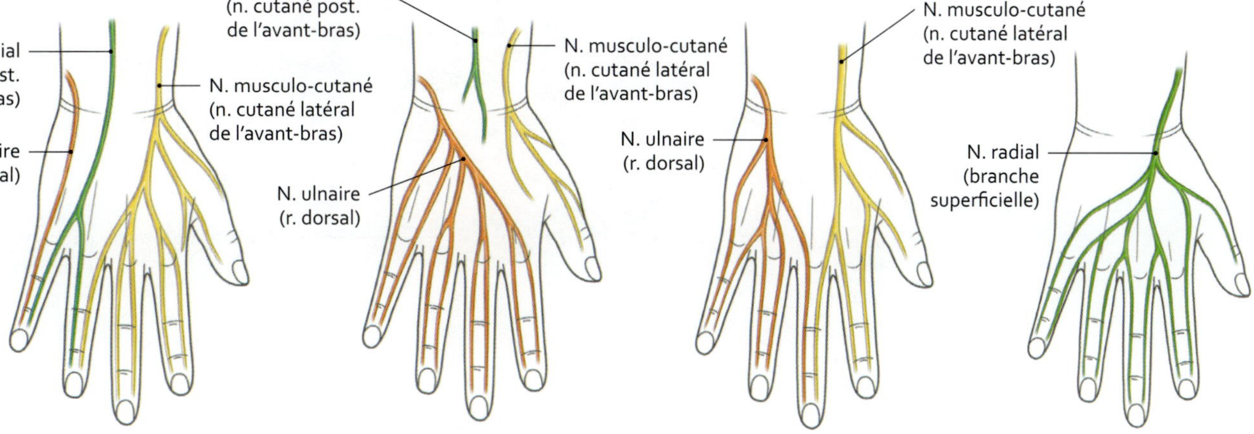

Variations des nerfs du dos de la main

7.78 Coupes transversales de la main

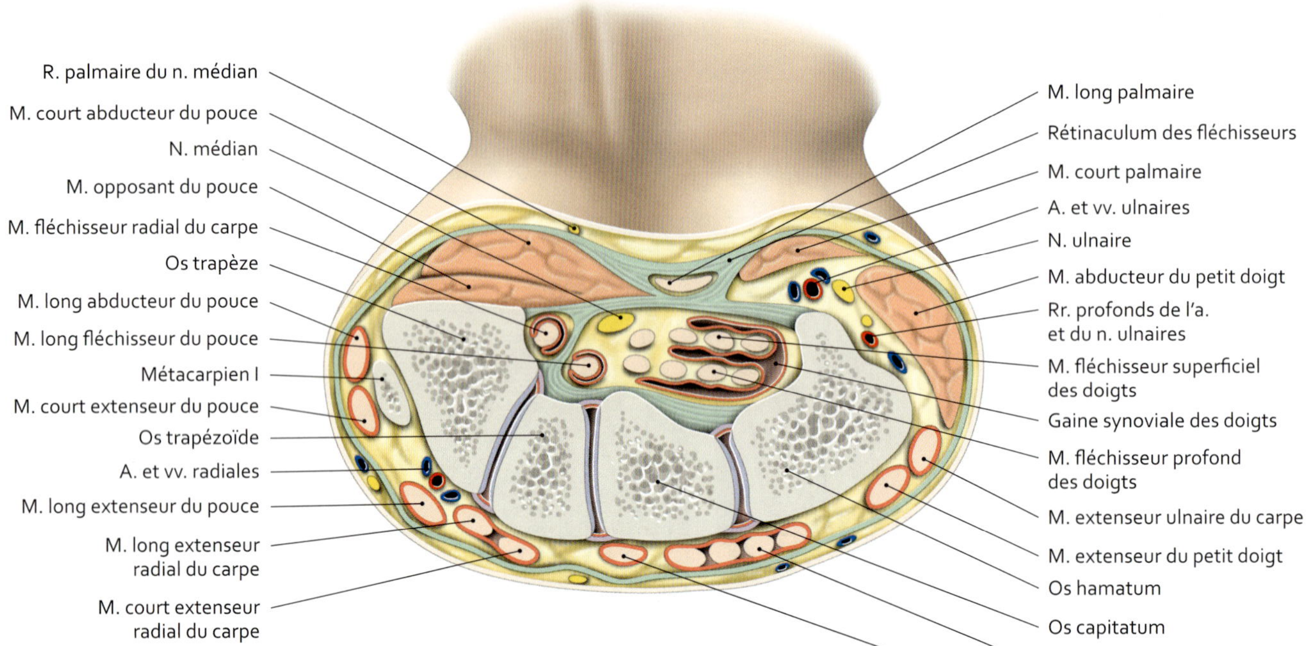

Coupe de la partie distale du carpe. Niveau 1, vue inférieure

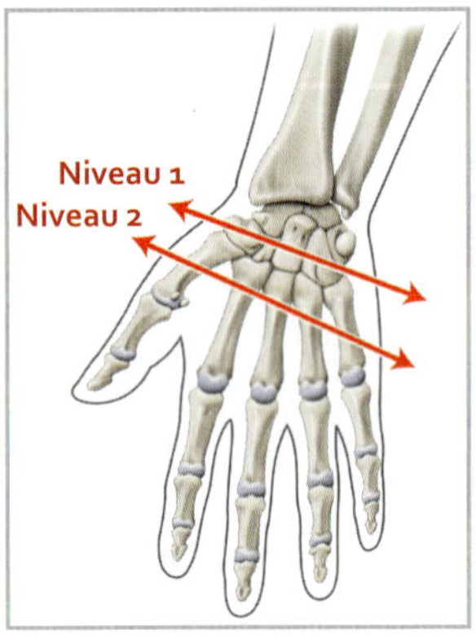

Niveaux des coupes

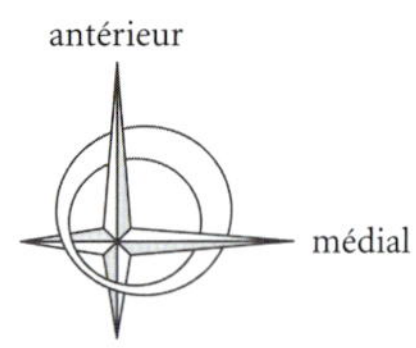

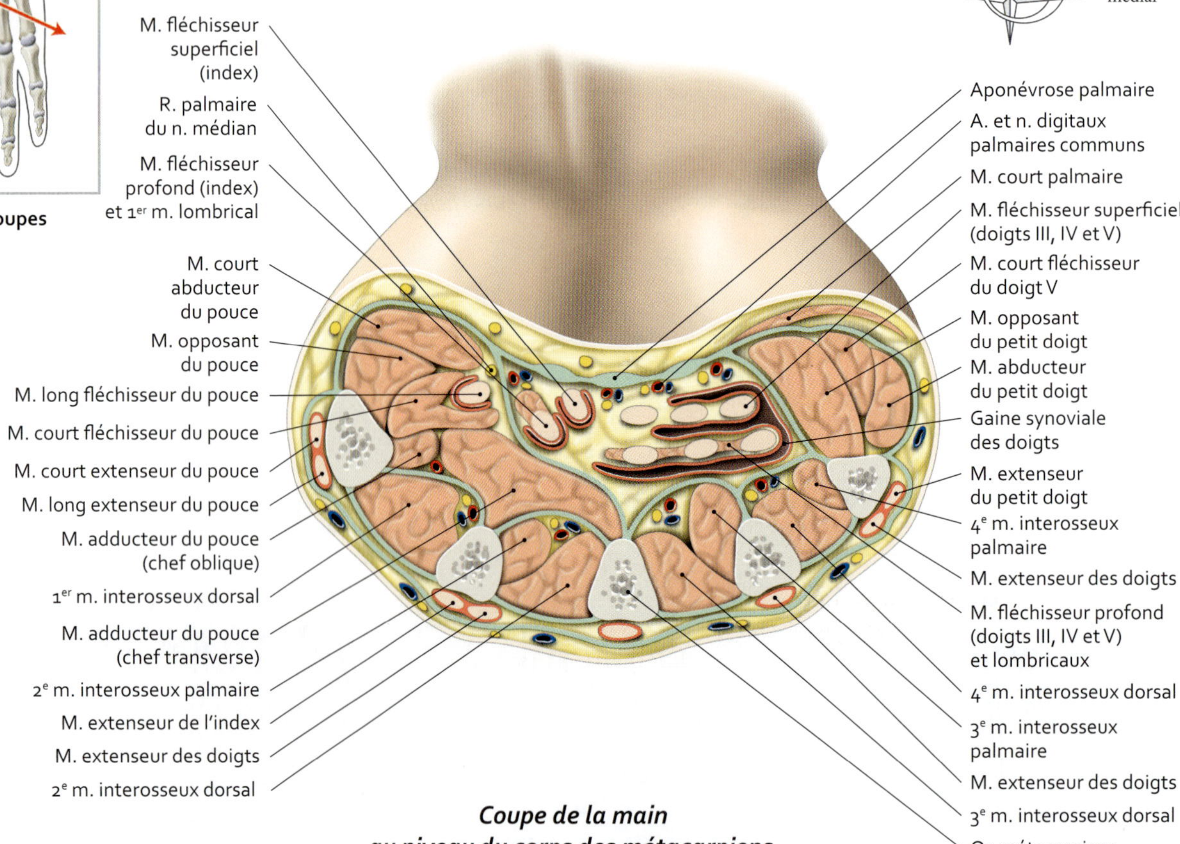

Coupe de la main au niveau du corps des métacarpiens. Niveau 2, vue inférieure

7.79 Coupes transversales du doigt

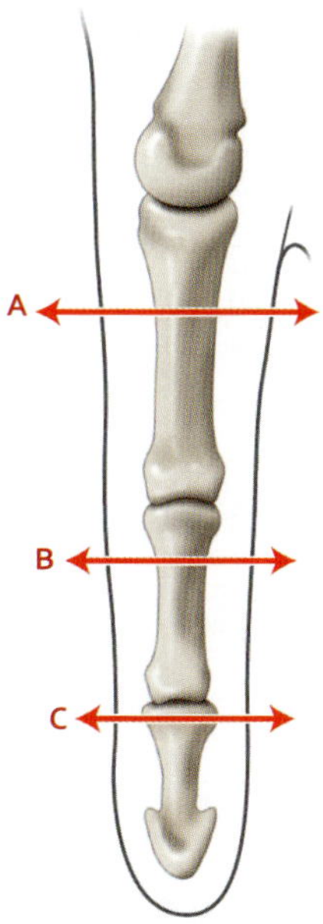

Niveau des coupes du doigt
(vue palmaire)

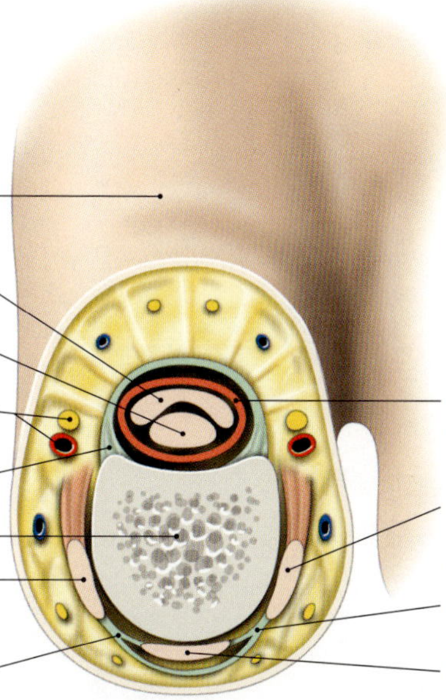

Coupe au niveau A :
partie supérieure du corps de la phalange proximale
(vue inférieure)

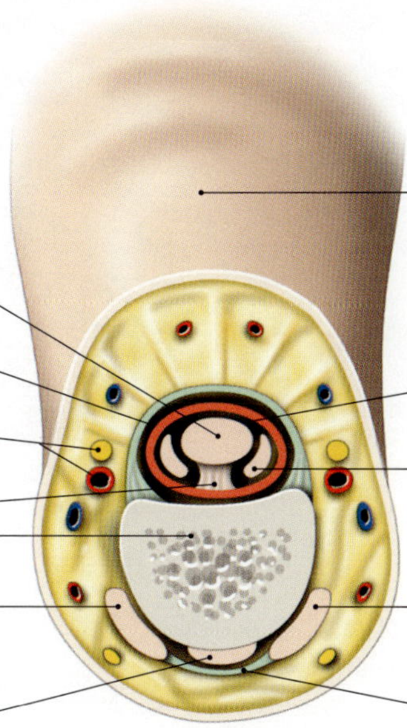

Coupe au niveau B :
corps de la phalange moyenne
(vue inférieure)

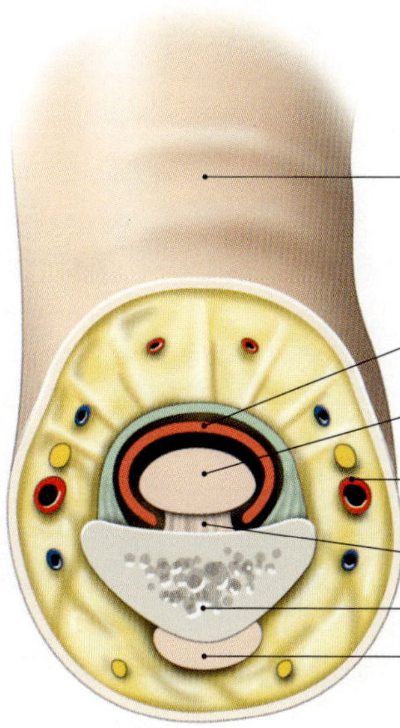

Coupe au niveau C :
tête de la phalange distale
(vue inférieure)

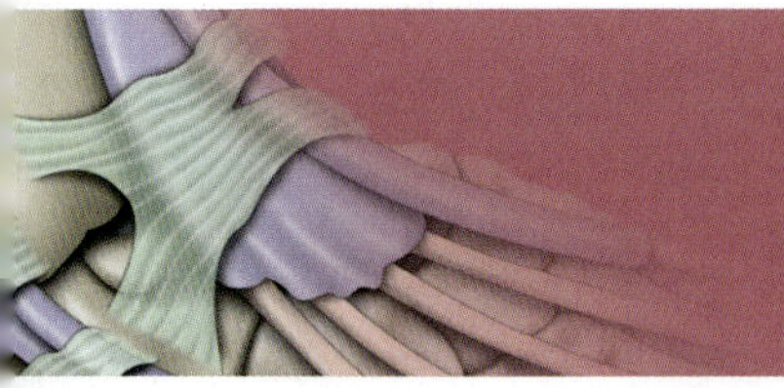

8 Membre inférieur (ou pelvien)

OS DU MEMBRE INFÉRIEUR

8.1. **Os coxal (1)** . . . 503
8.2. **Os coxal (2)** . . . 504
8.3. **Os coxal (3)** . . . 505
8.4. **Os coxal (4)** . . . 506
8.5. **Fémur (1)** . . . 507
8.6. **Fémur (2)** . . . 508
8.7. **Patella – Fabella** . . . 509
8.8. **Tibia** . . . 510
8.9. **Fibula** . . . 511
8.10. **Os du pied (1)** . . . 512
8.11. **Os du pied (2)** . . . 513

ARTICULATIONS DU MEMBRE INFÉRIEUR

8.12. **Articulation de la hanche ou coxo-fémorale (1)** . . . 514
8.13. **Articulation de la hanche ou coxo-fémorale (2)** . . . 515
8.14. **Articulation de la hanche ou coxo-fémorale (3)** . . . 516
8.15. **Articulation du genou (1)** . . . 517
8.16. **Articulation du genou (2)** . . . 518
8.17. **Articulation du genou (3)** . . . 519
8.18. **Articulation du genou (4)** . . . 520
8.19. **Articulations de la jambe** . . . 521
8.20. **Articulations du pied (1)** . . . 522
8.21. **Articulations du pied (2)** . . . 523
8.22. **Articulations du pied (3)** . . . 524
8.23. **Articulations du pied (4)** . . . 525
8.24. **Articulations du pied (5)** . . . 526
8.25. **Arcs d'appui du pied** . . . 527

MUSCLES DU MEMBRE INFÉRIEUR

8.26. **Muscles de la ceinture pelvienne (du membre inférieur)** . . . 528
8.27. **Muscles antérieurs de la ceinture pelvienne** . . . 529
8.28. **Muscles postérieurs de la ceinture pelvienne (1)** . . . 530
8.29. **Muscles postérieurs de la ceinture pelvienne (2)** . . . 531
8.30. **Muscles et fascias latéraux de la ceinture pelvienne** . . . 532
8.31. **Muscles profonds de la ceinture pelvienne** . . . 533
8.32. **Muscles antérieurs de la cuisse** . . . 534
8.33. **Muscles médiaux de la cuisse (1)** . . . 535
8.34. **Muscles médiaux de la cuisse (2)** . . . 536
8.35. **Muscles postérieurs de la cuisse** . . . 537
8.36. **Muscles antérieurs et latéraux de la jambe (1)** . . . 538

8.37. Muscles antérieurs et latéraux de la jambe (2) 539
8.38. Muscles antérieurs et latéraux de la jambe (3) 540
8.39. Muscles postérieurs de la jambe 541
8.40. Muscles postérieurs superficiels de la jambe (1) 542
8.41. Muscles postérieurs superficiels de la jambe (2) 543
8.42. Muscles postérieurs profonds de la jambe (1) 544
8.43. Muscles postérieurs profonds de la jambe (2) 545
8.44. Rétinaculums et gaines synoviales du pied 546
8.45. Muscles du dos du pied (1) 547
8.46. Muscles du dos du pied (2) 548
8.47. Aponévrose et muscles de la plante du pied 549
8.48. Aponévrose et muscles superficiels de la plante du pied 550
8.49. Muscles profonds de la plante du pied (1) 551
8.50. Muscles profonds de la plante du pied (2) 552

VAISSEAUX DU MEMBRE INFÉRIEUR

8.51. Artères de la cuisse (1) 553
8.52. Artères de la cuisse (2) 554
8.53. Artères de la cuisse (3) 555
8.54. Artères du genou 556
8.55. Artères de la jambe 557
8.56. Artères du pied (1) 558
8.57. Artères du pied (2) 559
8.58. Veines superficielles du membre inférieur (1) 560
8.59. Veines superficielles du membre inférieur (2) 561
8.60. Lymphatiques superficiels du membre inférieur 562

NERFS DU MEMBRE INFÉRIEUR

8.61. Plexus lombal (ou lombaire) (1) 563
8.62. Plexus lombal (ou lombaire) (2) 564
8.63. Plexus lombal (ou lombaire) (3) 565
8.64. Nerf fémoral (1) 566
8.65. Nerf fémoral (2) 567
8.66. Nerf obturateur 568
8.67. Plexus sacral et pudendal 569
8.68. Nerf cutané postérieur de la cuisse 570
8.69. Nerf sciatique (ischiatique) 571
8.70. Nerfs tibial et fibulaire commun 572
8.71. Nerfs tibial et plantaires 573
8.72. Territoires sensitifs cutanés du membre inférieur 574

RÉGIONS DU MEMBRE INFÉRIEUR

8.73. Limites des régions superficielles du membre inférieur 575
8.74. Région glutéale 576
8.75. Régions fémorales 577
8.76. Région postérieure du genou 578
8.77. Coupes transversales de la cuisse 579
8.78. Coupes transversales de la cuisse et du genou 580
8.79. Régions de la jambe (1) 581
8.80. Régions de la jambe (2) 582
8.81. Coupes transversales de la jambe 583
8.82. Régions du pied (1) 584
8.83. Régions du pied (2) 585
8.84. Coupes transversales de la cheville et du pied 586

8.1 Os coxal (1)

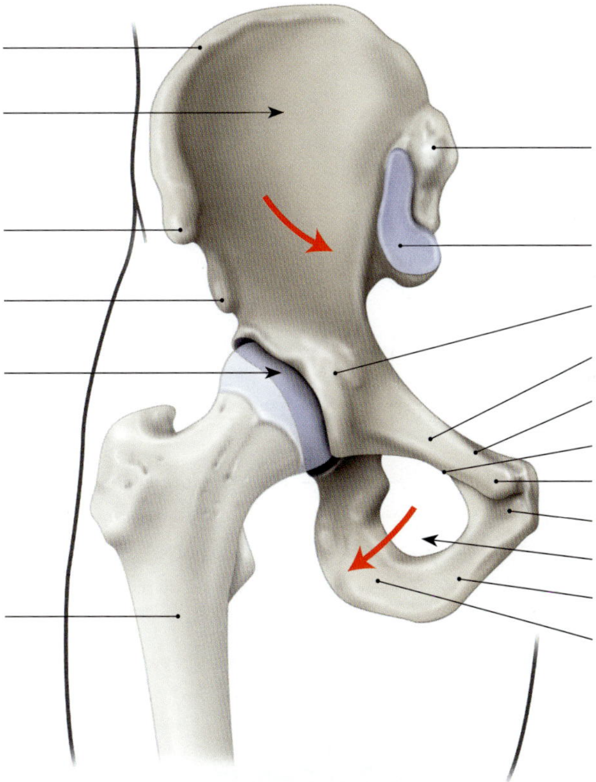

Os coxal
(vue antérieure)

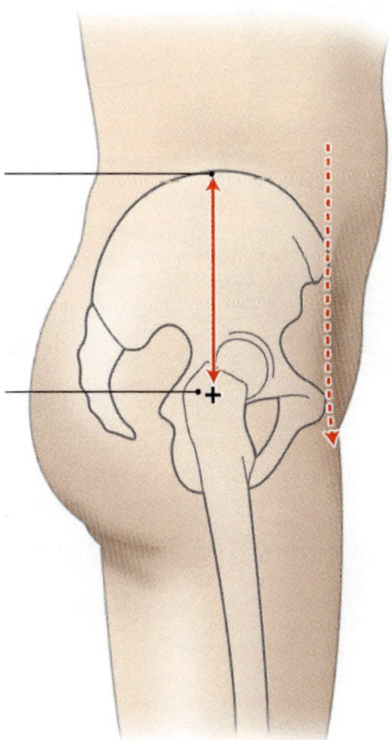

Anatomie de surface de la hanche
(vue latérale)

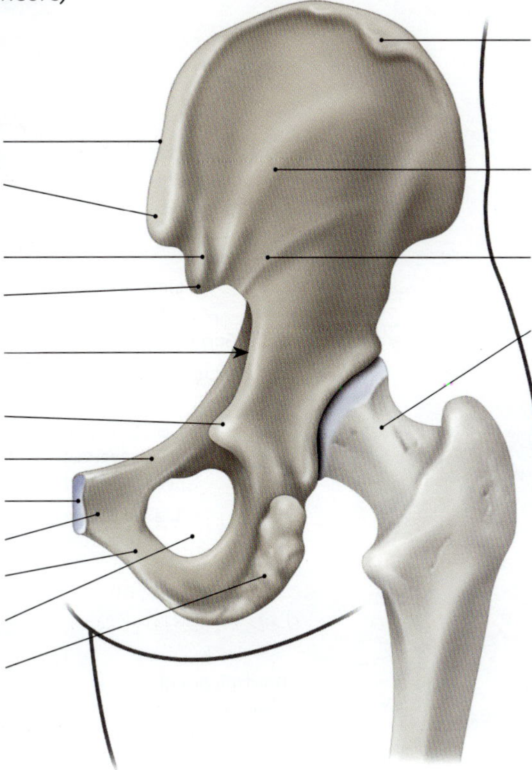

Os coxal
(vue postérieure)

8.2 Os coxal (2)

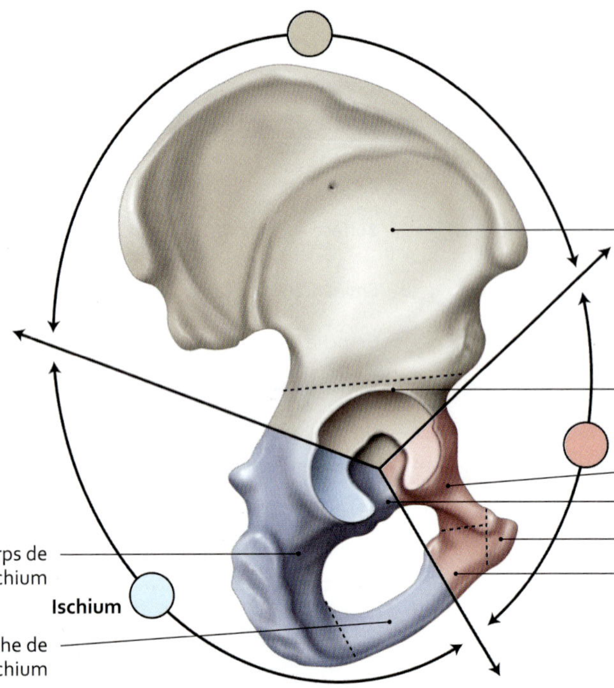

Parties de l'os coxal
(vue externe)

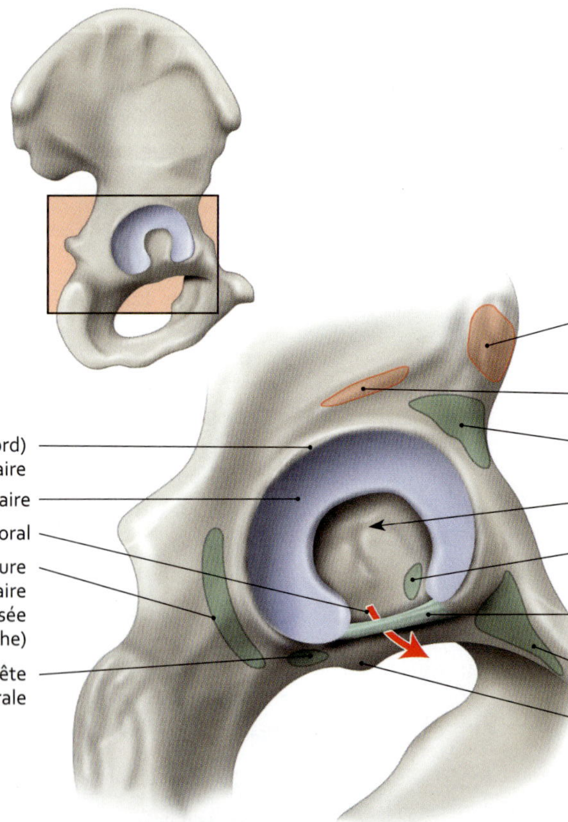

Acétabulum
(vue latérale)

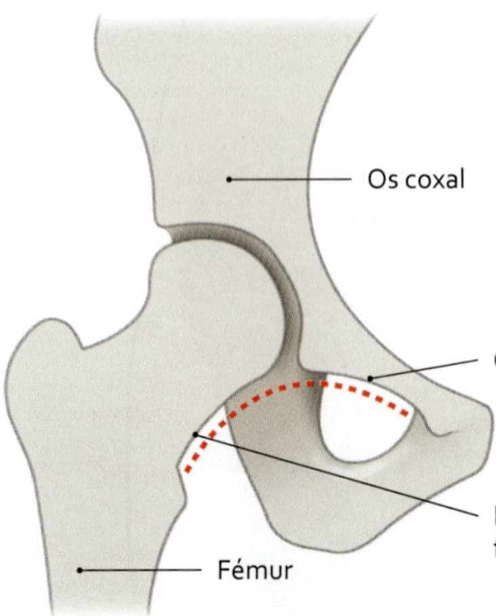

Tirets rouges : « cintre cervico-obturateur »
(ligne de Shenton)

8.3 Os coxal (3)

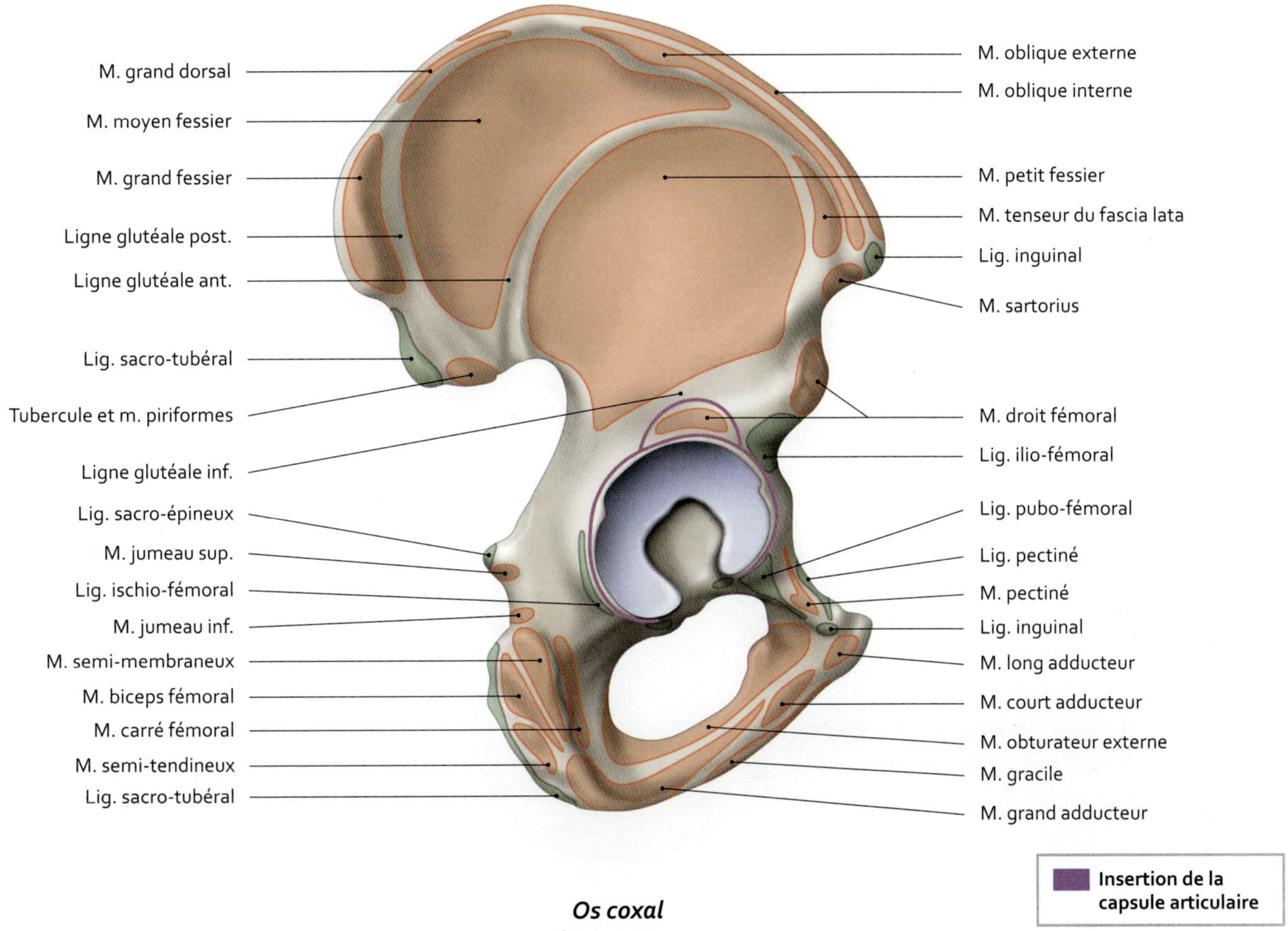

Os coxal
(face externe)

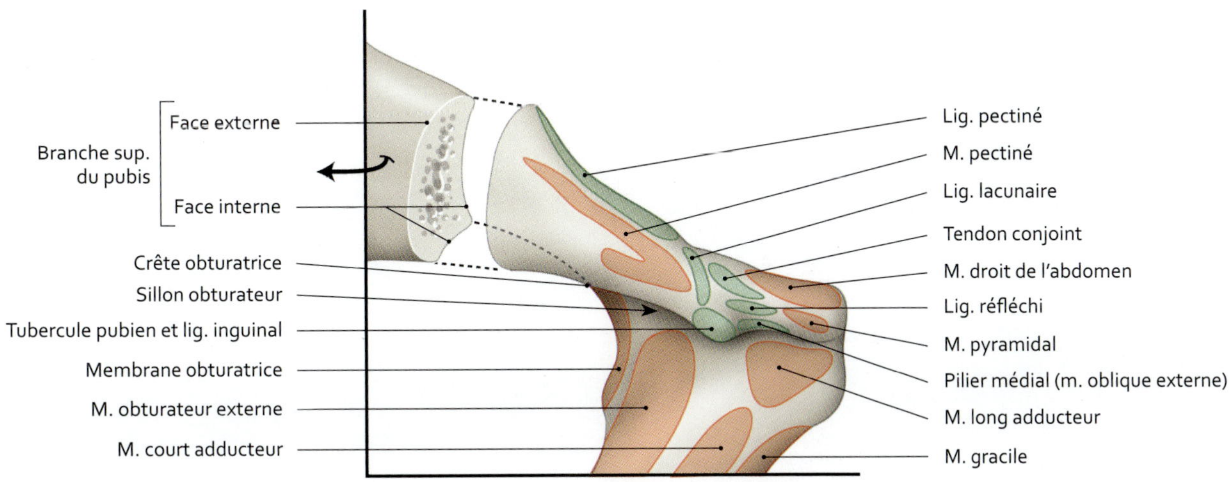

Pubis
(face externe)

8.4 Os coxal (4)

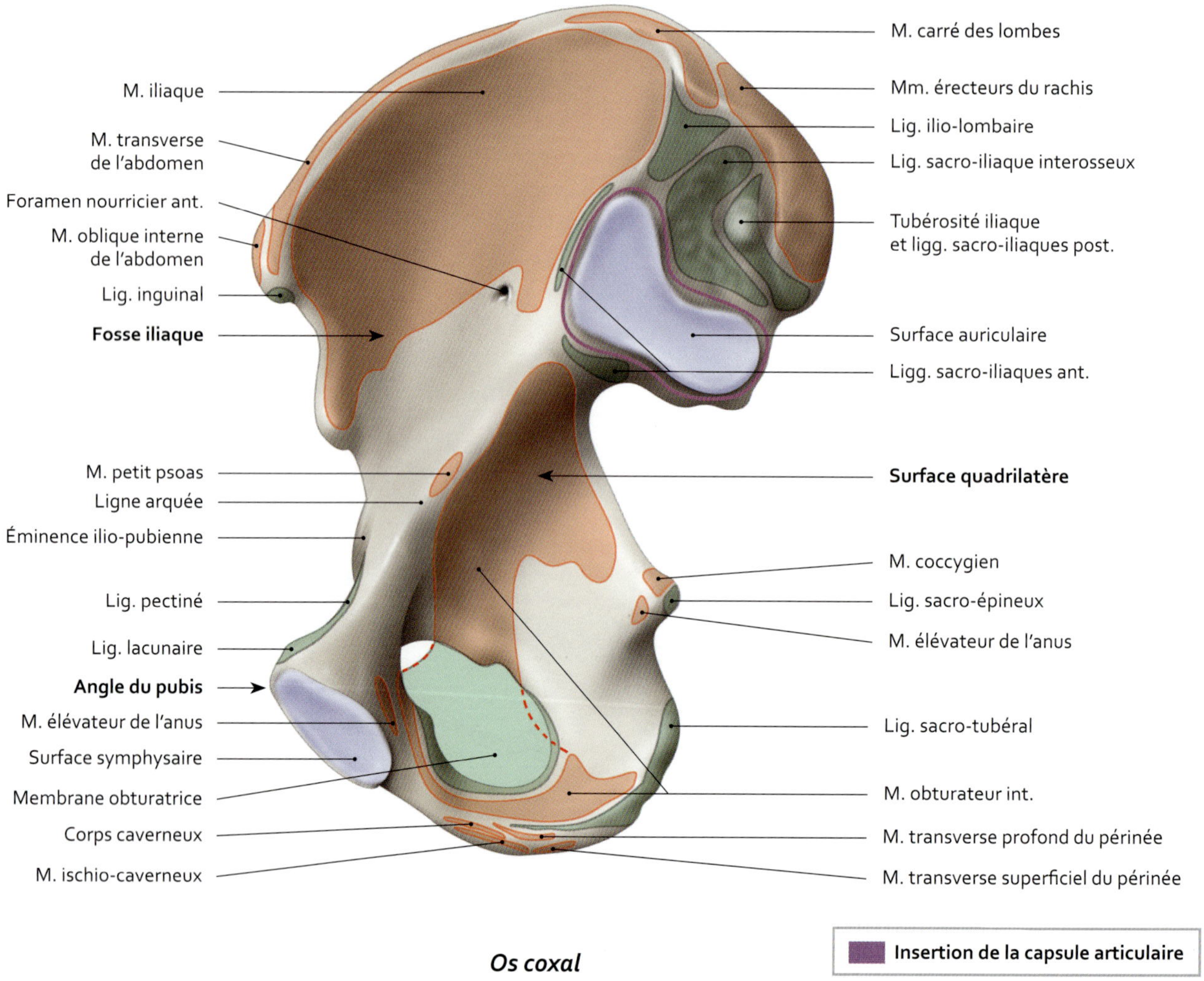

Os coxal
(face interne)

8.5 Fémur (1)

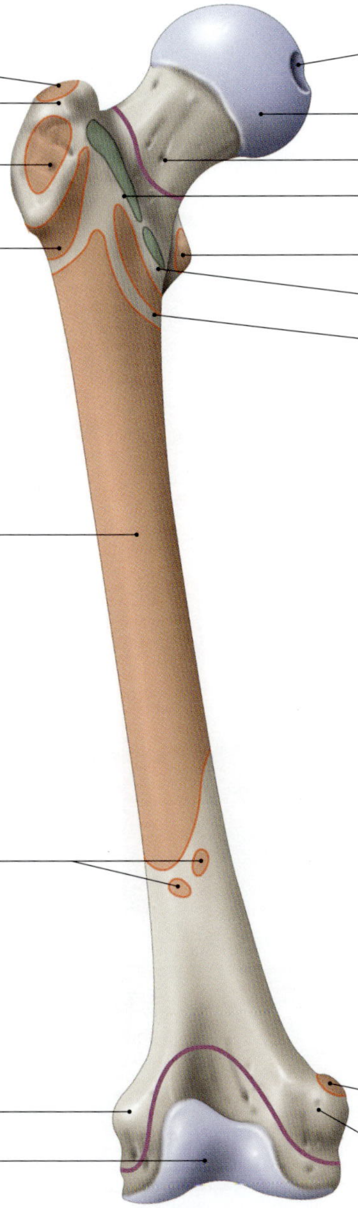

Vue antérieure

Insertion de la capsule articulaire

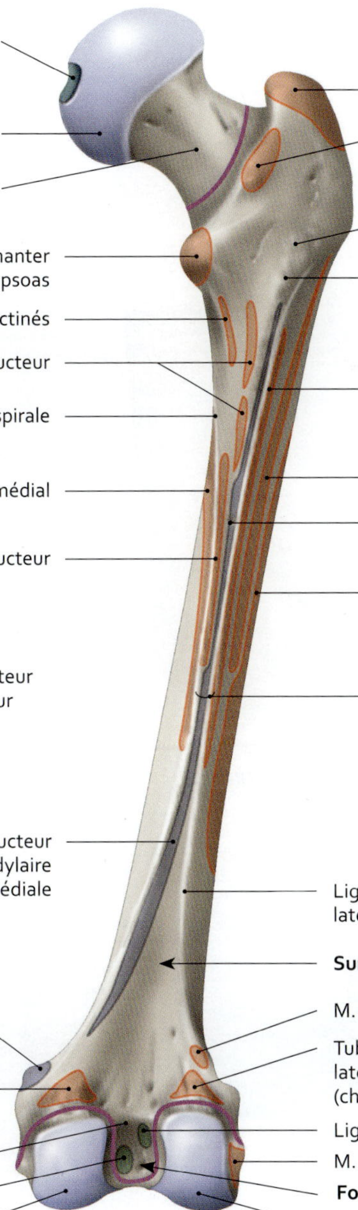

Vue postérieure

8.6 Fémur (2)

Insertion de la capsule articulaire

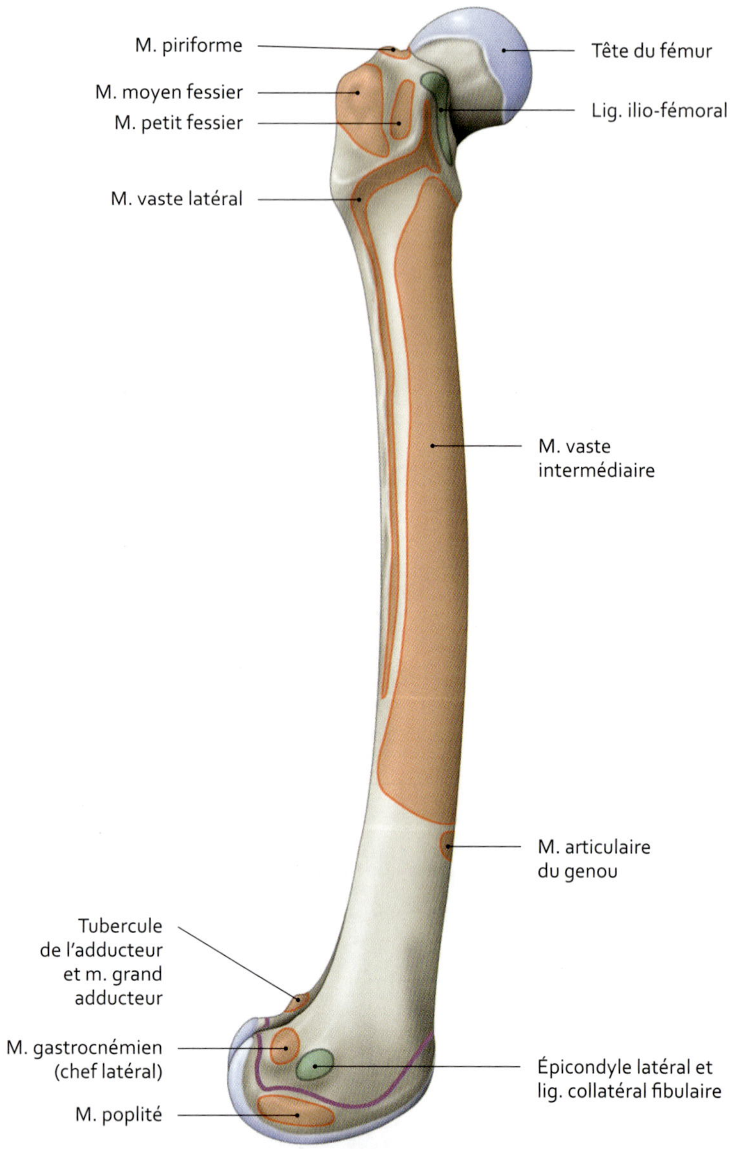

Vue latérale

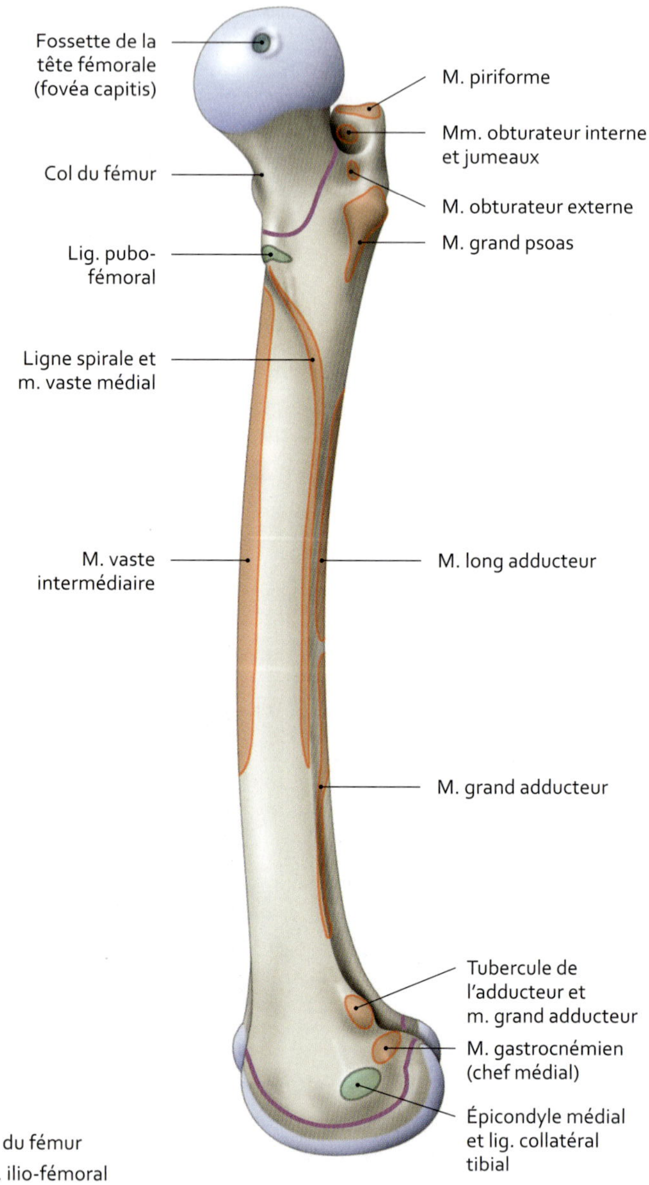

Vue médiale

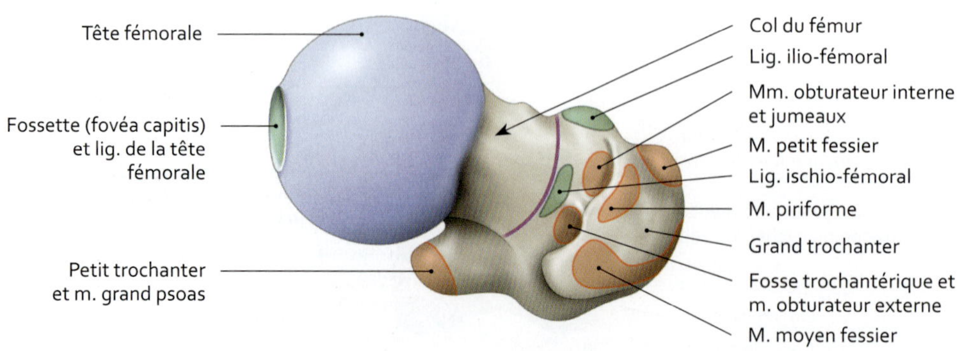

Épiphyse proximale du fémur
(vue supérieure)

8.7 Patella – Fabella

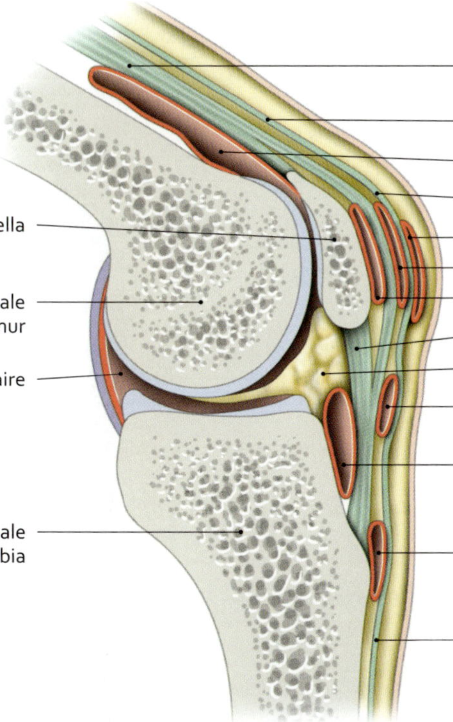

Patella et bourses synoviales du genou
(coupe sagittale schématique)

Insertion de la capsule articulaire

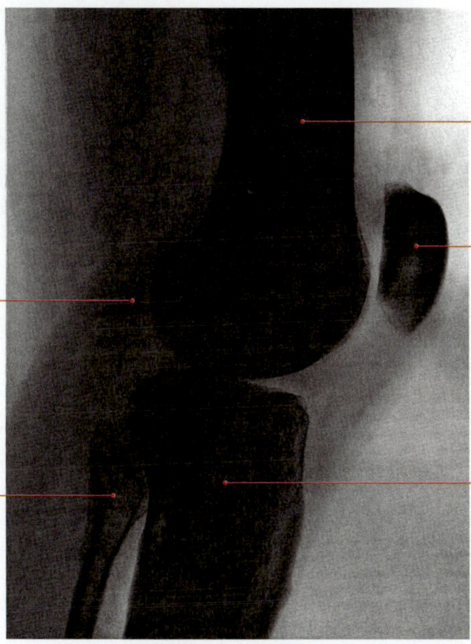

Radiographie du genou
(cliché latéral)

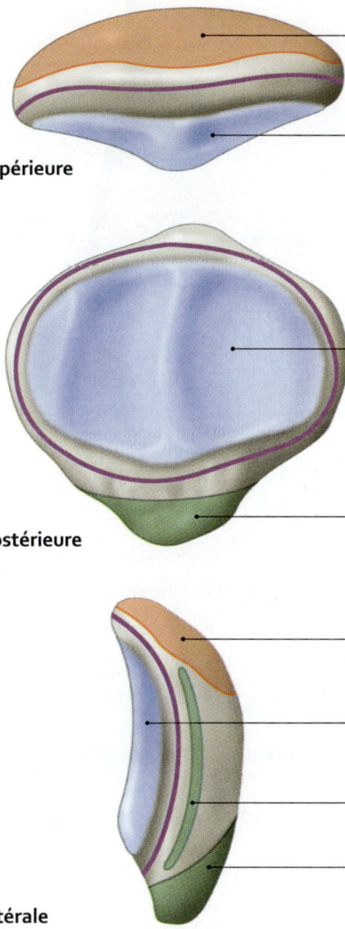

Patella

Note

La fabella latérale est un os sésamoïde inclus dans le ligament poplité oblique.
La fabella médiale, inconstante, est située sur le chef médial du muscle gastrocnémien.

8.8 Tibia

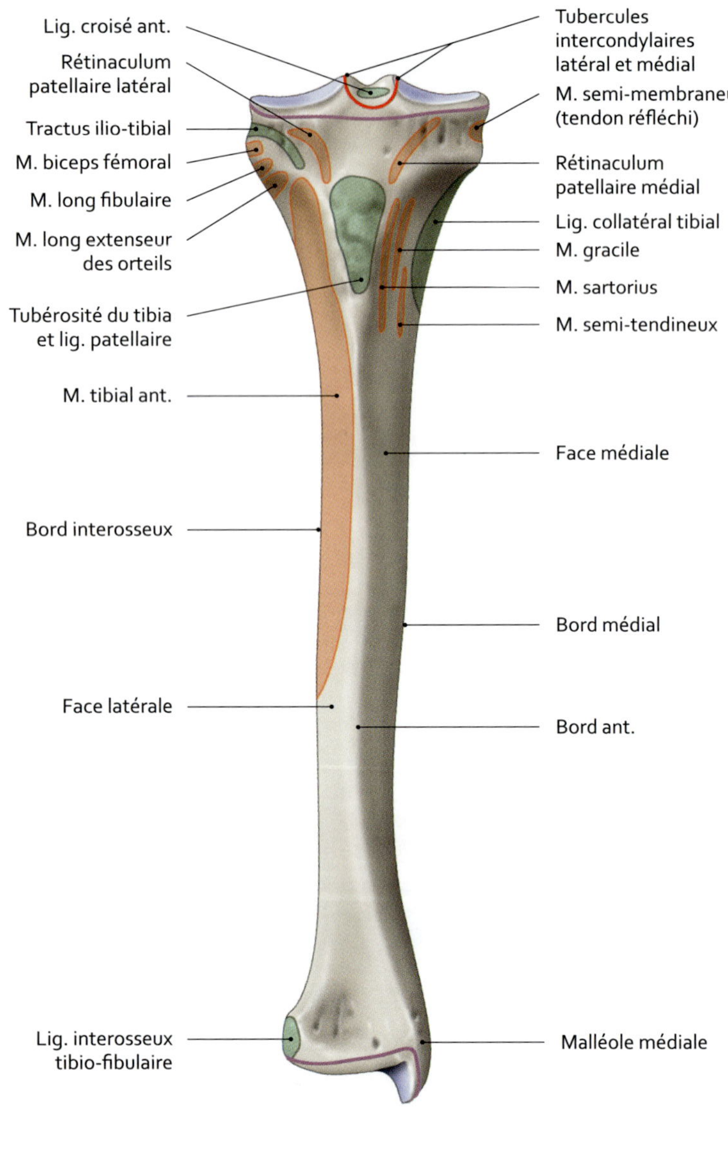

Vue antérieure

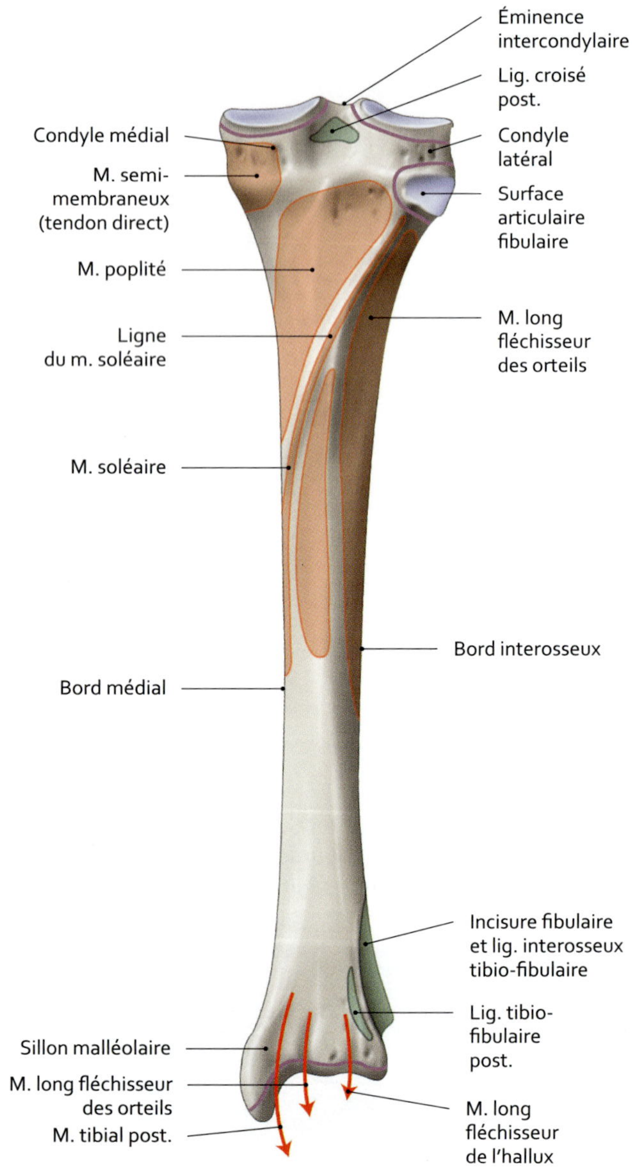

Vue postérieure

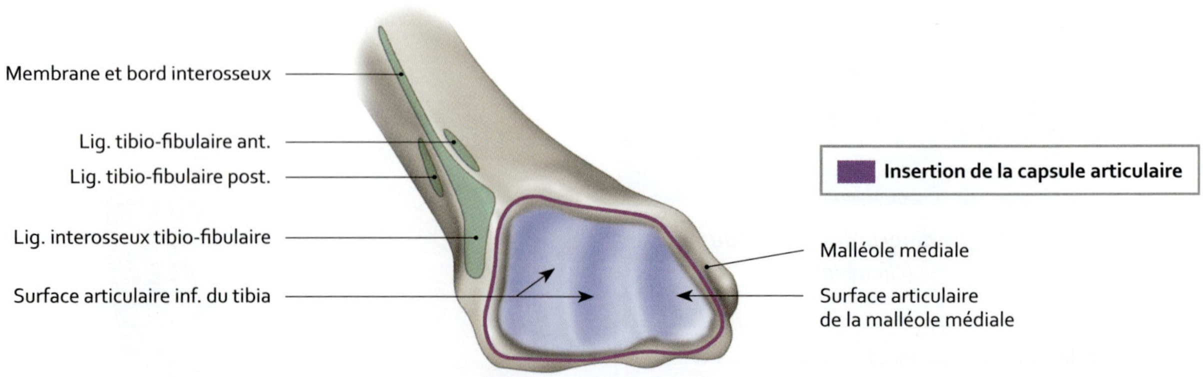

Épiphyse distale
(vue inféro-médiale)

8.9 Fibula

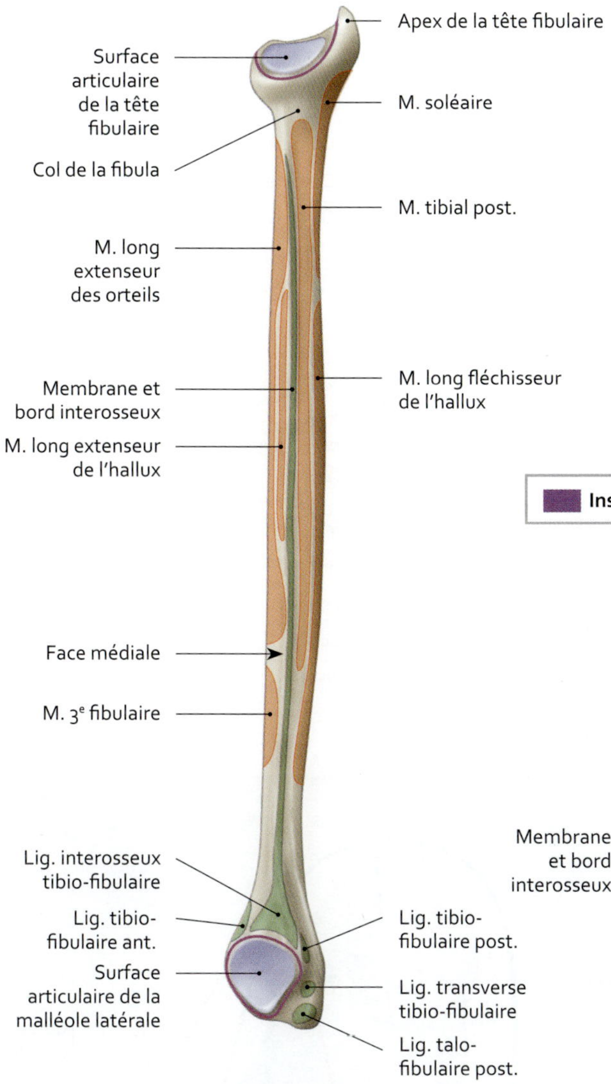

Vue médiale

Insertion de la capsule articulaire

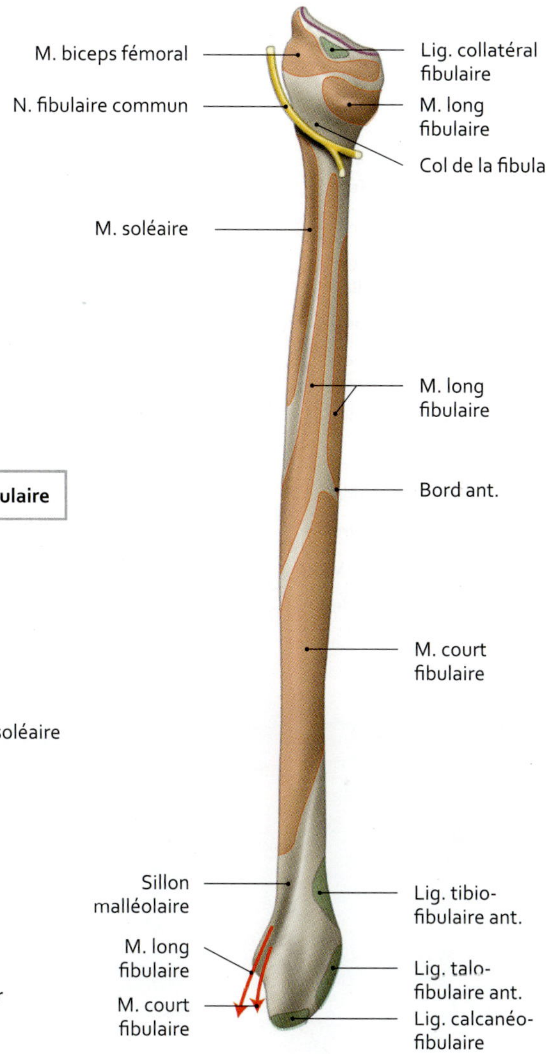

Vue latérale

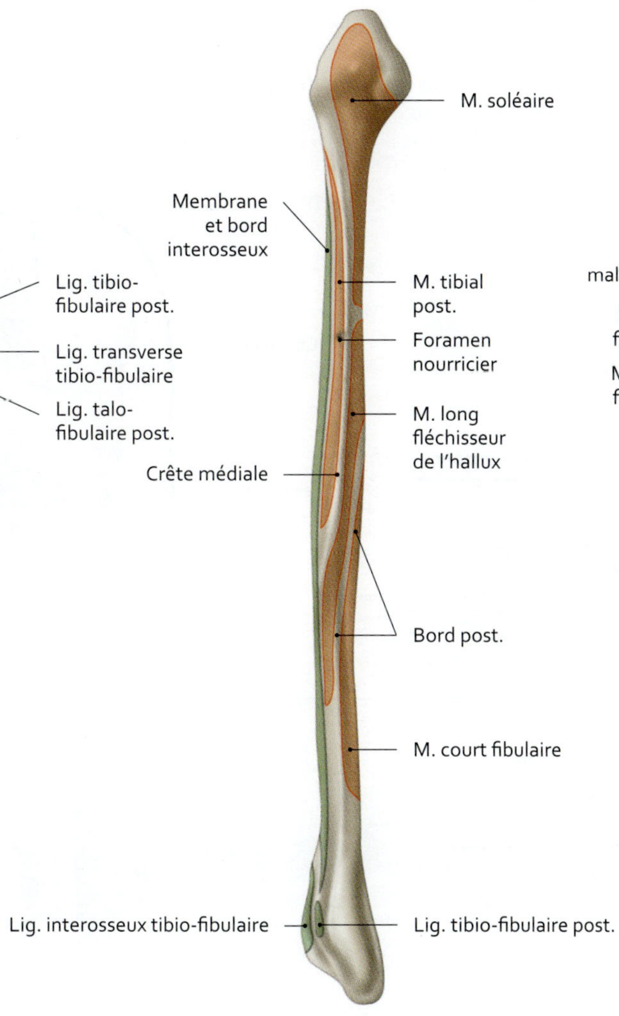

Vue postérieure

8.10 Os du pied (1)

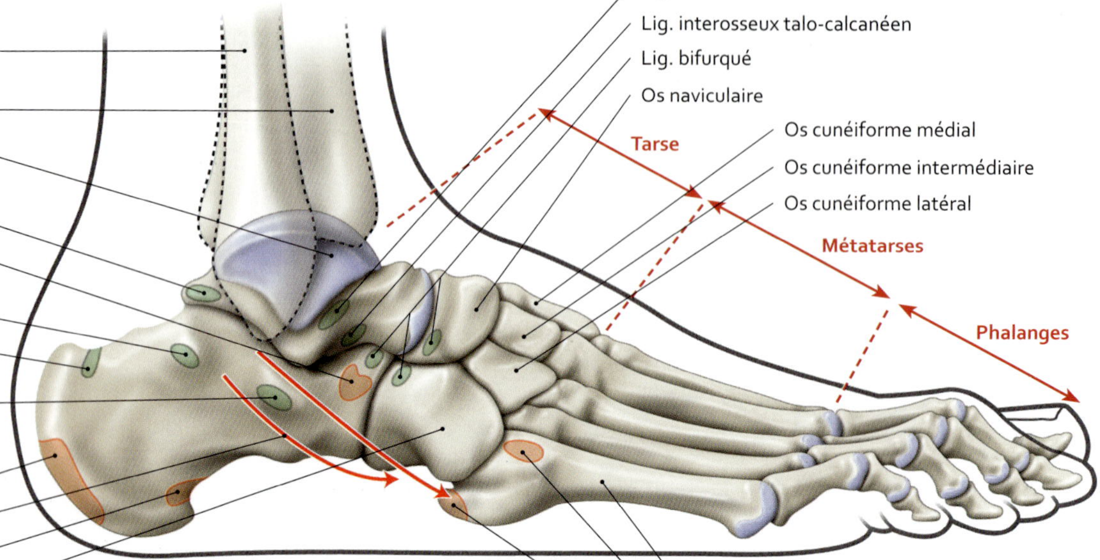

Vue latérale du pied

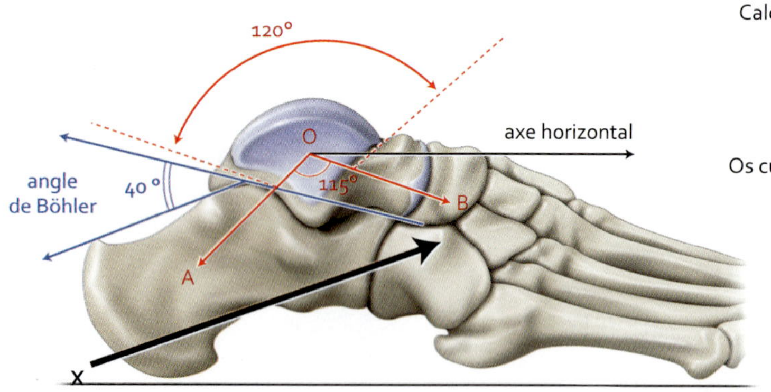

Axes du talus et du calcanéus
(vue latérale)

OA = axe du corps du talus
OB = axe du col du talus
AOB = angle d'inclinaison du talus
X = axes du calcanéus

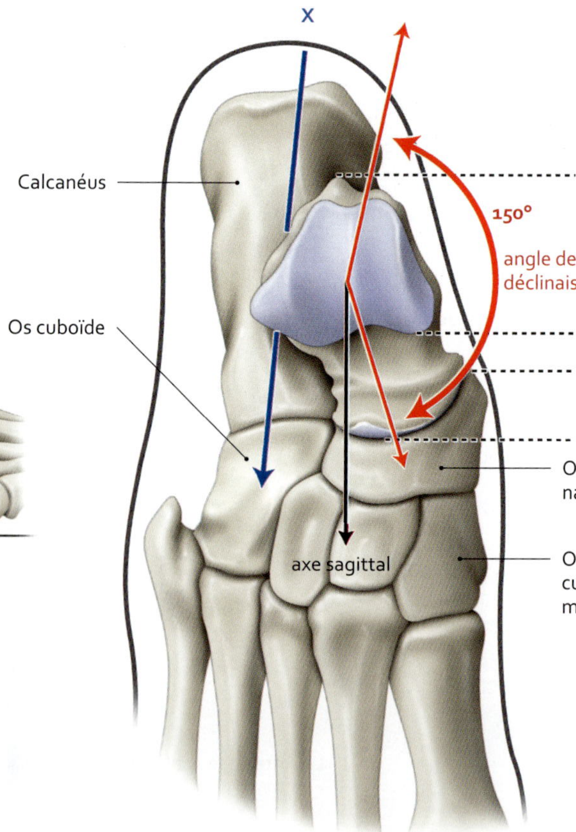

Axes du talus et du calcanéus
(vue supérieure)

8.11 Os du pied (2)

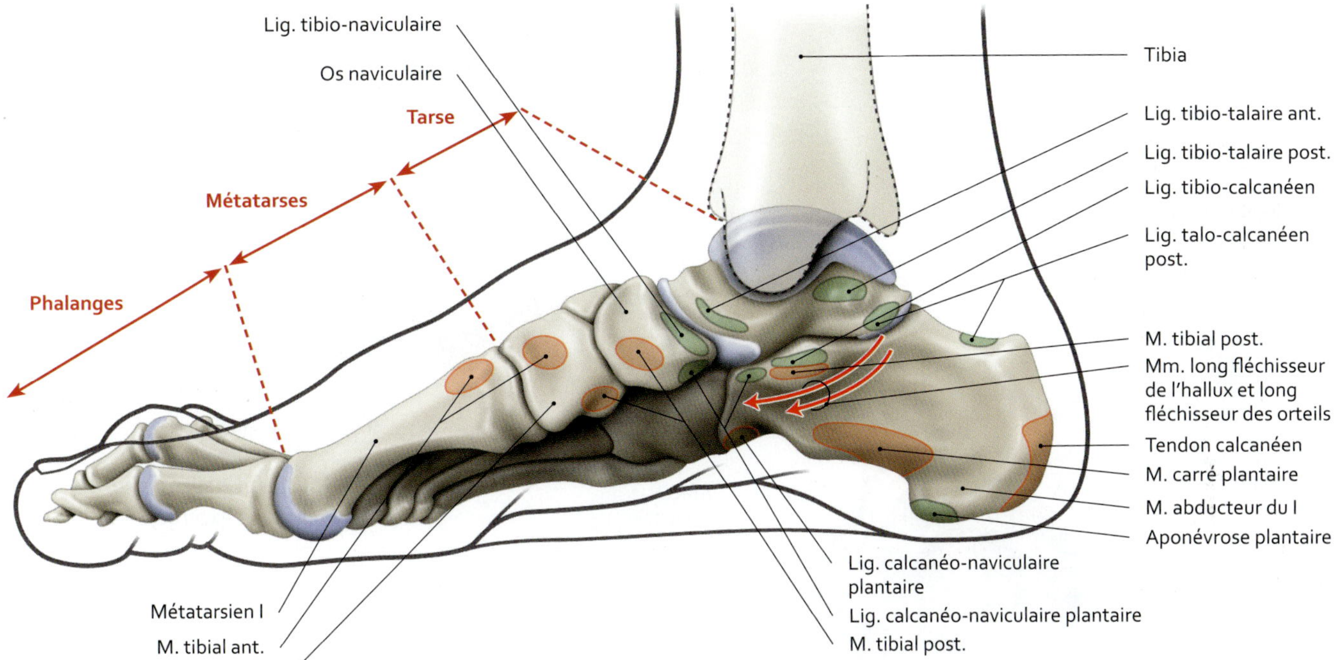

Vue médiale du pied

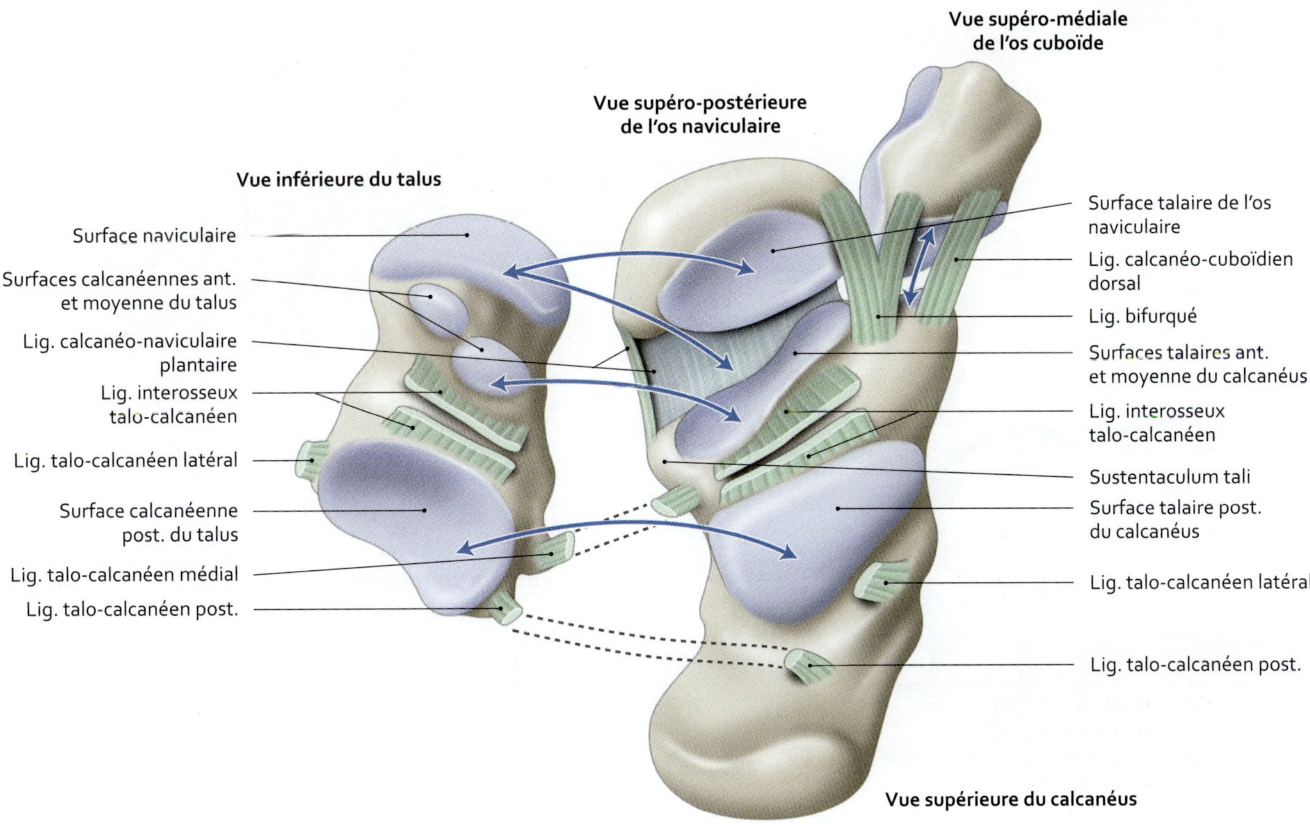

Articulations subtalaire et transverse du tarse désarticulées
(flèches : correspondances des surfaces articulaires)

8.12 Articulation de la hanche ou coxo-fémorale (1)

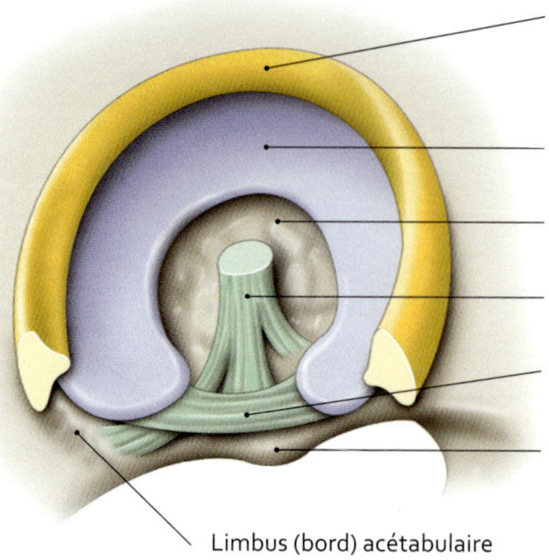

Bourrelet acétabulaire
(vue externe)

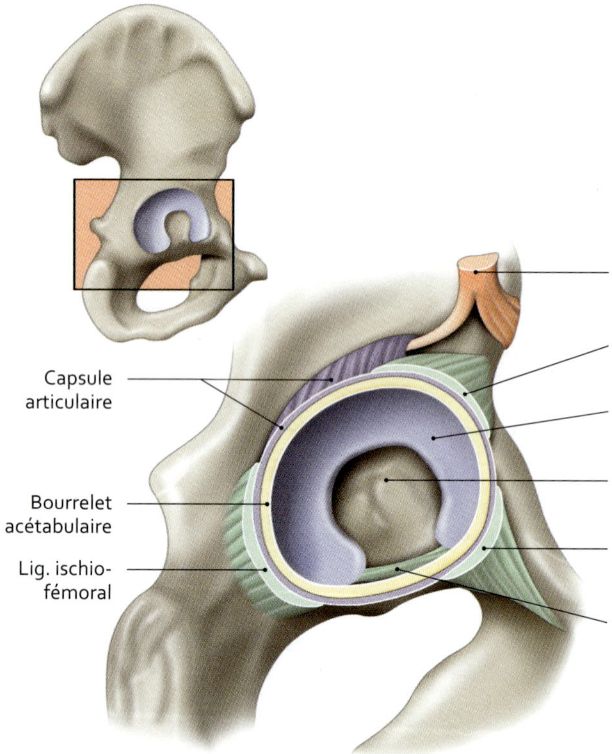

Acétabulum
(vue externe)

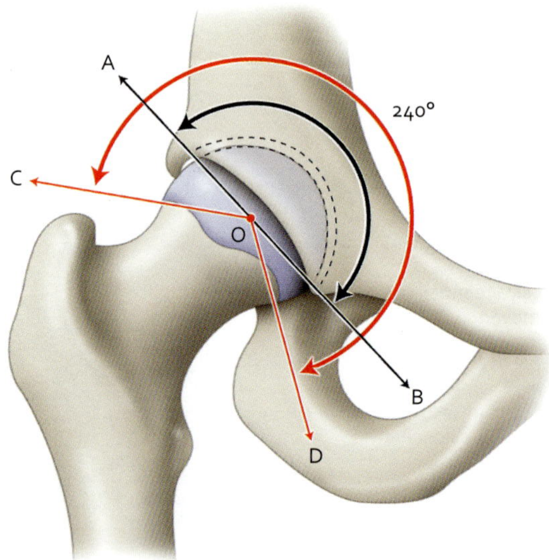

Valeurs angulaires de l'acétabulum (AOB) et de la tête fémorale (COD)

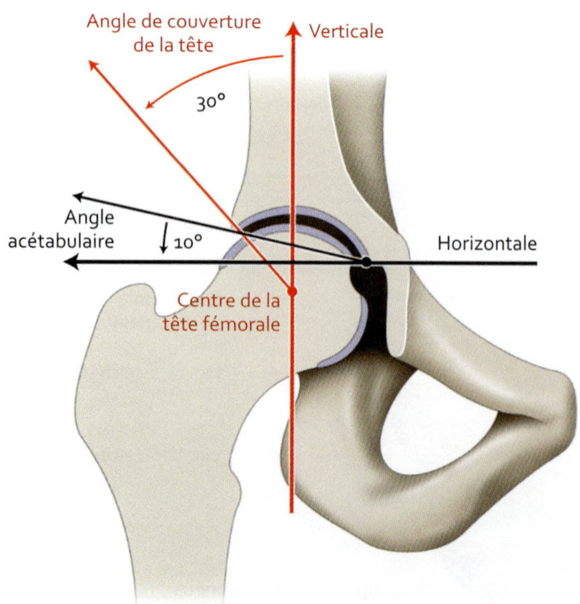

Profondeur de l'acétabulum
(congruence des surfaces articulaires)

8.13 Articulation de la hanche ou coxo-fémorale (2)

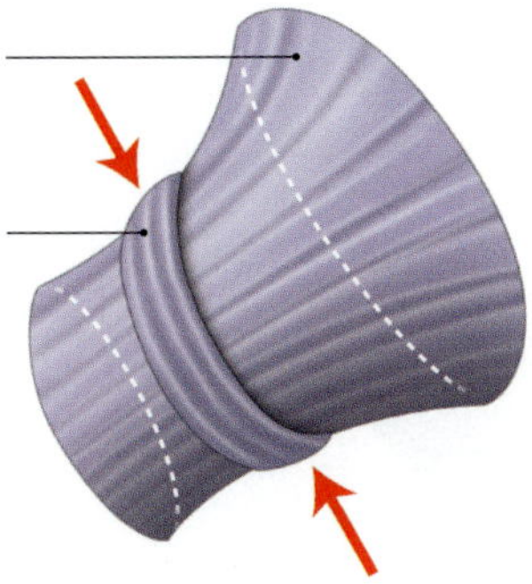

Forme de la capsule articulaire

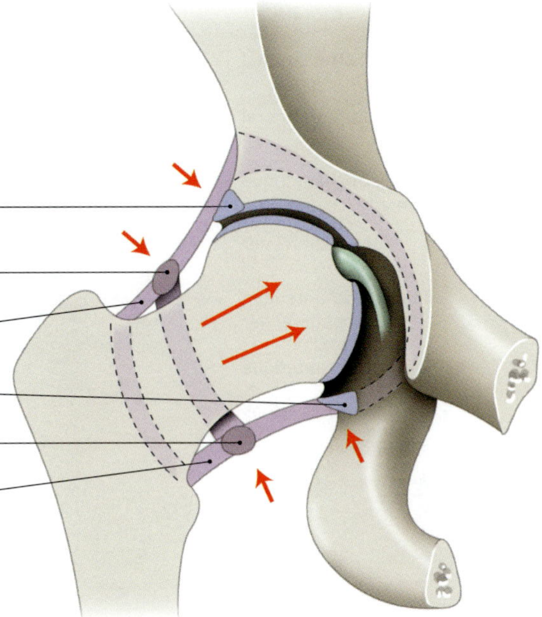

Coupe frontale

Enchâssement de la tête fémorale

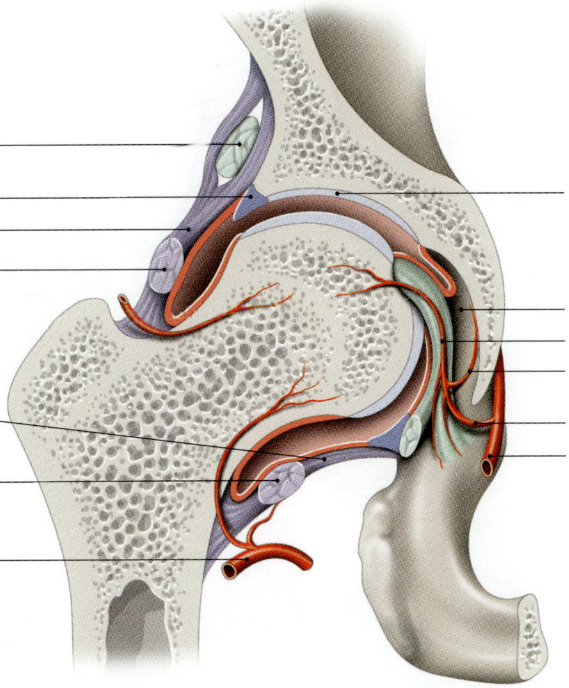

Articulation coxo-fémorale
(coupe frontale)

8.14 Articulation de la hanche ou coxo-fémorale (3)

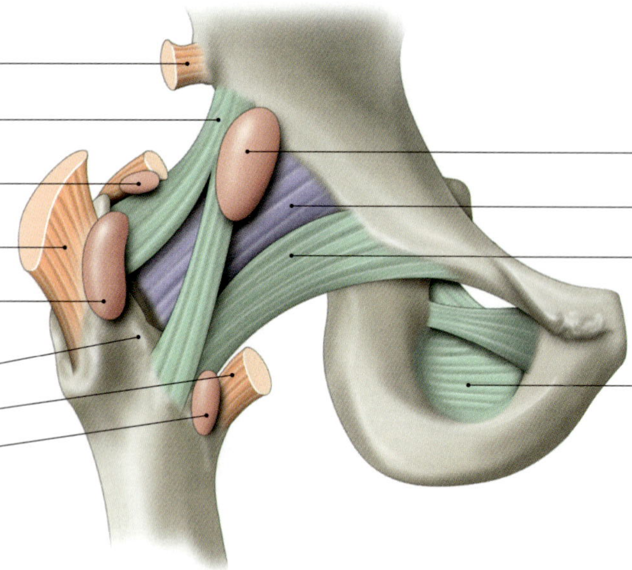

Bourses de l'articulation coxo-fémorale
(vue antérieure)

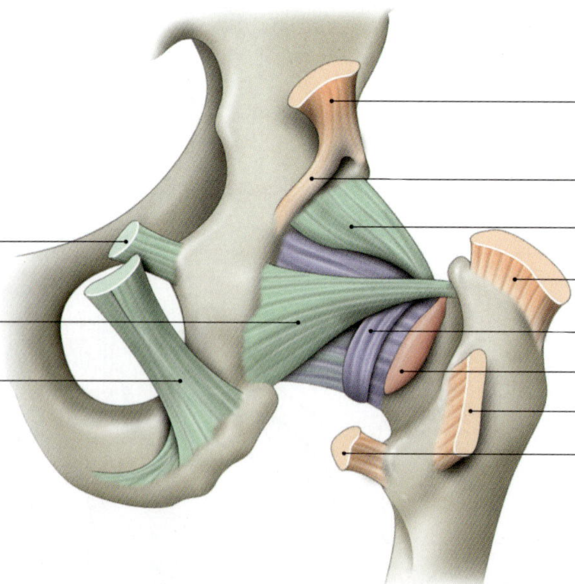

Articulation coxo-fémorale
(vue postérieure)

8.15 Articulation du genou (1)

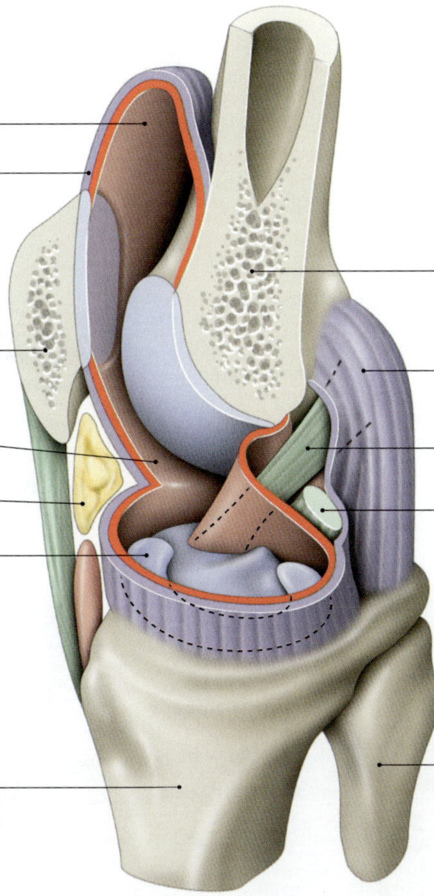

Articulation du genou. Aspect schématique de la capsule articulaire
(résection du condyle médial et de la patella)

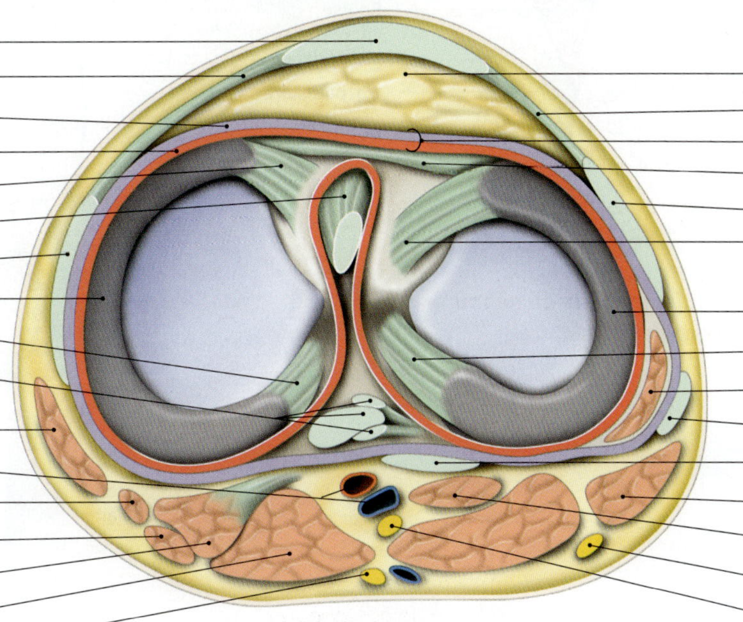

Ménisques et ligaments du genou.
Coupe transversale du genou
(vue supérieure)

8.16 Articulation du genou (2)

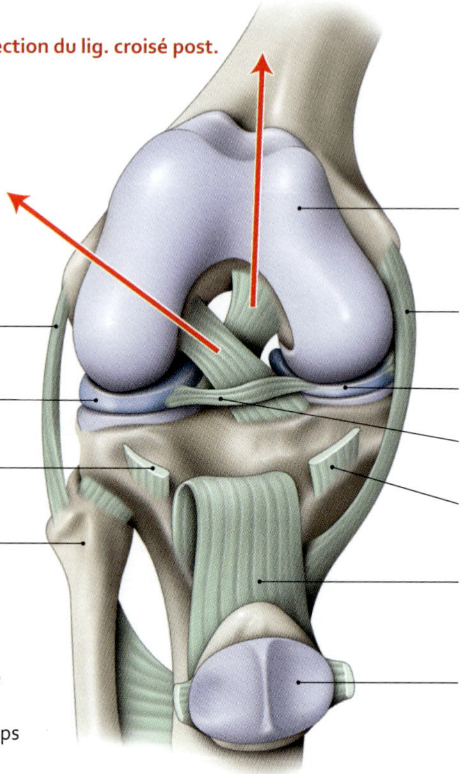

Ligaments croisés du genou
(genou ouvert vue antérieure)

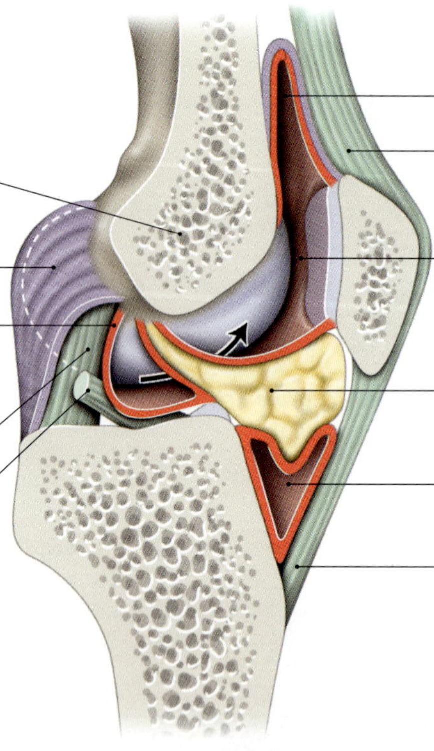

Cavité articulaire médiale du genou
(coupe sagittale - vue latérale)

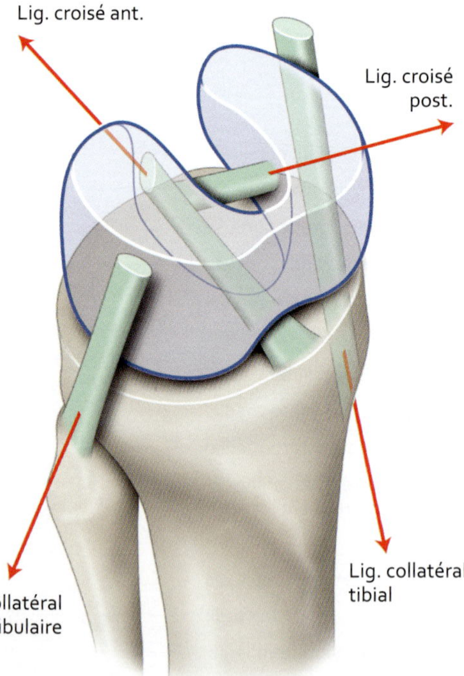

Direction des ligaments croisés et des ligaments fibulaire et tibial collatéraux
(vue latérale et oblique)

8.17 Articulation du genou (3)

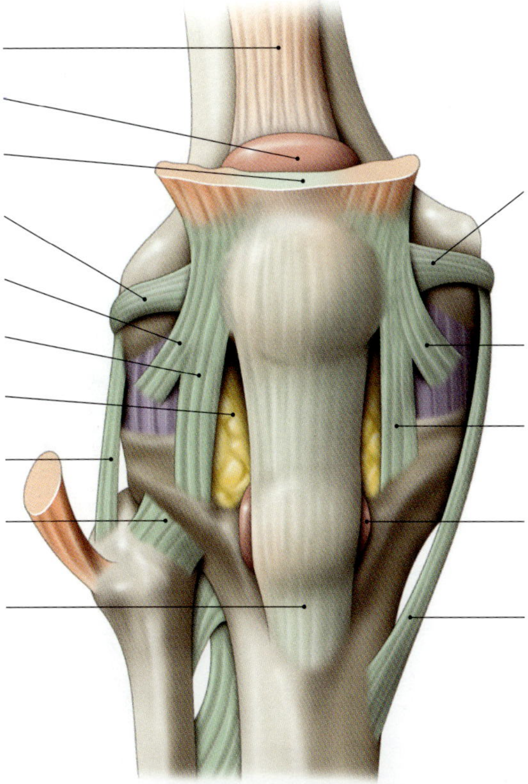

Articulation du genou
(vue antérieure)

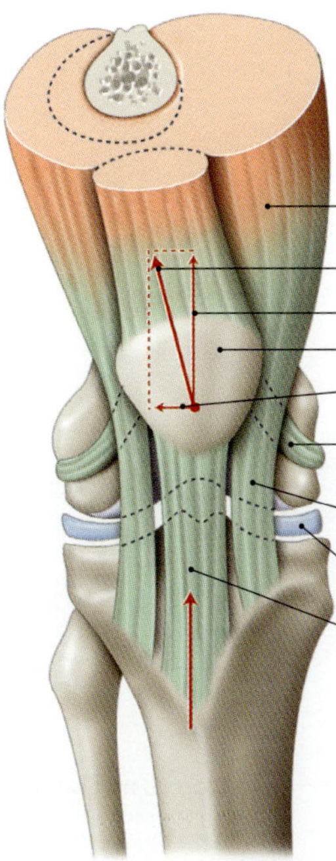

Direction du tendon du quadriceps

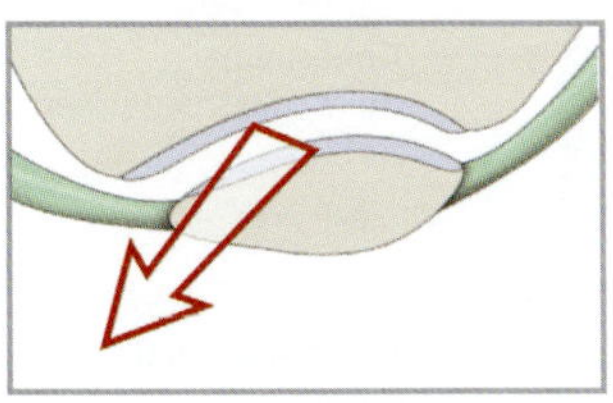

Déplacement latéral de la patella au cours de la flexion

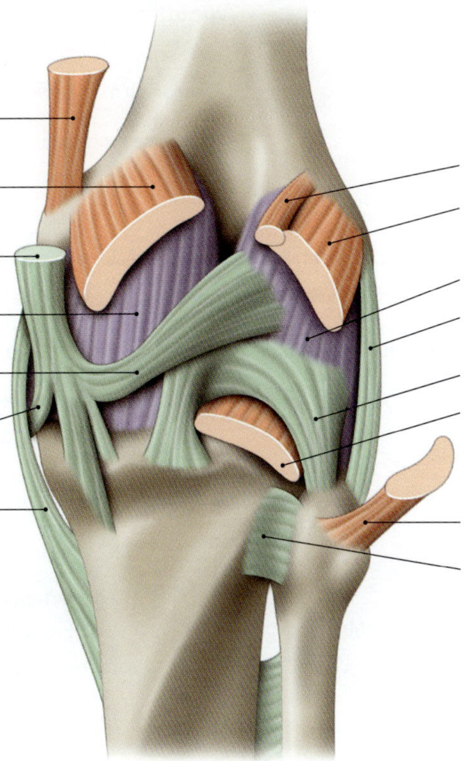

Articulation du genou
(vue postérieure)

8.18 Articulation du genou (4)

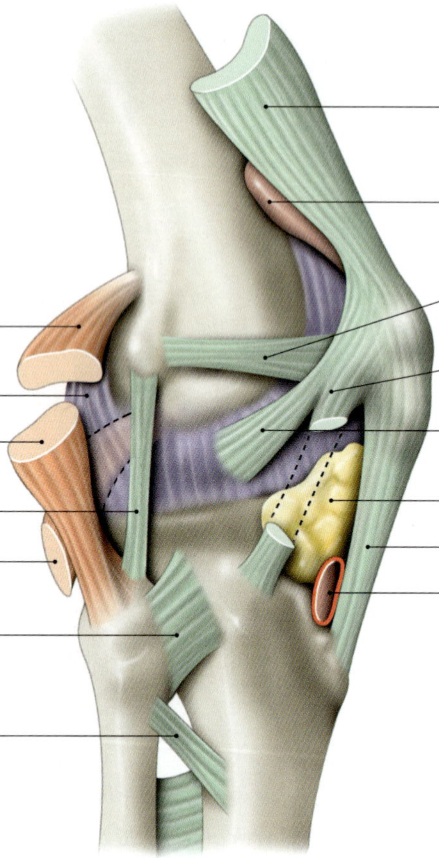

Articulation du genou
(vue latérale)

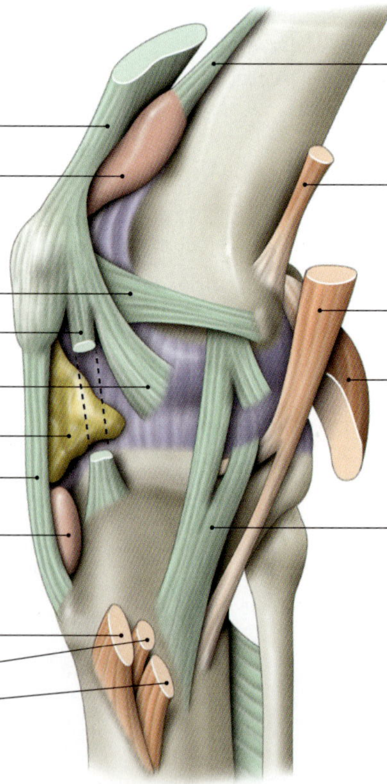

Articulation du genou
(vue médiale)

8.19 Articulations de la jambe

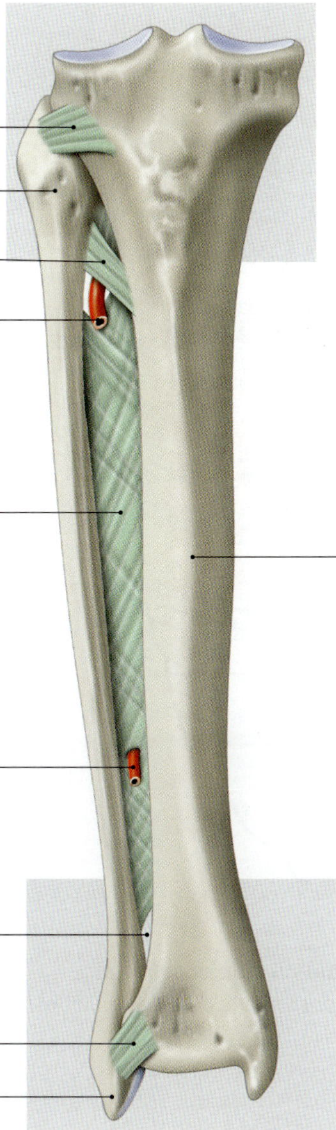

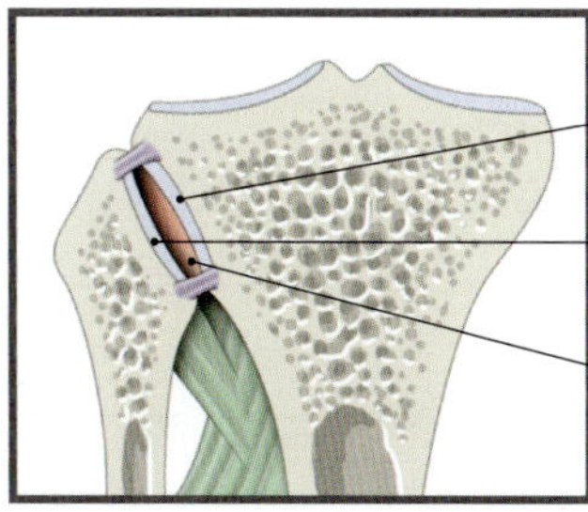

Articulation tibio-fibulaire proximale (coupe frontale)

Coupe frontale

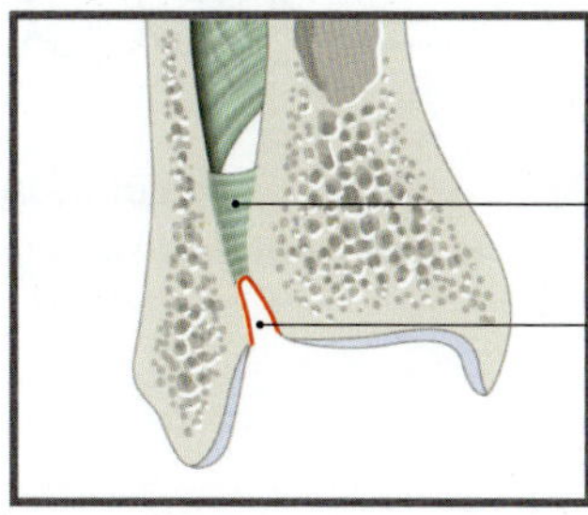

Articulation tibio-fibulaire distale ou syndesmose tibio-fibulaire (coupe frontale)

Articulations de la jambe
(vues antérieures)

8.20 Articulations du pied (1)

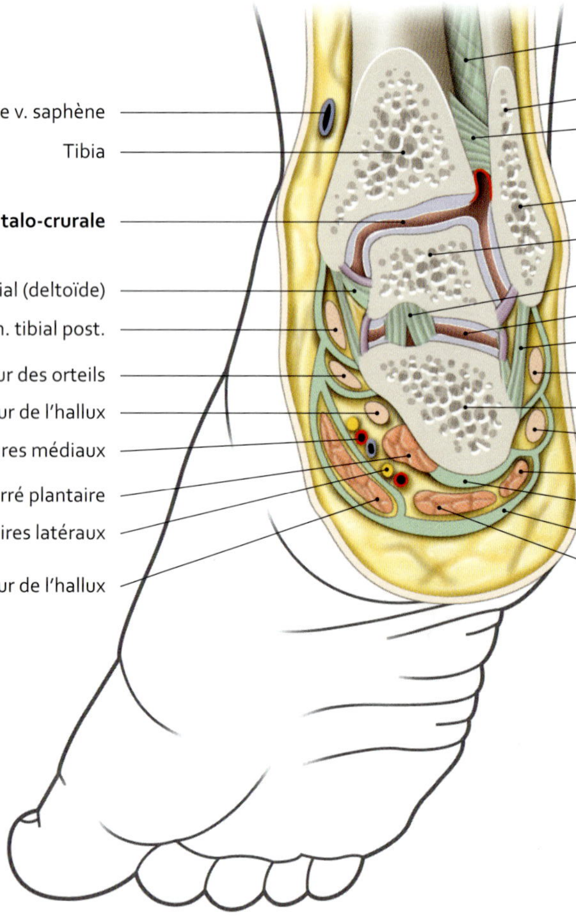

Articulations talo-crurale et subtalaire
(coupe frontale de la région postérieure du pied – vue postérieure)

8.21 Articulations du pied (2)

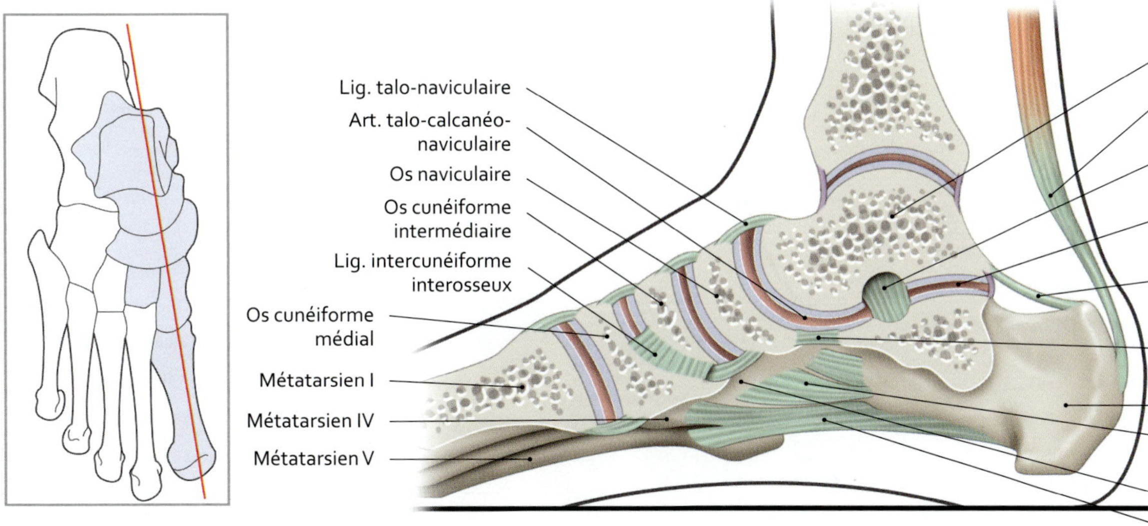

Articulations du tarse
(coupe verticale et oblique du pied : vue médiale)

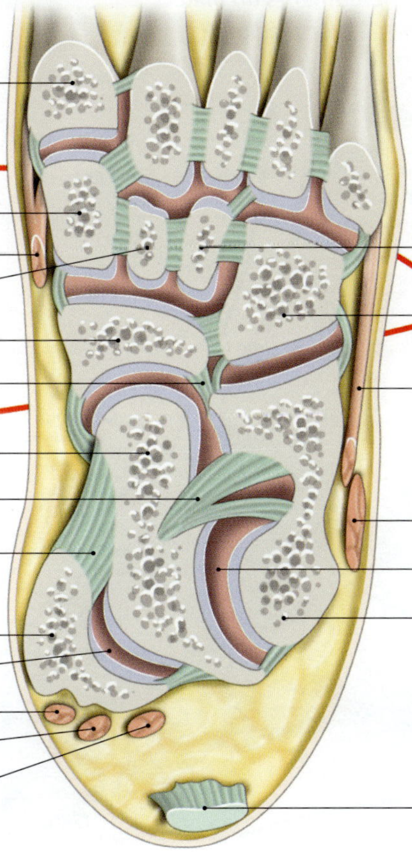

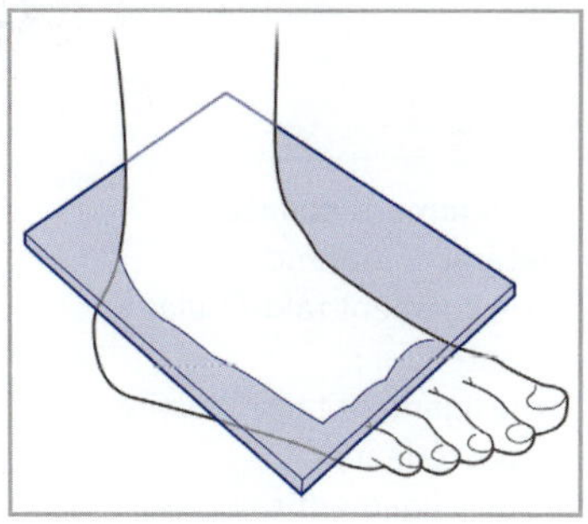

Articulations du tarse
(coupe oblique au-dessous de l'articulation talo-crurale)

Note

Les ligaments interosseux du tarse comprennent :
- le ligament talo-calcanéen interosseux ;
- le ligament cunéo-cuboïdien interosseux ;
- et les ligaments intercunéens interosseux.

8.22 Articulations du pied (3)

Note

Le ligament collatéral médial (deltoïde) comprend :
- le ligament tibio-naviculaire ;
- le ligament tibio-calcanéen ;
- le ligament tibio-talaire antérieur ;
- et le ligament tibio-talaire postérieur.

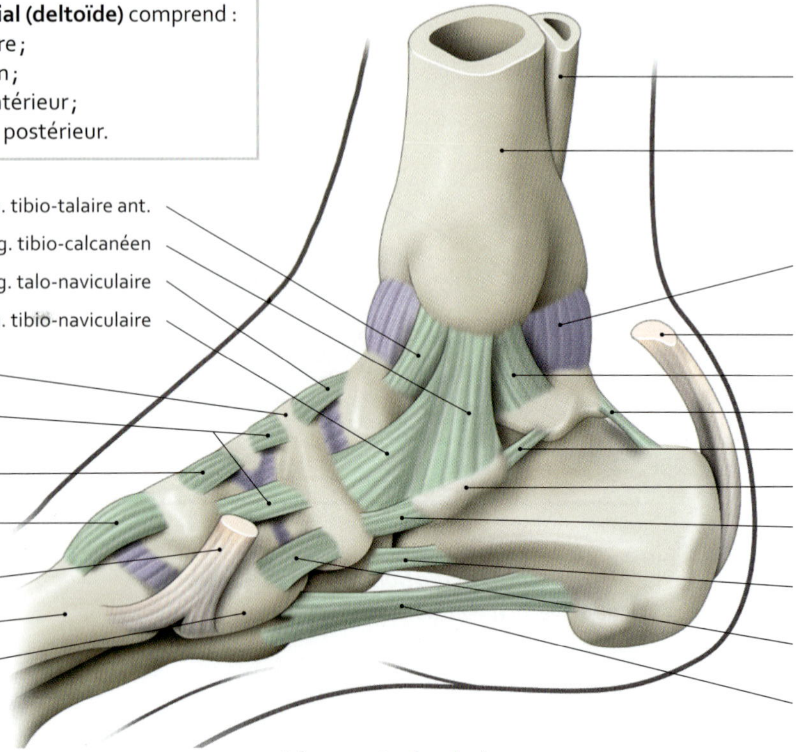

Ligaments du pied
(vue médiale)

Note

Le ligament collatéral latéral comprend :
- le ligament talo-fibulaire antérieur ;
- le ligament talo-fibulaire postérieur ;
- et le ligament calcanéo-fibulaire.

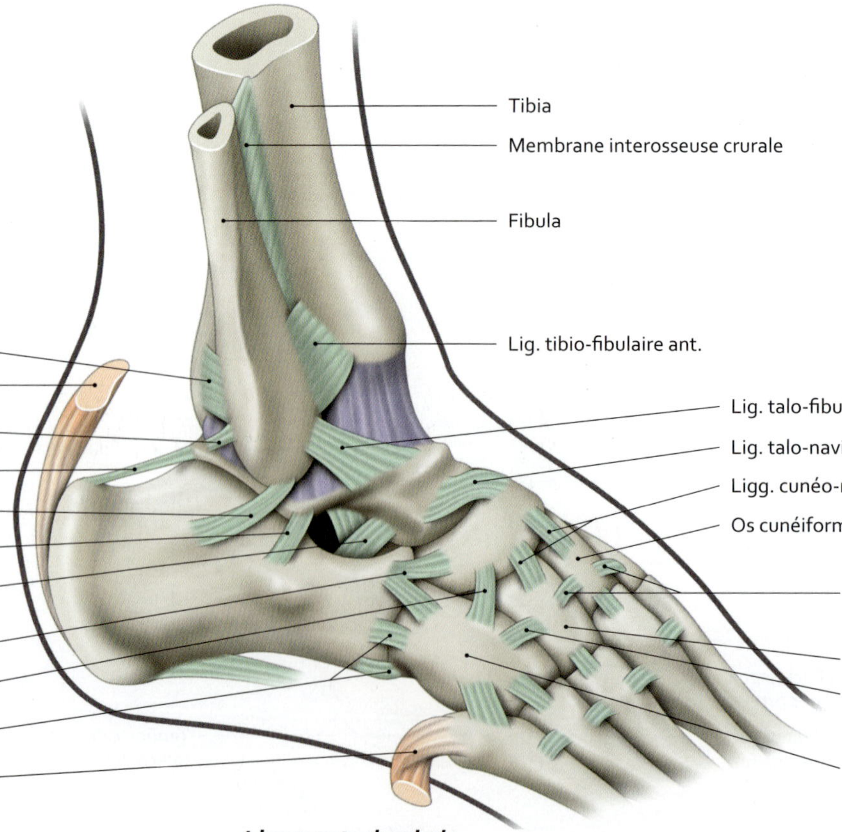

Ligaments du pied
(vue latérale)

8.23 Articulations du pied (4)

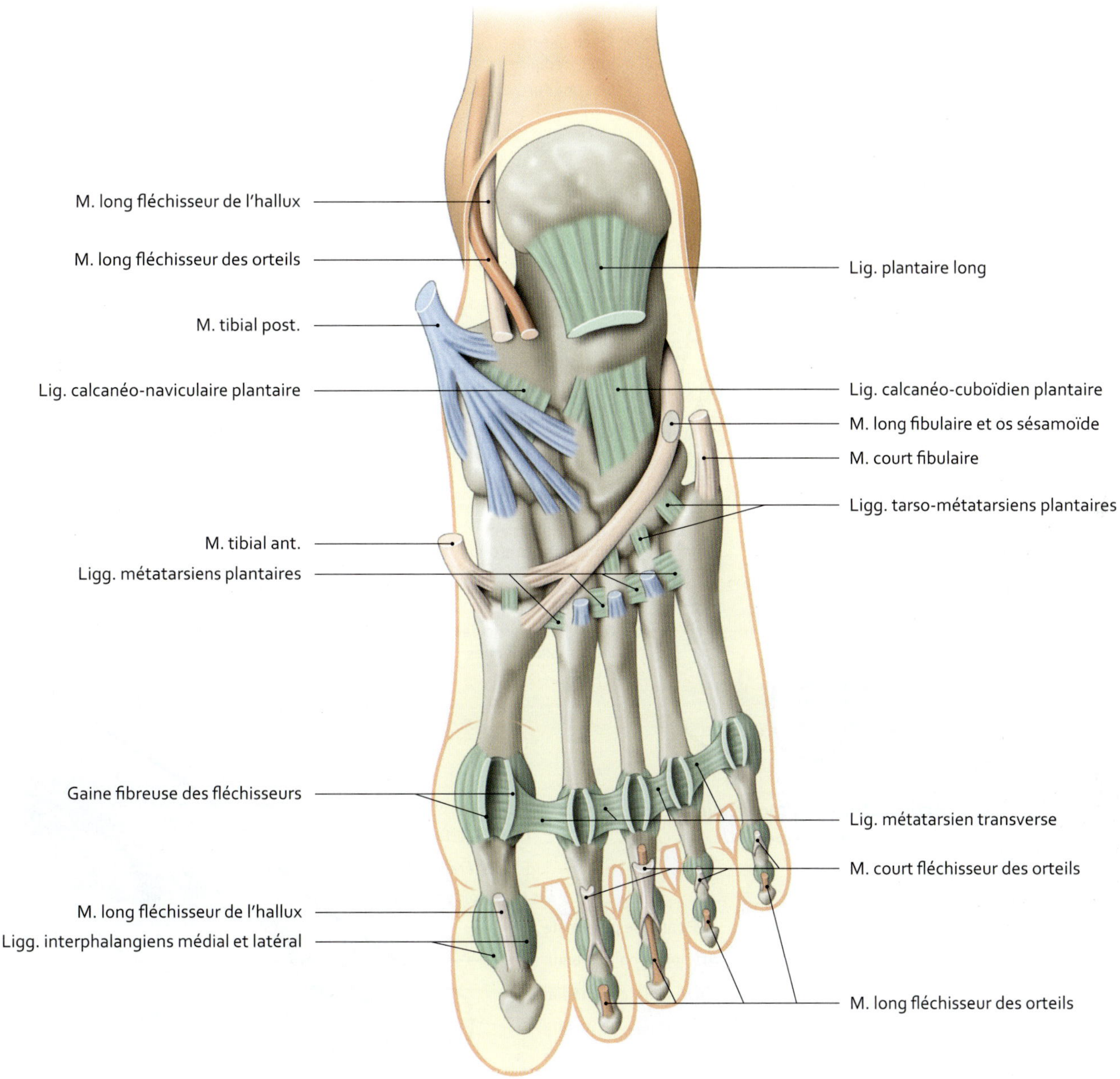

Ligaments et tendons musculaires de la plante du pied
(vue plantaire, pied en extension)

8.24 Articulations du pied (5)

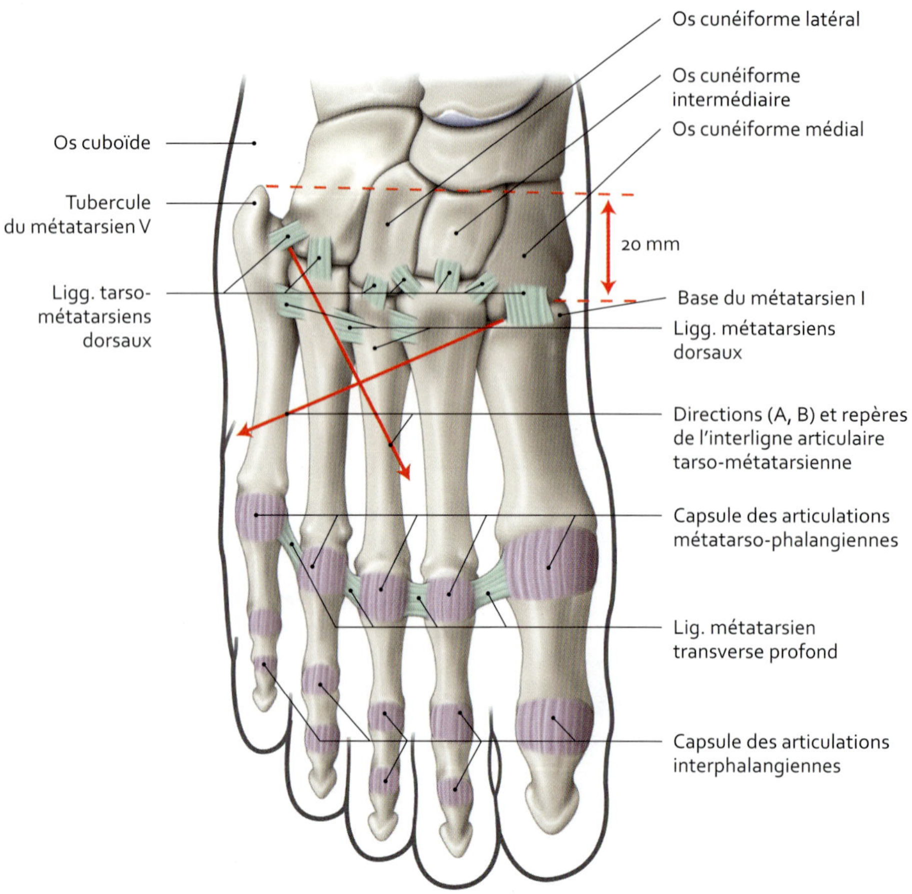

Articulation de l'avant pied
(vue dorsale)

Note

Les articulations de l'avant-pied comprennent :

- les articulations **tarso-métatarsiennes** ;
- les articulations **intermétatarsiennes** ;
- les articulations **métatarso-phalangiennes** ;
- et les articulations **interphalangiennes**.

Toutes ces articulations présentent des mouvements réduits, mais amplifiés et associés au cours de la locomotion.
Dans la marche, elles amortissent le poids du corps au cours du double appui de réception, puis elles assurent le déroulement du pied et participent à la phase d'élan.

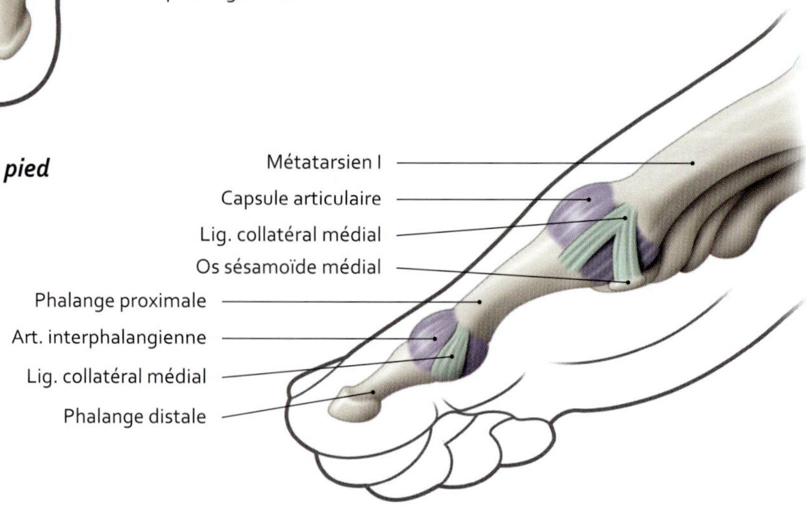

Articulations métatarso-phalangienne et interphalangienne de l'hallux
(vue médiale)

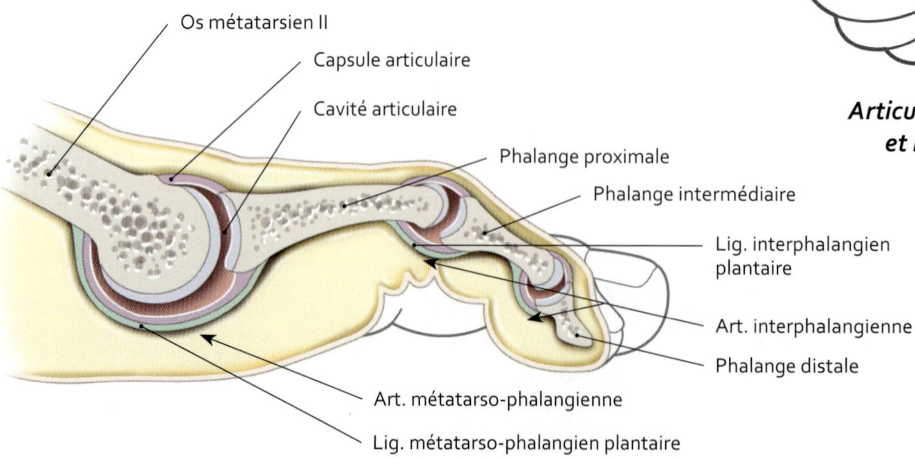

Articulation métatarso-phalangienne et interphalangienne du pied
(coupe longitudinale)

8.25 Arcs d'appui du pied

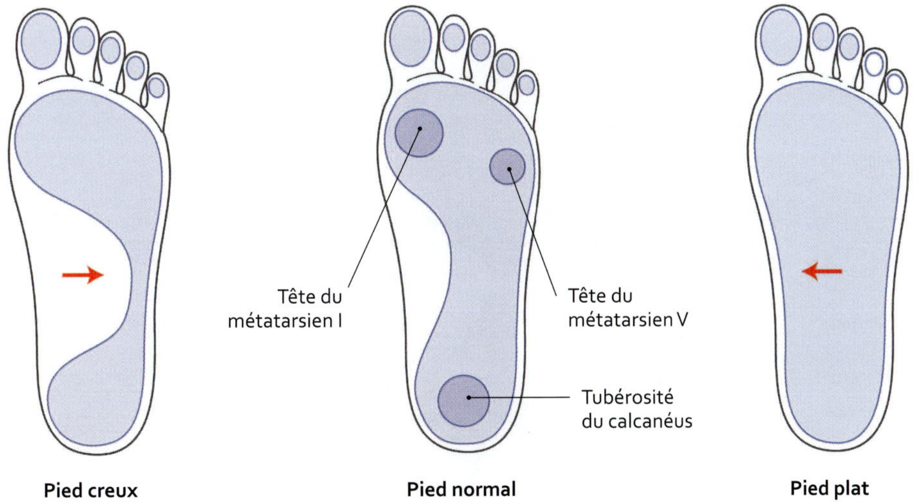

Empreintes d'appui du pied

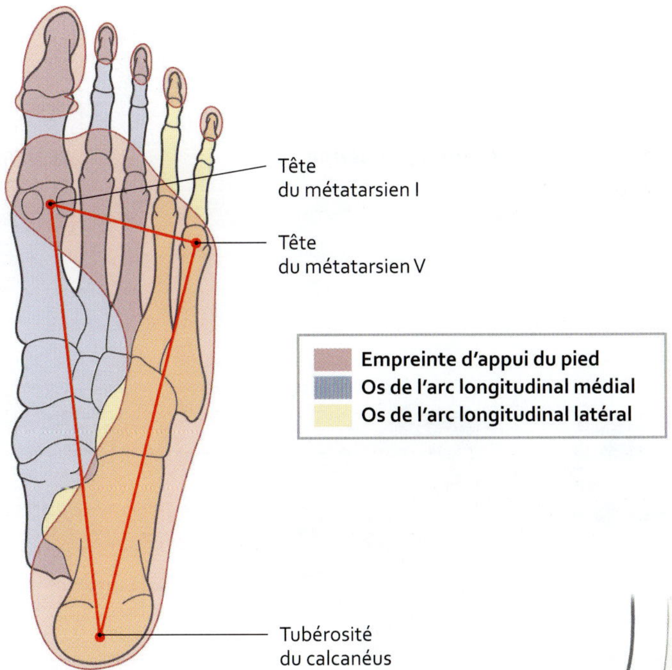

Points d'appui du pied

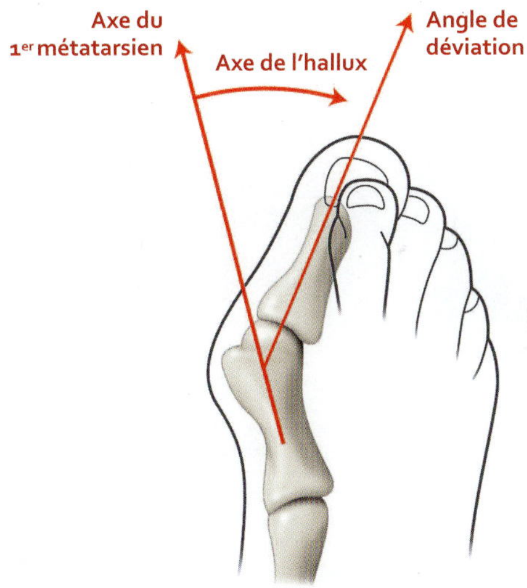

Hallux valgus

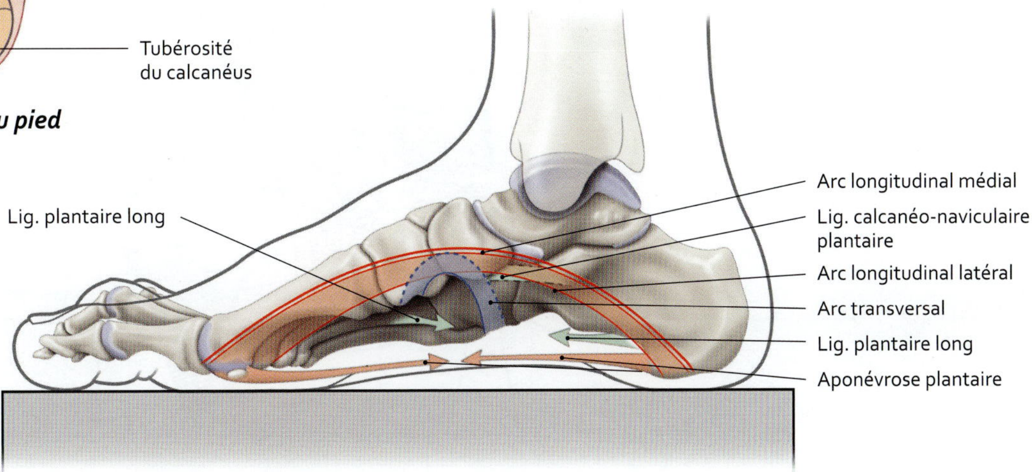

Arcs du pied

8.26 Muscles de la ceinture pelvienne (du membre inférieur)

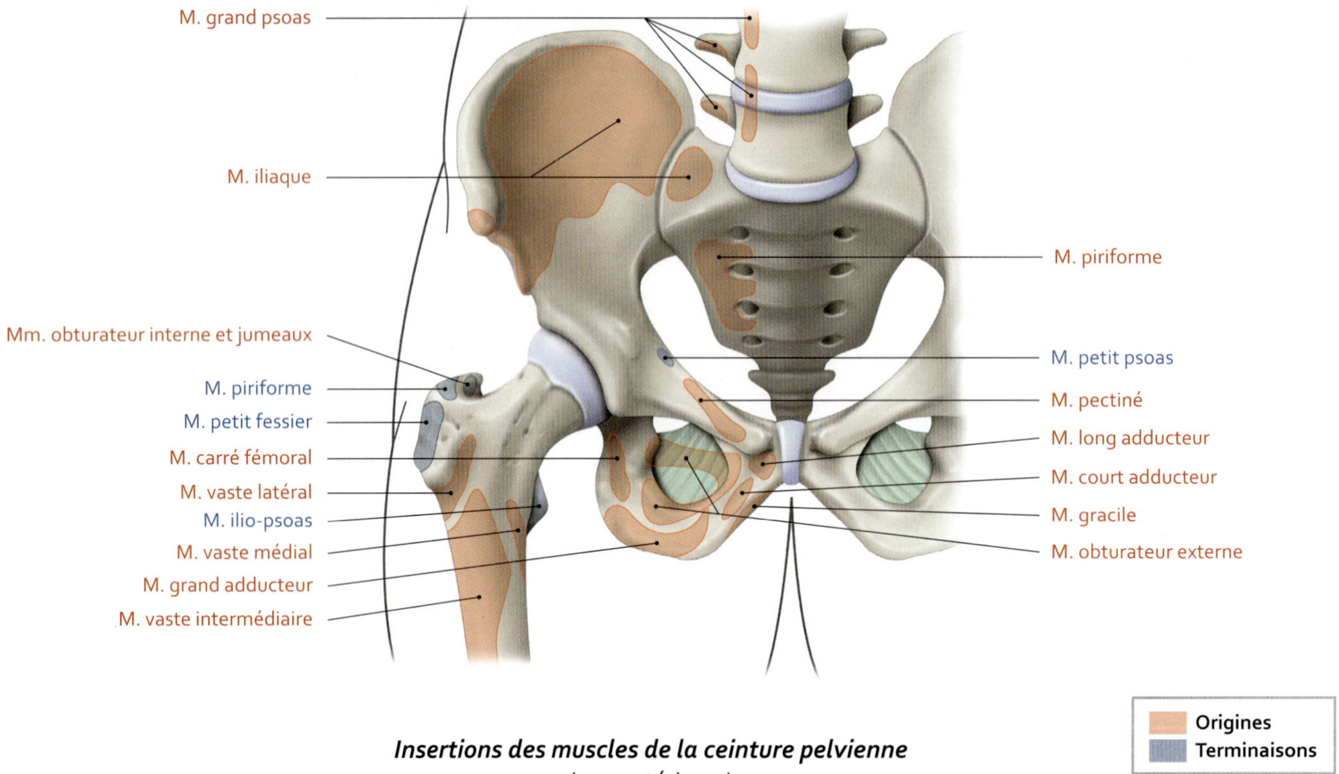

Insertions des muscles de la ceinture pelvienne
(vue antérieure)

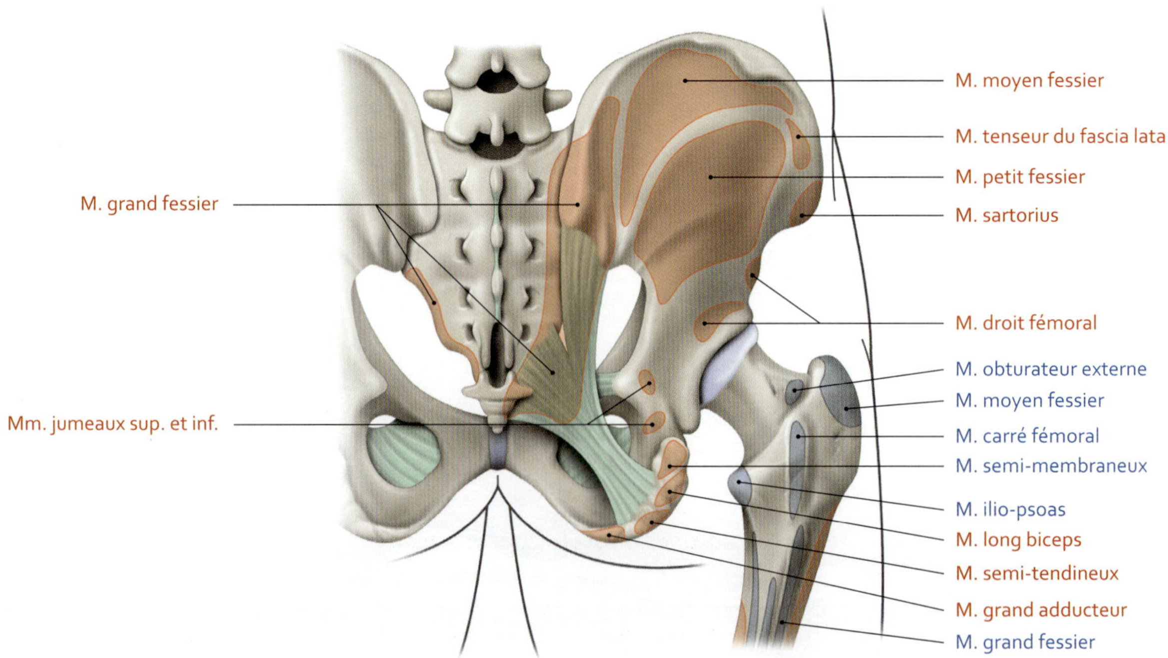

Insertions des muscles de la ceinture pelvienne
(vue postérieure)

8.27 Muscles antérieurs de la ceinture pelvienne

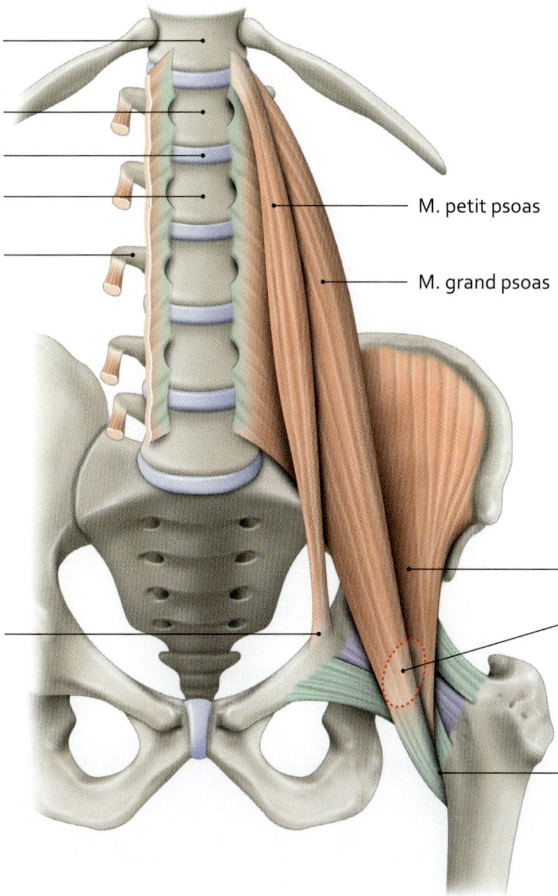

Muscle ilio-psoas
(vue antérieure)

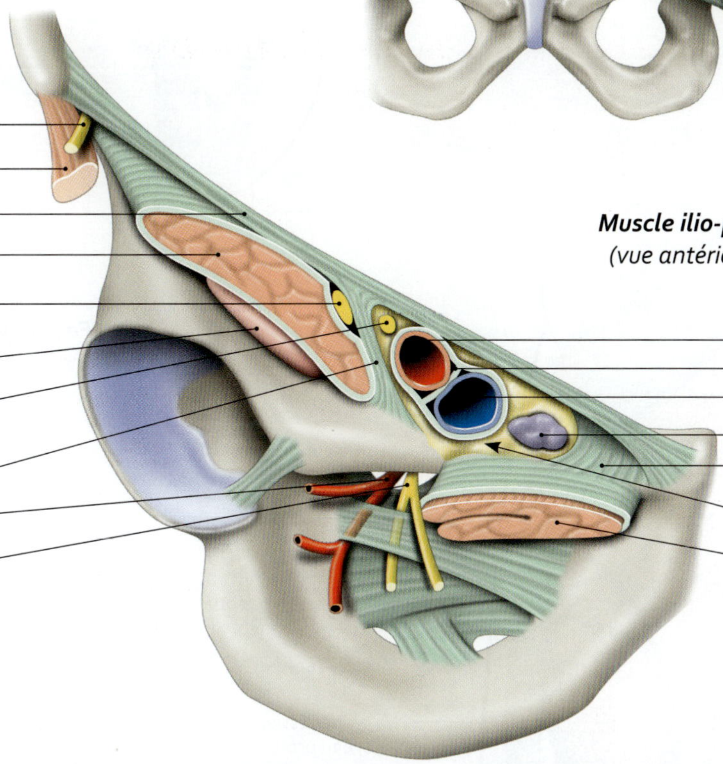

Lacunes musculaire et vasculaire

Muscles	Action	Innervation
Ilio-psoas • **Grand psoas** • **Iliaque**	• Fléchisseur et rotateur médial de la cuisse. • Fléchisseur et rotateur controlatéral du rachis. • En station debout, favorise la cohérence des surfaces articulaires de la hanche.	• Grand psoas : branche du plexus lombal (L1, L2, L3) • Iliaque : nerf fémoral (L2, L3)

8.28 Muscles postérieurs de la ceinture pelvienne (1)

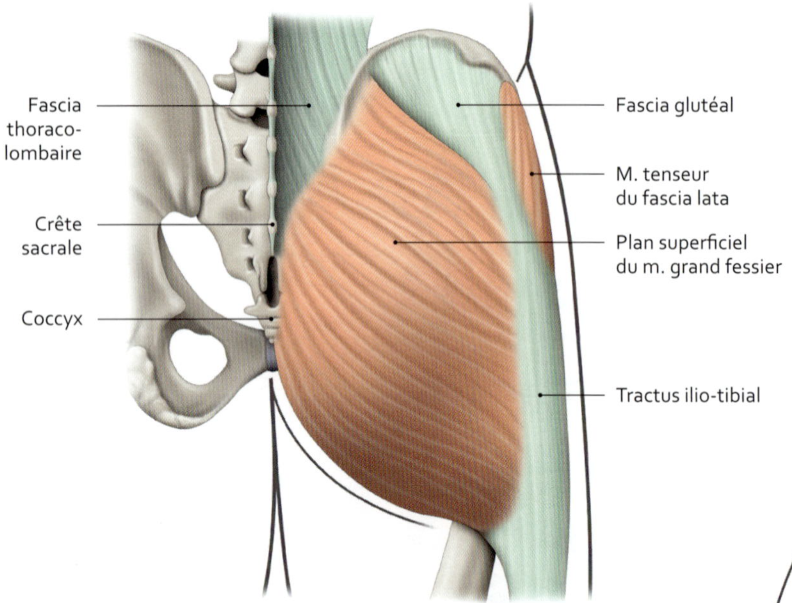

Muscle grand fessier : plan superficiel
(vue postérieure)

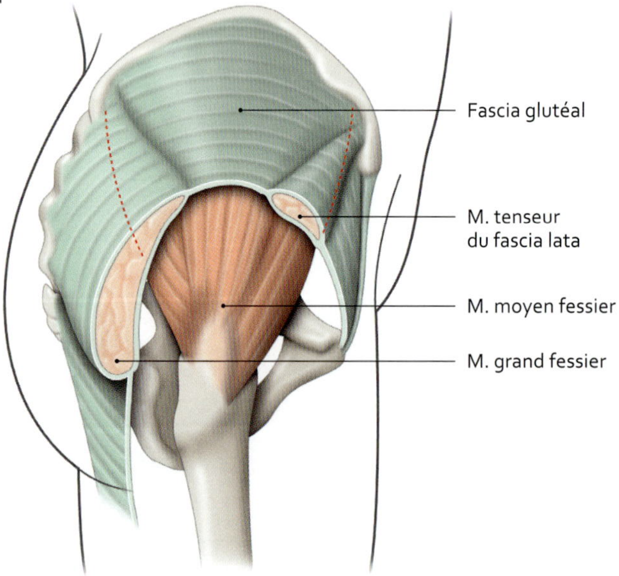

Fascia glutéal
(vue latérale)

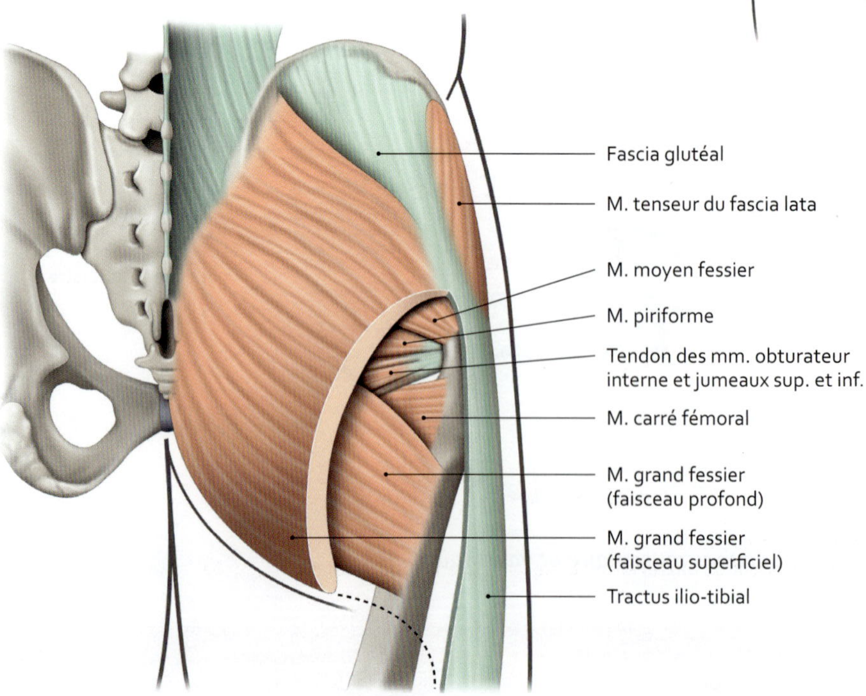

Muscles de la région glutéale
(vue postérieure)

8.29 Muscles postérieurs de la ceinture pelvienne (2)

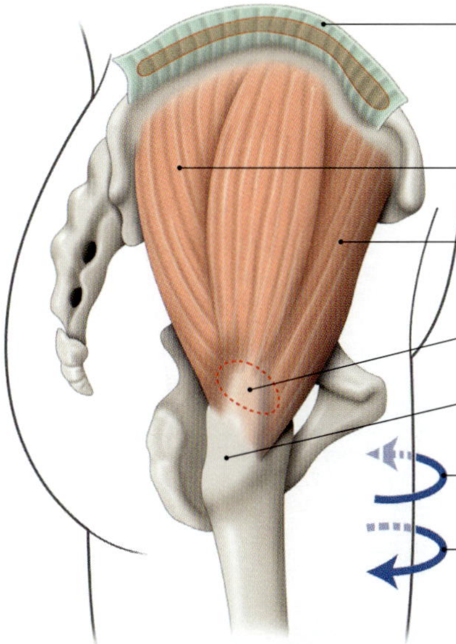

Muscle moyen fessier
(vue latérale)

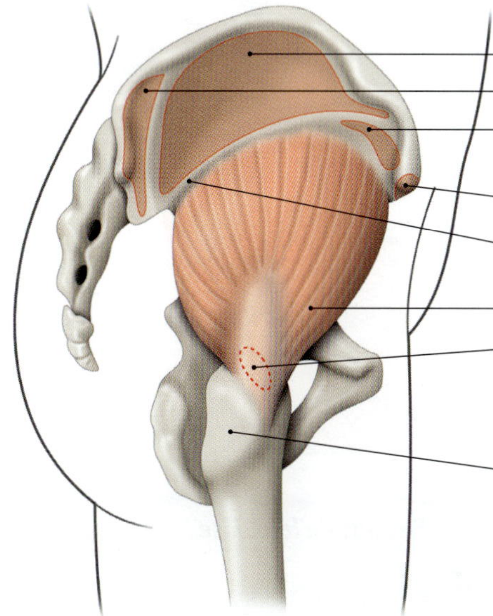

Muscle petit fessier
(vue latérale)

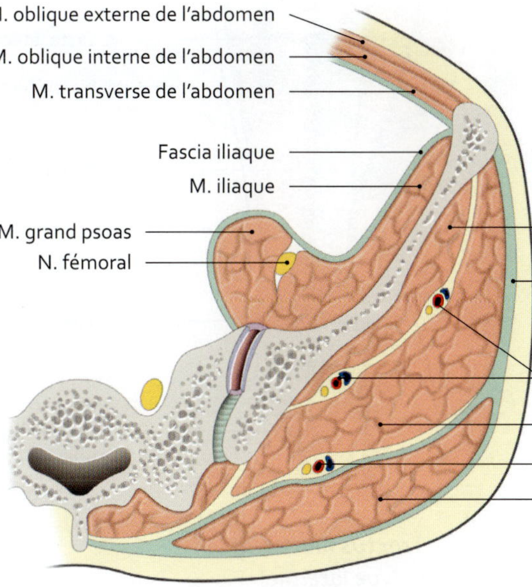

Région glutéale droite
(coupe transversale)

Muscles	Action	Innervation
Grand fessier	• **Extenseur et rotateur latéral de la cuisse.** • **Dans la station debout : stabilisateur du bassin en synergie avec les muscles abdominaux.**	• Nerf glutéal inférieur (L5, S1, S2)
Moyen fessier	• **Abducteur de la cuisse :** – faisceau antérieur : rotateur médial de la cuisse ; – faisceau postérieur : rotateur latéral de la cuisse. • **Stabilisateur du bassin en appui monopodal.**	• Nerf glutéal supérieur (L4, L5, S1)
Petit fessier	• **Abducteur et rotateur médial de la cuisse.**	• Nerf glutéal supérieur (L4, L5, S1)

8.30 Muscles et fascias latéraux de la ceinture pelvienne

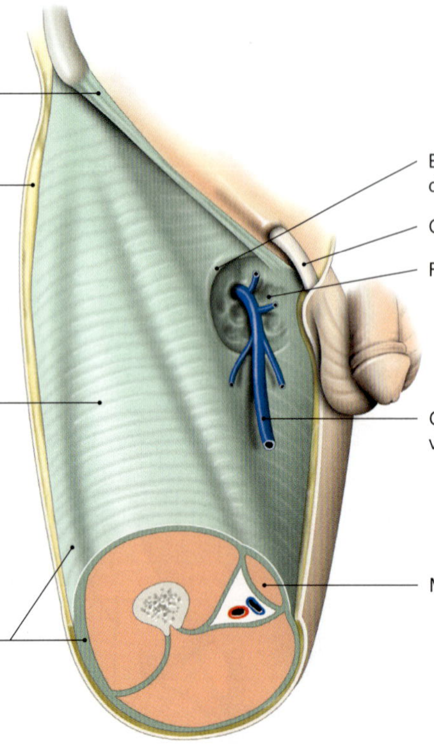

Fascias de la cuisse

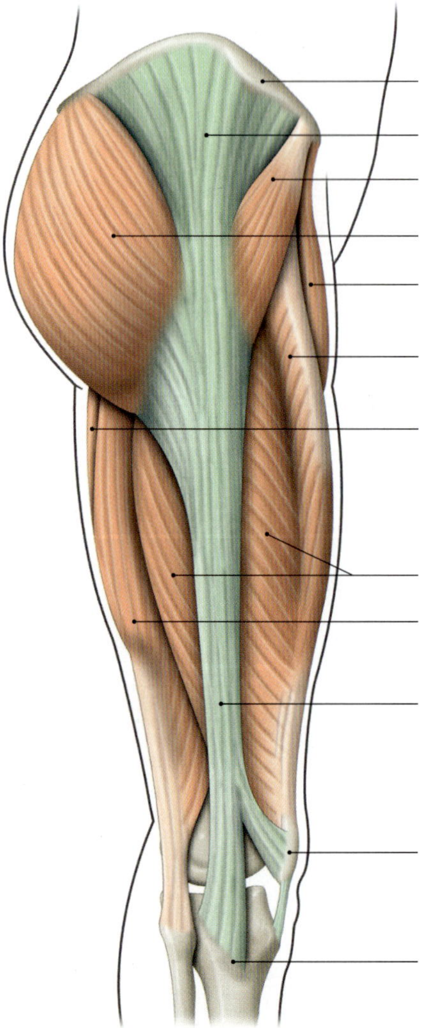

Tractus ilio-tibial
(vue latérale)

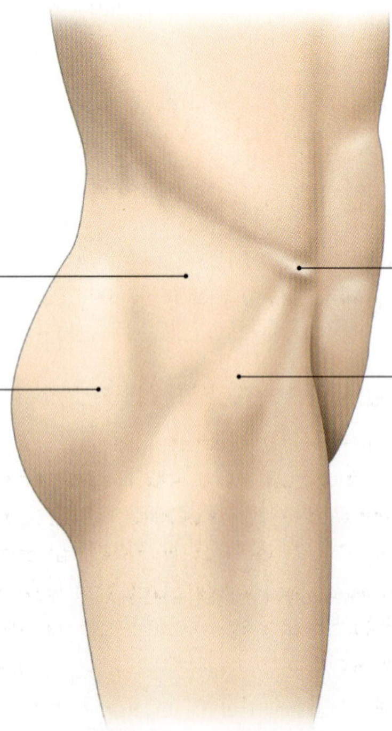

Anatomie de surface de la région glutéale
(vue latérale)

Note

Muscle tenseur du fascia lata

- **Action :**
  - tenseur du tractus ilio-tibial et extenseur de la jambe ;
  - dans la station debout, il renforce la cohérence des articulations coxo-fémorale et tibio-fémorale ; il contribue ainsi au maintien de la station érigée.
- **Innervation :** nerf glutéal supérieur (L4, L5, S1).

8.31 Muscles profonds de la ceinture pelvienne

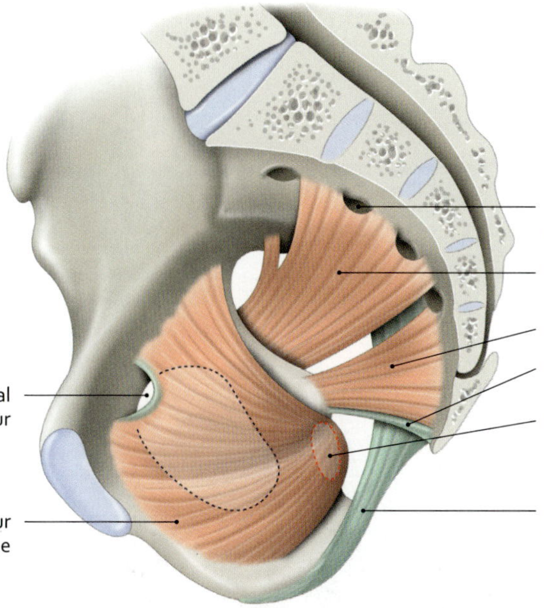

Muscles rotateurs latéraux de la cuisse
(vue interne)

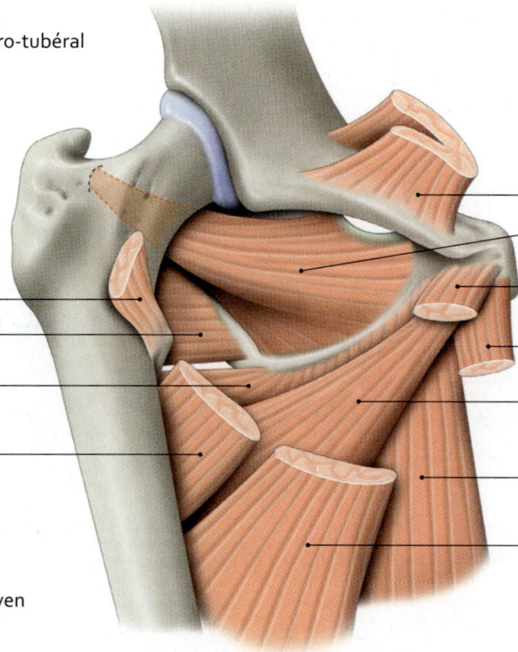

Muscles pelvi-trochantériens et fémoraux médiaux
(vue antérieure)

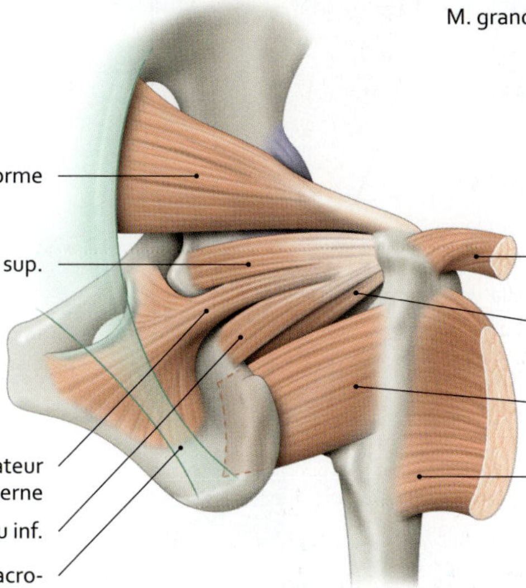

Muscles pelvi-trochantériens
(vue postérieure)

Muscles	Action	Innervation
Piriforme	Rotateur latéral de la cuisse.	• Nerf du muscle piriforme (L5, S1, S2)
Obturateur interne Jumeau supérieur	Rotateurs latéraux de la cuisse.	• Nerf du muscle obturateur interne (L5, S1)
Jumeau inférieur Carré fémoral	Rotateusr latéraux de la cuisse.	• Nerf du muscle carré fémoral (L5, S1)
Obturateur externe	Rotateur latéral de la cuisse.	• Nerf obturateur (L3, L4)

8.32 Muscles antérieurs de la cuisse

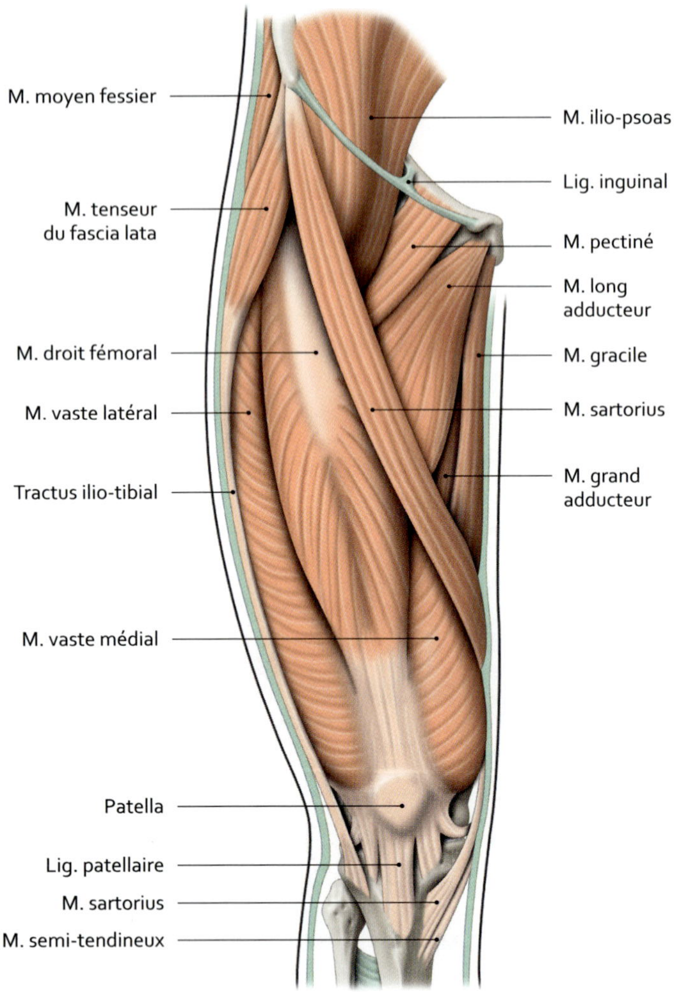

Muscles antérieurs de la cuisse

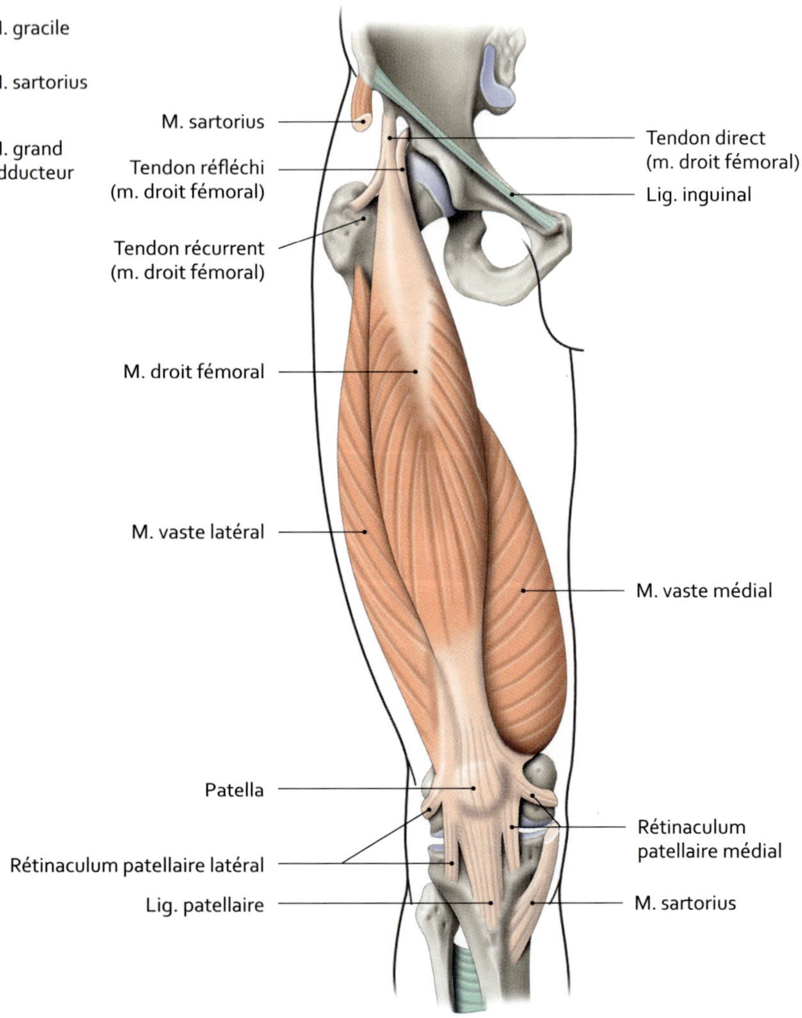

Muscle quadriceps fémoral

Muscles	Action	Innervation
Sartorius	• Fléchisseur de la cuisse et de la jambe. • Rotateur latéral et abducteur de la cuisse.	• Nerf fémoral (L2, L3)
Quadriceps fémoral **• Droit fémoral** **• Vaste latéral** **• Vaste médial** **• Vaste intermédiaire**[1]	• Extenseur de la jambe. • Fléchisseur de la cuisse par le muscle droit fémoral.	• Nerf fémoral (L2, L3, L4)

1. Le **muscle articulaire du genou,** faisceau aberrant du muscle vaste intermédiaire, est tenseur de la bourse suprapatellaire (voir planche 8.19).

8.33 Muscles médiaux de la cuisse (1)

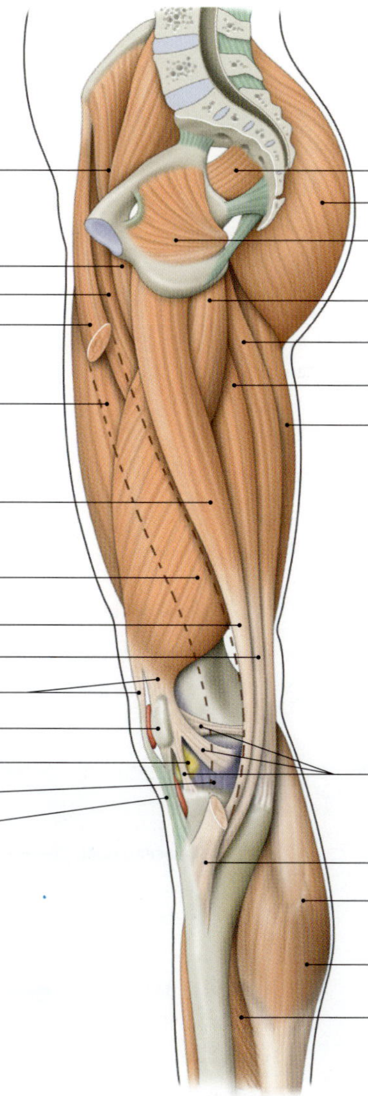

Muscles médiaux de la cuisse
(vue médiale)

Note

Muscles de la patte d'oie (muscles sartorius, gracile et semi-tendineux)

Ils naissent des trois parties de l'os coxal et ont une terminaison commune.

- **Action :** fléchisseurs de la jambe et adducteurs accessoires de la cuisse.

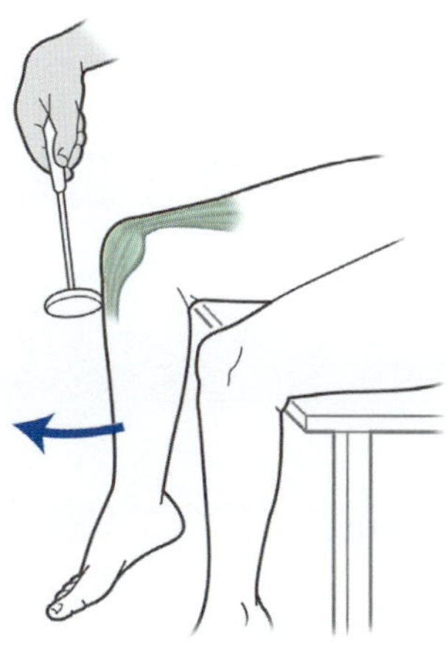

Réflexe patellaire en position assise

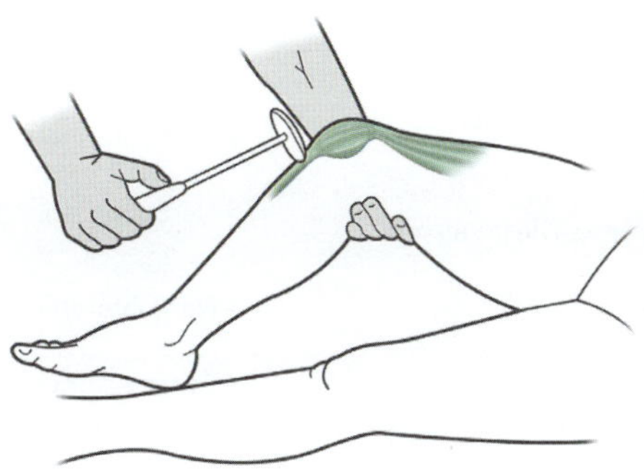

Réflexe patellaire en décubitus dorsal

Note

Réflexe patellaire

- **Le sujet** est soit en décubitus dorsal, jambe demi-fléchie, soit assis, jambes pendantes ou croisées. **L'examinateur** percute le tendon patellaire.
- **La réponse** est l'extension de la jambe.
- Ce réflexe explore le nerf fémoral et le niveau radiculaire **L4**.

8.34 Muscles médiaux de la cuisse (2)

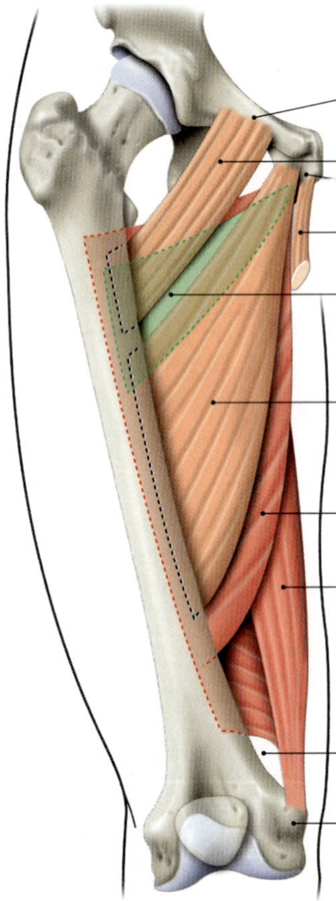

Muscles adducteurs : topographie
(vue antérieure)

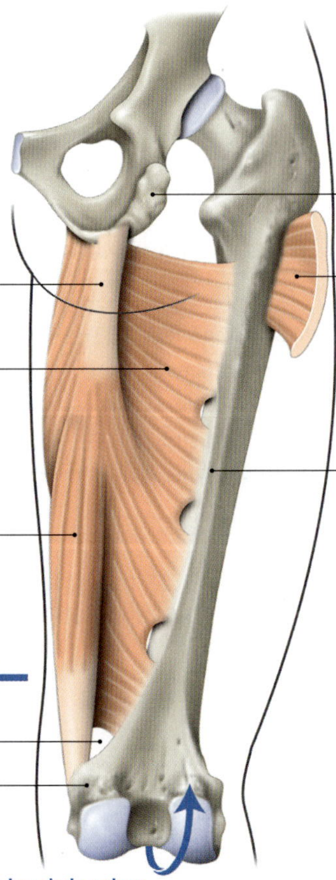

Muscle grand adducteur
(vue postérieure)

Muscles	Action	Innervation
Pectiné	• Adducteur et fléchisseur de la cuisse.	• Nerf fémoral (L2, L3) • Nerf obturateur (inconstant)
Long adducteur	• Adducteur de la cuisse. • Fléchisseur et rotateur latéral de la cuisse.	• Nerf obturateur (L2, L3, L4)
Court adducteur	• Adducteur de la cuisse.	• Nerf obturateur (L2, L3)
Grand adducteur	• Adducteur de la cuisse. • Extenseur de la cuisse par le muscle droit fémoral.	• Faisceau antérieur : nerf obturateur (L2, L3, L4) • Faisceau postérieur : nerf sciatique (ischiatique) (L2, L3, L4)
Gracile	• Fléchisseur et rotateur médial de la jambe. • Adducteur accessoire de la cuisse.	• Nerf obturateur (L2, L3)

8.35 Muscles postérieurs de la cuisse

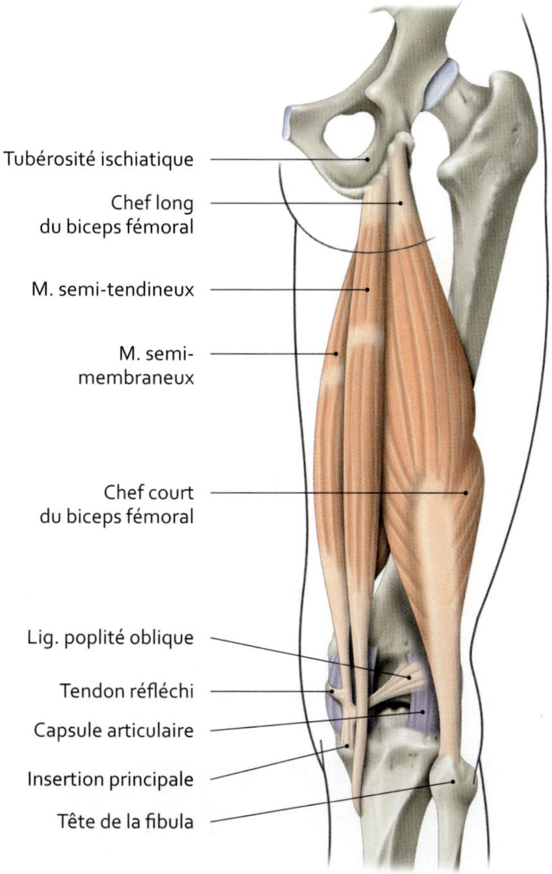

Muscles ischio-jambiers
(vue postérieure)

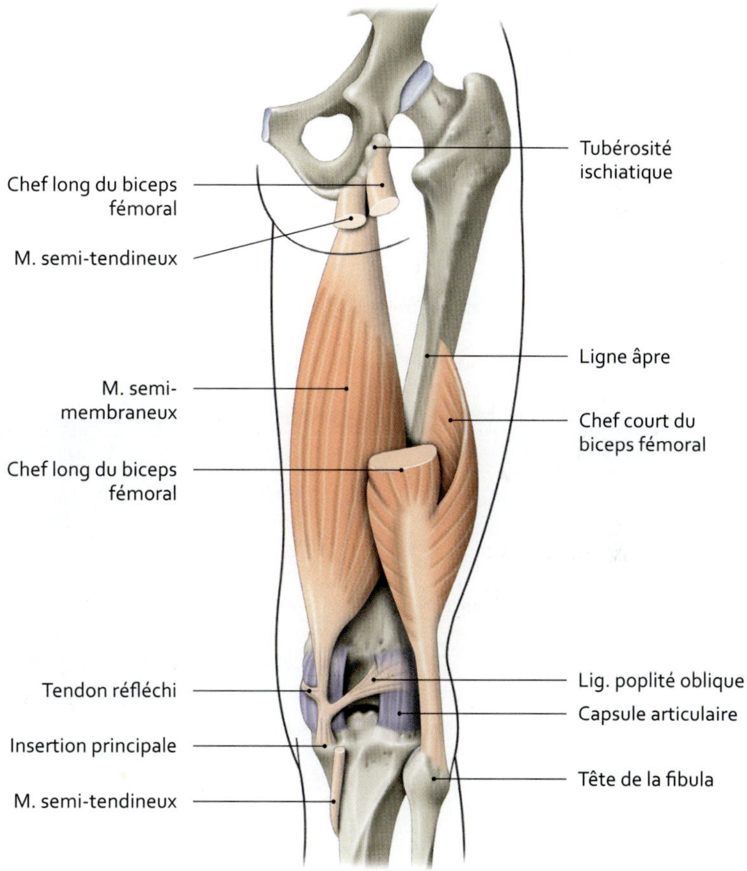

Muscles ischio-jambiers
(vue postérieure – résection partielle des muscles semi-tendineux et biceps fémoral)

MUSCLES	ACTION	INNERVATION
Biceps fémoral	• Fléchisseur de la jambe. • Rotateur latéral de la jambe fléchie. • Extenseur de la cuisse par le long chef.	• Nerf sciatique (ischiatique) (L5, S1, S2)
Semi-tendineux	• Fléchisseur de la jambe. • Rotateur médial de la jambe fléchie. • Extenseur de la cuisse.	• Nerf sciatique (ischiatique) (L5, S1, S2)
Semi-membraneux	• Fléchisseur de la jambe. • Rotateur médial de la jambe fléchie. • Extenseur de la cuisse. • Tenseur de la capsule articulaire du genou.	• Nerf sciatique (ischiatique) (L5, S1, S2)

8.36 Muscles antérieurs et latéraux de la jambe (1)

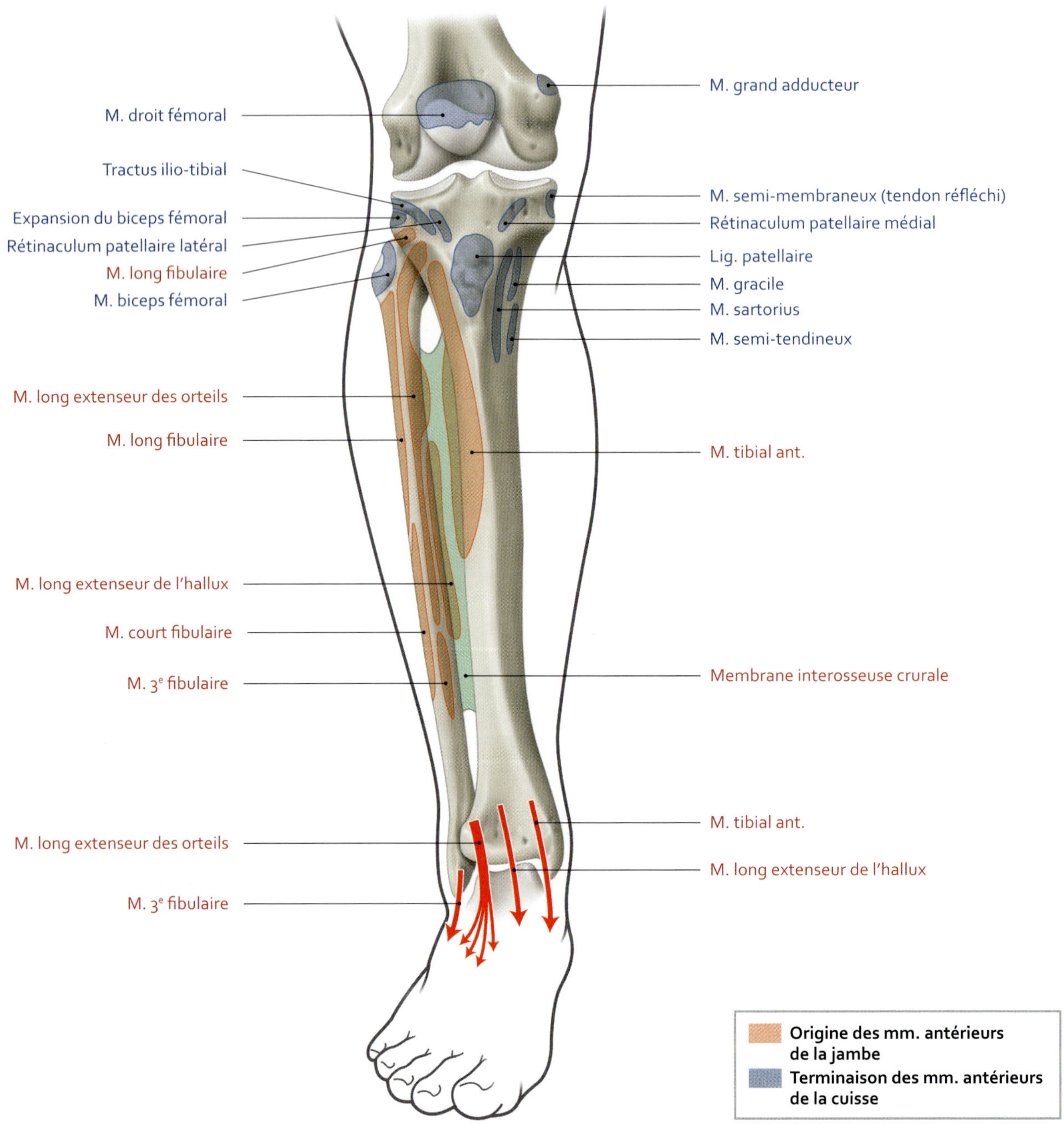

Insertions des muscles antérieurs de la jambe
(vue antérieure)

8.37 Muscles antérieurs et latéraux de la jambe (2)

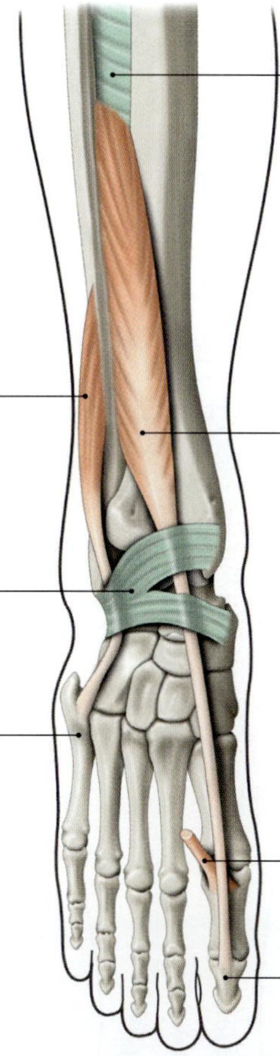

Muscles troisième fibulaire et long extenseur de l'hallux

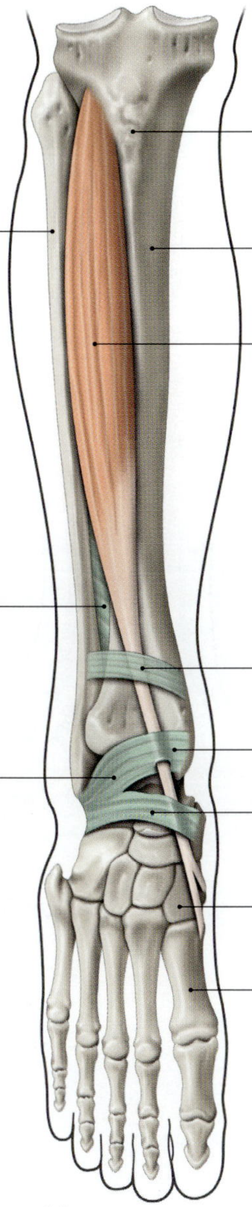

Vue antérieure

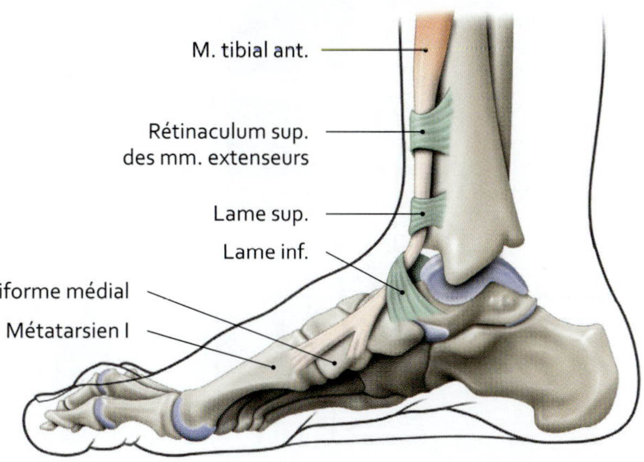

Vue latérale et terminaison

Muscle tibial antérieur

Muscles	Action	Innervation
Tibial antérieur	• Fléchisseur et éverseur du pied.	• Nerf fibulaire profond (L4, L5)
Long extenseur de l'hallux	• Extenseur de l'hallux. • Fléchisseur du pied.	• Nerf fibulaire profond (L5, S1)
Troisième fibulaire	• Fléchisseur et éverseur du pied.	• Nerf fibulaire profond (L5, S1)

8.38 Muscles antérieurs et latéraux de la jambe (3)

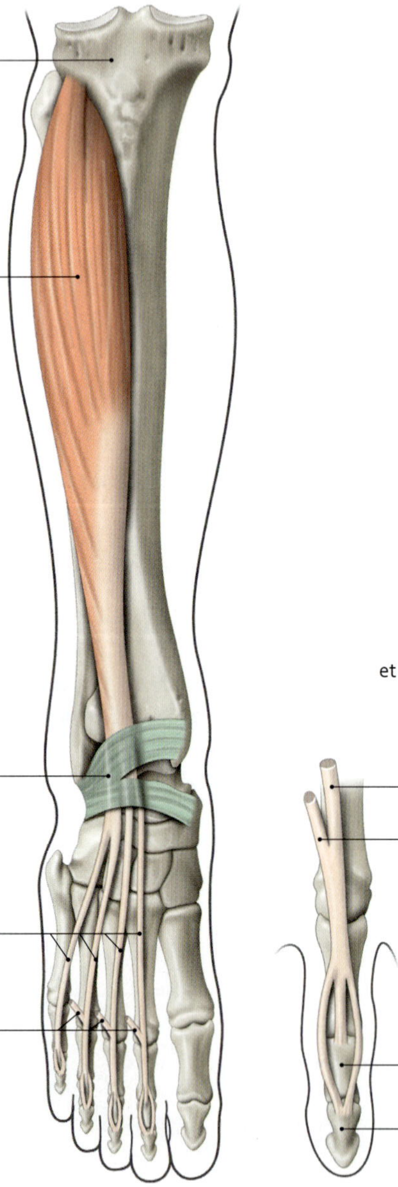

Muscle long extenseur des orteils

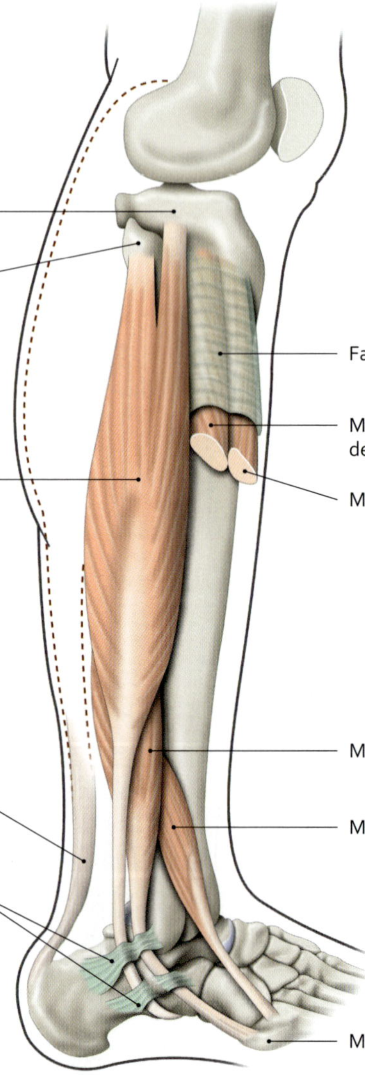

Muscles latéraux de la jambe

Muscles	Action	Innervation
Long extenseur des orteils	• Extenseur des orteils II à V. • Fléchisseur du pied.	• Nerf fibulaire profond (L5, S1)
Long fibulaire **Court fibulaire**	• Éverseurs et extenseurs du pied.	• Nerf fibulaire superficiel (L5, S1, S2)

8.39 Muscles postérieurs de la jambe

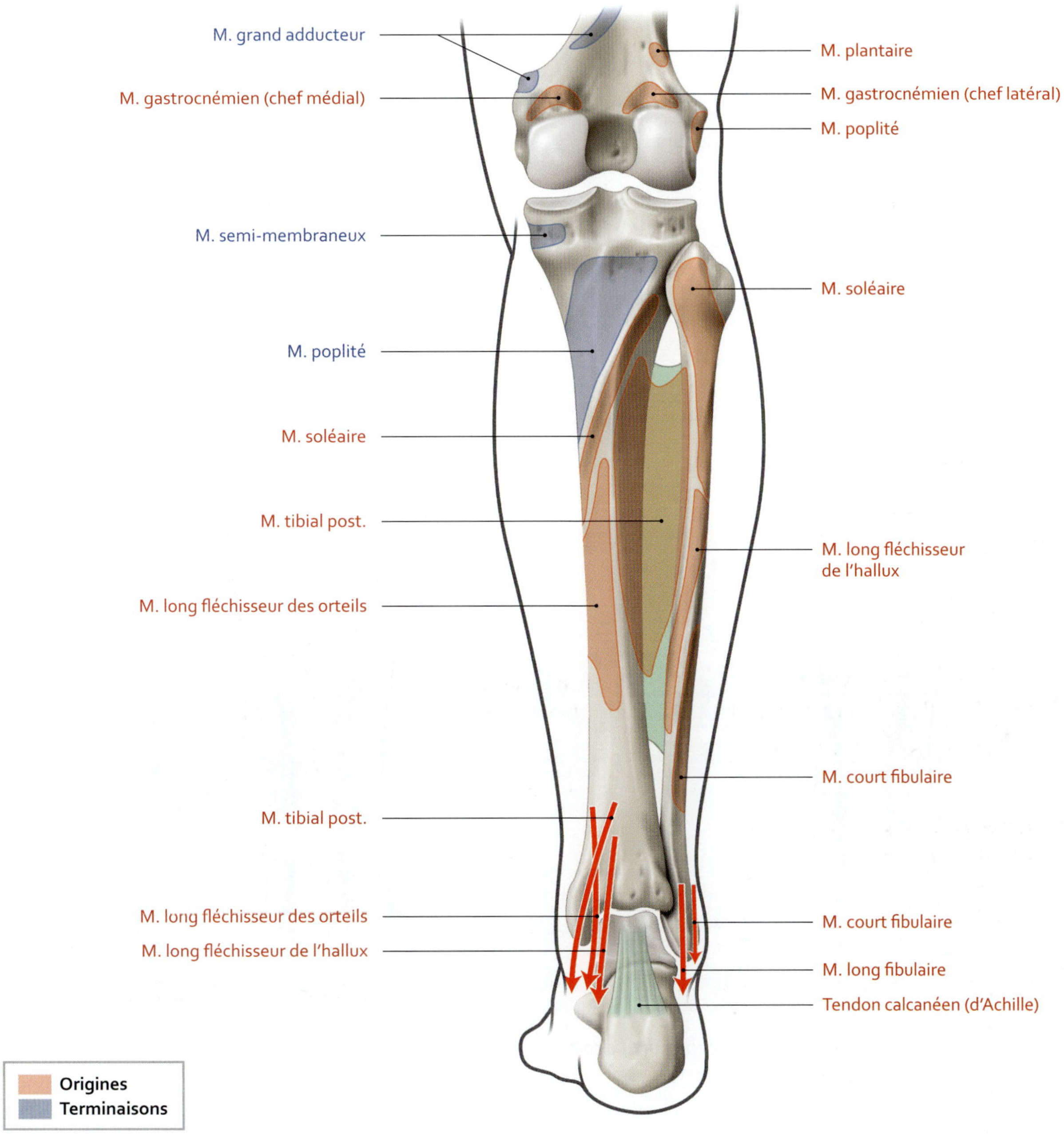

Insertions des muscles postérieurs de la jambe
(vue postérieure)

8.40 Muscles postérieurs superficiels de la jambe (1)

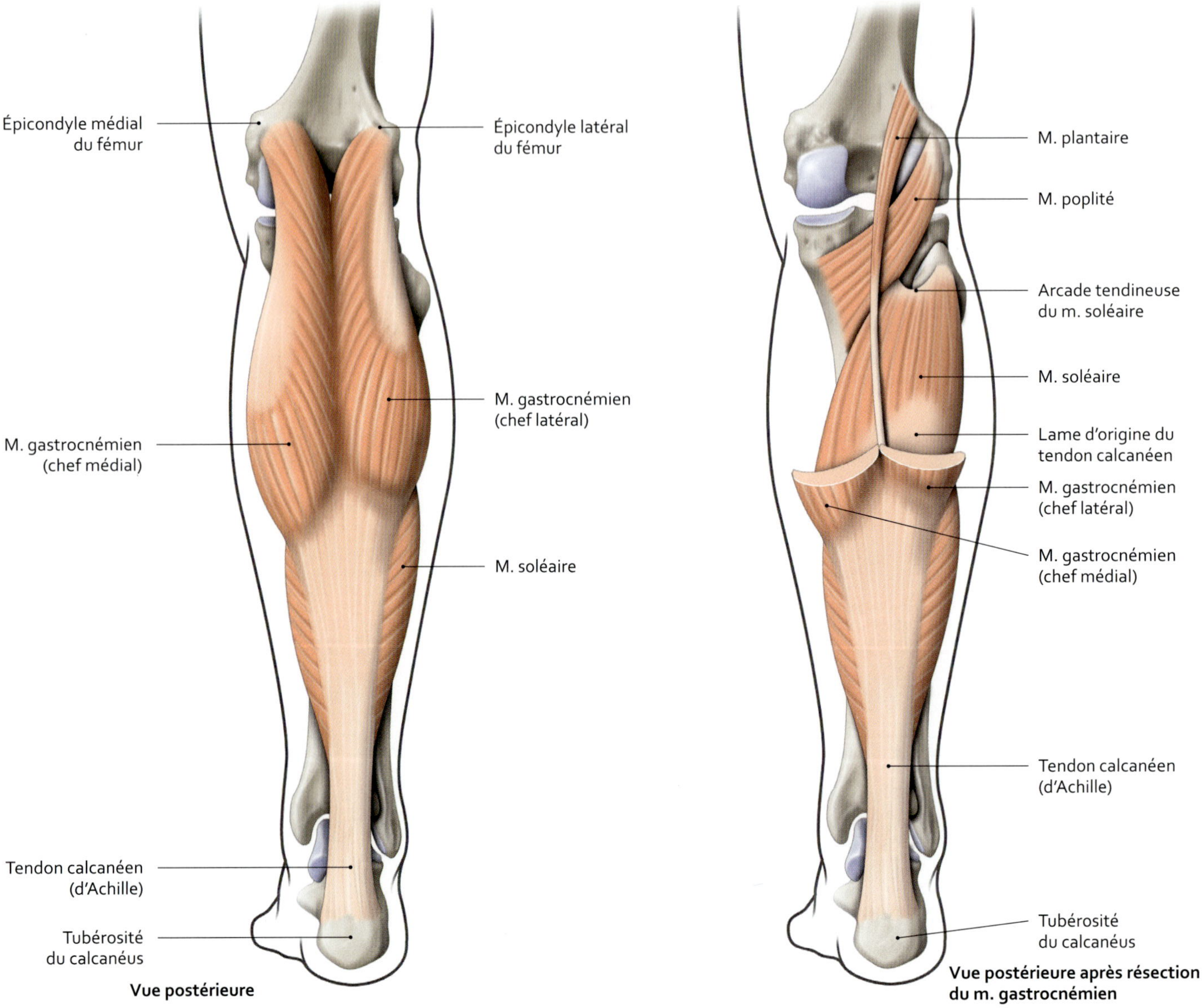

Muscle triceps sural droit *(vue postérieure)*

Note

Muscle triceps sural

- **Action :**
  – fléchisseur de la jambe grâce au muscle gastrocnémien. Ce muscle est responsable de la force propulsive de la locomotion ;
  – extenseur du pied, grâce au muscle soléaire. Celui-ci est responsable de la stabilité de la jambe sur le pied, en station debout.
- **Innervation :** nerf tibial (S1, S2).

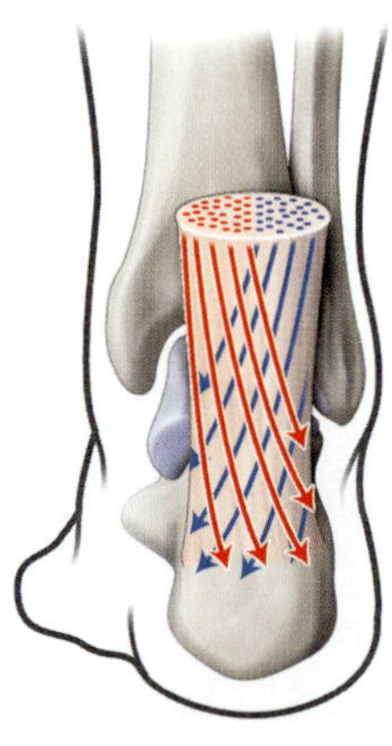

Torsion des fibres du tendon calcanéen (d'Achille)

8.41 Muscles postérieurs superficiels de la jambe (2)

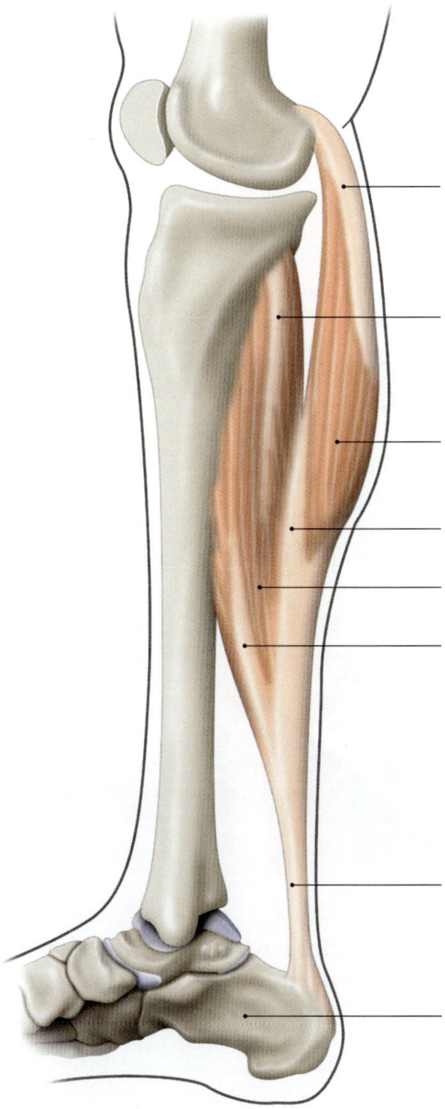

Muscle triceps sural droit
(vue postérieure)

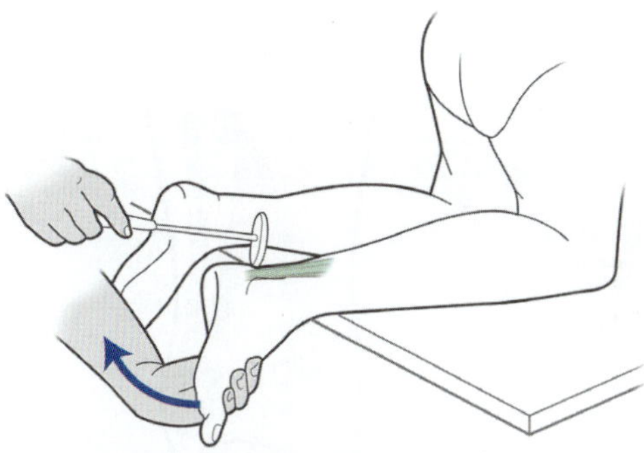

Réflexe achilléen en position à genou

Note

Réflexe achilléen

- Le sujet est à genoux.
- L'examinateur percute le tendon calcanéen.
- La réponse est l'extension du pied.

Ce réflexe explore le nerf sciatique, le nerf tibial et le niveau radiculaire S1.

Variante

Le sujet est en décubitus dorsal, le membre inférieur placé en semi-abduction, rotation latérale et genou semi-fléchi.

L'examinateur maintient l'avant-pied selon un angle droit sur la jambe et percute le tendon calcanéen.

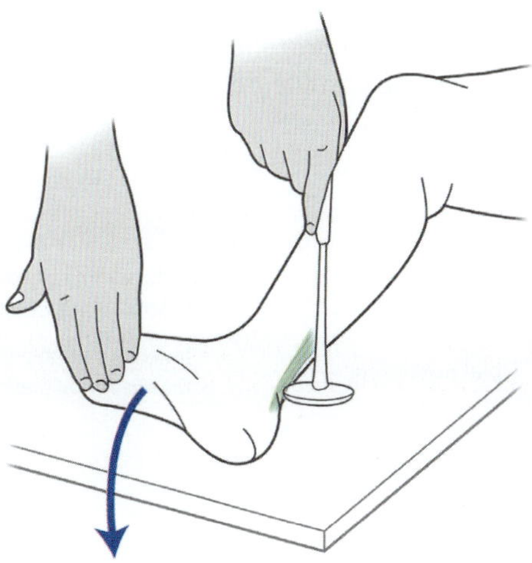

Réflexe achilléen en décubitus dorsal

8.42 Muscles postérieurs profonds de la jambe (1)

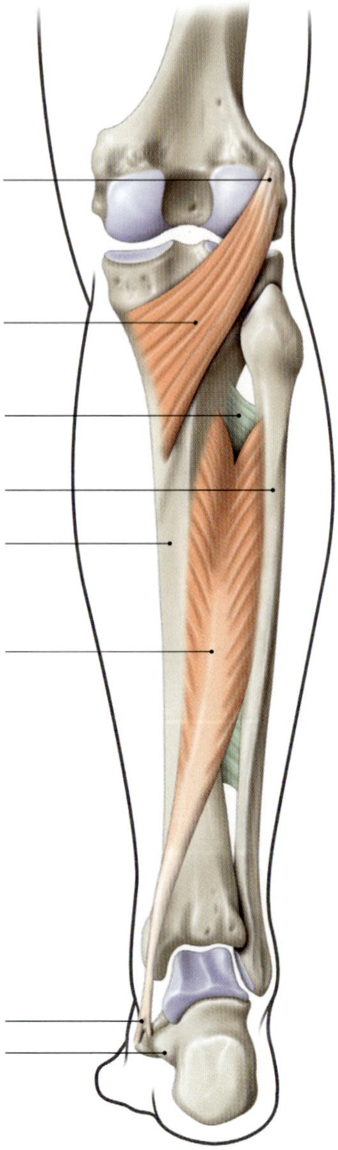

Muscles postérieurs profonds de la jambe
(vue postérieure)

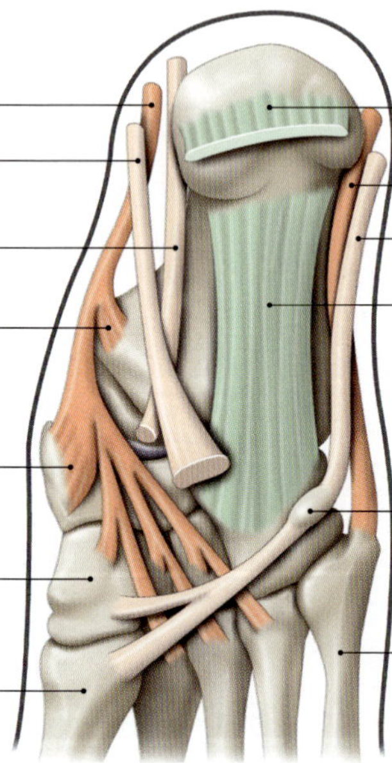

Terminaisons des muscles postérieurs de la jambe
(vue plantaire)

Muscles	Action	Innervation
Poplité	• Rotateur médial de la jambe fléchie. • Fléchisseur accessoire de la jambe.	• Nerf tibial (L4 à S1)
Tibial postérieur	• Inverseur principal du pied. • Extenseur du pied.	• Nerf tibial (L5, S1)

8.43 Muscles postérieurs profonds de la jambe (2)

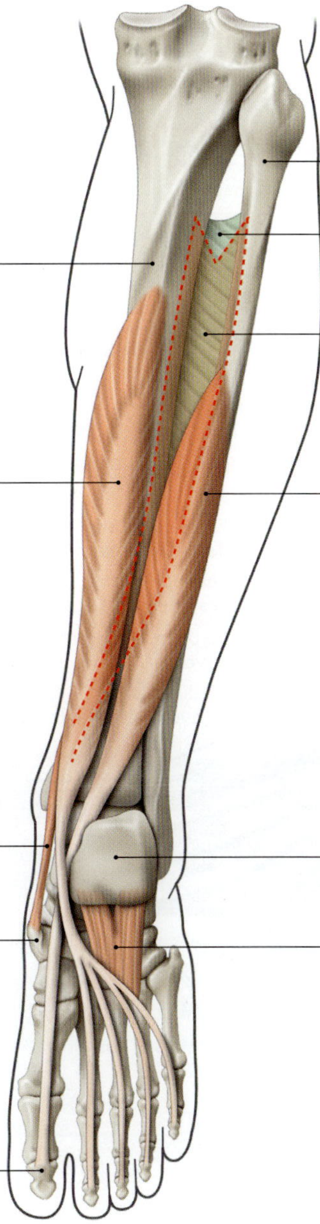

Muscles	Action	Innervation
Long fléchisseur des orteils	• Fléchisseur des orteils II à V. • Extenseur accessoire du pied. • Assure le contact intime des orteils avec le sol et la stabilité en station debout.	• Nerf tibial (S2, S3)
Long fléchisseur de l'hallux	• Fléchisseur de l'hallux. • Extenseur et inverseur du pied.	• Nerf tibial (S2, S3)

8.44 Rétinaculums et gaines synoviales du pied

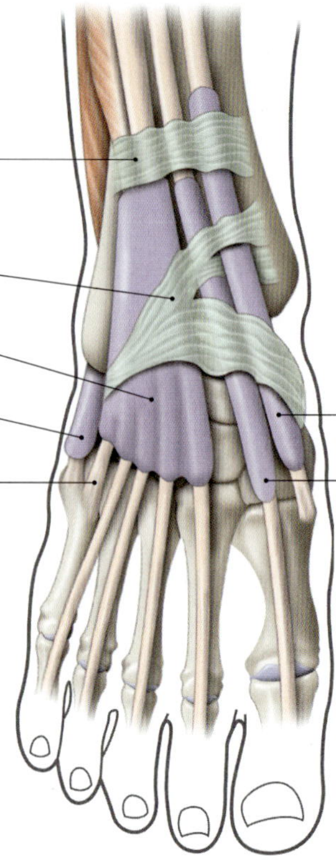

Rétinaculums et gaines synoviales (GS) des extenseurs des orteils
(vue supérieure)

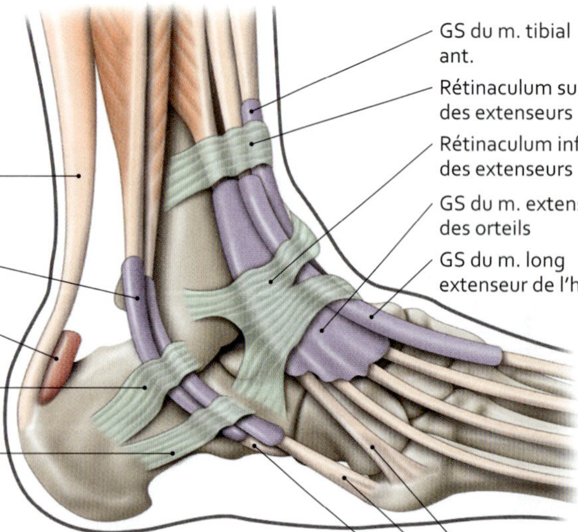

Rétinaculums et gaines synoviales (GS) des muscles du pied
(vue latérale)

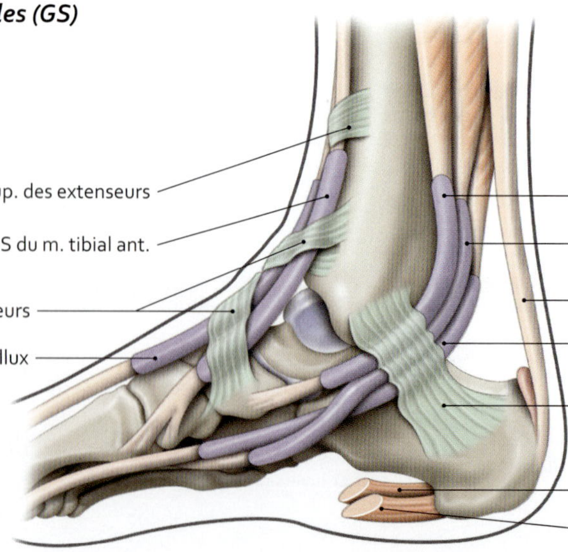

Rétinaculums et gaines synoviales (GS) des muscles du pied
(vue médiale)

8.45 Muscles du dos du pied (1)

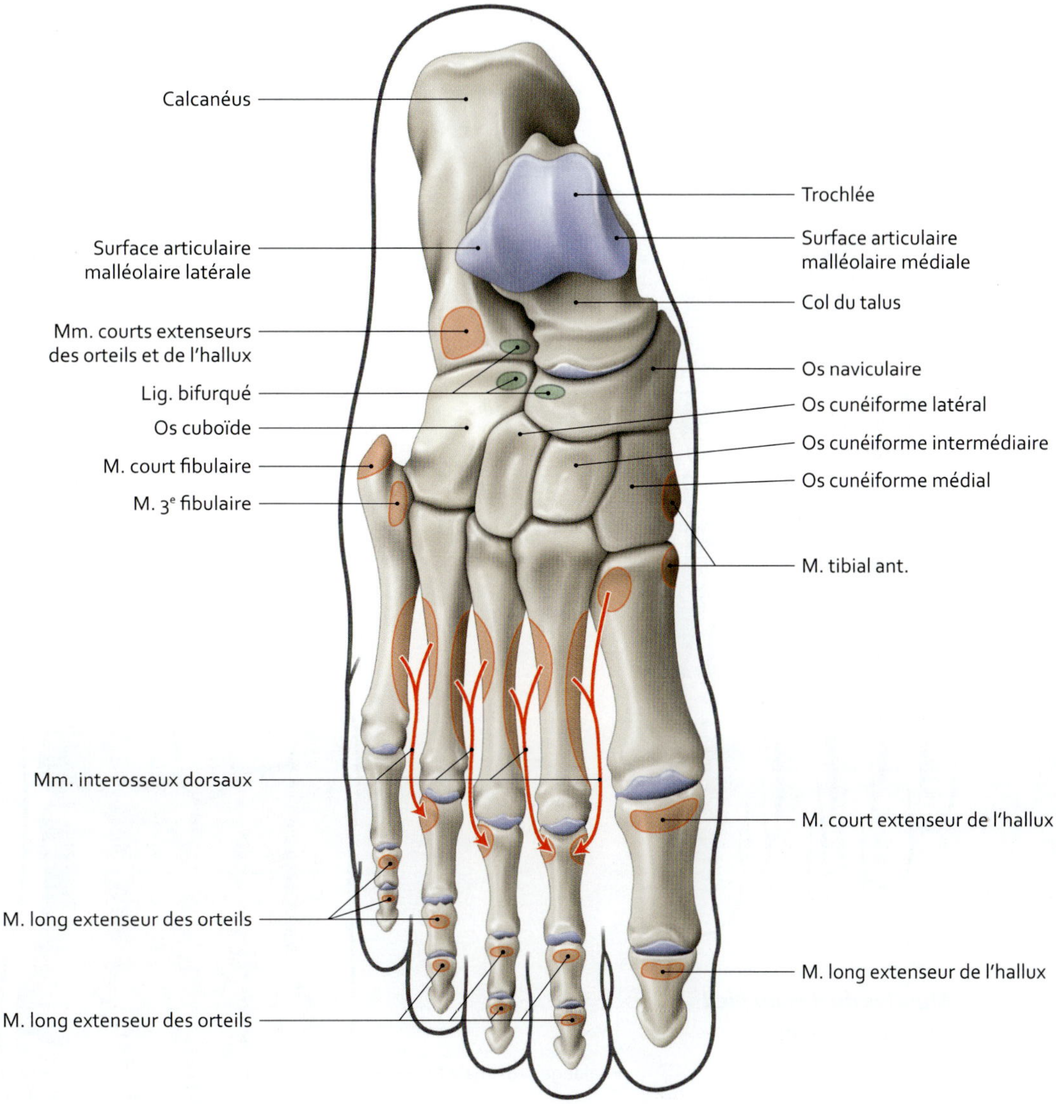

Insertions des muscles du dos du pied
(vue supérieure)

8.46 Muscles du dos du pied (2)

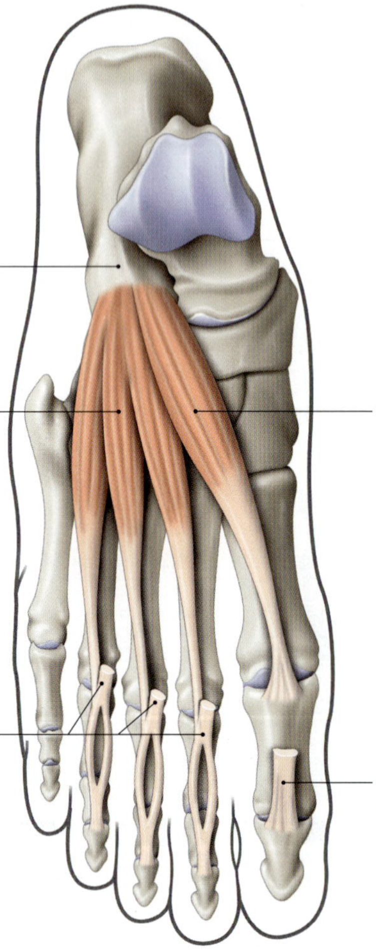

Muscles du dos du pied
(vue supérieure)

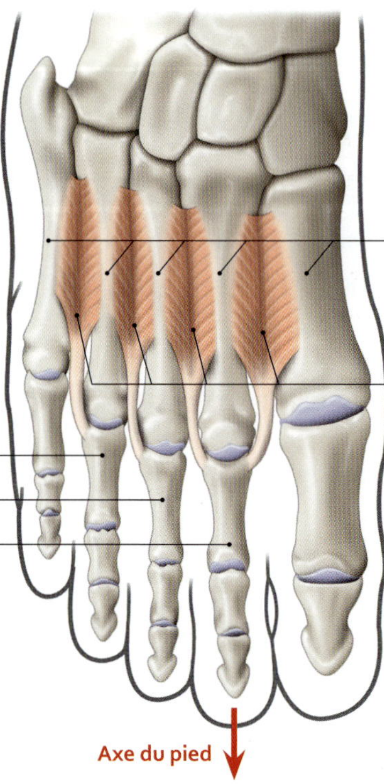

Muscles du dos du pied
(vue supérieure)

Muscles	Action	Innervation
Court extenseur des orteils	• Extenseur des orteils II, III et IV.	• Nerf fibulaire profond (S1, S2)
Court extenseur de l'hallux	• Extenseur de l'hallux.	• Nerf fibulaire profond (S1, S2)
Interosseux dorsaux du pied	• Abducteurs des orteils II à IV (écartent ces orteils). • Fléchisseurs de leurs phalanges proximales.	• Nerf plantaire latéral (S2, S3)

8.47 Aponévrose et muscles de la plante du pied

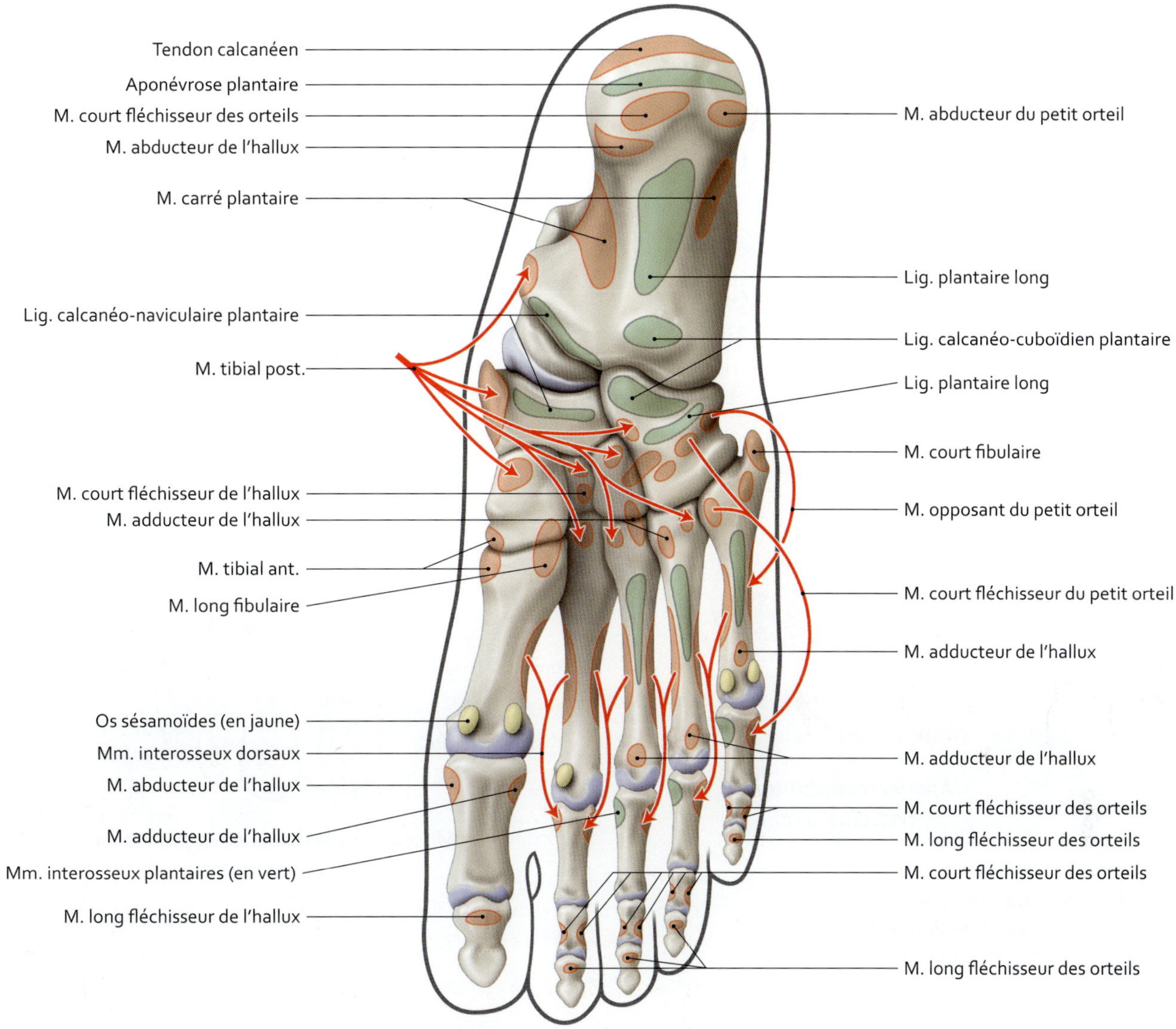

Insertions des muscles de la plante du pied
(vue plantaire)

8.48 Aponévrose et muscles superficiels de la plante du pied

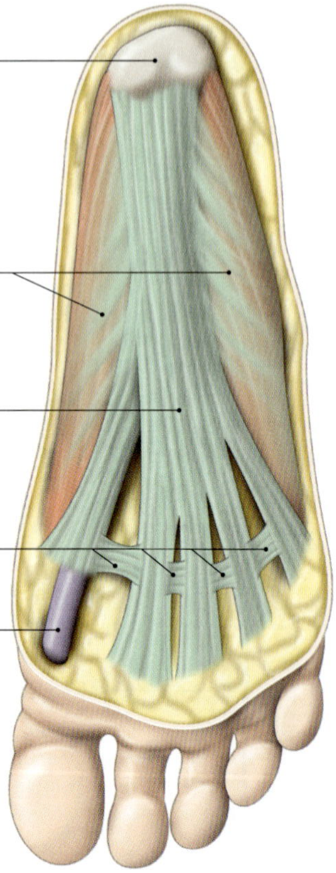

Aponévrose plantaire
(vue plantaire)

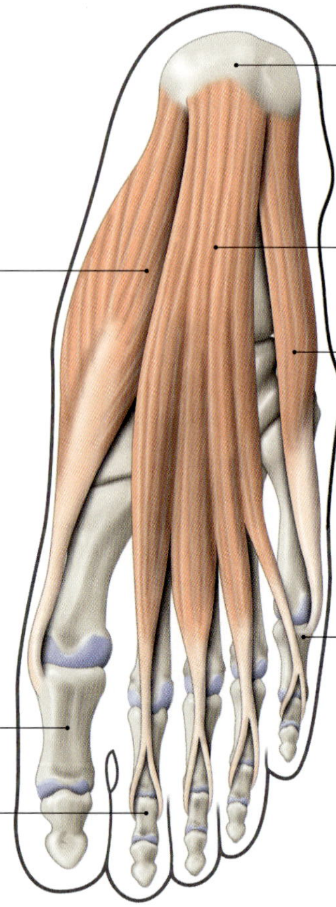

Muscles superficiels de la plante du pied
(vue plantaire)

Note

L'aponévrose plantaire joue un rôle mécanique important dans le maintien des arcs longitudinaux du pied.

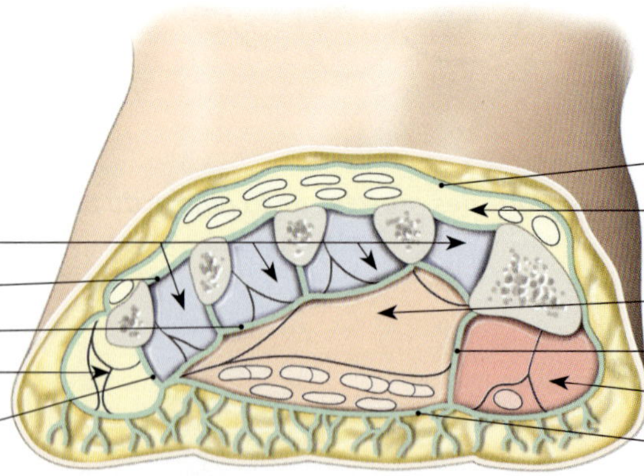

Fascias et régions du pied. Coupe frontale

Muscles	Action	Innervation
Abducteur de l'hallux	• Abducteur et fléchisseur de l'hallux.	• Nerf plantaire médial (S2, S3)
Court fléchisseur des orteils	• Fléchisseur des phalanges intermédiaires des orteils II à V.	• Nerf plantaire médial (S2, S3)
Abducteur du petit orteil	• Abducteur du petit orteil.	• Nerf plantaire latéral (S2, S3)

8.49 Muscles profonds de la plante du pied (1)

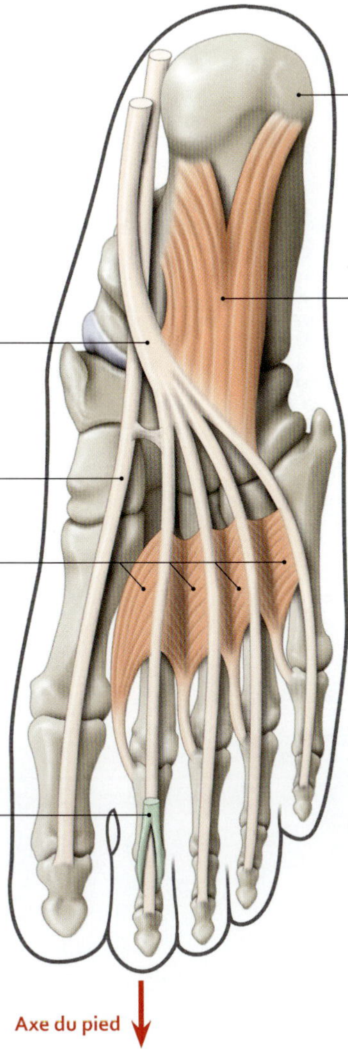

Muscles carré plantaire et lombricaux
(vue plantaire)

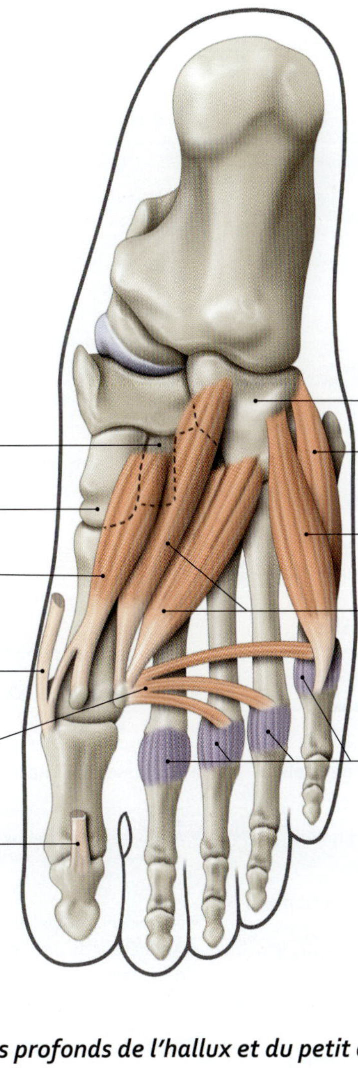

Muscles profonds de l'hallux et du petit orteil
(vue plantaire)

8.50 Muscles profonds de la plante du pied (2)

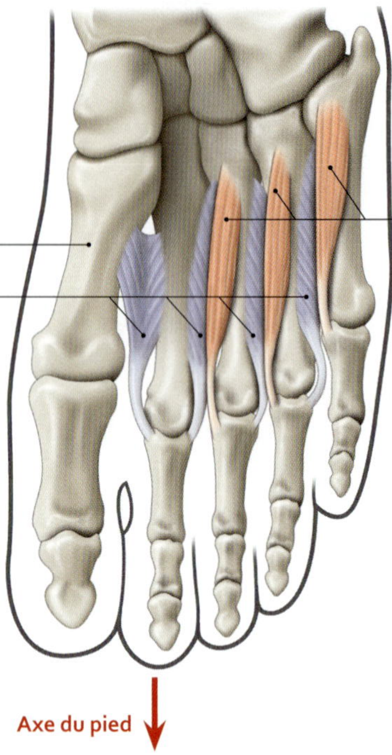

Muscles interosseux plantaires
(vue plantaire)

Muscles	Action	Innervation
Carré plantaire	• Corrige l'orientation du muscle long fléchisseur des orteils. • Fléchisseur des orteils II à V.	• Nerf plantaire latéral (S2, S3)
Lombricaux	• Fléchisseur des phalanges proximales et extenseurs des autres phalanges des orteils II et V.	• 3 lombricaux latéraux : nerf plantaire latéral (S1, S2) • 1er lombrical médial : nerf plantaire médial (S2, S3)
Court fléchisseur de l'hallux	• Fléchisseur de l'hallux.	• Nerf plantaire médial (S1, S2)
Adducteur de l'hallux	• Adducteur de l'hallux.	• Nerf plantaire latéral (S2, S3)
Court fléchisseur du petit orteil	• Fléchisseur du petit orteil. • Adducteur du petit orteil, en présence du muscle opposant du petit orteil.	• Nerf plantaire latéral (S2, S3)
Opposant du petit orteil (faisceau latéral inconstant du court fléchisseur du petit orteil)		• Nerf plantaire latéral (S2, S3)
Interosseux plantaires	• Adducteurs des orteils III à V. • Fléchisseurs des phalanges proximales des orteils III à V.	• Nerf plantaire latéral (S2, S3)

8.51 Artères de la cuisse (1)

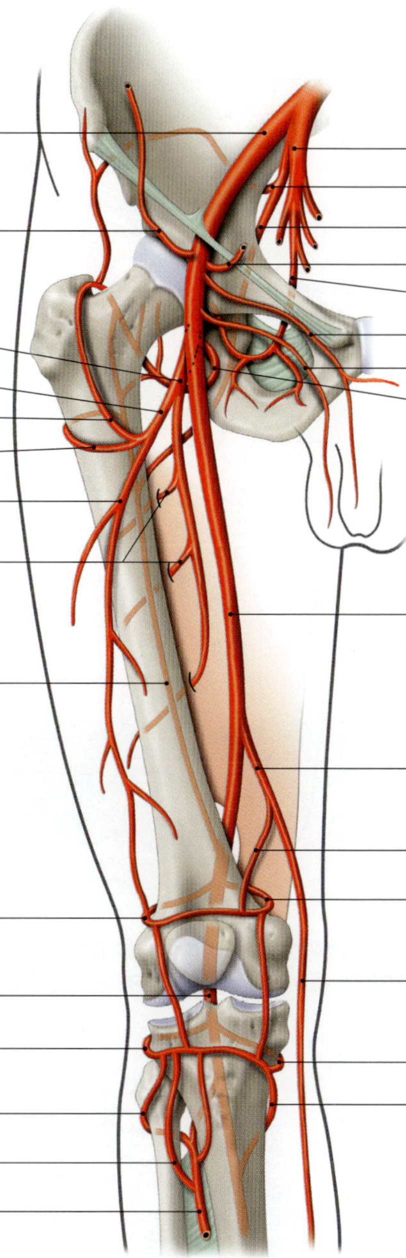

Artère fémorale et ses branches
(vue antérieure)

8.52 Artères de la cuisse (2)

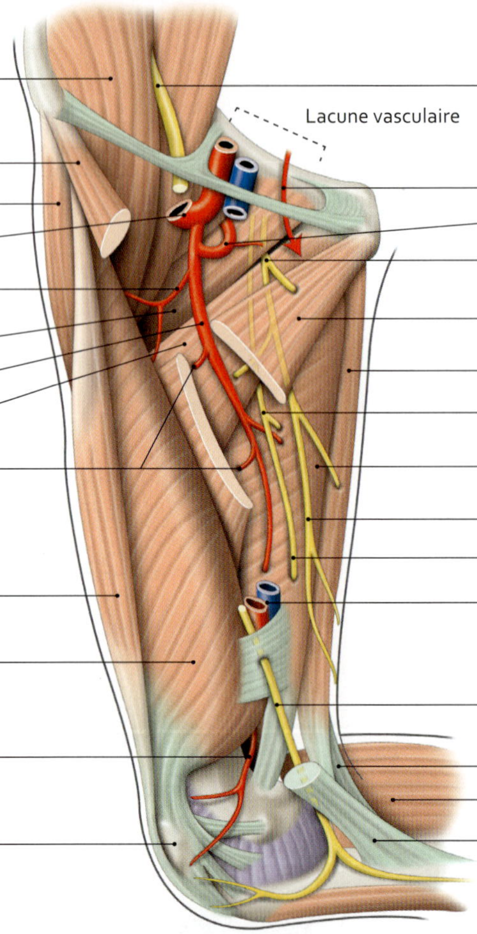

Trajet de l'artère profonde de la cuisse (fémorale profonde)
(vue antéro-médiale de la cuisse, jambe fléchie)

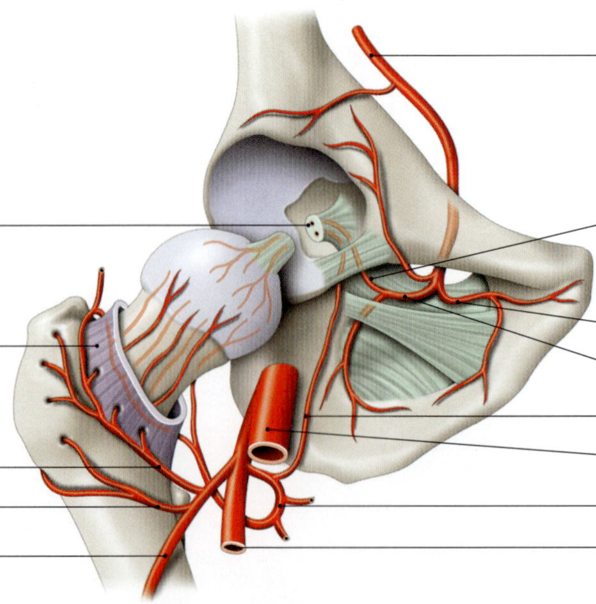

Artères de l'articulation coxo-fémorale
(vue antéro-médiale)

8.53 Artères de la cuisse (3)

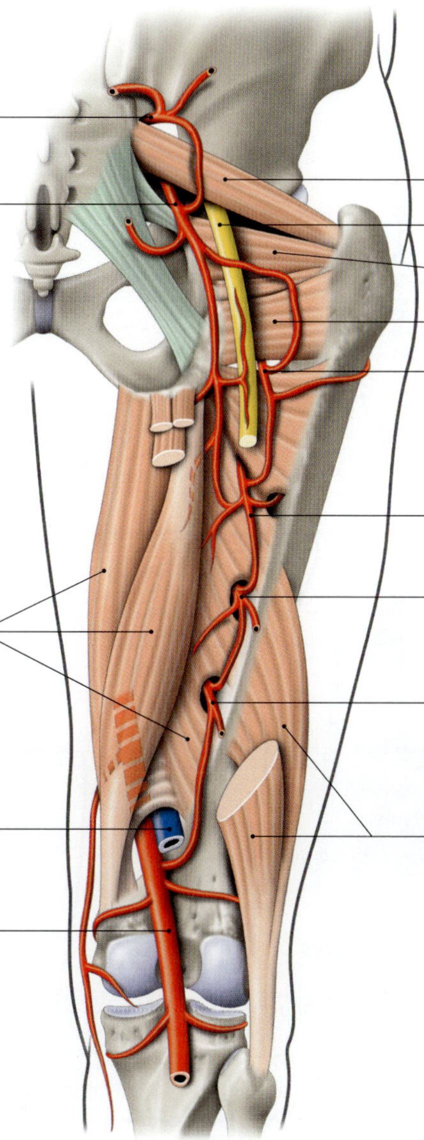

Anastomose cruciforme
(vue postérieure)

8.54 Artères du genou

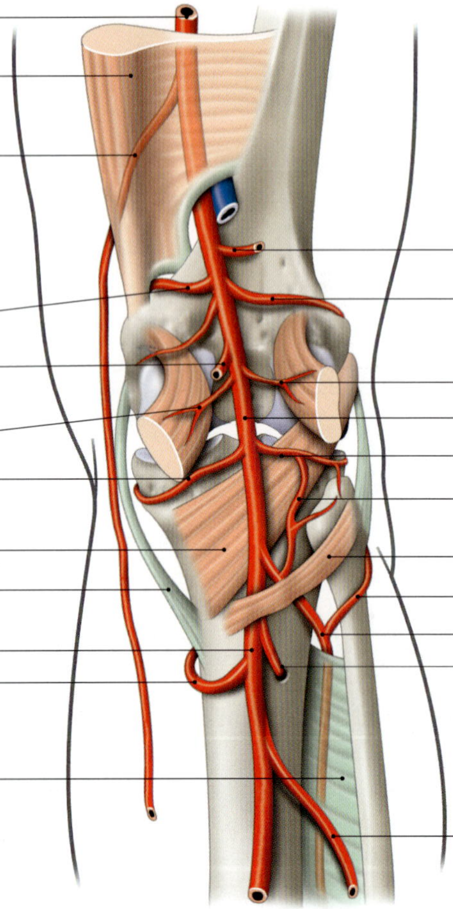

Artère poplitée : branches collatérales
(vue postérieure)

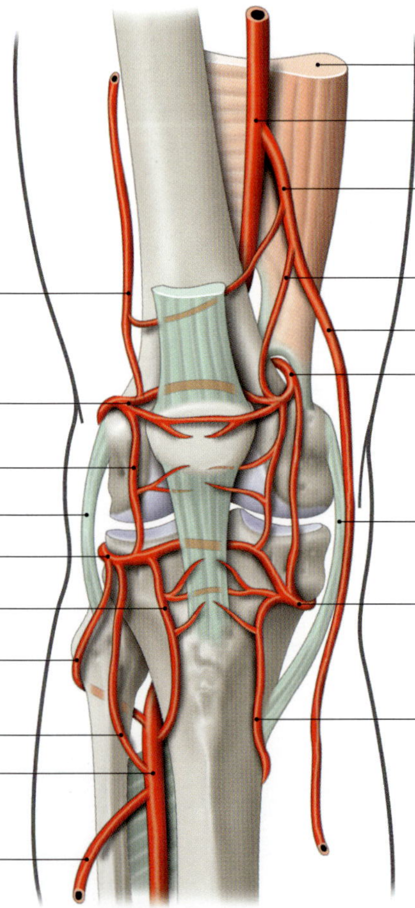

Réseau anastomotique du genou
(vue antérieure)

8.55 Artères de la jambe

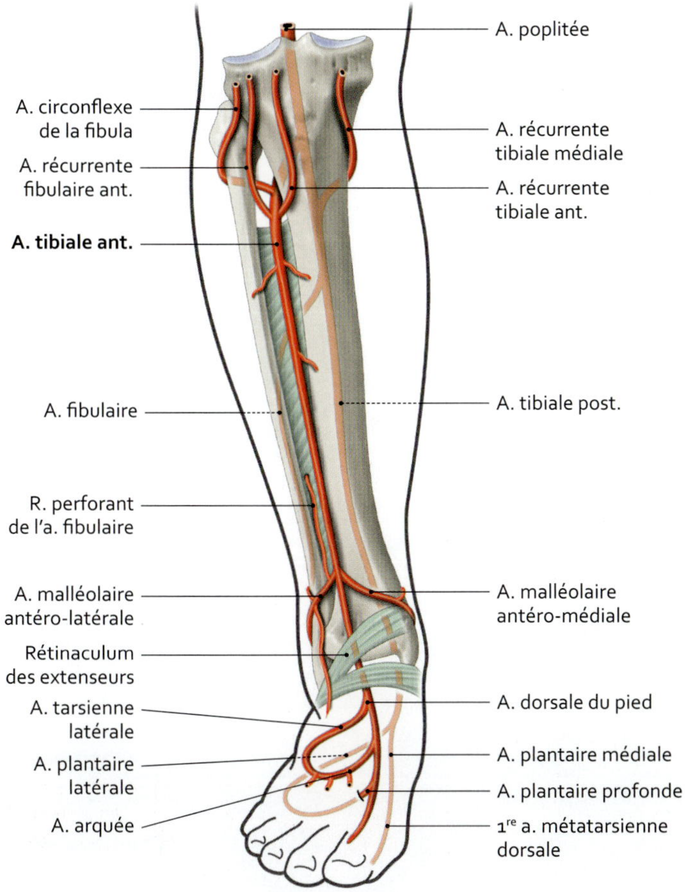

Artère tibiale antérieure : branches collatérales
(vue antérieure)

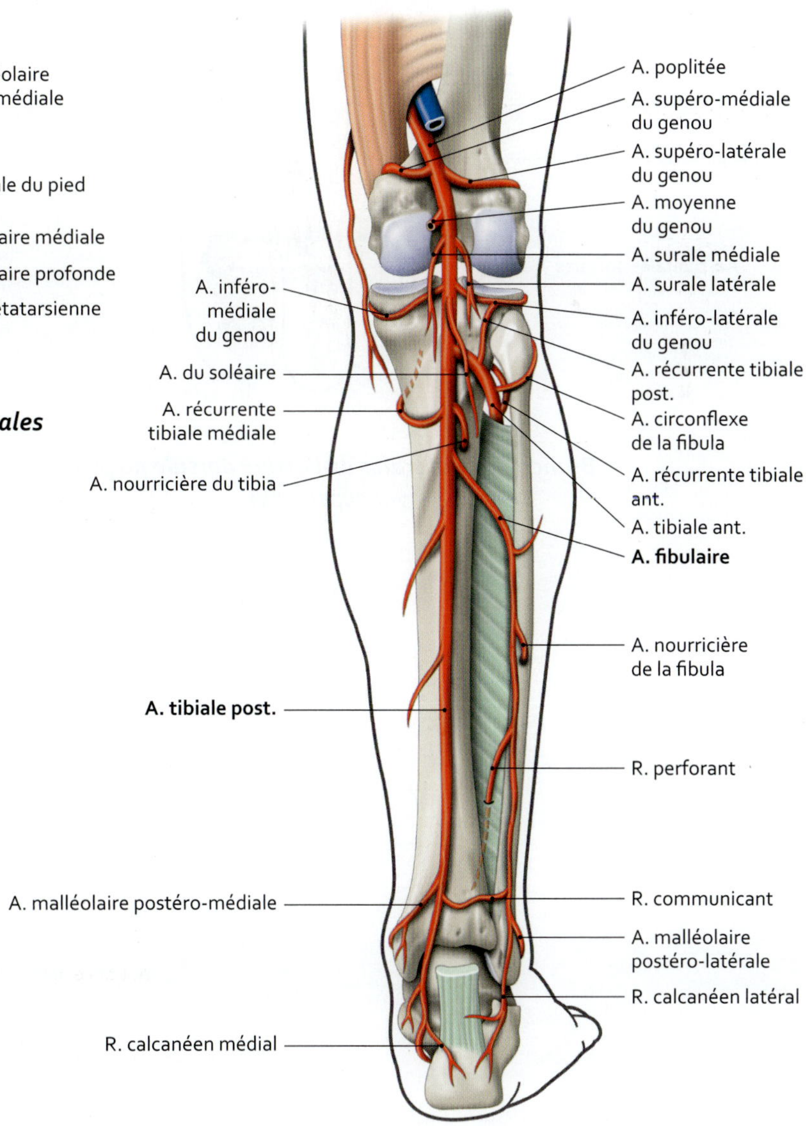

Artère tibiale postérieure : branches collatérales
(vue postérieure)

8.56 Artères du pied (1)

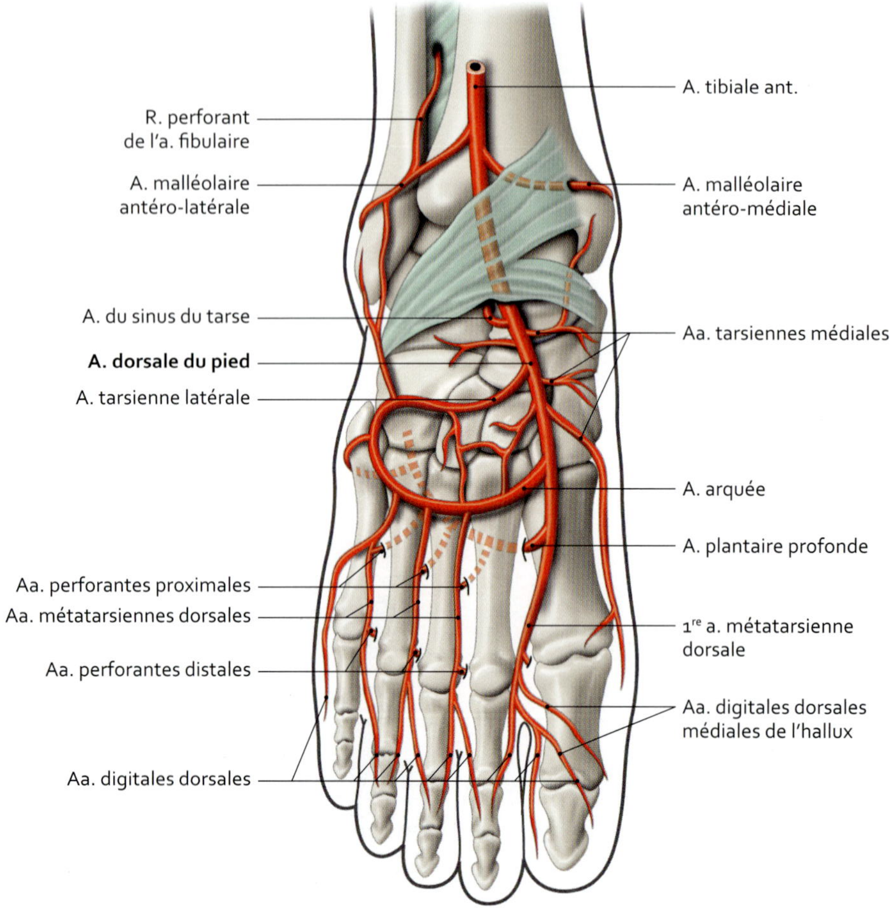

Branches collatérales de l'artère dorsale du pied
(vue supérieure)

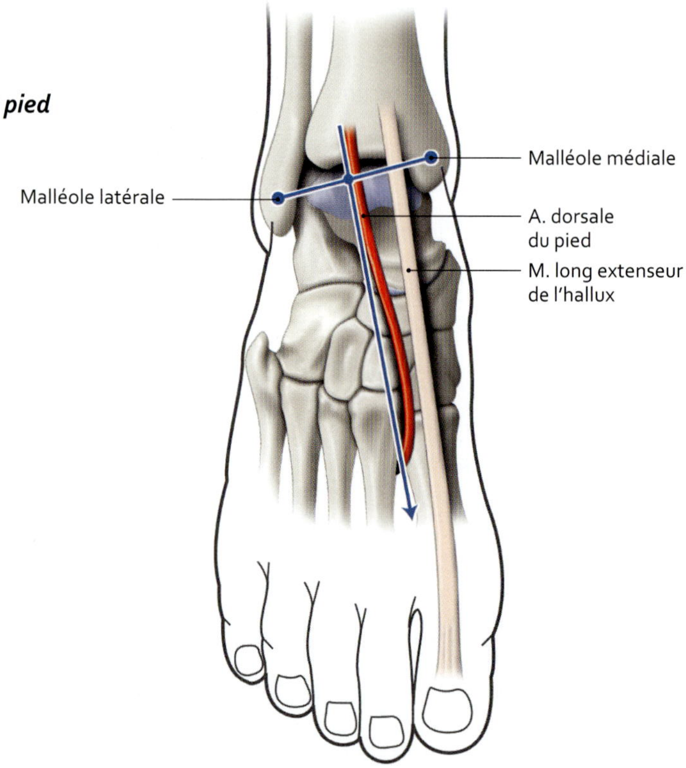

Direction de l'artère dorsale du pied

8.57 Artères du pied (2)

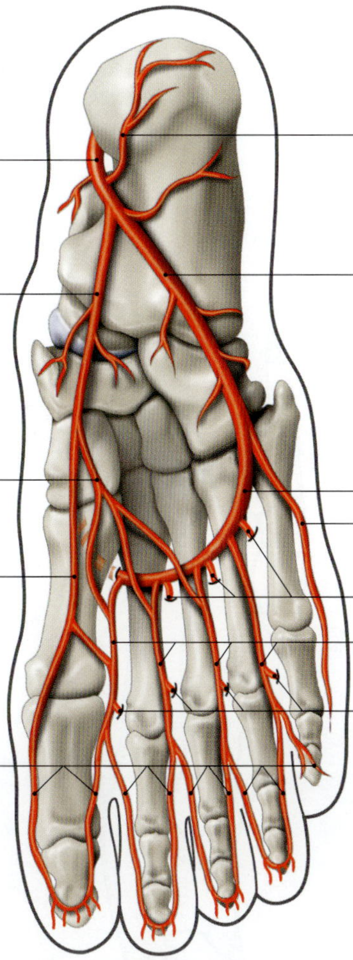

Branches collatérales des artères plantaires
(vue plantaire)

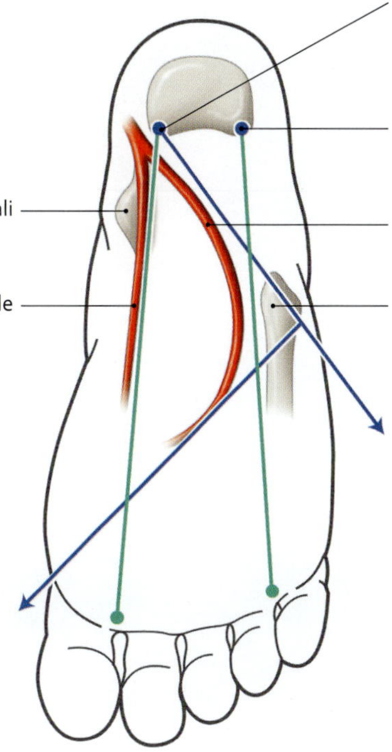

Direction des artères plantaires
(vue plantaire)

8.58 Veines superficielles du membre inférieur (1)

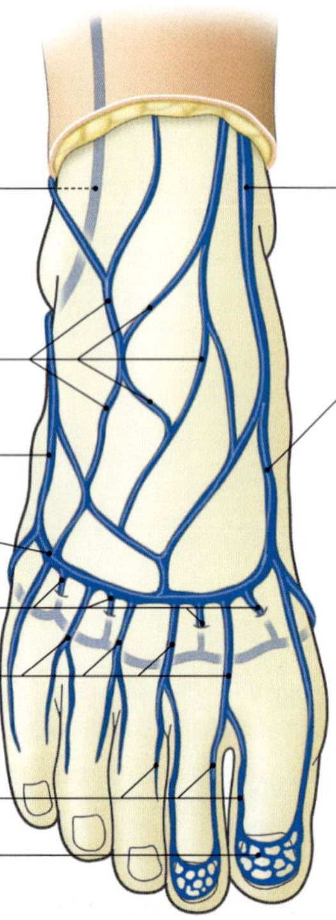

Veines superficielles du dos du pied
(vue supérieure)

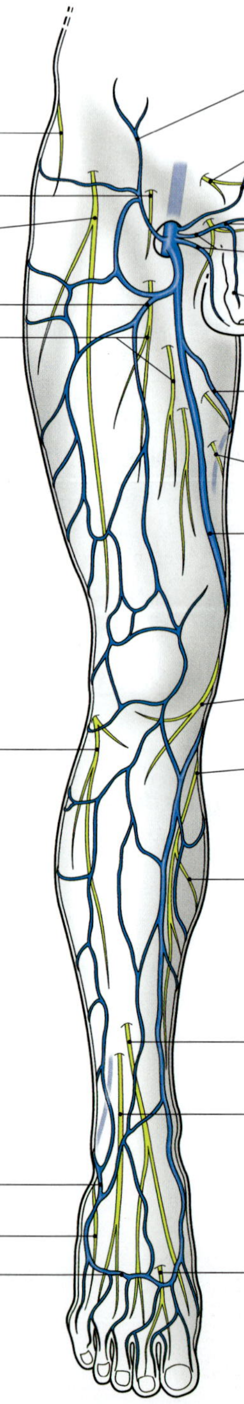

Veines et nerfs superficiels du membre inférieur
(vue antérieure)

8.59 Veines superficielles du membre inférieur (2)

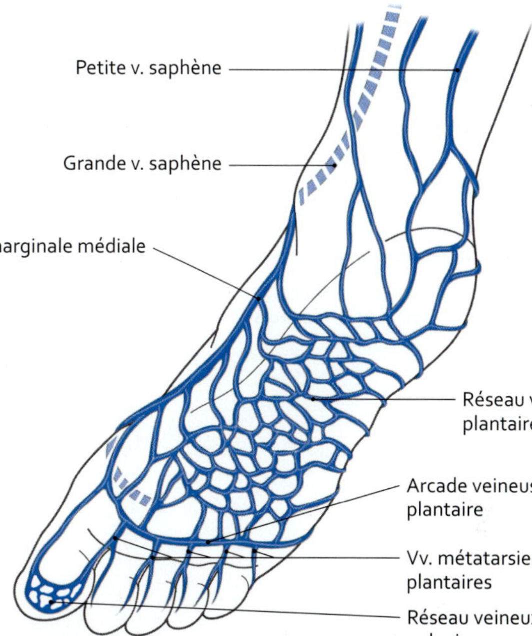

Veines superficielles de la plante du pied
(vue inféro-médiale)

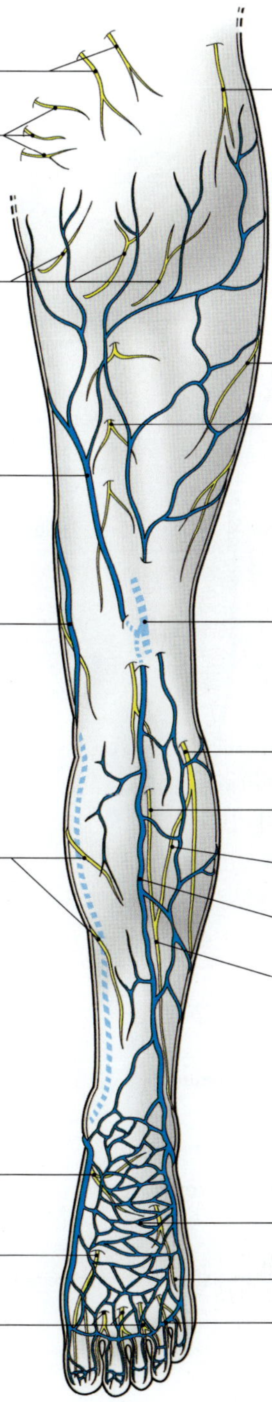

Veines et nerfs superficiels du membre inférieur
(vue postérieure)

8.60 Lymphatiques superficiels du membre inférieur

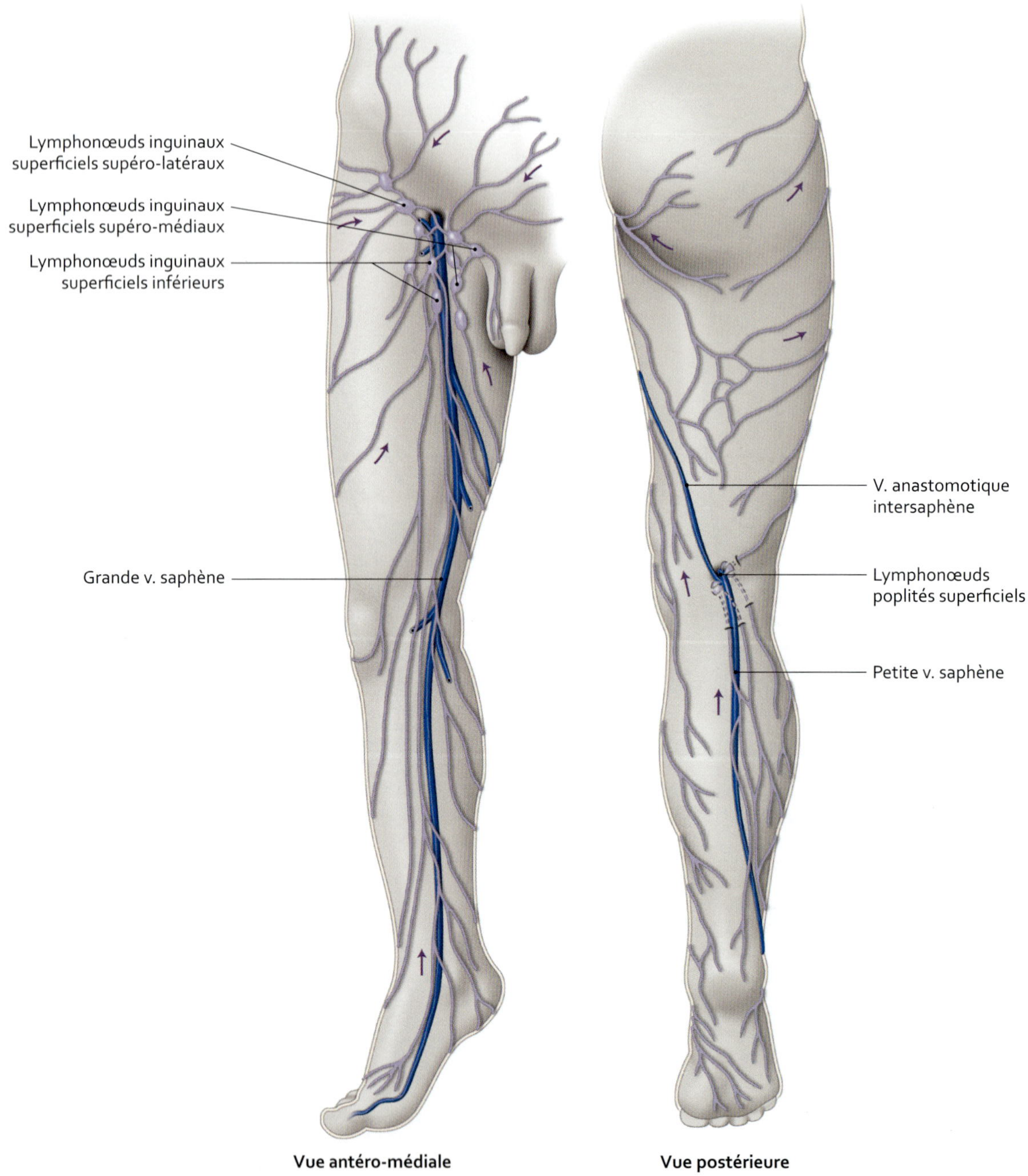

Réseaux lymphatiques superficiels du membre inférieur

8.61 Plexus lombal (ou lombaire) (1)

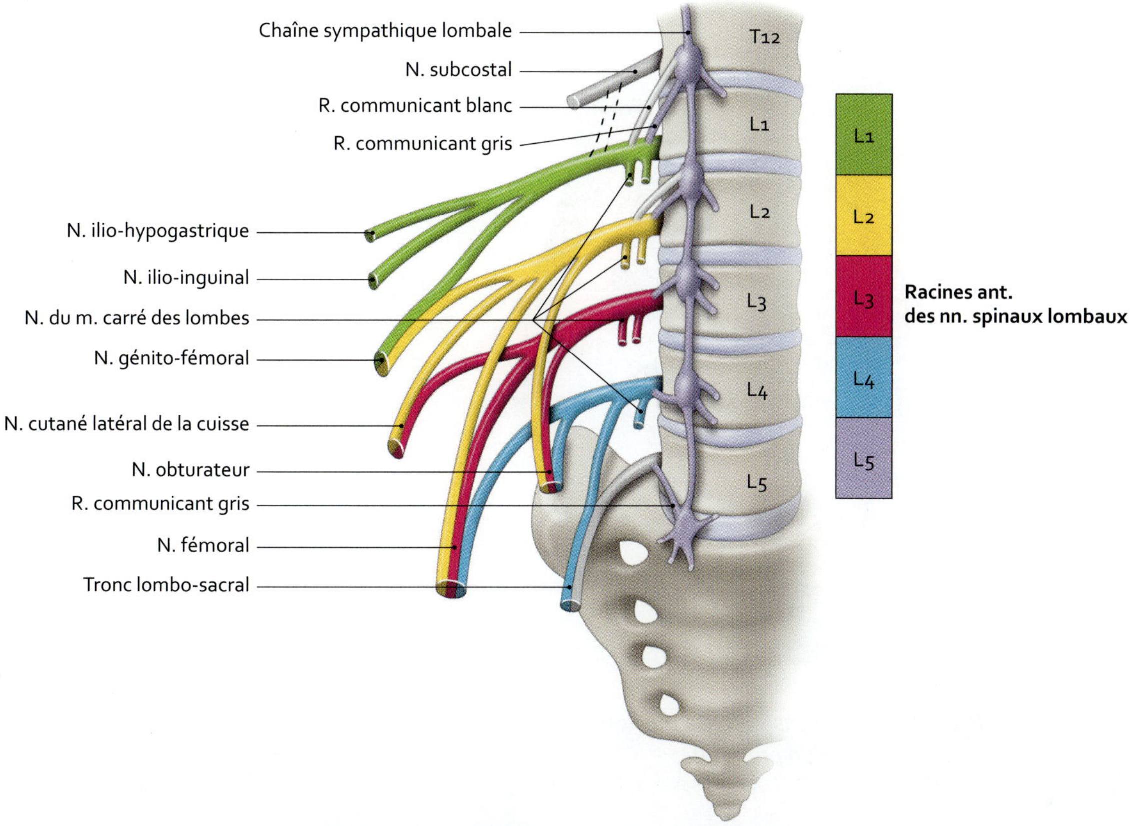

Plexus lombal : systématisation

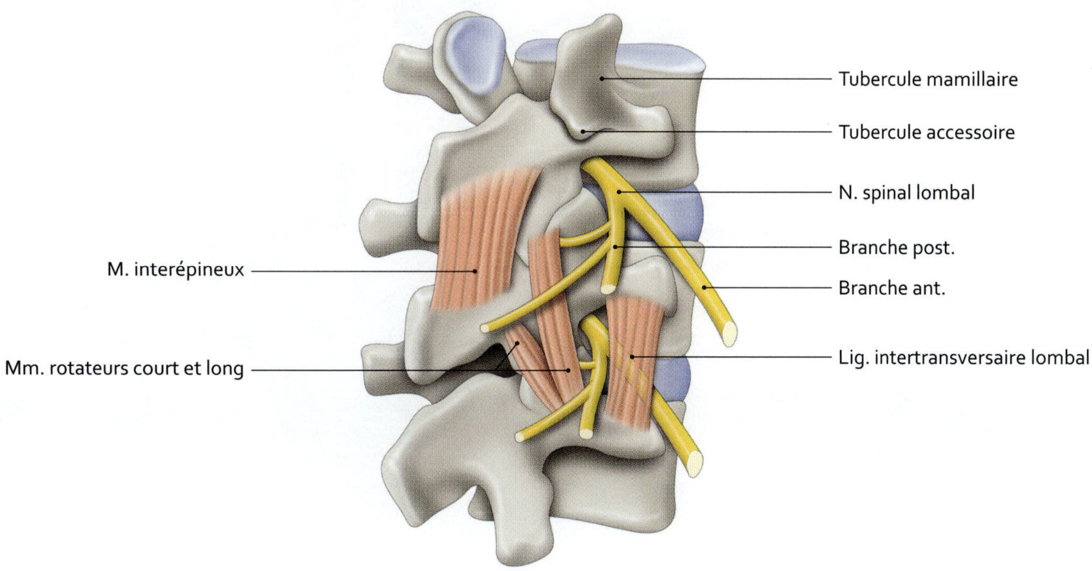

Nerfs lombaux
(vue latérale)

8.62 Plexus lombal (ou lombaire) (2)

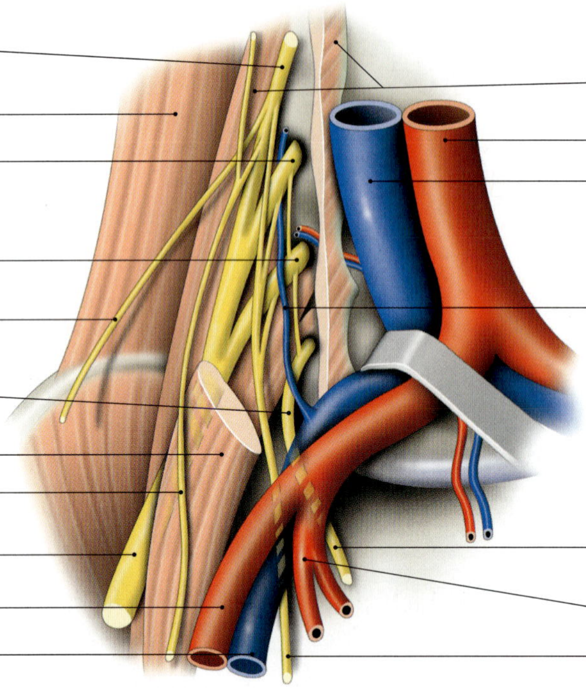

Plexus lombal dans la fosse ilio-lombale
(plan profond)

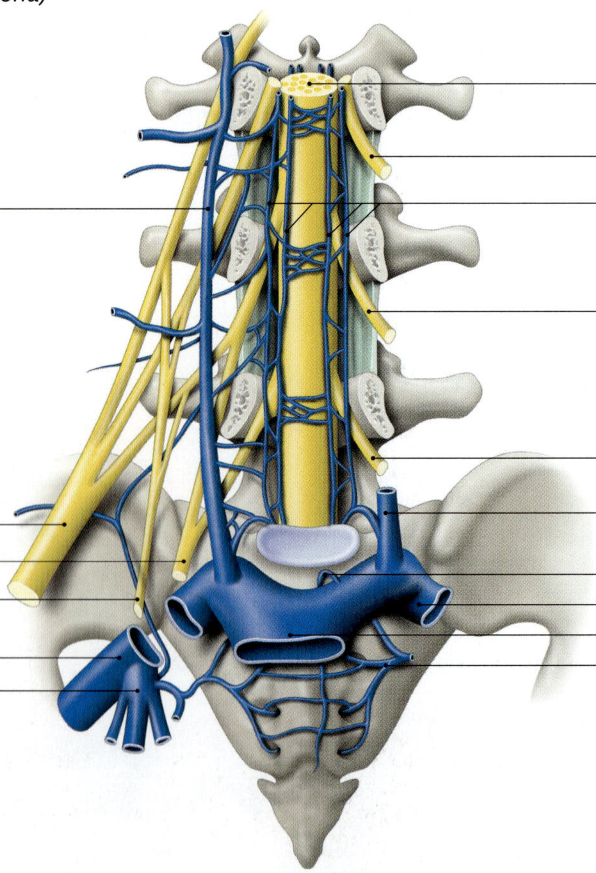

Rapports veineux du plexus lombal

8.63 Plexus lombal (ou lombaire) (3)

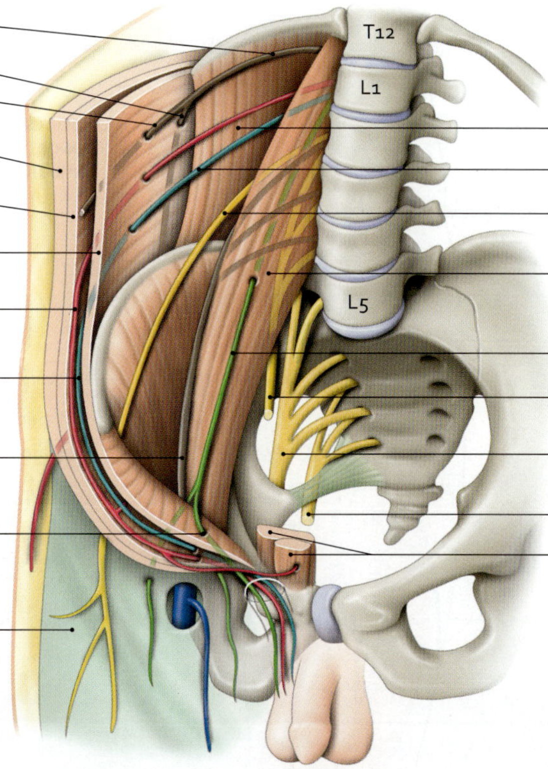

Nerfs génito-fémoral (en vert), ilio-hypogastrique (en rouge) et ilio-inguinal (en bleu)
(vue antéro-interne)

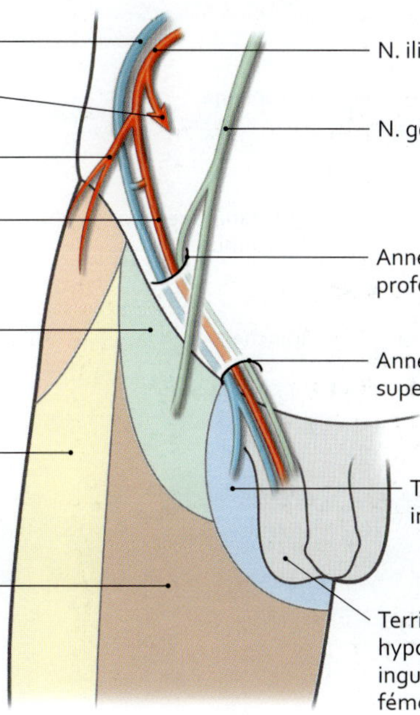

Vue antérieure

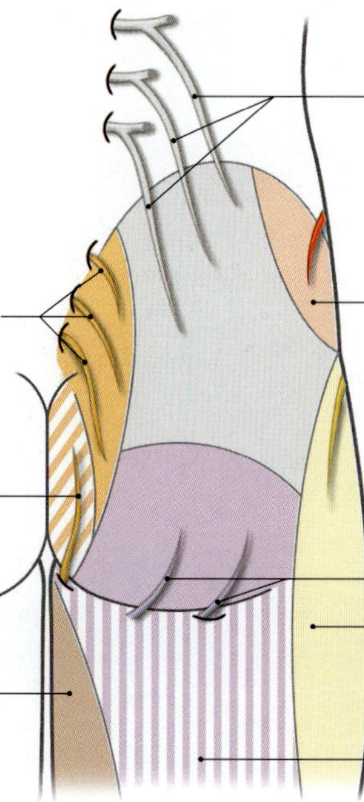

Vue postérieure

Territoires sensitifs cutanés de la fesse et de la cuisse

8.64 Nerf fémoral (1)

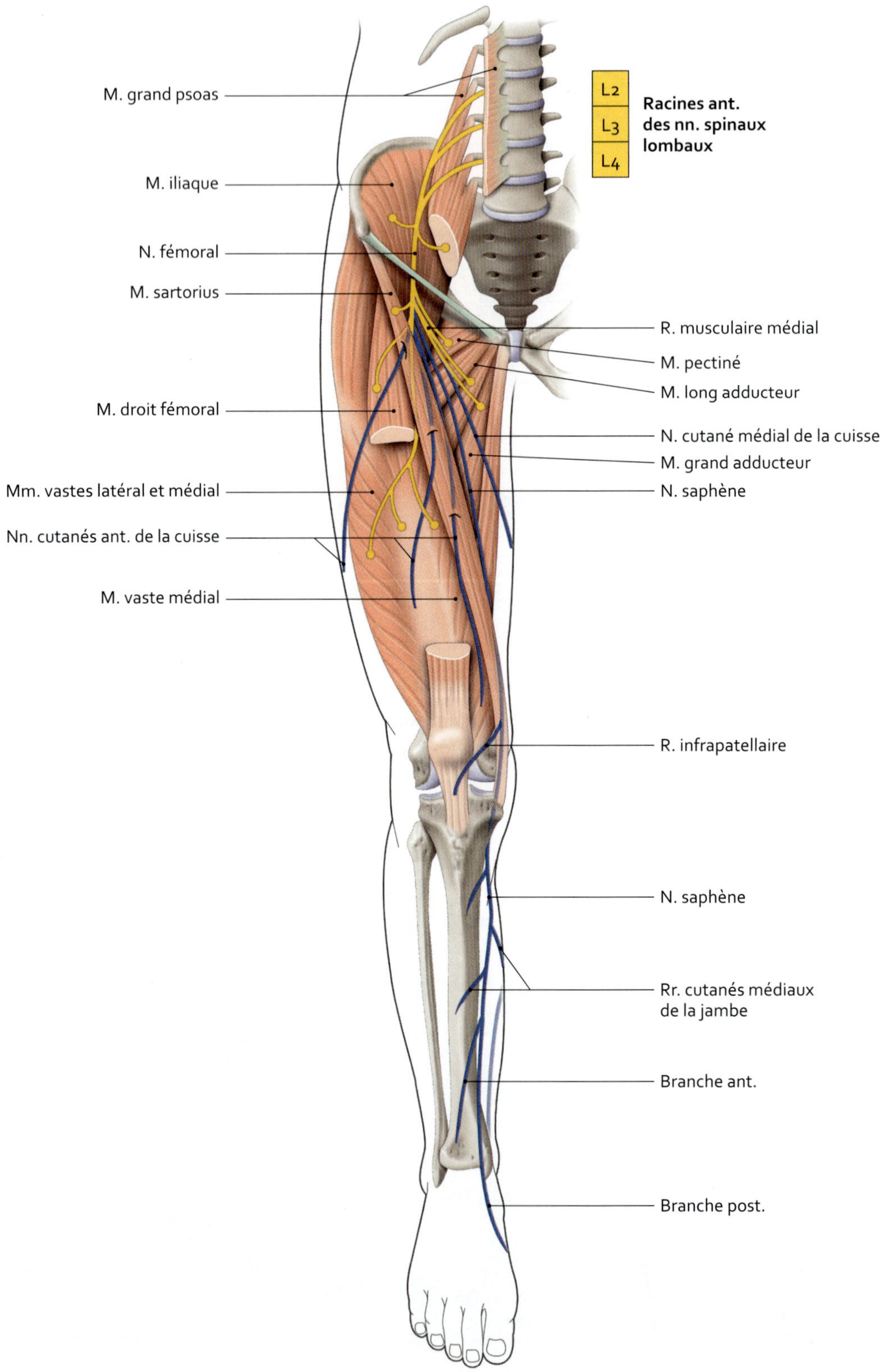

Trajet et branches du nerf fémoral

8.65 Nerf fémoral (2)

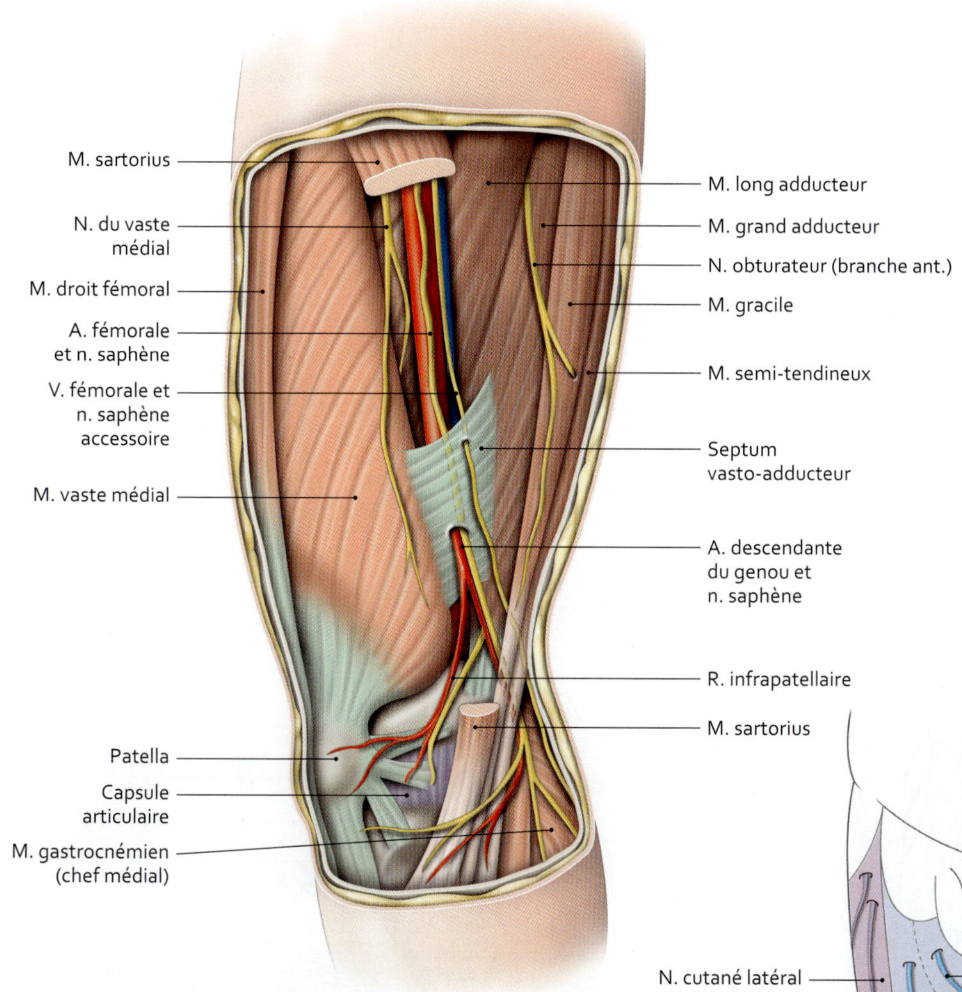

Branches du nerf fémoral dans le canal des adducteurs
(vue médiale)

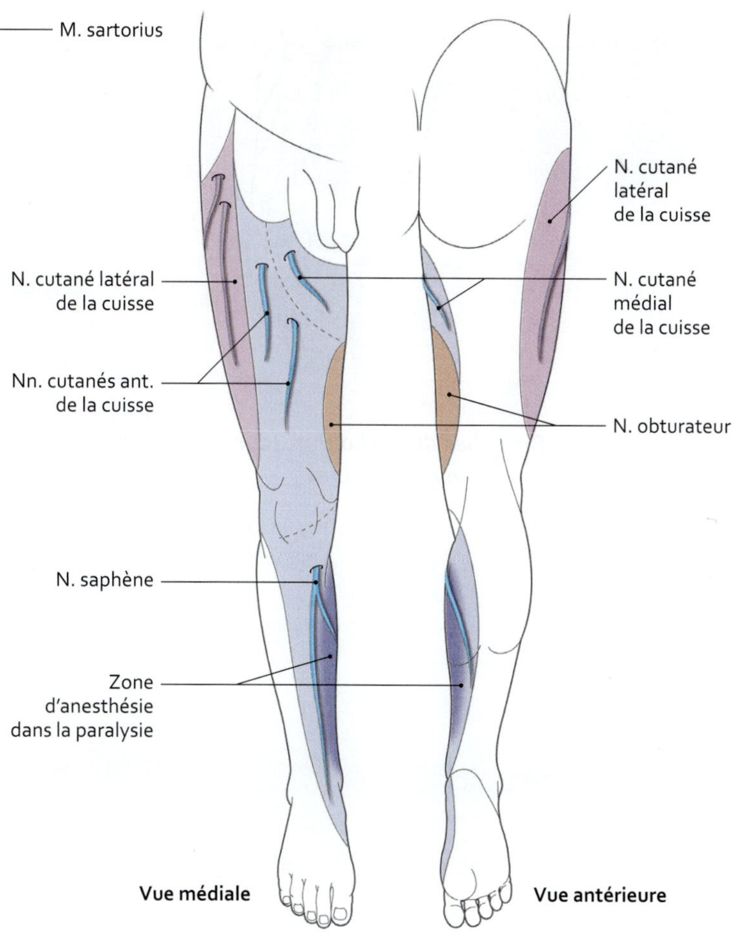

Territoires sensitifs du nerf fémoral

8.66 Nerf obturateur

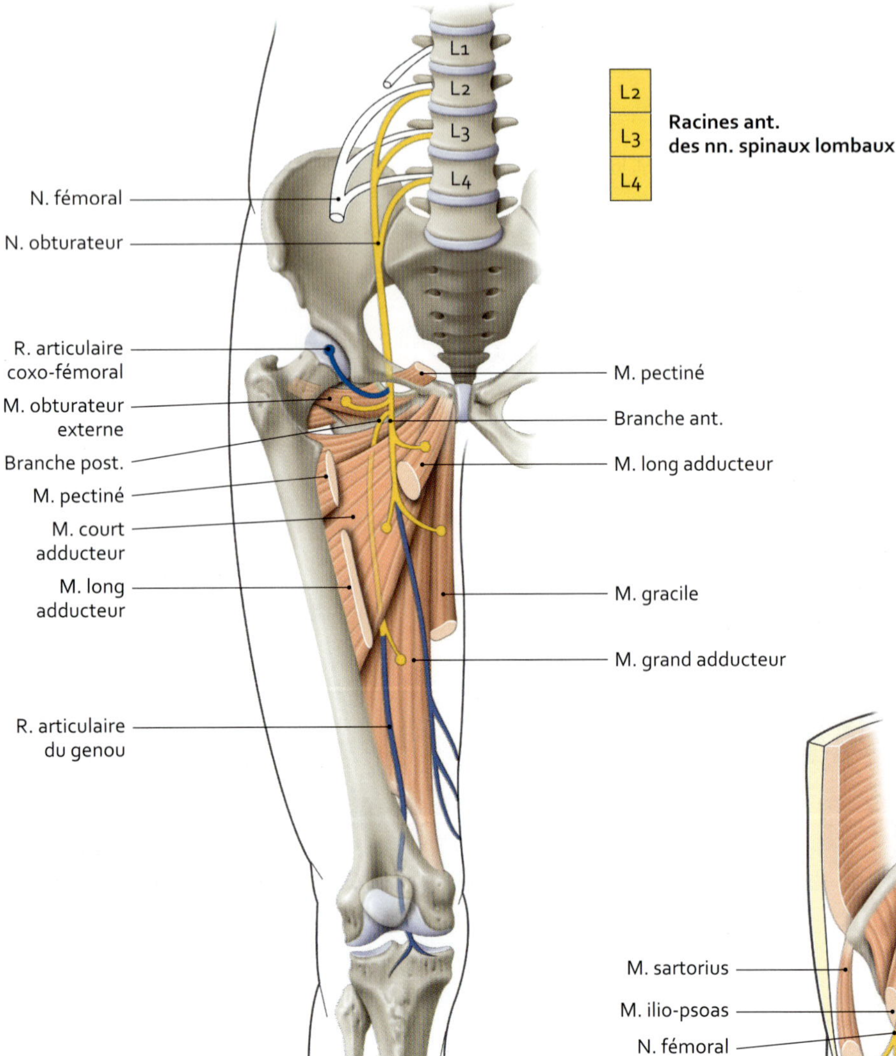

Branches du nerf obturateur
(vue antérieure)

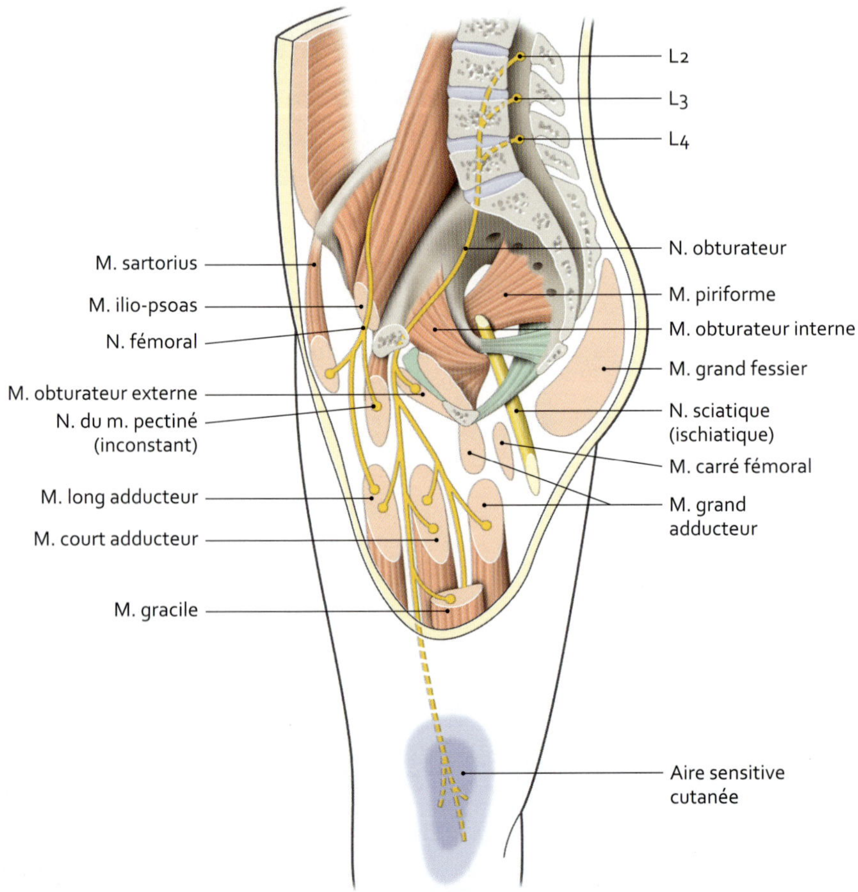

Trajet du nerf obturateur
(vue médiale schématique)

8.67 Plexus sacral et pudendal

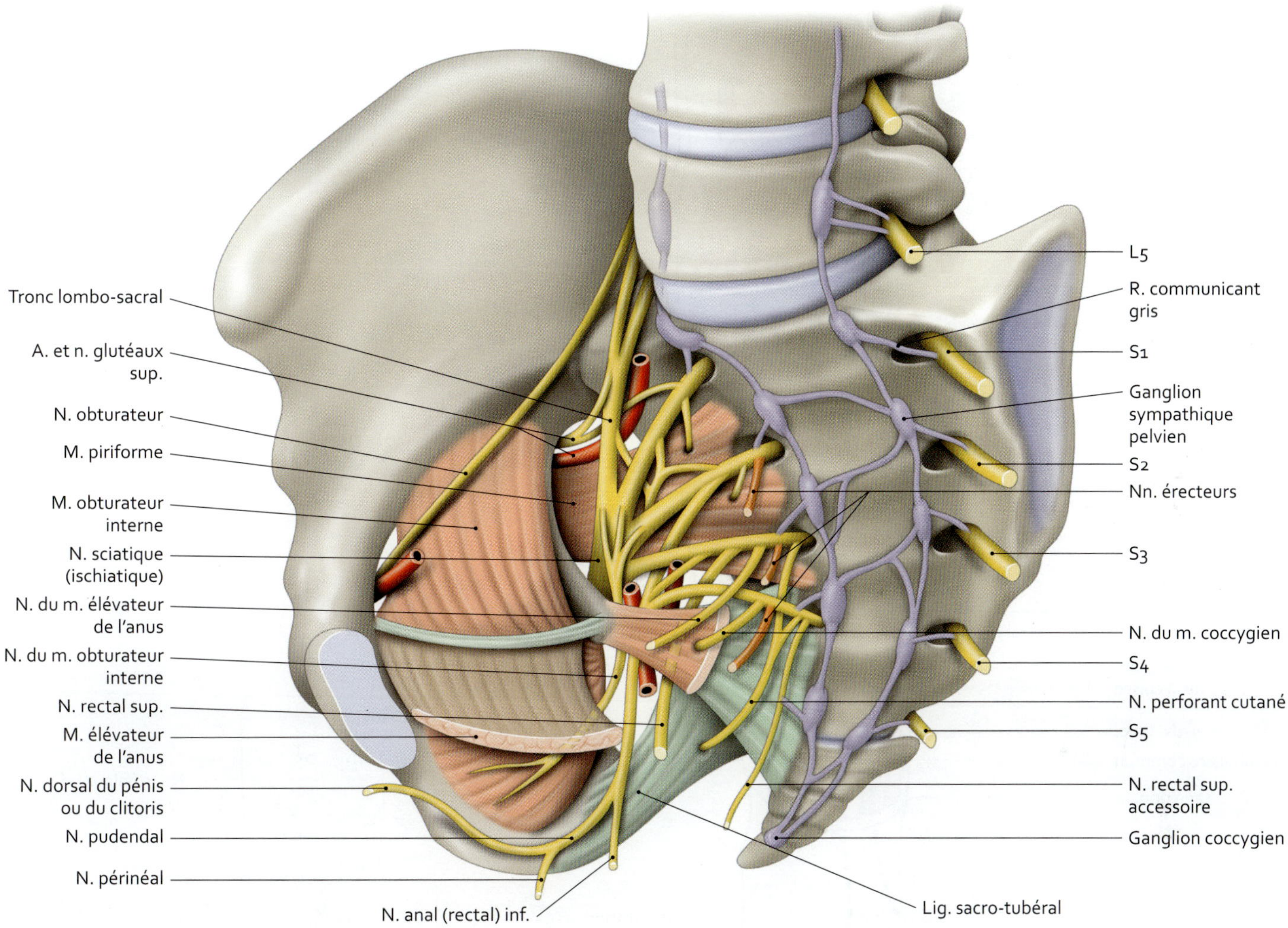

Plexus sacral et pudendal
(vue interne)

8.68 Nerf cutané postérieur de la cuisse

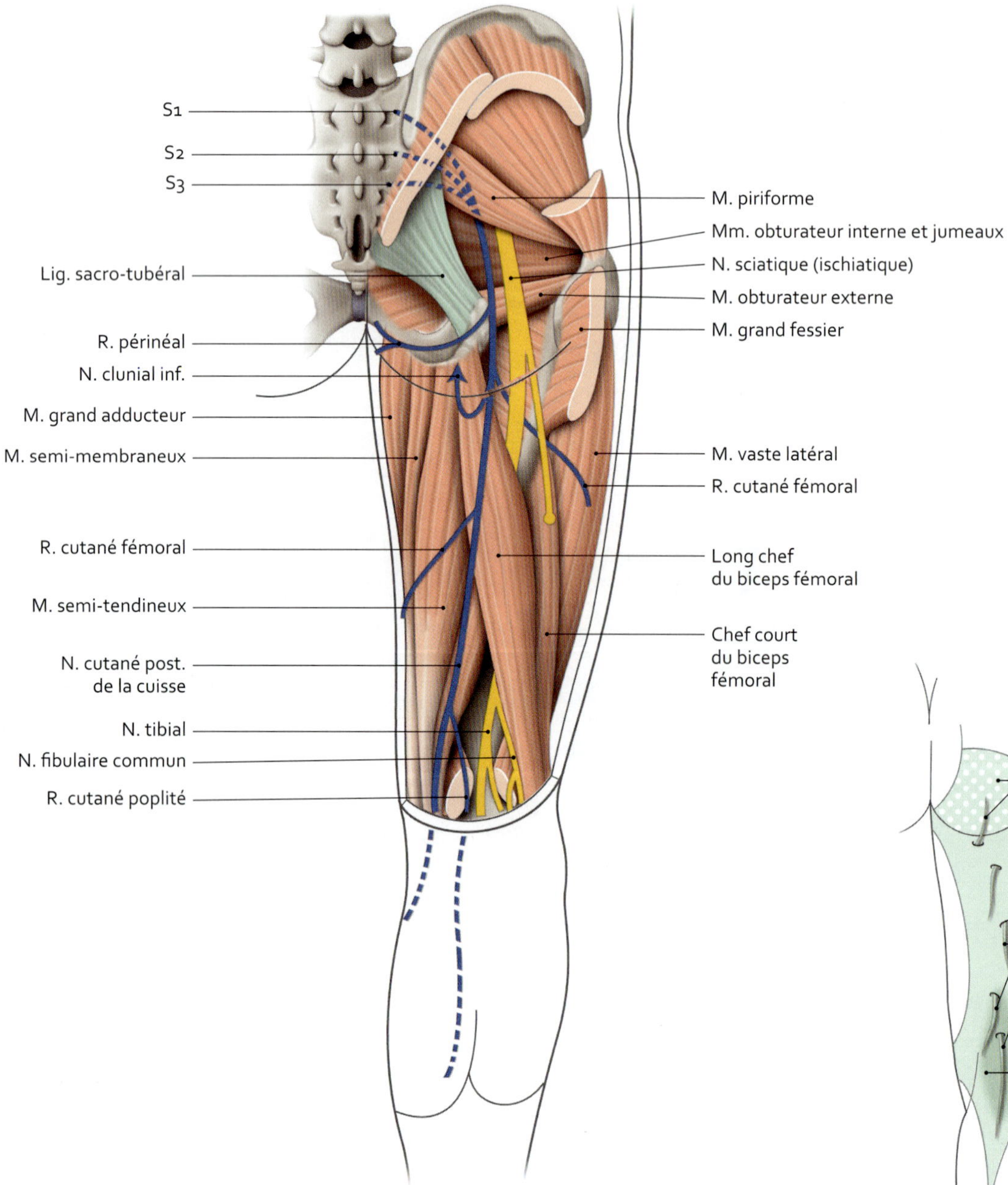

Trajet et branches du nerf cutané postérieur de la cuisse
(vue postérieure)

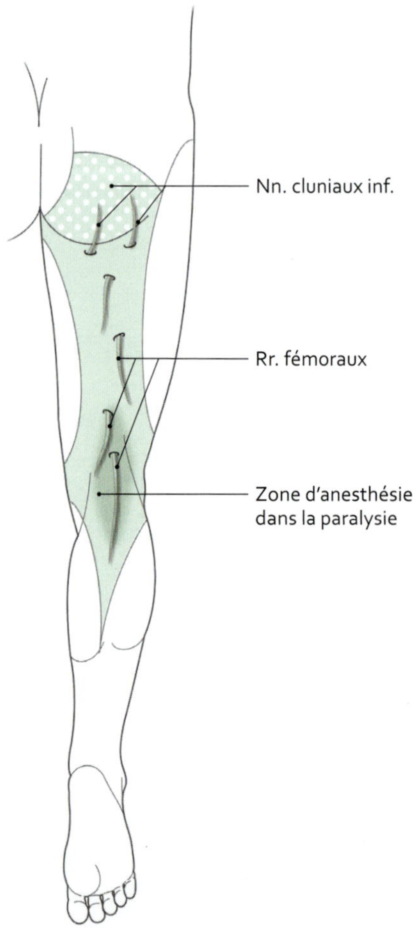

Territoires sensitifs du nerf cutané postérieur de la cuisse
(vue postérieure)

8.69 Nerf sciatique (ischiatique)

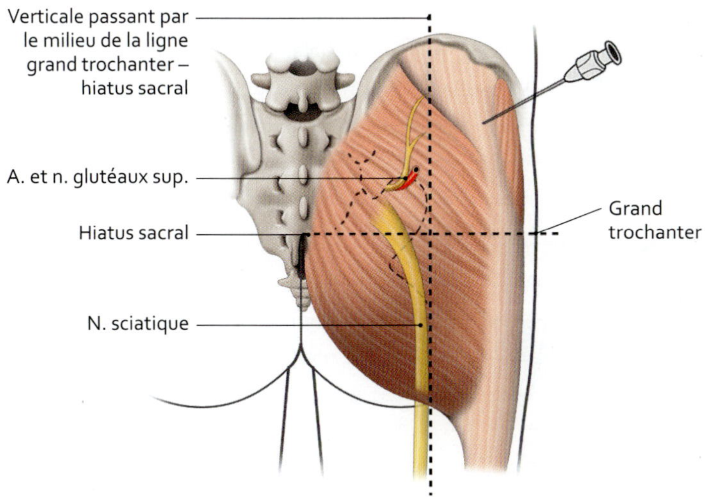

Zone d'injection intramusculaire dans la fesse

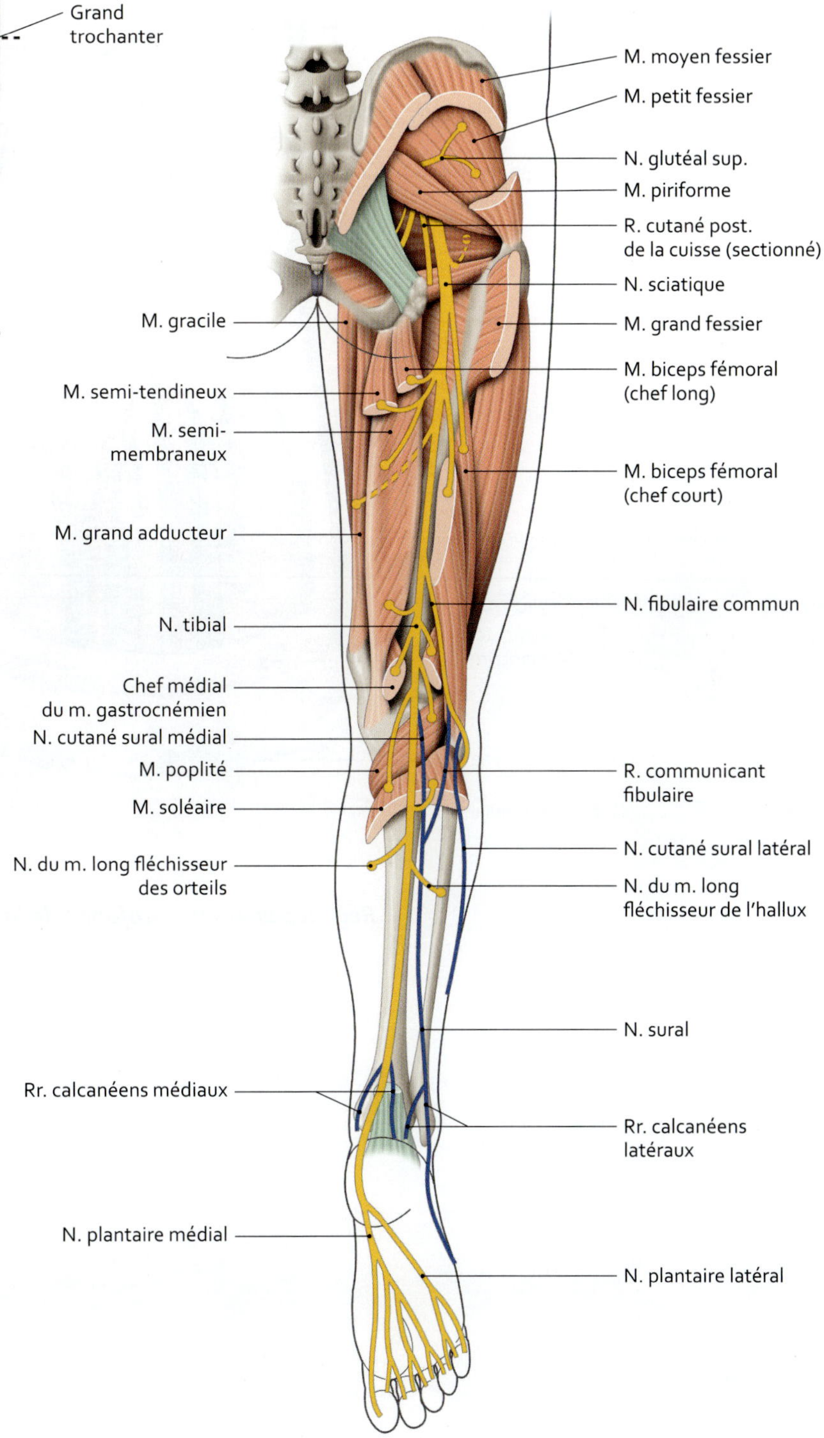

Nerfs sciatique (ischiatique) et tibial : branches
(vue postérieure)

8.70 Nerfs tibial et fibulaire commun

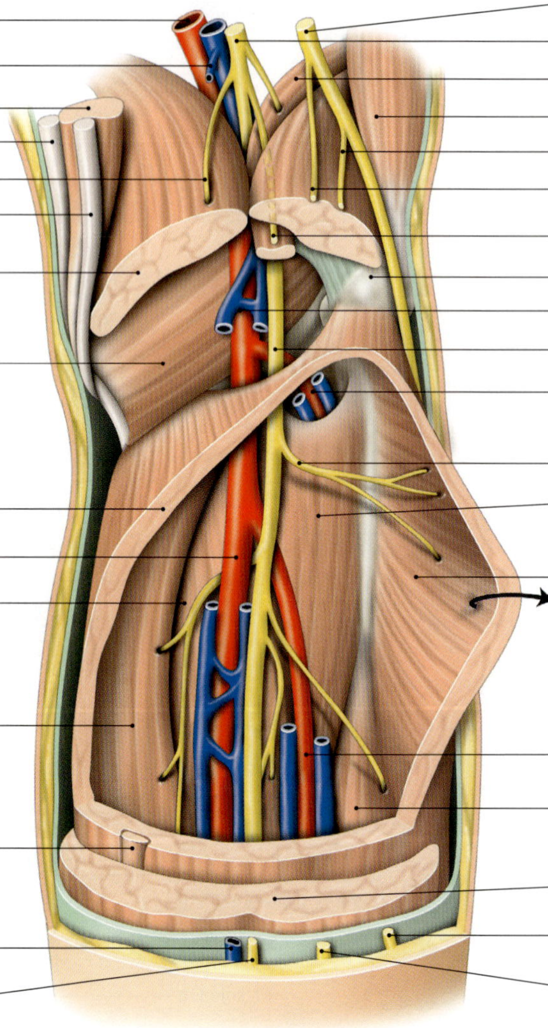

Région postérieure profonde de la jambe

8.71 Nerfs tibial et plantaires

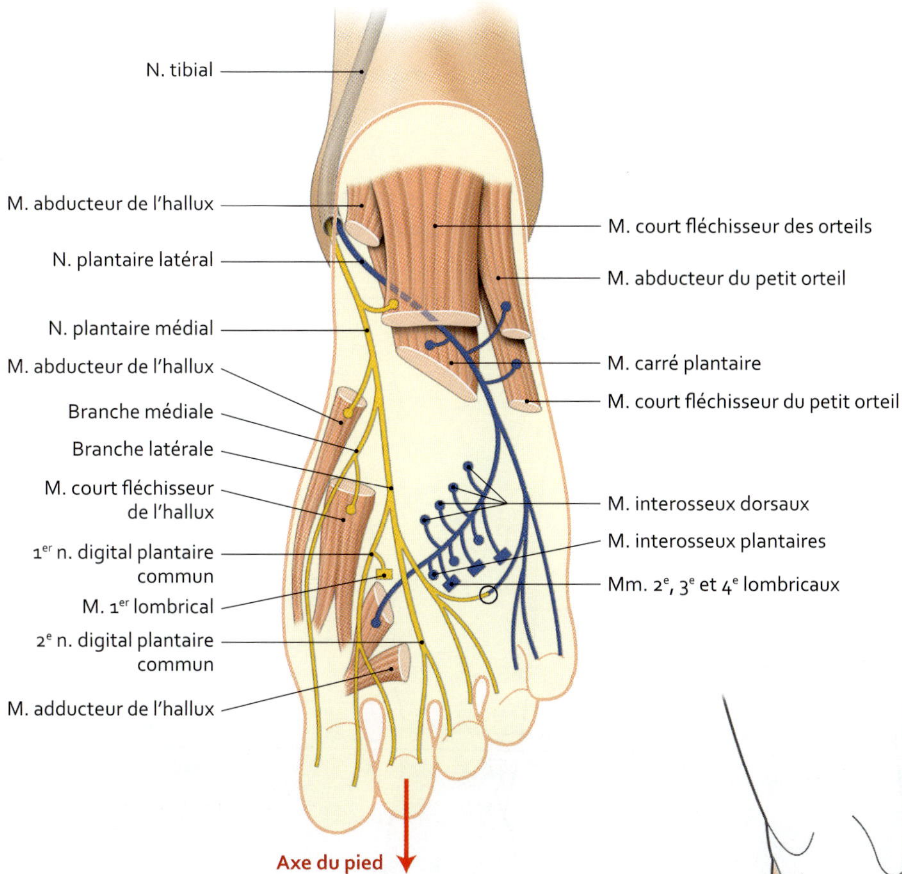

Branches des nerfs plantaires latéral (en bleu) et médial (en jaune)
(schématique)

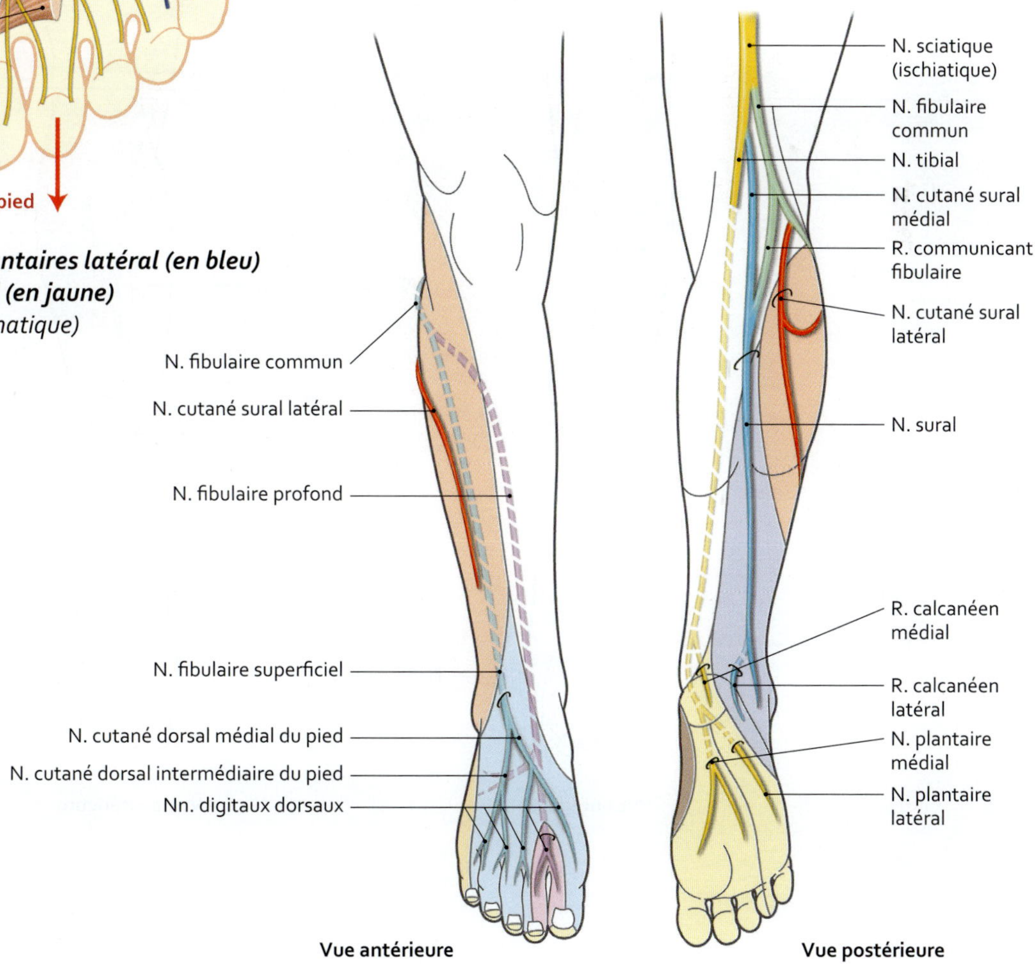

Nerfs tibial et fibulaire commun : anatomie de surface et aires sensitives
(schématique)

8.72 Territoires sensitifs cutanés du membre inférieur

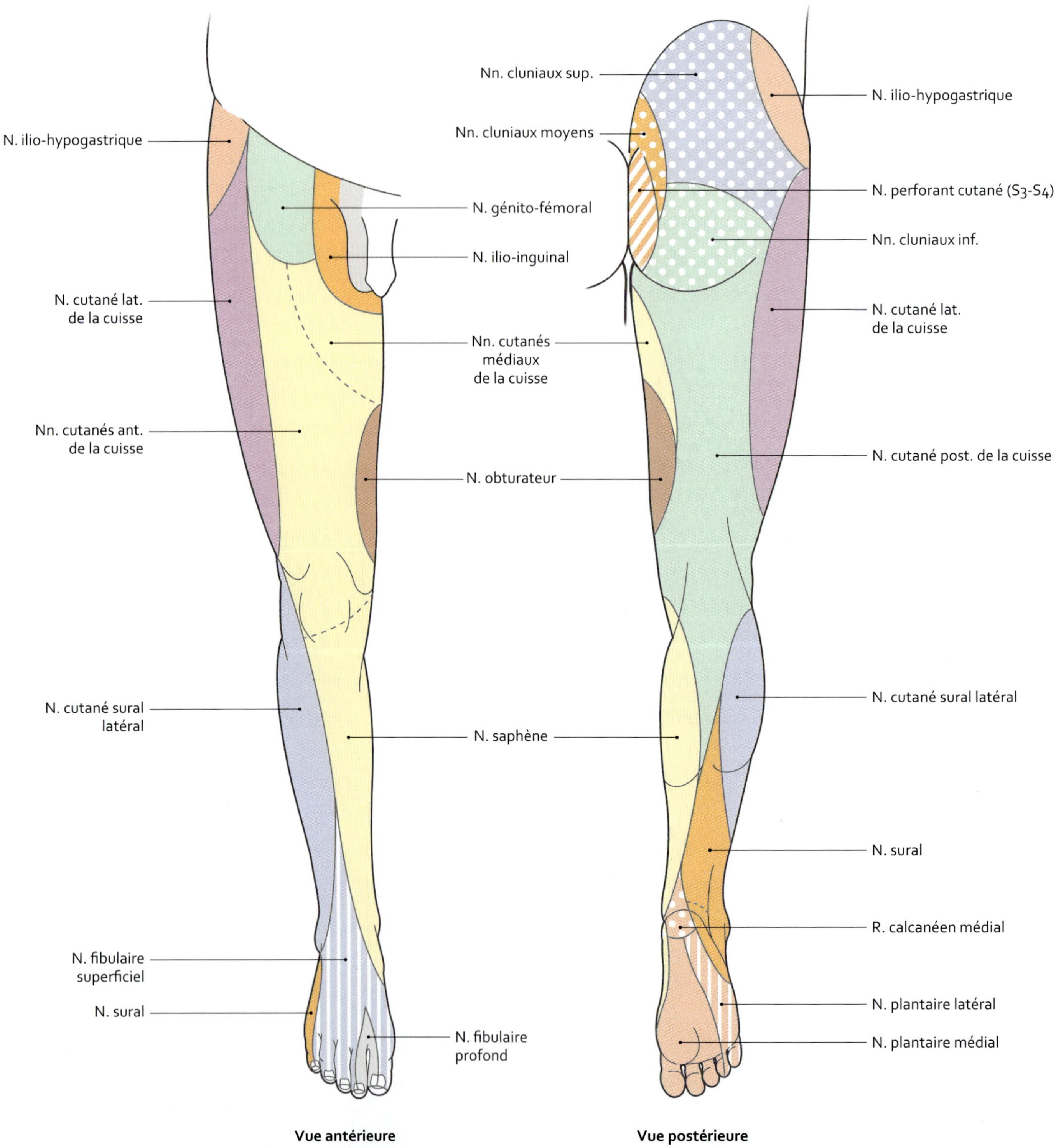

8.73 Limites des régions superficielles du membre inférieur

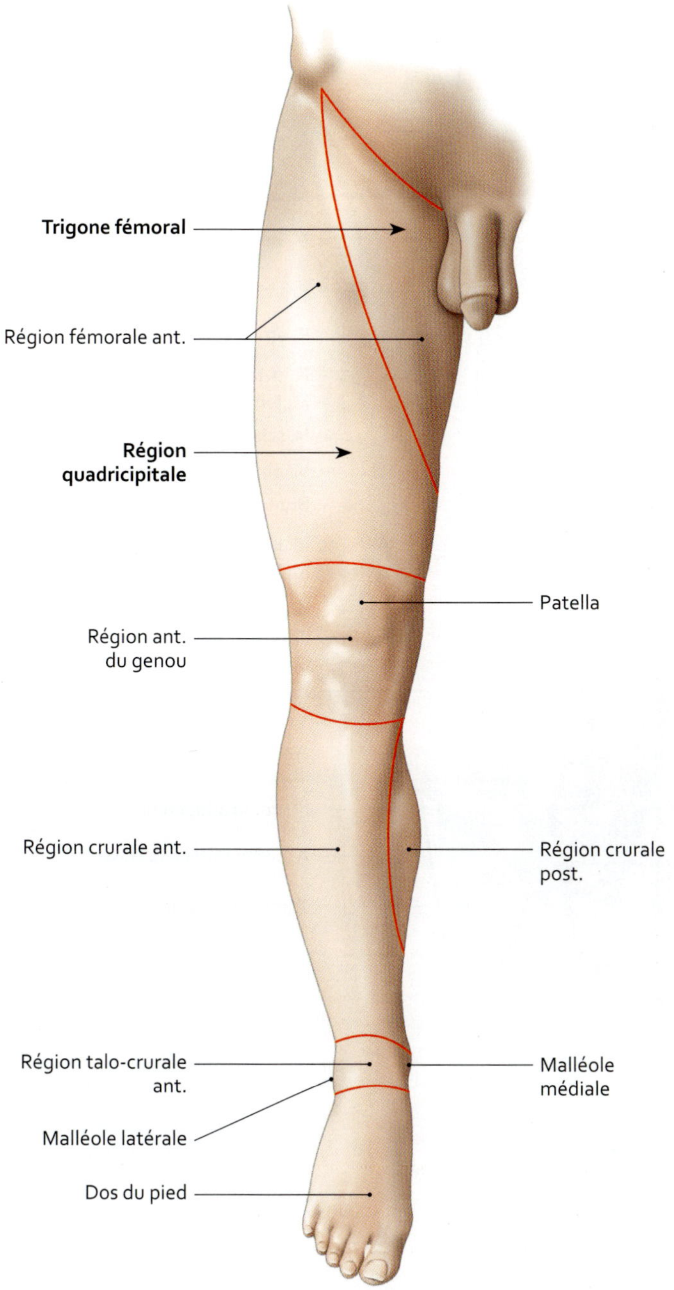

Régions antérieures

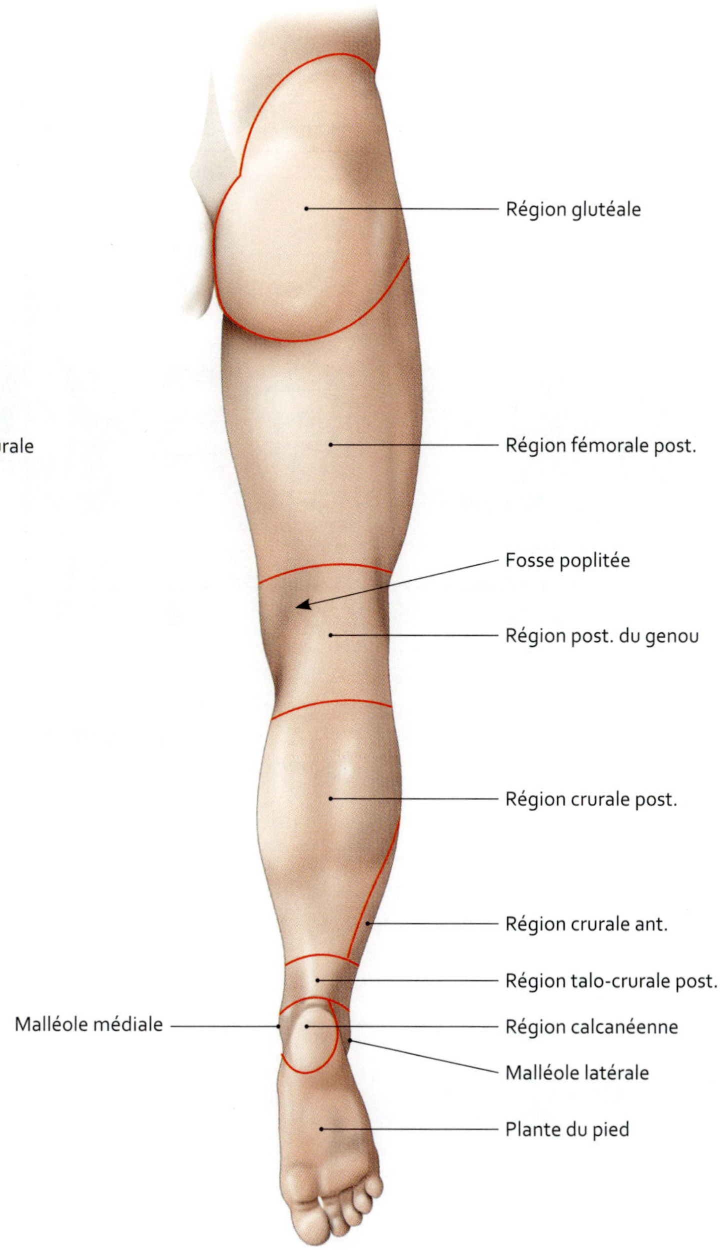

Régions postérieures

8.74 Région glutéale

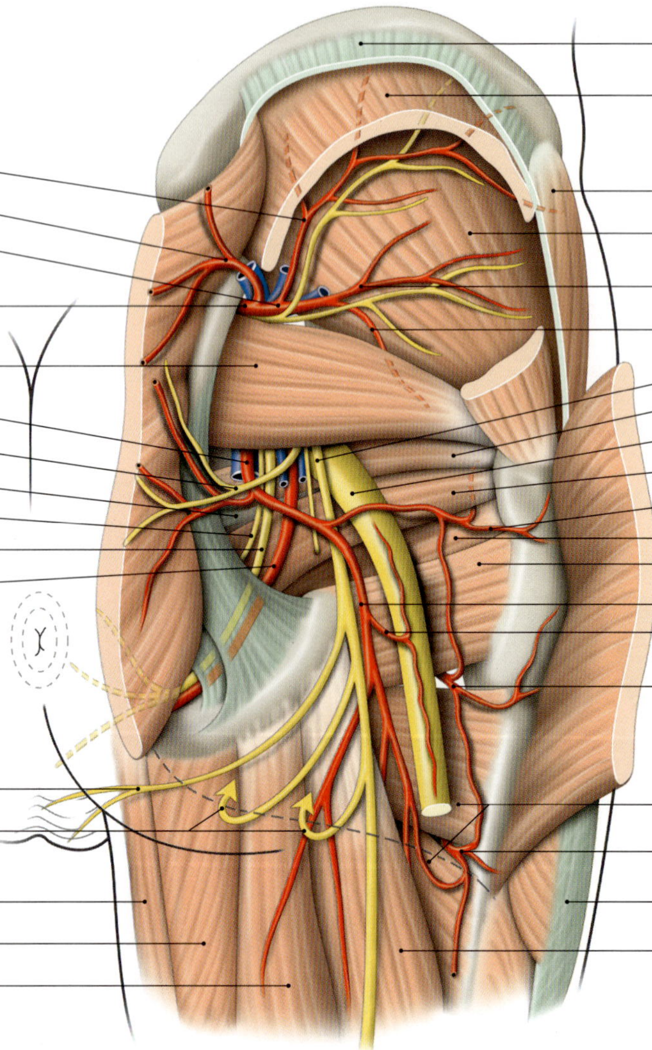

Région glutéale profonde
(les muscles grand fessier et moyen fessier sont réséqués)

8.75 Régions fémorales

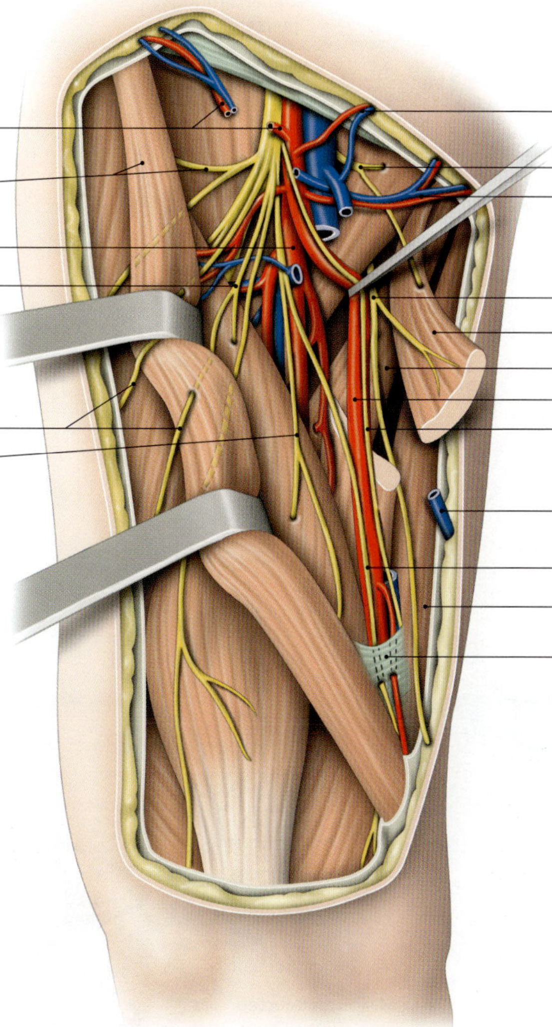

Région fémorale antérieure et trigone fémoral

8.76 Région postérieure du genou

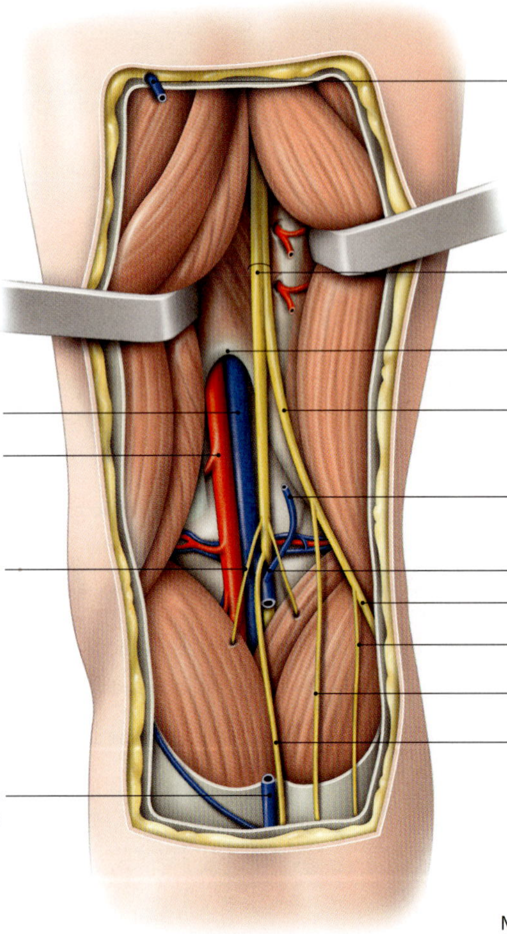

Fosse poplitée droite

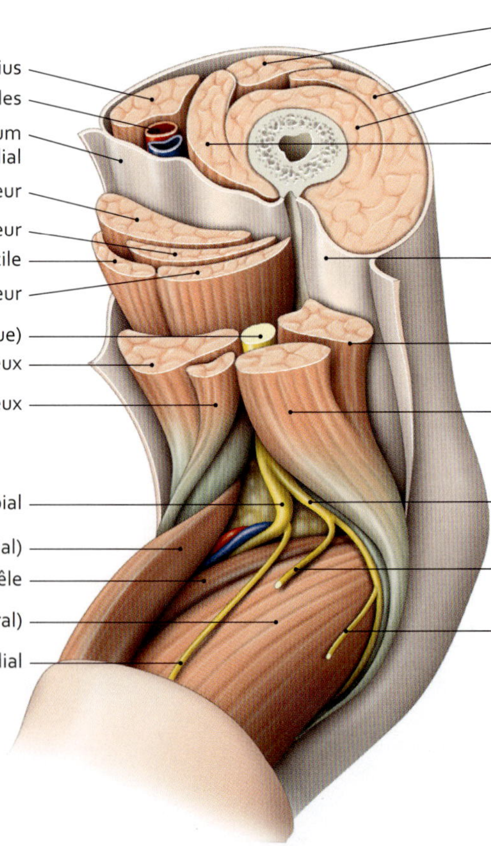

Muscles de la fosse poplitée, genou droit fléchi

8.77 Coupes transversales de la cuisse

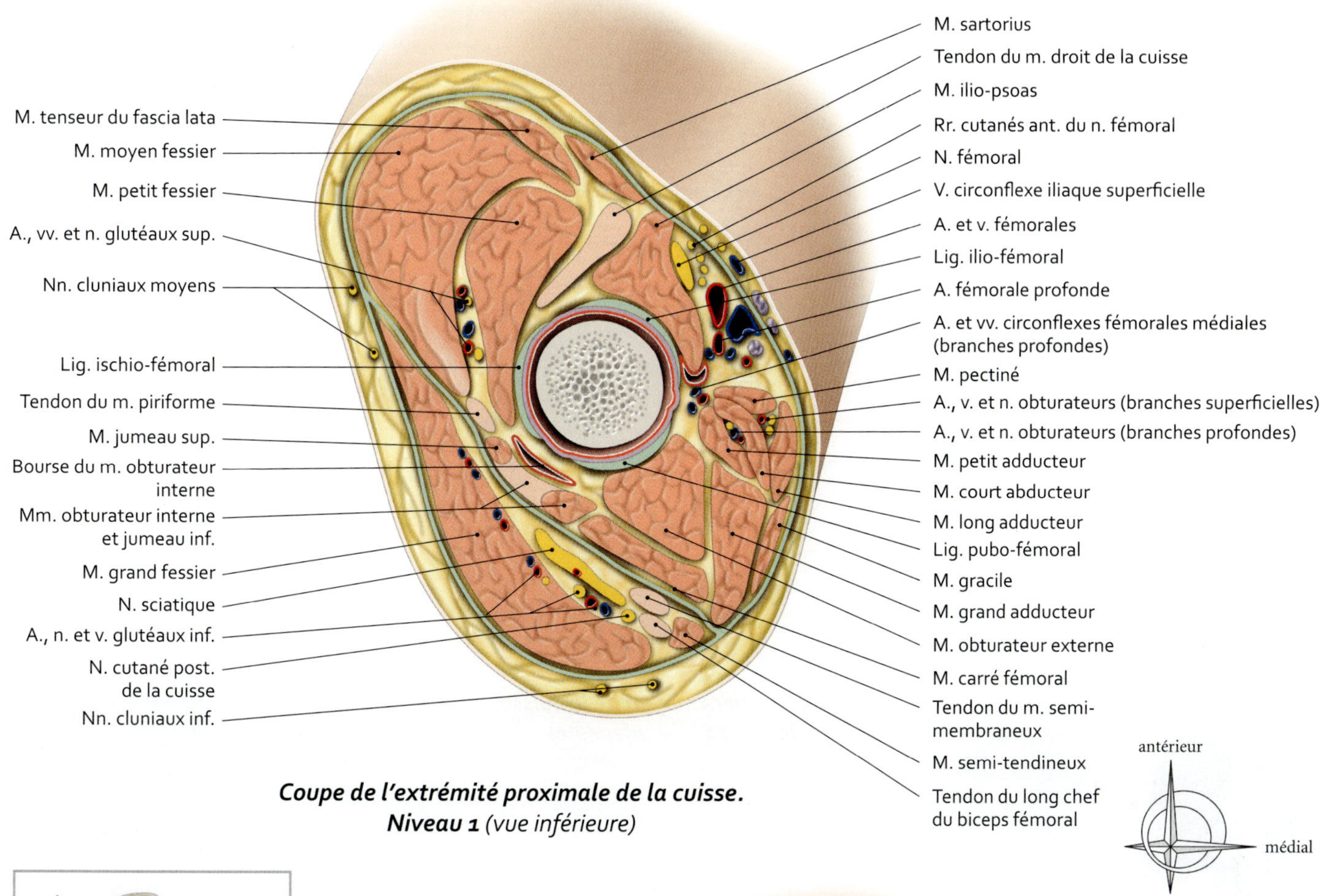

Coupe de l'extrémité proximale de la cuisse.
***Niveau 1** (vue inférieure)*

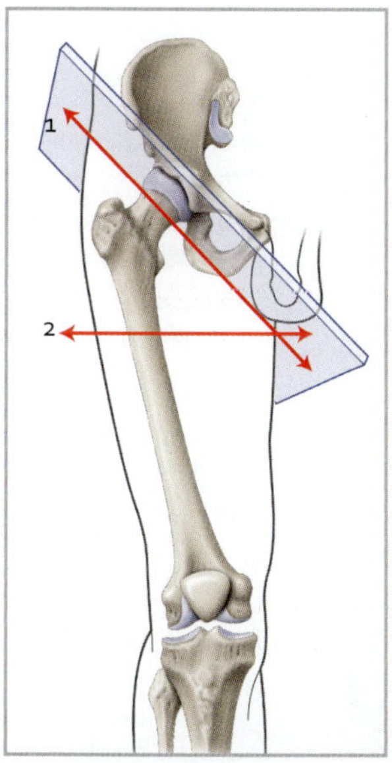

Niveau des coupes

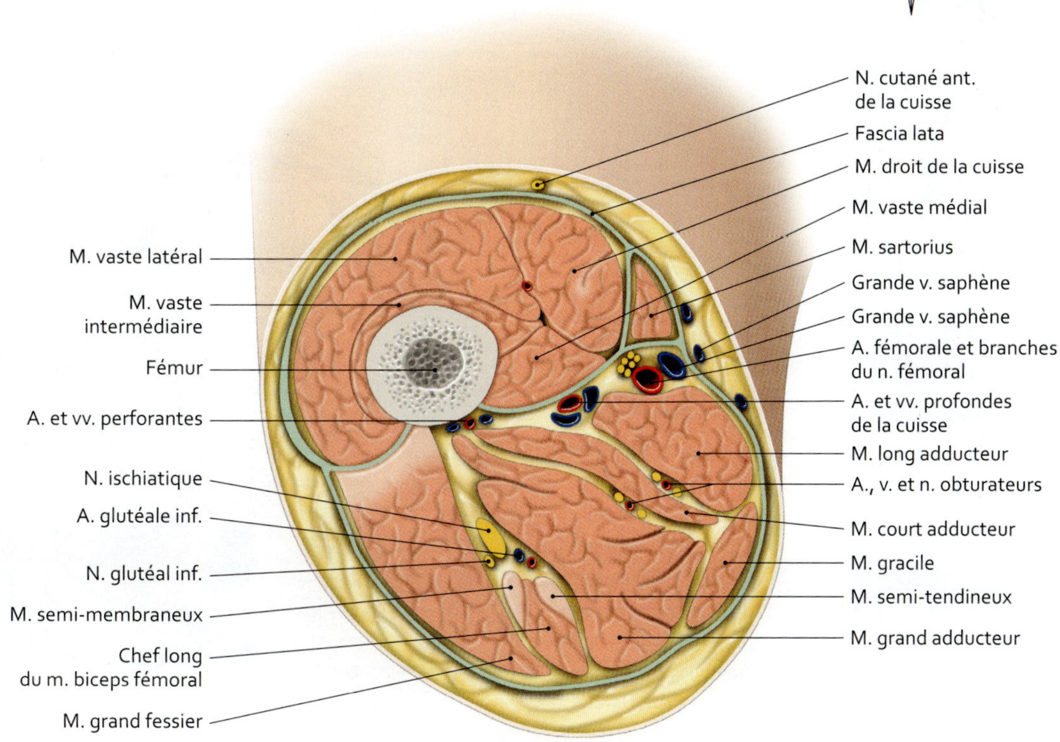

Coupe du tiers proximal de la cuisse.
***Niveau 2** (vue inférieure)*

8.78 Coupes transversales de la cuisse et du genou

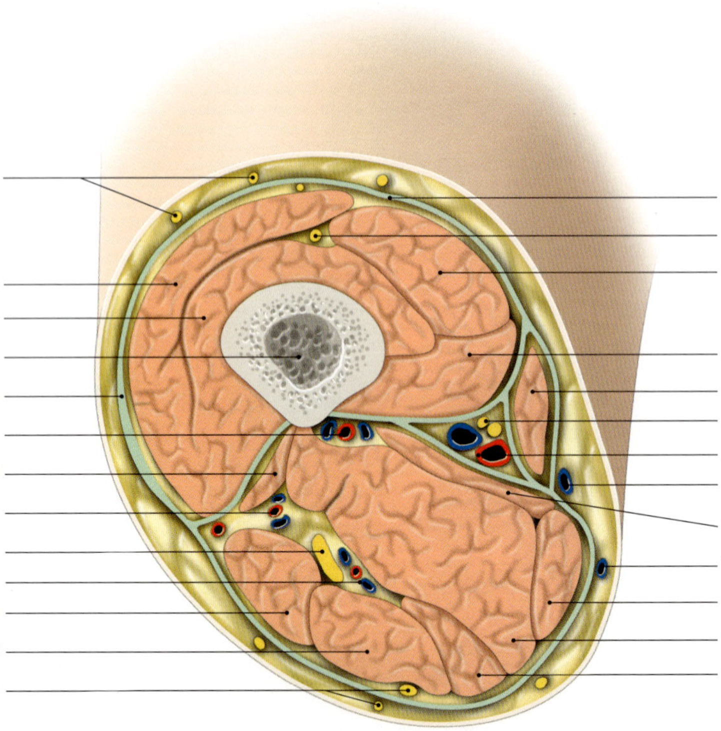

Coupe du tiers moyen de la cuisse.
***Niveau 3** (vue inférieure)*

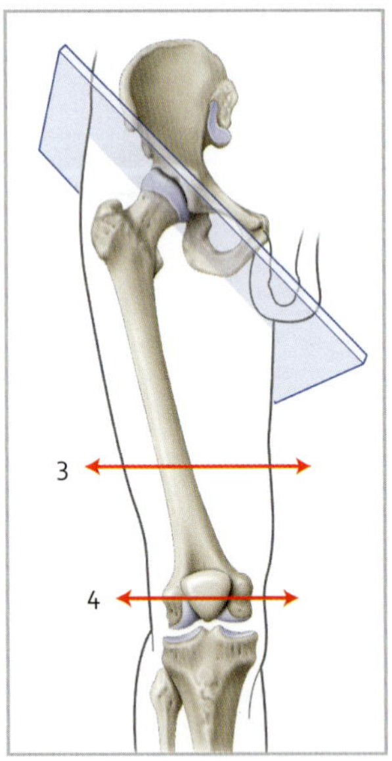

Niveau des coupes

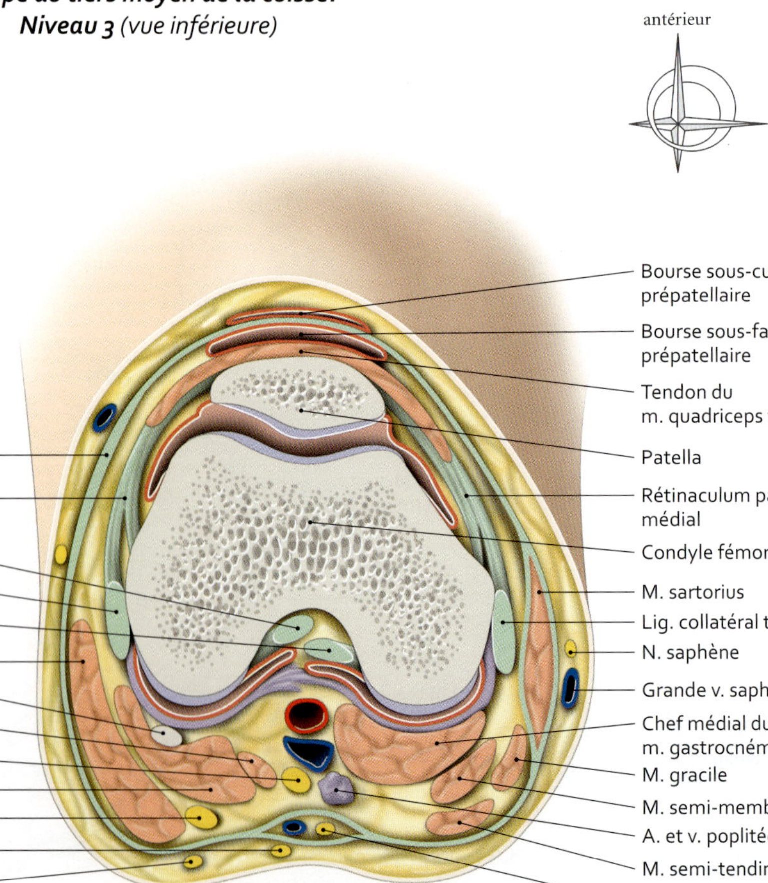

Coupe au niveau du genou.
***Niveau 4** (vue inférieure)*

8.79 Régions de la jambe (1)

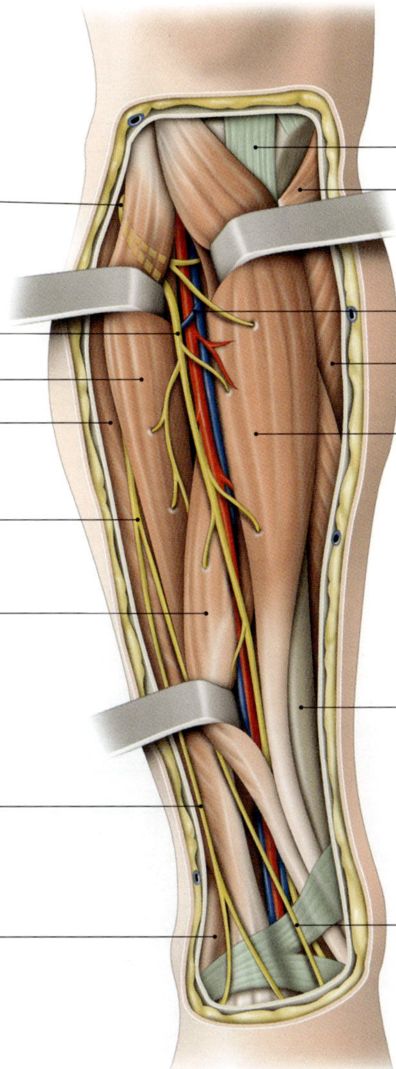

Région antérieure de la jambe

8.80 Régions de la jambe (2)

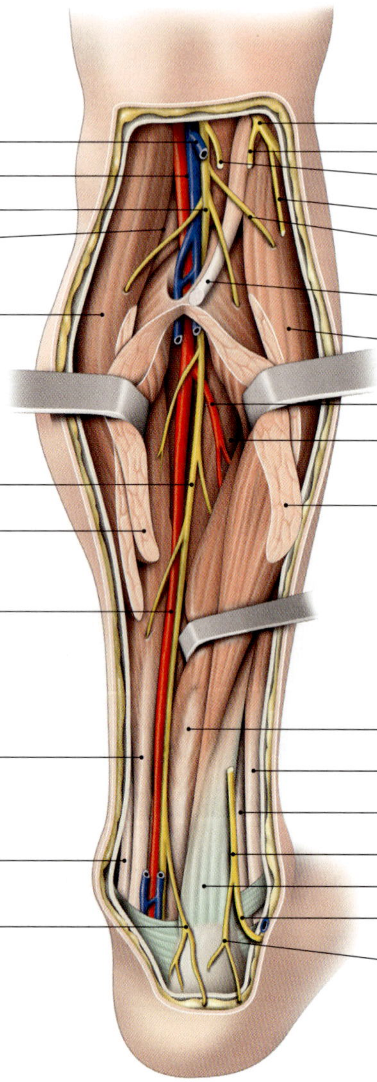

Région postérieure de la jambe

8.81 Coupes transversales de la jambe

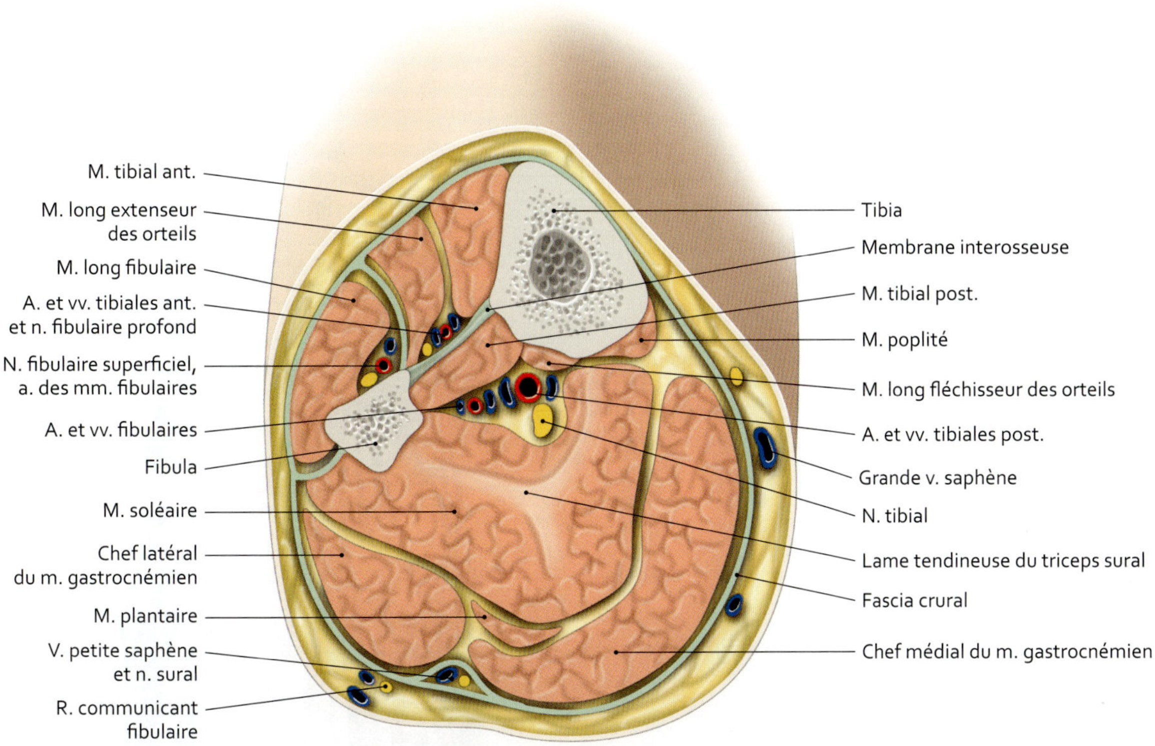

Coupe du tiers proximal de la jambe.
***Niveau 5** (vue inférieure)*

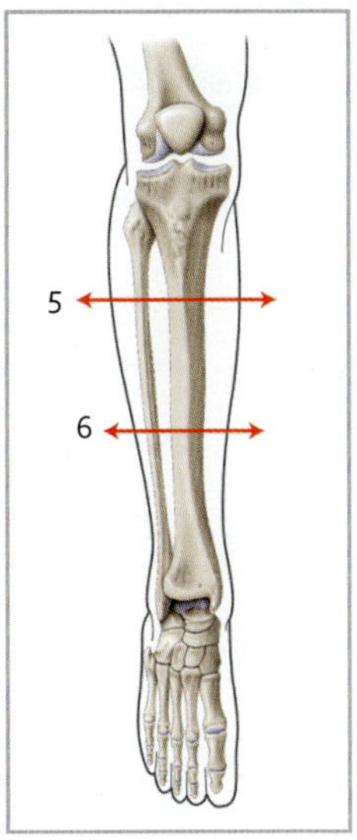

Niveau des coupes

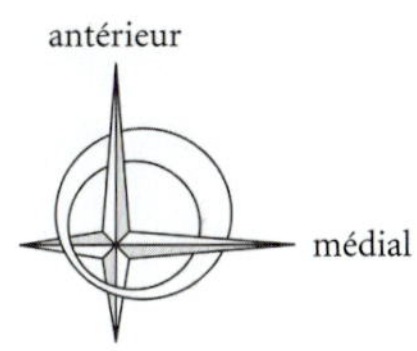

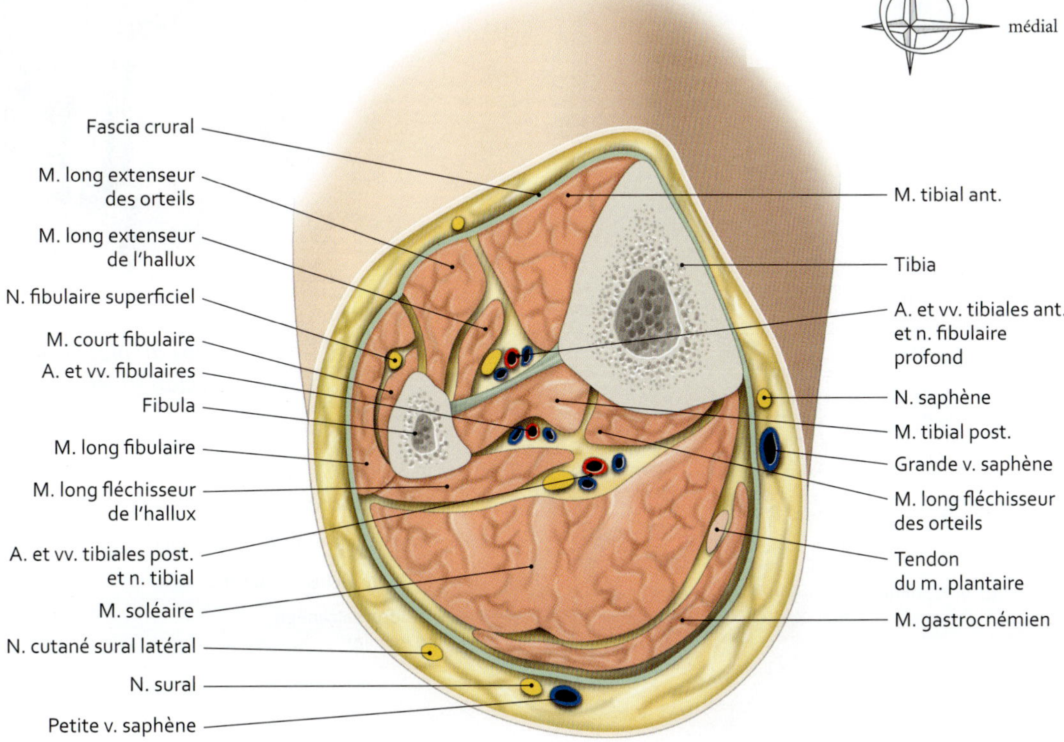

Coupe du tiers distal de la jambe.
***Niveau 6** (vue inférieure)*

8.82 Régions du pied (1)

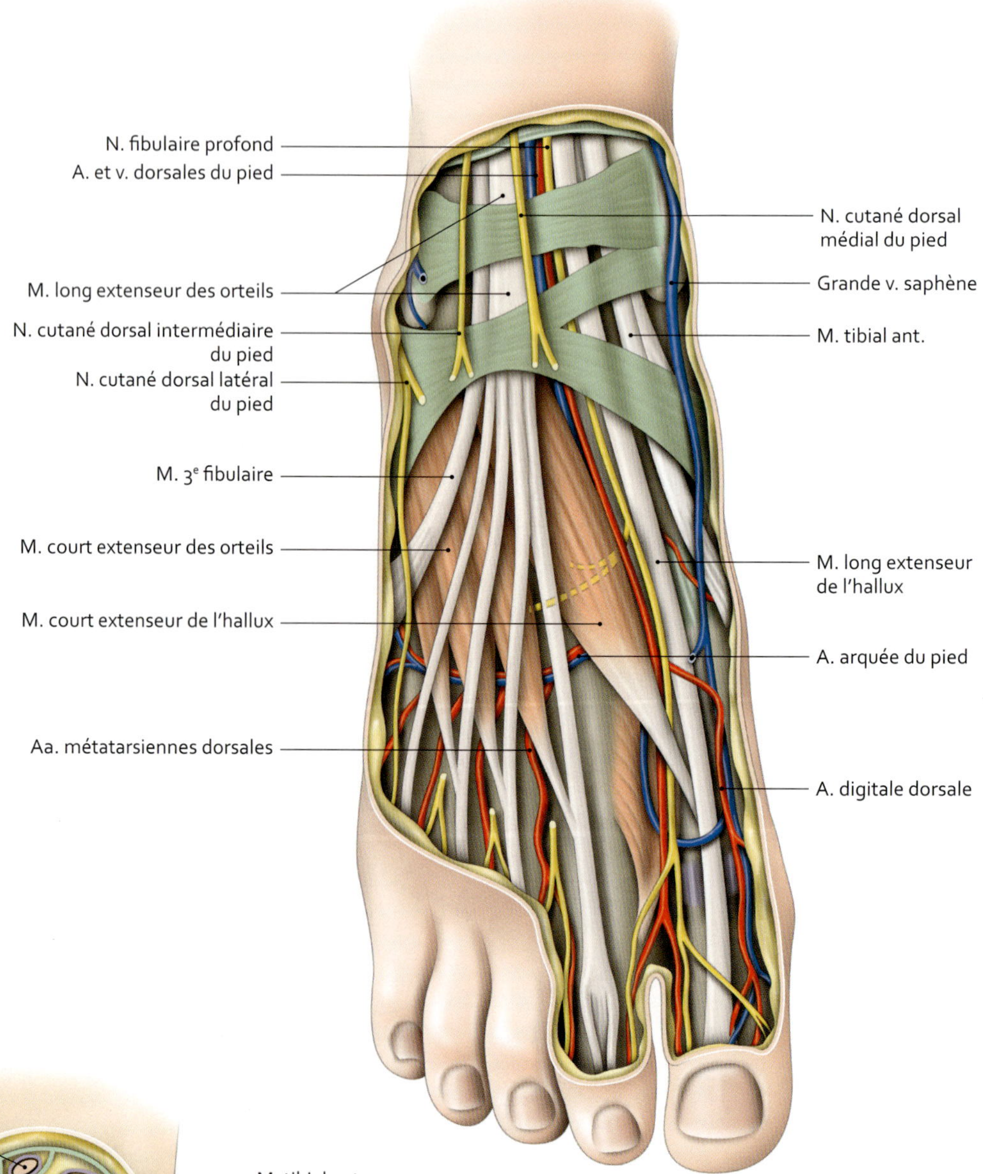

Dos du pied droit
(plan superficiel)

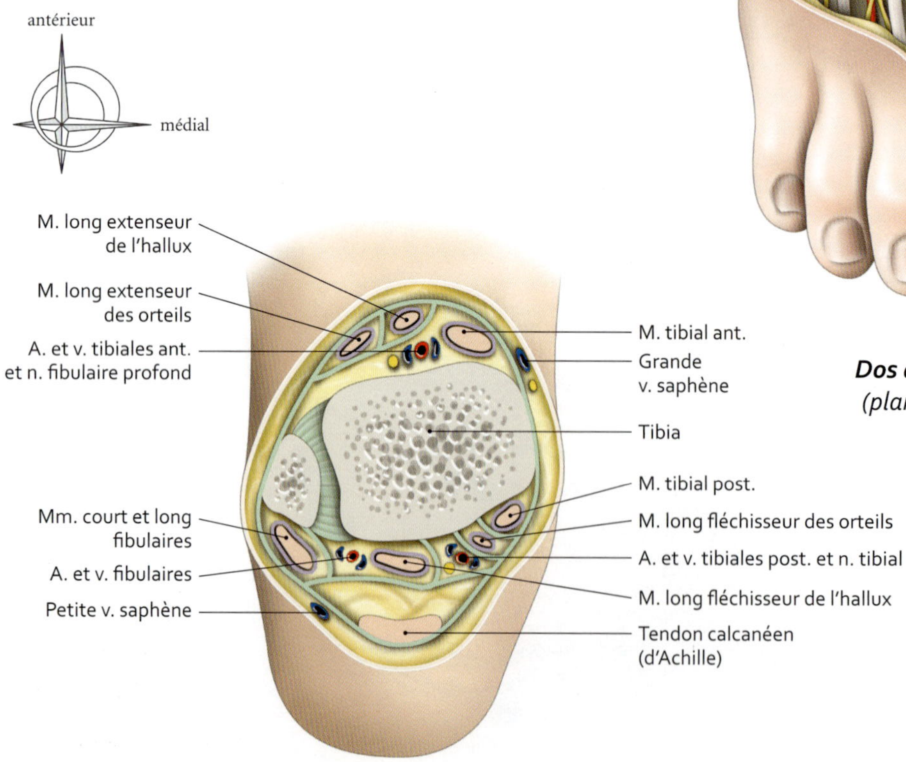

Coupe transversale au niveau des malléoles
(vue supérieure)

8.83 Régions du pied (2)

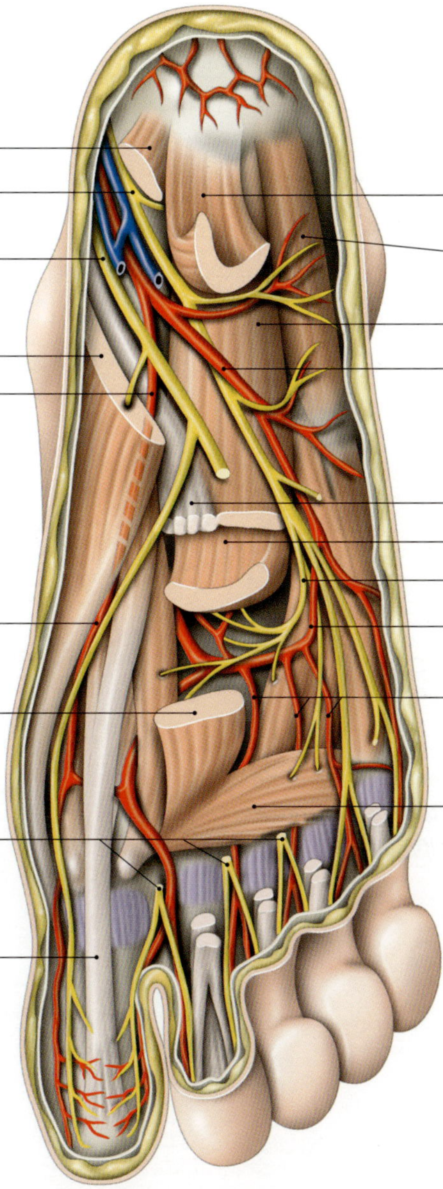

Région plantaire droite
(plan moyen : les muscles interosseux ne sont pas représentés)

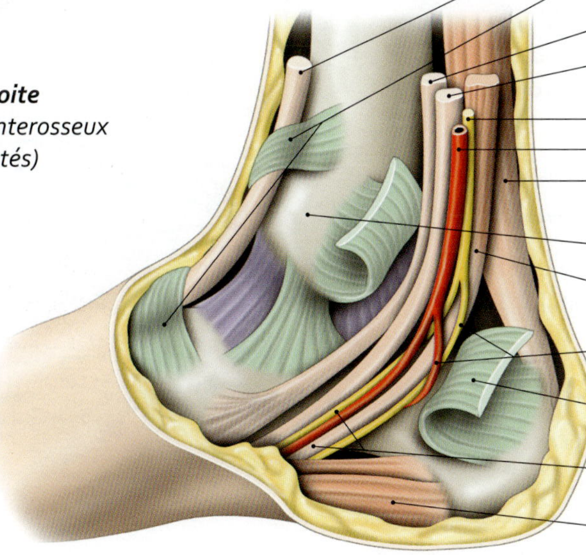

Sillons malléolaire et inframalléolaire médiaux

8.84 Coupes transversales de la cheville et du pied

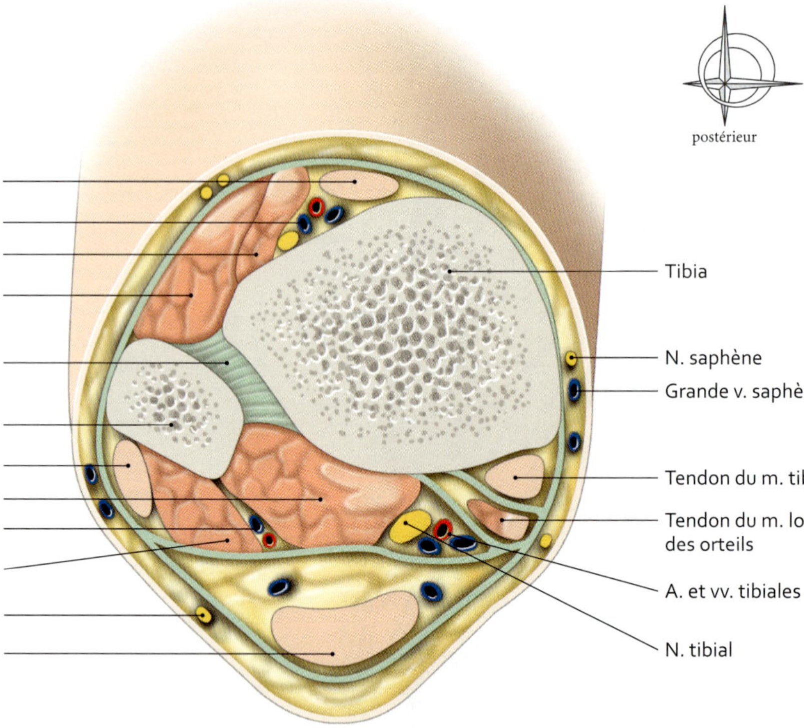

Coupe de l'extrémité distale de la jambe au dessus des malléoles
(vue inférieure)

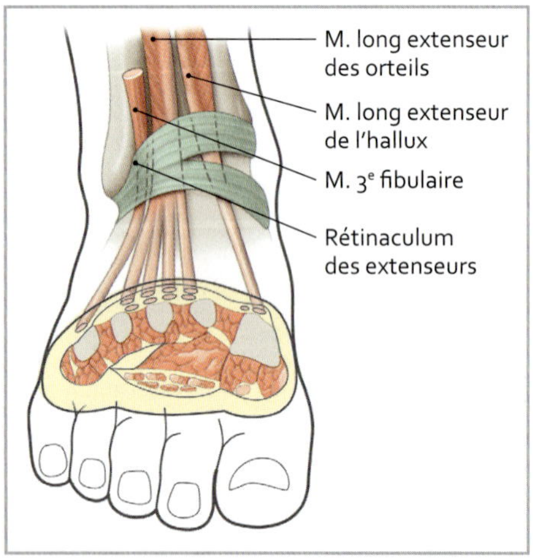

Situation de la coupe

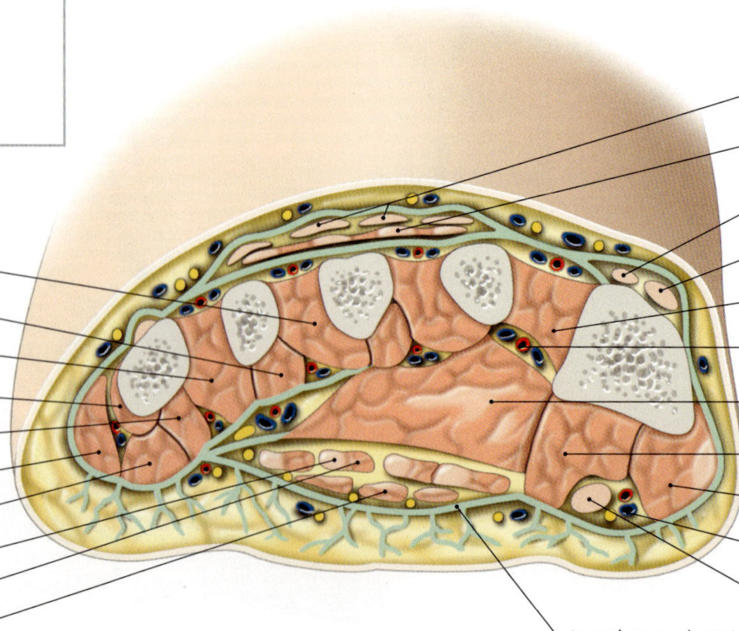

Coupe du pied au niveau du métatarse
(selon le cartouche)

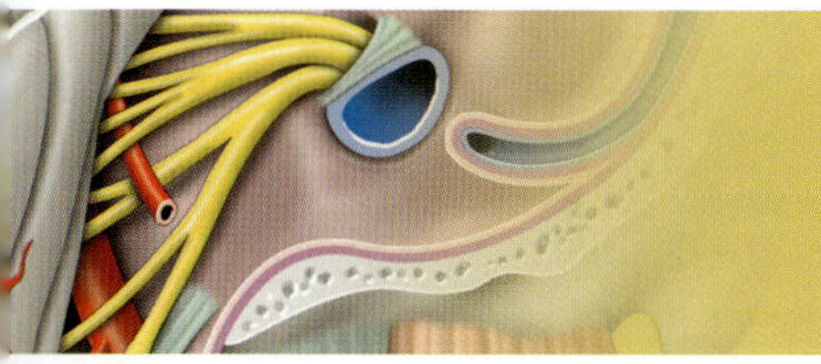

Système nerveux

9

STRUCTURES NEURONALES

9.1. **Neurone (neurocyte) (1)** ... 593
9.2. **Neurone (neurocyte) (2)** ... 594
9.3. **Neuroglie** ... 595
9.4. **Gliocytes centraux** ... 596
9.5. **Gliocytes périphériques** ... 597
9.6. **Transport neuronal** ... 598
9.7. **Transmission de l'influx nerveux** ... 599
9.8. **Synapse (1)** ... 600
9.9. **Synapse (2)** ... 601
9.10. **Synapse (3)** ... 602
9.11. **Récepteurs nerveux (1)** ... 603
9.12. **Récepteurs nerveux (2)** ... 604
9.13. **Effecteurs nerveux (1)** ... 605
9.14. **Effecteurs nerveux (2)** ... 606

SYSTÈME NERVEUX PÉRIPHÉRIQUE

9.15. **Nerf spinal (1)** ... 607
9.16. **Nerf spinal (2)** ... 608
9.17. **Nerf spinal (3)** ... 609
9.18. **Nerf spinal (4)** ... 610
9.19. **Nerfs et ganglions autonomes (1)** ... 611
9.20. **Nerfs et ganglions autonomes (2)** ... 612
9.21. **Nerfs et ganglions autonomes (3)** ... 613

MOELLE SPINALE

9.22. **Segments de la moelle spinale** ... 614
9.23. **Substance blanche de la moelle spinale** ... 615
9.24. **Substance grise de la moelle spinale (1)** ... 616
9.25. **Substance grise de la moelle spinale (2)** ... 617
9.26. **Substance grise de la moelle spinale (3)** ... 618
9.27. **Artères de la moelle spinale (1)** ... 619
9.28. **Artères de la moelle spinale (2)** ... 620
9.29. **Artères et veines de la moelle spinale** ... 621
9.30. **Veines de la moelle spinale** ... 622
9.31. **Tractus sensitifs de la moelle spinale** ... 623
9.32. **Voies sensitives conscientes** ... 624
9.33. **Voies somato-sensitives inconscientes** ... 625
9.34. **Voies motrices volontaires (1)** ... 626
9.35. **Voies motrices volontaires (2)** ... 627

9.36. **Voies de la sensibilité viscérale et associatives de la moelle spinale** 628
9.37. **Arcs réflexes spinaux** 629

ENCÉPHALE

9.38. **Parties de l'encéphale** 630

TRONC ENCÉPHALIQUE

9.39. **Tronc encéphalique (1)** 631
9.40. **Tronc encéphalique (2)** 632
9.41. **Tronc encéphalique (3)** 633
9.42. **Coupes transversales de la moelle allongée (bulbe) (1)** 634
9.43. **Coupes transversales de la moelle allongée (bulbe) (2)** 635
9.44. **Coupes transversales au niveau du pont** 636
9.45. **Coupes transversales au niveau du mésencéphale (1)** 637
9.46. **Coupes transversales au niveau du mésencéphale (2)** 638
9.47. **Formation réticulaire** 639
9.48. **Noyaux du raphé et locus cœruléus** 640

CERVELET

9.49. **Morpholgie du cervelet (1)** 641
9.50. **Morpholgie du cervelet (2)** 642
9.51. **Pédoncules et noyaux du cervelet** 643
9.52. **Structure du cervelet** 644
9.53. **Systématisation du cervelet (1)** 645
9.54. **Systématisation du cervelet (2)** 646
9.55. **Systématisation du cervelet (3)** 647

DIENCÉPHALE

9.56. **Structure interne du cerveau** 648
9.57. **Topographie du diencéphale** 649
9.58. **Épithalamus** 650
9.59. **Thalamus (1)** 651
9.60. **Thalamus (2)** 652
9.61. **Thalamus (3)** 653
9.62. **Subthalamus** 654
9.63. **Hypothalamus (1)** 655
9.64. **Hypothalamus (2)** 656
9.65. **Hypothalamus (3)** 657
9.66. **Hypophyse (1)** 658
9.67. **Hypophyse (2)** 659
9.68. **Hypophyse (3)** 660

CERVEAU

9.69. **Lobes et gyrus cérébraux (1)** 661
9.70. **Lobes et gyrus cérébraux (2)** 662
9.71. **Lobes et gyrus cérébraux (3)** 663
9.72. **Lobes et gyrus cérébraux (4)** 664
9.73. **Noyaux basaux du cerveau (1)** 665
9.74. **Noyaux basaux du cerveau (2)** 666
9.75. **Noyaux basaux du cerveau (3)** 667
9.76. **Noyaux basaux du cerveau (4)** 668
9.77. **Structures pertinentes du cerveau (1)** 669
9.78. **Structures pertinentes du cerveau (2)** 670
9.79. **Structures pertinentes du cerveau (3)** 671

9.80. **Structures pertinentes du cerveau (4)** 672
9.81. **Structure du cortex cérébral (1)** 673
9.82. **Structure du cortex cérébral (2)** 674
9.83. **Symétrie et asymétrie des hémisphères cérébraux** 675
9.84. **Aires du cortex cérébral** 676
9.85. **Principales aires corticales fonctionnelles** 677
9.86. **Anatomie de la mémoire** 678
9.87. **Anatomie du langage** 679
9.88. **Système limbique (1)** 680
9.89. **Système limbique (2)** 681
9.90. **Ventricules encéphaliques** 682
9.91. **Ventricules latéraux** 683
9.92. **Quatrième ventricule** 684
9.93. **Organes circumventriculaires** 685

VAISSEAUX DE L'ENCÉPHALE

9.94. **Artères de l'encéphale** 686
9.95. **Cercle artériel du cerveau** 687
9.96. **Artères du tronc encéphalique** 688
9.97. **Territoires artériels du tronc encéphalique (1)** 689
9.98. **Territoires artériels du tronc encéphalique (2)** 690
9.99. **Artères du cerveau (1)** 691
9.100. **Artères du cerveau (2)** 692
9.101. **Artères du cerveau (3)** 693
9.102. **Artères du cerveau (4)** 694
9.103. **Artères du cerveau (5)** 695
9.104. **Circulation artérielle cérébrale** 696
9.105. **Veines du cerveau (1)** 697
9.106. **Veines du cerveau (2)** 698
9.107. **Veines du cerveau (3)** 699
9.108. **Veines de l'encéphale** 700
9.109. **Circulation veineuse de l'encéphale** 701
9.110. **Sinus de la base du crâne (1)** 702
9.111. **Sinus de la base du crâne (2)** 703

MÉNINGES ET LIQUIDE CÉRÉBRO-SPINAL

9.112. **Méninges spinales (1)** 704
9.113. **Méninges spinales (2)** 705
9.114. **Méninges encéphaliques (ou crâniennes) (1)** 706
9.115. **Méninges encéphaliques (ou crâniennes) (2)** 707
9.116. **Méninges encéphaliques (ou crâniennes) (3)** 708
9.117. **Méninges encéphaliques (ou crâniennes) (4)** 709
9.118. **Liquide cérébro-spinal** 710

COUPES TRANSVERSALES DE LA TÊTE

9.119. **Coupe transversale au-dessus des bosses pariétales** 711
9.120. **Coupe transversale au niveau des bosses pariétales** 712
9.121. **Coupe transversale au niveau de la glabelle** 713
9.122. **Coupe transversale au niveau du nasion** 714
9.123. **Coupe transversale au niveau de l'inion** 715

9.1 Neurone (neurocyte) (1)

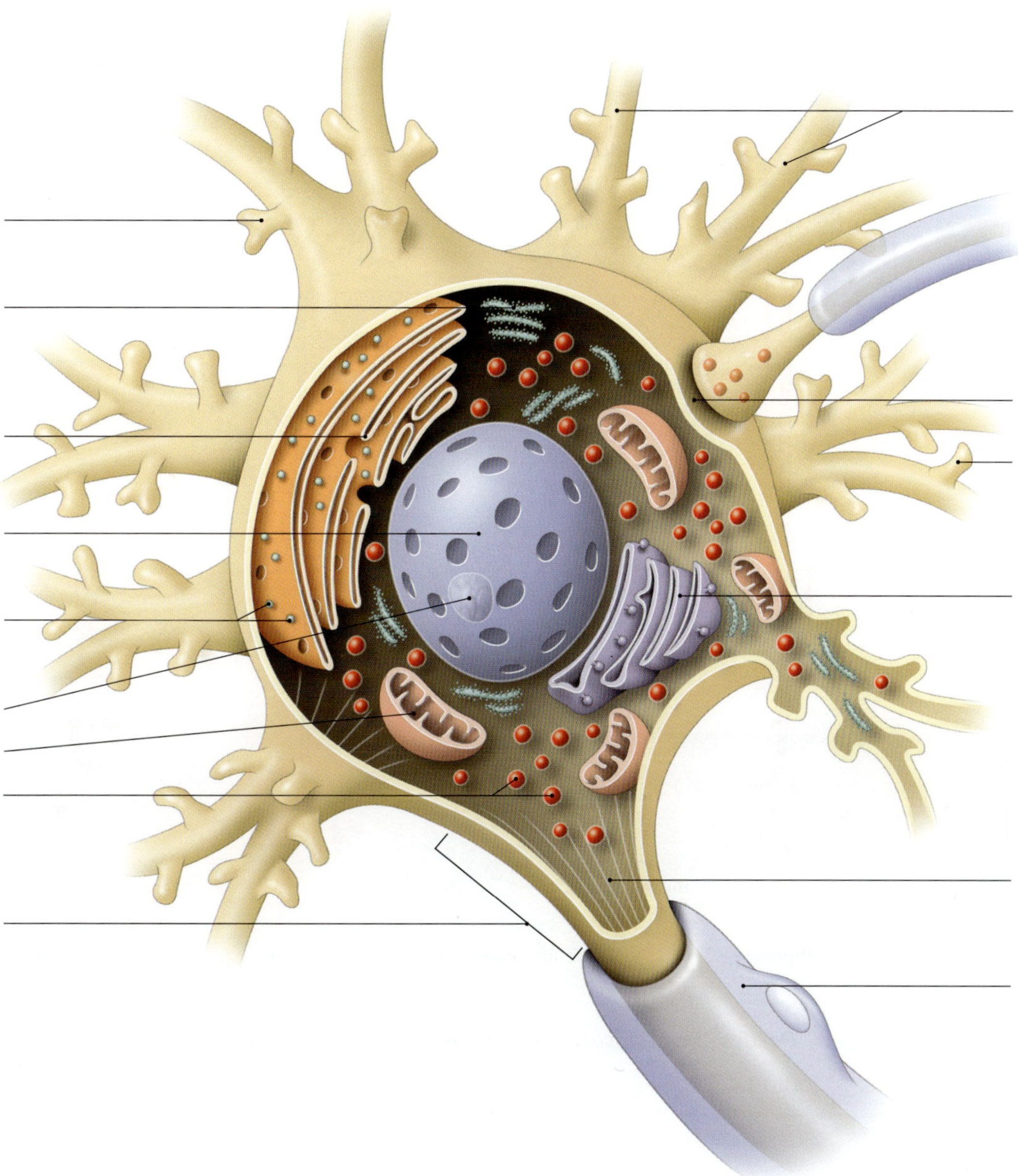

Corps du neurone
(péricaryon)

Note

Classification fonctionnelle du neurone

- **Le neurone moteur** (ou efférent) emporte l'influx nerveux du centre nerveux vers le récepteur.
- **Le neurone sensitif** (ou afférent) apporte l'influx nerveux de l'effecteur vers le centre nerveux.
- **Le neurone d'association** transmet l'influx nerveux d'un neurone à un autre. Il peut être intrasegmentaire ou intersegmentaire.
- **Le neurone sécrétoire** répond à un stimulus par la production de neurosécrétion.
- **Le neurone pigmentaire** ou neuromélanocyte contient des graines de pigment mélanique.

9.2 Neurone (neurocyte) (2)

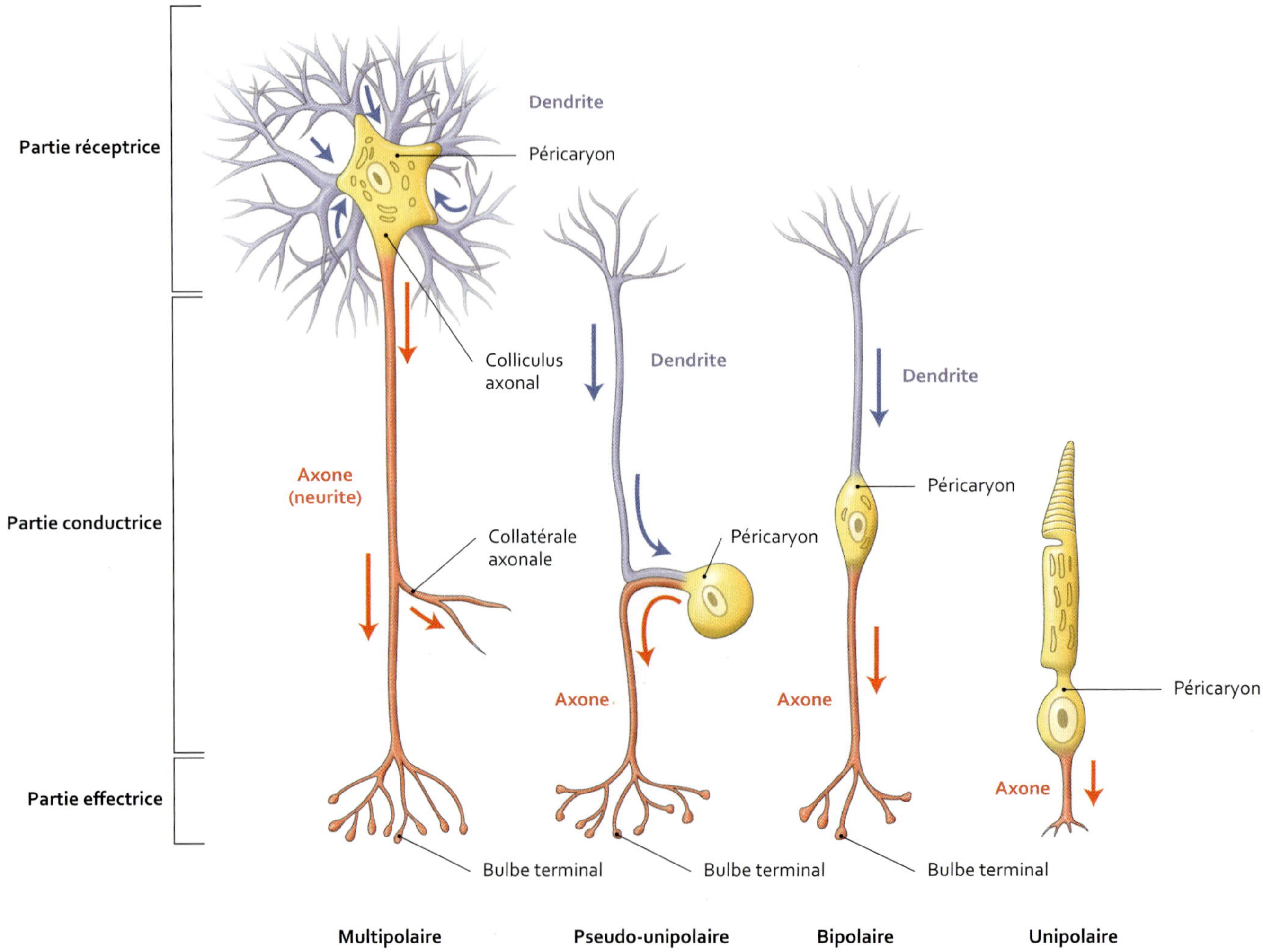

Parties et classification morphologique des neurones

CLASSIFICATION FONCTIONNELLE DES NEURONES

Types anatomiques	Types physiologiques	Diamètre (µm)	Conduction Vitesse (m/s)	Fonctions et récepteurs
Aα	Ia	12 - 20	70 - 120	Proprioception, fuseaux neuro-musculaires
Aα	Ib	12 - 20	70 - 120	Proprioception, récepteurs neuro-tendineux
Aβ	II	5 - 12	30 - 70	Tact, pression et vibration épicritique
Aδ	III	2 - 5	12 - 30	Pression, douleur rapide et température
C	IV	0,5 - 1	0,5 - 2	Douleur lente et température
Alpha (Aα)	Ia	15 - 120	15 - 120	Myofibres extrafuséales
Gamma (Aγ)	II	2 - 10	10 - 45	Myofibres intrafuséales
B		< 3	3 - 15	Fibres autonomes préganglionnaires
C	IV	0,2 - 1	0,5 - 2	Fibres autonomes postganglionnaires

9-3 Neuroglie

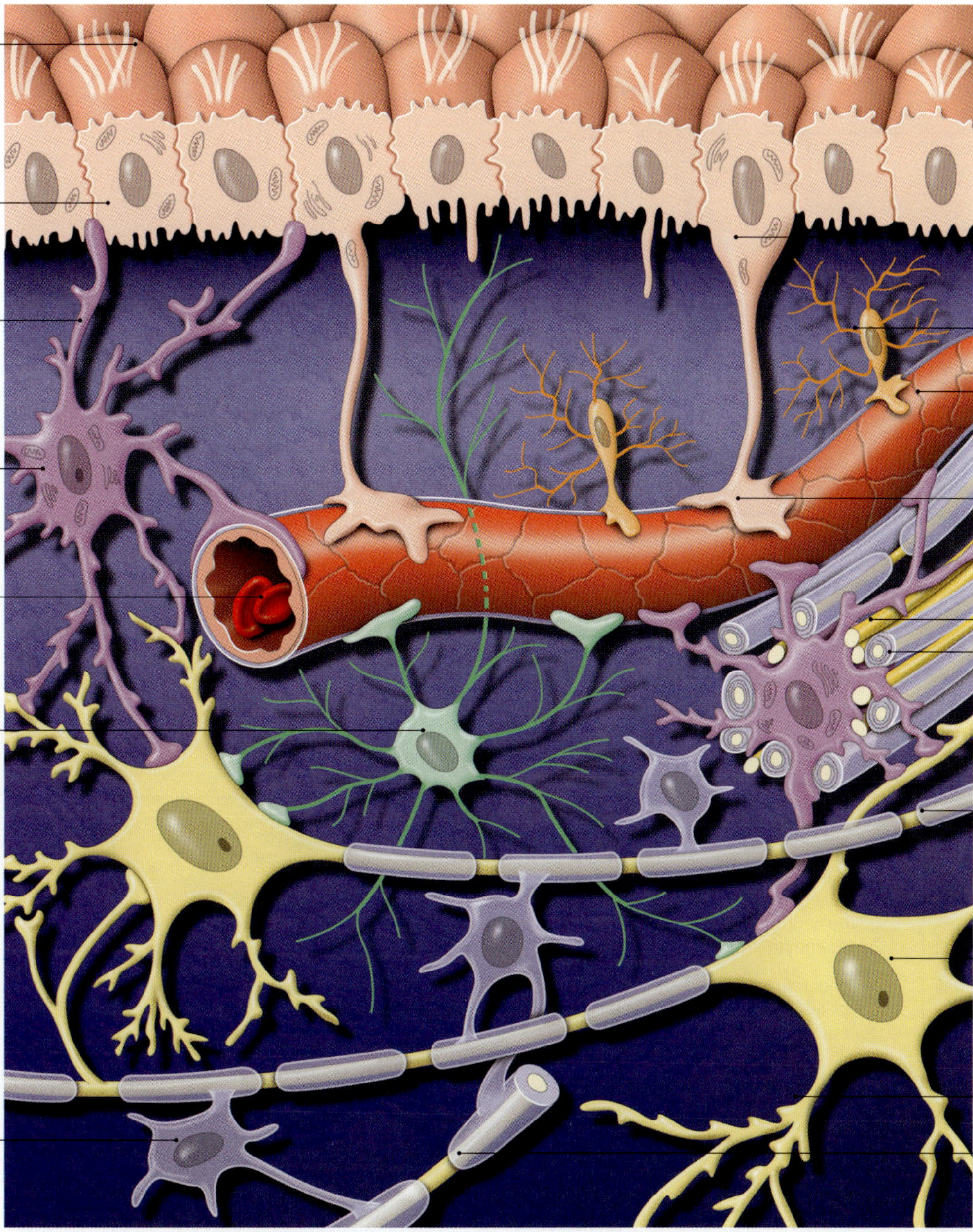

Neuroglie centrale
(schématique)

Note

La neuroglie est le tissu interstitiel liant et entourant les neurones. Elle joue un rôle nutritionnel et fonctionnel dans la plasticité cérébrale. Elle est constituée essentiellement de gliocytes ou cellules gliales.

***Les gliocytes centraux*, propres au système nerveux central, comprennent :**
- les cellules de l'épendyme : épendymocytes, cellules supra-épendymaires et glyocytes subépendymaires ;
- les astrocytes : astrocytes protoplasmiques et fibreux ;
- les oligodendrocytes ;
- les microgliocytes.

***Les gliocytes périphériques*, propres au système nerveux périphérique, comprennent :**
- les gliocytes ganglionnaires ;
- les neurolemmocytes (ou cellules de Schwamm) ;
- les gliocytes terminaux.

Le neuropile (neuropilème), qui forme la charpente de la substance grise, est constitué par le feutrage des axones, des dendrites et des processus des gliocytes.

9.4 Gliocytes centraux

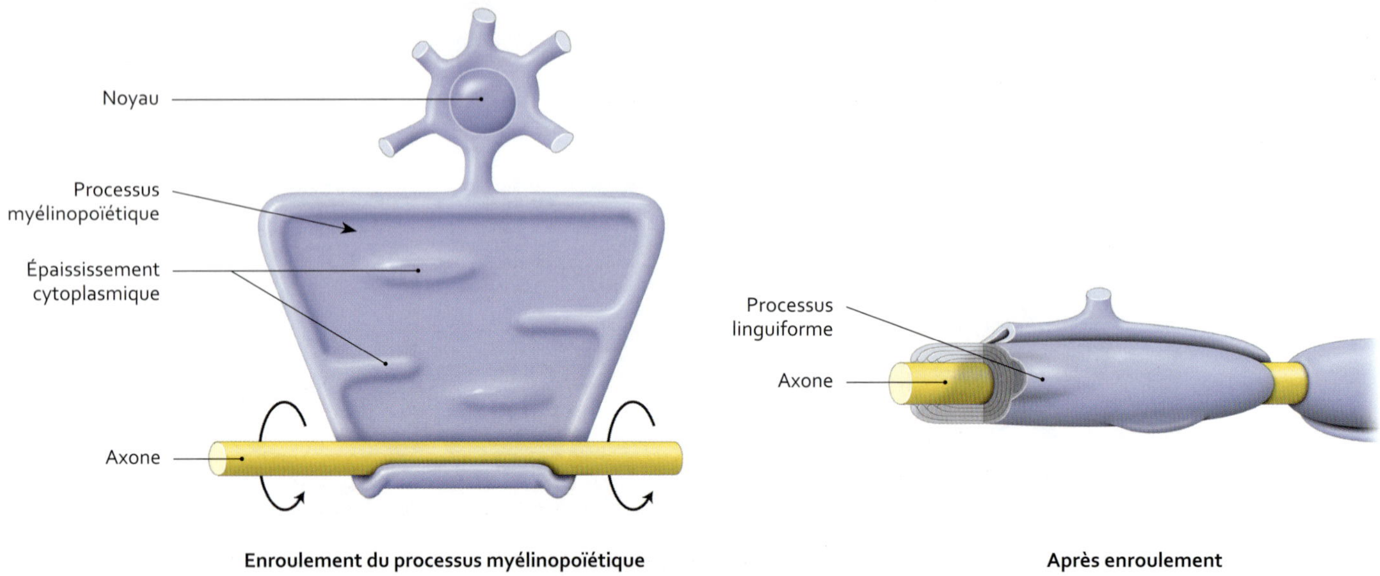

Oligodendrocyte

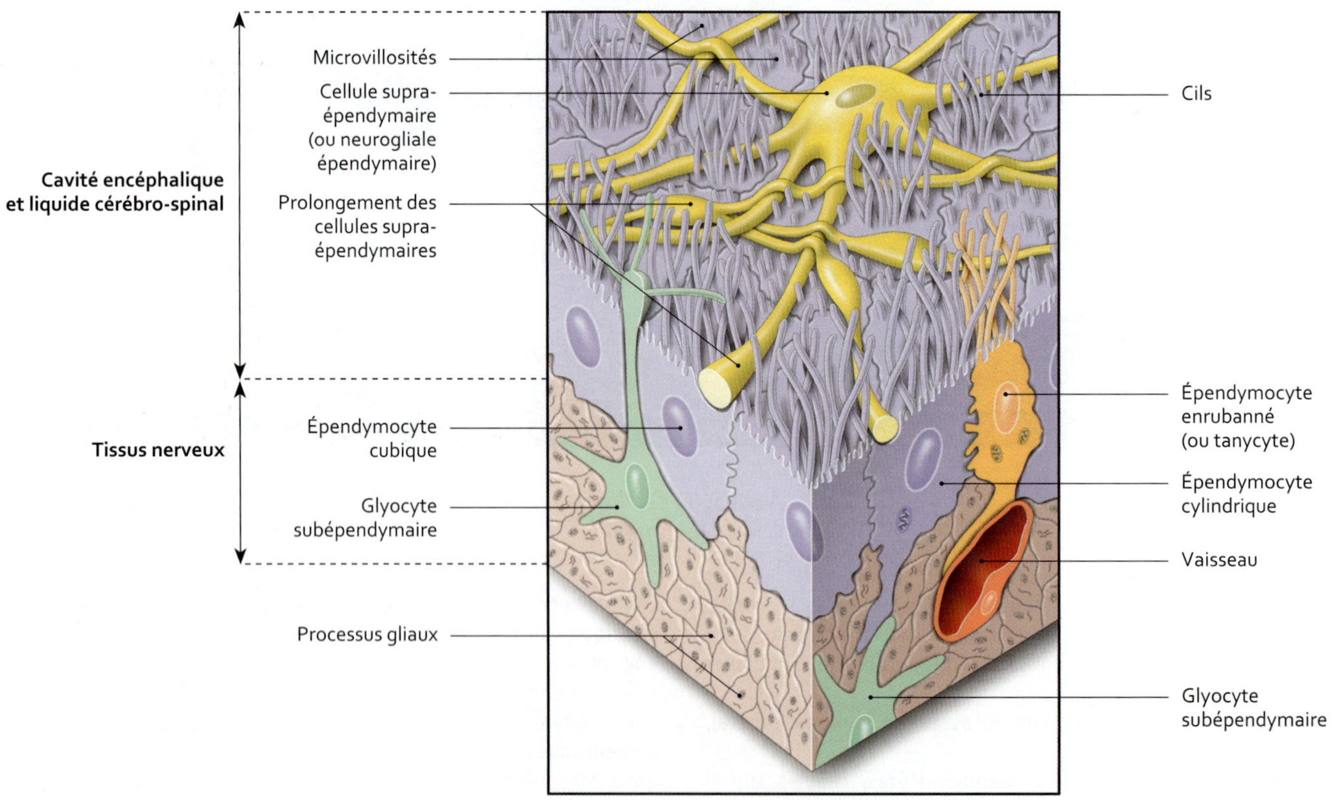

Cellules de l'épendyme :
vue endocavitaire et coupe perpendiculaire de l'épendyme

9·5 Gliocytes périphériques

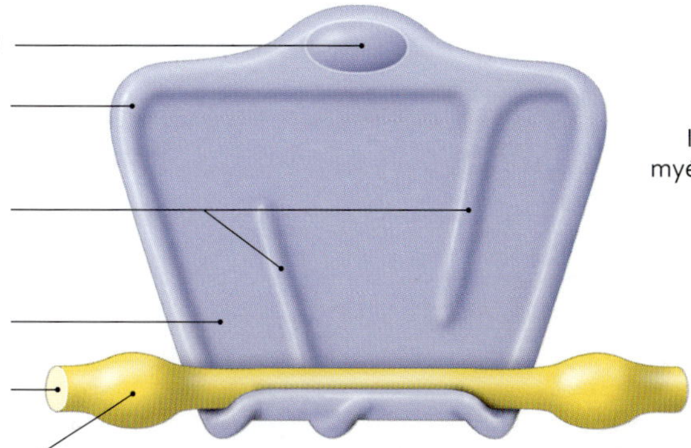

Enroulement

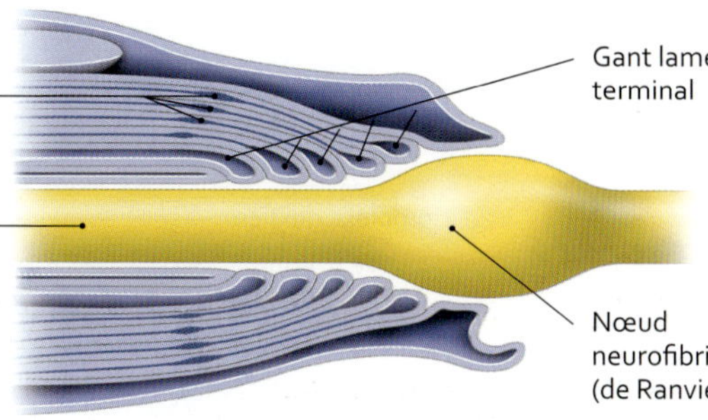

Après enroulement : extrémité de l'enroulement (coupe longitudinale)

Neurolemmocyte (cellule de Schwamm). Neurofibre myélinisée

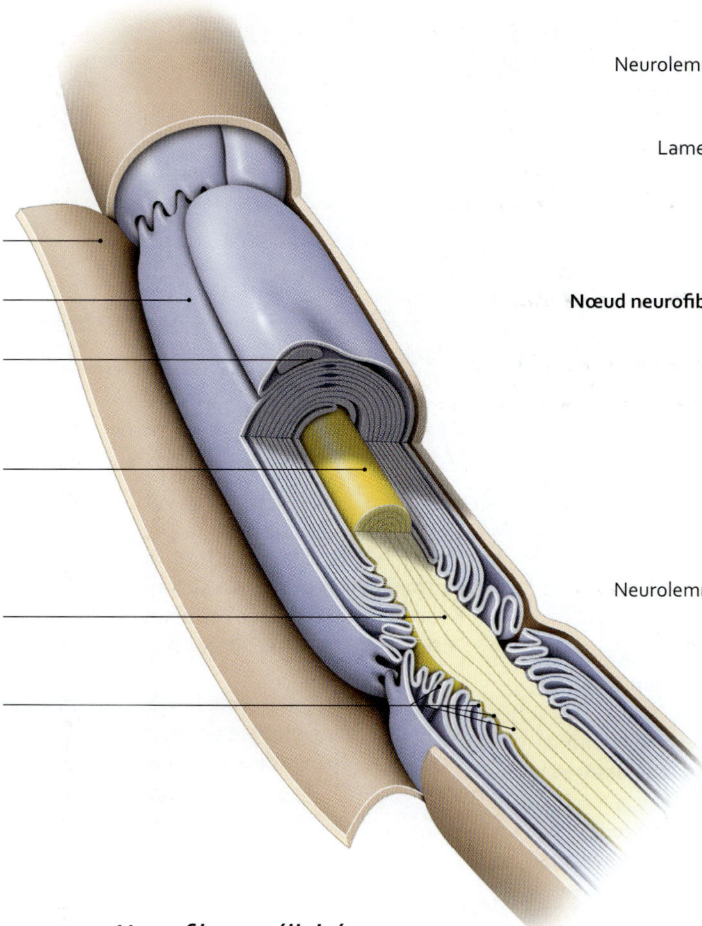

Neurofibre myélinisée

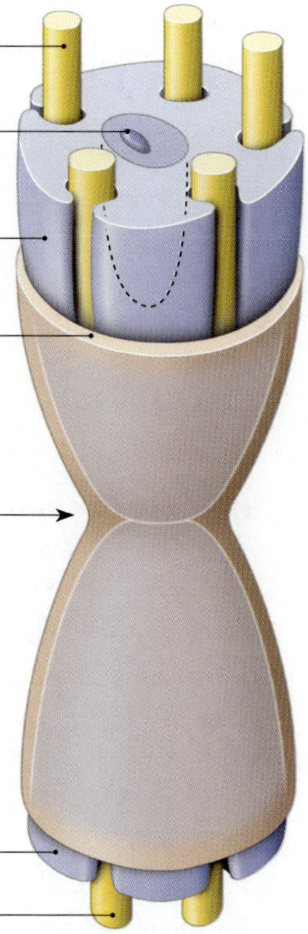

Neurofibre amyélinisée

9.6 Transport neuronal

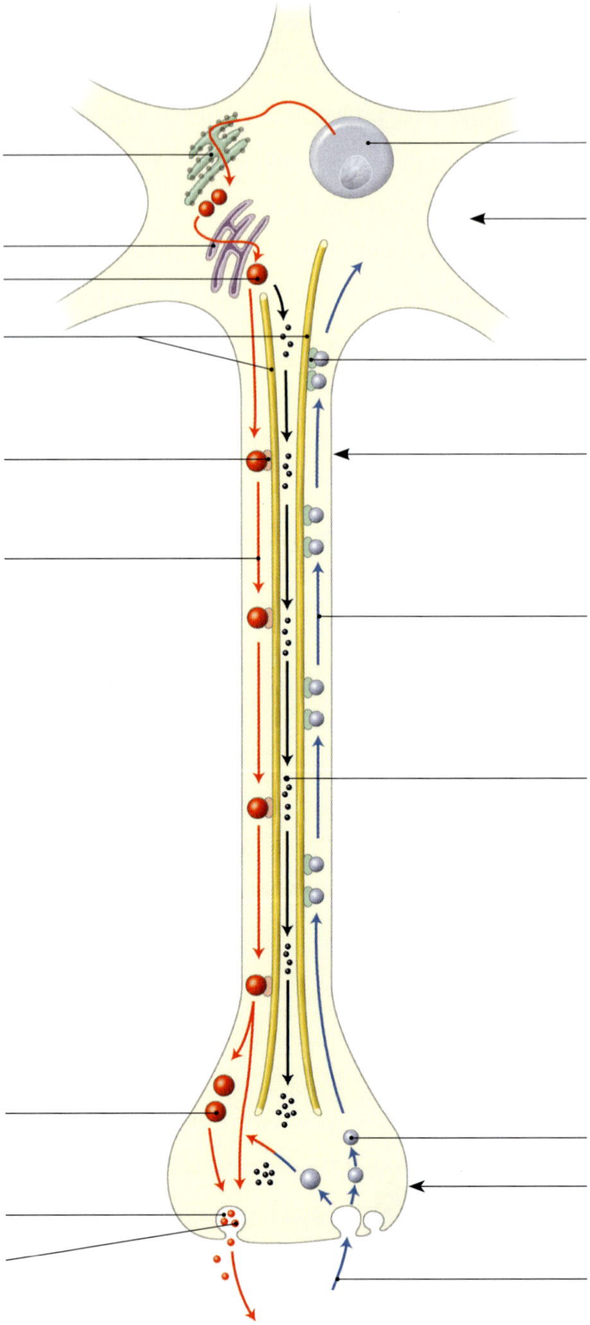

Note

Le transport axonal

Pour assurer ses besoins, le neurone synthétise des enzymes et des molécules complexes près du noyau. Les vecteurs de ces transports sont des protéines motrices qui se déplacent grâce aux neurofibrilles et aux neurotubules.

Ce transport est *soit antérograde,* du péricaryon vers les terminaisons axoniques, *soit rétrograde,* des terminaisons axoniques vers le péricaryon.

- **Le transport lent** (0,1 à 0,4 mm par jour) **:** il est antérograde et concerne le flux en masse du cytoplasme, le mouvement des mitochondries et celui des composants utiles à la croissance et à la régénération de l'axone.
- **Le transport rapide** (20 à 400 mm par jour) **:**
  - il est antérograde pour certaines organelles, les enzymes et les vésicules, dont le transport est assuré par une protéine motrice, la *kynésine* ;
  - il est aussi rétrograde pour les vésicules périphériques recyclées, dont la protéine motrice est la *dynéine*.

Le transport rétrograde est aussi celui des virus et des toxines neurotropes.

9·7 Transmission de l'influx nerveux

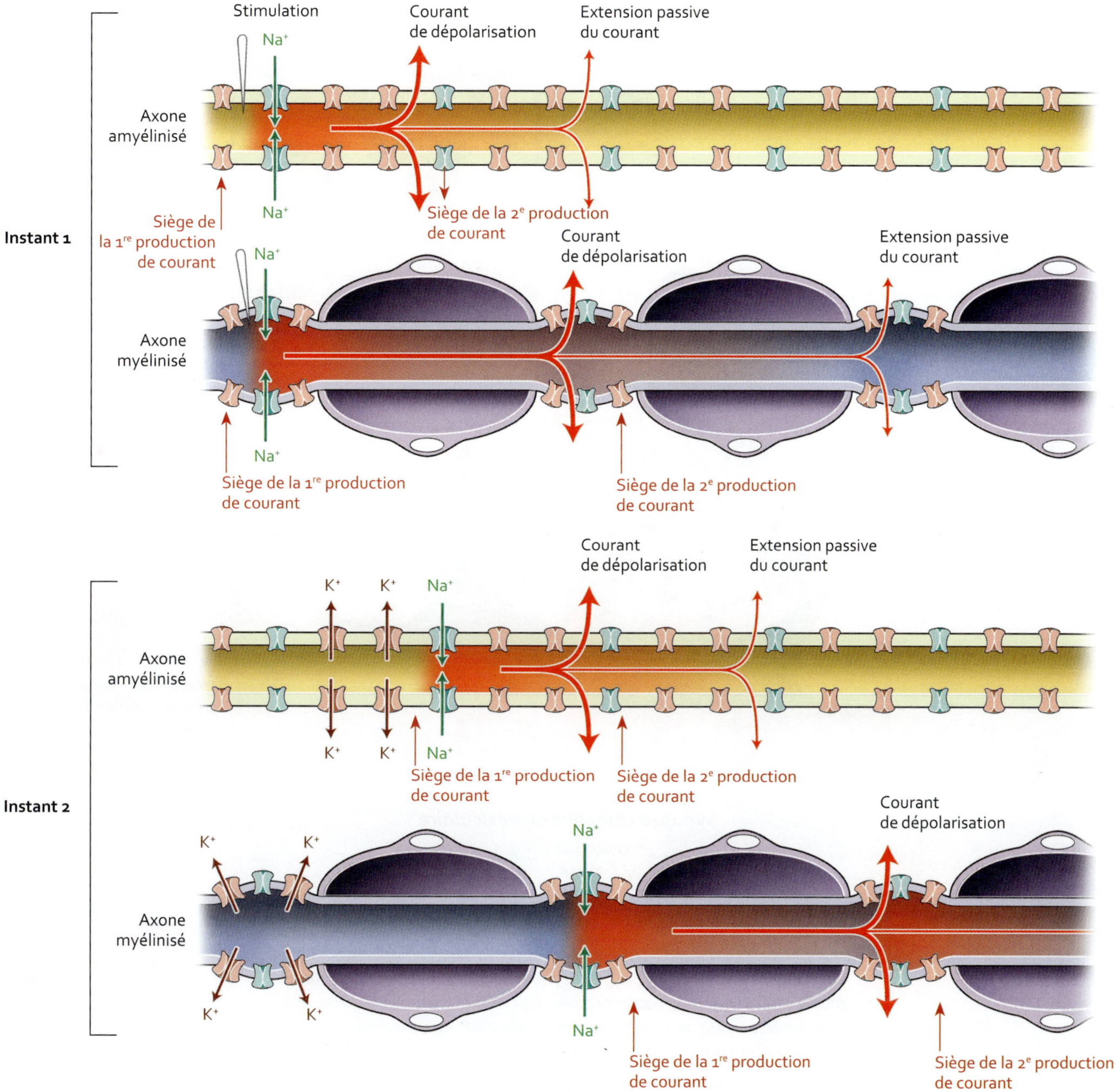

Comparaison de la vitesse de conduction du potentiel d'action entre les axones amyélinisé et myélinisé

Note

Les informations captées par le neurone sont transmises par l'influx nerveux sous forme d'un signal électrique ou **potentiel d'action**.
Ce potentiel d'action, qui se propage dans l'axone, du péricaryon vers la synapse, est la traduction du mouvement des ions à travers la membrane de l'axone. Au repos, les ions **Na^+** sont plus concentrés à l'extérieur de l'axone, sur la membrane axonique, et les ions **K^+** sont plus concentrés à l'intérieur de l'axone.

9.8 Synapse (1)

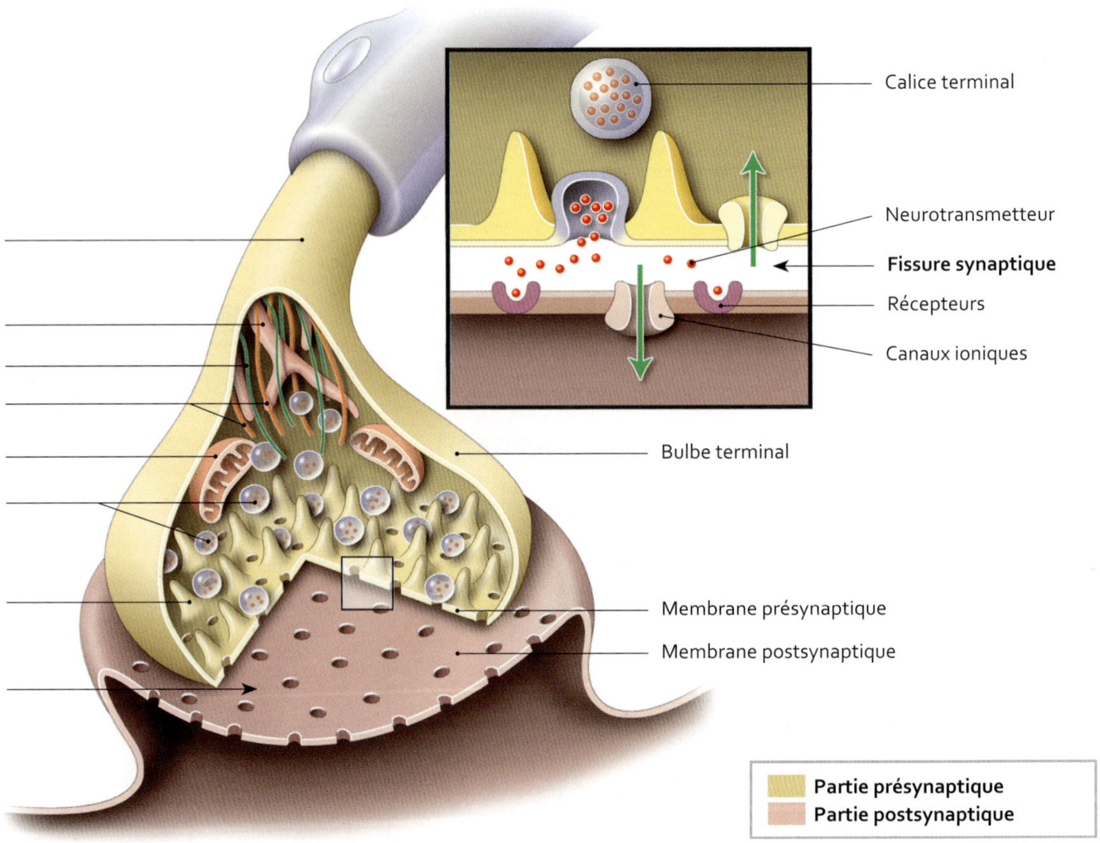

Synapse chimique ou vésiculaire
(constitution)

Note

La synapse chimique est la plus fréquente des synapses. Elle transmet les influx nerveux par l'intermédiaire de neurotransmetteurs (ou neuromédiateurs), qui sont des messagers chimiques formés dans le péricaryon et contenus dans les vésicules synaptiques.

- *Les vésicules synaptiques claires*, les plus abondantes, contiennent les neuromédiateurs non peptidiques.
- *Les vésicules synaptiques denses*, plus grosses, contiennent les neuropeptides.

9.9 Synapse (2)

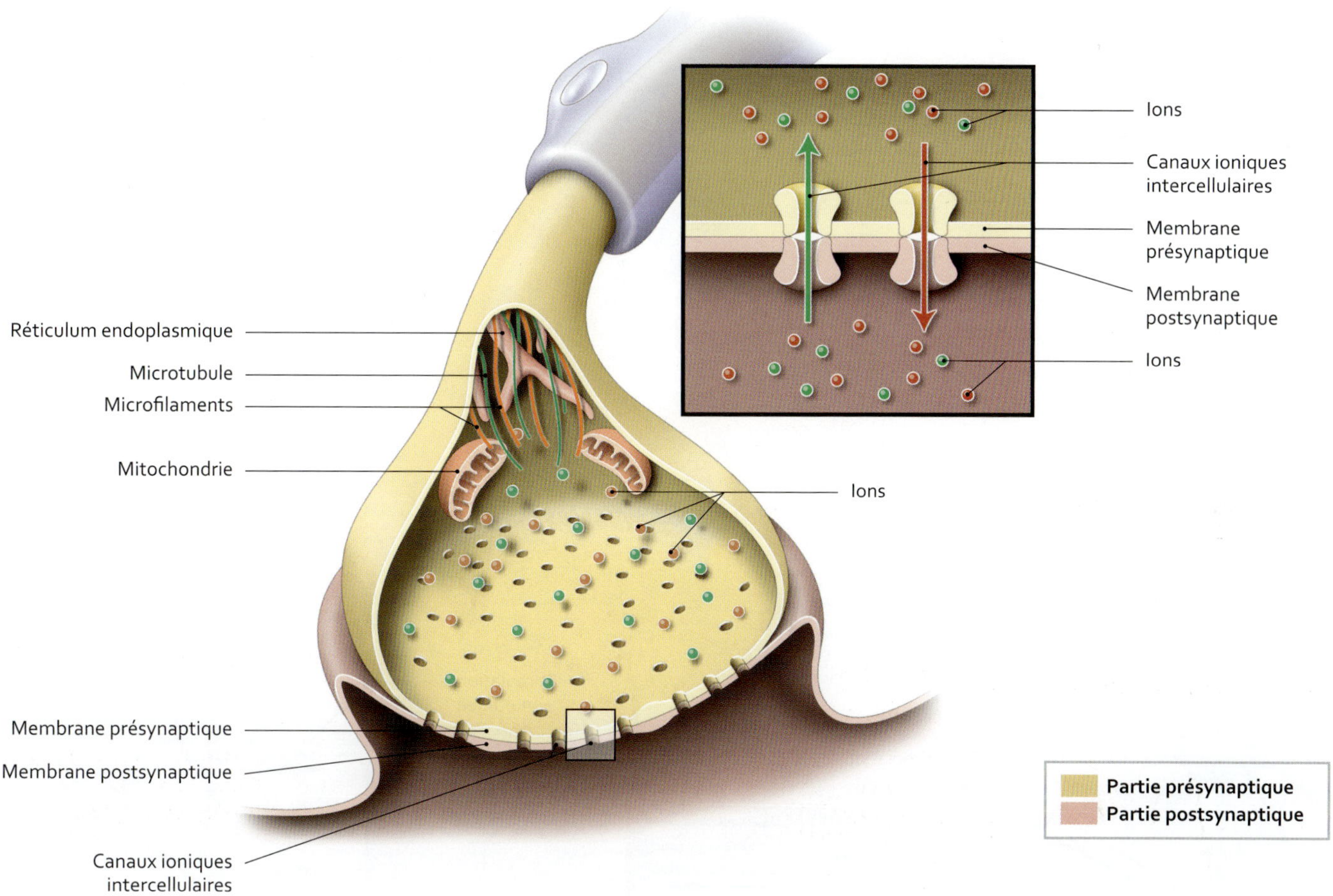

Synapse électrique ou non vésiculaire
(constitution)

Note

La synapse électrique (ou non vésiculaire) est plus commune chez les invertébrés. Elle est, chez les vertébrés, présente dans le tissu nerveux embryonnaire, le cœur, les muscles lisses et la rétine.

- Elle est caractérisée par l'absence de vésicules et de fissures synaptiques.
- Elle est située particulièrement au niveau des jonctions communicantes ou *nexus*.
- Elle transmet l'influx nerveux par l'intermédiaire d'impulsions électriques sans l'intervention de neurotransmetteurs.

Système nerveux

9.10 Synapse (3)

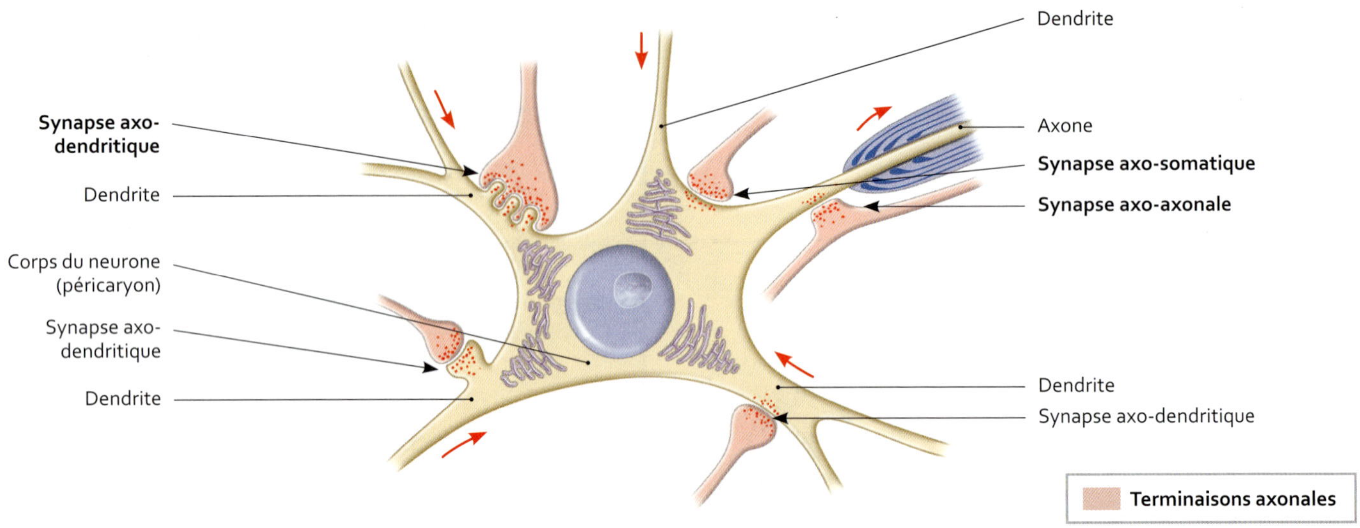

Principales synapses

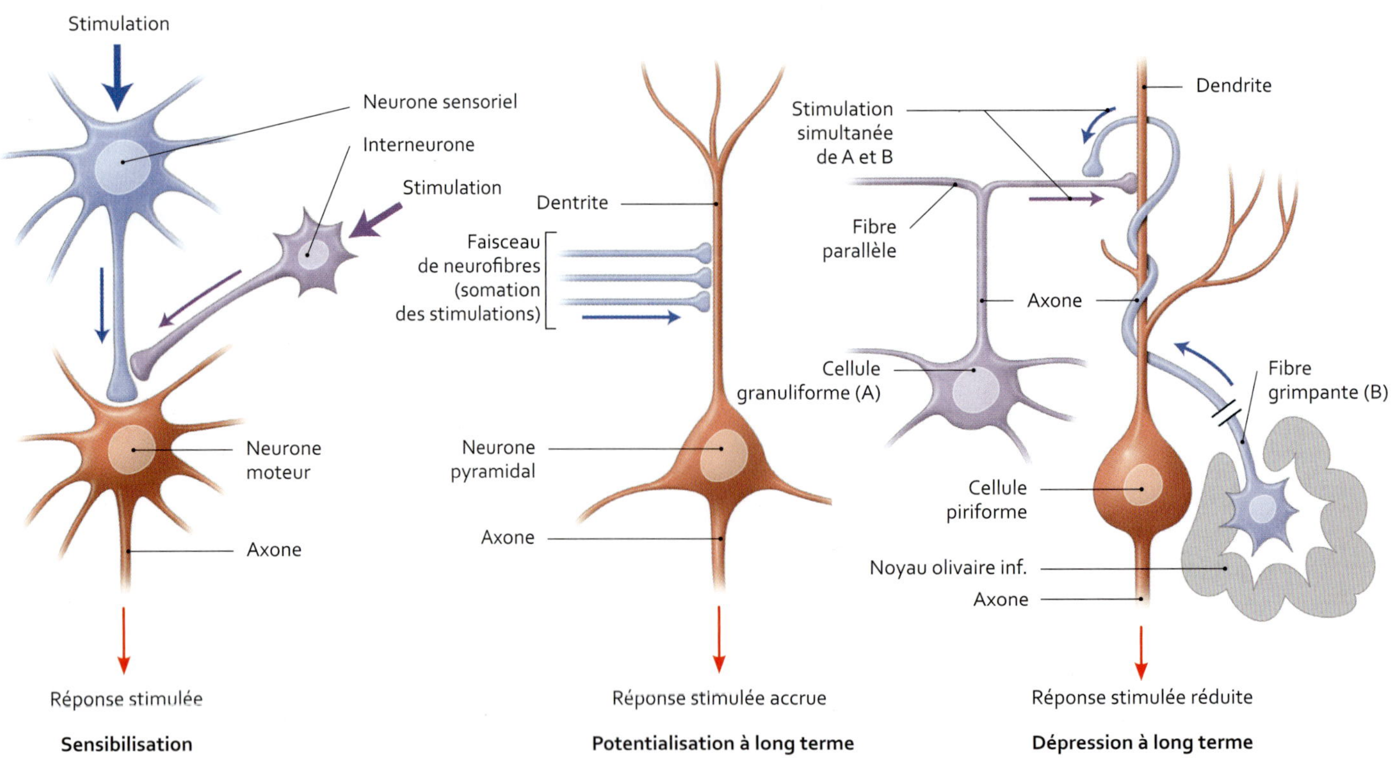

Plasticité synaptique

Note

La plasticité synaptique

Le cerveau possède un complexe de synapses excitatrices ou inhibitrices qui peut se modifier sous l'effet des influx sensoriels.
Cette plasticité synaptique, substrat de la mémoire, permet au cerveau une adaptabilité permanente dans le temps et dans l'espace.

Il existe schématiquement trois formes de plasticité synaptiques :
- *la sensibilisation synaptique* impliquée dans l'adaptation du sujet aux conditions de l'environnement ;
- *la potentialisation à long terme* impliquée dans les processus mnémoniques et de mémorisation spatiale ;
- *la dépression à long terme* impliquée dans l'apprentissage moteur (mémoire procédurale).

9.11 Récepteurs nerveux (1)

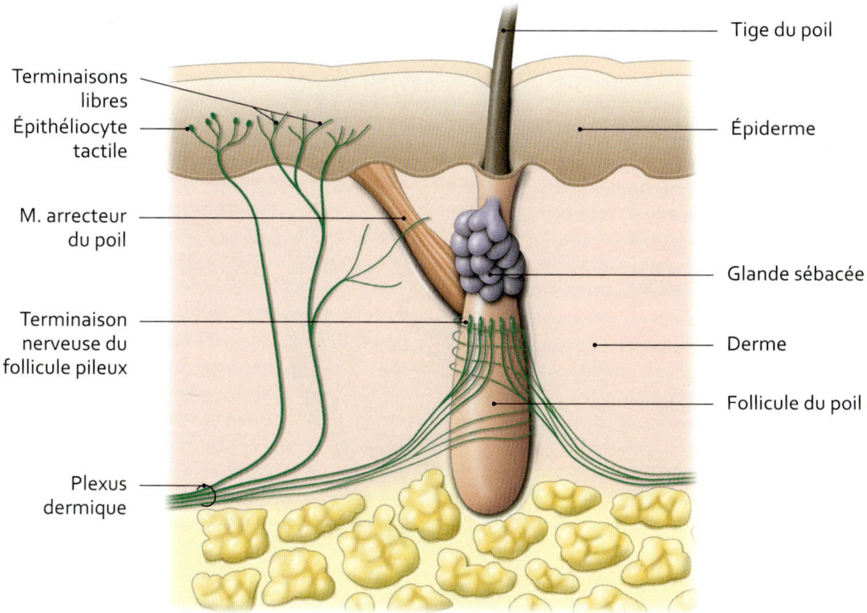

***Quelques terminaisons nerveuses cutanées* in situ**

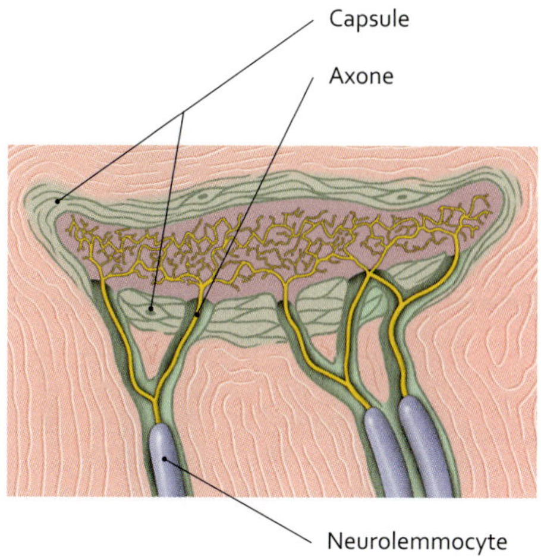

Corpuscule tactile aplati (de Ruffini)

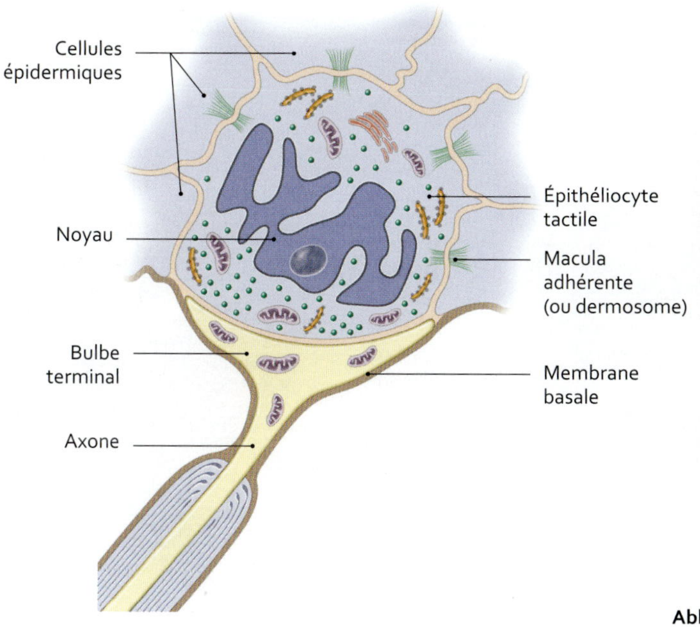

Épithéliocyte tactile (de Merkel)

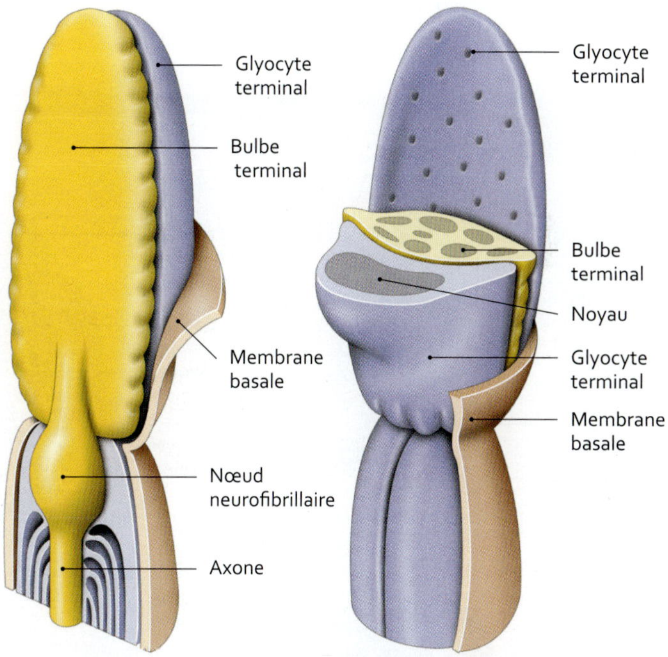

Ablation d'un gliocyte terminal et coupe longitudinale du neurolemmocyte

Coupe transversale du bulbe terminal et d'un gliocyte terminal

Terminaisons nerveuses d'un follicule pileux

Note

Les récepteurs nerveux sont activés par des stimulations périphériques qu'ils transforment en messages véhiculés par des neurofibres afférentes du système nerveux central.

On distingue :

- *les extérocepteurs*, situés à la superficie du corps ;
- *les intérocepteurs*, situés à l'intérieur du corps (barorécepteurs, chémorécepteurs, mécanorécepteurs, thermorécepteurs…) ;
- *les propriocepteurs*, localisés dans les organes de posture et du mouvement ;
- *les télorécepteurs*, stimulés à distance (œil, oreille, olfaction).

9.12 Récepteurs nerveux (2)

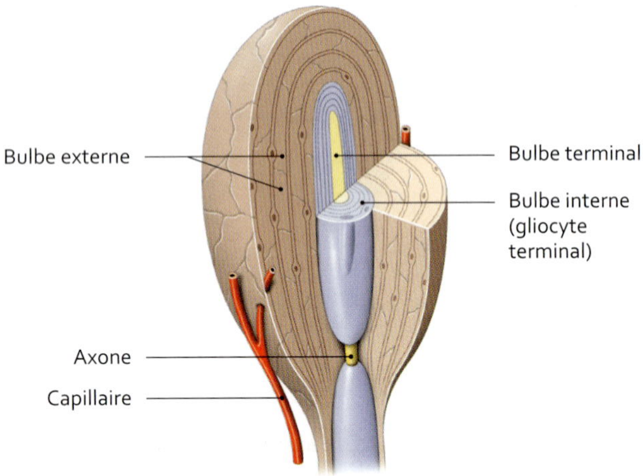

Corpuscule lamelleux (de Vater-Pacini)
(coupe chanfreinée)

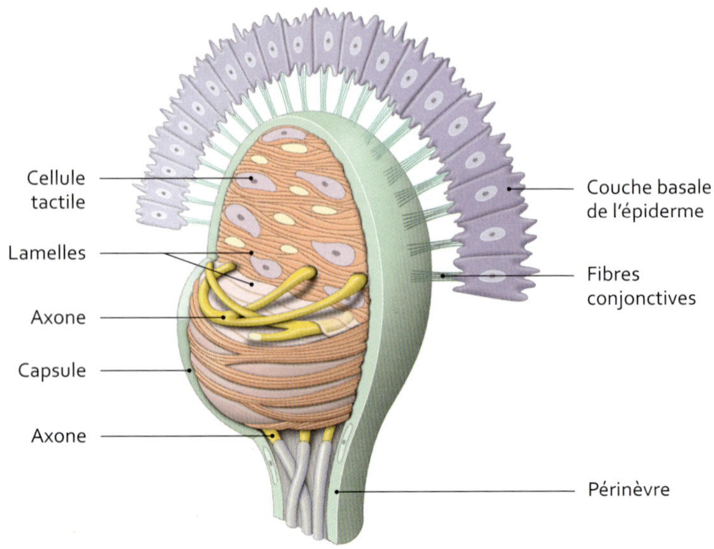

Corpuscule tactile ovoïde dans une papille dermique (de Meissner, Wagner)
(coupe chanfreinée)

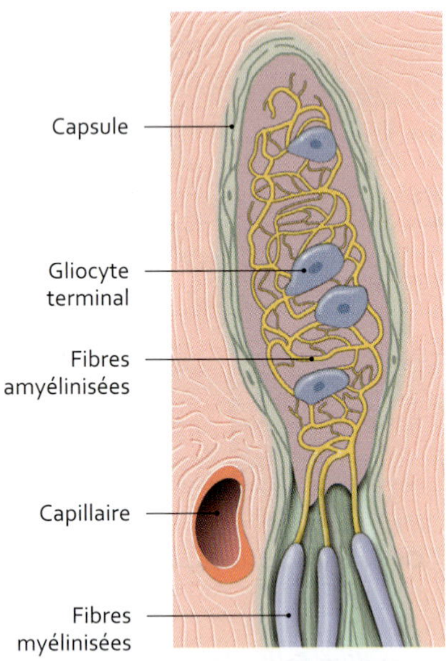

Corpuscule génital (de Dogiel)

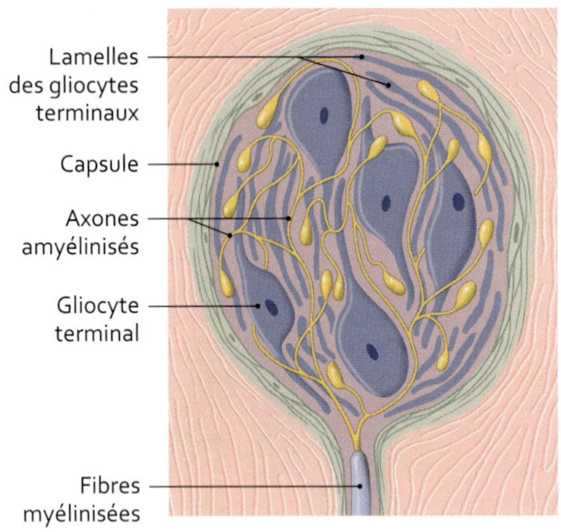

Corpuscule bulboïde (de Kause, Golgi-Mazzoni)

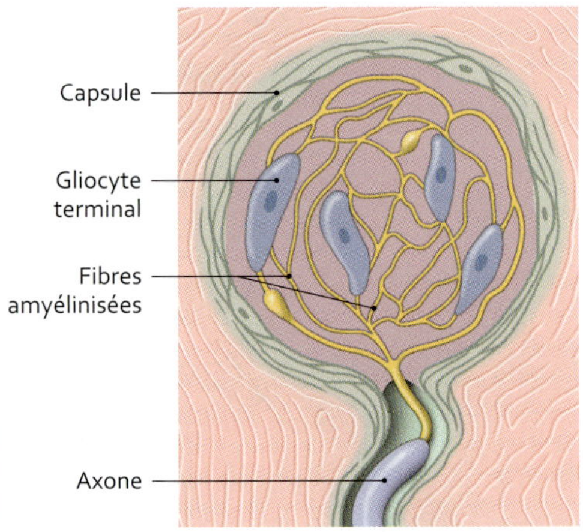

Corpuscule lingual

9.13 Effecteurs nerveux (1)

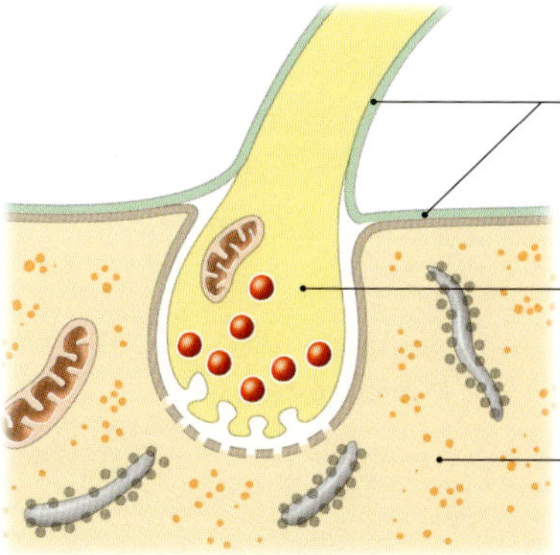

Terminaison neurosécrétroire

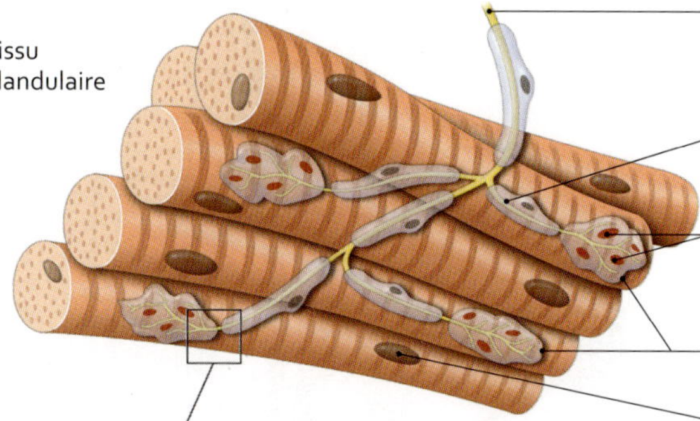

Terminaison d'une neurofibre motrice

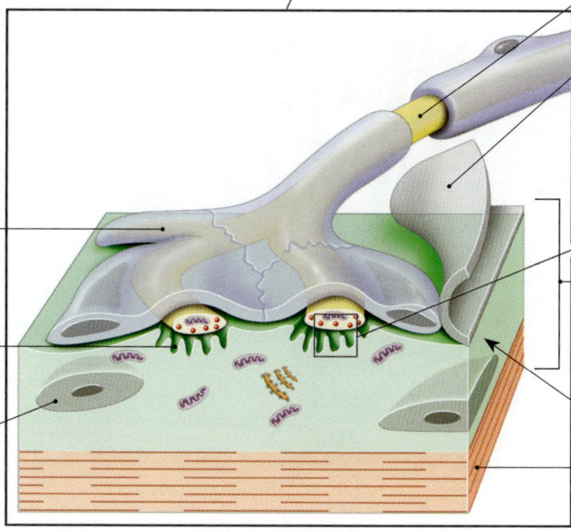

Terminaison neuromusculaire (détail)

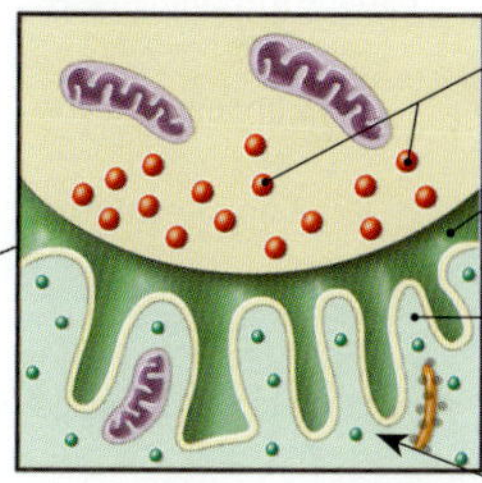

Synapse neuromusculaire

Terminaison neuromusculaire
(plaque motrice)

Note

Les effecteurs nerveux sont des cellules ou des organes déclencheurs d'une action spécifique sous l'effet d'une stimulation nerveuse véhiculée par des neurofibres efférentes du système nerveux central.

- La réponse de l'effecteur est soit une contraction (muscle), soit une sécrétion (glande), soit une décharge électrique.
- Les effecteurs nerveux sont situés au niveau des terminaisons nerveuses.
- *La terminaison neurosensorielle* met en contact un bulbe terminal et une cellule neurosensorielle.
- *La terminaison neurosécrétoire* met en contact un bulbe terminal et une cellule endocrine ou exocrine, ou un adipocyte.
- *La terminaison neuromusculaire*, propre aux neurofibres motrices alpha, est extrafuséale et au contact d'une myofibre squelettique.

9.14 Effecteurs nerveux (2)

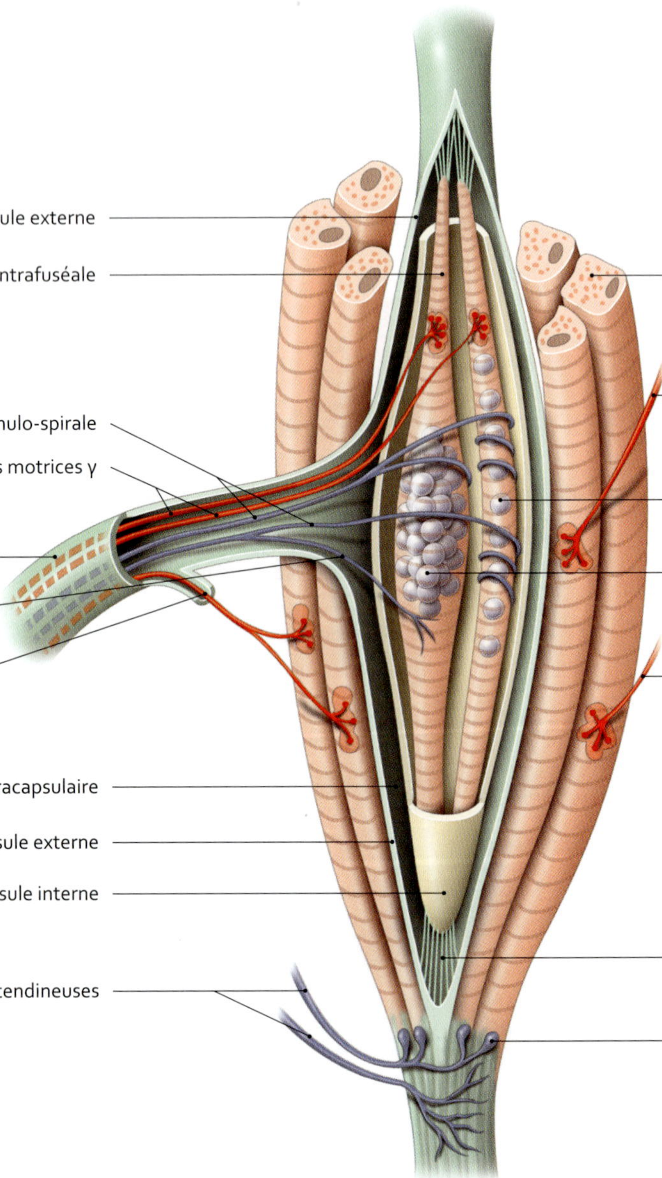

Fuseaux neuromusculaire et neurotendineux

Note

Le fuseau neuromusculaire est un récepteur proprioceptif, mais aussi un effecteur par ses neurofibres motrices.
Il est situé entre les fibres musculaires striées.
Il est formé de myocytes entourés d'une capsule et innervés par des neurofibres intrafuséales sensitives et motrices.

9.15 Nerf spinal (1)

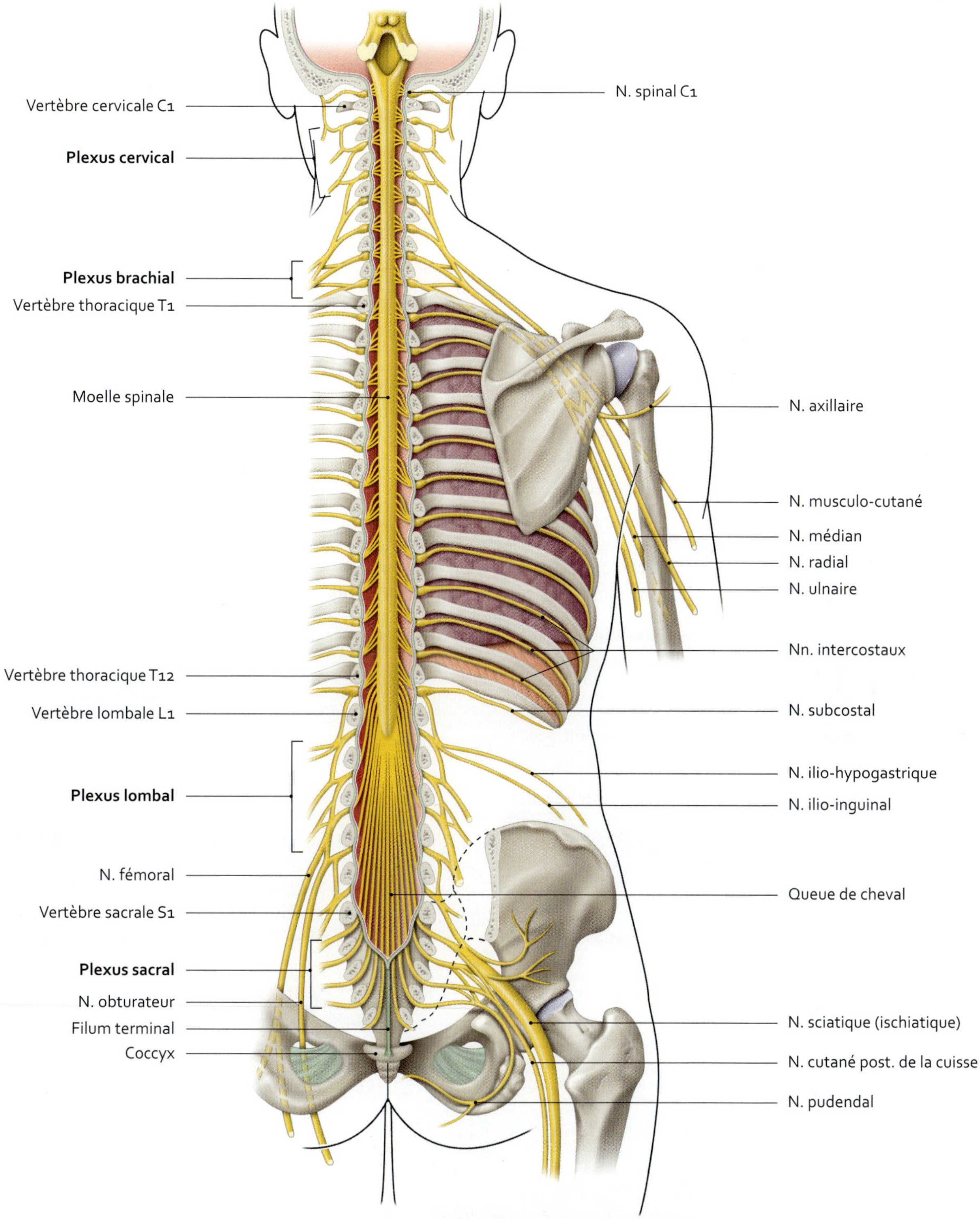

Origine des nerfs spinaux
(vue dorsale)

9.16 Nerf spinal (2)

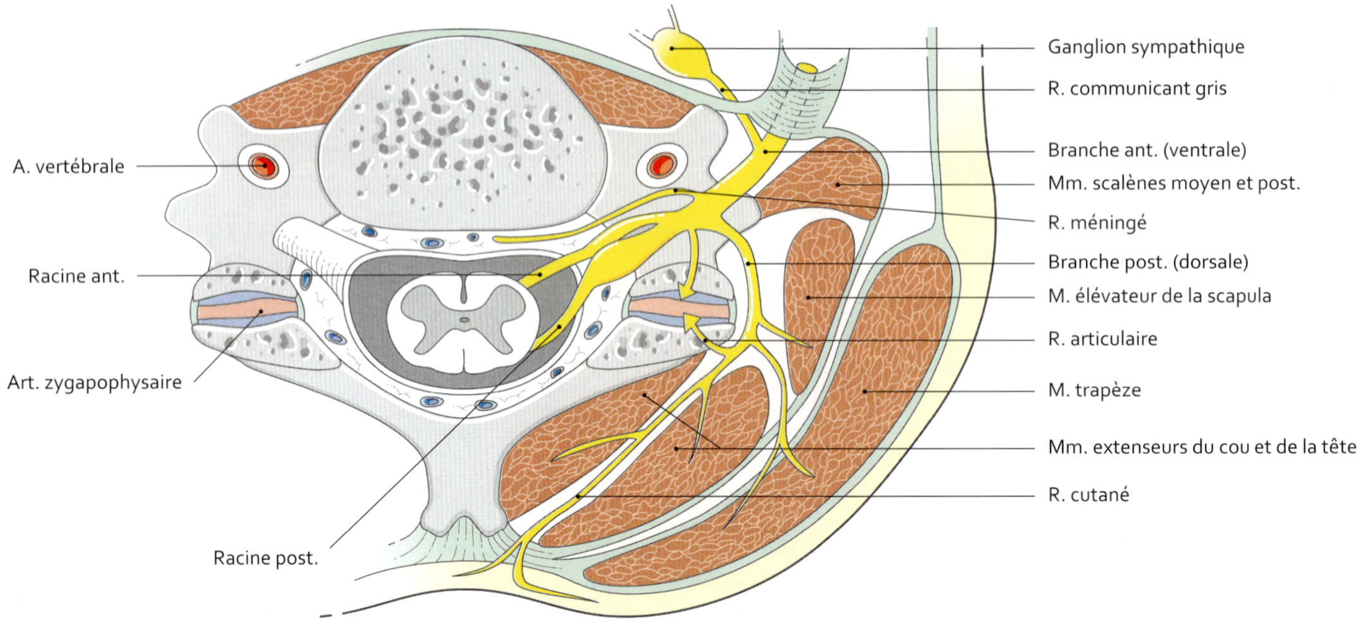

Trajet et branches d'un nerf spinal
(coupe schématique au niveau de la vertèbre C4)

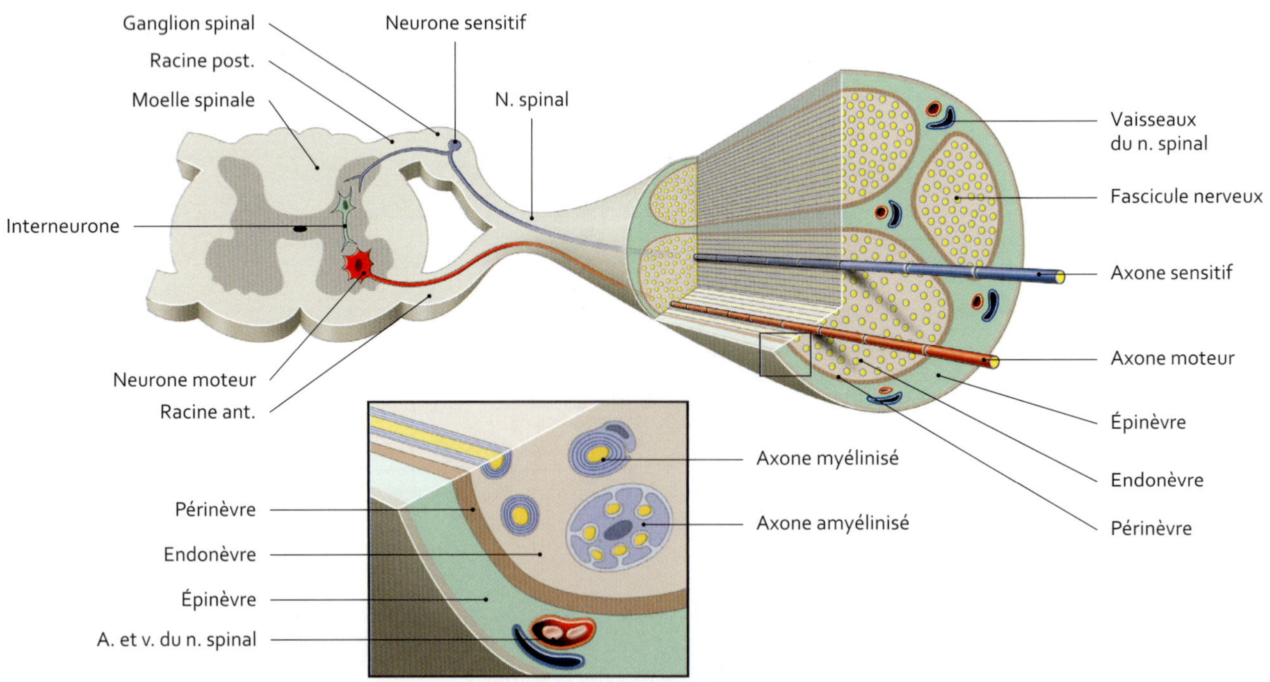

Structure d'un nerf spinal
(schématique)

9.17 Nerf spinal (3)

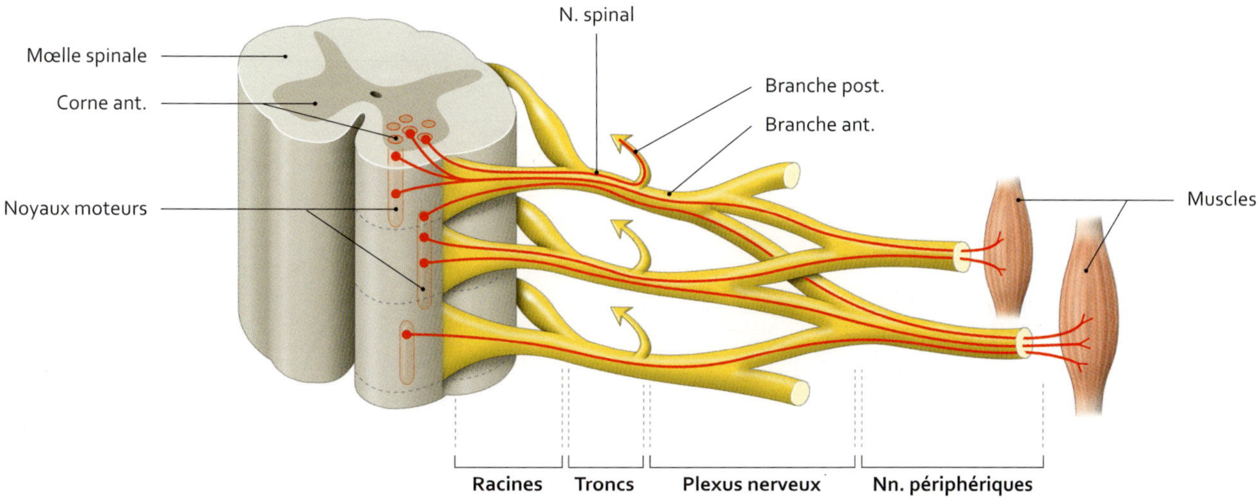

Innervation motrice somatique – Distribution des neurofibres motrices

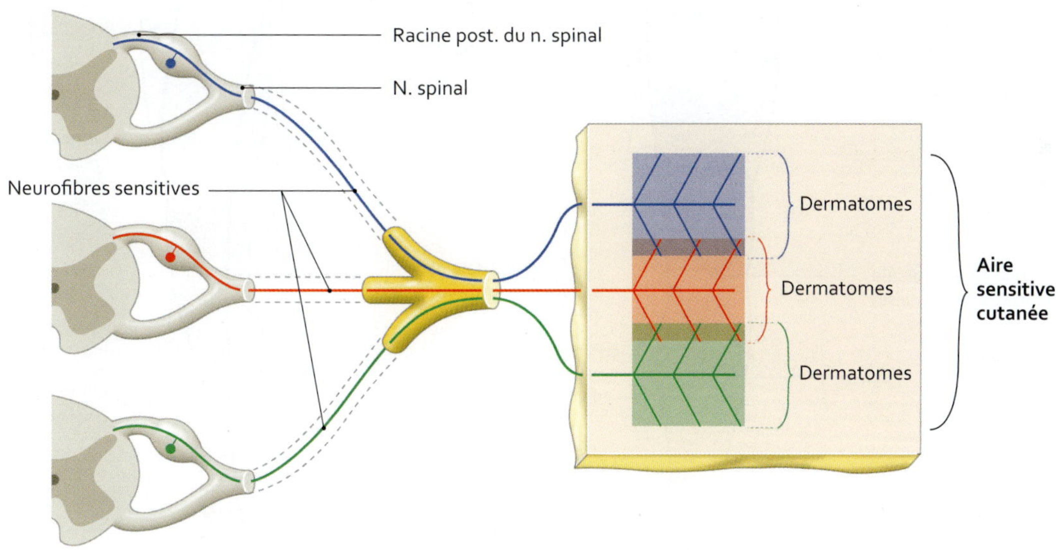

Innervation cutanée – Distribution des neurofibres sensitives

Note

Un muscle peut recevoir des neurofibres de plusieurs racines antérieures de nerfs spinaux.
Le dermatome est une région cutanée innervée par une seule racine postérieure d'un nerf spinal.

9.18 Nerf spinal (4)

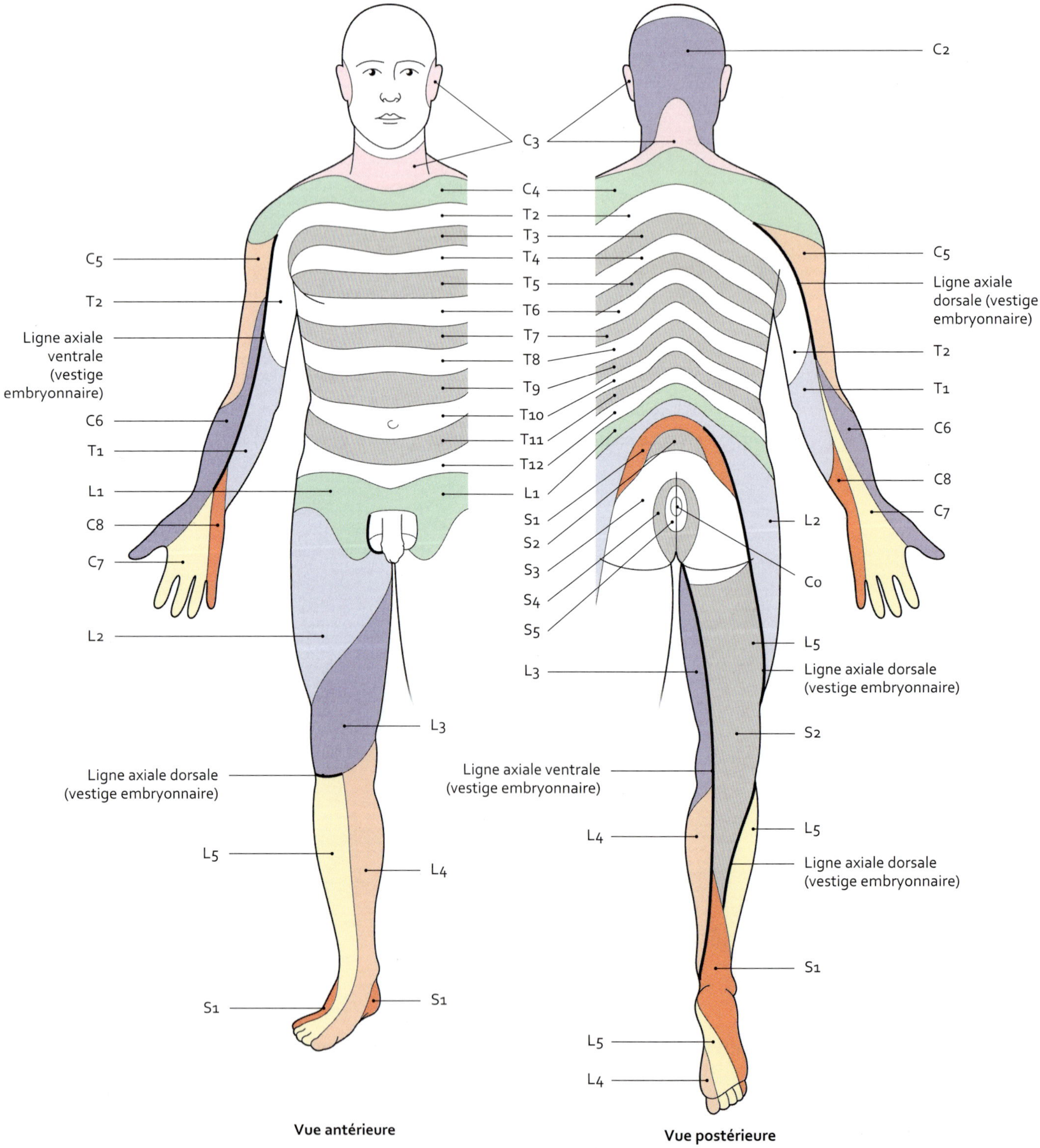

Dermatomes
(d'après Foerster, 1933, et Medical Research Council's, 1942)

9.19 Nerfs et ganglions autonomes (1)

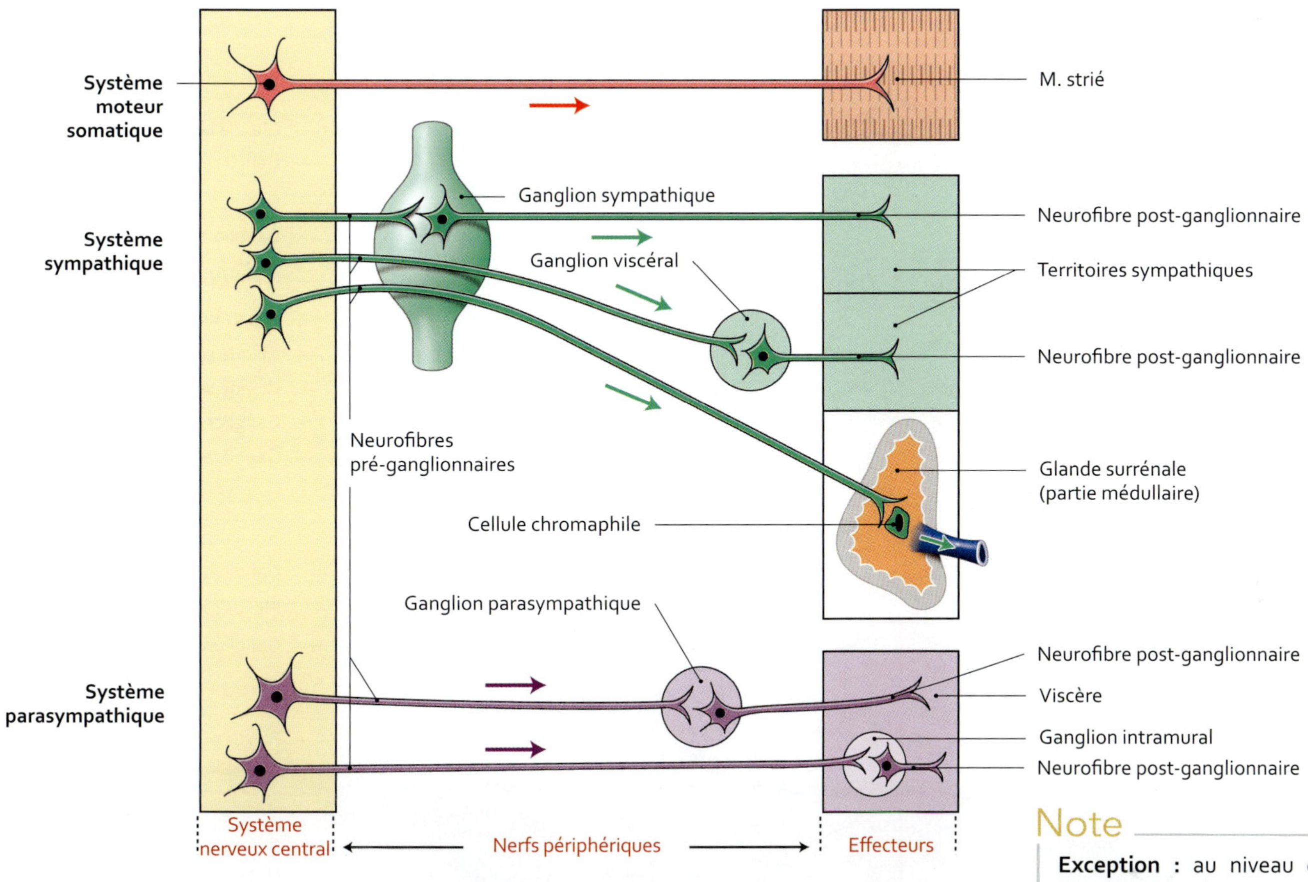

Organisation générale du système nerveux autonome

Note

Exception : au niveau des glandes sudorifères, le neurotransmetteur est l'acétylcholine.

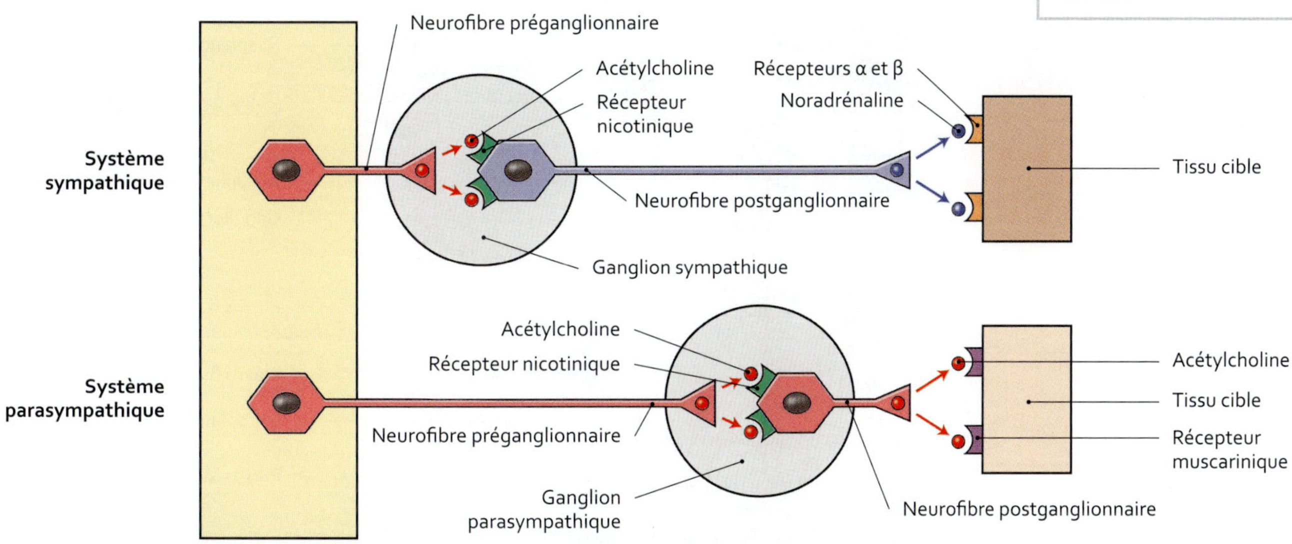

Neurotransmetteurs et récepteurs autonomes

Note

Le sympathique est :
- inhibiteur des muscles viscéraux ;
- activateur du myocarde, des muscles dilatateur de la pupille, arrecteur des poils et tarsaux, des glandes lacrymales, salivaires et sudorifères, et des vaisseaux (vaso-constriction).

Le parasympathique est :
- inhibiteur du myocarde (bradycardie et hypotension) ;
- activateur des muscles viscéraux.

9.20 Nerfs et ganglions autonomes (2)

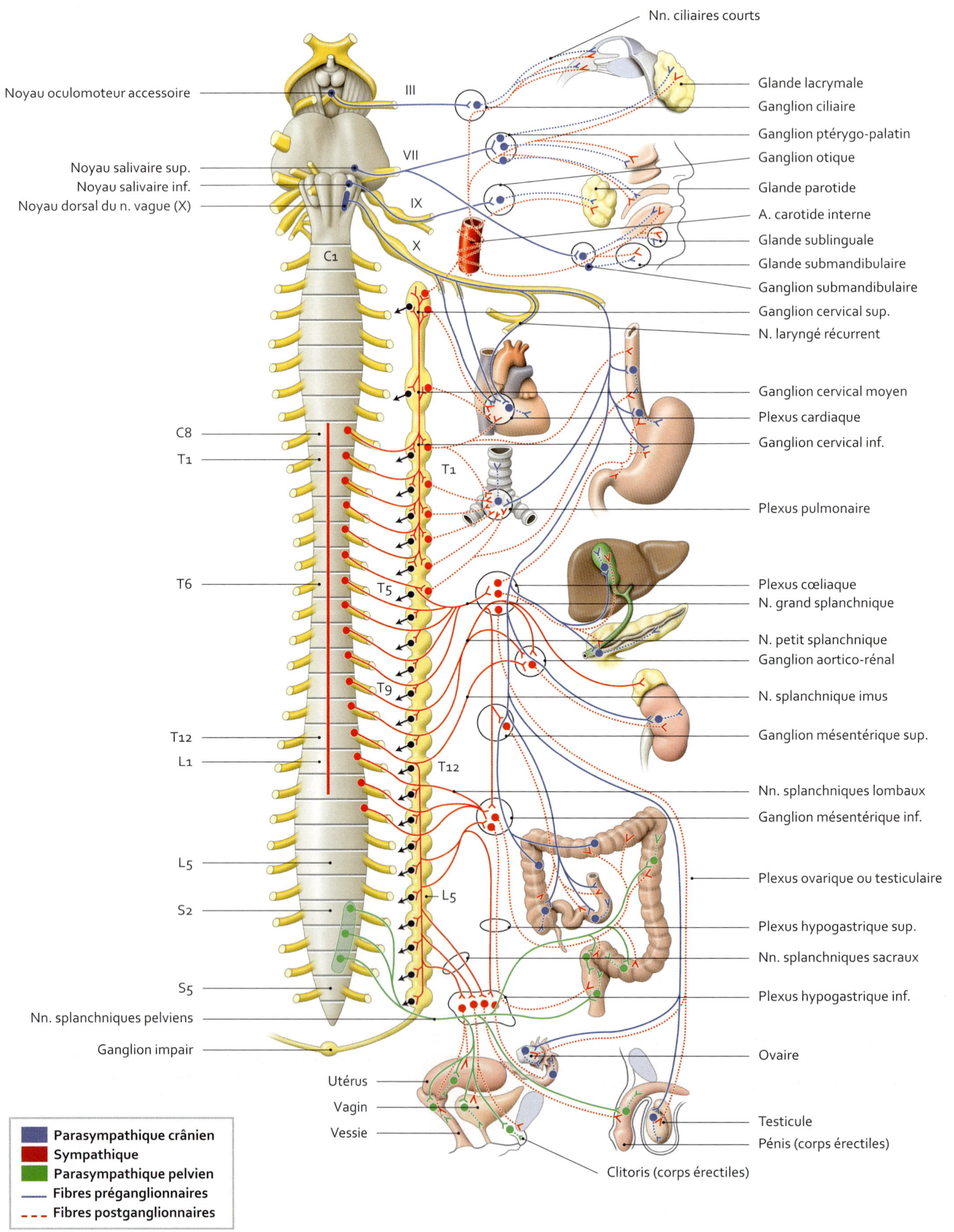

9.21 Nerfs et ganglions autonomes (3)

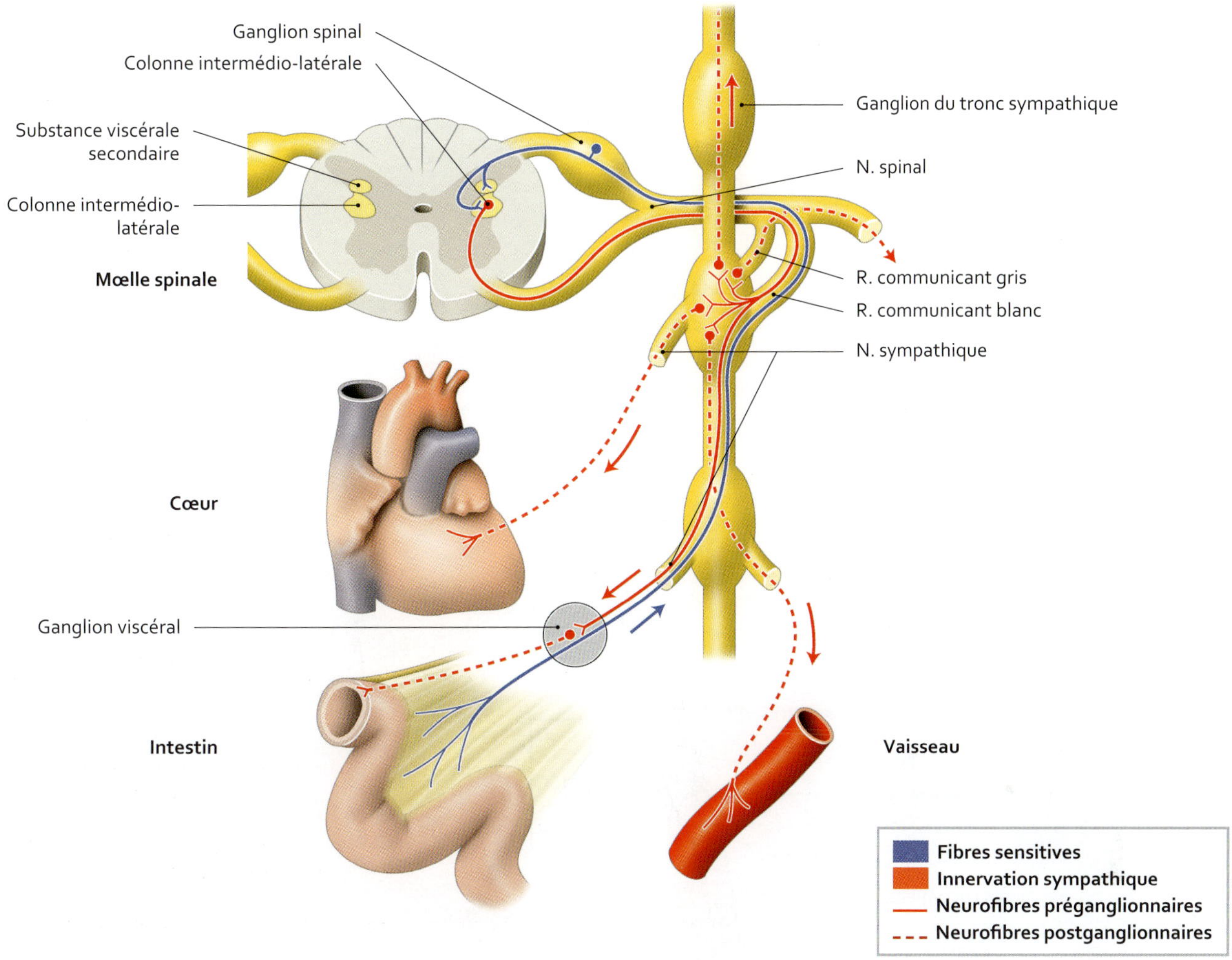

Systématisation du système sympathique

Note

Le système sympathique

- **Les ganglions sympathiques** sont unis aux nerfs spinaux par des rameaux communicants :
  - *les rameaux communicants gris*, amyélinisés, concernent tous les ganglions sympathiques ;
  - *les rameaux communicants blancs*, myélinisés, ne concernent que les ganglions sympathiques thoraciques, les 1er et 2e ganglions lombaux.
- **La neurofibre préganglionnaire sympathique** emprunte la racine antérieure du nerf spinal, puis le rameau communicant blanc. Elle fait synapse dans un ganglion sympathique ou le traverse pour s'articuler dans un ganglion viscéral.
- **La neurofibre postganglionnaire sympathique** emprunte un rameau communicant gris, pour atteindre le nerf spinal, ou un nerf viscéral pour innerver un organe.
- **La glande médullo-surrénale** ne reçoit que des neurones préganglionnaires.

Le système parasympathique

Voir les nerfs crâniens oculomoteur (III), facial (VII), glosso-pharyngien (IX) et vague (X), et le plexus hypogastrique inférieur.

9.22 Segments de la moelle spinale

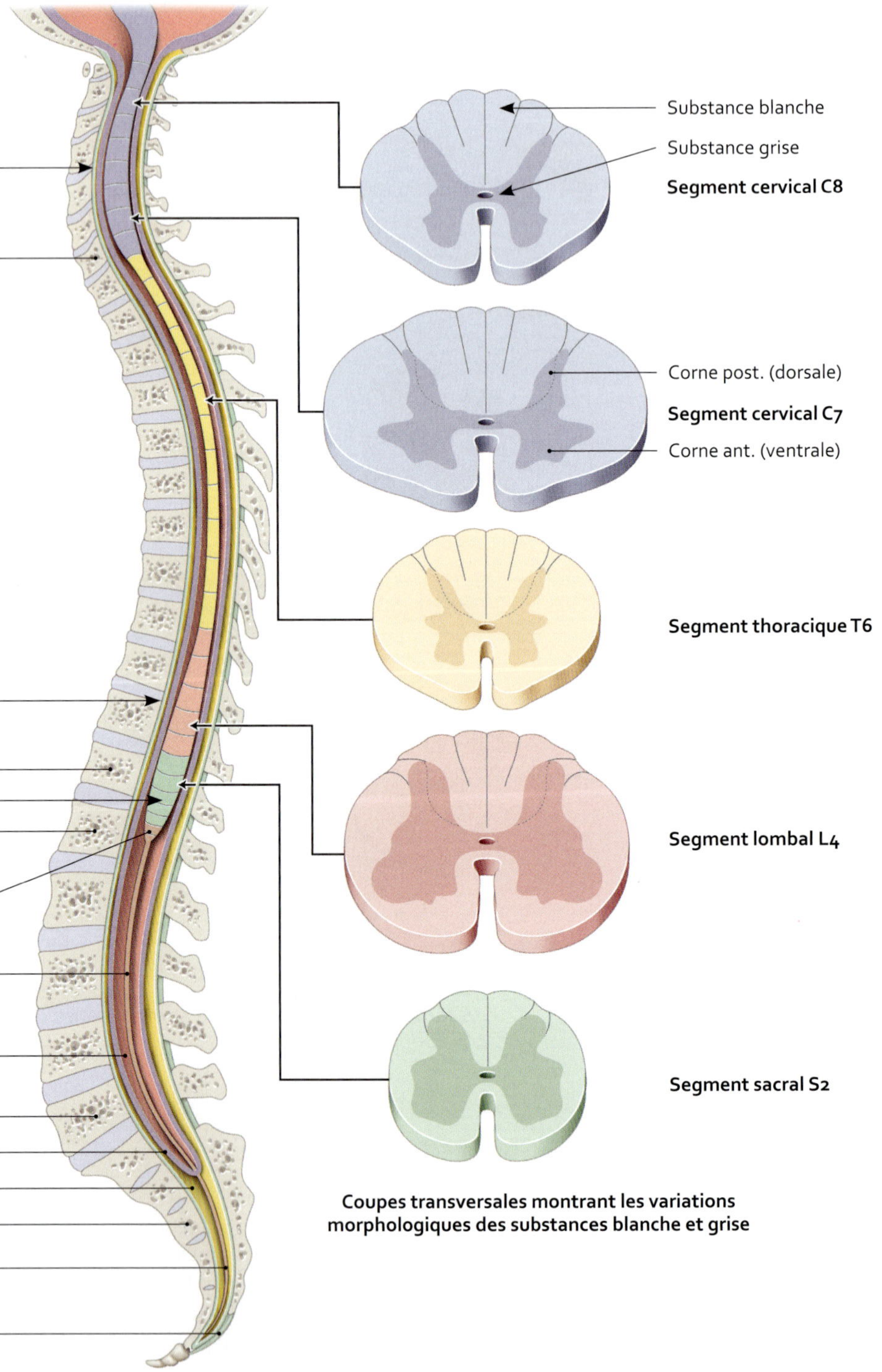

Coupes transversales montrant les variations morphologiques des substances blanche et grise

***Moelle spinale* in situ**
(coupe sagittale)

Note

La moelle spinale est la partie du système nerveux central située dans le canal vertébral. Elle est isolée des parois de ce canal par les méninges spinales et le liquide cérébro-spinal. Elle est le lieu de transit des voies nerveuses ascendantes et descendantes qui unissent les récepteurs périphériques à l'encéphale par l'intermédiaire des nerfs spinaux.

9.23 Substance blanche de la moelle spinale

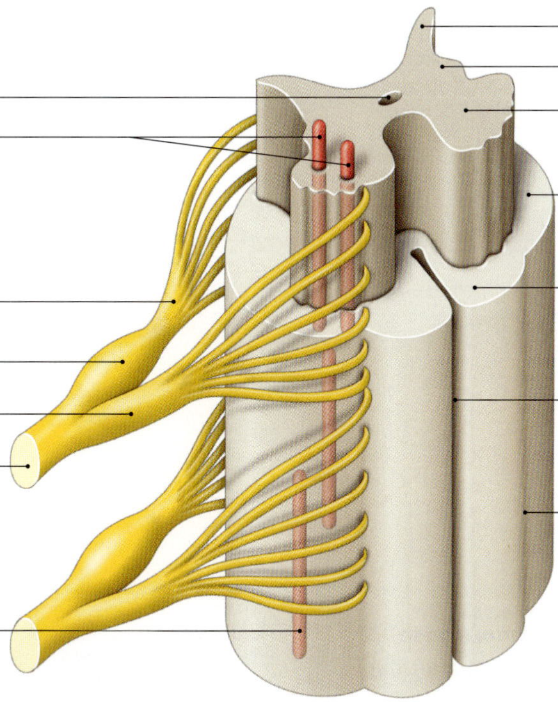

Colonnes et cordons de la moelle spinale

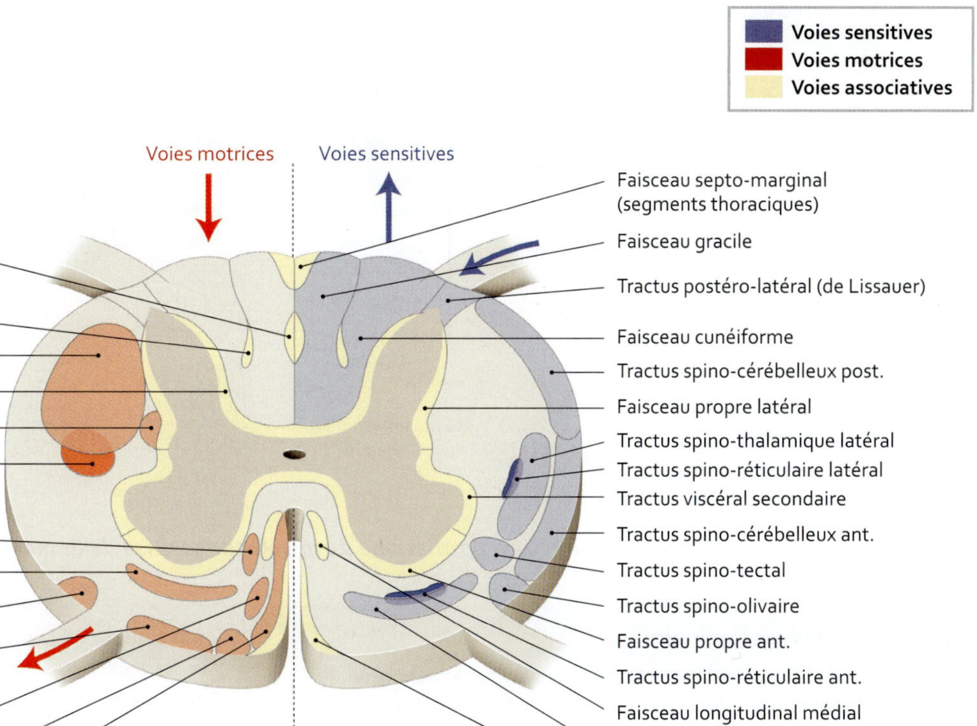

Principales voies nerveuses de la substance blanche

9.24 Substance grise de la moelle spinale (1)

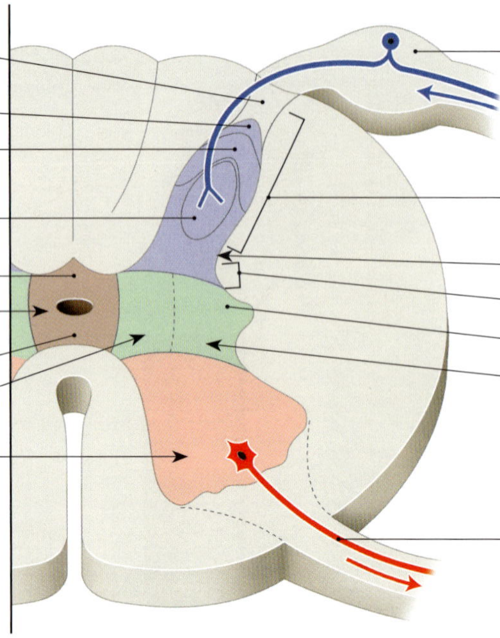

Morphologie de la substance grise
(coupe transversale de la moelle thoracique)

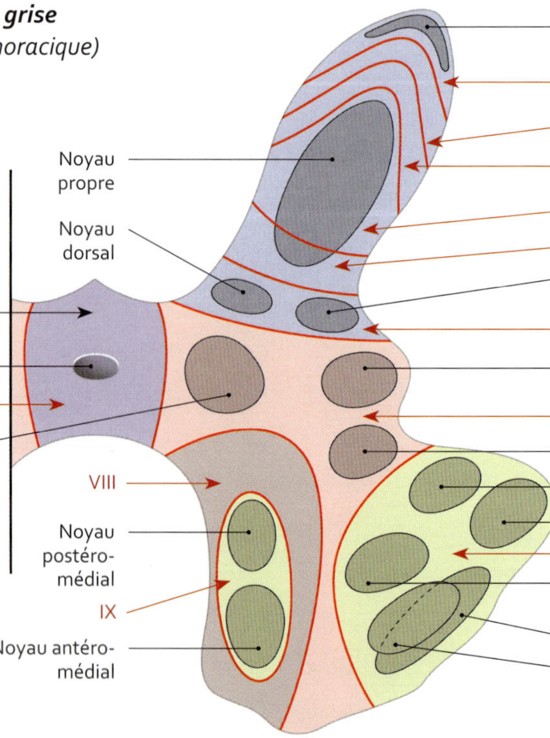

Cyto-architecture synthétique de la substance grise de la moelle spinale

Note

Cyto-architecture laminaire

Le concept de lamination (Rexed, 1954), tend à remplacer celui de noyaux qui reste cependant plus adapté aux descriptions les plus récentes.

- **Les lames spinales I à VII** reçoivent les fibres afférentes nociceptives Aδ et C (température, douleur, pression viscérale).
- **Les lames spinales V à VII** reçoivent les fibres afférentes proprioceptives.
- **La lame spinale VII** contient des interneurones proprio-spinaux connectés aux neurones des lames adjacentes et aux voies ascendantes et descendantes associées au tronc cérébral et au cervelet.
- **Les lames spinales VIII et IX** contiennent des neurones moteurs destinés aux muscles striés et des interneurones.

9.25 Substance grise de la moelle spinale (2)

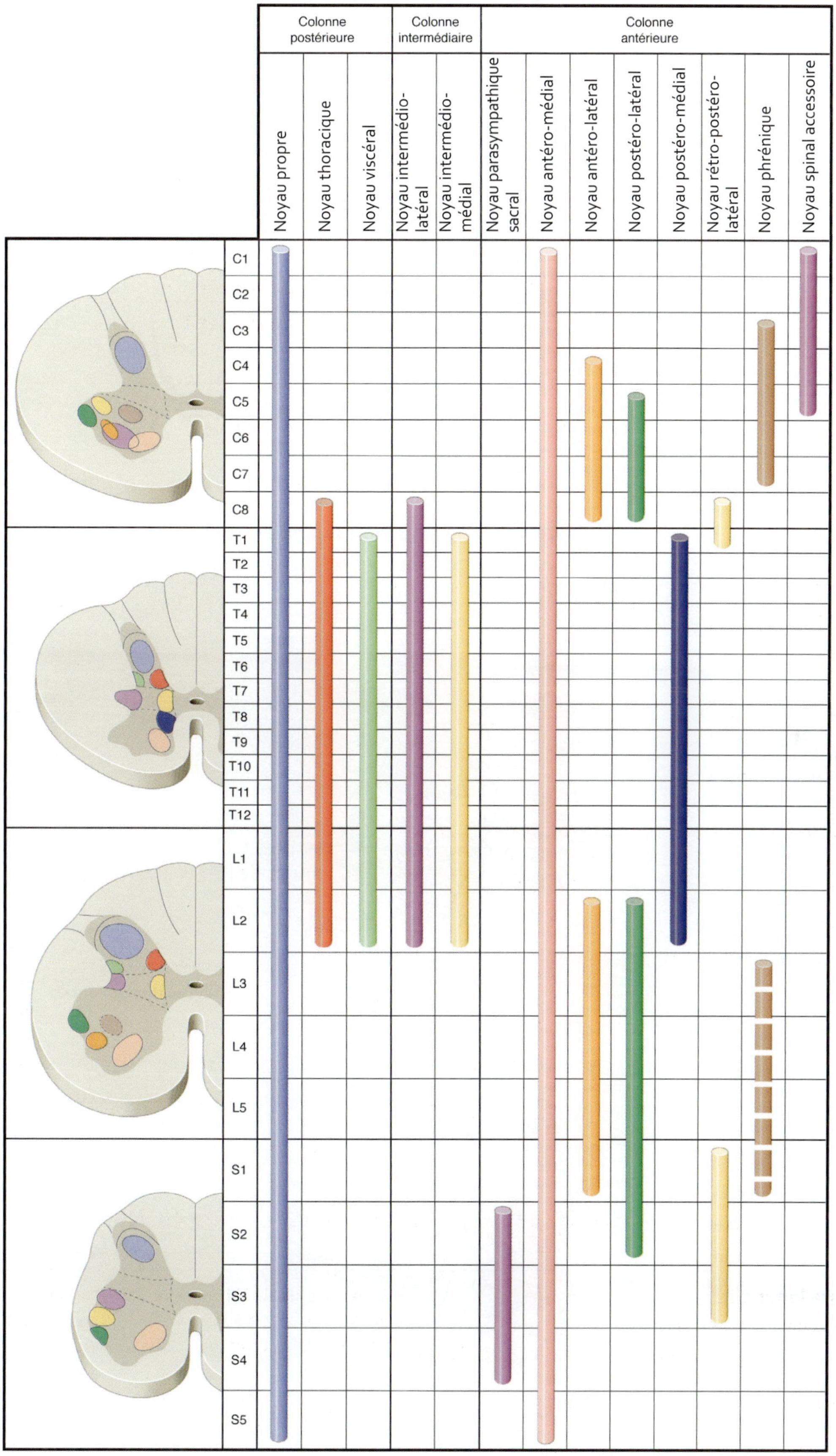

Topographie des principaux noyaux de la moelle spinale

9.26 Substance grise de la moelle spinale (3)

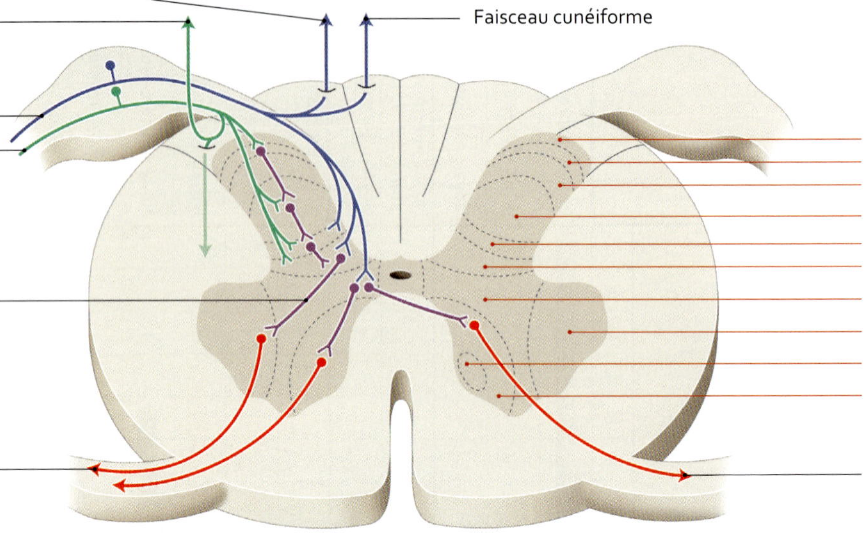

Systématisation des lames spinales

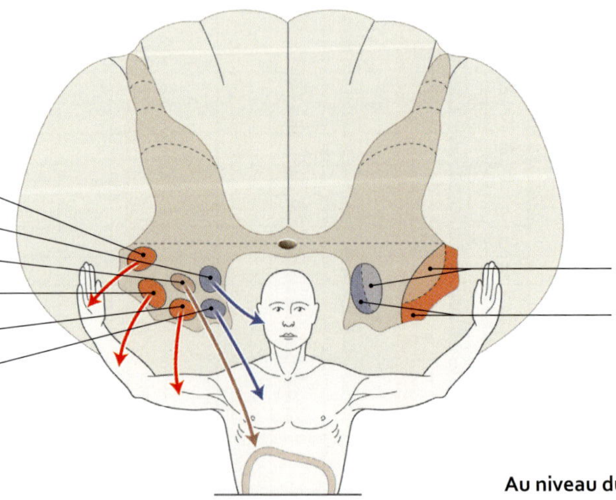

Au niveau du segment C7

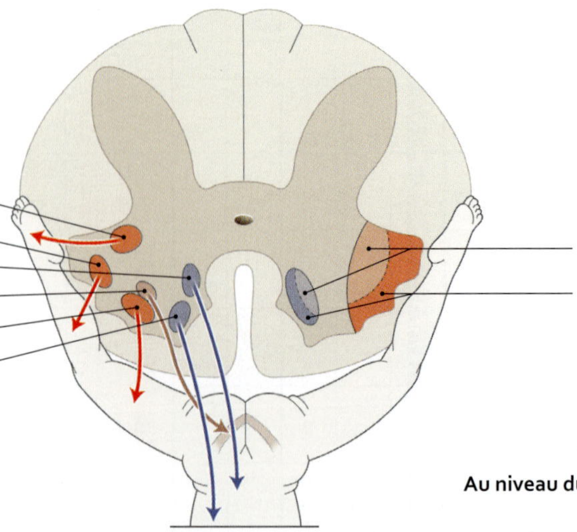

Au niveau du segment S1

Systématisation des noyaux de la corne antérieure de la moelle spinale

9.27 Artères de la moelle spinale (1)

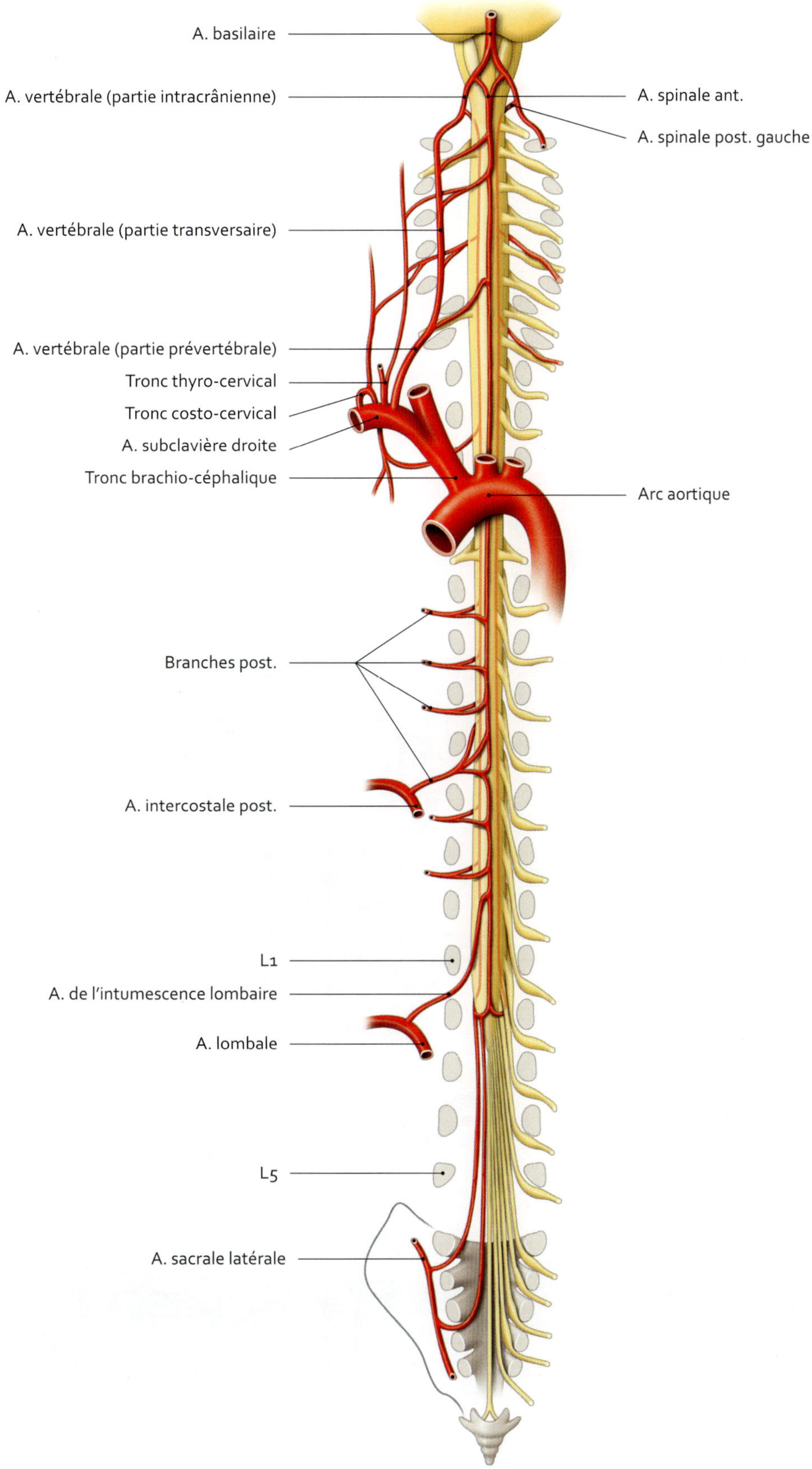

Distribution générale des artères de la moelle spinale
(vue antérieure)

9.28 Artères de la moelle spinale (2)

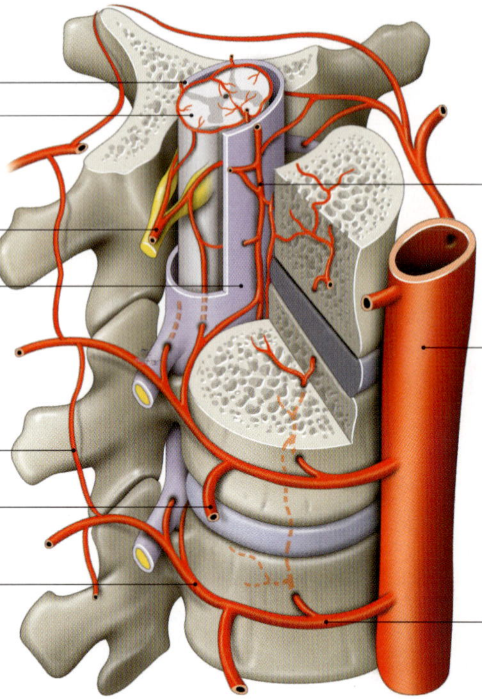

Artères intercostales
(vue antéro-latérale et coupe chanfreinée de deux vertèbres thoraciques)

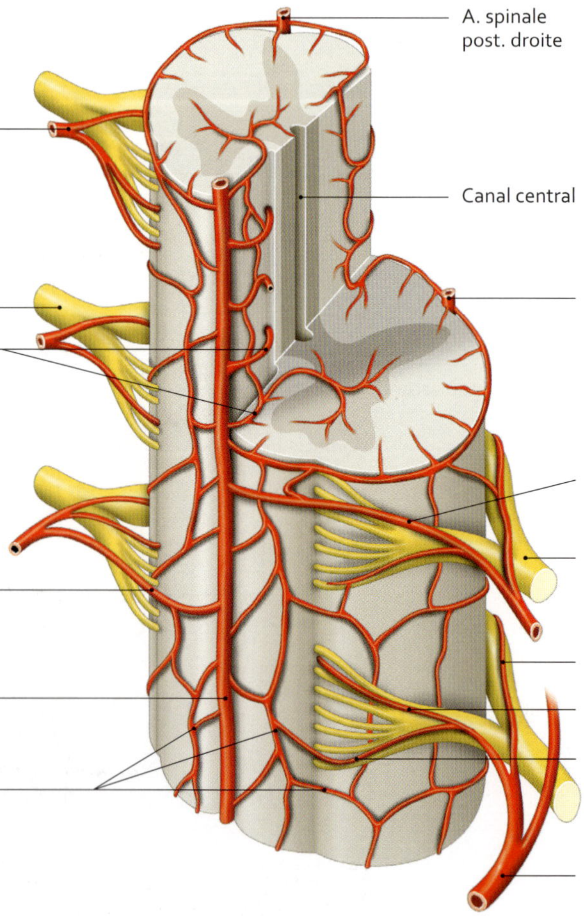

Artères de la moelle spinale
(vue antéro-latérale et coupe transversale chanfreinée)

9.29 Artères et veines de la moelle spinale

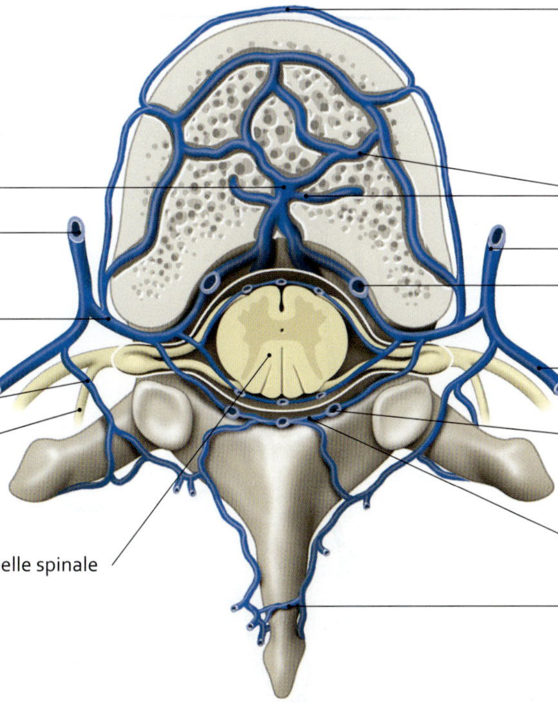

Plexus veineux vertébraux
(vue supérieure au niveau d'une vertèbre thoracique)

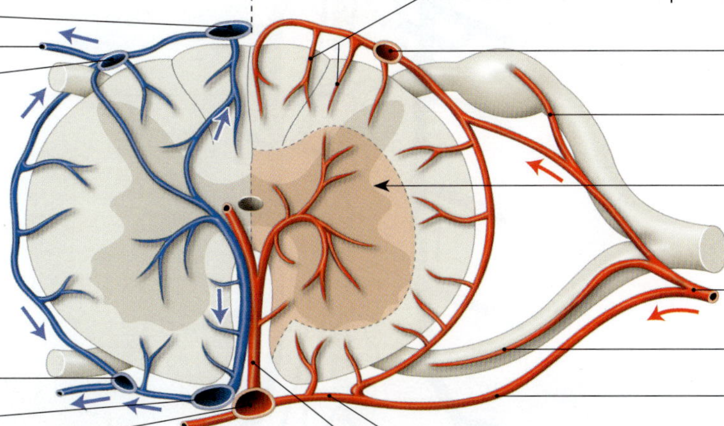

Territoires artériels et veineux de la moelle spinale
(coupe transversale)

9.30 Veines de la moelle spinale

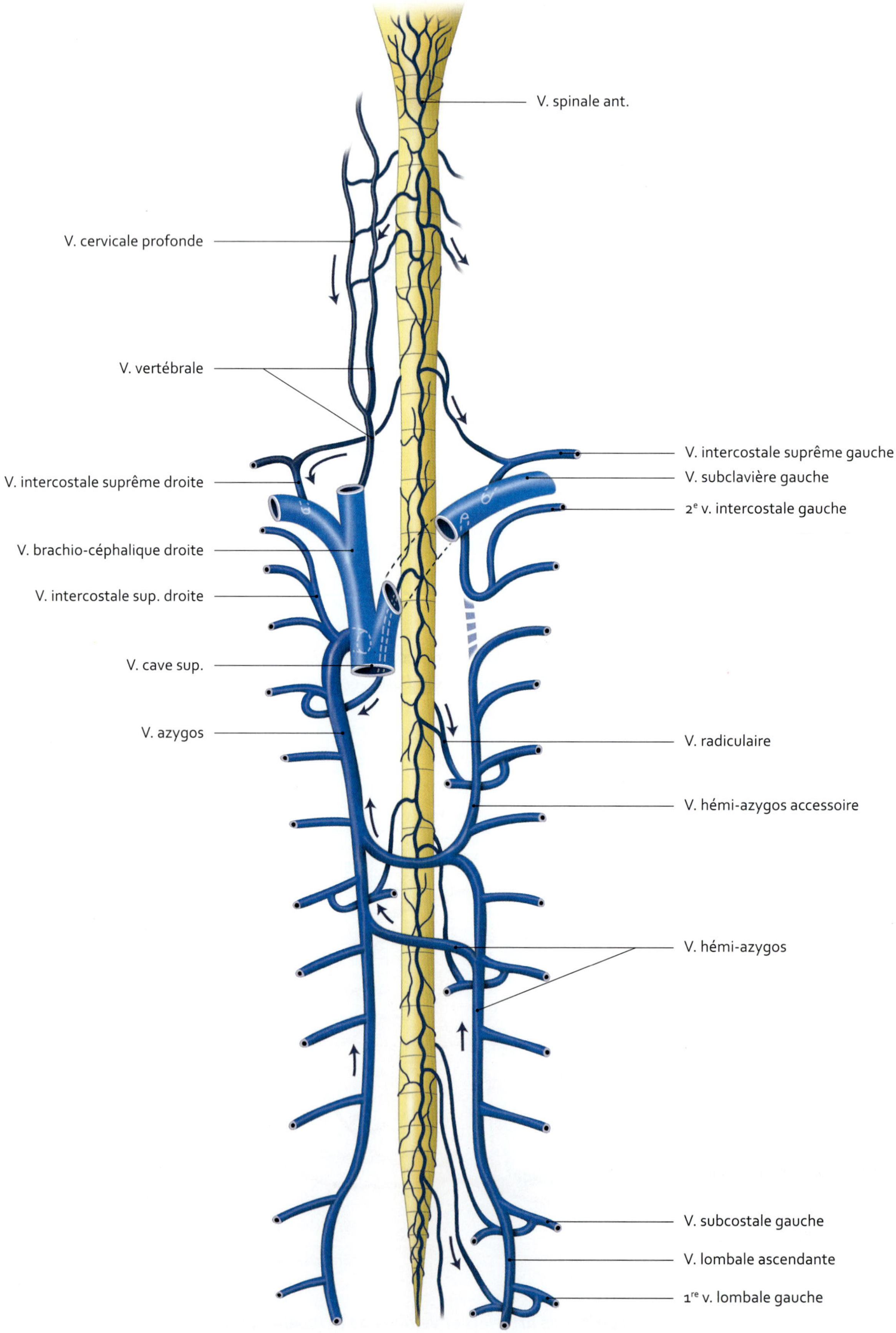

Distribution générale des veines de la moelle spinale
(vue antérieure)

9.31 Tractus sensitifs de la moelle spinale

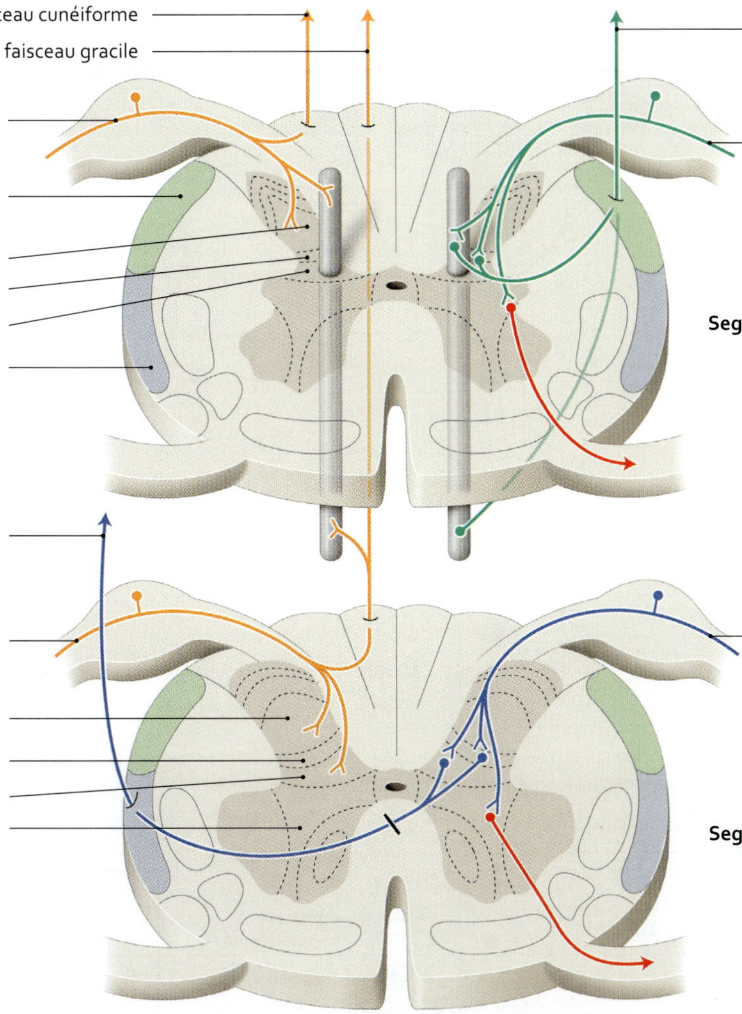

Voies sensitives conscientes (en orange) et inconscientes (en vert) selon le niveau de la moelle spinale

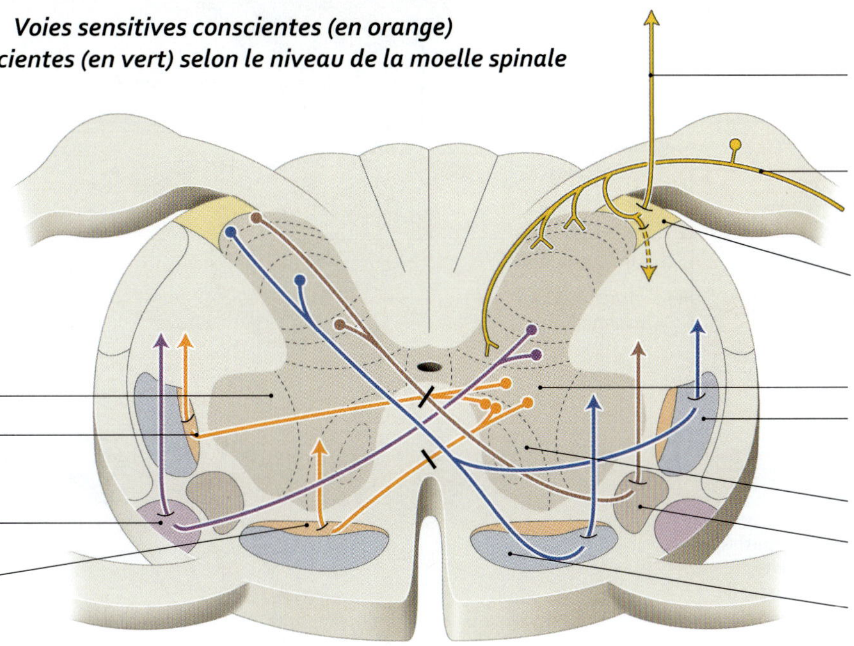

Principales voies ascendantes de la moelle spinale

9.32 Voies sensitives conscientes

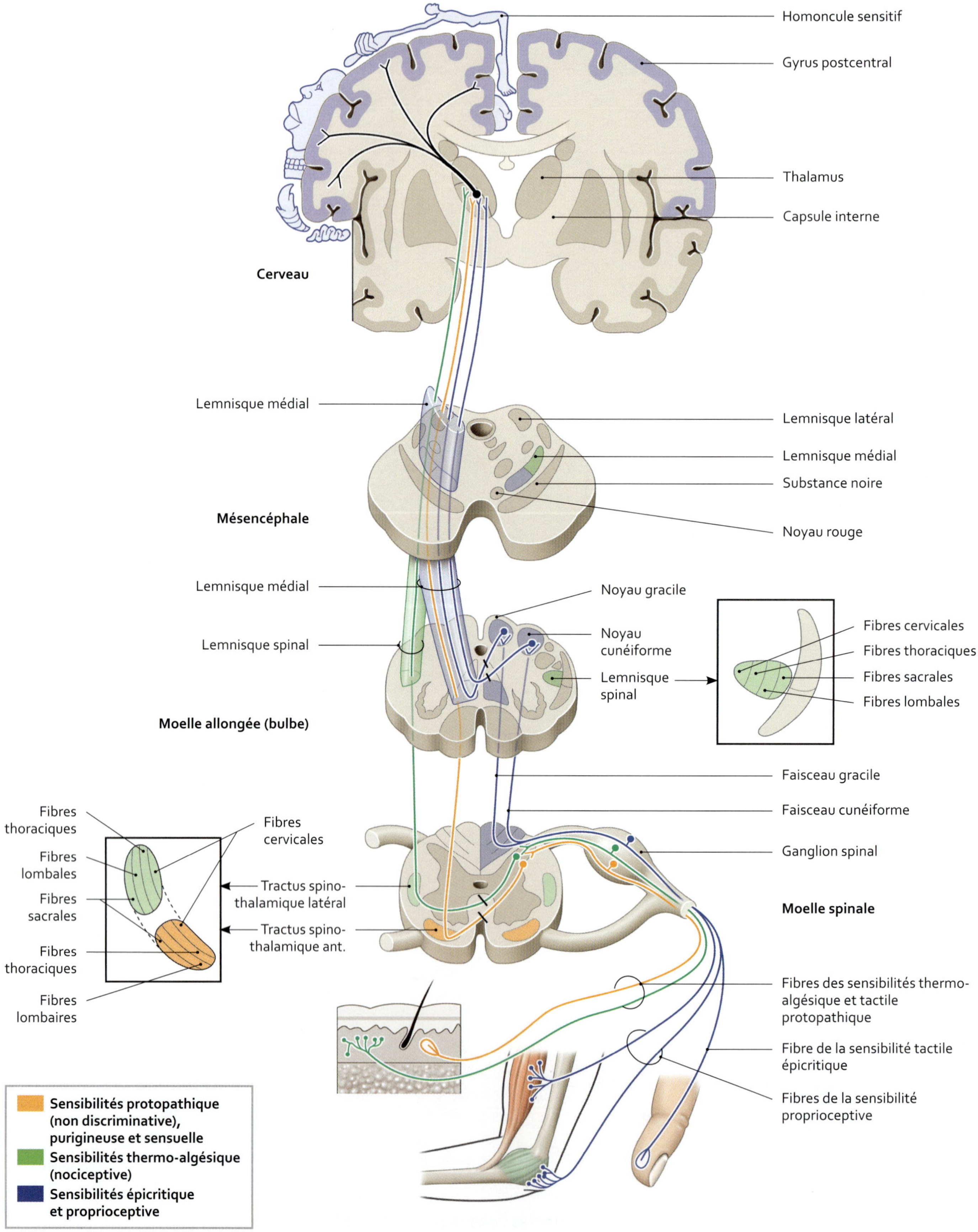

9-33 Voies somato-sensitives inconscientes

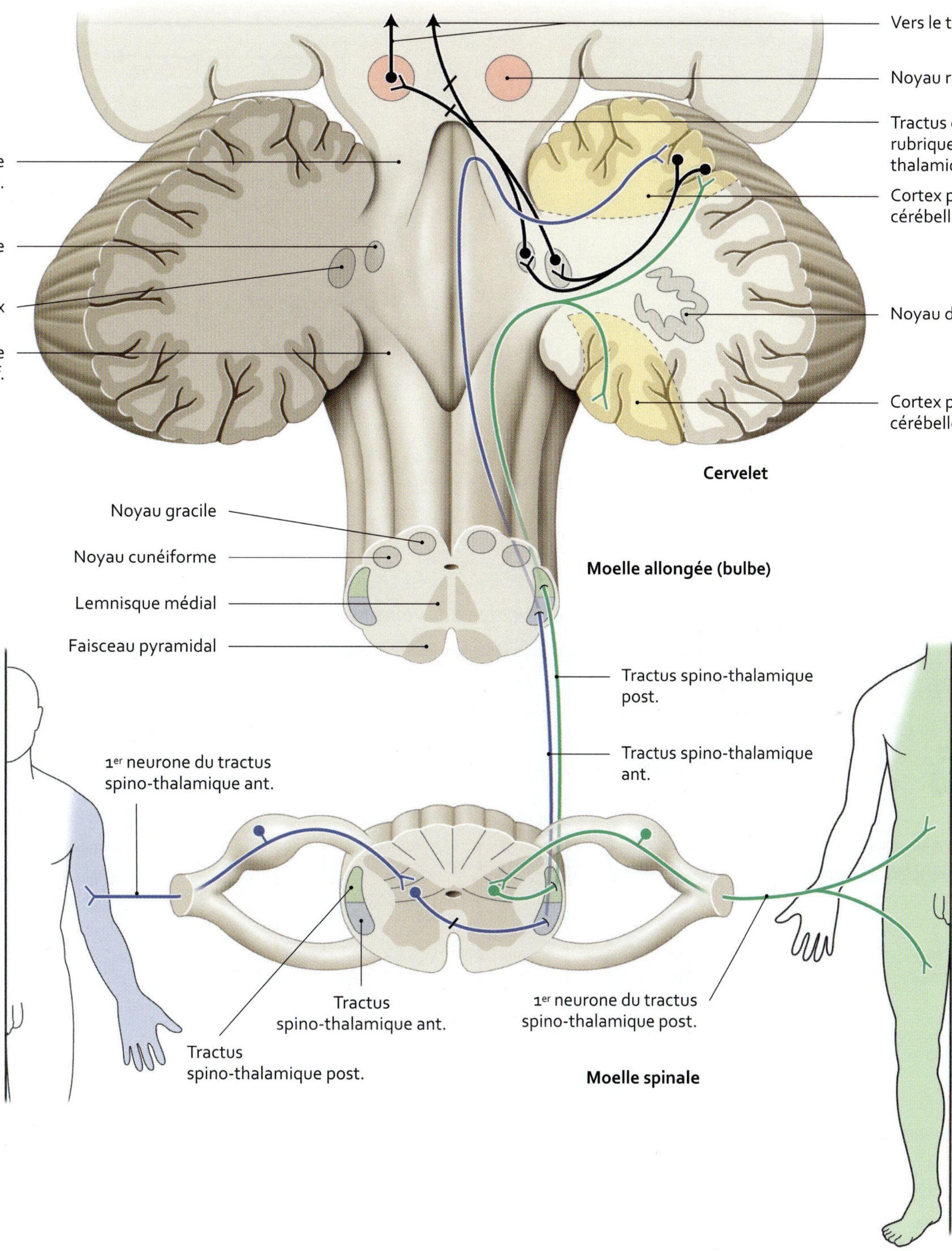

9.34 Voies motrices volontaires (1)

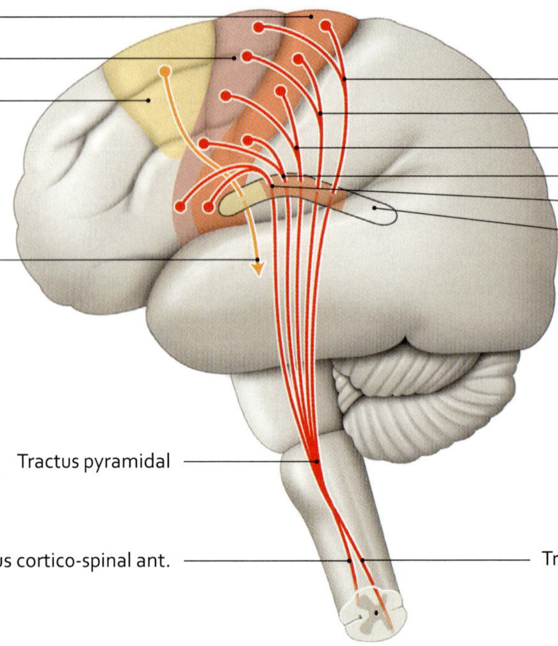

Aires corticales des voies motrices

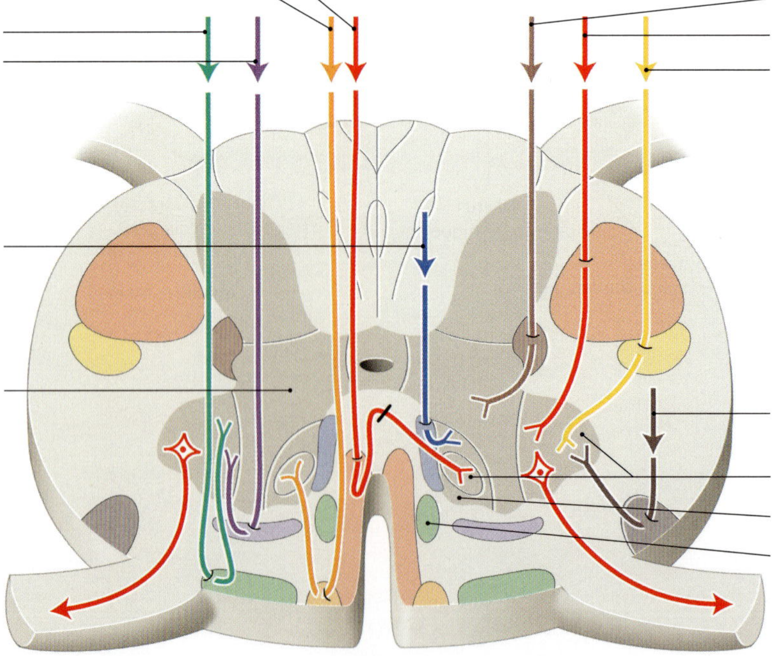

Principales voies descendantes au niveau de la moelle spinale

9·35 Voies motrices volontaires (2)

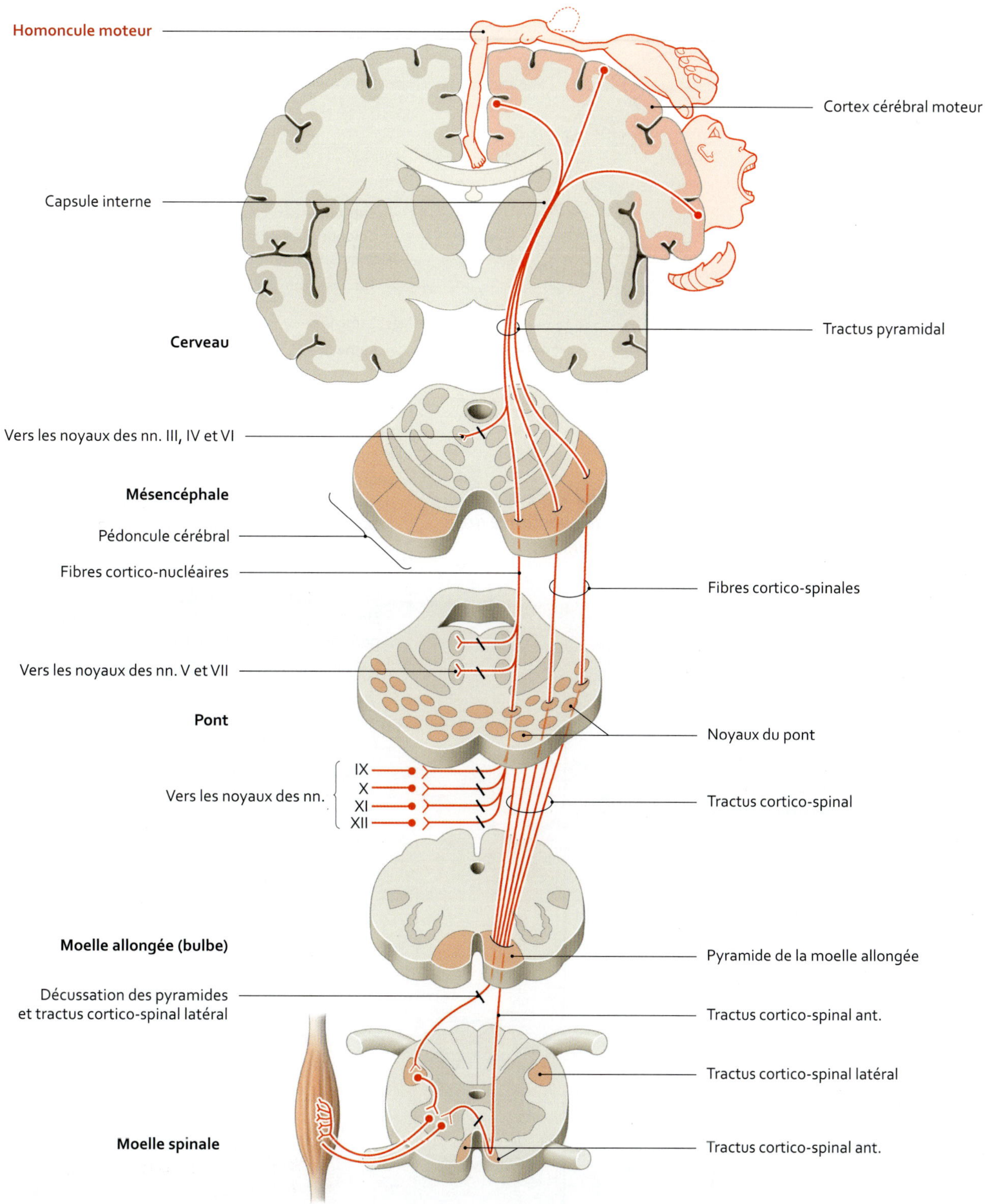

Tractus pyramidal
(schématique)

9.36 Voies de la sensibilité viscérale et associatives de la moelle spinale

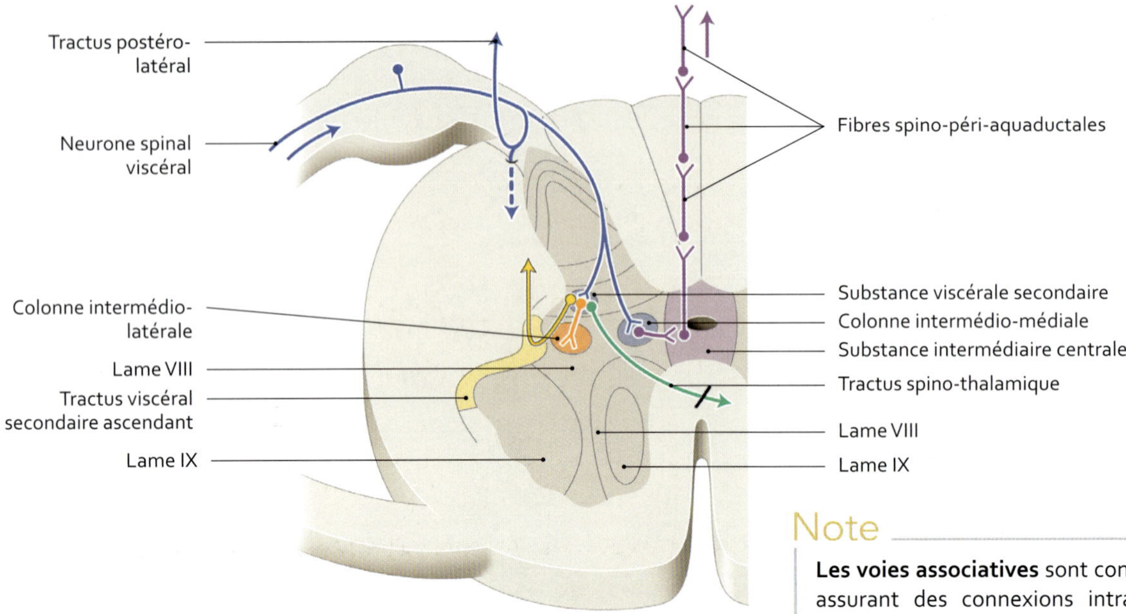

Voies de la sensibilité viscérale et voies associatives de la substance grise de la moelle spinale

Note

Les voies associatives sont constituées d'interneurones assurant des connexions intrasegmentaires et intersegmentaires. Elles forment des voies ascendantes et descendantes en relation avec la substance réticulaire.

- *Dans la substance grise*, les interneurones s'interposent entre une collatérale axonale d'un neurone moteur et un neurone sensitif. Ils assurent le rétrocontrôle inhibiteur des neurofibres motrices.
- *Dans la substance blanche*, les interneurones se regroupent en faisceaux et tractus.

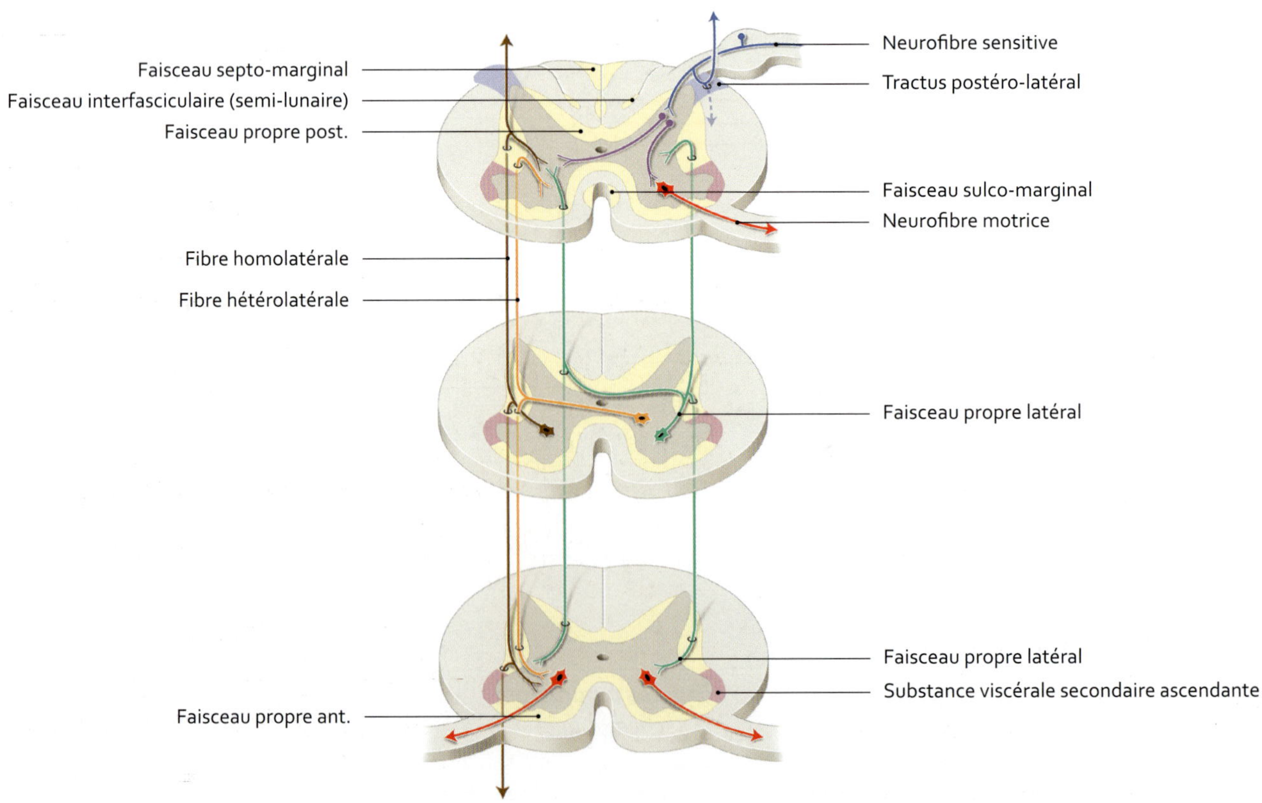

Voies associatives de la substance blanche de la moelle spinale. Fibres des tractus proprio-spinaux

9·37 Arcs réflexes spinaux

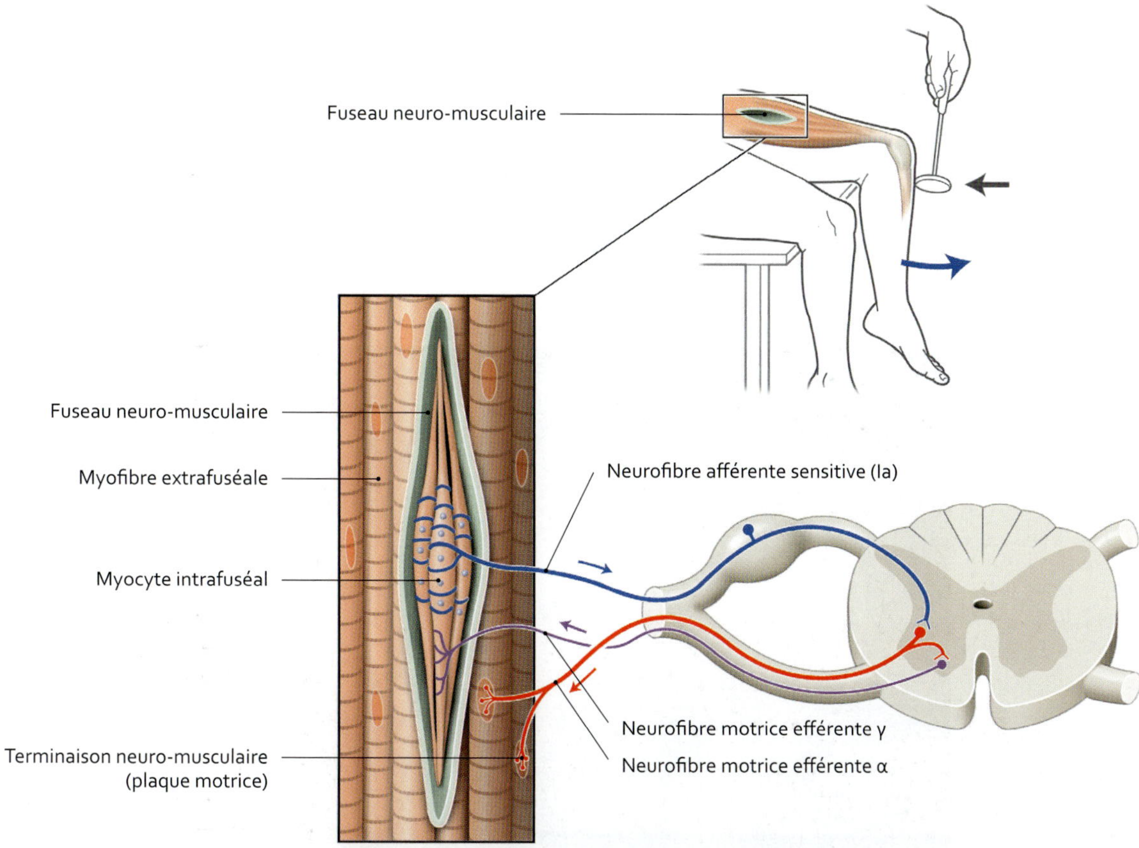

Arc réflexe monosynaptique

Note

Le réflexe, réponse involontaire à un stimulus, dépend d'un circuit nerveux réactif, l'**arc réflexe**.

- L'**arc réflexe monosynaptique**, important dans le maintien du tonus musculaire, est le plus simple.
  - L'organe effecteur est le fuseau neuro-musculaire.
  - Le neurone afférent sensitif fait synapse dans la corne antérieure de la moelle spinale.
  - Le neurone efférent moteur se projette sur les myofibres extrafuséales du muscle excité, et provoque sa contraction. Parallèlement, l'activité des muscles antagonistes est contrôlée grâce au rétrocontrôle de l'interneurone inhibiteur (cellule de Renshaw).
- L'**arc réflexe polysynaptique**, complexe, permet le contrôle de la fonction musculaire.
  - Le neurone afférent sensitif part du fuseau neuro-tendineux. Il fait synpase dans la moelle spinale avec de nombreux interneurones qui diffusent le stimulus dans les segments spinaux voisins.
  - Les interneurones font aussi synapse avec des neurones moteurs.

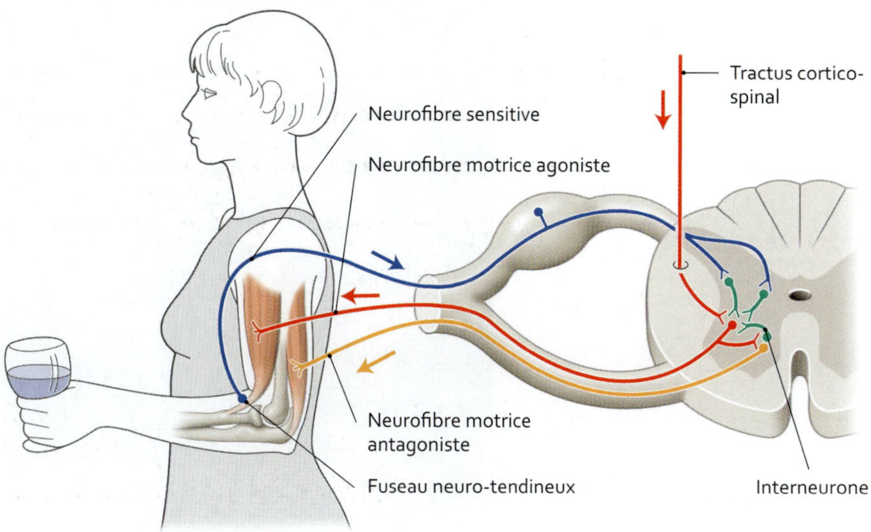

Arc réflexe polysynaptique

9.38 Parties de l'encéphale

Note

L'encéphale est la partie du système nerveux central située dans la cavité crânienne. Il est isolé des parois osseuses par les méninges encéphaliques et le liquide cérébro-spinal.
Il comprend : le **cerveau**, le **diencéphale**, le **tronc encéphalique** et le **cervelet**.
Il représente le centre où s'élaborent, s'intègrent, se transforment et se coordonnent les influx nerveux. Il assure ainsi la régulation des principales fonctions de l'organisme et joue le rôle primordial de la vie.
La mort encéphalique, ou coma dépassé, correspond à la perte totale des activités majeures de l'encéphale (la conscience, la réactivité des nerfs crâniens, les réflexes périphériques, la respiration spontanée et la nullité de l'électro-encéphalogramme), malgré la persistance de certaines fonctions végétatives.

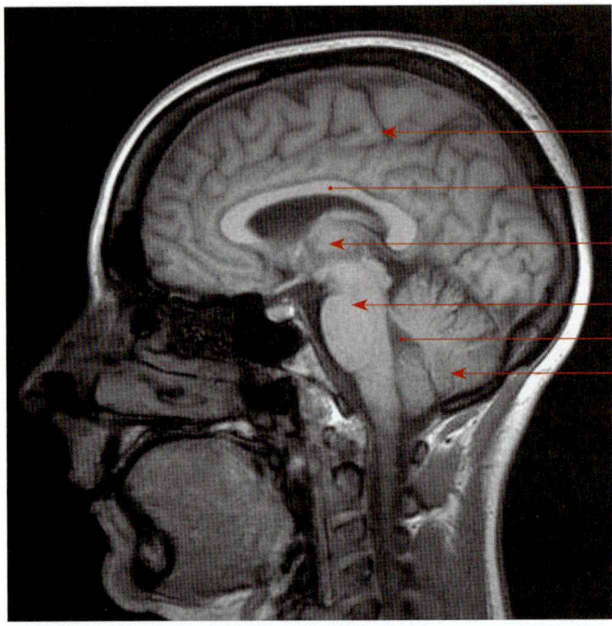

Coupe IRM sagittale médiane de la tête
(cliché Dr Th. Diesce)

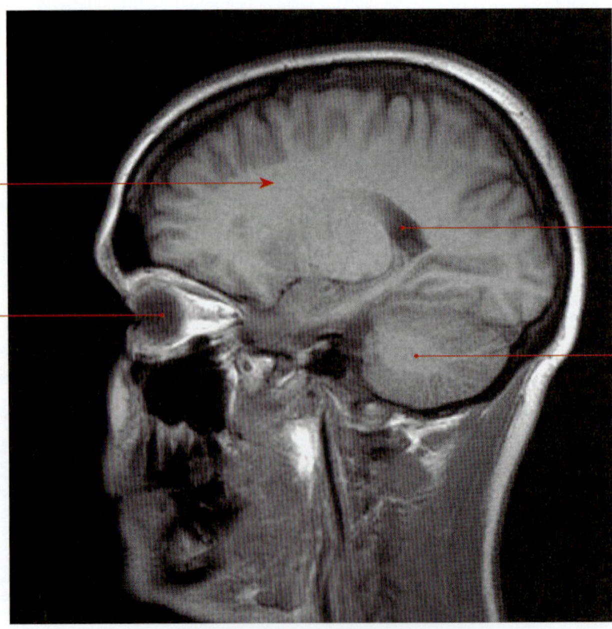

Coupe IRM parasagittale de la tête
(cliché Dr Th. Diesce)

9.39 Tronc encéphalique (1)

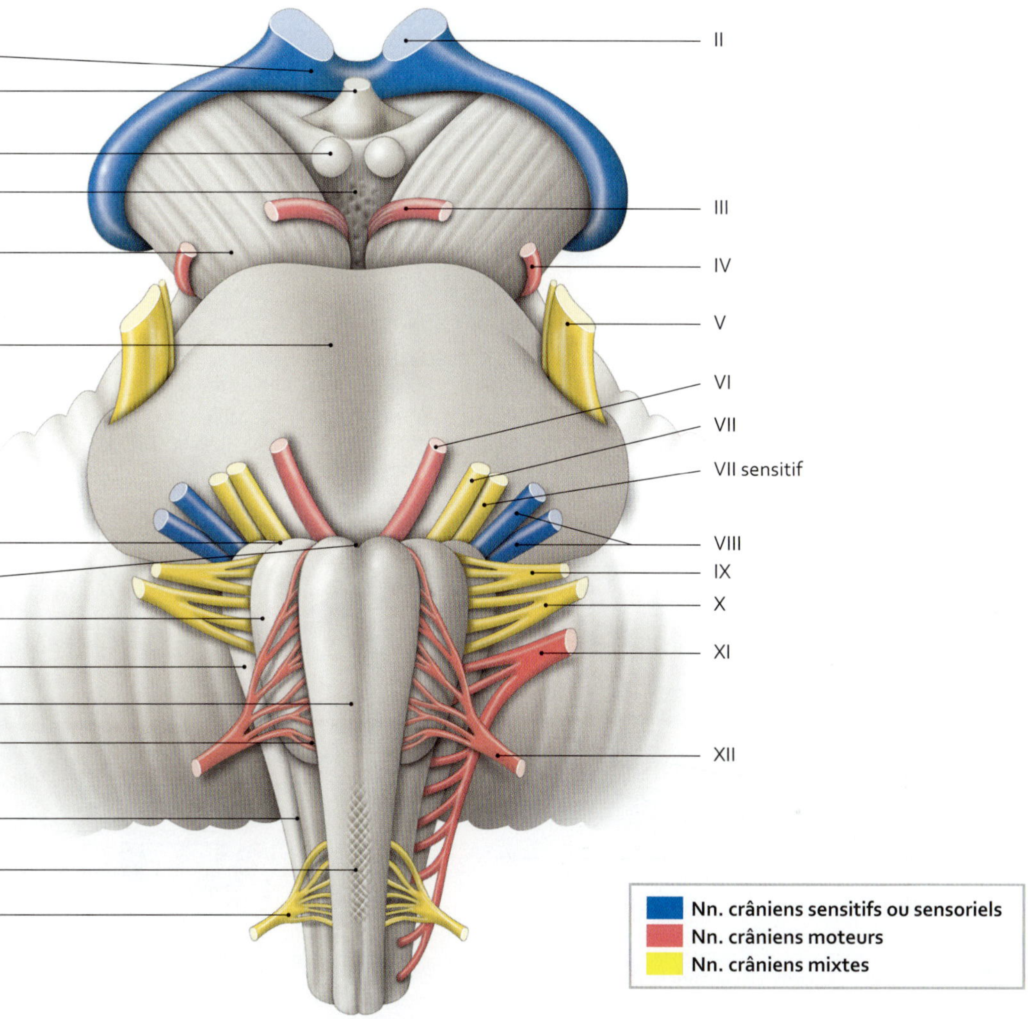

Vue antérieure du tronc encéphalique

Note

Le tronc encéphalique est la structure d'union entre la moelle spinale, le cervelet et le cerveau. Situé en avant du cervelet, il comprend :

– *la moelle allongée ou bulbe ;*
– *le pont ;*
– *le mésencéphale.*

Le tronc encéphalique contient des centres vitaux importants, qui sont :

– la formation réticulaire ;
– et les noyaux des nerfs crâniens, à l'exception des nerfs olfactifs.

C'est le lieu de passage des principales voies motrices et sensitives.

9.40 Tronc encéphalique (2)

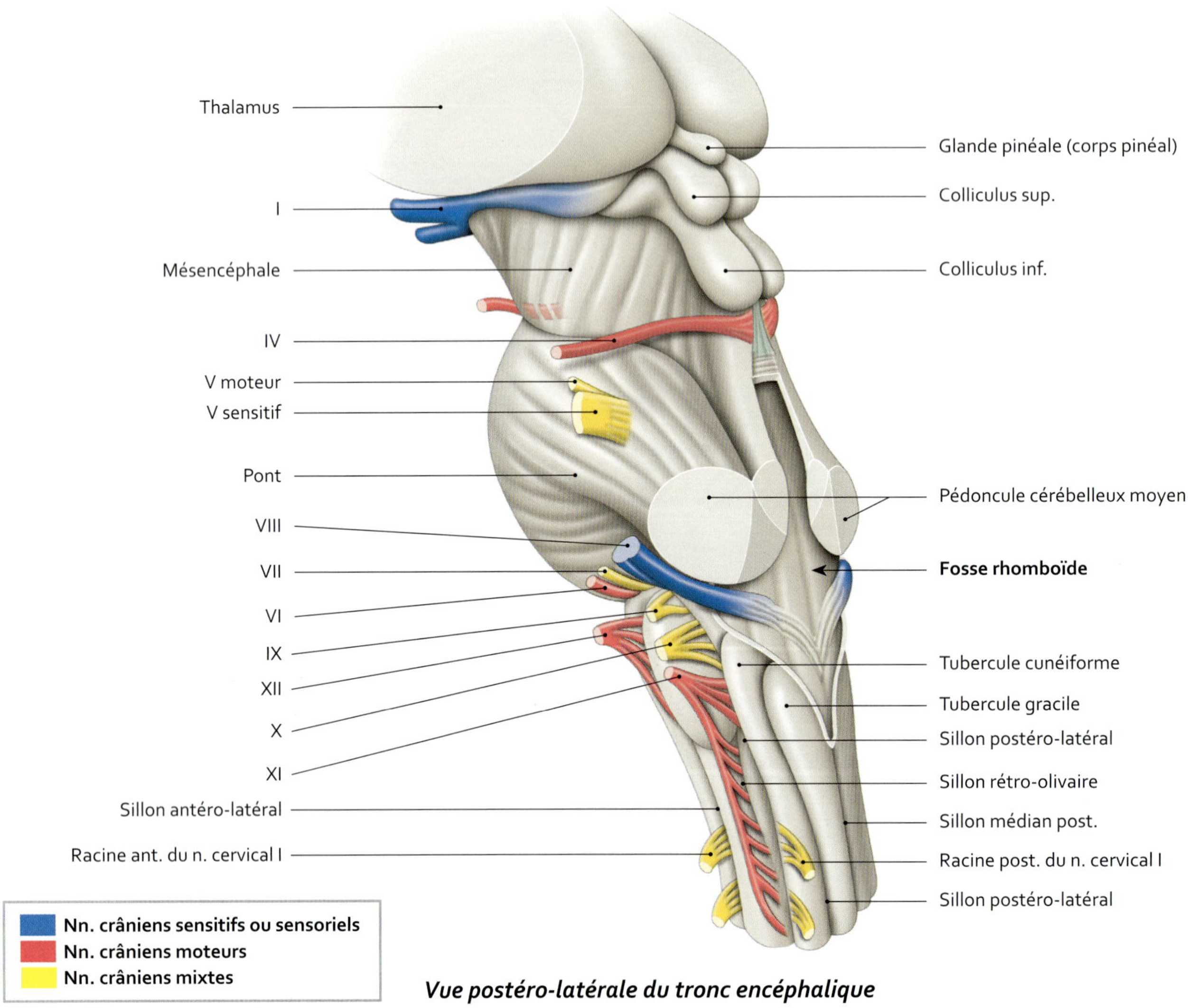

Vue postéro-latérale du tronc encéphalique

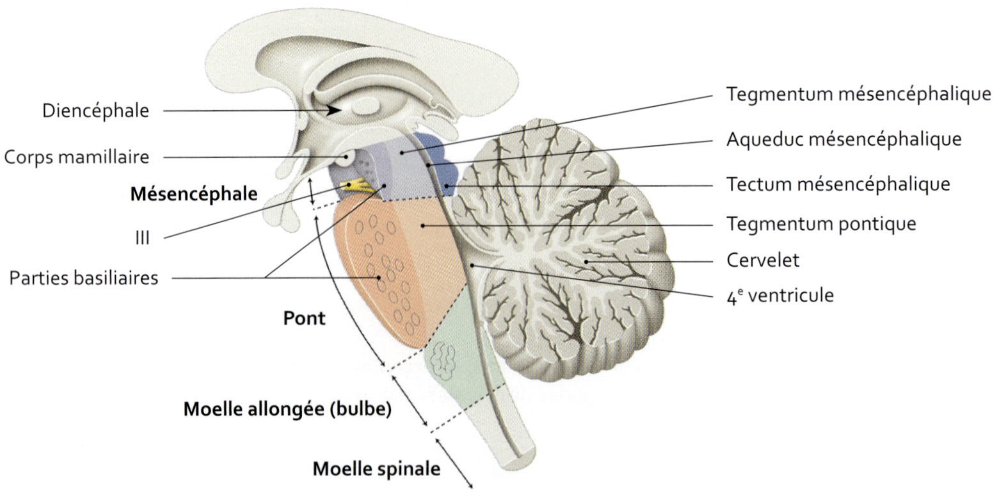

Parties du tronc encéphalique
(coupe sagittale médiane)

9.41 Tronc encéphalique (3)

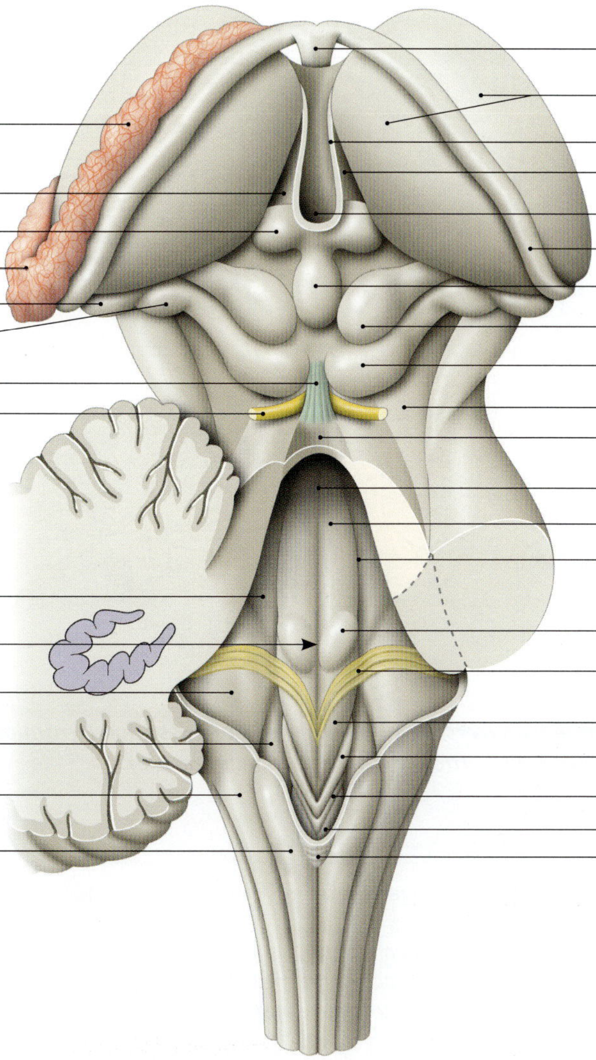

Vue postérieure du tronc encéphalique
(avec ablation de l'hémisphère cérébelleux droit)

9.42 Coupes transversales de la moelle allongée (bulbe) (1)

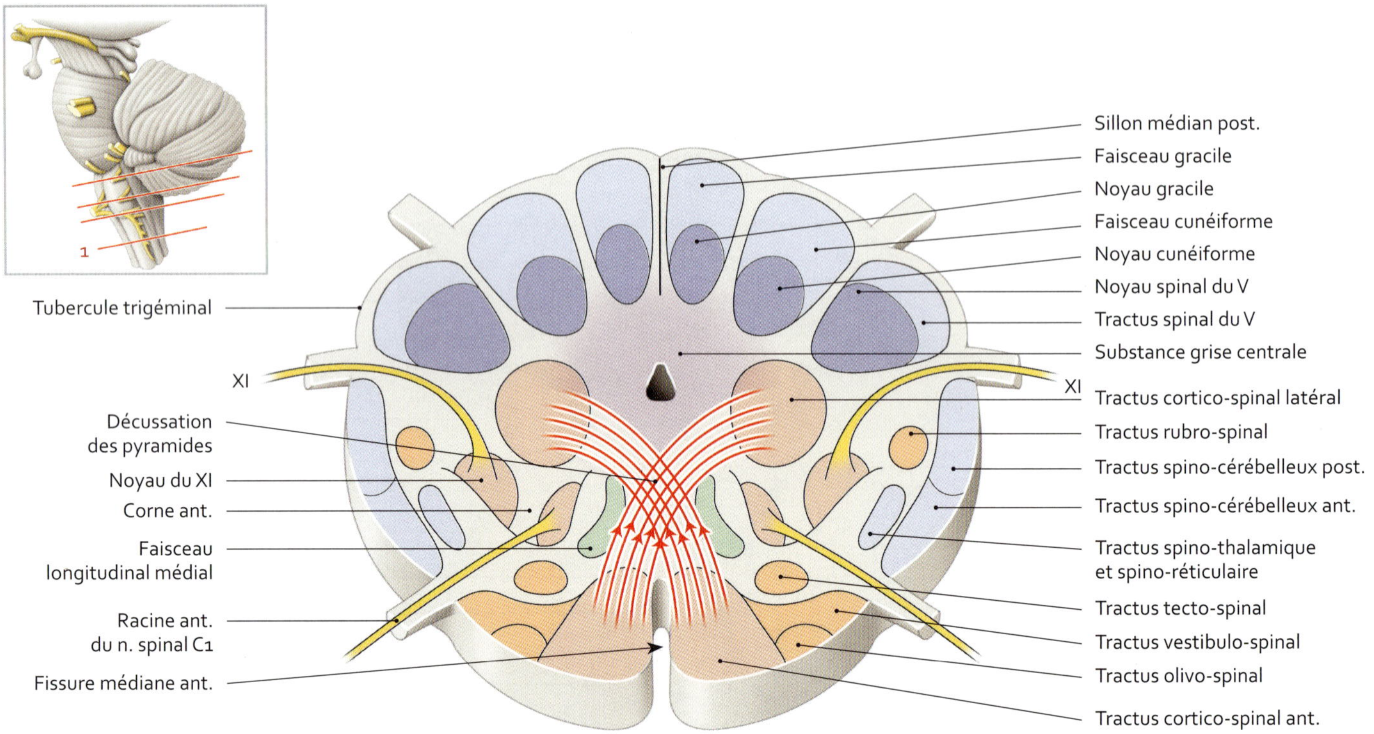

Coupe transversale 1 : niveau de la décussation pyramidale
(transition bulbe-moelle spinale)

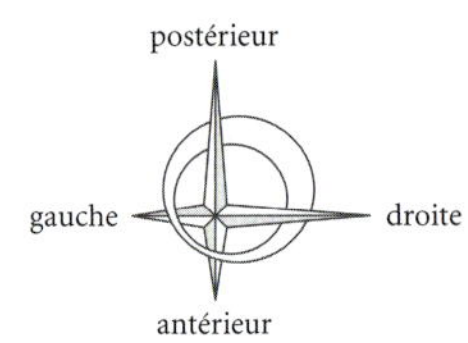

Note

Le complexe olivaire inférieur (noyau olivaire inférieur) comprend :
– *le noyau olivaire principal ;*
– *le noyau olivaire accessoire médial ;*
– *le noyau olivaire accessoire postérieur.*

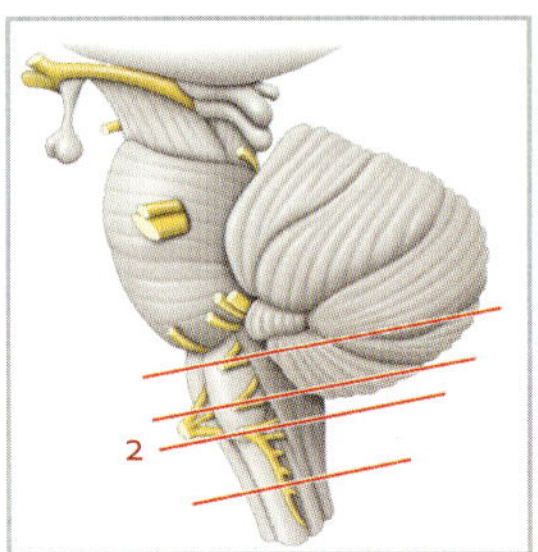

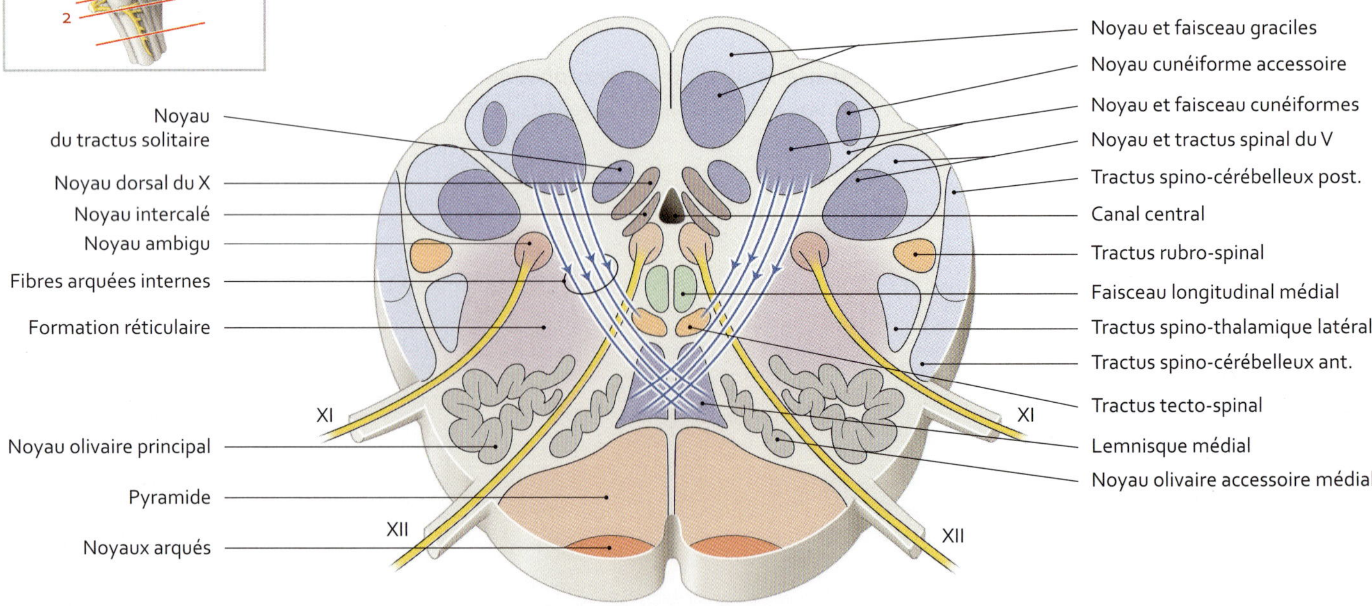

Coupe transversale 2 : niveau de la décussation sensitive (obex)

9.43 Coupes transversales de la moelle allongée (bulbe) (2)

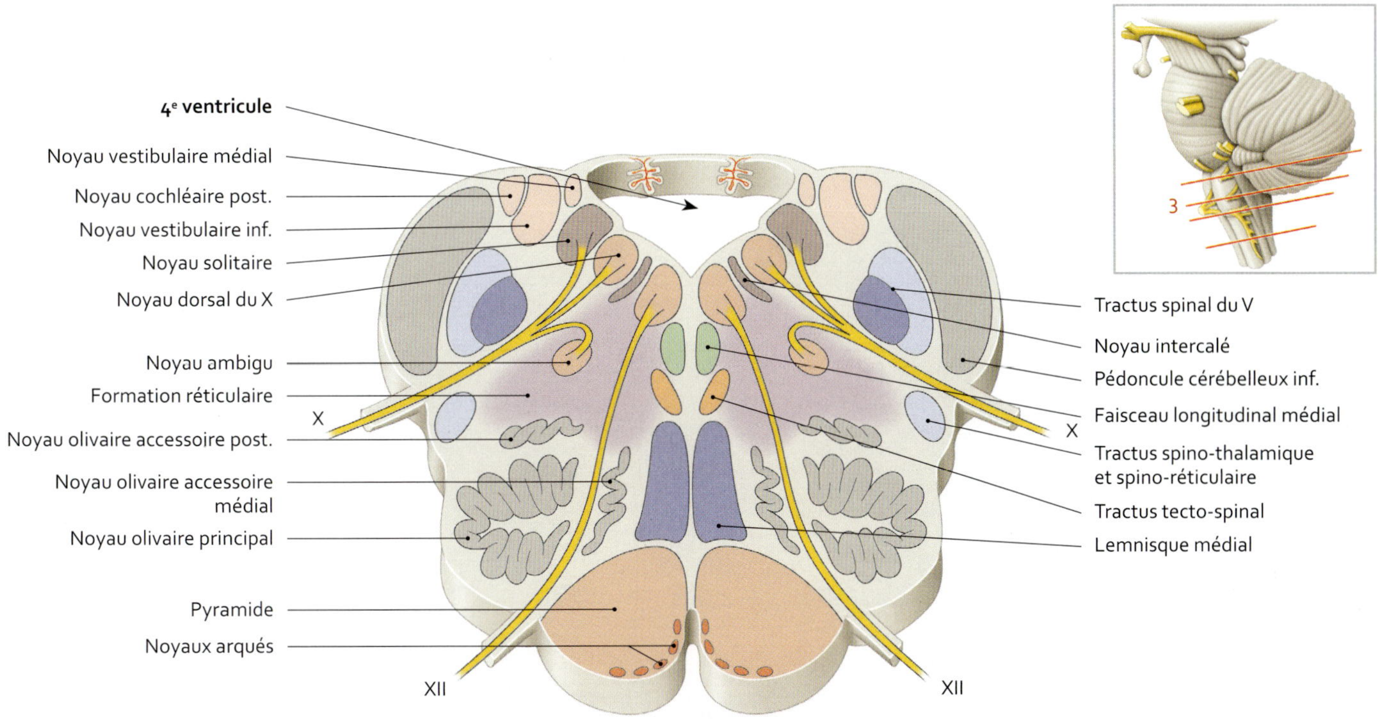

Coupe transversale 3 : au milieu du noyau olivaire principal
(bulbaire)

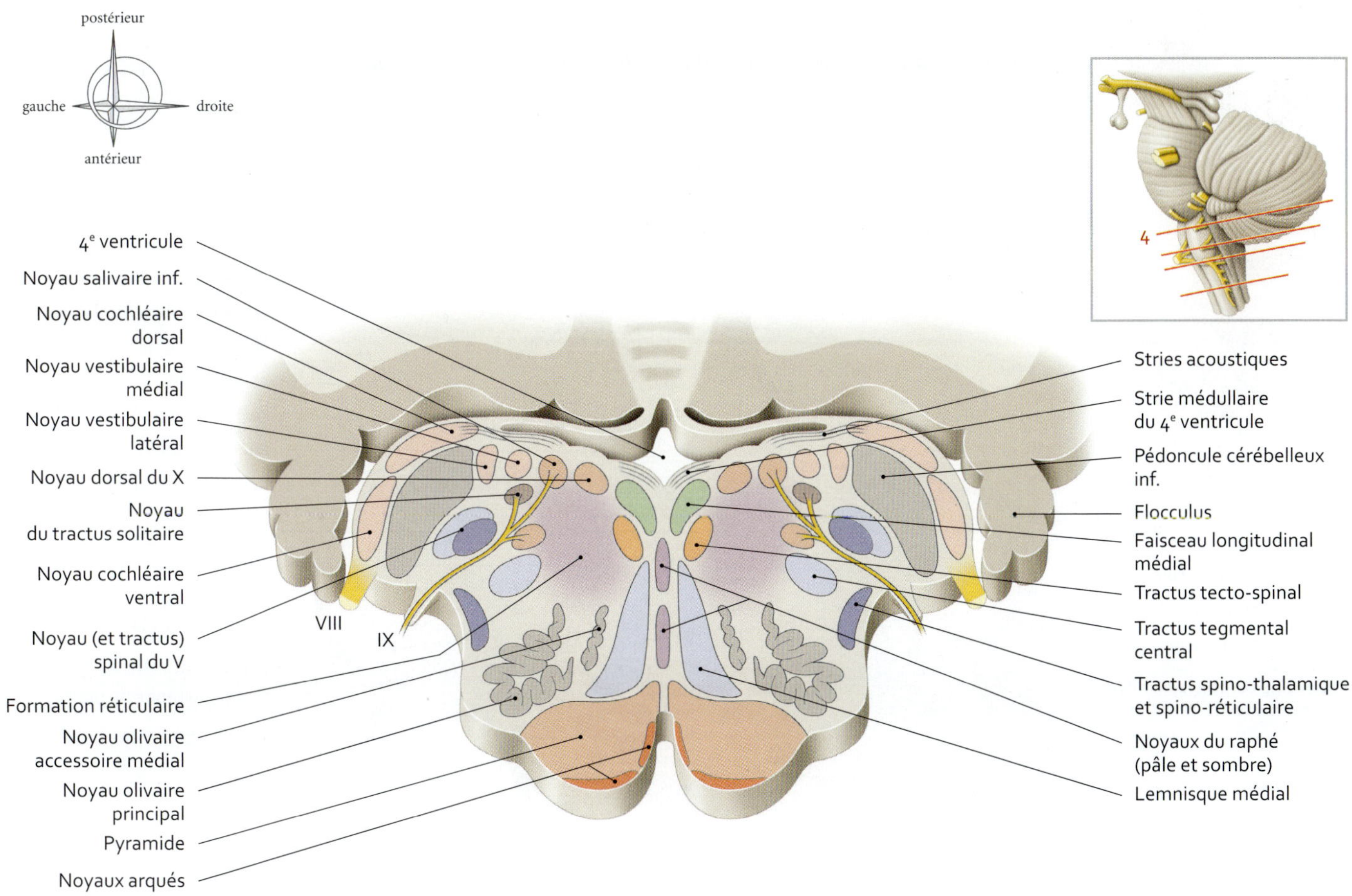

Coupe transversale 4 : au niveau de la partie supérieure du noyau olivaire principal

9.44 Coupes transversales au niveau du pont

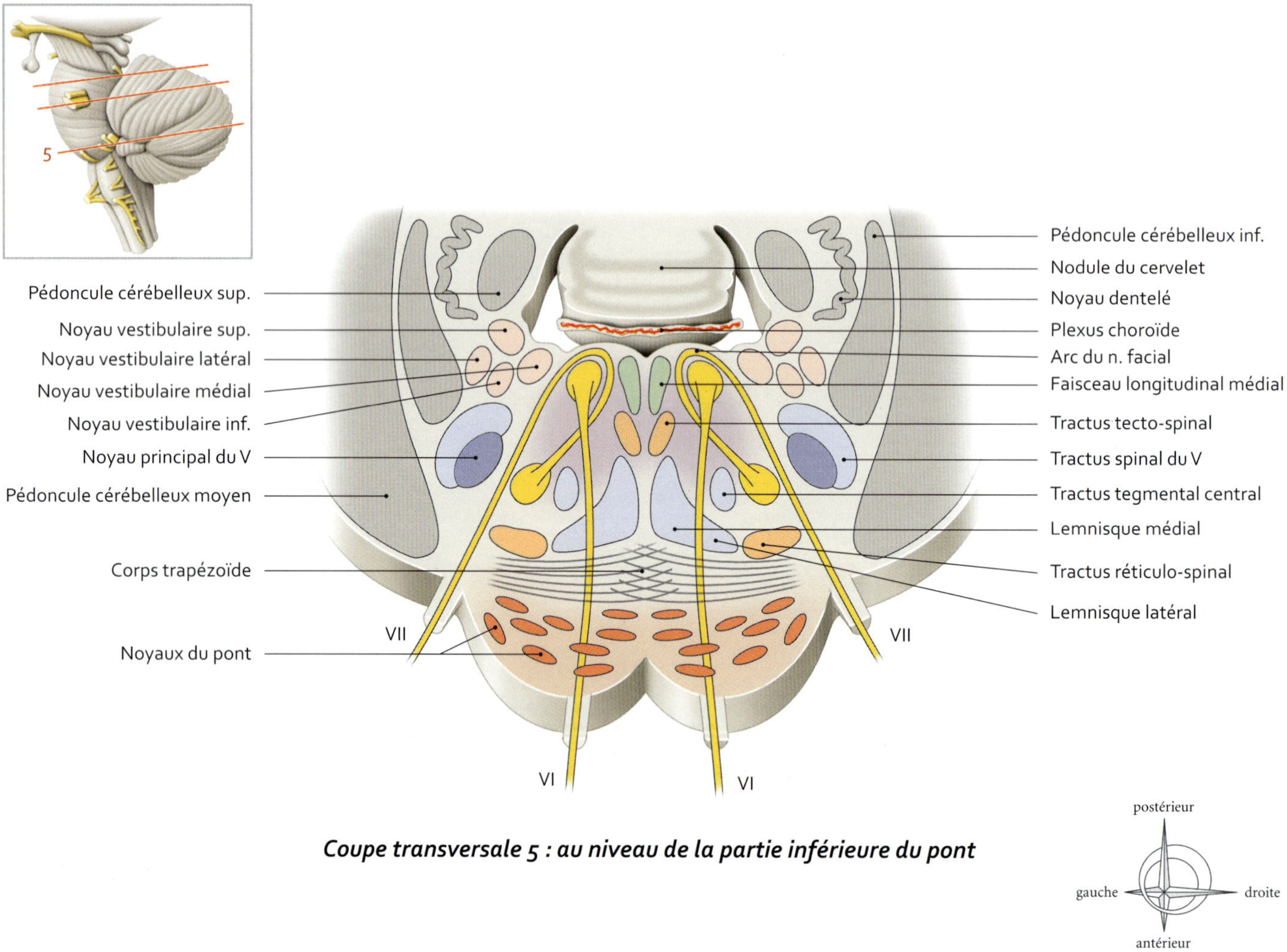

Coupe transversale 5 : au niveau de la partie inférieure du pont

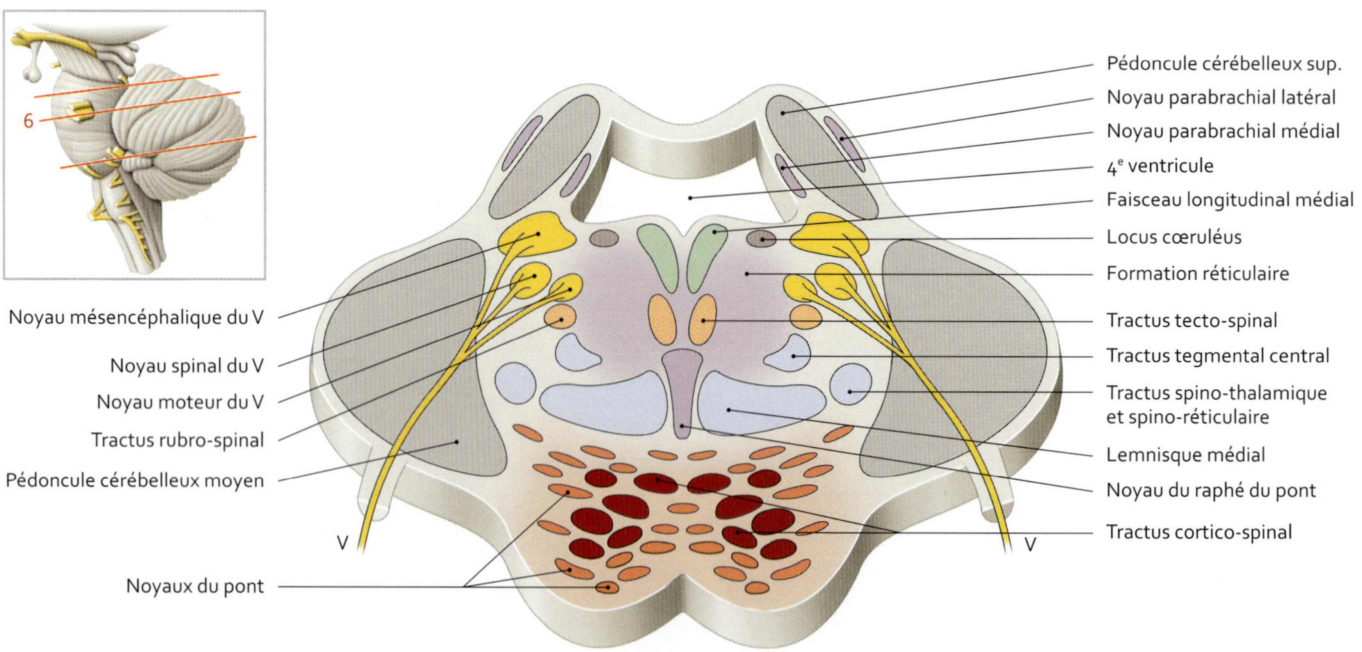

Coupe transversale 6 : au niveau de la partie supérieure du pont et du nerf trijumeau (V)

9.45 Coupes transversales au niveau du mésencéphale (1)

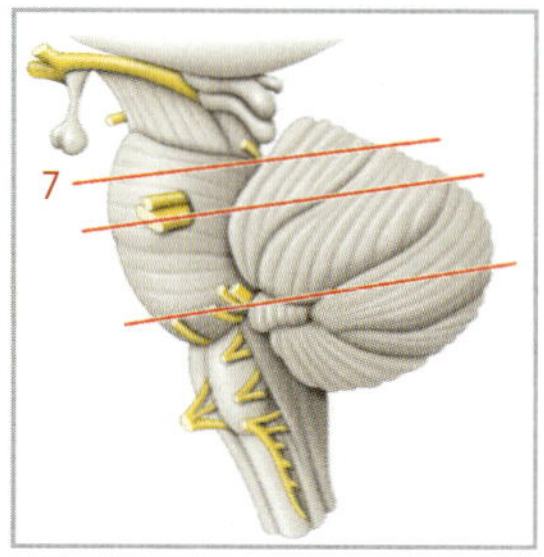

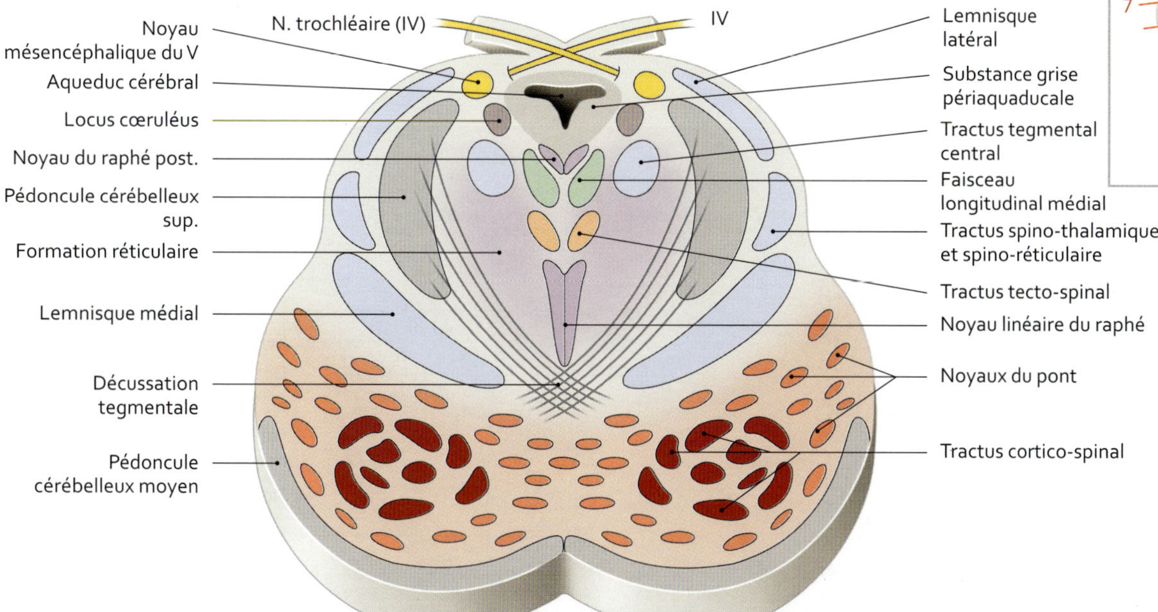

Coupe transversale 7 : au niveau de la jonction pont-mésencéphale et de la décussation du nerf trochléaire

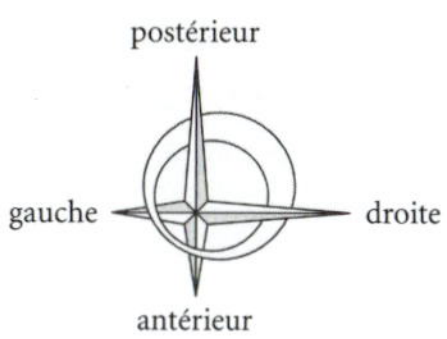

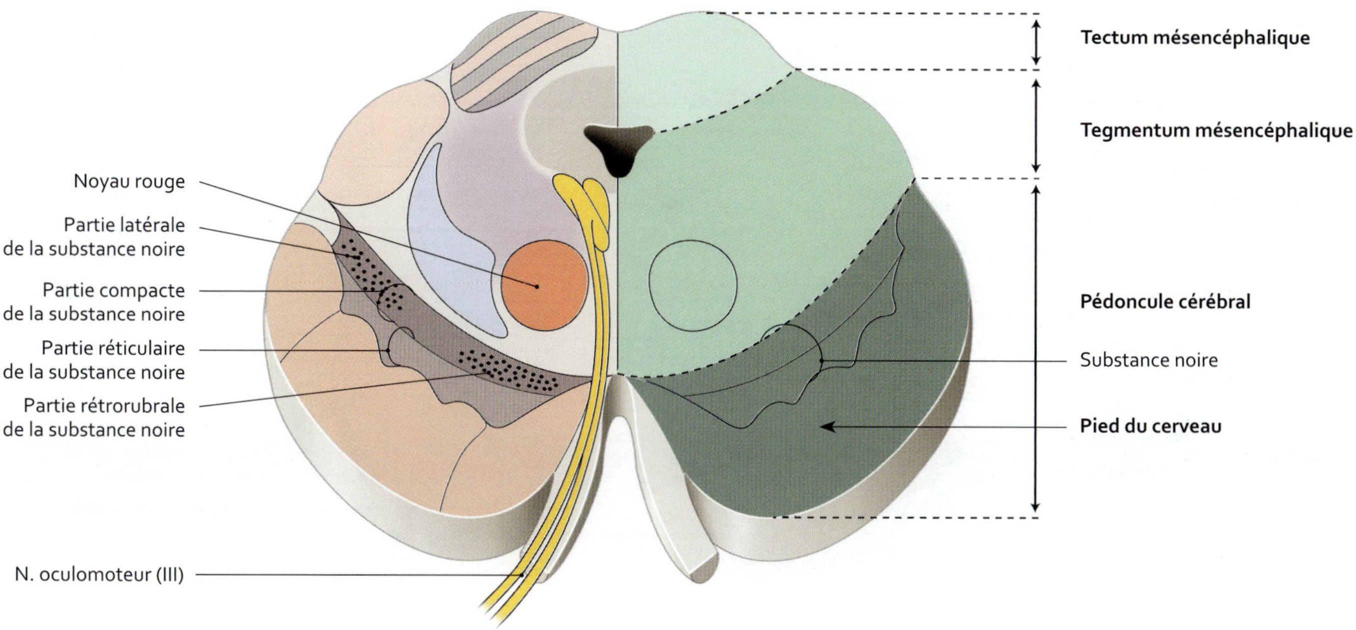

Parties du mésencéphale

9.46 Coupes transversales au niveau du mésencéphale (2)

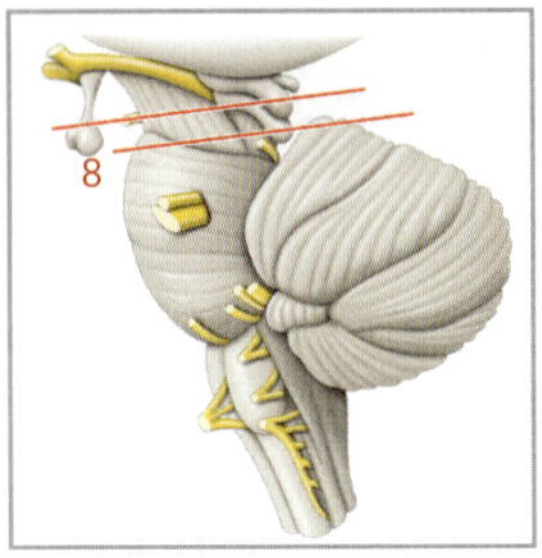

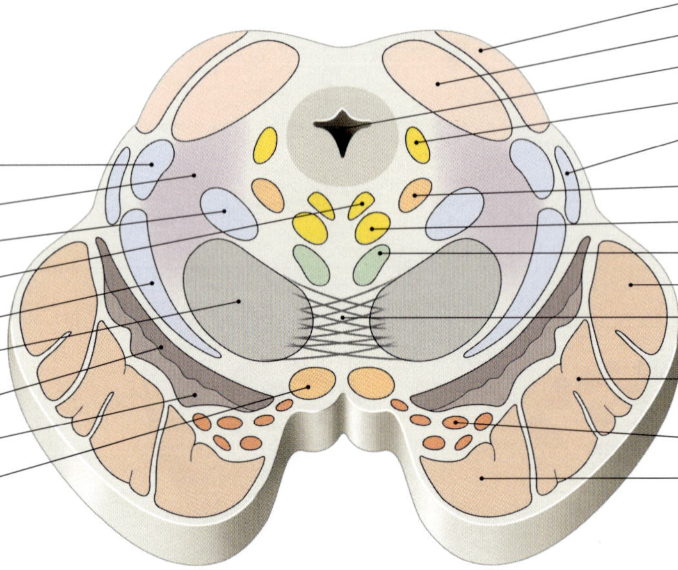

Coupe transversale 8 : au niveau des colliculus inférieurs et de la décussation du pédoncule cérébelleux supérieur

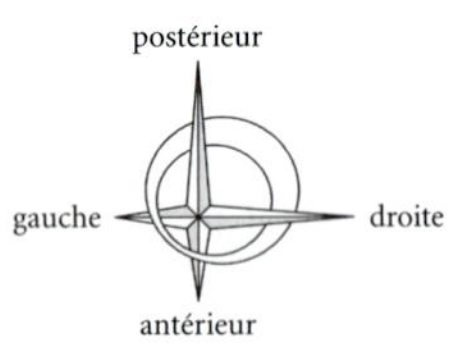

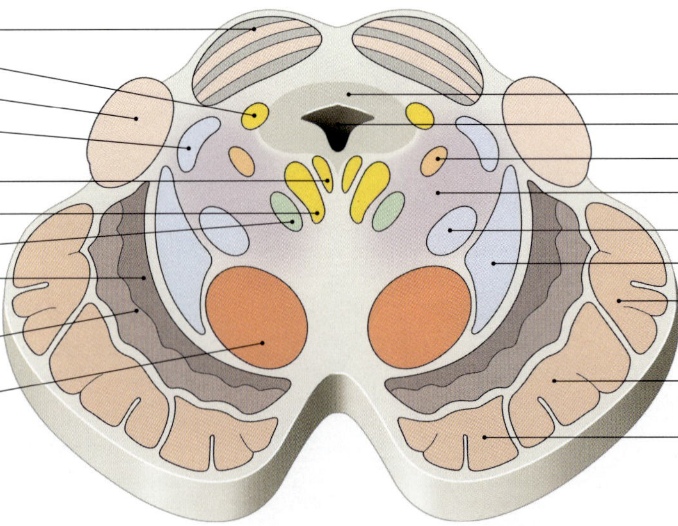

Coupe transversale 9 au niveau du colliculus supérieur et du noyau rouge

9.47 Formation réticulaire

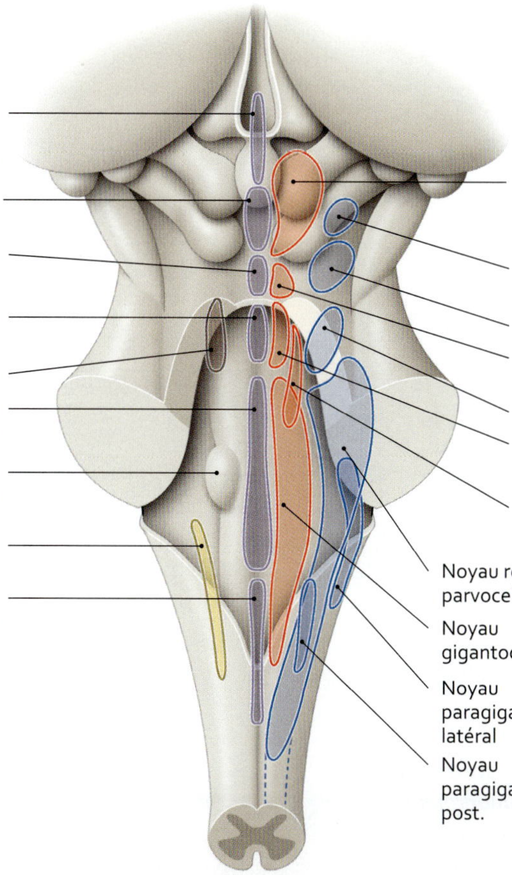

Principaux noyaux réticulaires

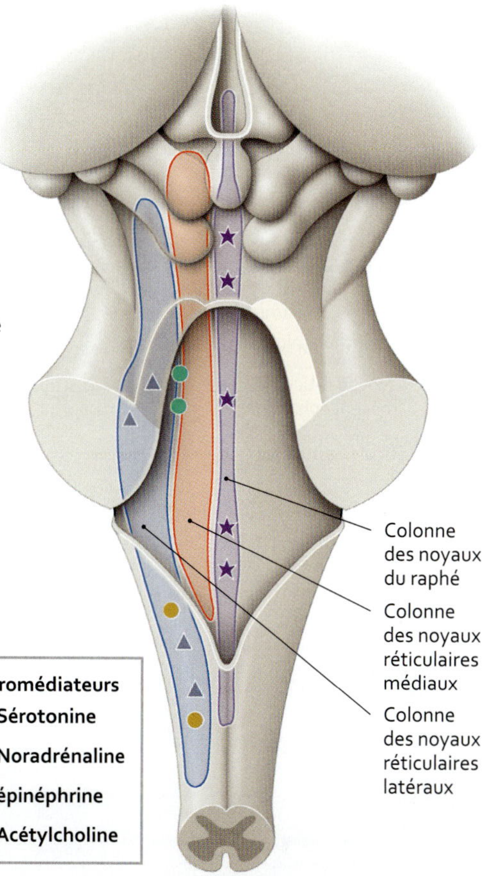

Colonnes des noyaux réticulaires

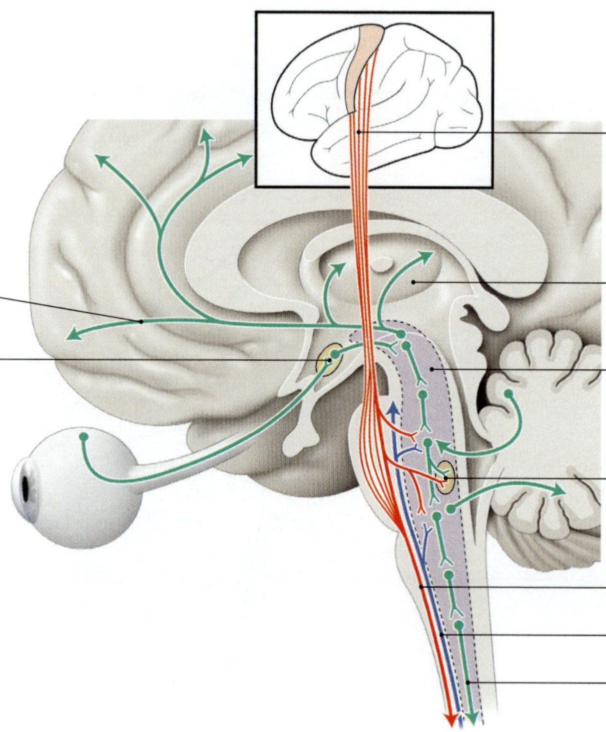

Systématisation de la formation réticulaire

Note

La formation réticulaire est un tissu nerveux constitué d'un mélange de substance grise et de substance blanche. C'est un modulateur diffus du système nerveux.

La formation réticulaire est associée aux neurotransmetteurs, la noradrénaline, la sérotonine, la dopamine et l'acétyl-choline.

9.48 Noyaux du raphé et locus cœruléus

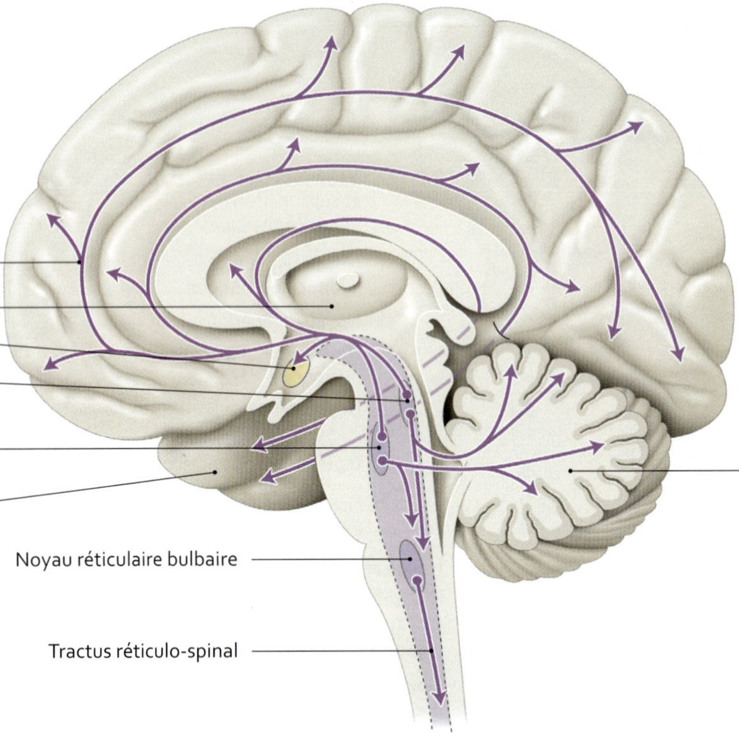

Noyaux du raphé. Systématisation
(neurones sérotoninergiques)

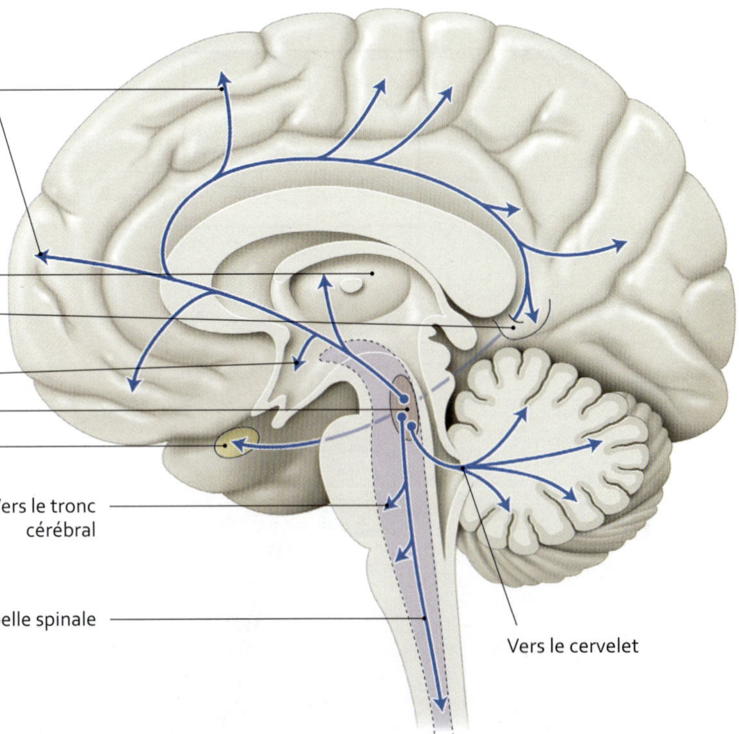

Systématisation du locus cœruléus
(projection des neurones noradrénergiques)

Note

- **La formation réticulaire** assure la coordination et le contrôle de nombreuses fonctions :
  - l'activité mentale et émotionnelle (état de vigilance et de veille) ;
  - l'activité des muscles squelettiques (tonus musculaire, muscles de la mimique et respiratoire) ;
  - la sensibilité viscérale et somatique ;
  - les systèmes nerveux autonome et endocrinien ;
  - le cycle circadien (veille et sommeil).
- **Le locus cœruléus** est impliqué :
  - dans la modulation de l'attention et l'éveil en général ;
  - dans l'apprentissage de la mémoire, l'anxiété, la douleur et le métabolisme du cerveau.

Il augmenterait la sensibilité du cerveau aux stimulus de l'environnement du sujet. Il accélère le traitement par le cerveau des informations motrices, sensitives et sensorielles.

9.49 Morpholgie du cervelet (1)

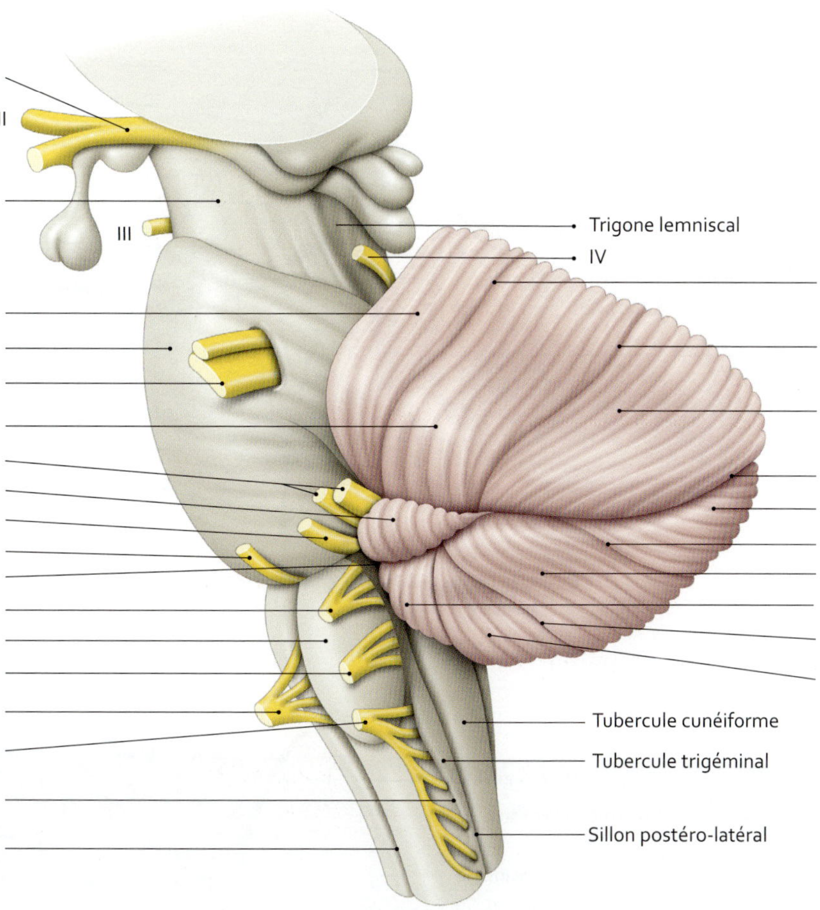

Tronc encéphalique et cervelet
(vue latérale)

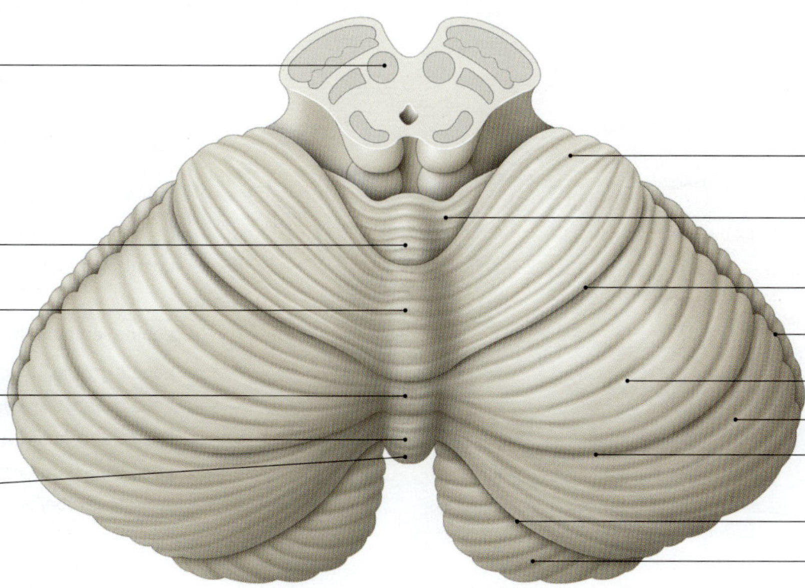

Vue supérieure du cervelet

9.50 Morpholgie du cervelet (2)

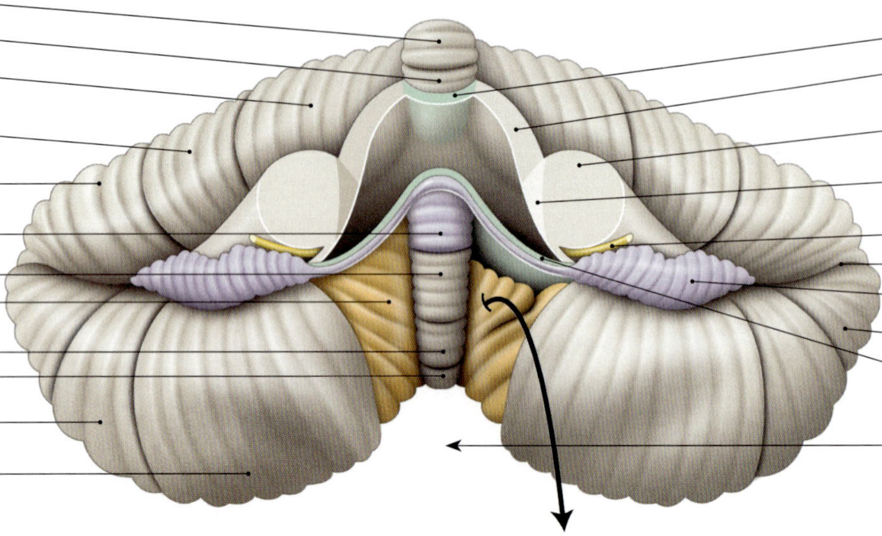

Vue inférieure – toit du 4e ventricule

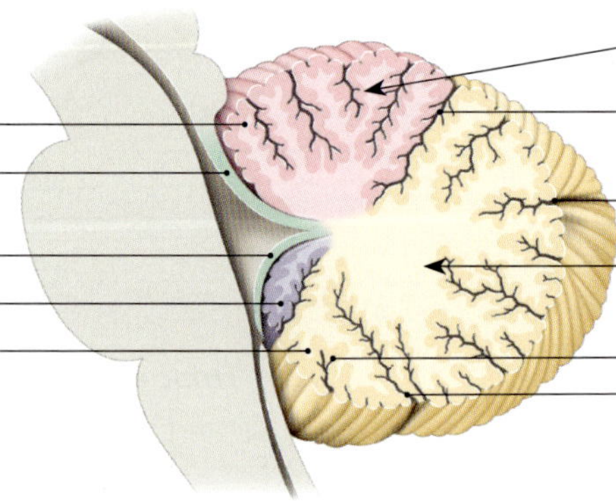

Lobes du cervelet (coupe sagittale)

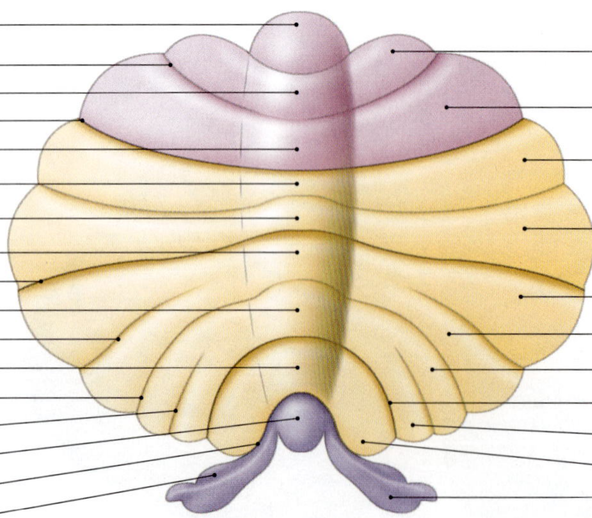

Divisions du cervelet
(cervelet étalé – vue supérieure)

9.51 Pédoncules et noyaux du cervelet

Note

- Dans le **pédoncule cérébelleux supérieur** cheminent les tractus cérébello-rubriques, cérébello-thalamiques et spino-cérébelleux antérieurs.
  Ses lésions entraînent des tremblements intentionnels.
- Dans le **pédoncule cérébelleux moyen** cheminent les neurofibres ponto-cérébelleuses du tractus cortico-pontique.
  Ses lésions sont dominées par les troubles du mouvement, en particulier l'incoordination des mouvements volontaires.
- Dans le **pédoncule cérébelleux inférieur** cheminent :
  - les tractus vestibulo-cérébelleux, cérébello-vestibulaire, olivo-cérébelleux, cérébello-olivaire et spino-cérébelleux postérieur ;
  - les neurofibres trigémino-cérébelleuses, réticulo-cérébelleuses, cérébello-réticulaires et cérébello-nucléaires.

  Ses lésions se traduisent par des troubles statiques, une anesthésie du nerf trijumeau (V), une paralysie du voile du palais et un syndrome de Claude Bernard-Horner du côté homolatéral.

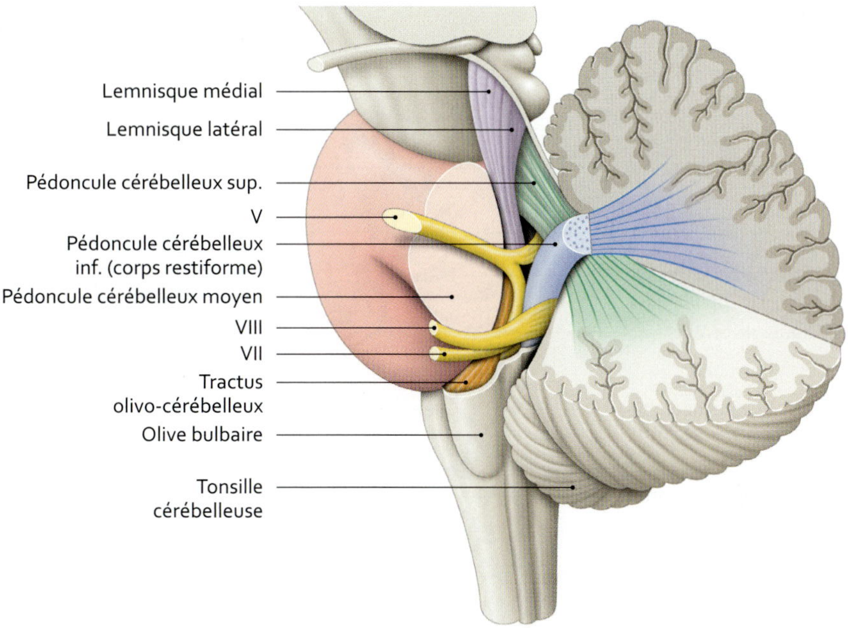

Pédoncules cérébelleux
(connexions cérébelleuses)

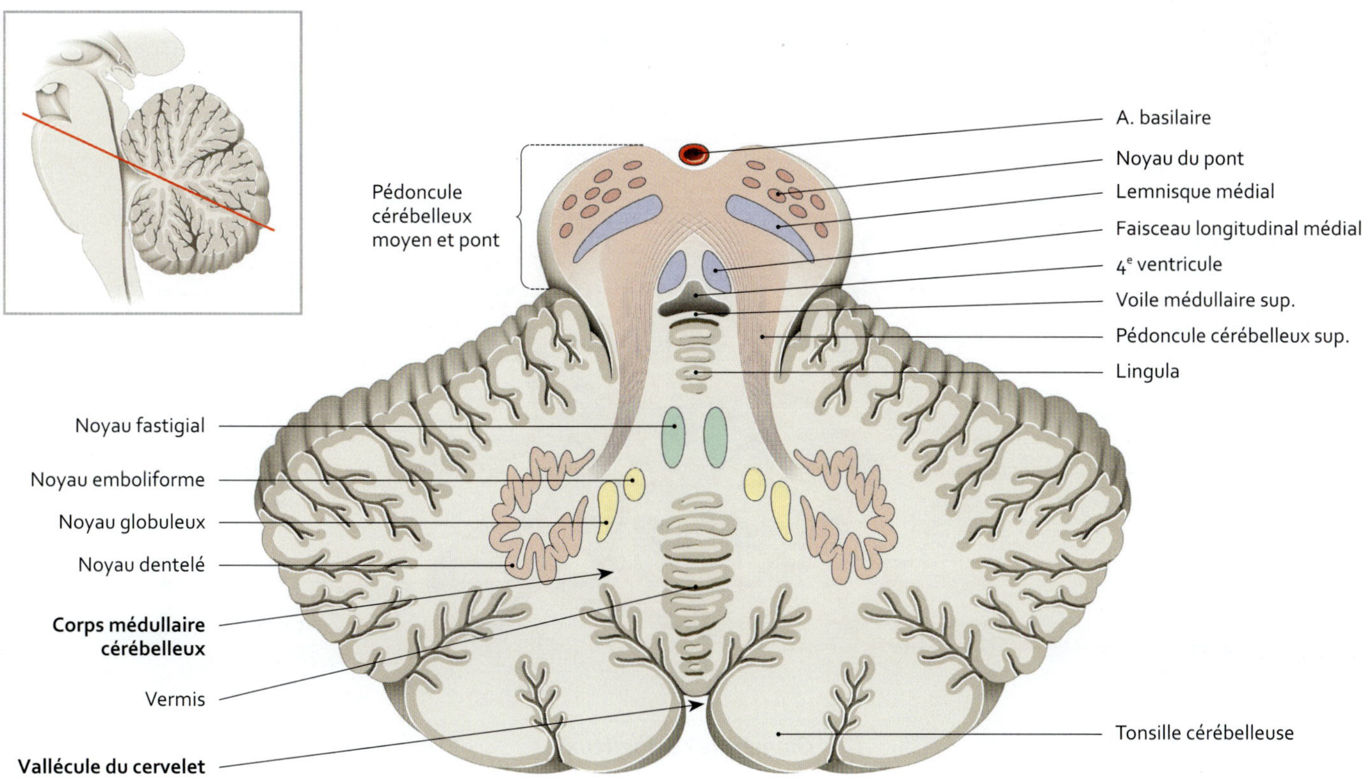

Noyaux du cervelet
(coupe transversale oblique, au niveau du pédoncule cérébelleux supérieur – vue supérieure)

9.52 Structure du cervelet

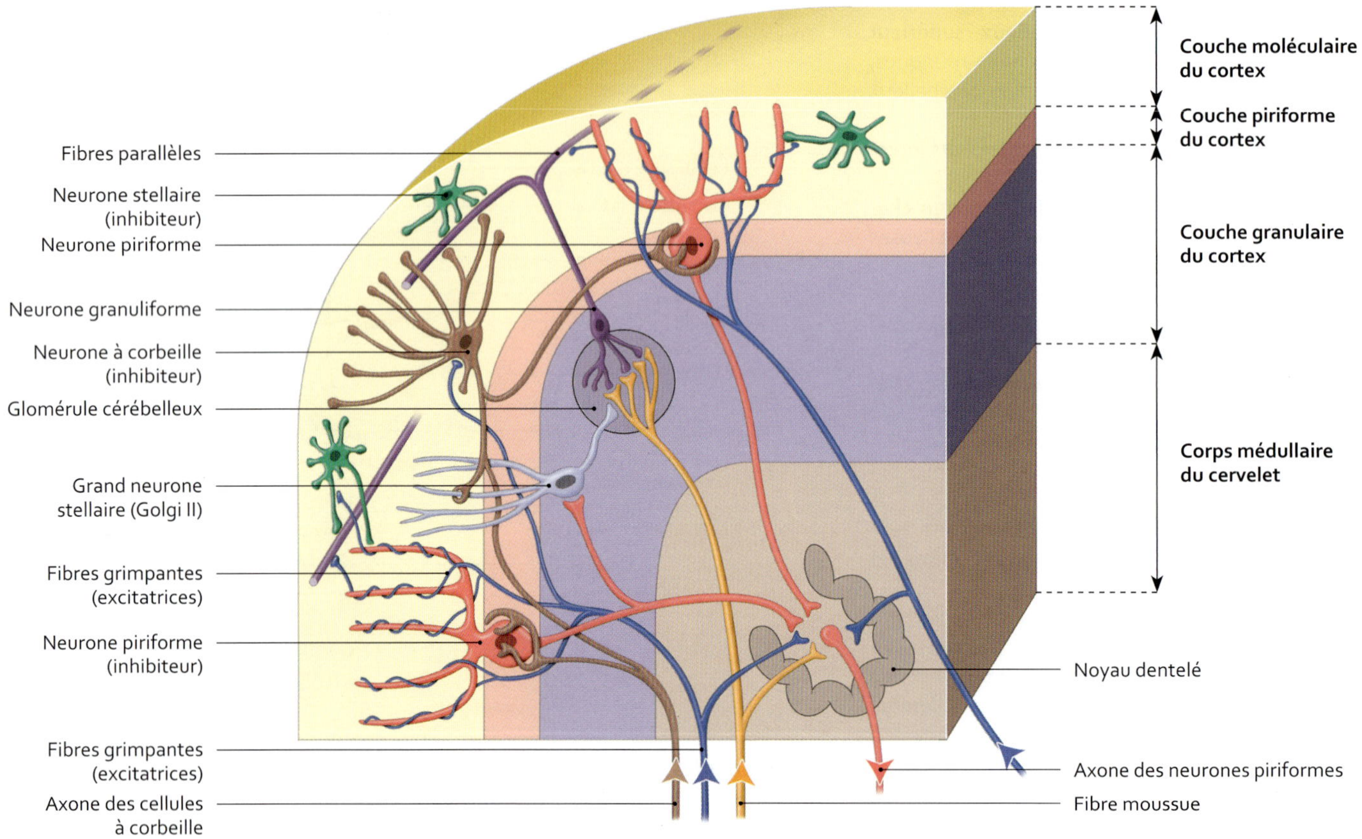

Neurones cérébelleux

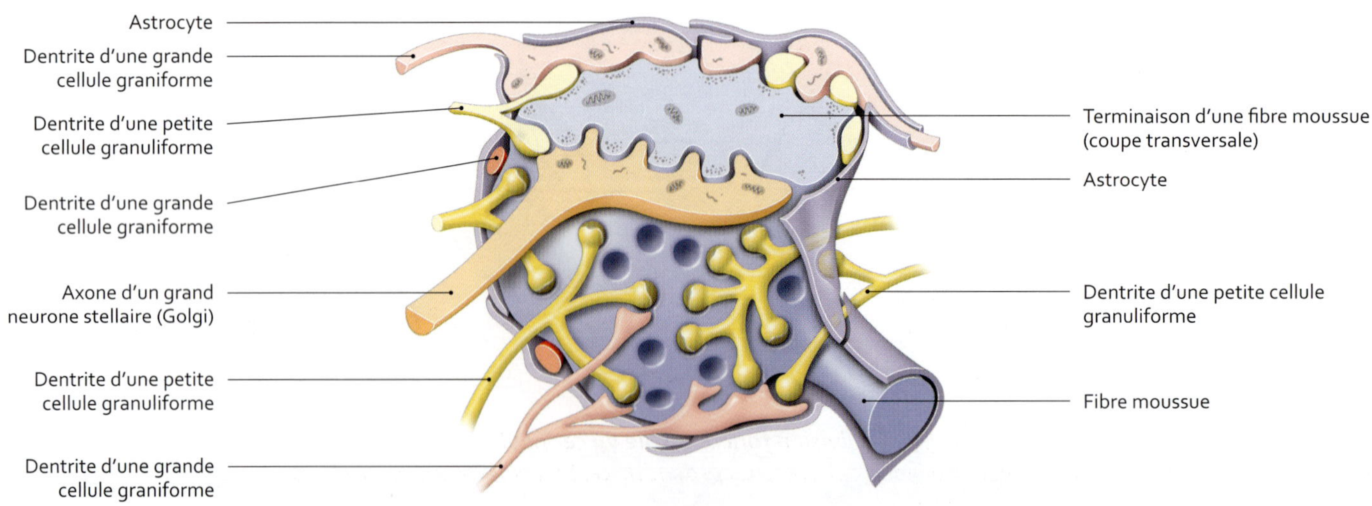

Glomérule cérébelleux
(structure)

9·53 Systématisation du cervelet (1)

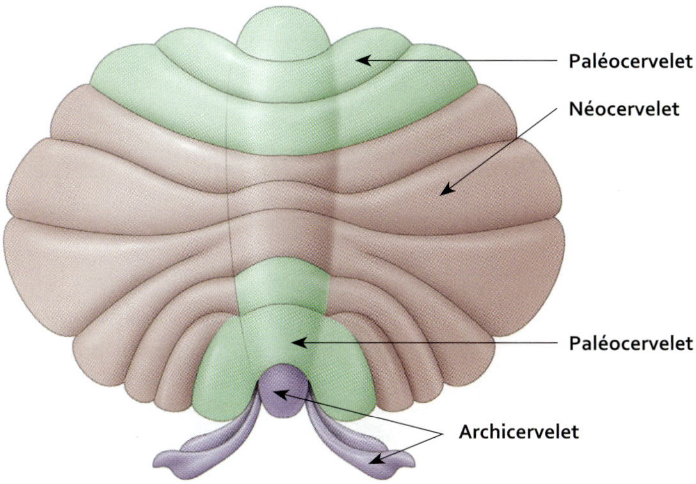

Division phylogénétique du cervelet
(vue supérieure)

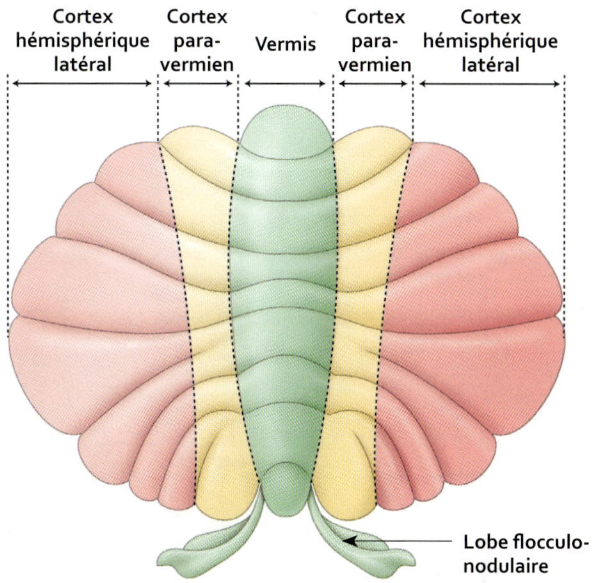

Division fonctionnelle du cervelet
(vue supérieure)

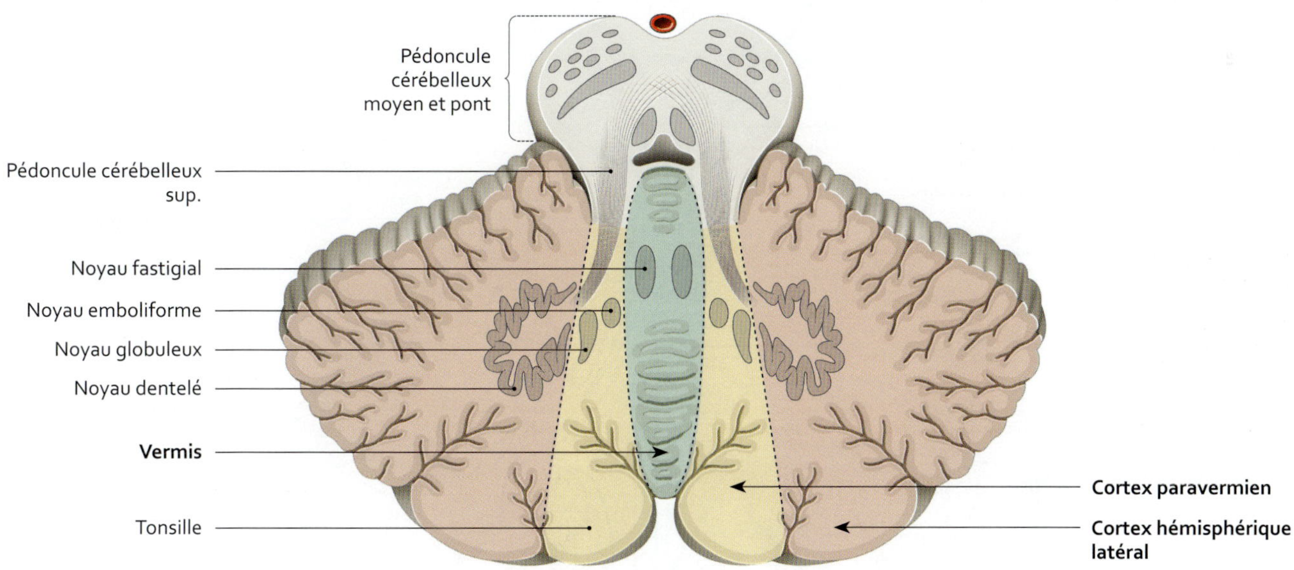

Division fonctionnelle du cervelet
(coupe transversale oblique au niveau du pédoncule cérébelleux supérieur – vue supérieure)

9.54 Systématisation du cervelet (2)

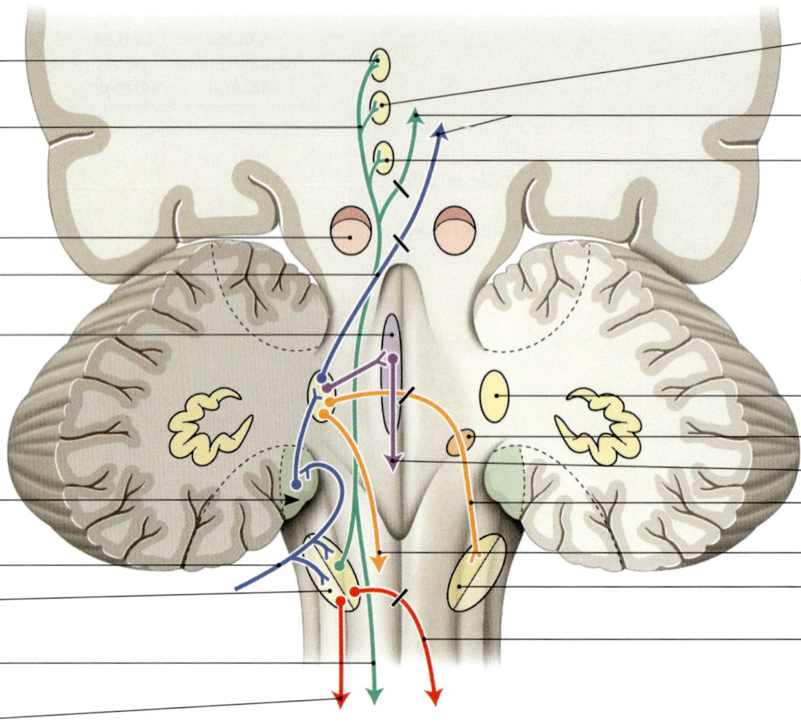

Systématisation du vermis

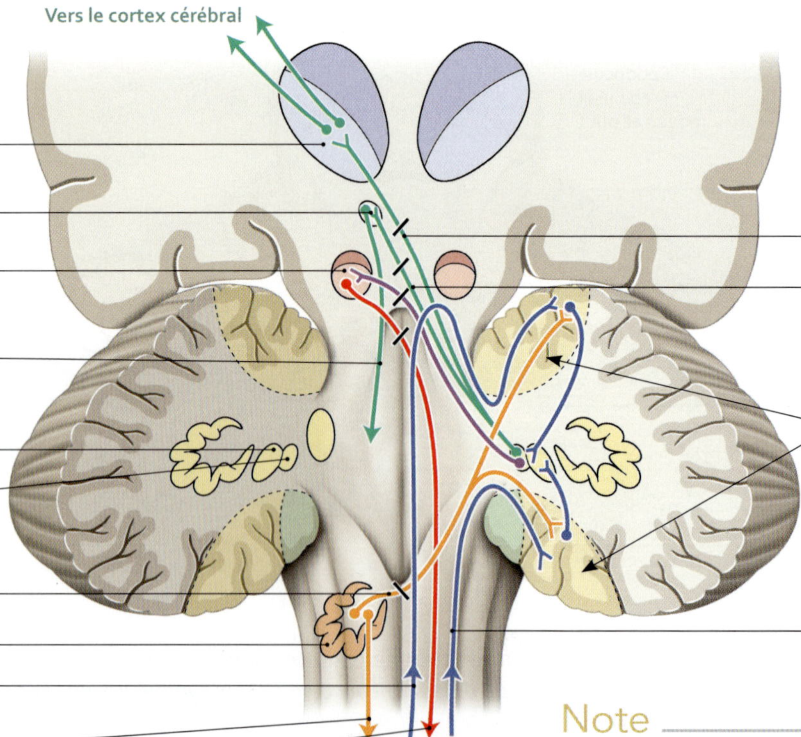

Systématisation du cortex paravermien

Note

- **Le vermis** (archicervelet) représente le centre du contrôle de l'orientation et de l'équilibre.
- **Le cortex paravermien** (paléocervelet) est le centre de régulation du tonus postural des muscles qui s'opposent aux effets de la pesanteur.

9.55 Systématisation du cervelet (3)

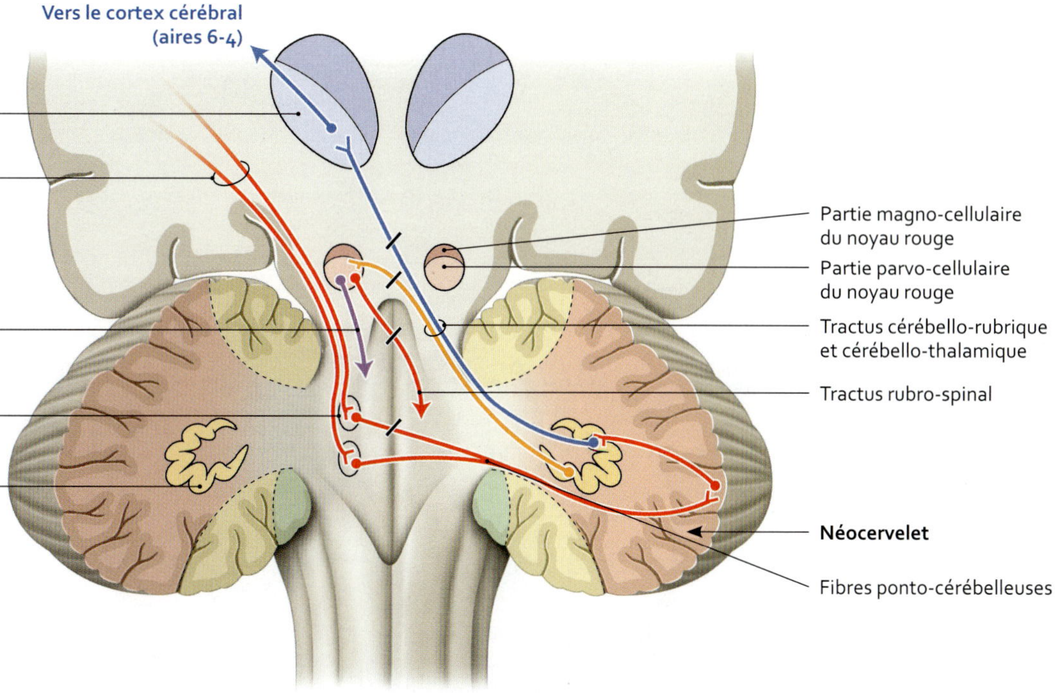

Systématisation du cortex hémisphérique latéral

Note

Le cortex hémisphérique latéral du cervelet (néocervelet) contrôle la mobilité volontaire.

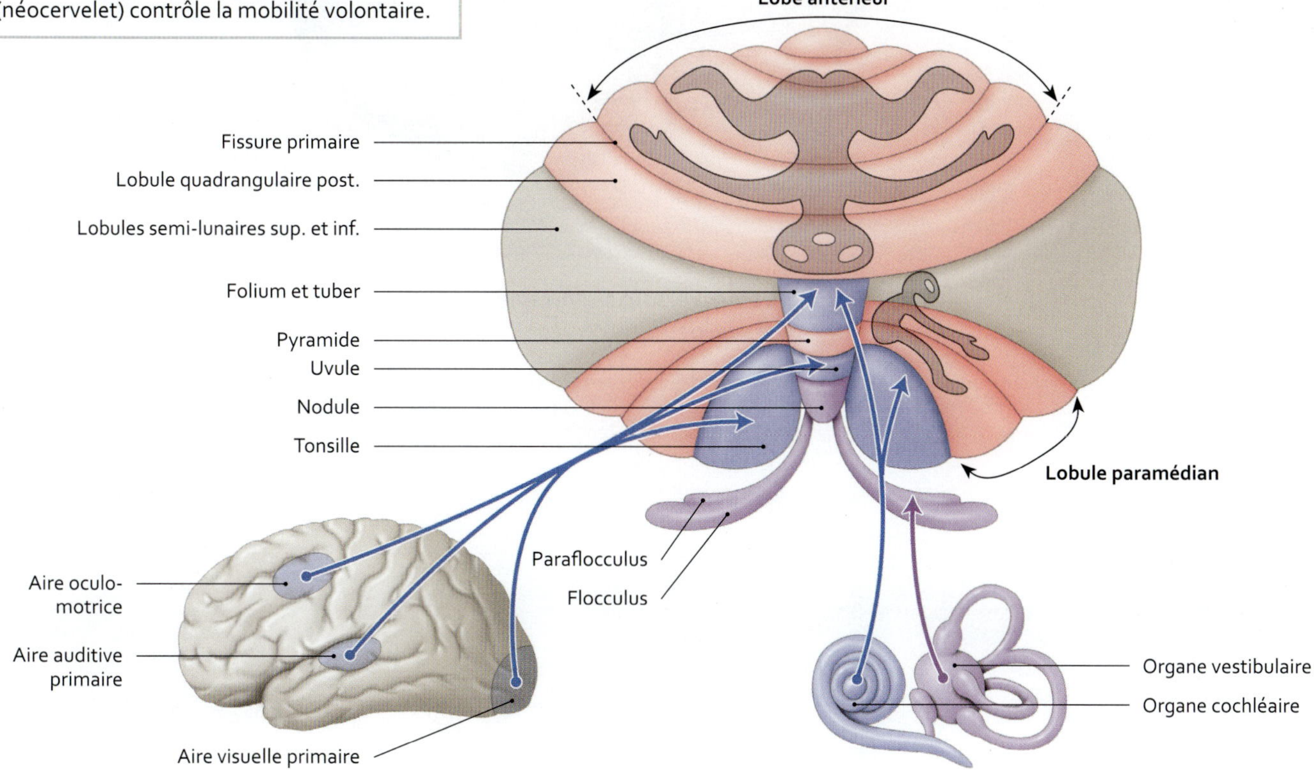

Projections somatotopiques sur le cortex cérébelleux

9.56 Structure interne du cerveau

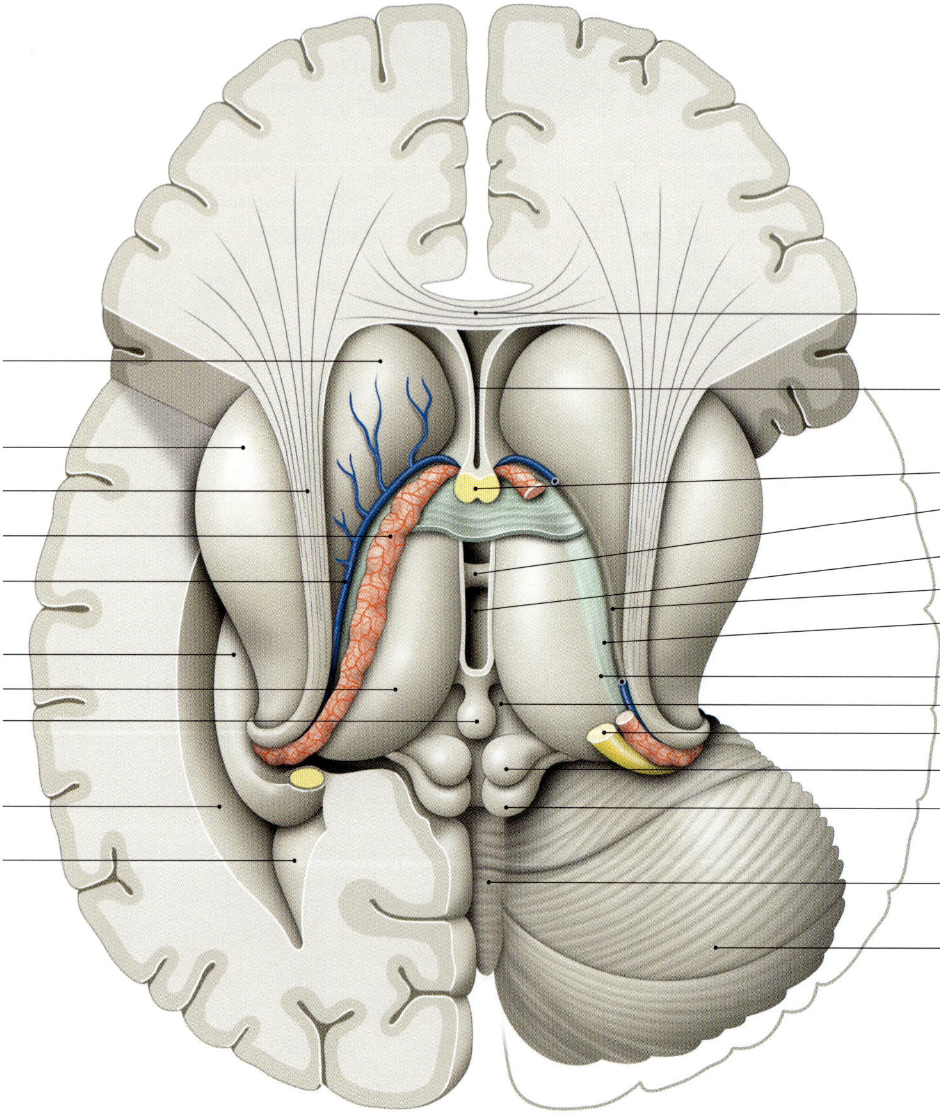

Coupe transversale chanfreinée
(vue supérieure du cerveau)

9·57 Topographie du diencéphale

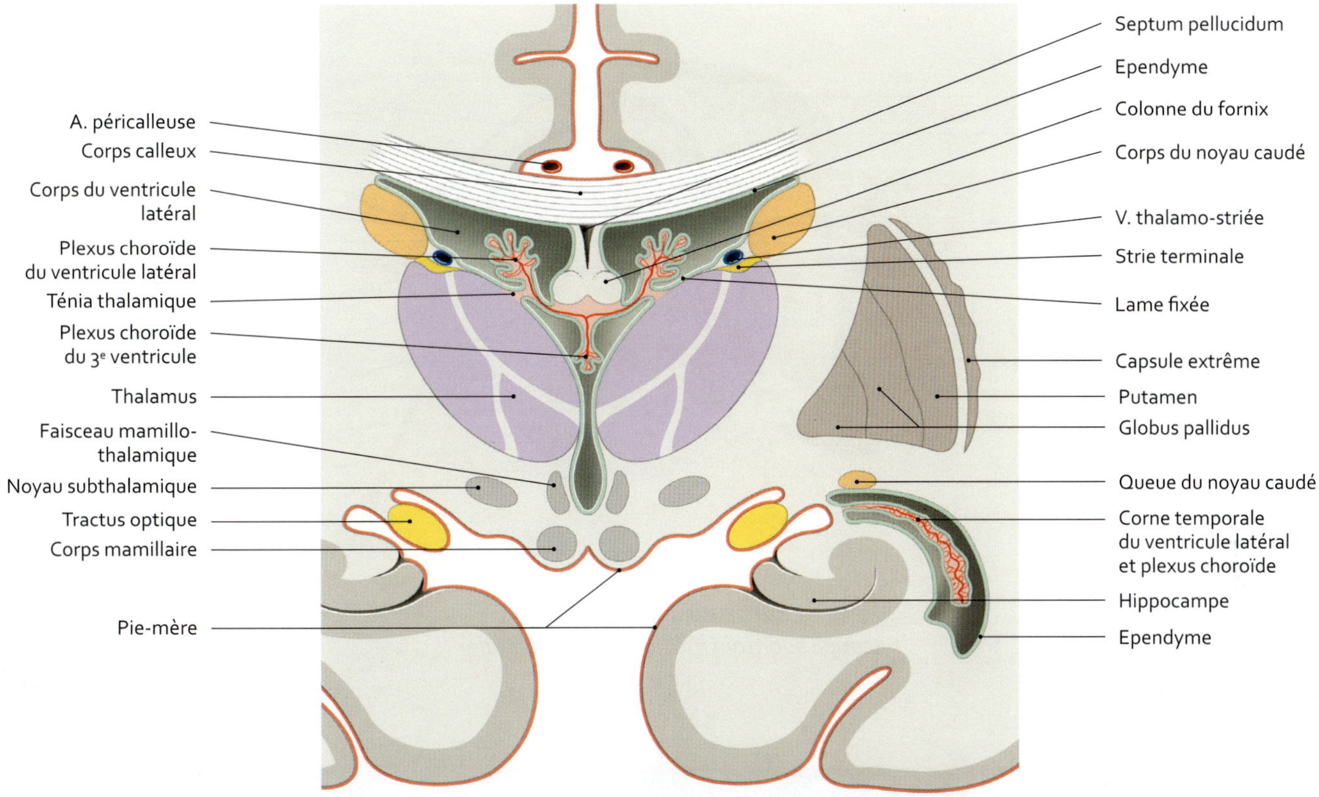

Structure du diencéphale
(coupe frontale schématique passant par les corps mamillaires)

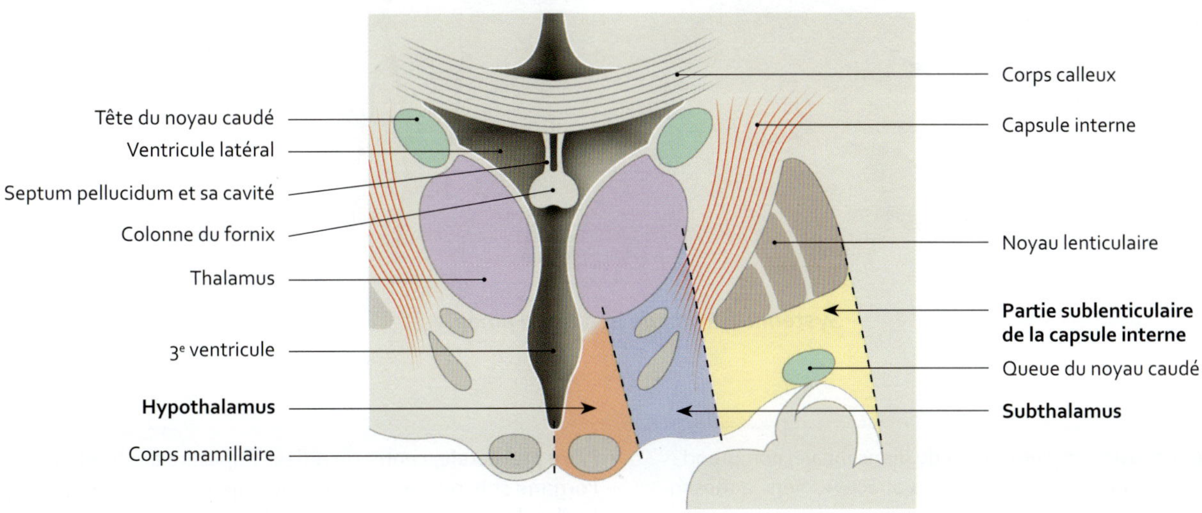

Parties du diencéphale
(coupe frontale)

9.58 Épithalamus

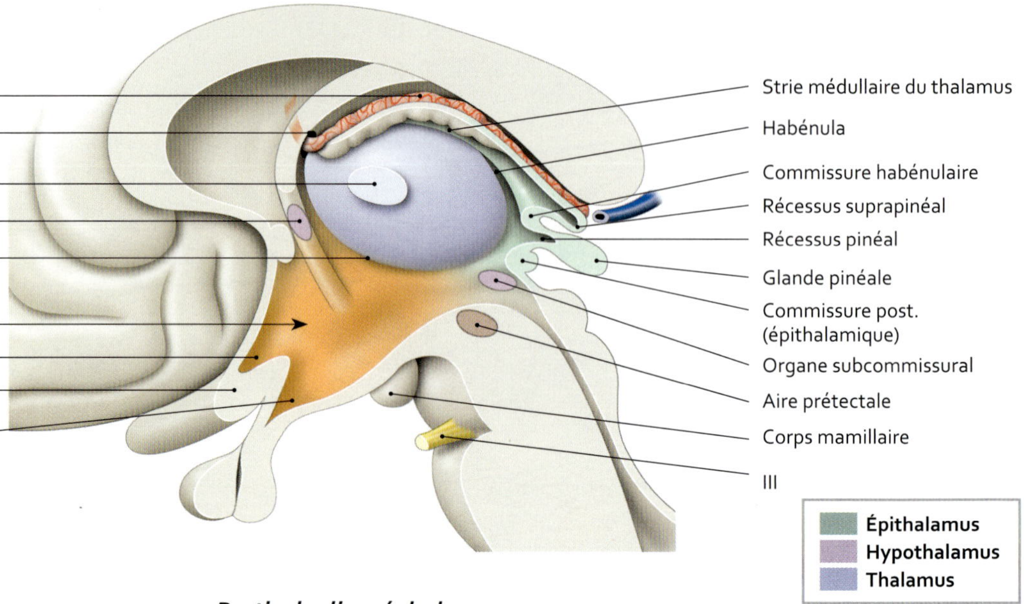

Partie du diencéphale
(coupe sagittale médiane – vue médiale)

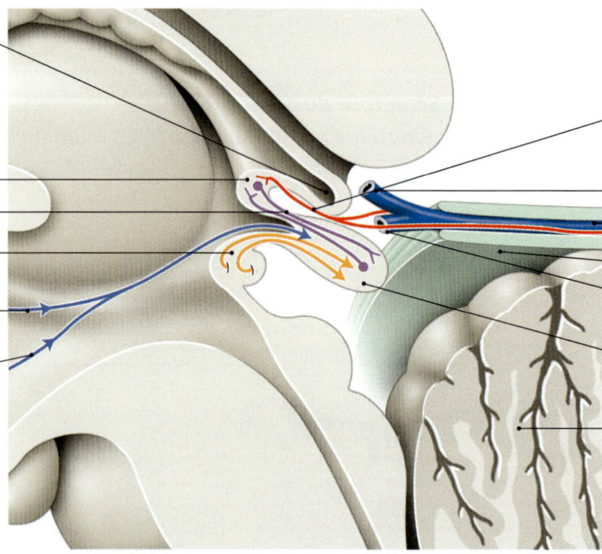

Systématisation de la glande pinéale

Note

L'épithalamus, partie la plus dorsale du diencéphale, comprend :

- **l'habénula,** centre de relais des voies olfactives vers le mésencéphale ;
- **la commissure habénulaire** unissant les noyaux habénulaires ;
- **la commissure postérieure** (ou épithalamique) unissant les colliculus supérieurs droit et gauche ;
- **l'aire prétectale,** centre du réflexe pupillaire à la lumière ;
- **l'organe subcommissural** probablement neuro-endocrinien ;
- **la glande pinéale** (ou corps pinéal). Elle participe à la régulation de l'adénohypophyse et à la synthèse de la mélatonine à partir de la sérotonine.

La mélatonine est libérée la nuit et intervient dans la régulation du cycle circadien. Son activité est maximale dans l'obscurité.

9.59 Thalamus (1)

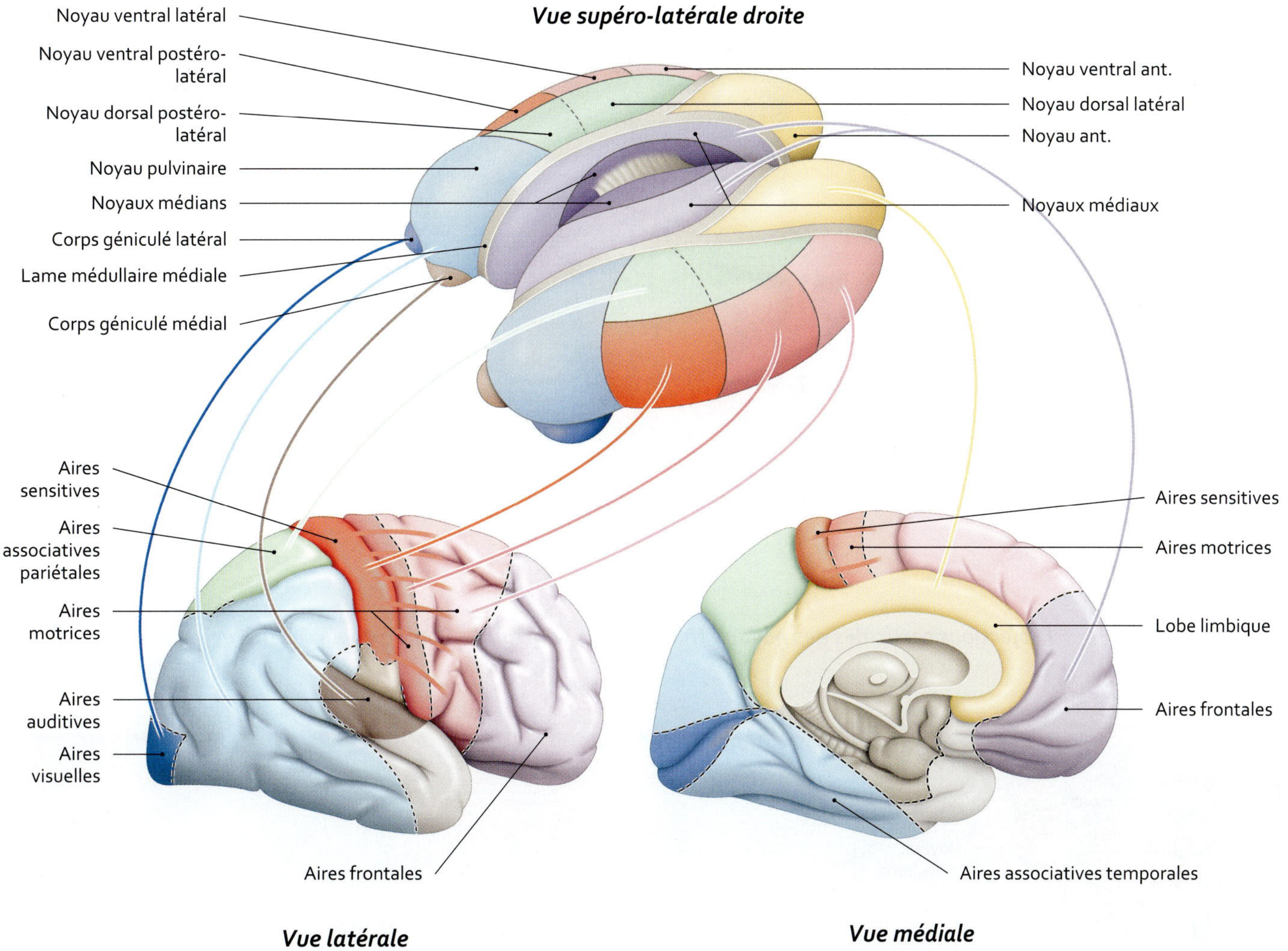

Noyaux principaux du thalamus
(diagramme des projections des noyaux thalamiques sur les aires corticales)

9.60 Thalamus (2)

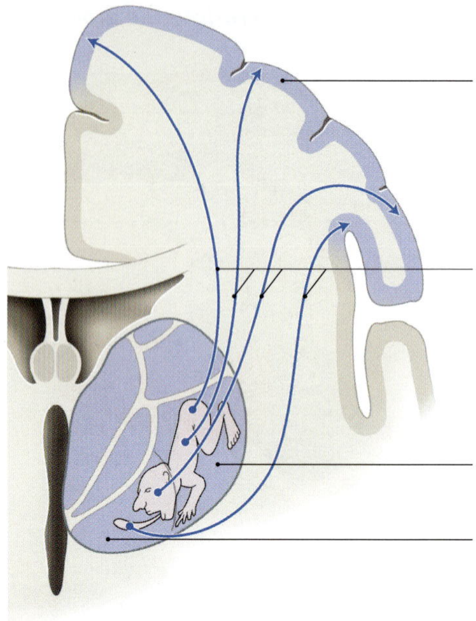

Projections corticales des noyaux thalamiques ventraux – Somatotopie sensitive

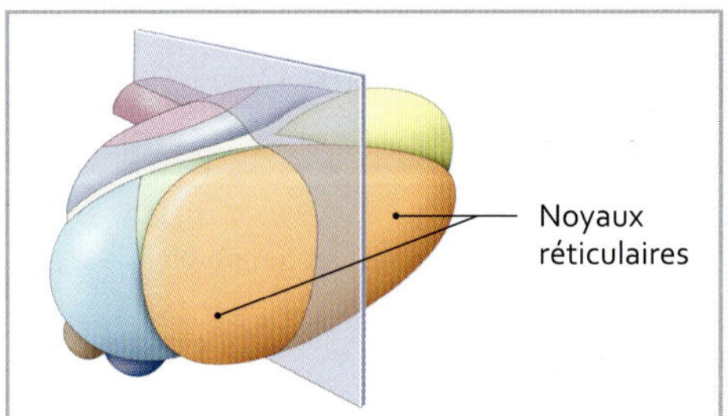

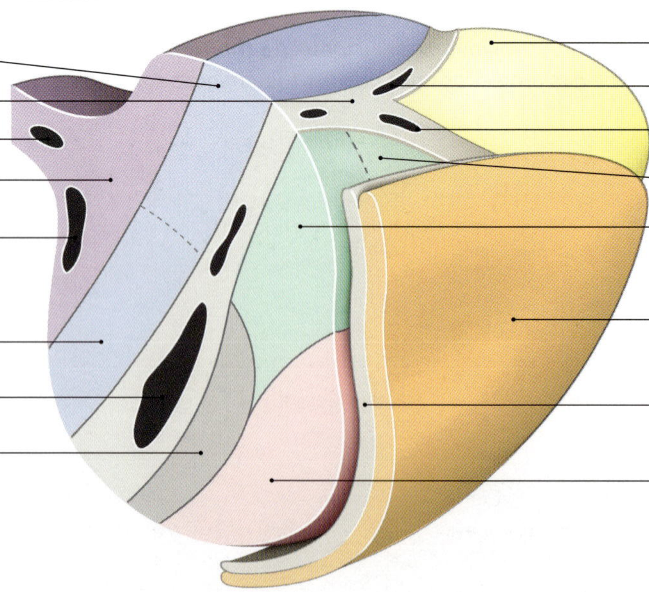

Noyaux intralaminaires et accessoires du thalamus
(partie antérieure d'une coupe transversale du thalamus droit – vue postéro-latérale)

9.61 Thalamus (3)

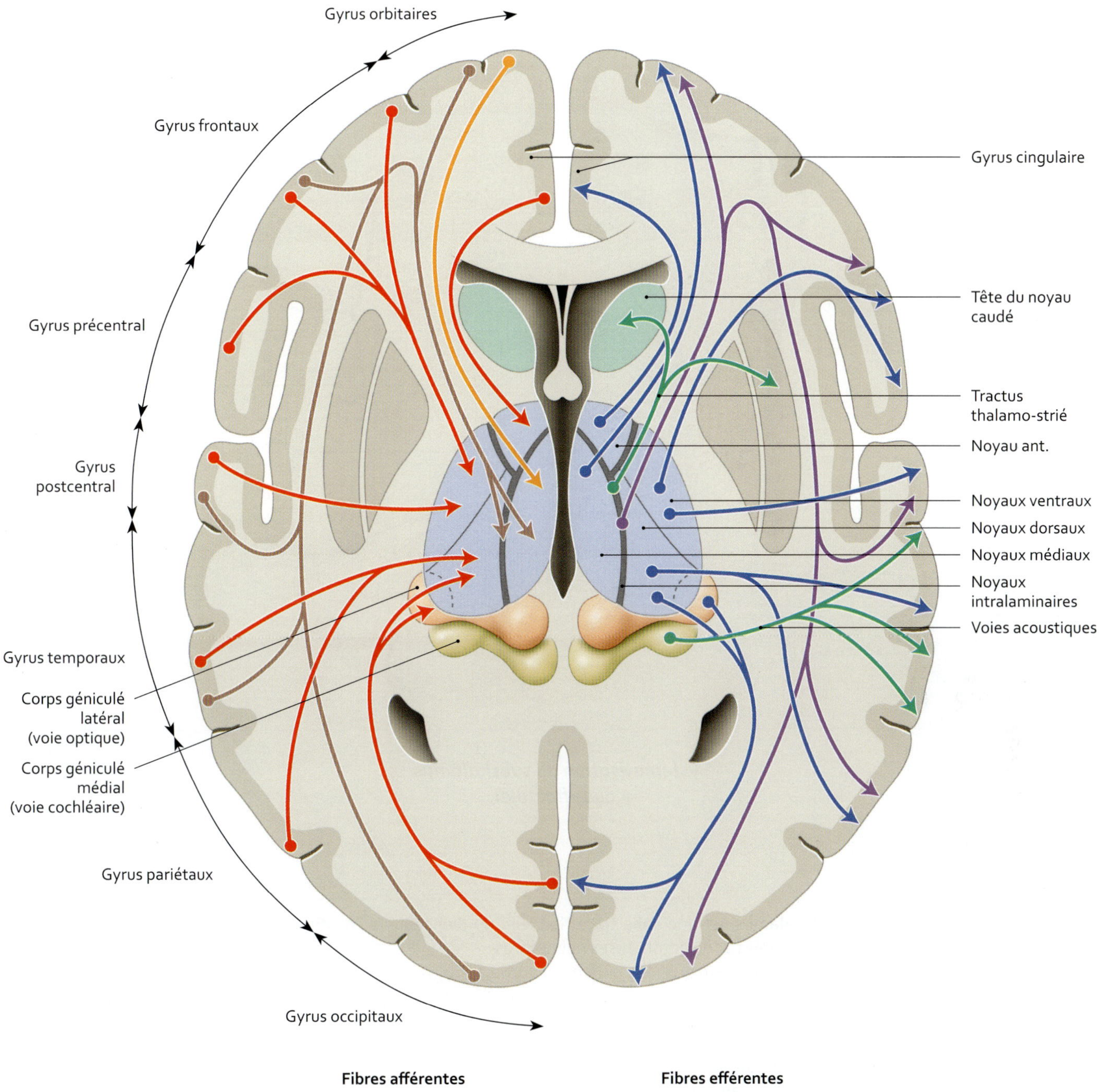

Connexions cortico-thalamiques et thalamo-corticales
(schématisation)

Note

Le thalamus est à la fois un centre de relais et un centre d'activation des influx sensitifs et sensoriels qu'il projette vers le cortex cérébral et les noyaux basaux du cerveau.
Il participe par ses connexions à la régulation de la motricité automatique.

9.62 Subthalamus

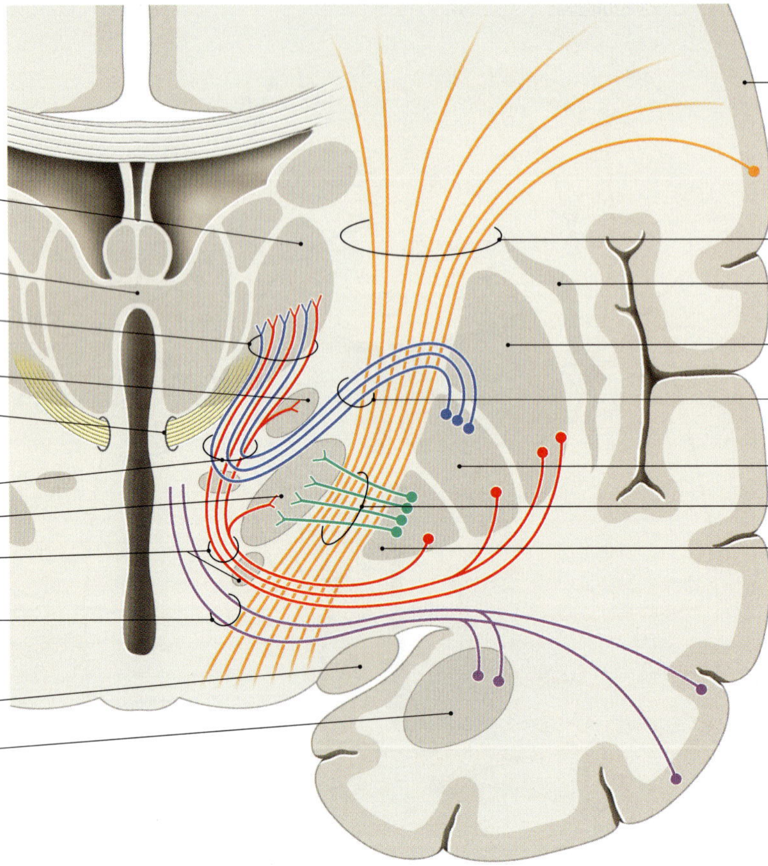

Systématisation du subthalamus
(coupe frontale)

Note

Le subthalamus est une zone transitionnelle du diencéphale constituée de noyaux séparés par de nombreuses neurofibres :

- le noyau subthalamique (anciennement corps de Luys) ;
- la zona incerta ;
- les noyaux du champ périzonal (anciennement champ de Forel) regroupant :
  - – le noyau du champ médial (H),
  - – le noyau du champ postérieur (H1),
  - – le noyau du champ antérieur (H2).

9.63 Hypothalamus (1)

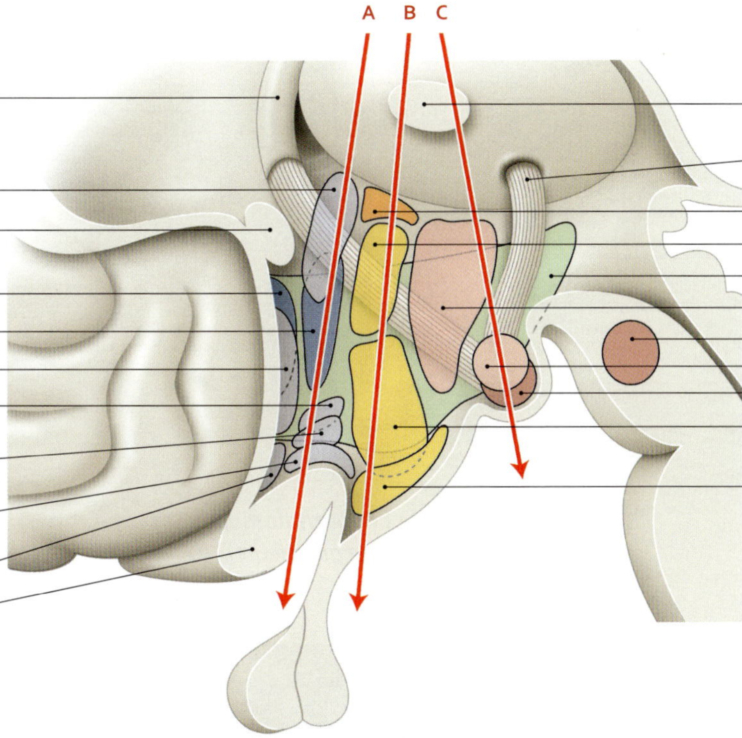

Noyaux de l'hypothalamus
(le noyau périventriculaire n'est pas représenté – vue interne)

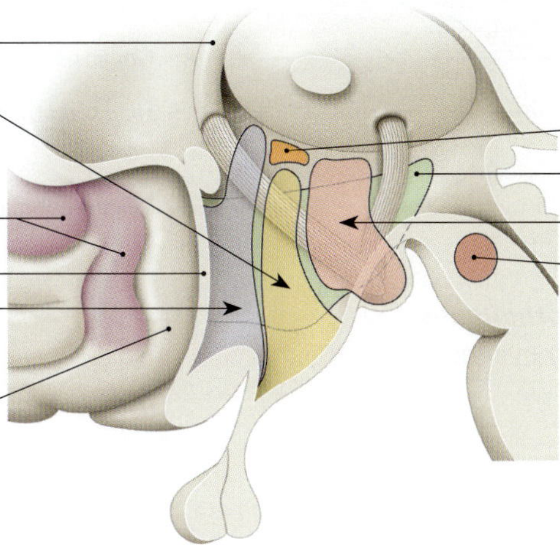

Aire hypothalamique médiale
(le noyau périventriculaire n'est pas représenté – vue interne)

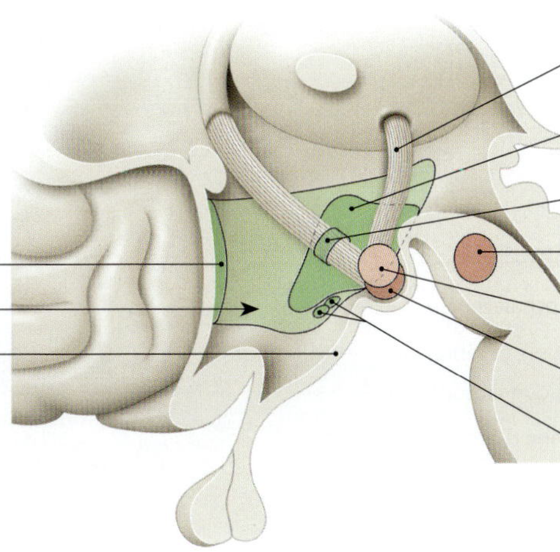

Aire hypothalamique latérale
(vue interne)

9.64 Hypothalamus (2)

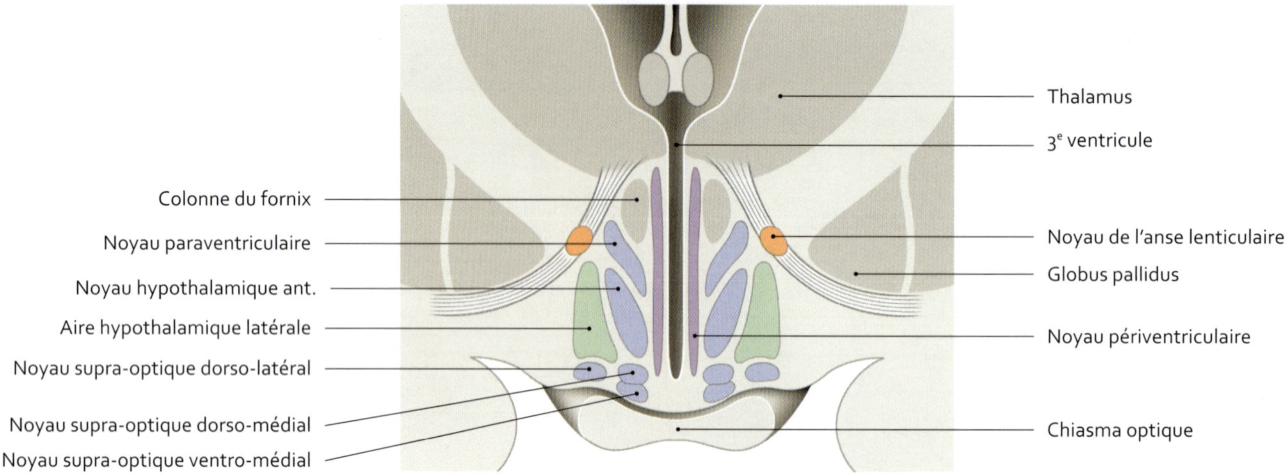

Noyaux de l'hypothalamus
(coupe frontale antérieure)

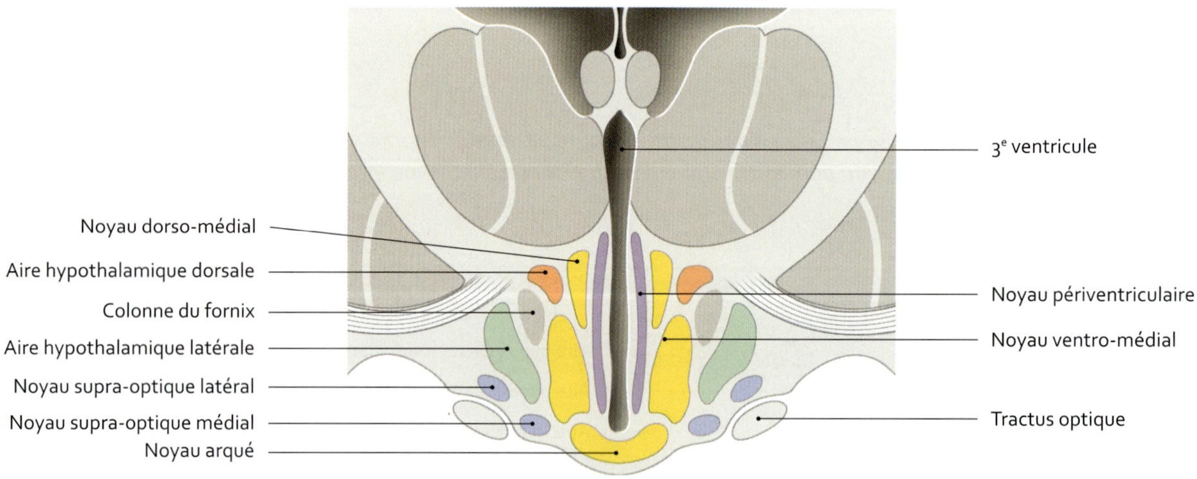

Noyaux de l'hypothalamus
(coupe frontale moyenne)

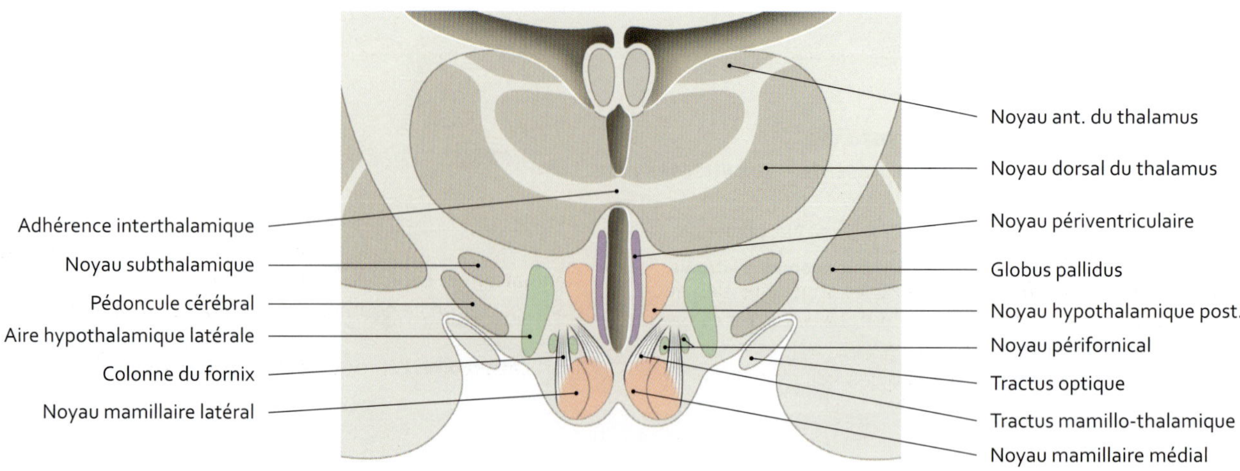

Noyaux de l'hypothalamus
(coupe frontale postérieure)

9.65 Hypothalamus (3)

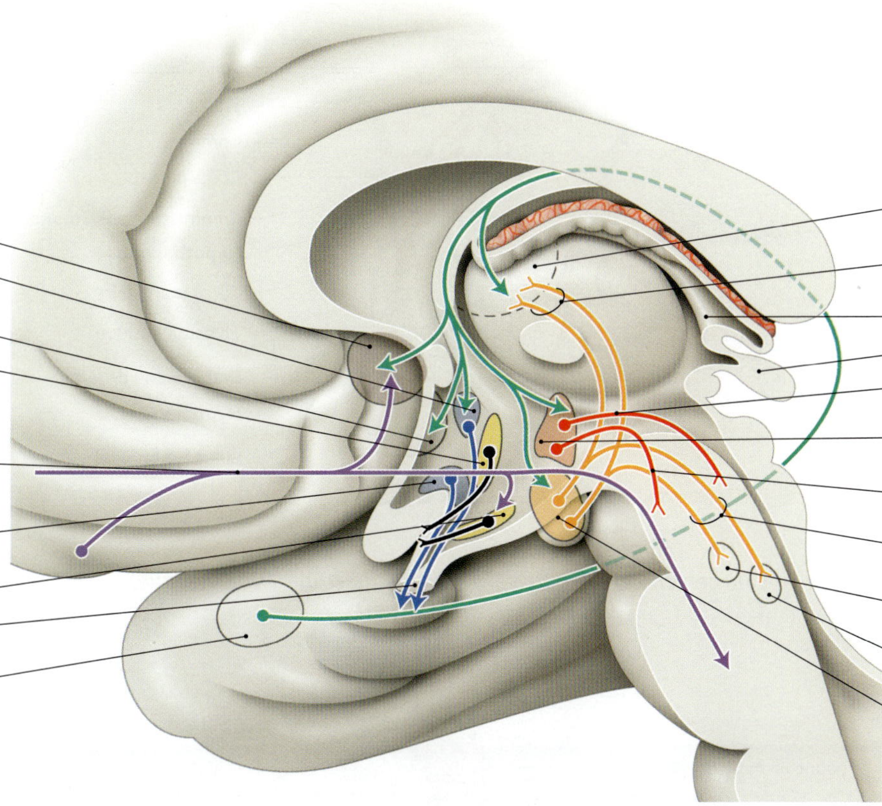

Systématisation de l'hypothalamus
(coupe sagittale – vue interne)

Note

Fonctions de l'hypothalamus

- **Contrôle du système autonome**
  - *L'aire hypothalamique antérieure* (rostrale) est excitatrice du système nerveux parasympathique.
  - *Les aires hypothalamiques postérieure et latérale* sont excitatrices du système nerveux sympathique.
- **Contrôle de l'hypophyse *via* :**
  - *le tractus hypothalamo-hypophysaire*. Il véhicule l'hormone antidiurétique (vasopressine) et l'ocytocine, sécrétée par les neurones magnocellulaires ;
  - *le tractus tubéro-infundibulaire*. Ses axones sont issus des neurones parvocellulaires, des noyaux supra-optiques, pré-optiques, paraventriculaires, ventro-médial et arqué, qui sécrètent des hormones libérines ou libératrices et des hormones statines ou inhibitrices.
- **Régulation de l'eau de l'organisme**
- **Contrôle de l'apport de nourriture**
  - *Le noyau ventro-médial* inhibe le désir de manger.
  - *Le noyau hypothalamique latéral* induit le désir de manger.
- **Thermorégulation**
  - *L'hypothalamus antérieur* contrôle la température du corps.
  - *L'hypothalamus postérieur* contribue à la production et à la conservation de la chaleur.
- **Régulation du cycle circadien veille-sommeil**
  L'aire hypothalamique postérieure est impliquée dans la vigilance.
- **Régulation du comportement sexuel**
  Par la sécrétion de nombreuses hormones qui stimulent l'hypophyse.
- **Implication dans l'émotion et le comportement**

9.66 Hypophyse (1)

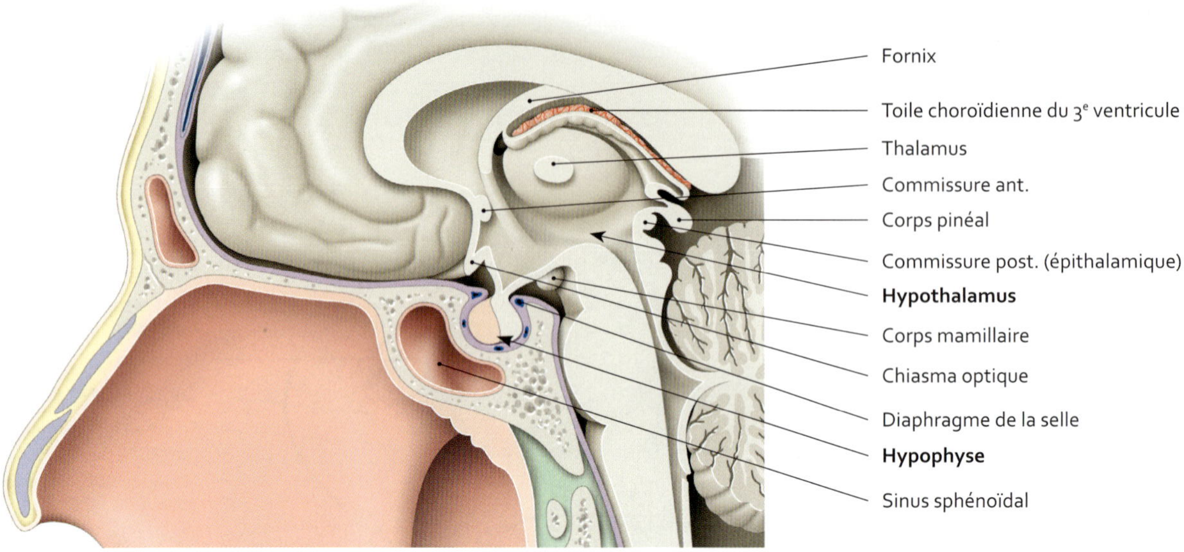

***Hypophyse* in situ**
(coupe sagittale médiane du cerveau et de la fosse antérieure du crâne – vue médiale)

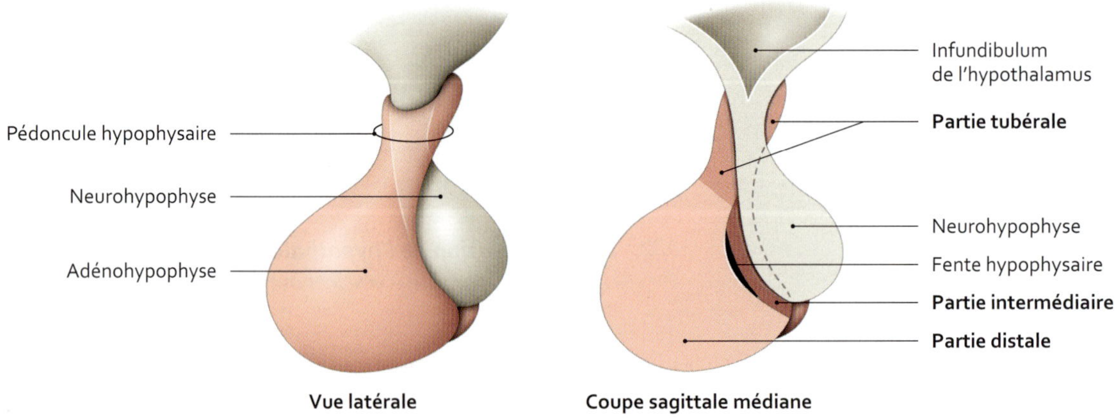

Parties de l'hypophyse

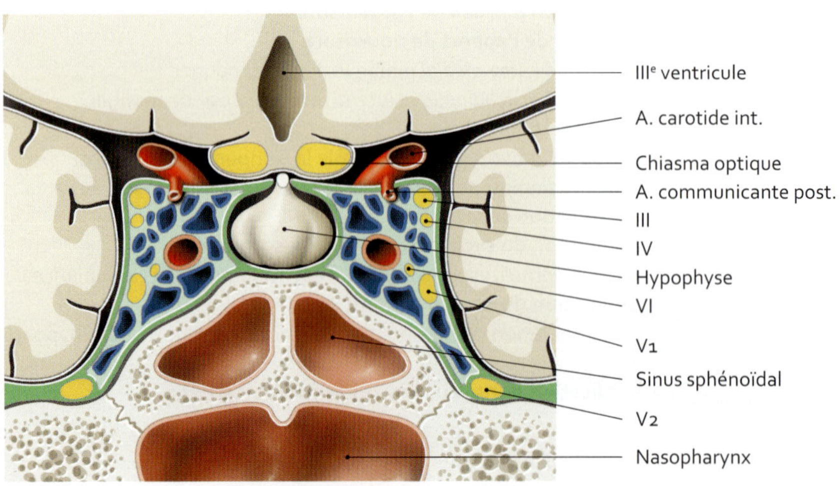

***Hypophyse* in situ**
(coupe frontale des sinus caverneux – vue postérieure)

9.67 Hypophyse (2)

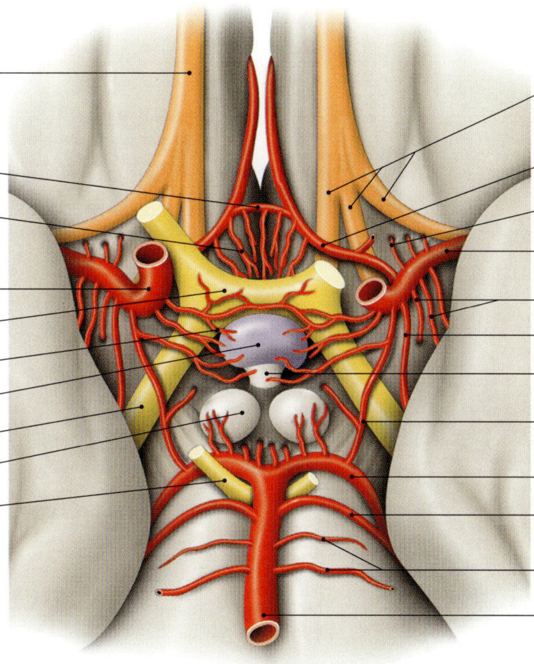

Artères de l'hypophyse
(vue inférieure du cerveau)

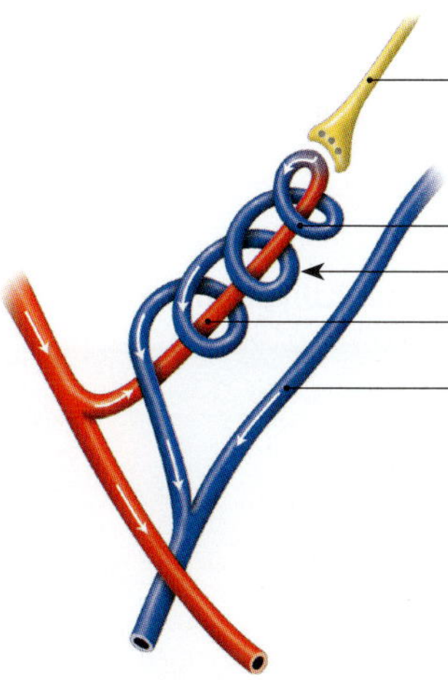

Jonctions des capillaires et d'une neurofibre hypothalamique

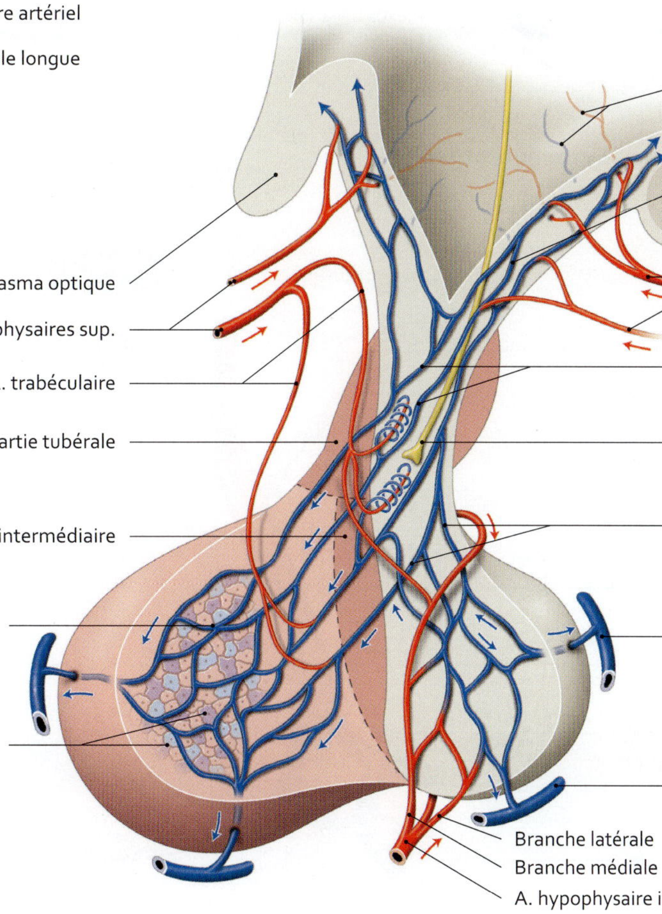

Vascularisation fonctionnelle de l'hypophyse

9.68 Hypophyse (3)

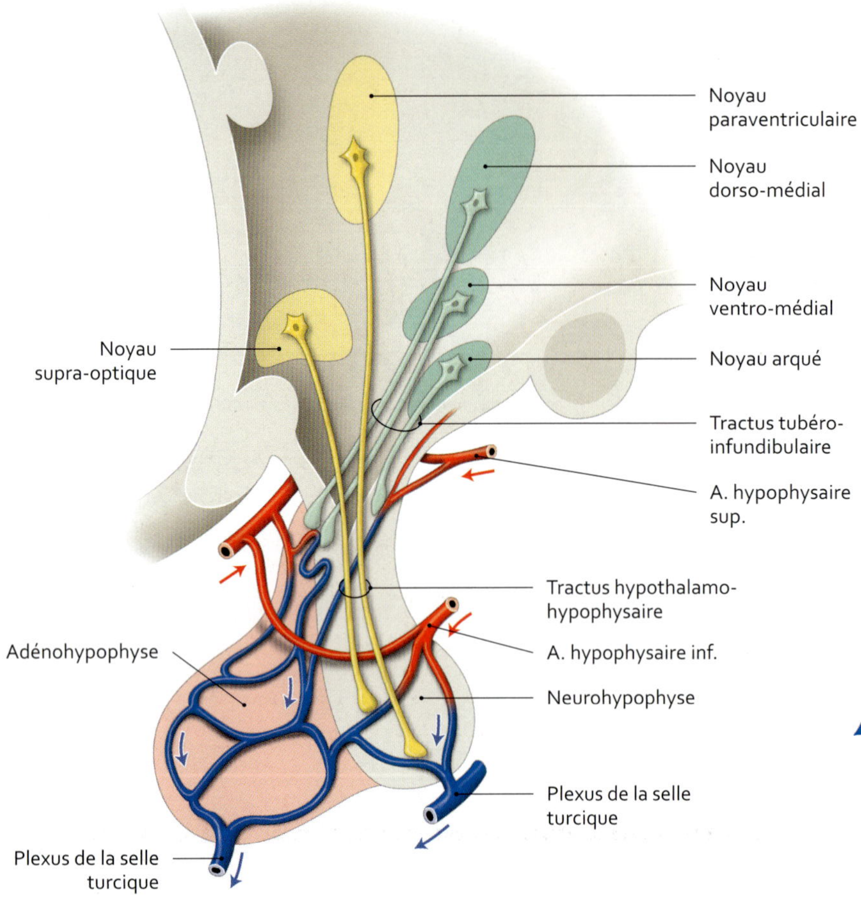

Neurohypophyse – Systématisation

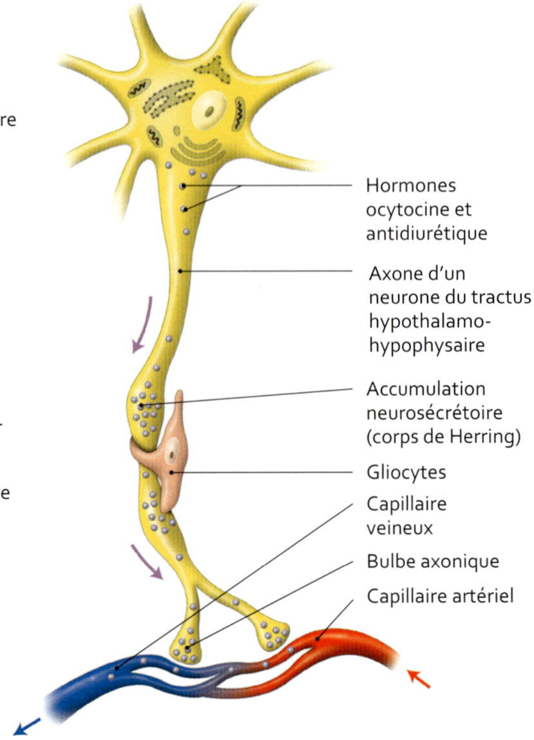

Sécrétion de la neurohypophyse

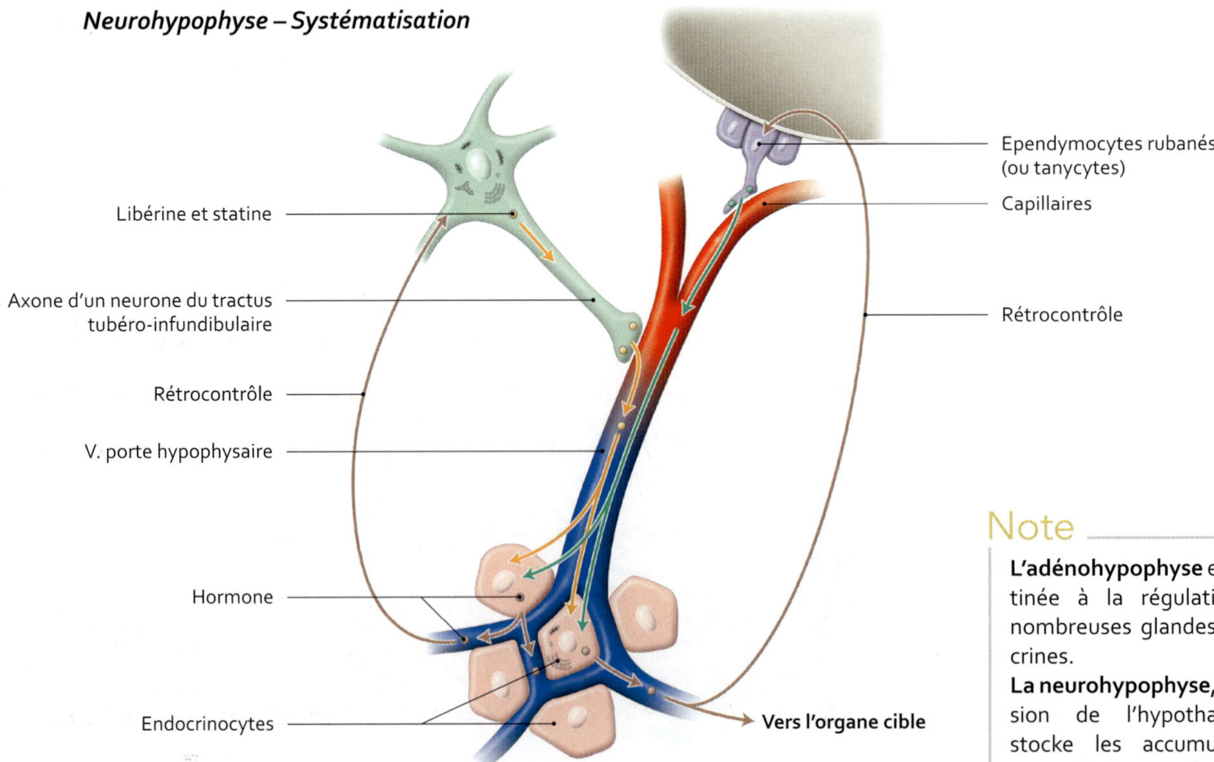

Contrôle de l'adénohypophyse

Note

L'adénohypophyse est destinée à la régulation de nombreuses glandes endocrines.

La neurohypophyse, extension de l'hypothalamus, stocke les accumulations neurosécrétoires (hormone antidiurétique et ocytocine).

9.69 Lobes et gyrus cérébraux (1)

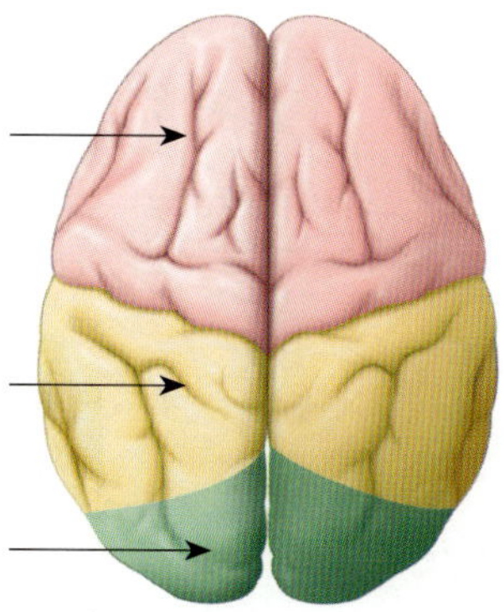

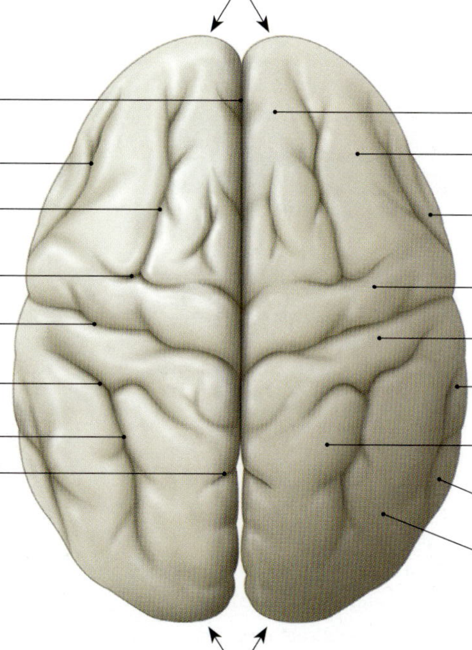

Cerveau
(vue supérieure)

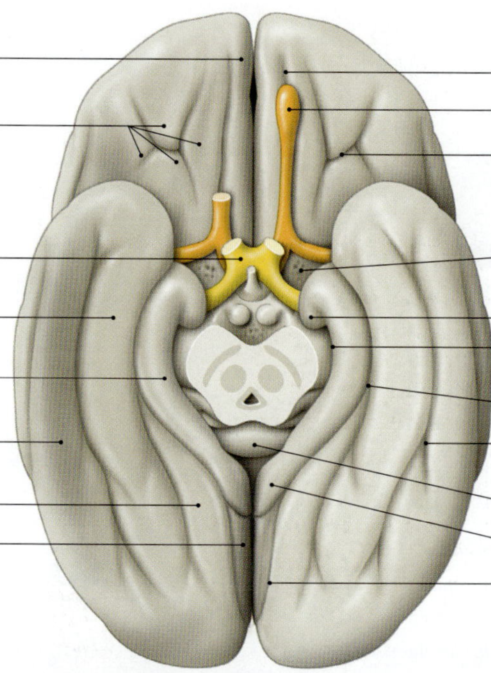

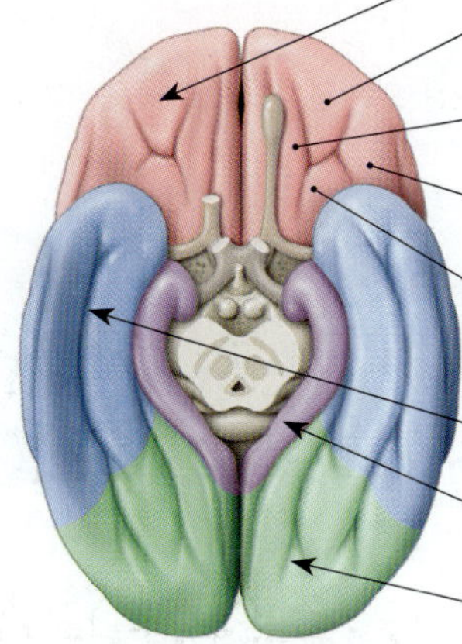

Cerveau
(vue inférieure)

Note

Le cerveau représente le principal centre récepteur, intégrateur et émetteur des influx nerveux.
Son activité métabolique considérable, relativement constante jour et nuit, fait du cerveau l'organe le plus consommateur d'énergie. Il utilise environ 20 % de la consommation totale d'oxygène au repos.

9.70 Lobes et gyrus cérébraux (2)

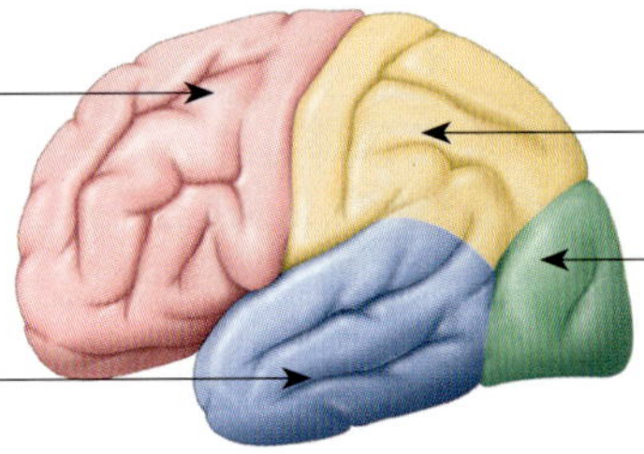

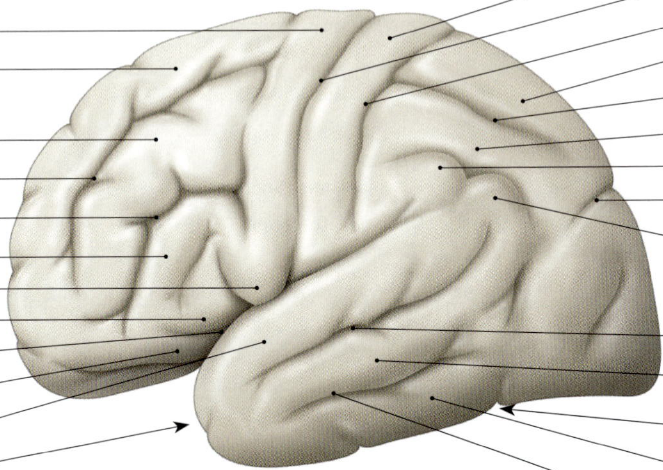

Cerveau
(vue latérale)

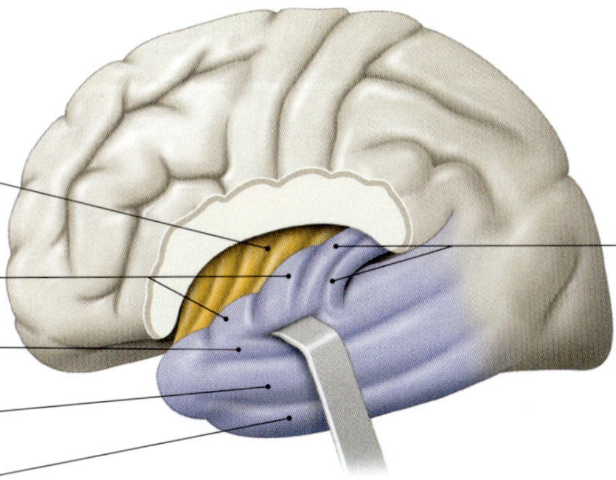

Lobe temporal
(vue latérale avec résection partielle des opercules frontal et pariétal)

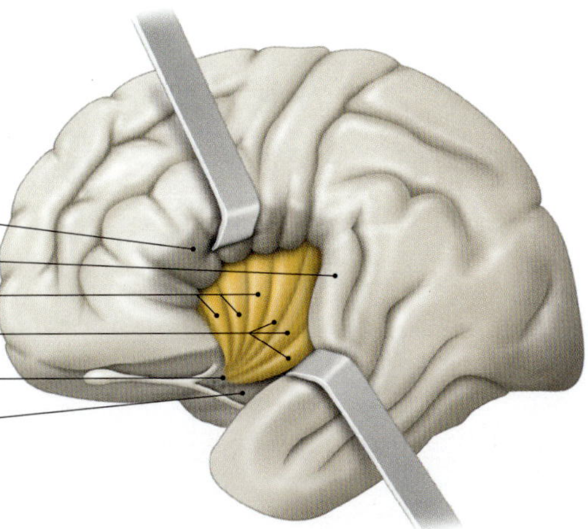

Lobe insulaire
(fosse latérale du cerveau ouverte)

9.71 Lobes et gyrus cérébraux (3)

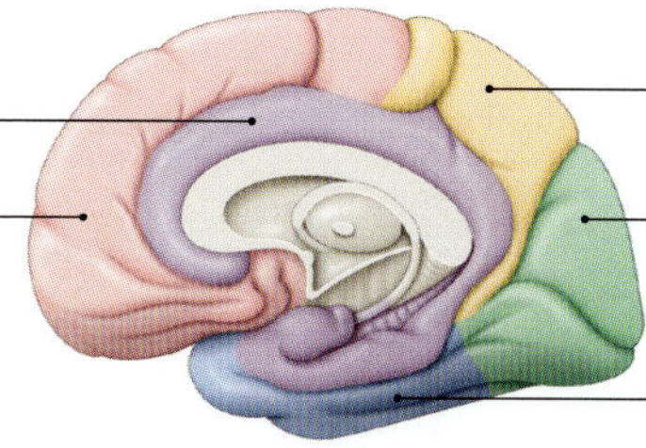

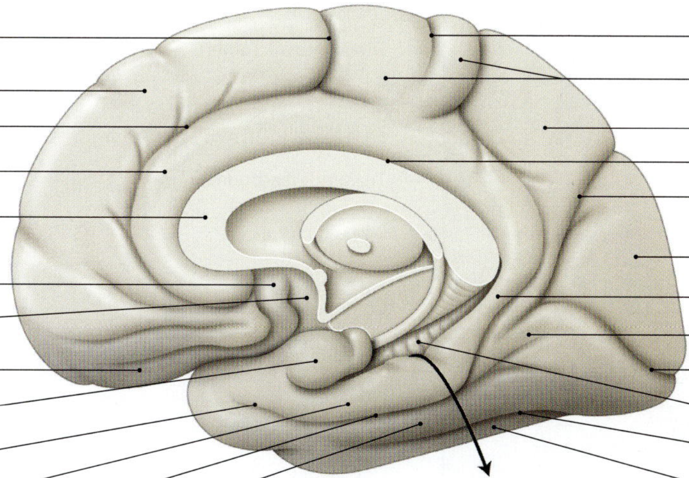

Cerveau
(vue médiale)

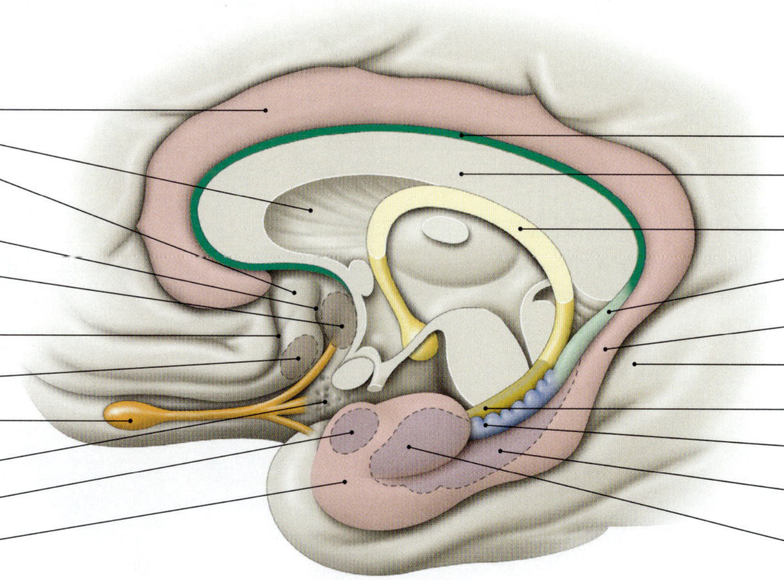

Parties du lobe limbique et des noyaux basaux
(vue médiale)

9.72 Lobes et gyrus cérébraux (4)

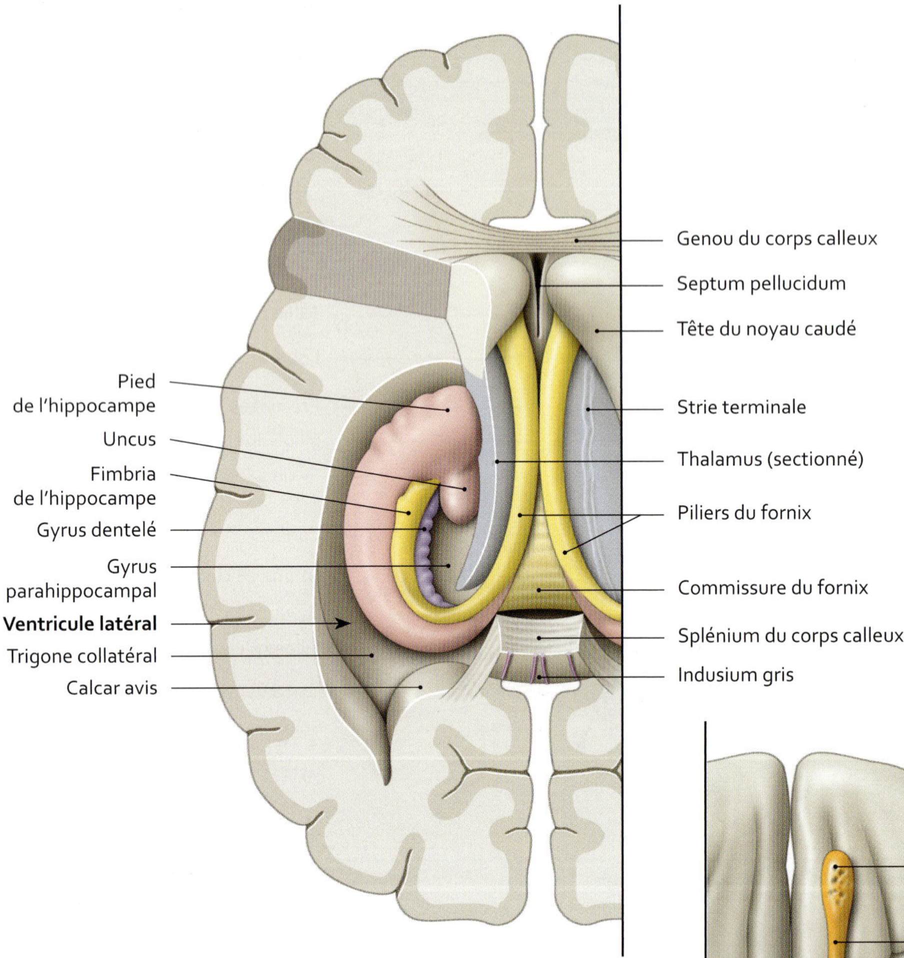

Lobe limbique
(dissection du cerveau – vue supérieure)

Note

Le lobe limbique, majeure partie de la face médiale de l'hémisphère cérébral, circonscrit le corps calleux et le diencéphale. Il comprend :
– le gyrus cingulaire, le gyrus fasciolaire ;
– le gyrus parahyppocampal et l'hippocampe (voir planches 9.88 et 9.89).

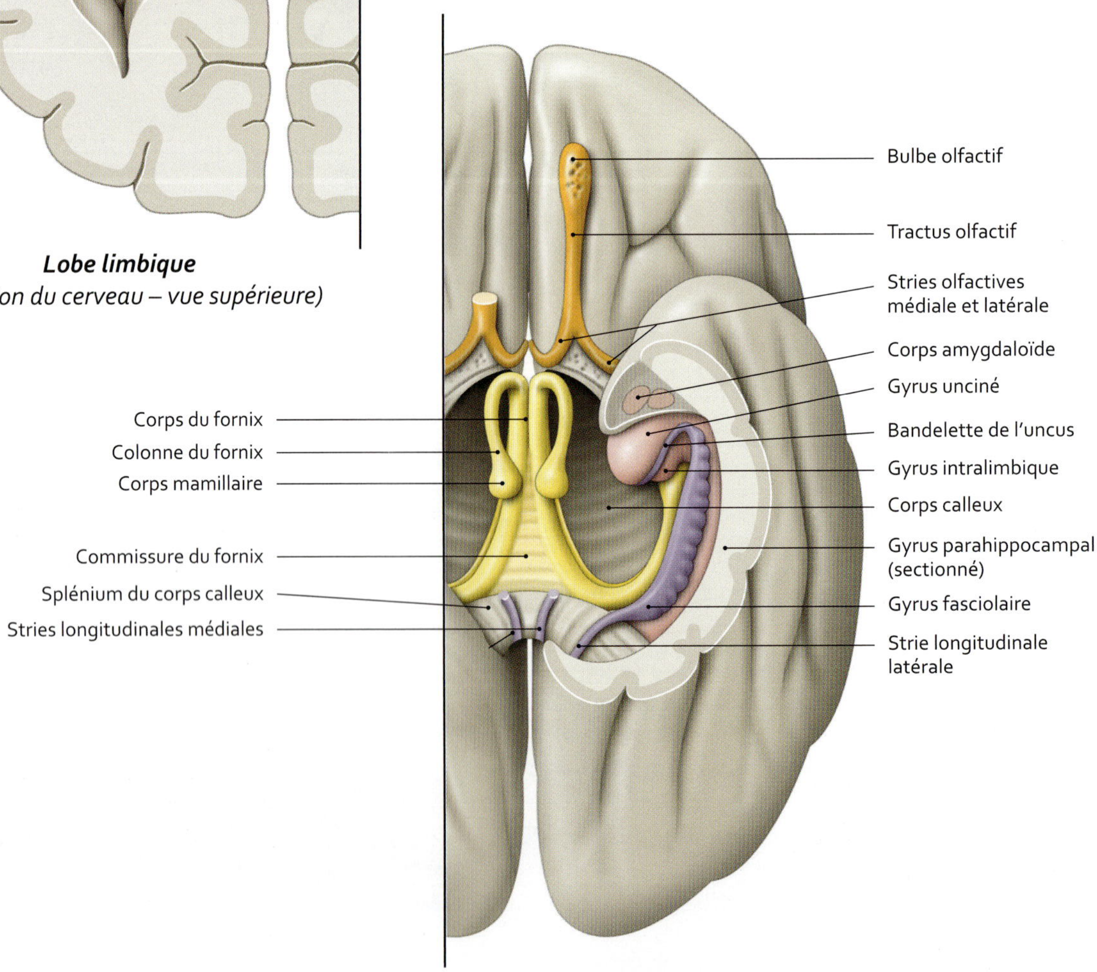

Lobe limbique
(dissection du cerveau – vue inférieure)

9·73 Noyaux basaux du cerveau (1)

Note

Les noyaux basaux du cerveau sont des amas de substance grise interconnectés et situés à l'intérieur de chaque hémisphère cérébral. Ils forment deux groupes.

1. *Le corps strié (striatum)* comprend :
- le corps strié (striatum) dorsal regroupant :
  - le noyau caudé,
  - le noyau lentiforme (putamen, globus pallidus latéral et médial),
  - le claustrum ;
- le corps strié (striatum) ventral regroupant :
  - le noyau accumbens,
  - la substance innominée encéphalique,
  - le noyau basal encéphalique.

2. *Le noyau amygdaloïde.*

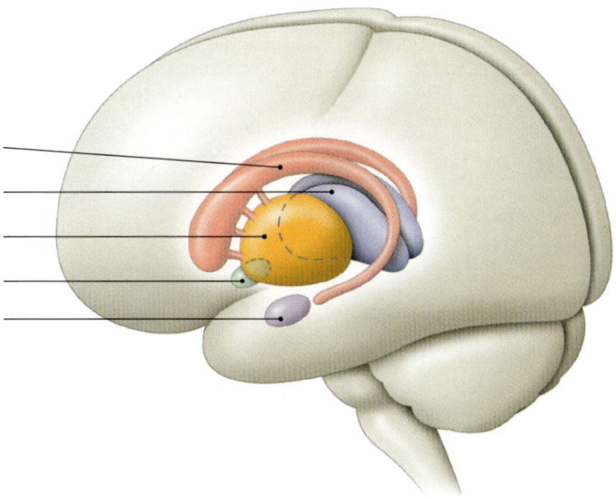

***Noyaux basaux du cerveau* in situ**
(vue latéro-postérieure)

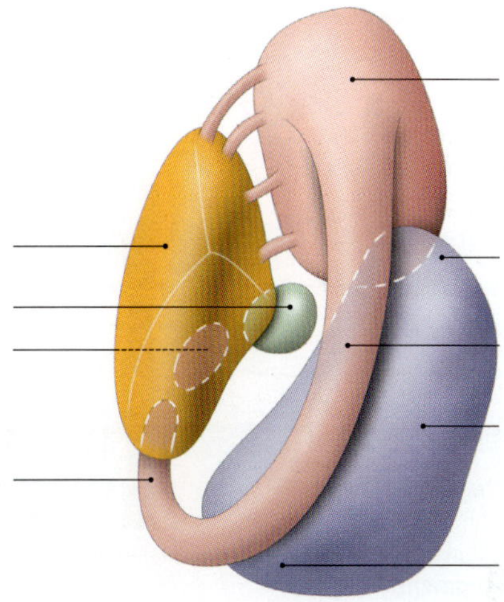

Rapports des noyaux basaux gauches entre eux
(vue supéro-postérieure)

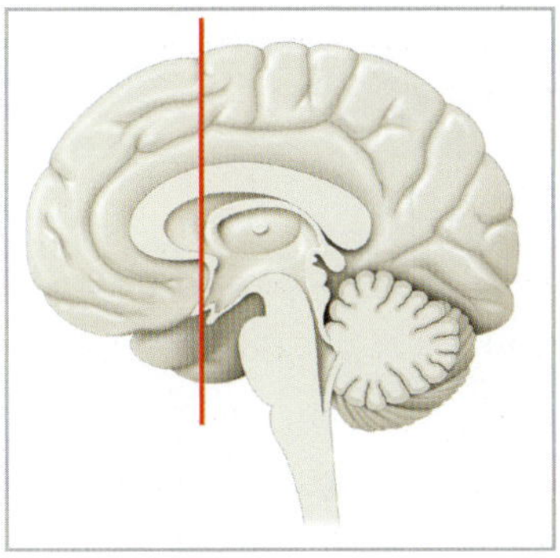

Niveau de la coupe

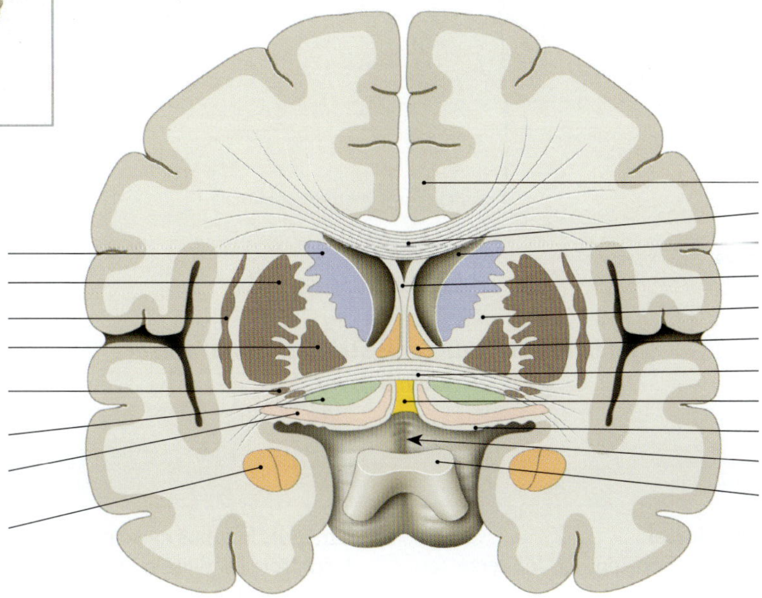

***Noyaux basaux du cerveau* in situ**
(coupe frontale du cerveau au niveau de la lame terminale)

9.74 Noyaux basaux du cerveau (2)

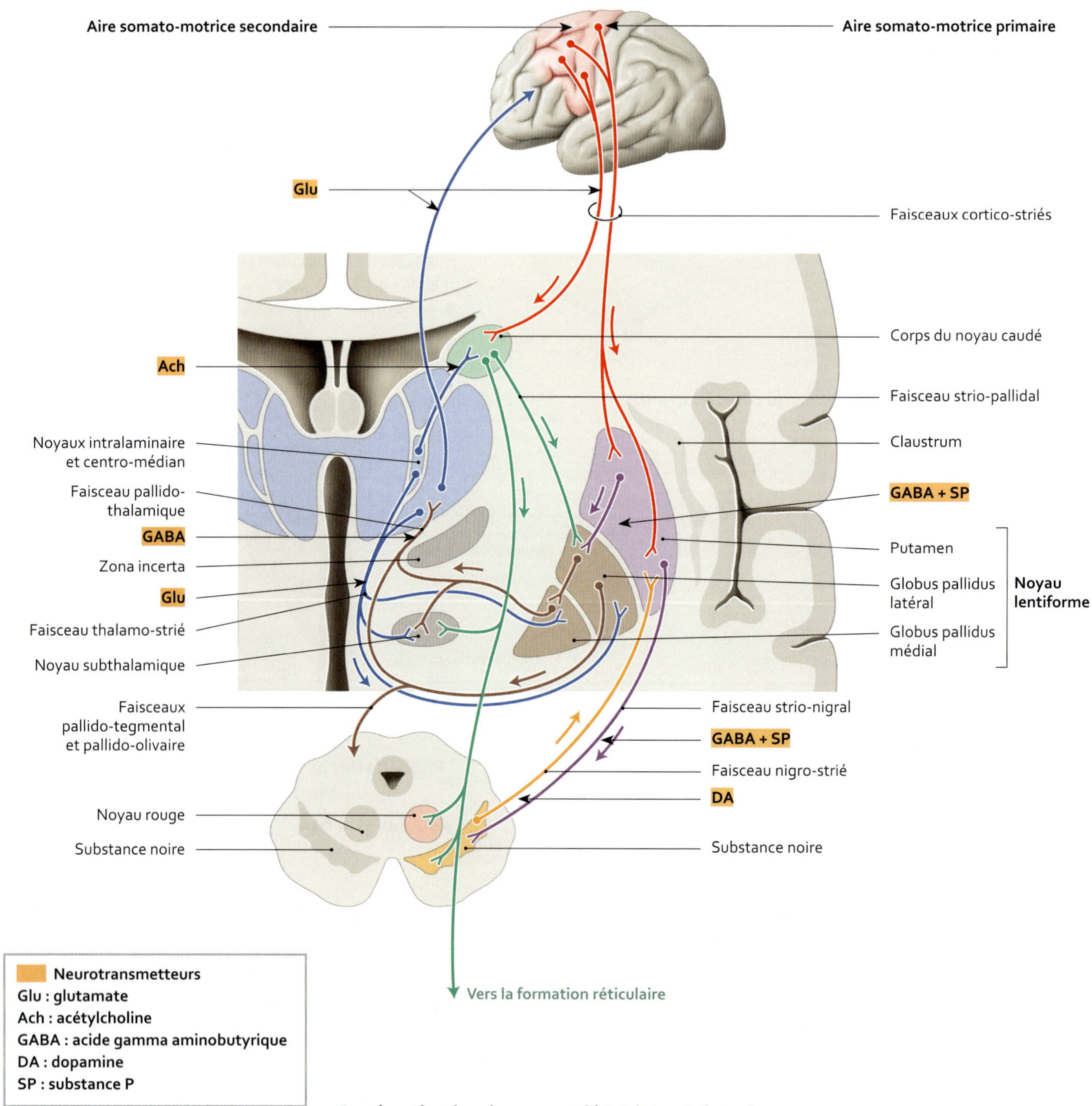

Systématisation du corps strié (striatum) dorsal
(schématique)

Note

Fonction du corps strié (striatum) dorsal

Il participe à la régulation de la fonction motrice indirecte (ou extrapyramidale).

- Il coordonne les mouvements réflexes de flexion et d'extension en vue du maintien de la station érigée.
- Il module le tonus musculaire.
- Il contrôle l'activité motrice automatique ou semi-automatique (en particulier de la mimique, de la parole, de l'écriture, des sports...).

9.75 Noyaux basaux du cerveau (3)

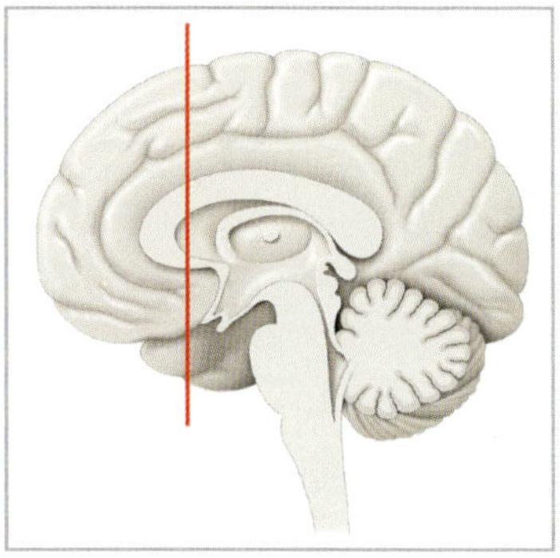

Niveau de la coupe

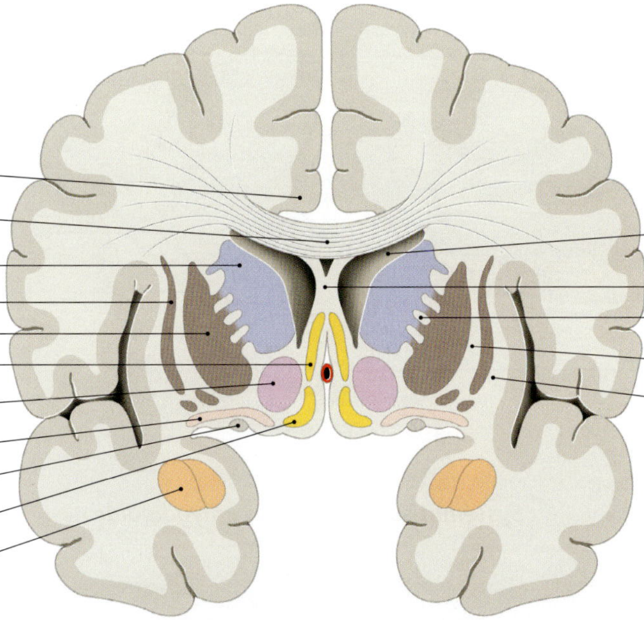

Corps strié (striatum) ventral
(coupe frontale du cerveau au niveau du noyau accumbens)

Note

Fonction du corps strié (striatum) ventral

- **Le noyau acumbens,** gros noyau de la région septale, joue un rôle central dans la motivation. Il représente le maillon central du circuit de la récompense.
- **Le noyau basal télencéphalique** serait l'extension du noyau central du corps amygdaloïde dans la région sublenticulaire.
- **La substance innominée encéphalique** est impliquée dans le système limbique.

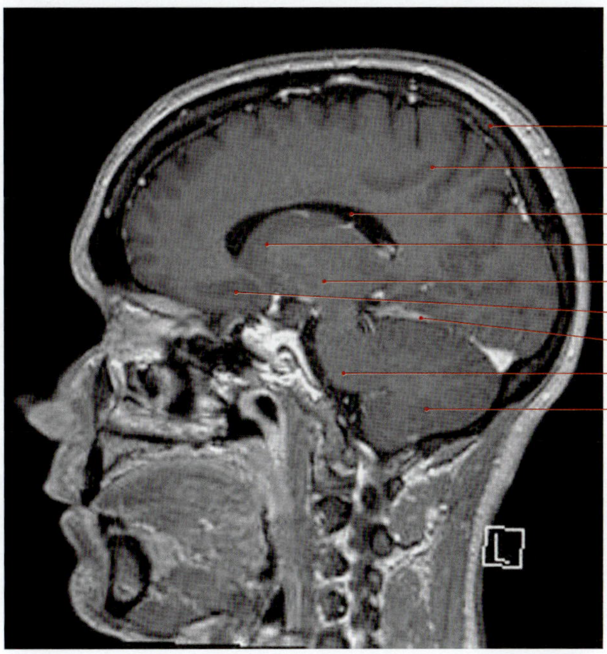

Coupe parasagittale de la tête : IRM et gadolinium
(cliché Dr Th. Diesce)

9.76 Noyaux basaux du cerveau (4)

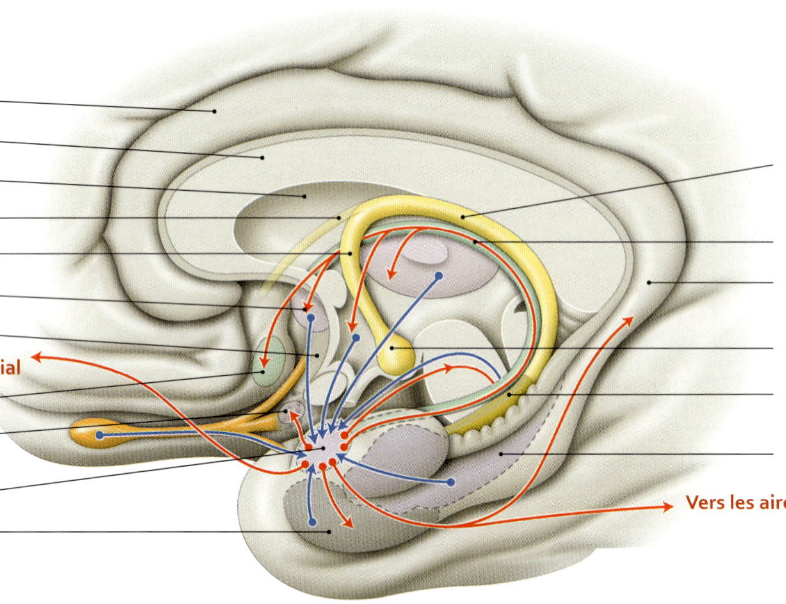

Systématisation du corps amygdaloïde
(vue médiale)

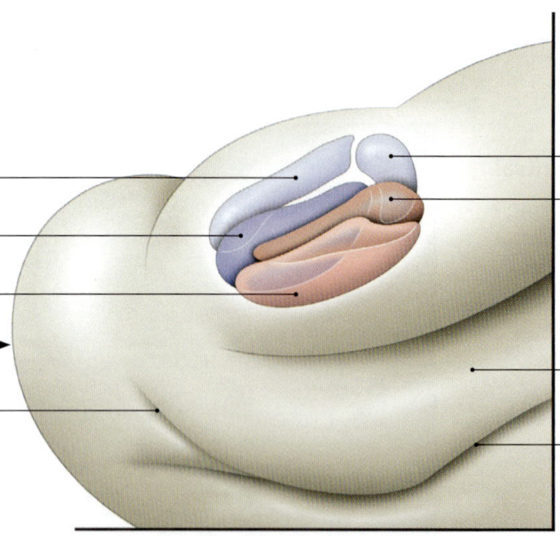

Noyaux du corps amygdaloïde
(complexe amygdaloïde)

Note

Voir **Système limbique** (planche 9.88).

9-77 Structures pertinentes du cerveau (1)

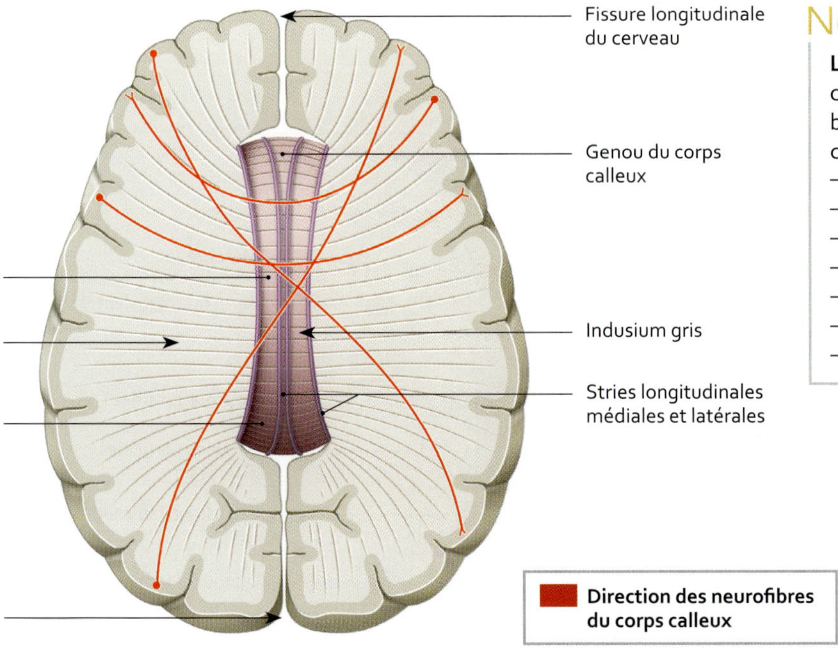

Corps calleux
(ablation de la partie supérieure des hémisphères cérébraux – vue supérieure)

Note

Les structures pertinentes du cerveau, constituées essentiellement de substance blanche située autour des noyaux basaux, comprennent :
- le corps calleux ;
- la capsule interne et la couronne radiée ;
- les capsules externe et extrême ;
- la commissure antérieure du cerveau ;
- le fornix ;
- le septum pellucidum ;
- les fibres associatives encéphaliques.

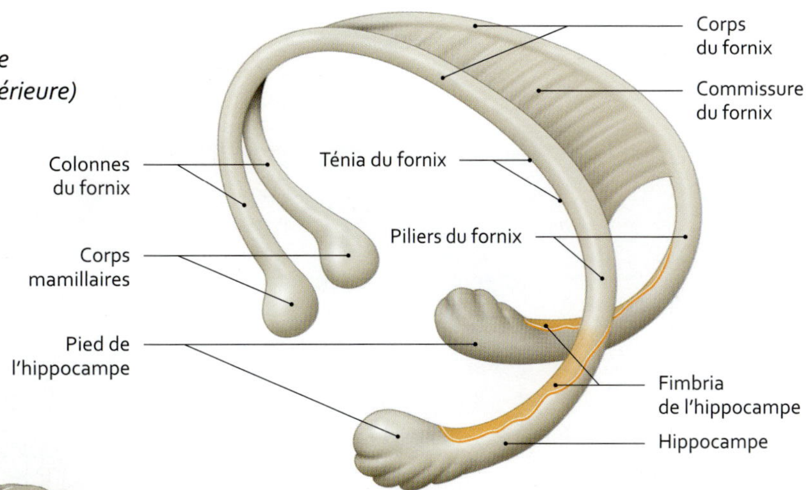

Parties du fornix

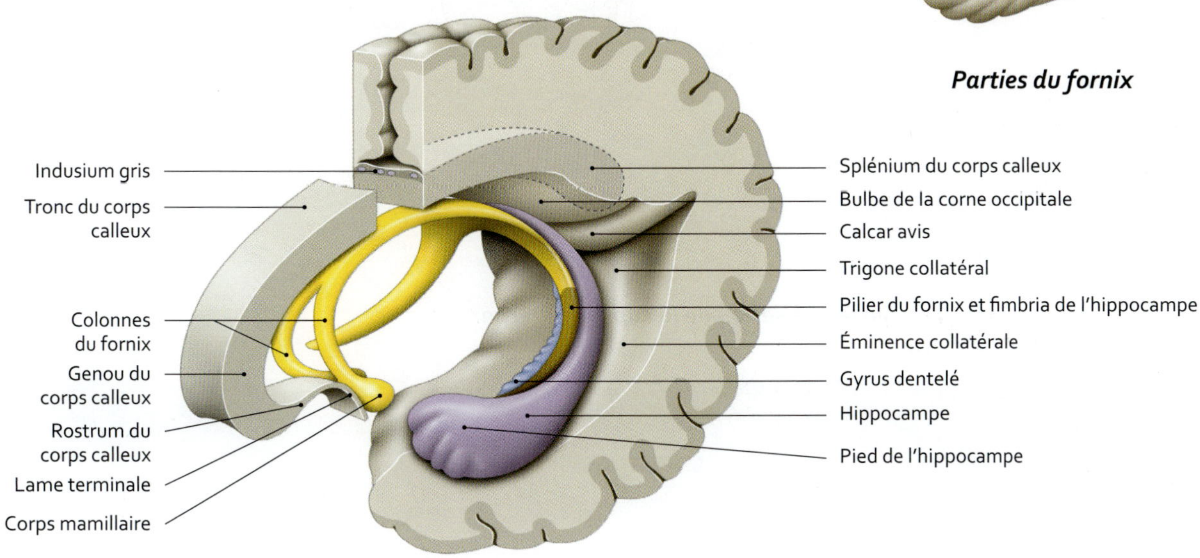

Hippocampe et fornix
(gyrus parahippocampal enlevé)

9.78 Structures pertinentes du cerveau (2)

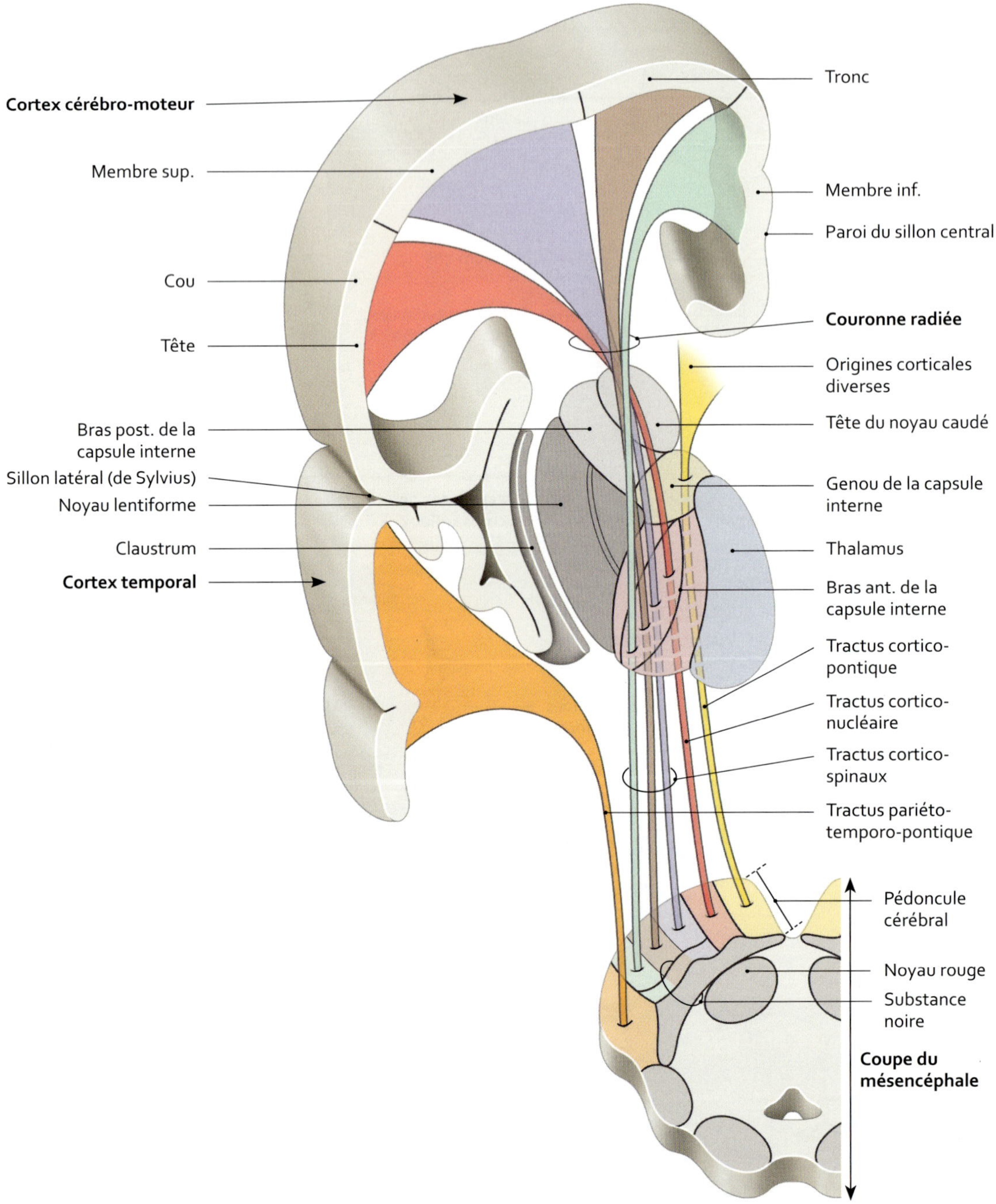

Systématisation de la capsule interne

9.79 Structures pertinentes du cerveau (3)

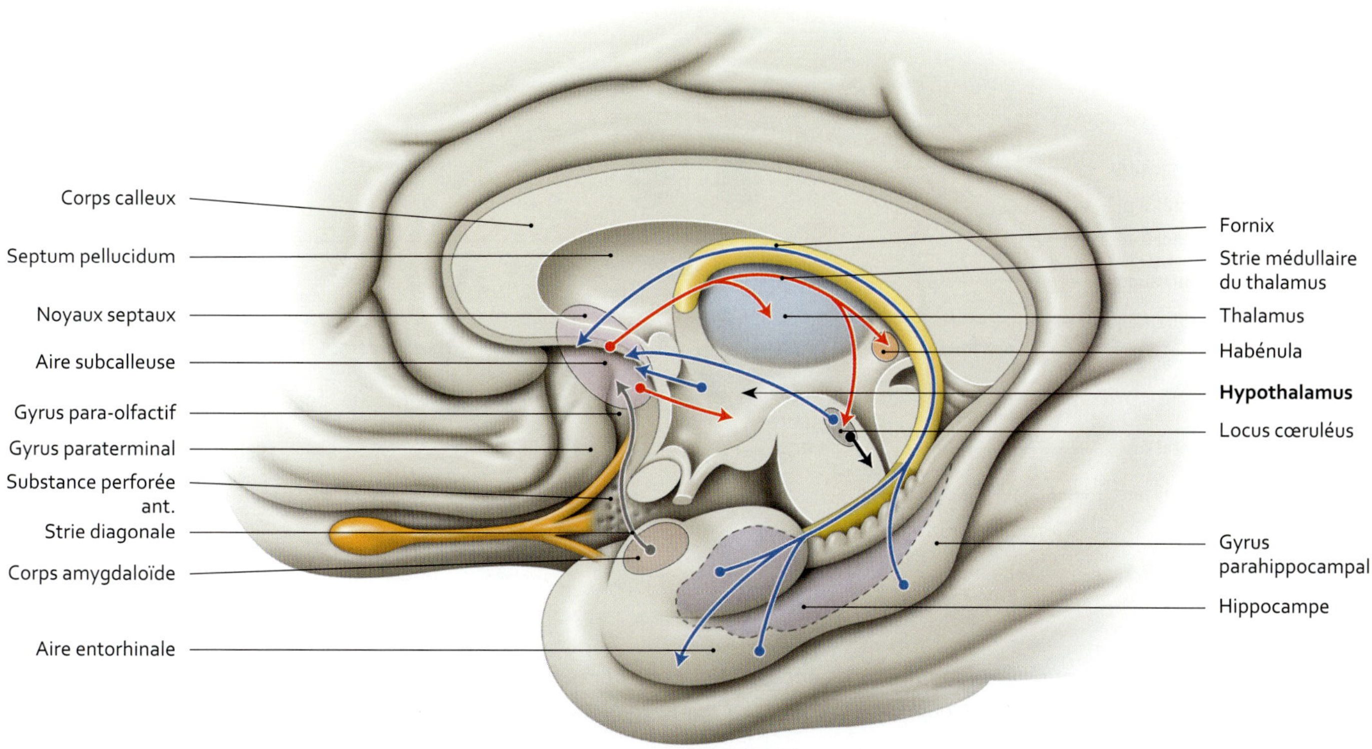

Systématisation du septum pellucidum (noyaux septaux)
(vue médiale)

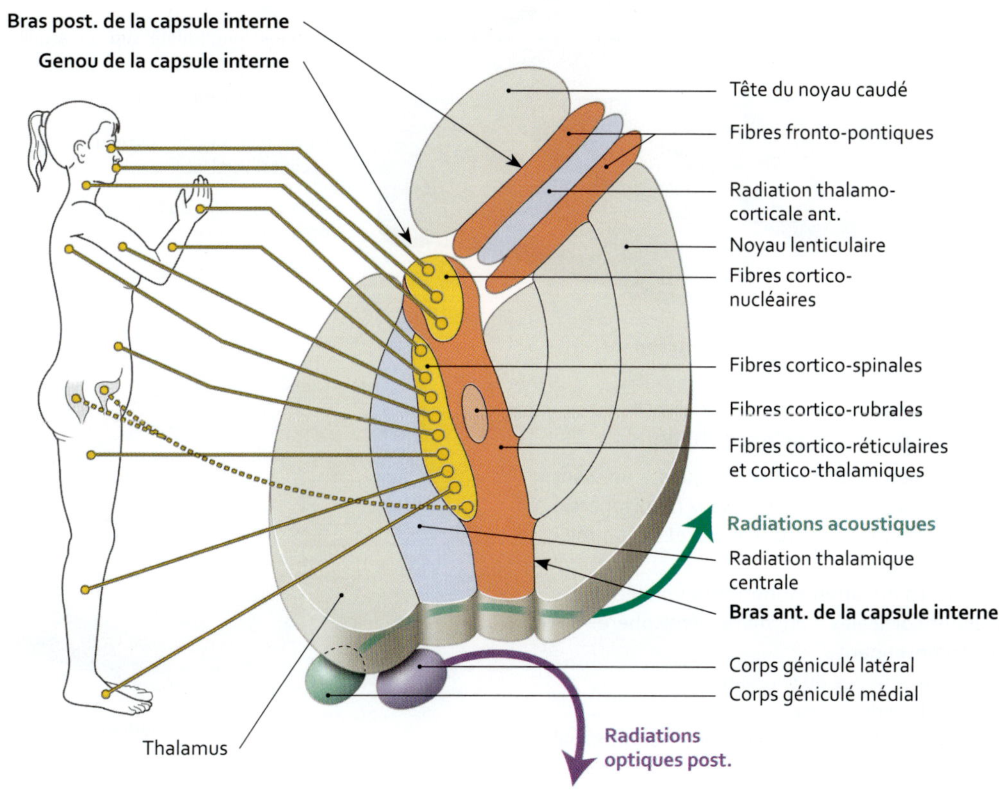

Somatotopie de la capsule interne droite *(vue supérieure)*

9.80 Structures pertinentes du cerveau (4)

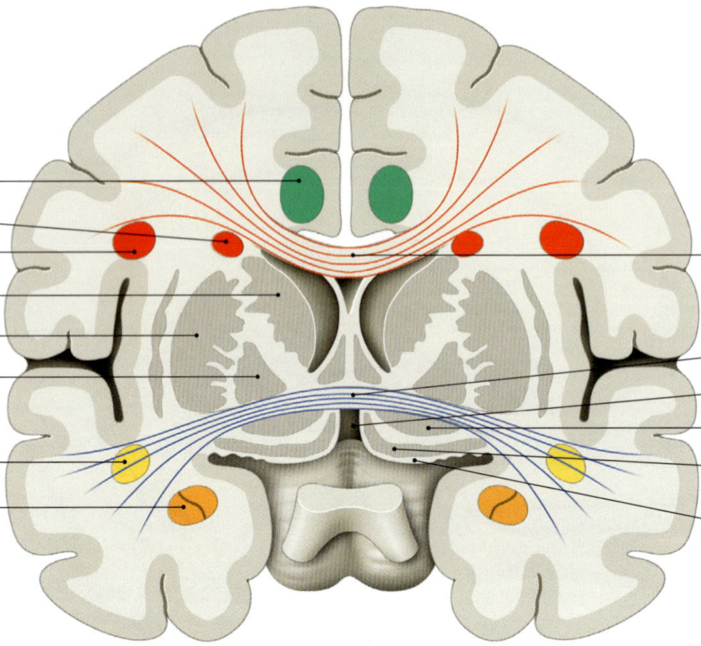

Principales commissures encéphaliques et fibres associatives tranversales
(coupe frontale passant par la commissure antérieure)

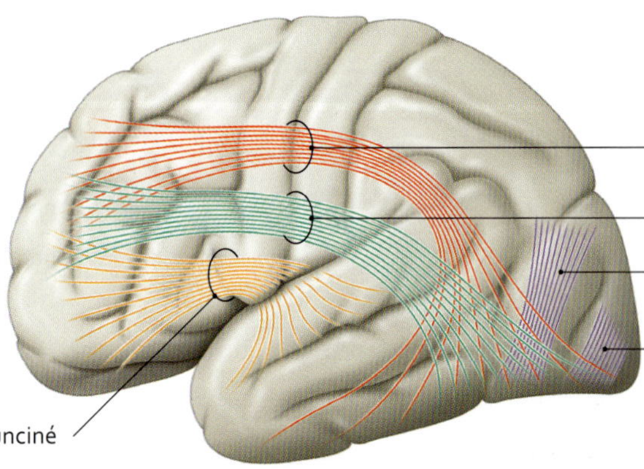

Face latérale

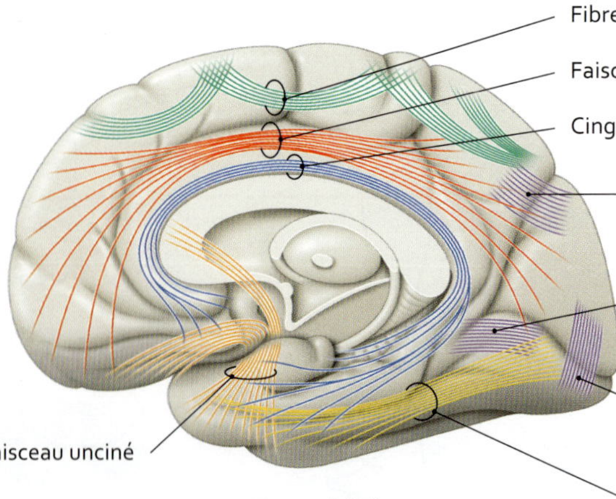

Face médiale

Projections des fibres associatives longitudinales sur les faces du cerveau

Note

Fibres associatives télencéphaliques

- **Les fibres interhémisphériques,** unissant deux régions corticales des deux hémisphères, comprennent : les corps calleux et la commissure antérieure.
- **Les fibres intrahémisphériques** unissent deux régions corticales d'un même hémisphère.

Elles comprennent :
- les fibres arquées du cerveau ;
- le cingulum du cerveau ;
- les faisceaux longitudinal supérieur, longitudinal inférieur, unciné du cerveau, occipito-frontal supérieur, occipito-frontal inférieur, occipitaux verticaux et occipitaux horizontaux.

9.81 Structure du cortex cérébral (1)

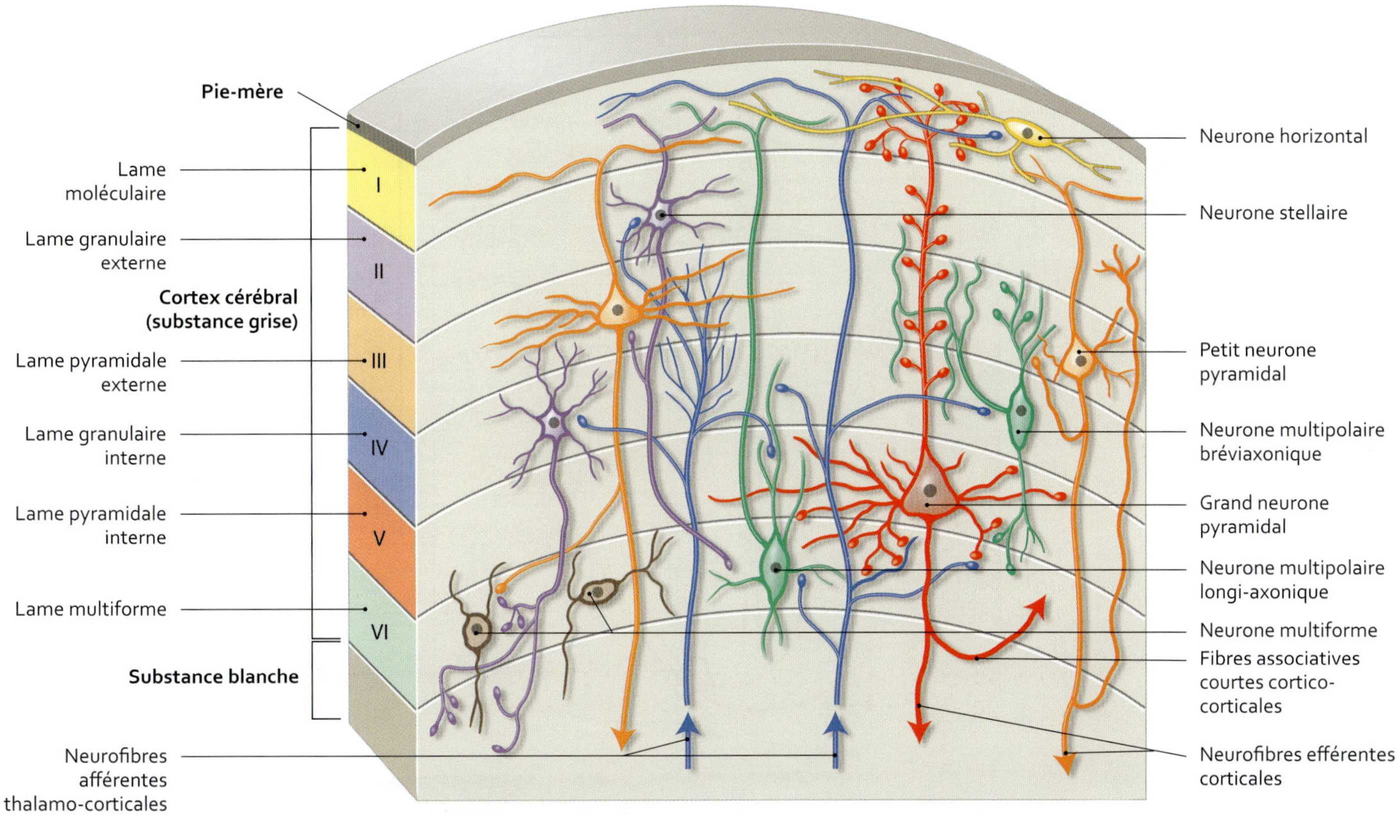

Lames et principaux neurones du cortex cérébral

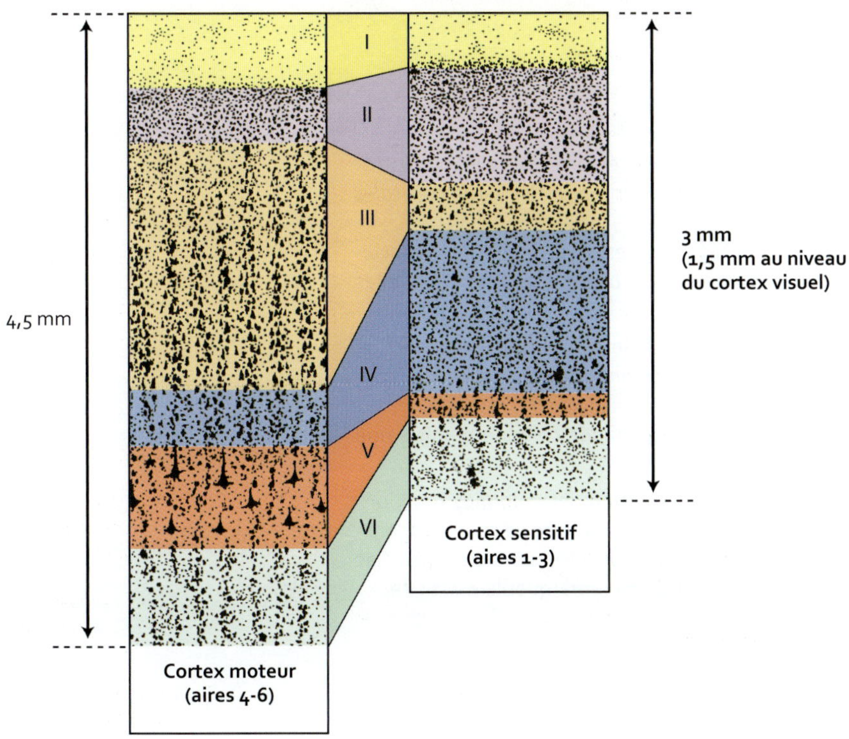

Cyto-architectonie du cortex cérébral (selon Nissl) – ***Différences régionales***

Note

L'isocortex ou néocortex, épais, est formé de six lames :
- la lame moléculaire (lame I) ;
- la lame granulaire externe (lame II) ;
- la lame pyramidale externe (lame III) ;
- la lame granulaire interne (lame IV) ;
- la lame pyramidale interne (lame V) ;
- la lame multiforme (lame VI).

Le mésocortex est formé de quatre à cinq lames et s'observe dans le gyrus angulaire, les aires visuelle, auditive…

L'allocortex comprend :
- *l'archéocortex* formé de quatre lames, qui concerne le cortex hippocampal ;
- *le paléocortex* formé de trois lames, qui concerne le cortex des aires olfactives.

9.82 Structure du cortex cérébral (2)

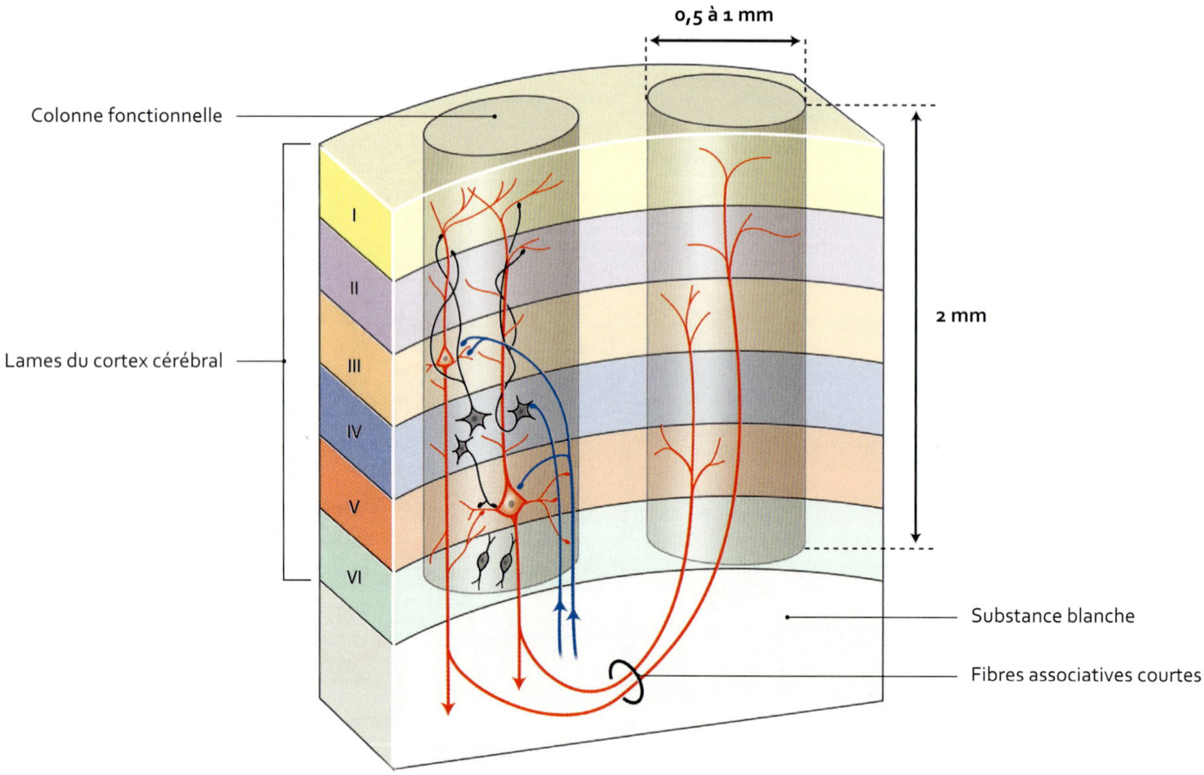

Colonnes de dominance fonctionnelle

Note

Le cortex cérébral est une mosaïque de régions spécialisées contrôlant chacune une fonction spécifique primaire, *les aires corticales cérébrales.*

Ces aires corticales sont interdépendantes grâce aux fibres associatives qui donnent au cerveau des possibilités fonctionnelles immenses.

Chaque aire corticale peut être subdivisée en colonnes verticales de cellules de propriétés similaires, *les colonnes de dominance fonctionnelle.*

Composée d'environ 10 000 neurones, chaque colonne réagit à une stimulation spécifique.

Le cerveau en action résulte de l'interaction des colonnes fonctionnelles multiples associées en un réseau. Le nombre de colonnes fonctionnelles activées par un stimulus peut être considérable. Ces réseaux de neurones cérébraux sont d'une remarquable plasticité.

9.83 Symétrie et asymétrie des hémisphères cérébraux

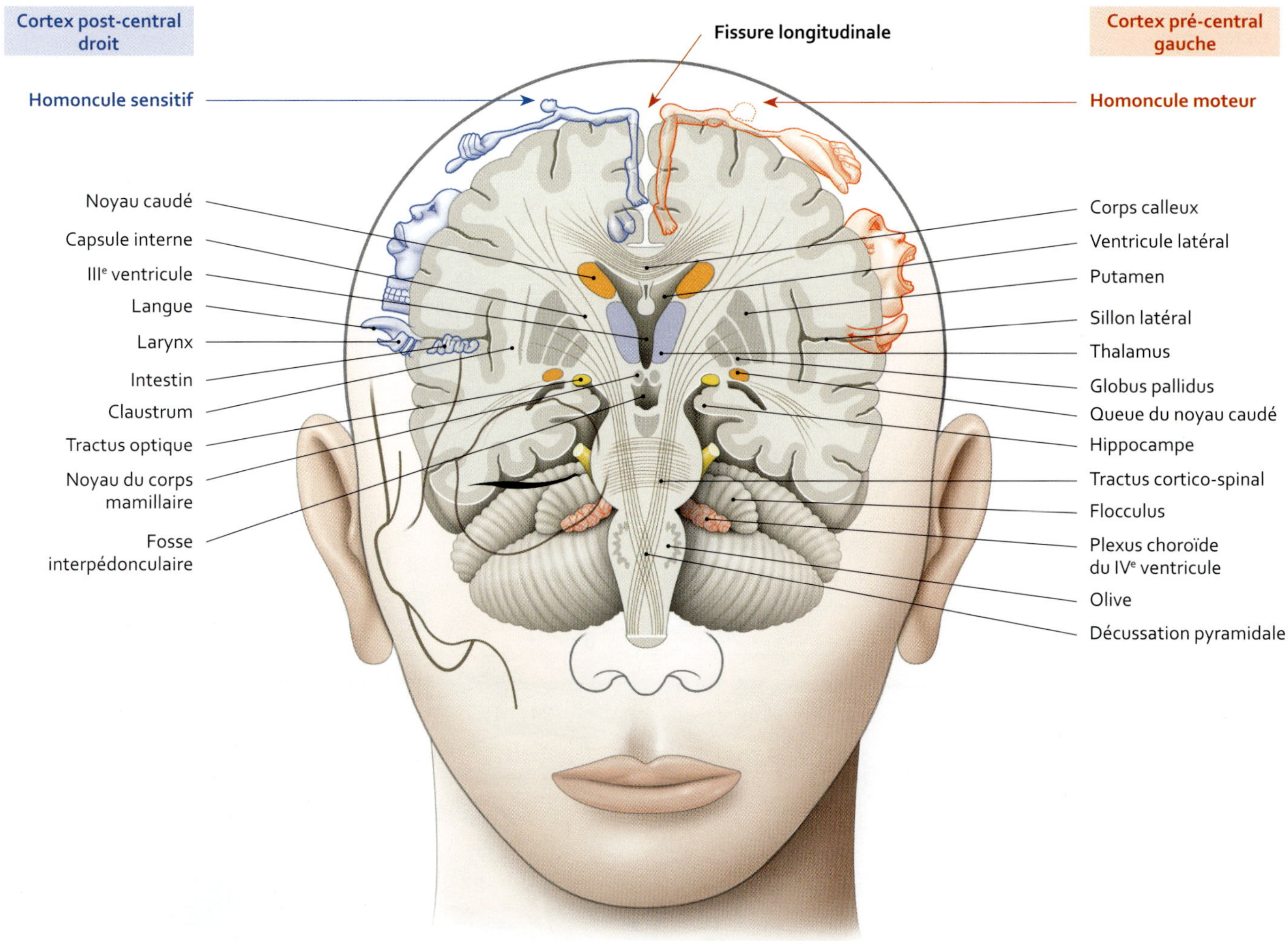

Somatotopie des régions pré-centrale et post-centrale
(coupe frontale et oblique)

Note

La dominance hémisphérique

- L'hémisphère dominant est par définition le siège du contrôle moteur de la main préférée pour l'écriture.

Chez un droitier, l'hémisphère dominant est l'hémisphère gauche dans environ 90 % des cas.

Chez 10 % des sujets droitiers, les hémisphères peuvent être équivalents (7,5 %), ou bien l'hémisphère droit peut être dominant (2,5 %).

Avant l'âge de 6 ans, les hémisphères sont équivalents.

Hémisphère gauche dominant	Hémisphère droit dominé
• Connexions conscientes. • Analyse du champ visuel droit. • Commandes linguistiques : motricités verbale (aire de Broca) et du langage parlé. • Capacités analytiques abstraite et rationnelle : grammaire, mathématiques et lecture syllabique.	• Absence de connexion consciente. • Analyse du champ visuel gauche. • Maîtrise des fonctions spatiale et géométrique. • Contrôle de l'aptitude musicale et de la traduction émotionnelle du langage. • Analyse sémantique. • Capacité de synthèse. • Capacité holistique : reconnaissance des visages, des modèles complexes et de l'écriture idéographique.

9.84 Aires du cortex cérébral

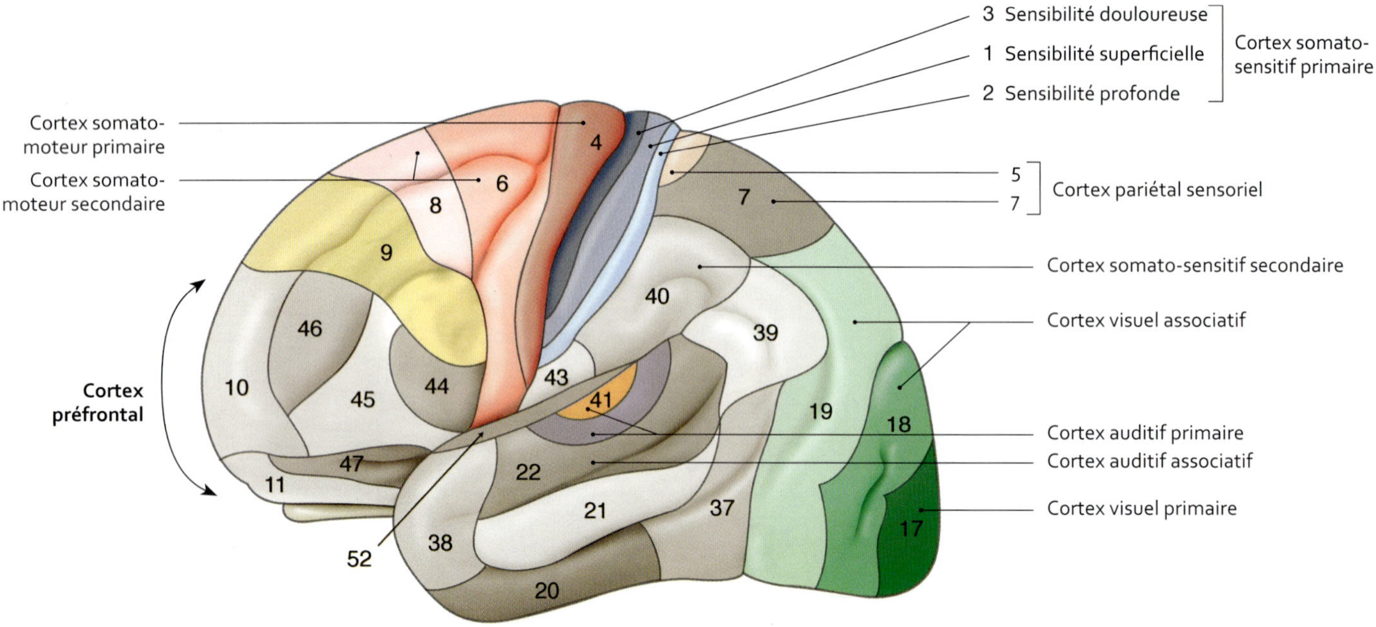

Vue latérale

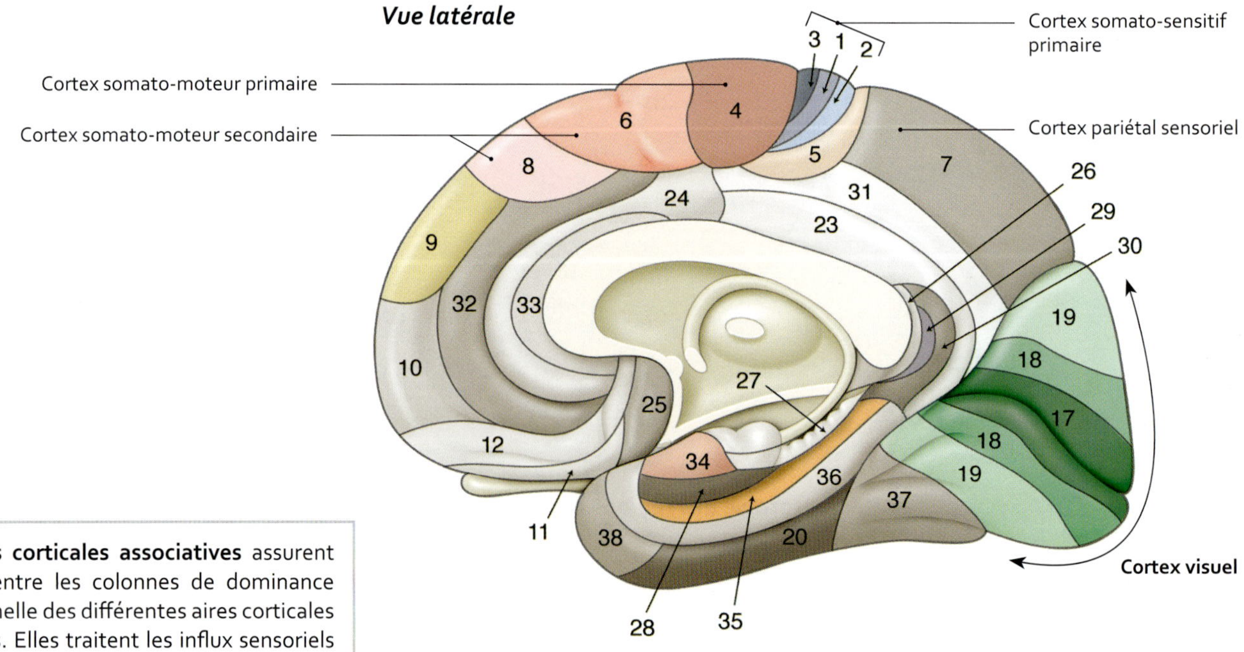

Vue médiale

Numérotation des aires corticales
(selon Brodmann)

Note

Les aires corticales associatives assurent un lien entre les colonnes de dominance fonctionnelle des différentes aires corticales primaires. Elles traitent les influx sensoriels captés et codés par les aires primaires pour élaborer la cognition.

Aires corticales associatives	Fonction
Frontale	• Élaboration de la pensée et de la personnalité. • Adaptation des réponses comportementales. • Planification et exécution des décisions. • Inhibition du comportement.
Pariétale droite	• Contrôle de l'attention du corps et de son environnement.
Pariétale gauche	• Contrôle uniquement de la moitié droite du corps.
Temporale	• Reconnaissance et identification des stimulus perçus par le corps (sons, mots, couleurs, odeurs...).
Occipitale	• Identification et adaptation des stimulus visuels à la lecture, au langage et à l'écriture.

9.85 Principales aires corticales fonctionnelles

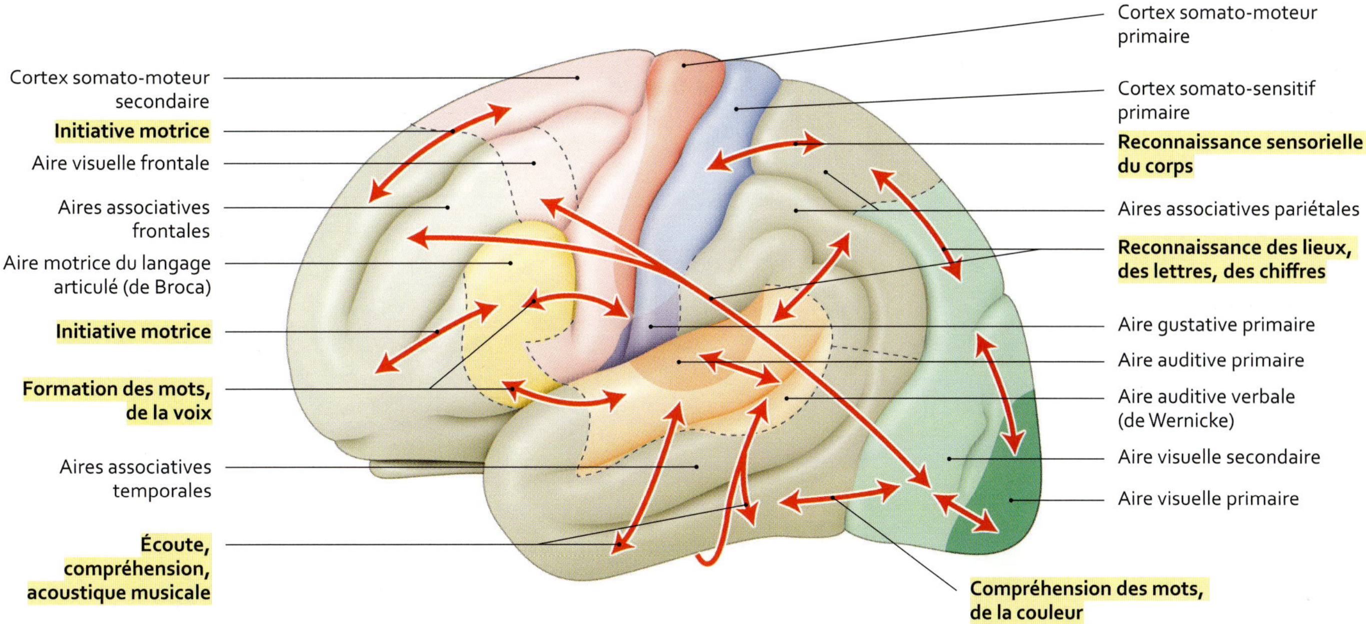

Cerveau *(vue latérale)*

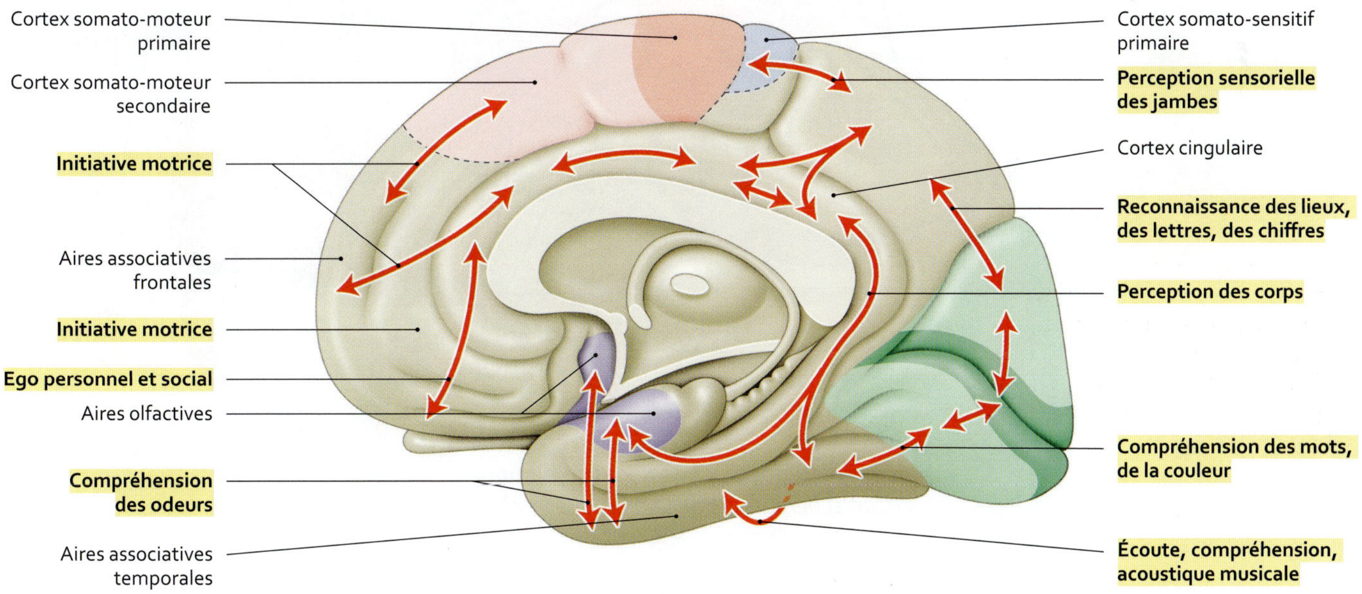

Cerveau *(vue médiale)*

9.86 Anatomie de la mémoire

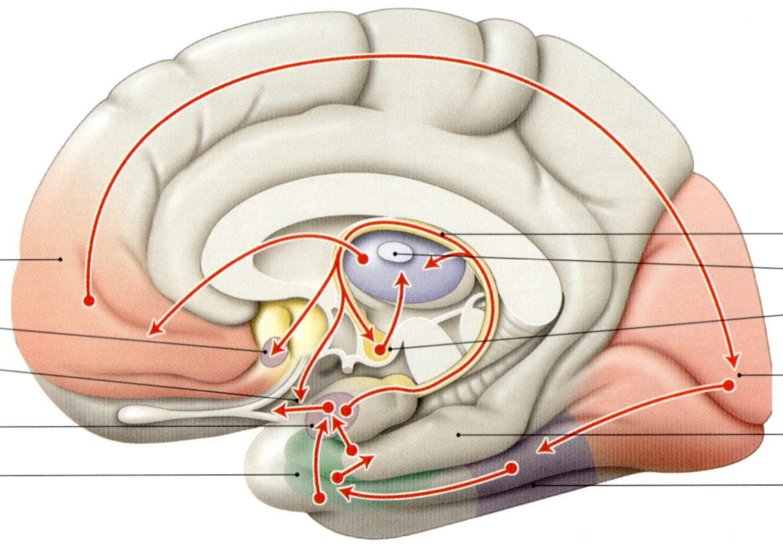

Mémoire et système limbique
Circuit schématique de la mémoire épisodique

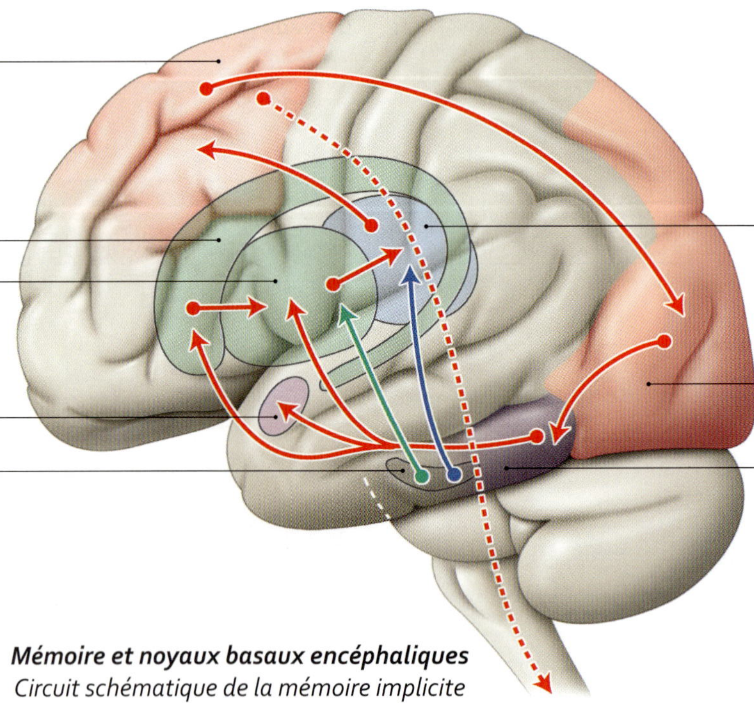

Mémoire et noyaux basaux encéphaliques
Circuit schématique de la mémoire implicite

Note

- **La mémoire épisodique** concerne les expériences vécues à un moment donné dans leur contexte :
  - *les aires visuelles* reçoivent et traitent les messages ;
  - *l'aire occipito-temporale médiale* permet la perception de l'objet ;
  - *le système limbique, le thalamus et le cortex préfrontal médial* transforment l'information sensorielle en une trace durable ;
  - *dans les aires visuelles*, les images sont encodées durablement en souvenir visuel.
- **La mémoire implicite** concerne un savoir-faire acquis de façon automatique. Les informations encodées sont détachées de leur contexte. Ainsi, après la perception de l'objet :
  - *les noyaux striés* permettent le contrôle du tonus musculaire de la motricité automatique et semi-automatique (mimique, parole, écriture, sport…) ;
  - *la substance noire* produit la dopamine impliquée dans la motivation ;
  - *le thalamus* active les influx sensitifs et sensoriels et régule la motricité automatique.

9.87 Anatomie du langage

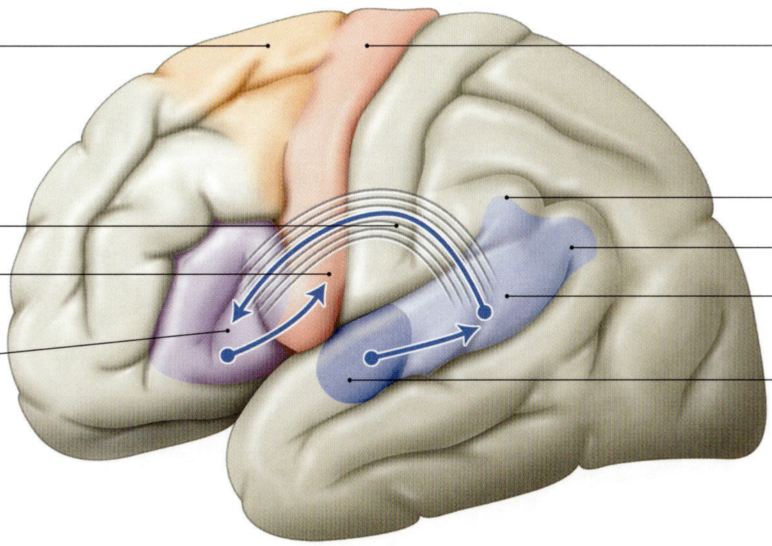

Circuit de la prononciation d'un mot entendu

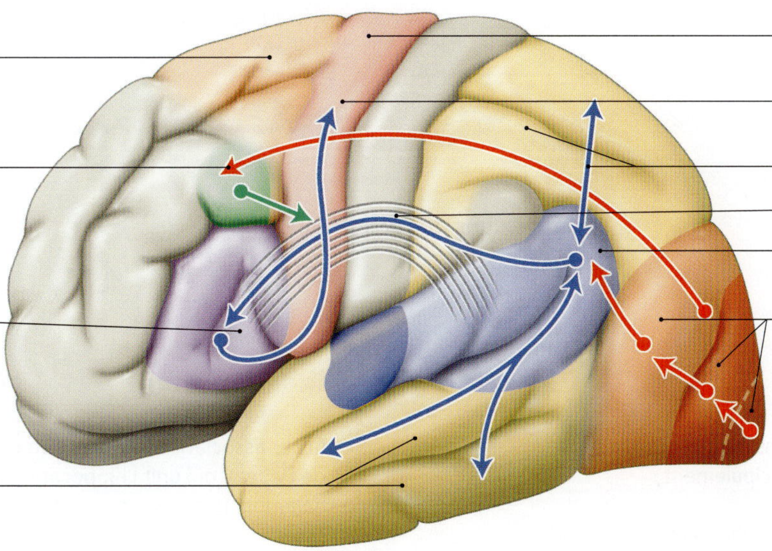

Circuit de la prononciation d'un mot écrit

Note

Durant l'enfance, des circuits corticaux du langage s'organisent grâce aux stimulations cognitives, sociales et affectives critiques au moment adéquat.

- **La prononciation d'un mot entendu**
  - *Le cortex auditif primaire* reçoit l'information sensorielle auditive.
  - *L'aire auditive verbale* (de Wernicke) traite le message.
  - *L'aire motrice primaire du langage* (de Broca) programme l'articulation du langage.
  - Ce programme est relayé par de nombreux sites du cortex moteur impliqués dans la parole (la bouche, le larynx...). L'énonciation est un acte moteur complexe à réaliser car nous pouvons produire dix à quinze phonèmes par seconde.
- **La prononciation d'un mot lu**
  - *L'aire visuelle primaire* reçoit l'information sensorielle.
  - *L'aire visuelle secondaire* traite ce signal.
  - Il est transmis au *gyrus angulaire* qui associe son information à l'aire auditive verbale.
  - Puis l'information suit le trajet précédent impliqué dans la parole.

9.88 Système limbique (1)

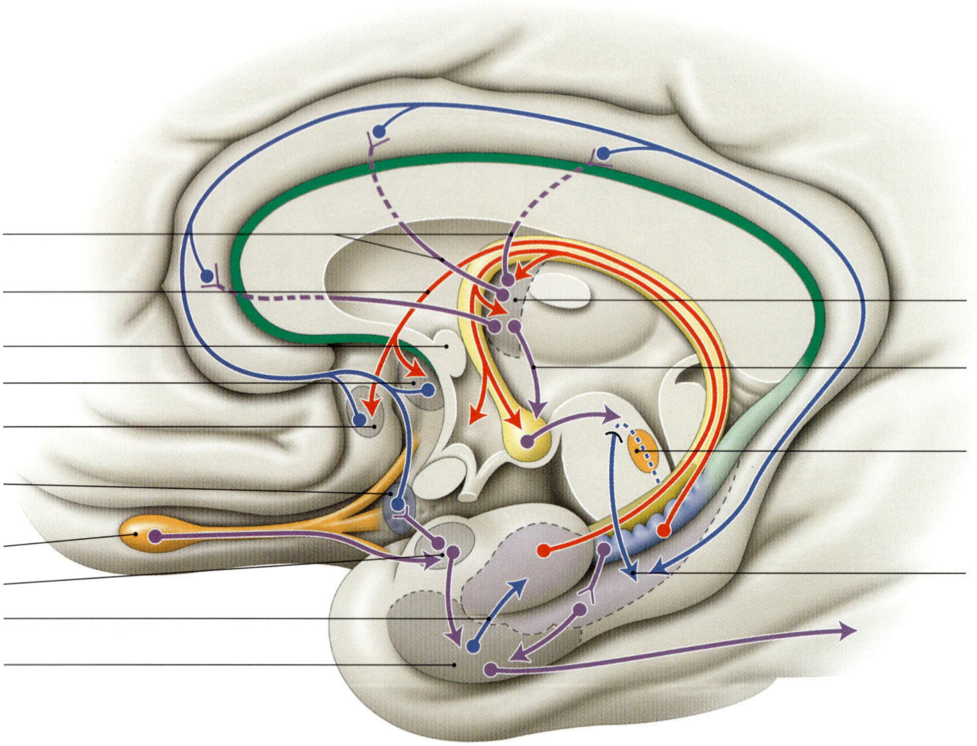

Connexions du cortex hippocampal

Note

Le système limbique est constitué par :
- le cortex hippocampal principalement ;
- le corps amygdaloïde ;
- les noyaux septaux et l'aire subcalleuse ;
- la substance innominée encéphalique ;
- le noyau accumbens ;
- le corps mamillaire.

Le système limbique est une région d'intégration des phénomènes endocriniens, viscéraux et affectifs.

Ses fibres associatives assurent un circuit neuronal en boucle (circuit de Papez), qui unit l'hippocampe, le fornix, le noyau antérieur du thalamus, le gyrus cingulaire, le cortex entorrhinal et l'hippocampe.

Par ses connexions avec l'aire entorrhinale, le système limbique joue le rôle d'activateur d'un souvenir en associant d'autres stimulations émotives et sensorielles (olfactives, visuelles, auditives, somesthésiques et motrices).

9.89 Système limbique (2)

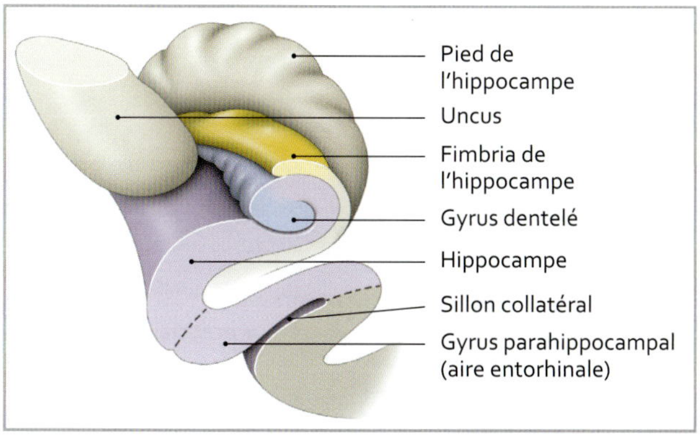

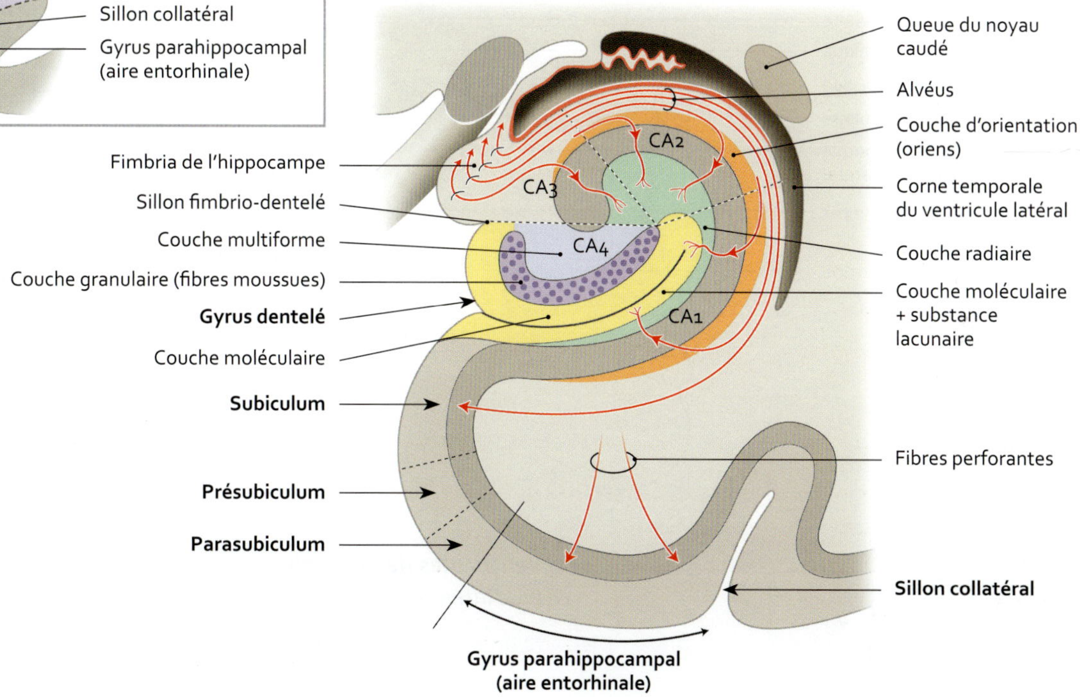

Cortex hippocampal : parties de l'hippocampe

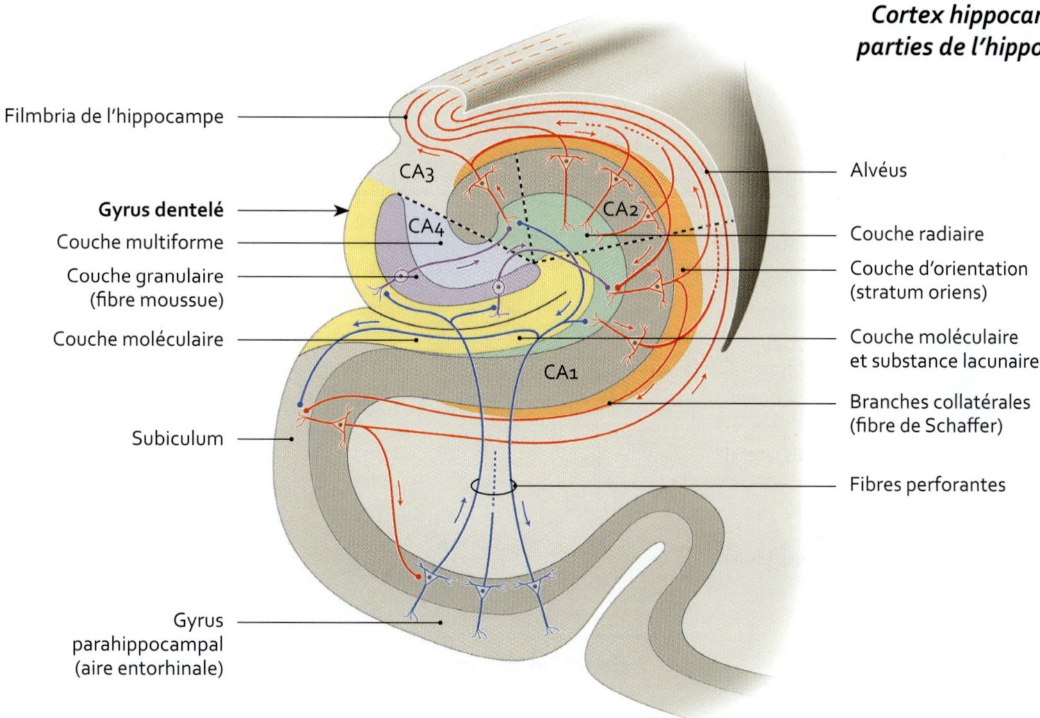

Hippocampe : systématisation

9.90 Ventricules encéphaliques

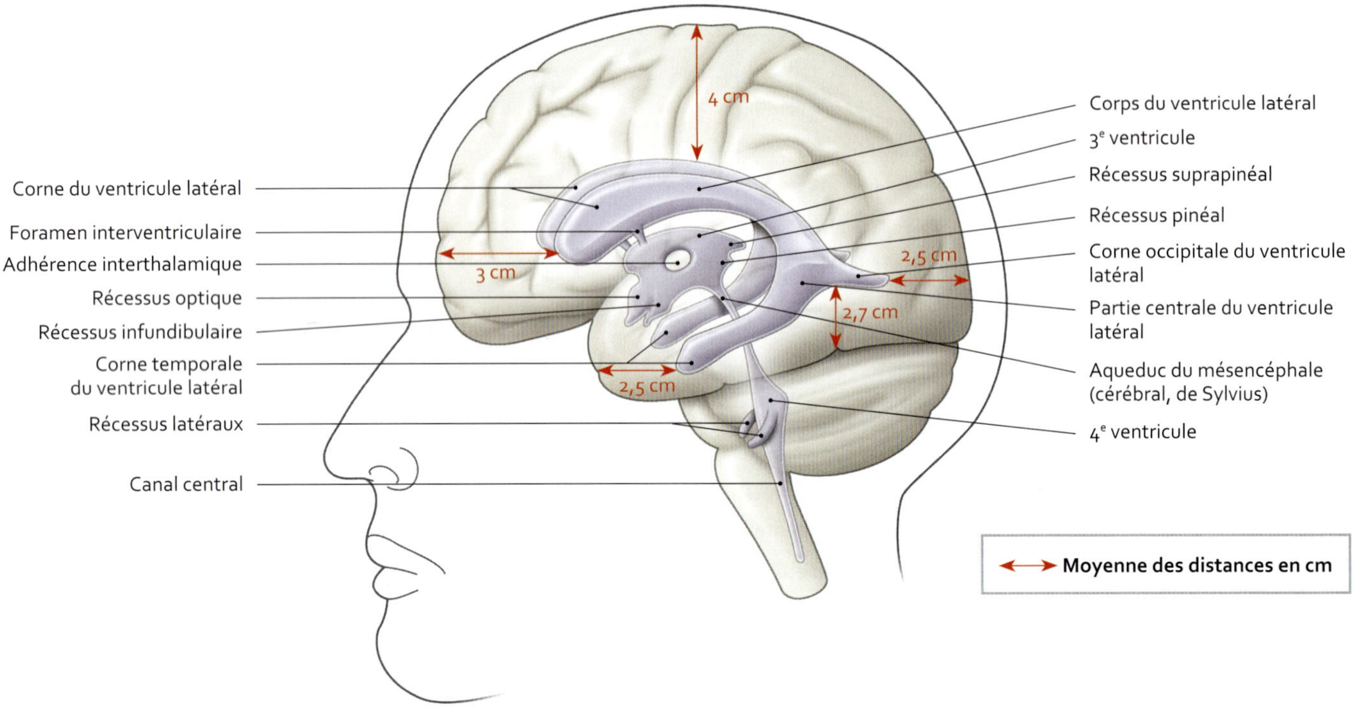

Ventricules de l'encéphale
(vue latérale d'un moulage)

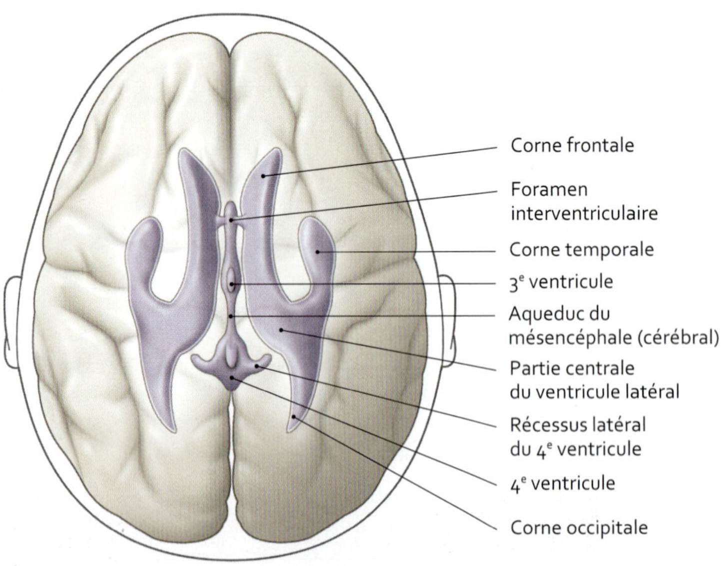

Ventricules latéraux
(vue supérieure)

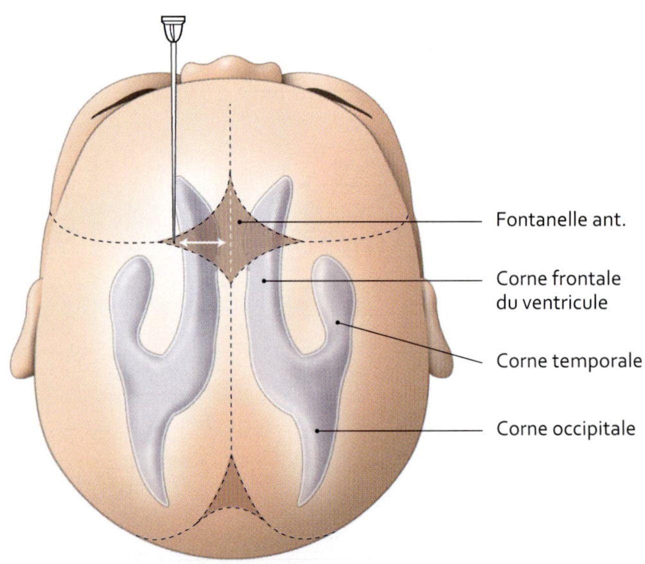

Ponction du ventricule latéral chez un nouveau-né
(vue supérieure)

9.91 Ventricules latéraux

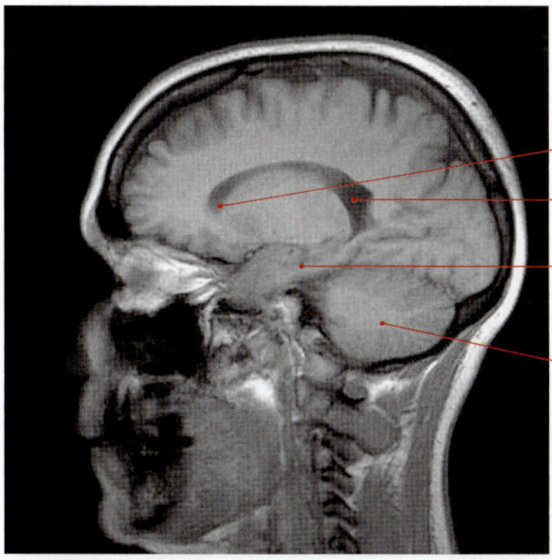

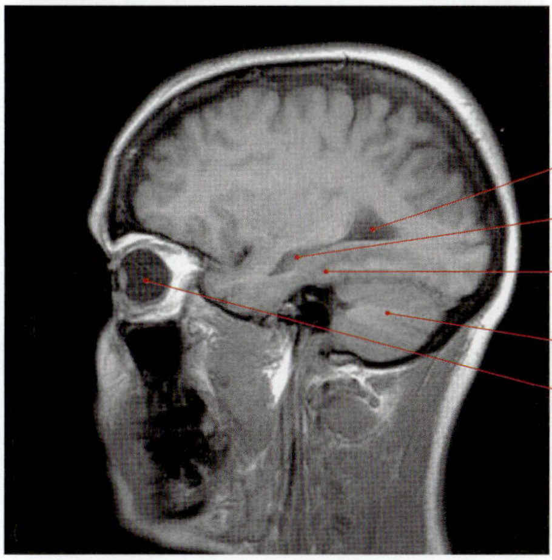

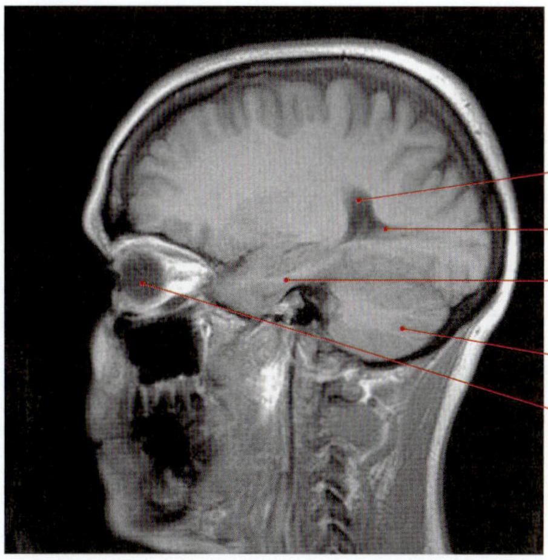

Ventricules latéraux. Coupes parasagittales IRM de la tête
(clichés Dr Th. Diesce)

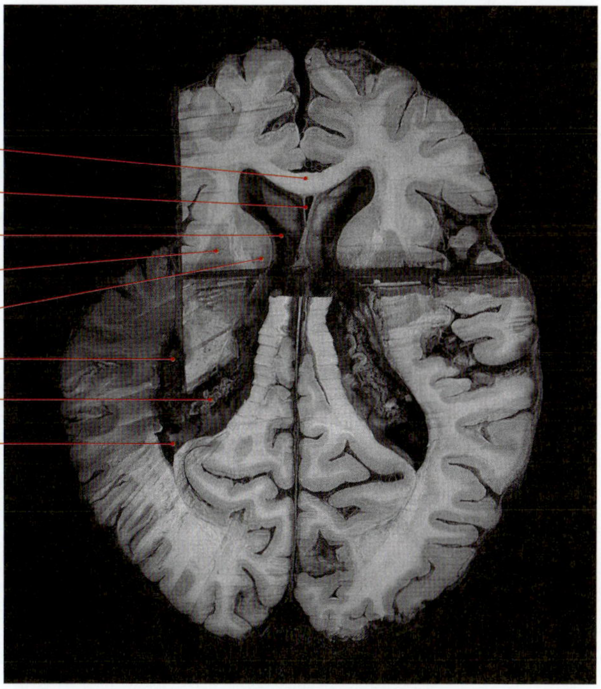

Ventricules latéraux du cerveau. Coupe chanfreinée et dissection
(vue supérieure) (P. Kamina)

9.92 Quatrième ventricule

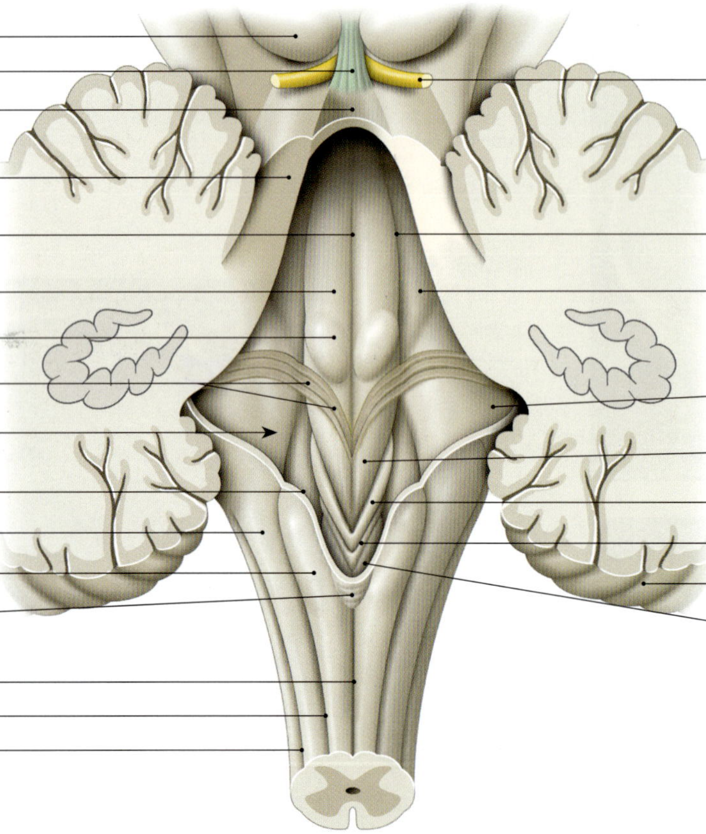

Fosse rhomboïde ouverte
(vue postérieure)

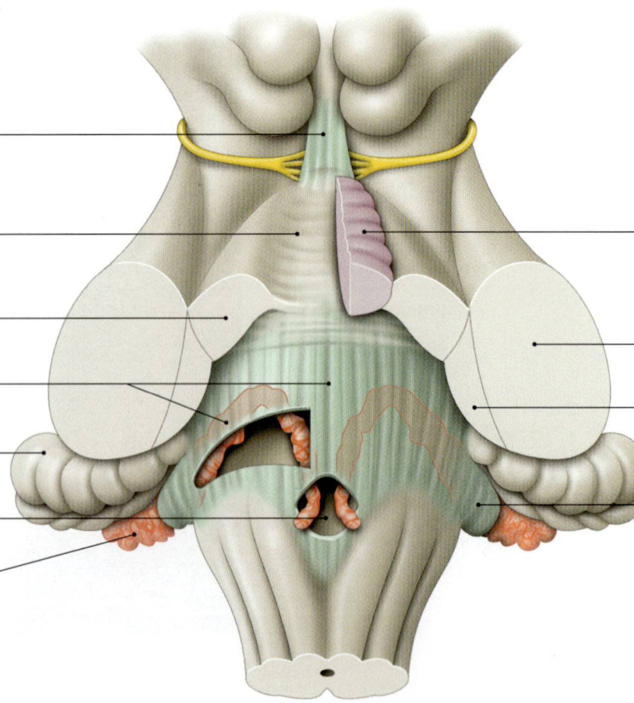

Toit de la fosse rhomboïde

9.93 Organes circumventriculaires

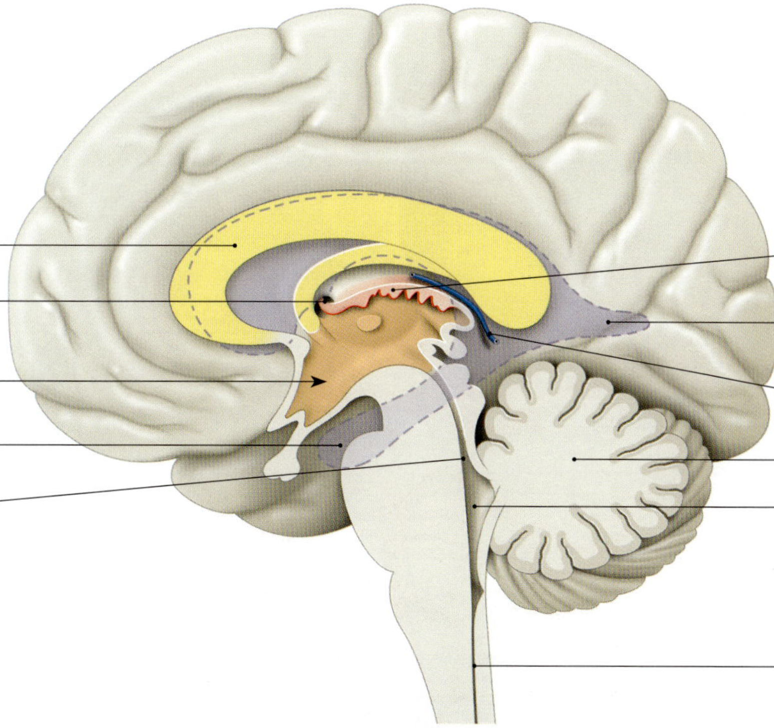

Rapports médiaux du ventricule latéral
(en transparence)

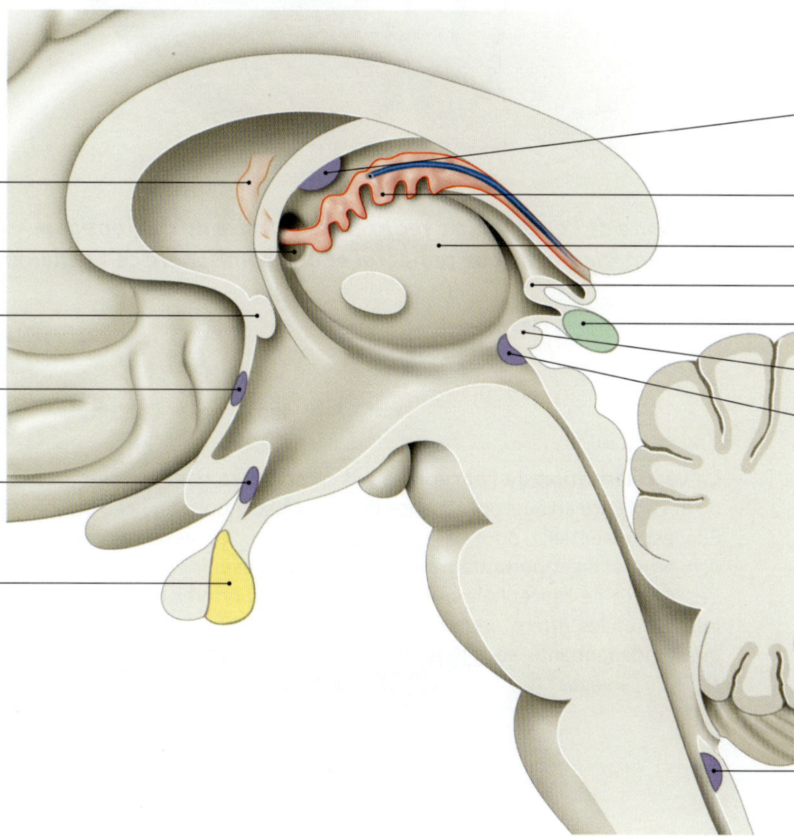

***Organes circumventriculaires* in situ**

9.94 Artères de l'encéphale

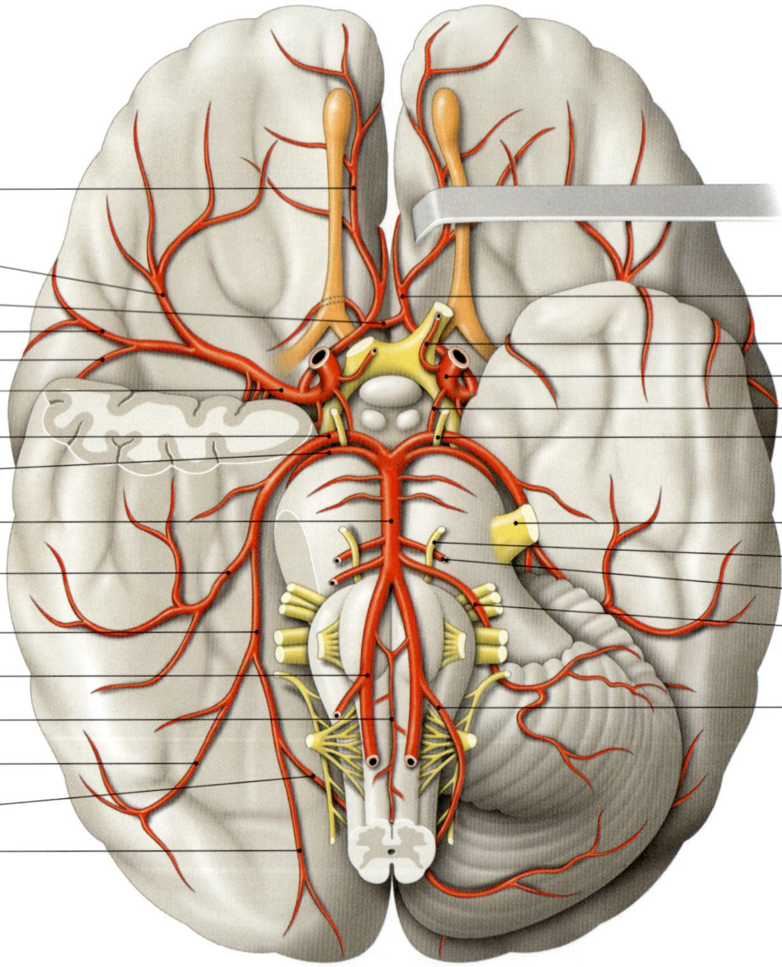

Vue inférieure de l'encéphale avec exérèse à droite du nerf optique, de la partie antérieure du lobe temporal et de l'hémisphère cérébelleux

Note

La vascularisation de l'encéphale est caractérisée par l'étendue du lit capillaire artériel et l'absence de vaisseaux lymphatiques.
Elle est essentielle pour la survie du cerveau, en assurant sa consommation importante d'oxygène et de glucose.
Les artères de l'encéphale ont deux sources, *les artères carotides internes et les artères vertébrales*. Ces deux systèmes artériels, quasi indépendants, sont reliés entre eux par *le cercle anastomotique du cerveau.*

9-95 Cercle artériel du cerveau

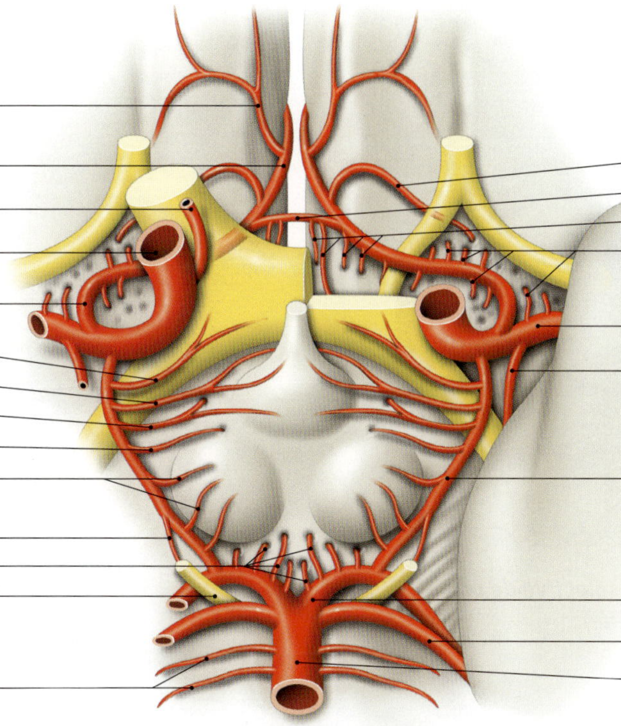

Cercle artériel du cerveau et ses branches
(vue inférieure)

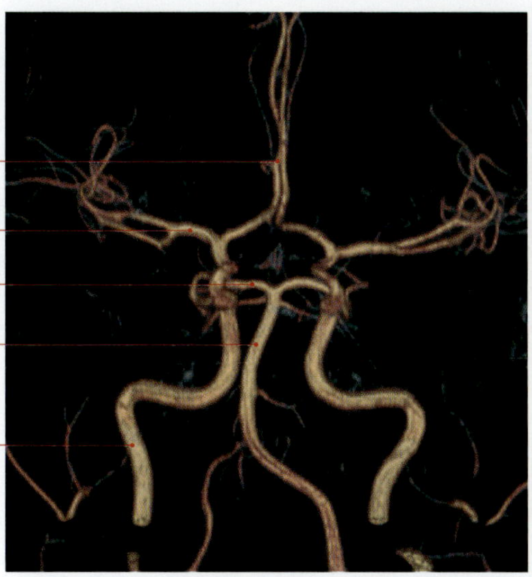

Cercle artériel du cerveau : angio-IRM en 3D
(cliché Dr J. Drouineau)

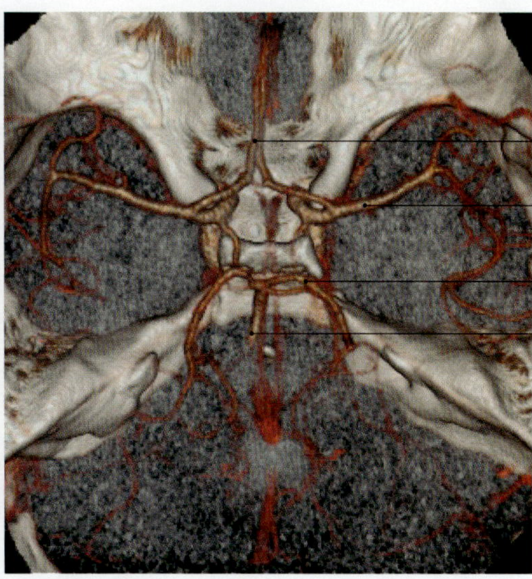

Cercle artériel du cerveau : angio-TDM en 3D
(cliché Dr J. Drouineau)

Note

Variations de la partie postérieure du cercle artériel du cerveau : l'artère cérébrale postérieure, réduite, voire absente, peut se voir d'un côté (10 %) ou des deux côtés (5 %).

Variations de la partie antérieure du cercle artériel du cerveau :
- l'artère communicante antérieure peut être absente (1 %), double (10 %) ou donner l'artère médiane du corps calleux (10 %) ;
- les deux artères cérébrales antérieures peuvent naître d'une artère carotide interne (10 %) ;
- l'absence d'une artère carotide interne est rare (0,1 %). L'artère carotide interne existante donne l'artère cérébrale moyenne controlatérale. Celle-ci peut aussi naître de l'artère basilaire.

9.96 Artères du tronc encéphalique

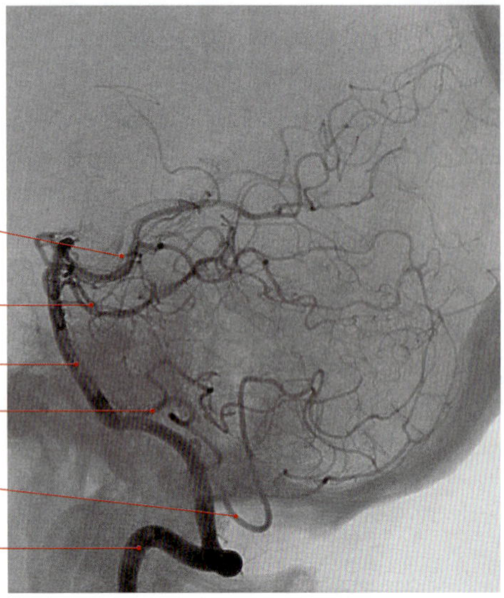

Artère vertébrale : angiographie sélective de profil
(cliché Dr J. Drouineau)

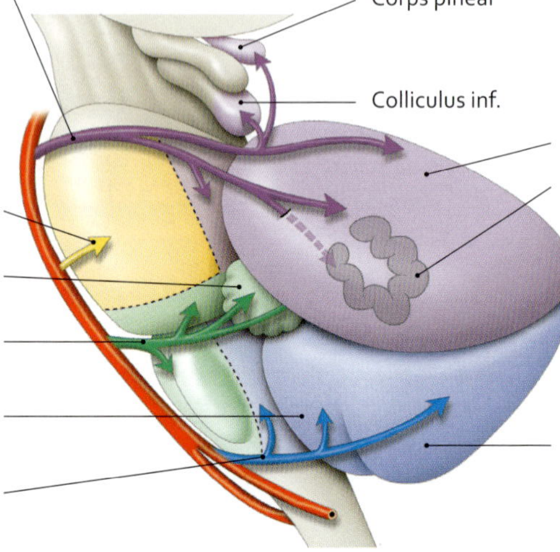

Territoires des artères cérébelleuses

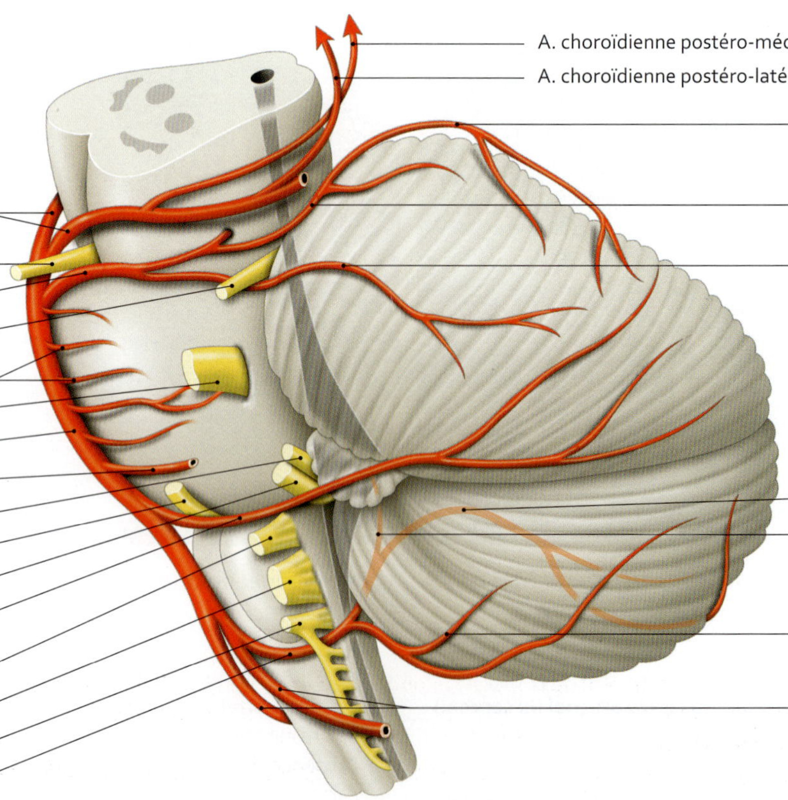

Artères du cervelet
(vue latérale)

9.97 Territoires artériels du tronc encéphalique (1)

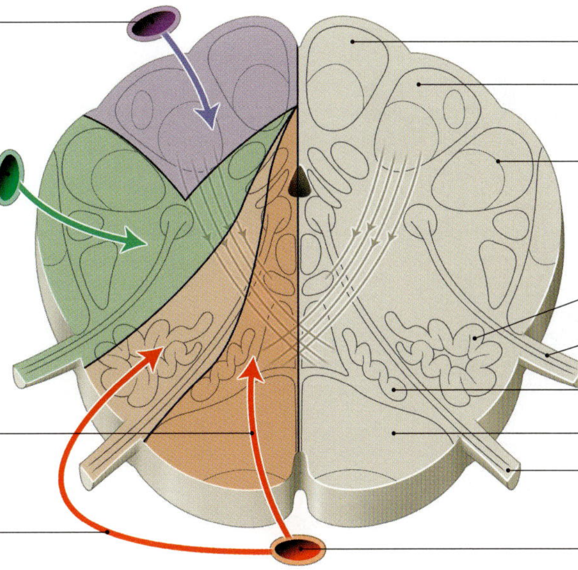

Territoires artériels de la moelle allongée (bulbe)
(coupe transversale au niveau de la décussation pyramidale)

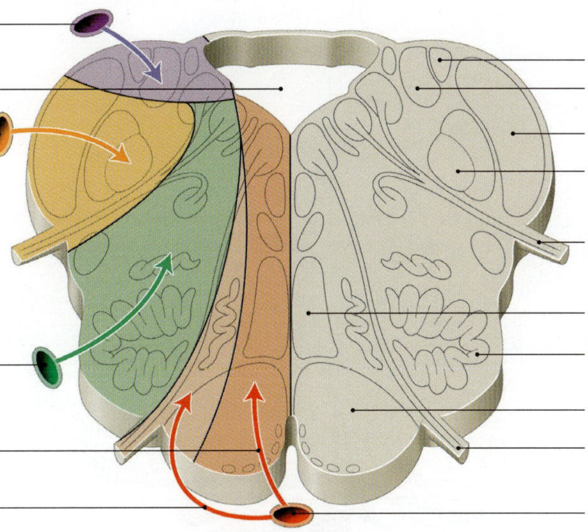

Territoires artériels de la moelle allongée (bulbe)
(coupe transversale au niveau de l'olive bulbaire)

Note

Le syndrome dorso-latéral de la moelle allongée (bulbaire latéral de Wallenberg) est dû à la thrombose de l'*artère cérébelleuse inféro-postérieure* ou de l'*artère vertébrale*.
Il est caractérisé par :
– des vertiges et nystagmus (noyau vestibulaire inférieur et pédoncule cérébelleux inférieur) ;
– des nausées et vomissements (aréa postréma) ;
– une dysarthrie et une dysphonie (noyau ambigu) ;
– un hoquet (centre respiratoire de la substance réticulaire).

9.98 Territoires artériels du tronc encéphalique (2)

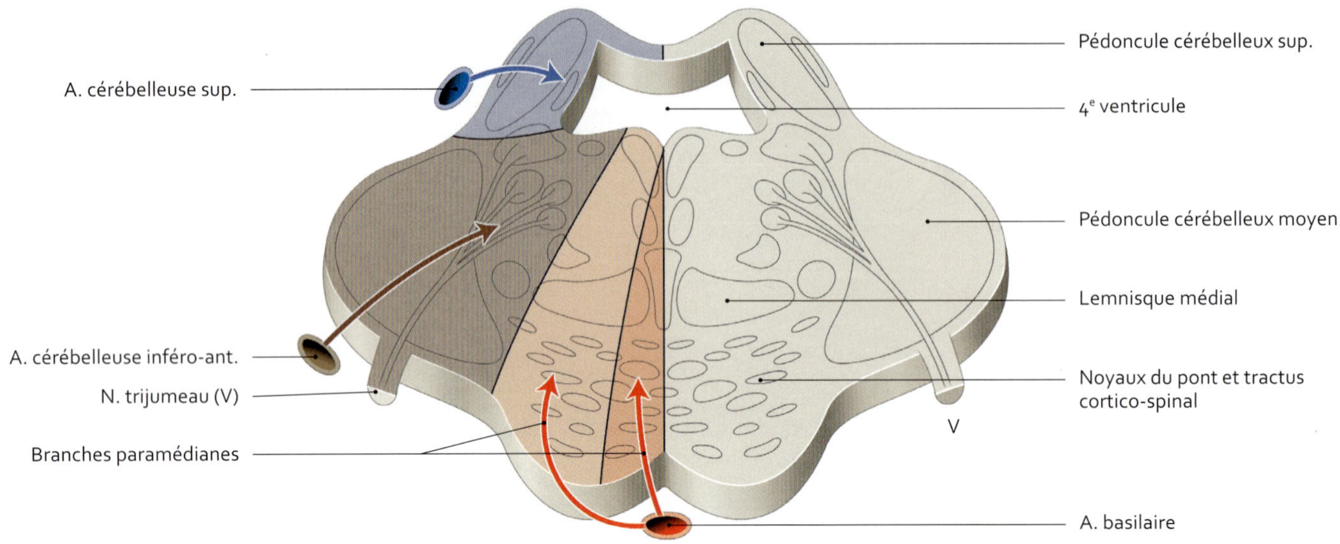

Territoires artériels du pont
(coupe transversale au niveau des noyaux du trijumeau)

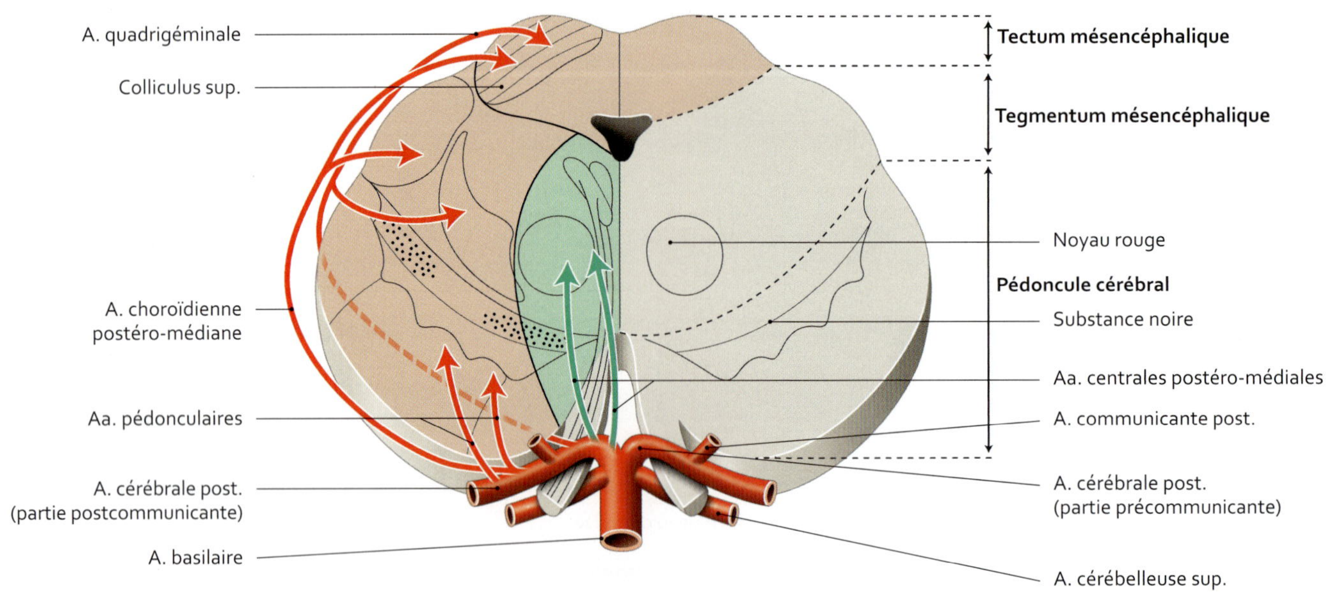

Territoires artériels du mésencéphale
(coupe transversale au niveau du colliculus supérieur et du noyau rouge)

9.99 Artères du cerveau (1)

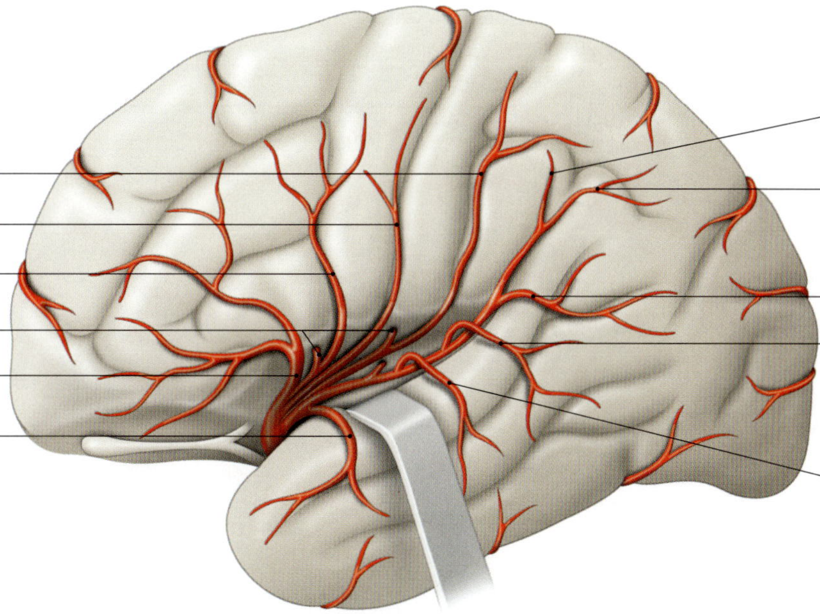

Vue latérale

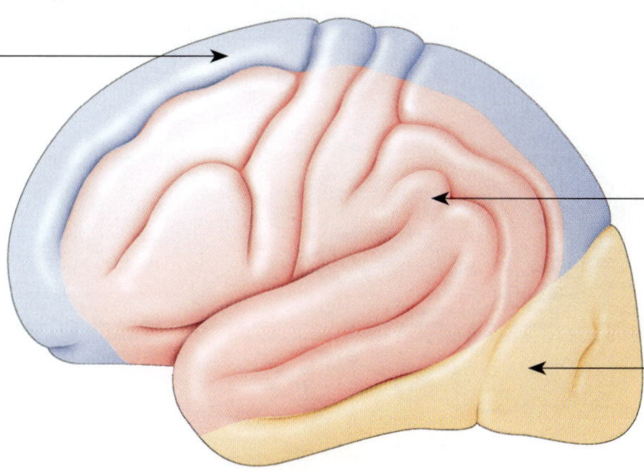

Territoires artériels du cerveau
(vue latérale)

9.100 Artères du cerveau (2)

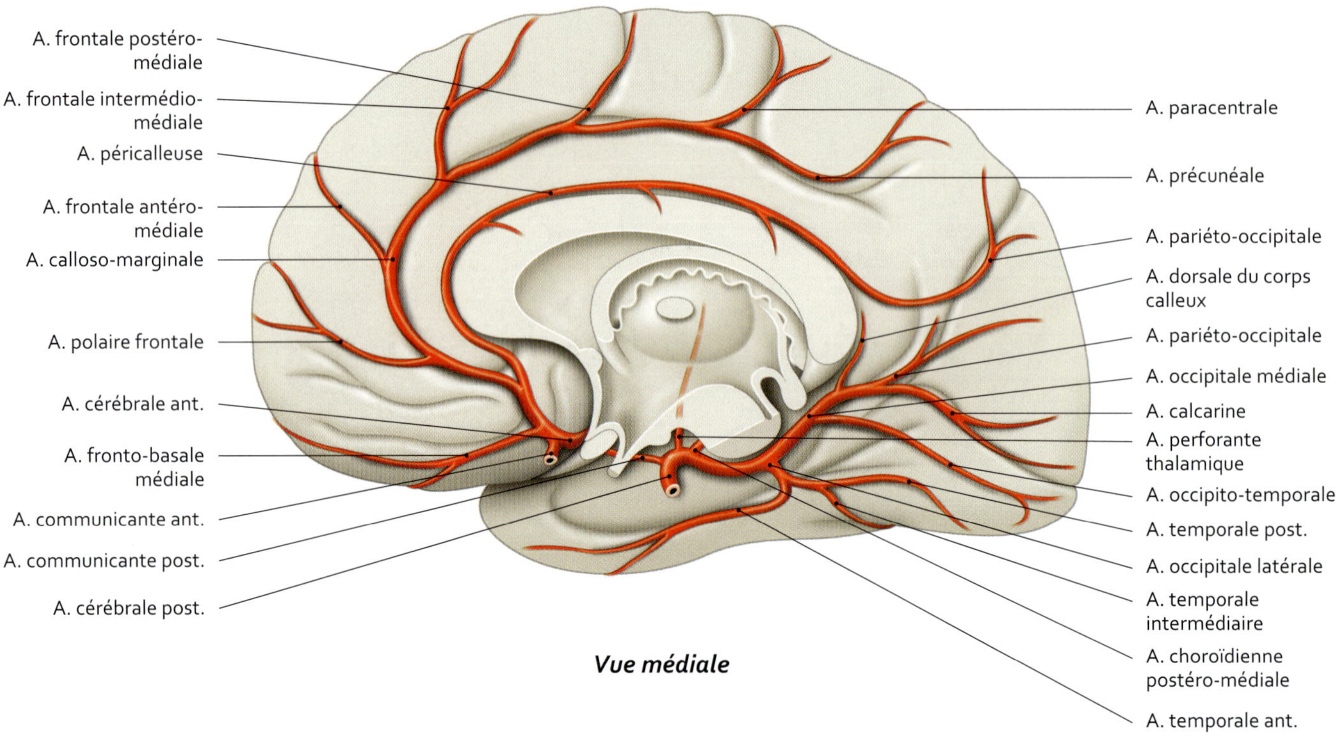

Vue médiale

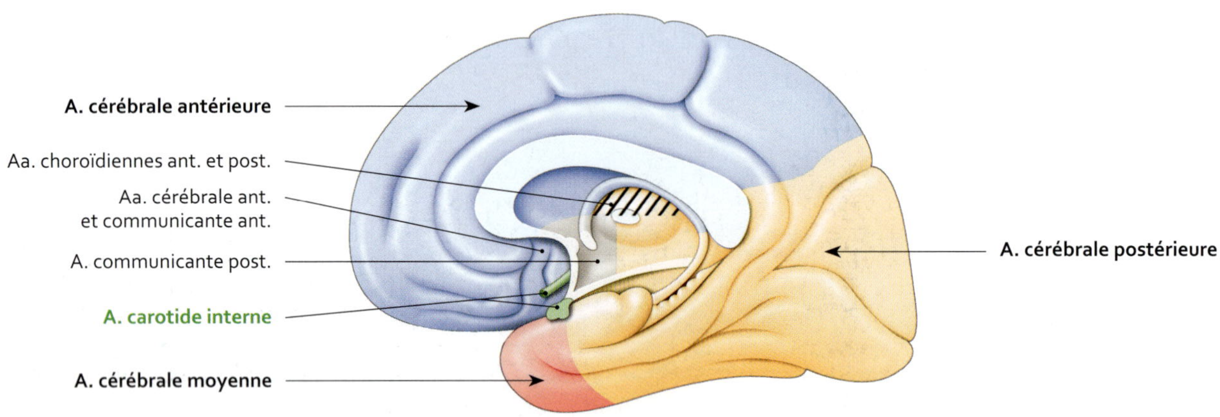

Territoires artériels du cerveau
(vue médiale)

9.101 Artères du cerveau (3)

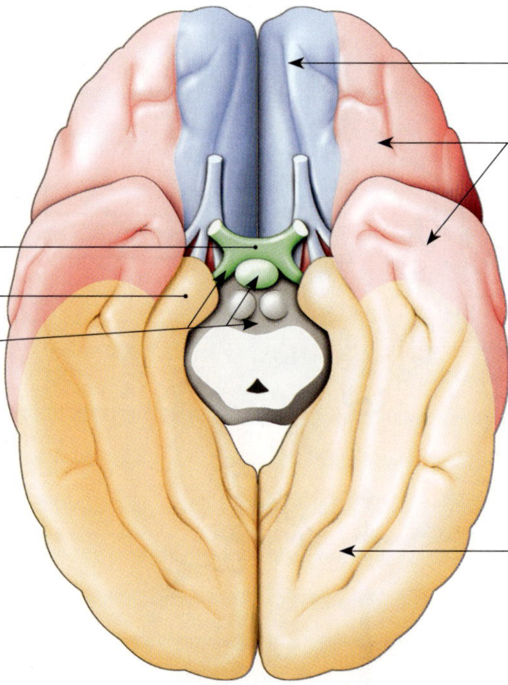

Territoires artériels du cerveau
(vue inférieure)

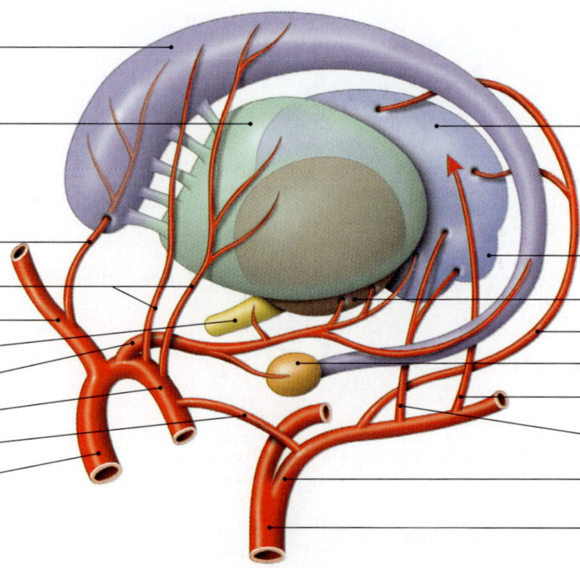

Diagramme des artères du thalamus et des noyaux basaux du cerveau
(vue latérale gauche schématique)

9.102 Artères du cerveau (4)

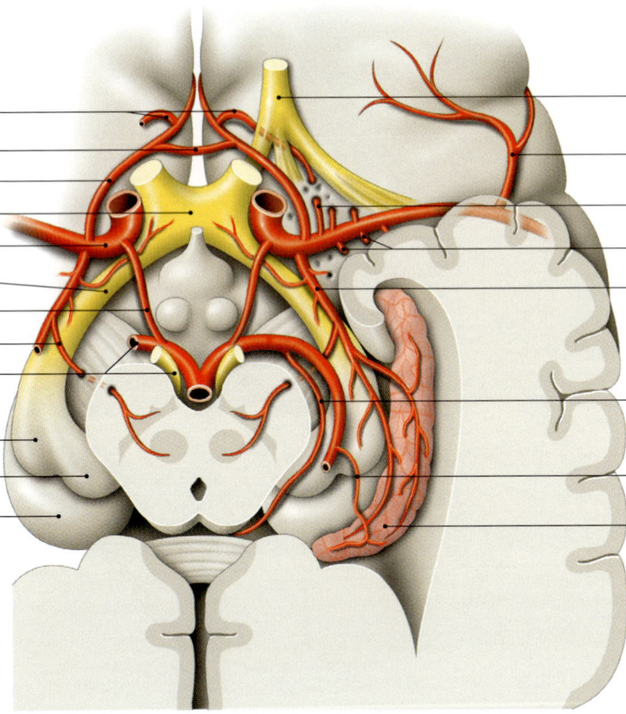

Artères choroïdiennes
(vue inférieure)

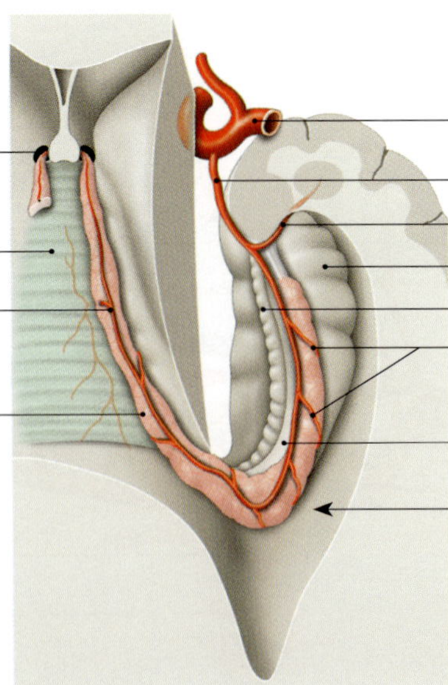

Artère choroïdienne antérieure
(vue supérieure)

9.103 Artères du cerveau (5)

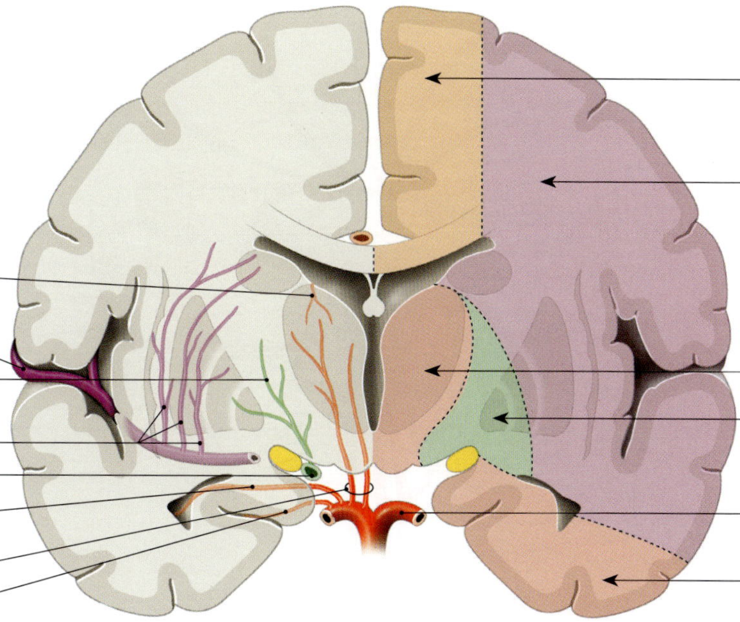

Territoires artériels profonds du cerveau
(coupe frontale)

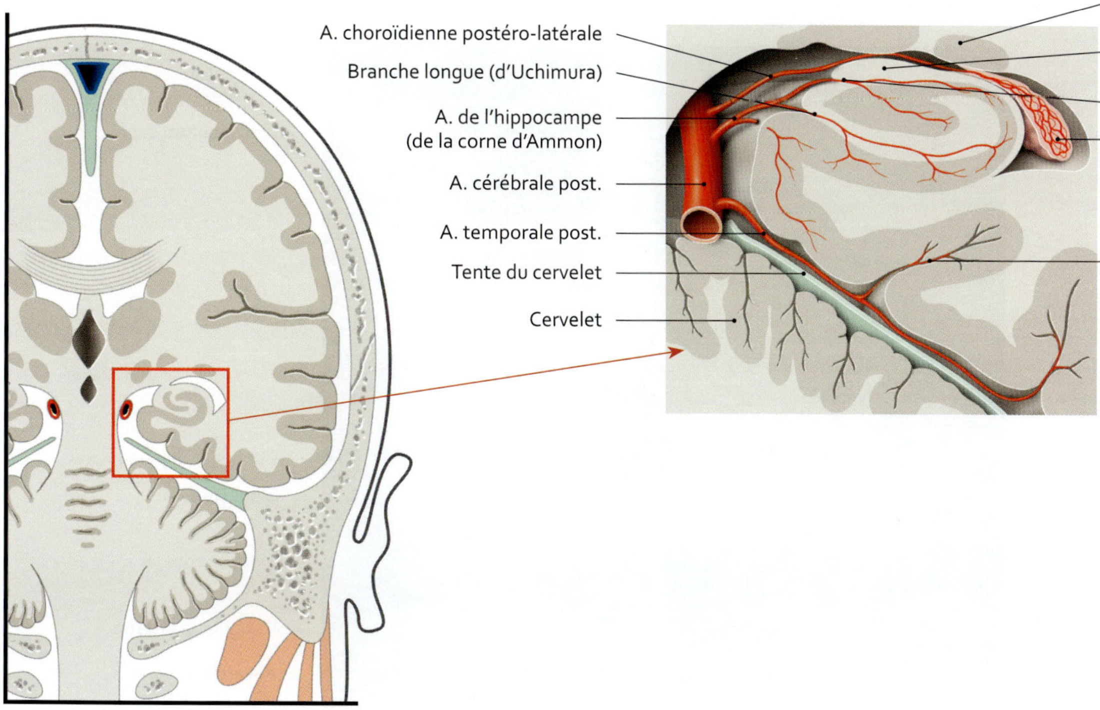

Artère de l'hippocampe
(coupe frontale)

9.104 Circulation artérielle cérébrale

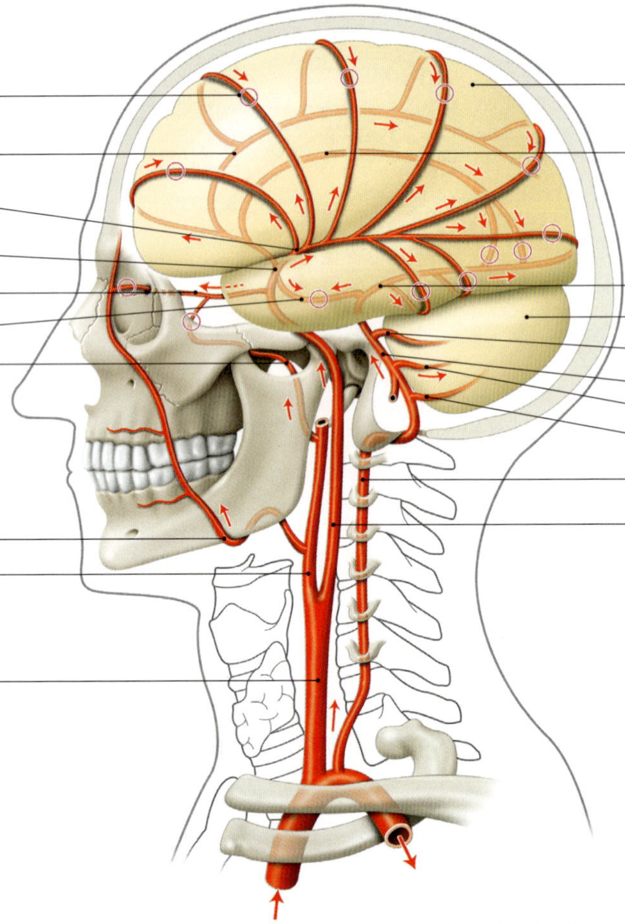

Circulation et anastomoses artérielles cérébrales

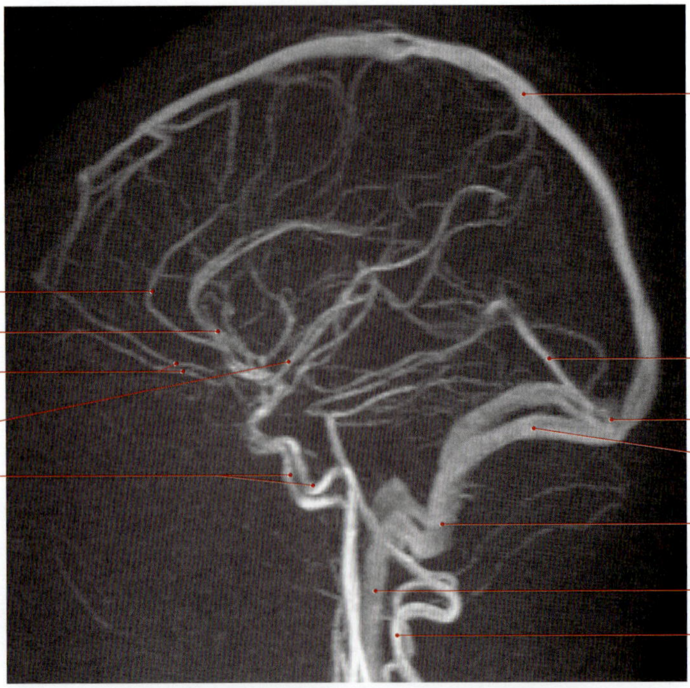

Angio-IRM de la tête et du cou : vue de profil
(cliché Dr J. Drouineau)

9.105 Veines du cerveau (1)

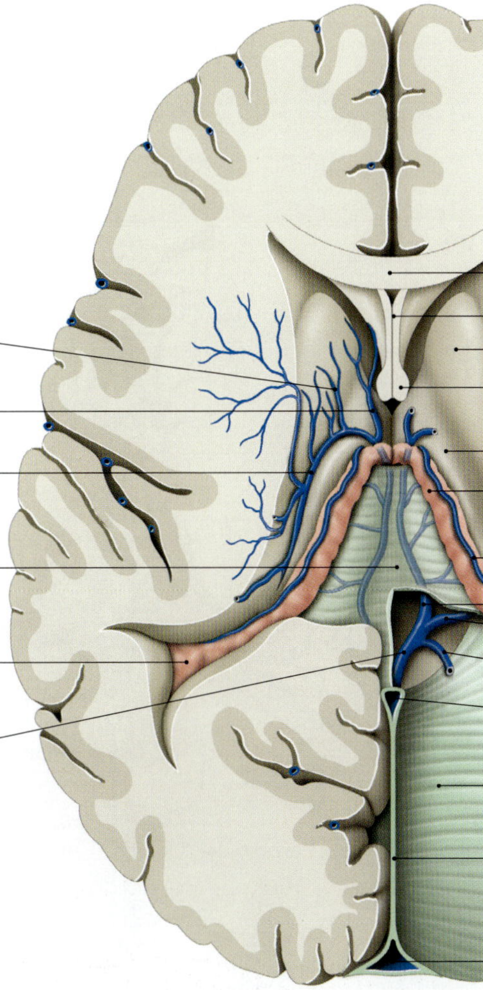

Veines profondes du cerveau. Ventricule latéral gauche ouvert : coupe transversale du cerveau
(vue supérieure)

Note

Les veines de l'encéphale ont un trajet différent de celui des artères de l'encéphale.
Elles sont avalvulaires et constituées d'une paroi mince, dépourvue de fibres musculaires.
La majorité d'entre elles traverse l'espace subarachnoïdien pour se drainer dans le sinus veineux de la dure-mère.

9.106 Veines du cerveau (2)

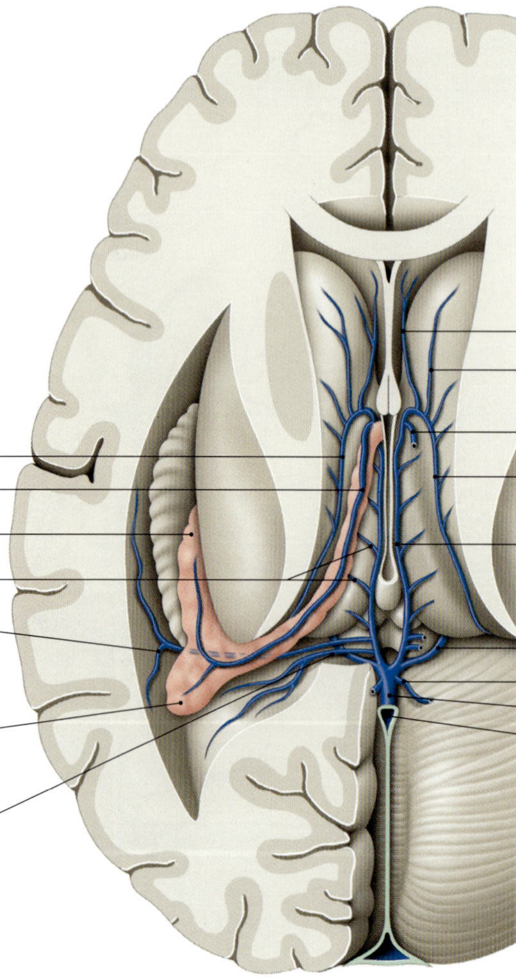

Veines profondes du cerveau. Veines affluentes de la grande veine du cerveau
(coupe transversale du cerveau – vue supérieure sans la toile choroïdienne)

9.107 Veines du cerveau (3)

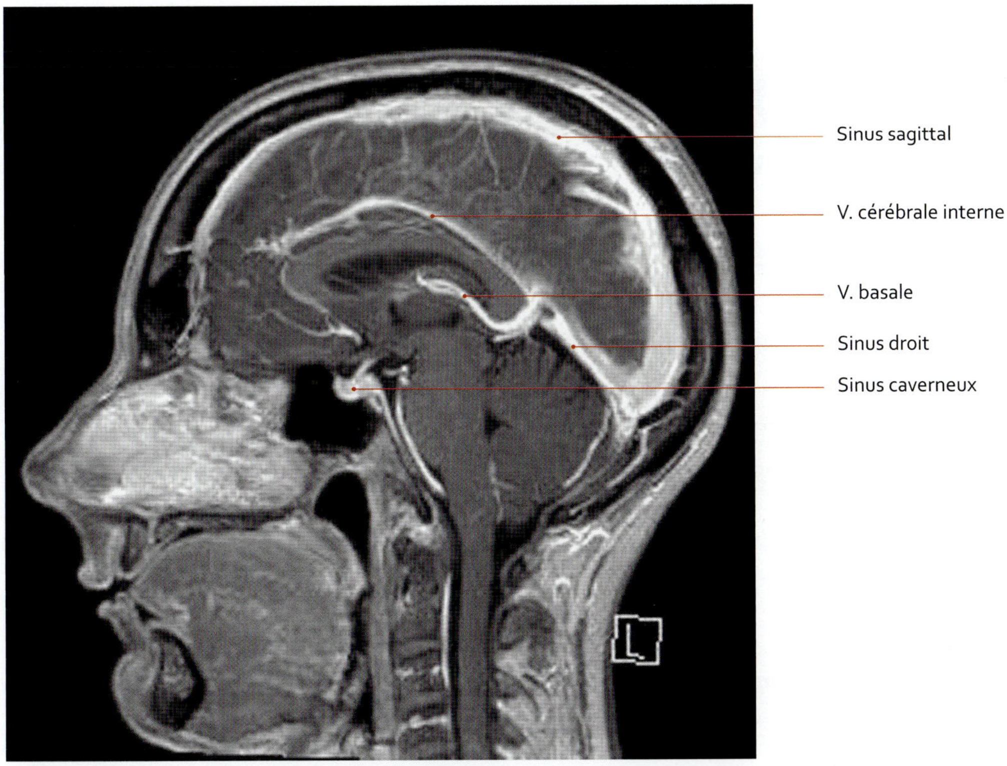

Coupe sagittale de la tête : phébo-IRM (gadolinium)
(cliché Dr Th. Diesce)

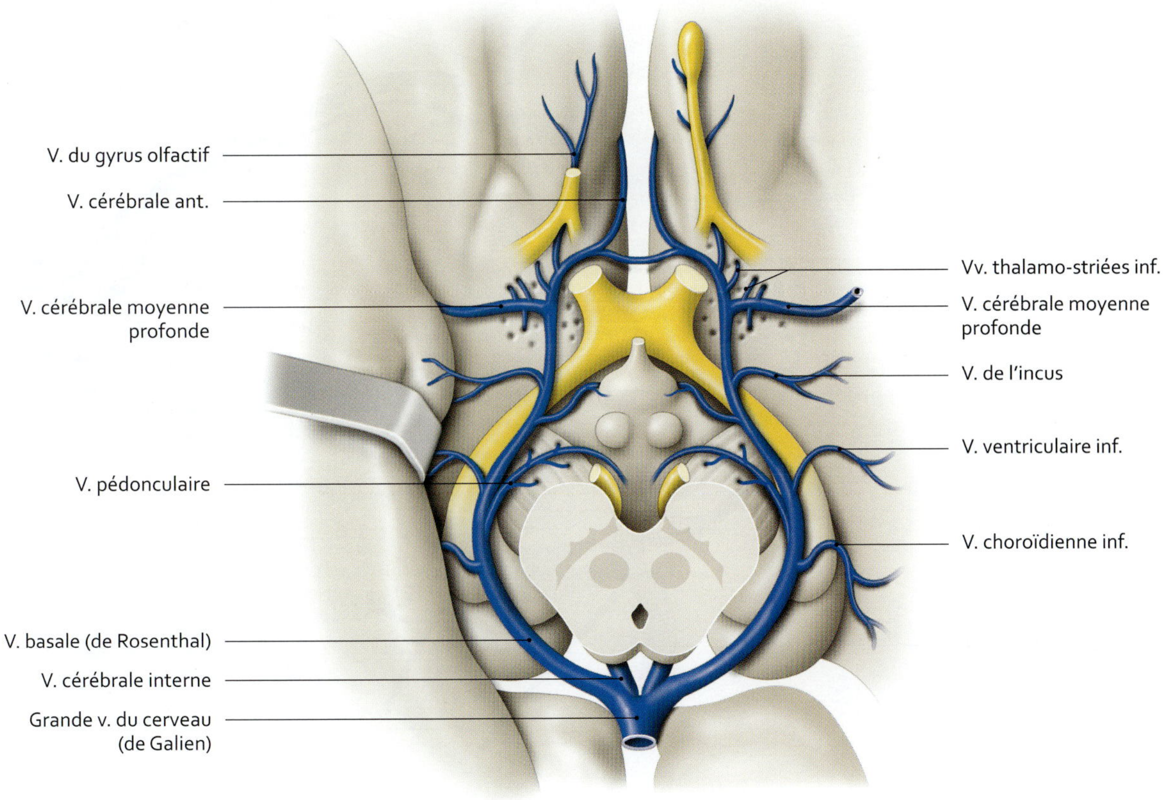

Cercle veineux de la base du cerveau

9.108 Veines de l'encéphale

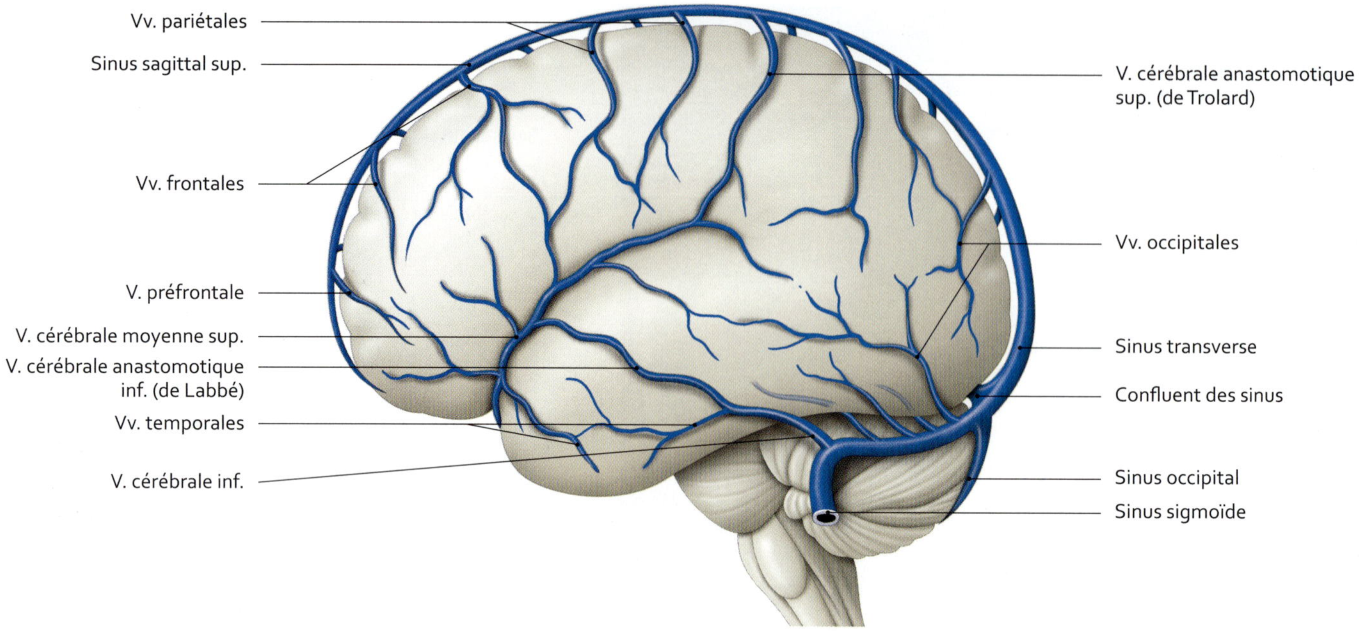

Veines superficielles du cerveau
(vue latérale)

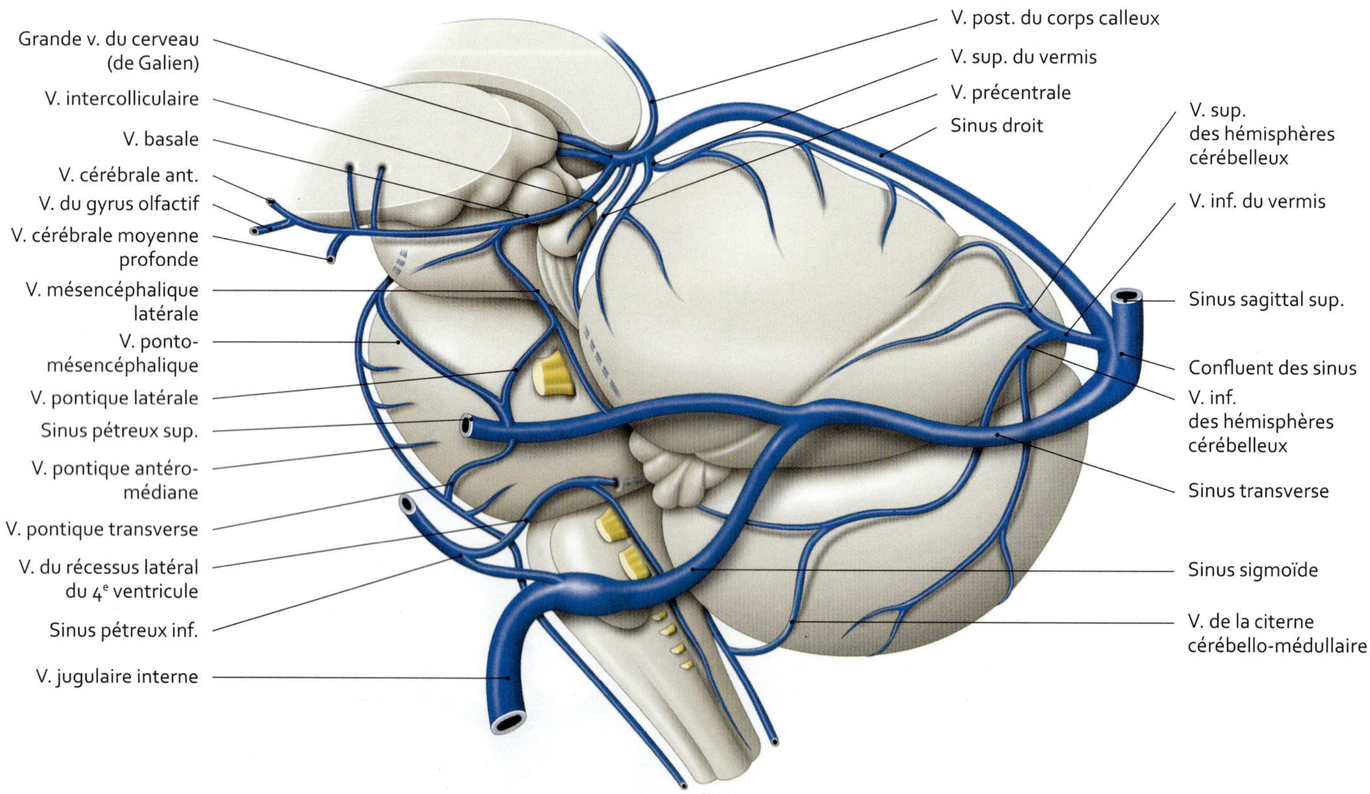

Veines du tronc cérébral et du cervelet
(vue latérale)

9.109 Circulation veineuse de l'encéphale

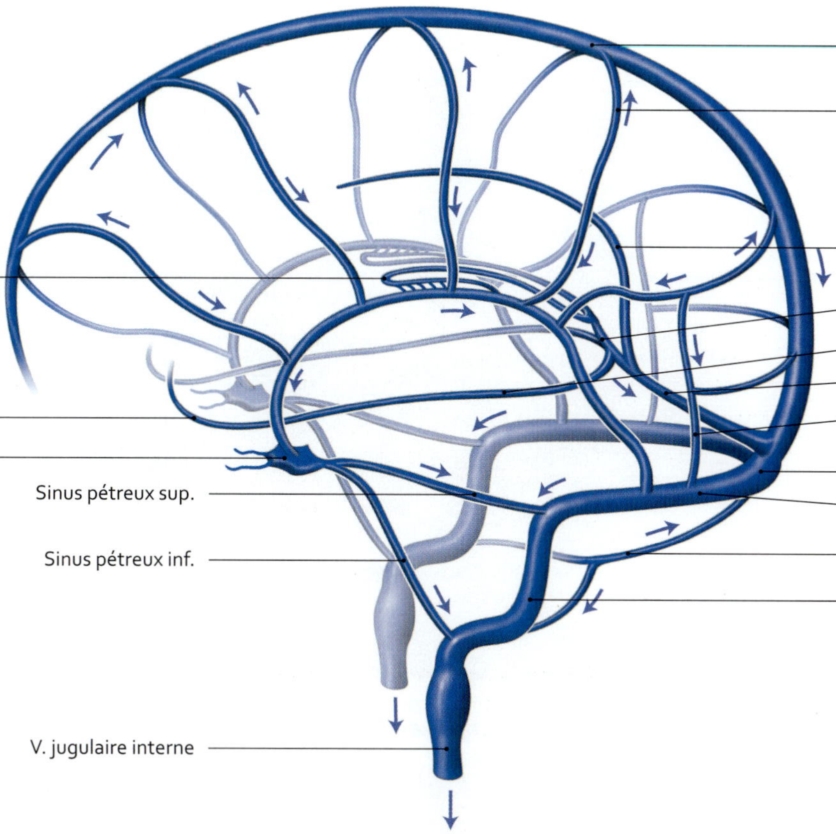

Schéma des anastomoses unissant les sinus veineux et les veines cérébrales

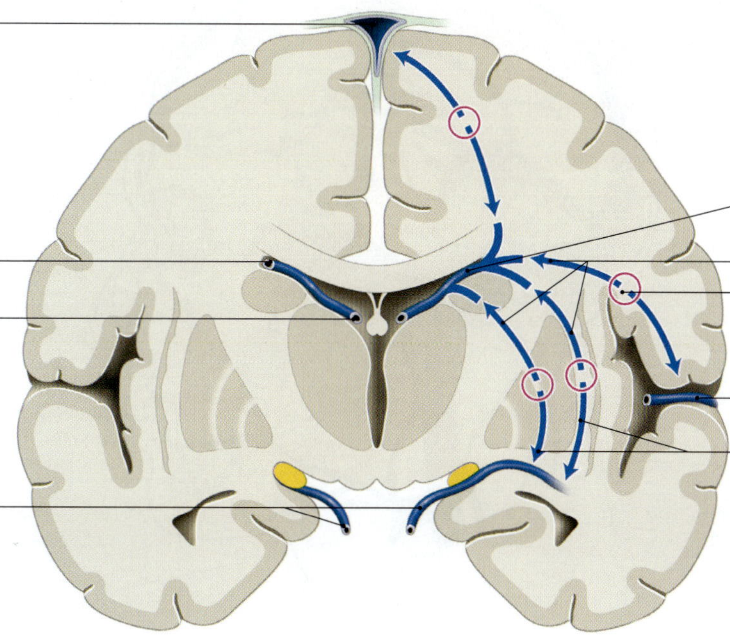

Diagramme des connexions entre les veines superficielles et profondes du cerveau
(coupe frontale)

9.110 Sinus de la base du crâne (1)

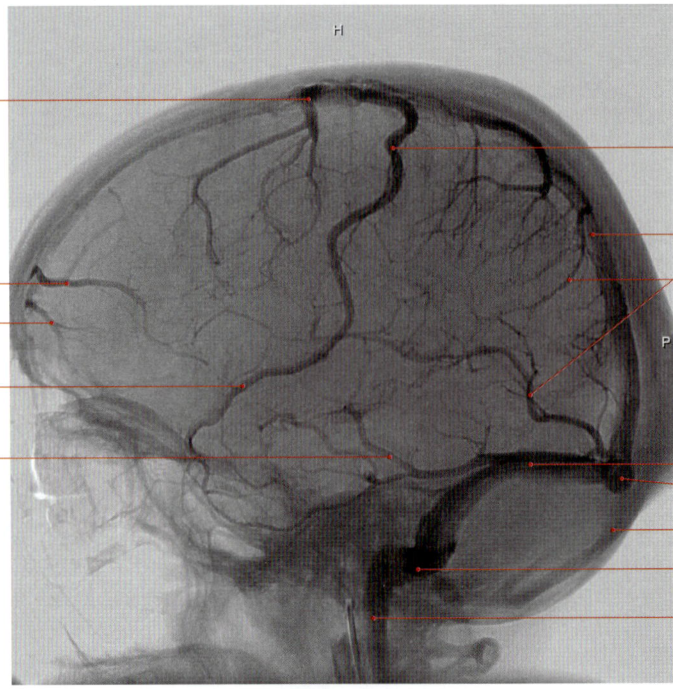

Angio-IRM. Temps veineux : vue de profil
(cliché Dr J. Drouineau)

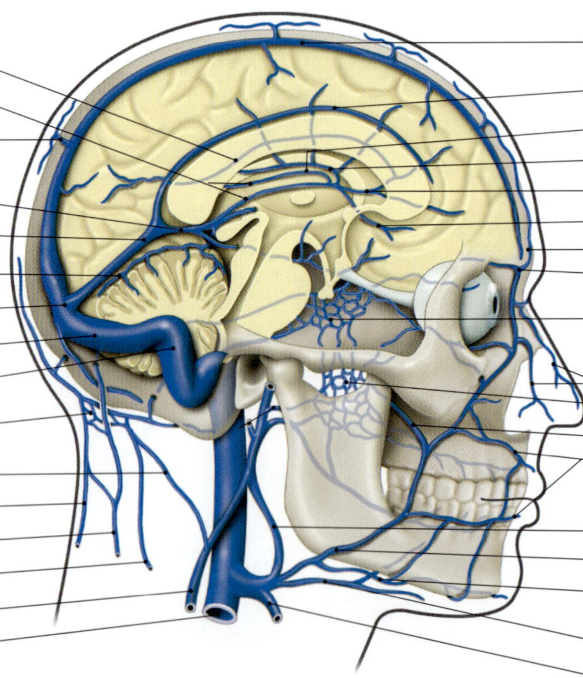

Veines de la tête et de l'encéphale
(vue latérale)

9.111 Sinus de la base du crâne (2)

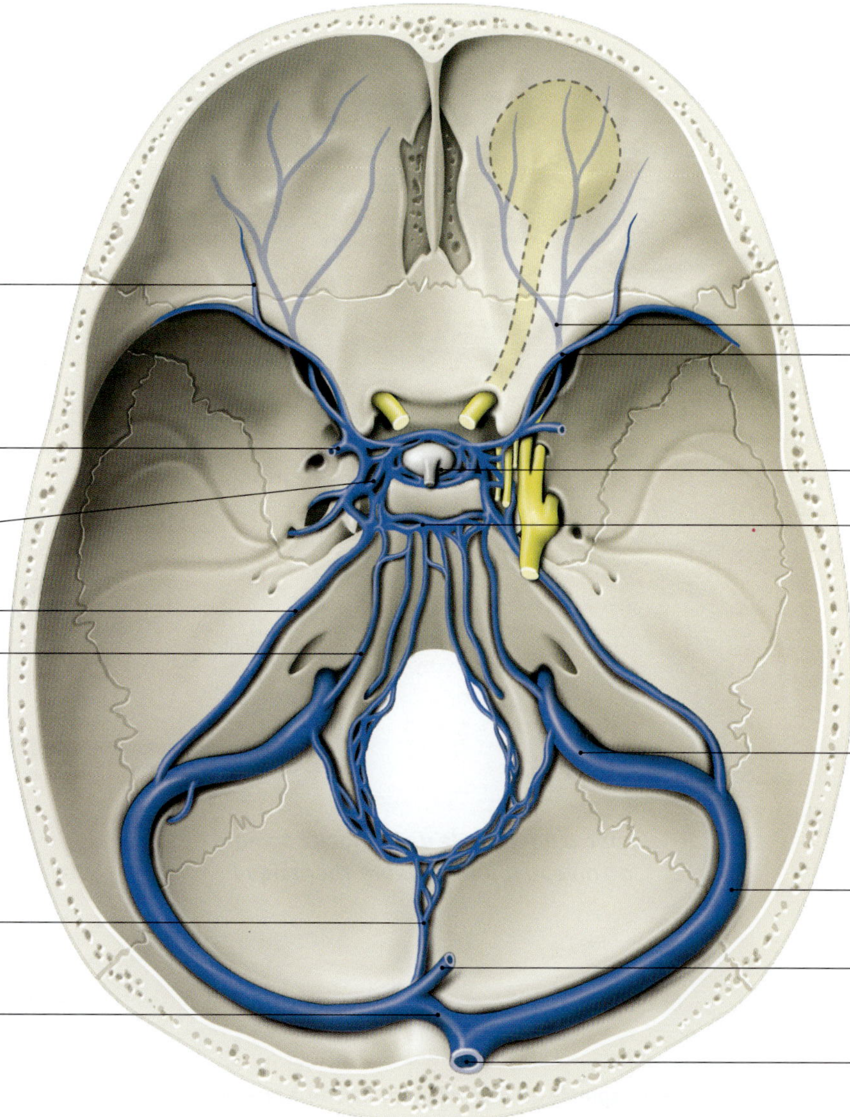

Sinus et veines de la base du crâne

9.112 Méninges spinales (1)

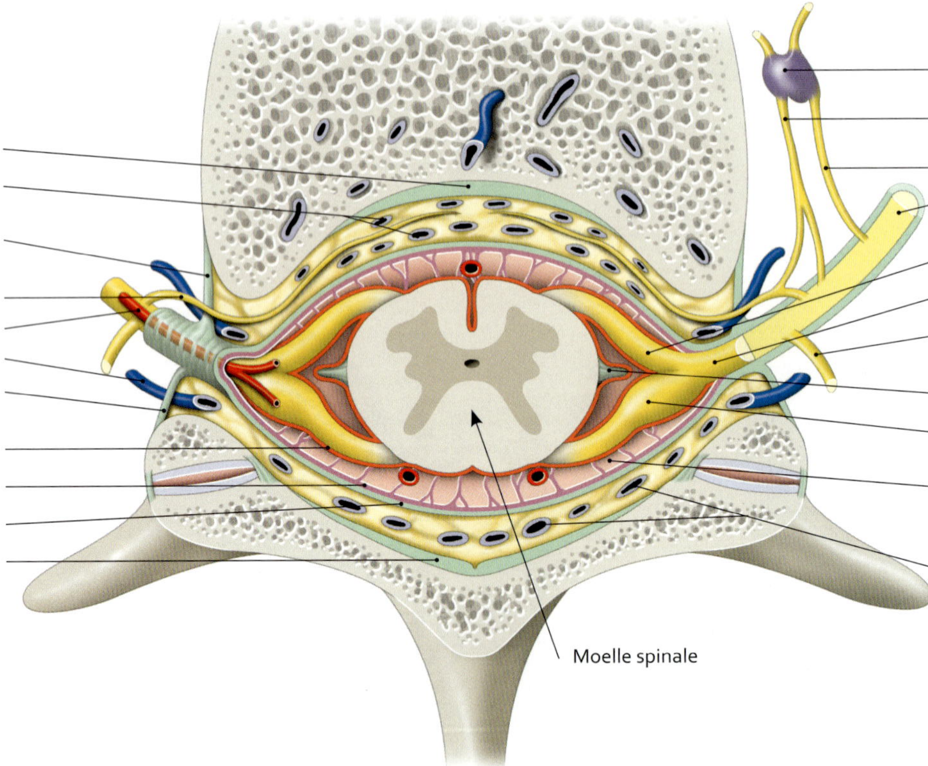

Coupe transversale de la moelle spinale au niveau d'une vertèbre thoracique

Note

La méningite cérébro-spinale est une inflammation de la pie-mère et de l'arachnoïde spinales ou encéphaliques, ou des deux.
Elle se traduit par un syndrome méningé :
- céphalées, vomissements ;
- raideur méningée caractérisée par :
  - une courbature antalgique, une raideur de la nuque à l'examen,
  - le signe de Kernig (patient sur le dos : le médecin fléchit les hanches du patient, mais ne peut fléchir les genoux sans engendrer une douleur).

9.113 Méninges spinales (2)

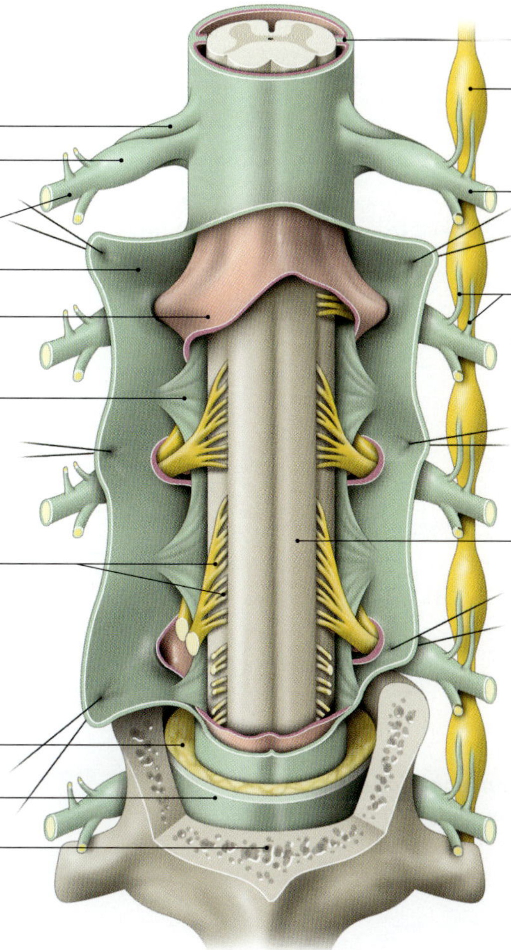

Méninges spinales
(vue postérieure)

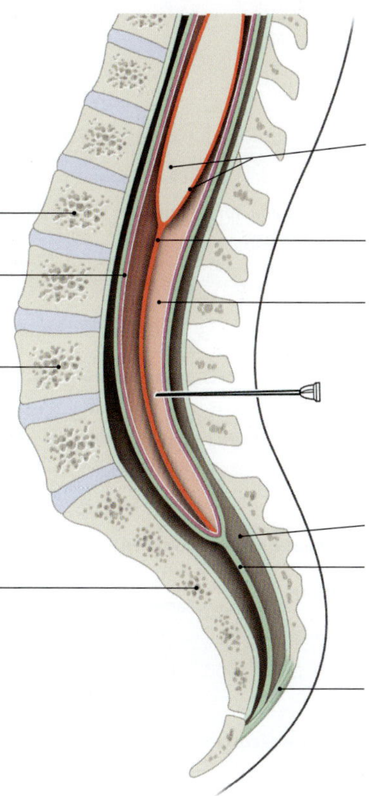

Ponction lombaire

9.114 Méninges encéphaliques (ou crâniennes) (1)

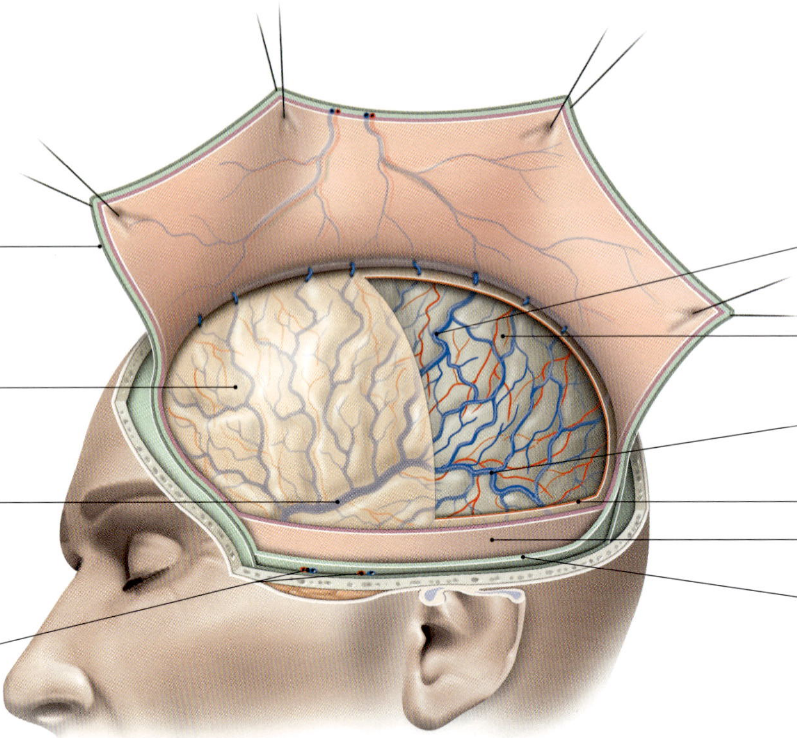

***Méninges encéphaliques* in situ**
(l'espace subarachnoïdien est fenêtré)

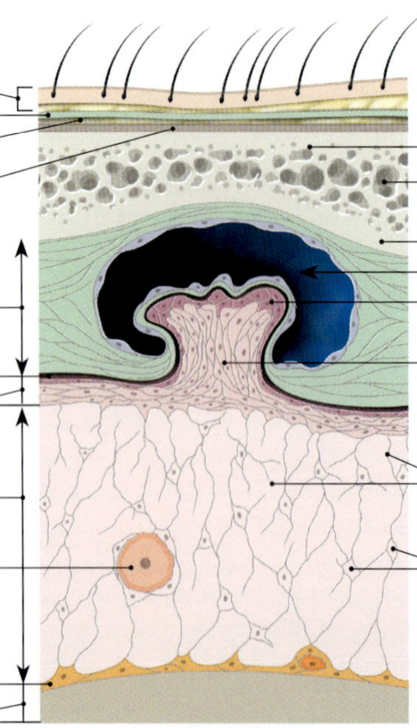

Structure d'une granulation arachnoïdienne
(coupe transversale)

9.115 Méninges encéphaliques (ou crâniennes) (2)

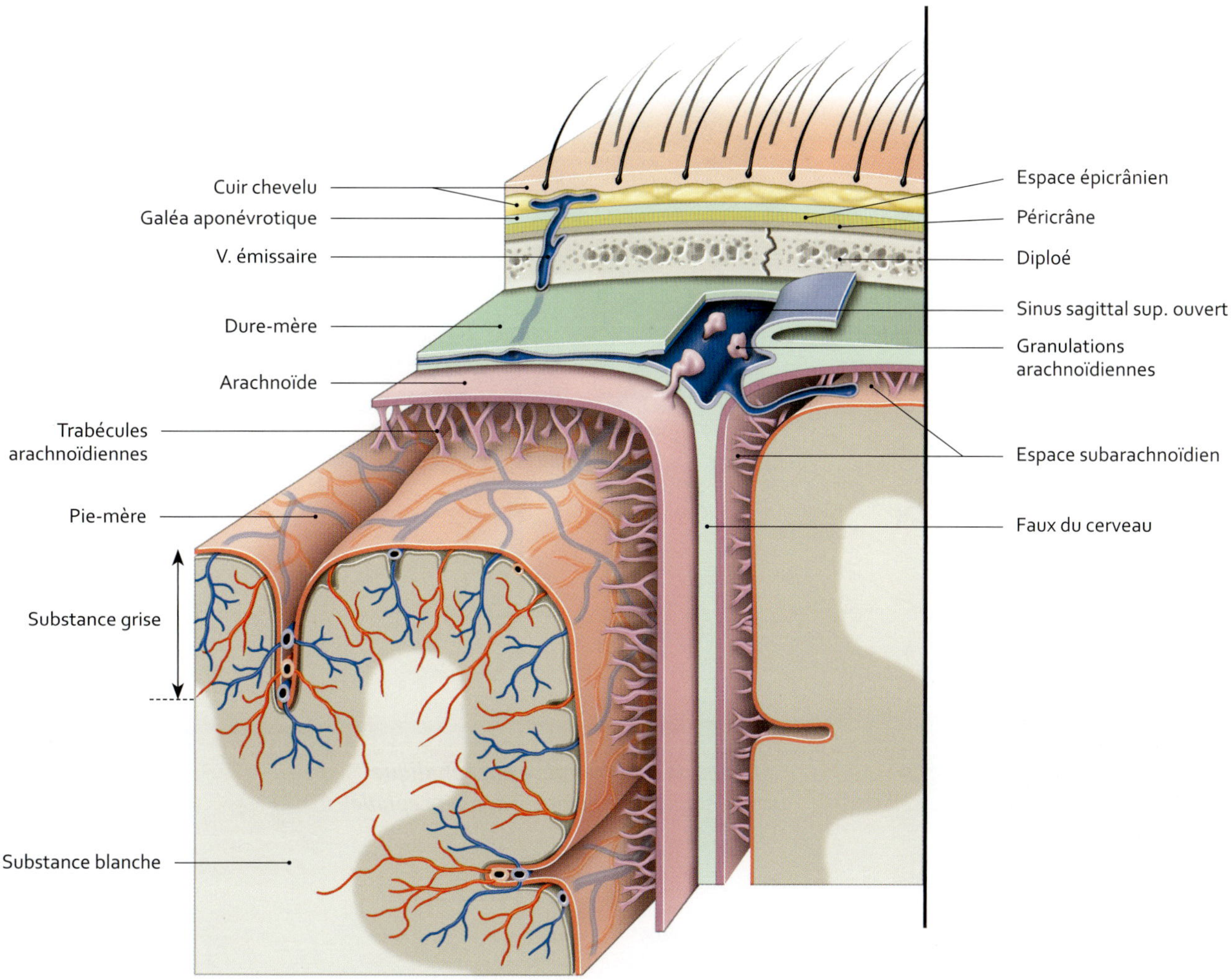

Structures des méninges encéphaliques
(coupe frontale chanfreinée)

9.116 Méninges encéphaliques (ou crâniennes) (3)

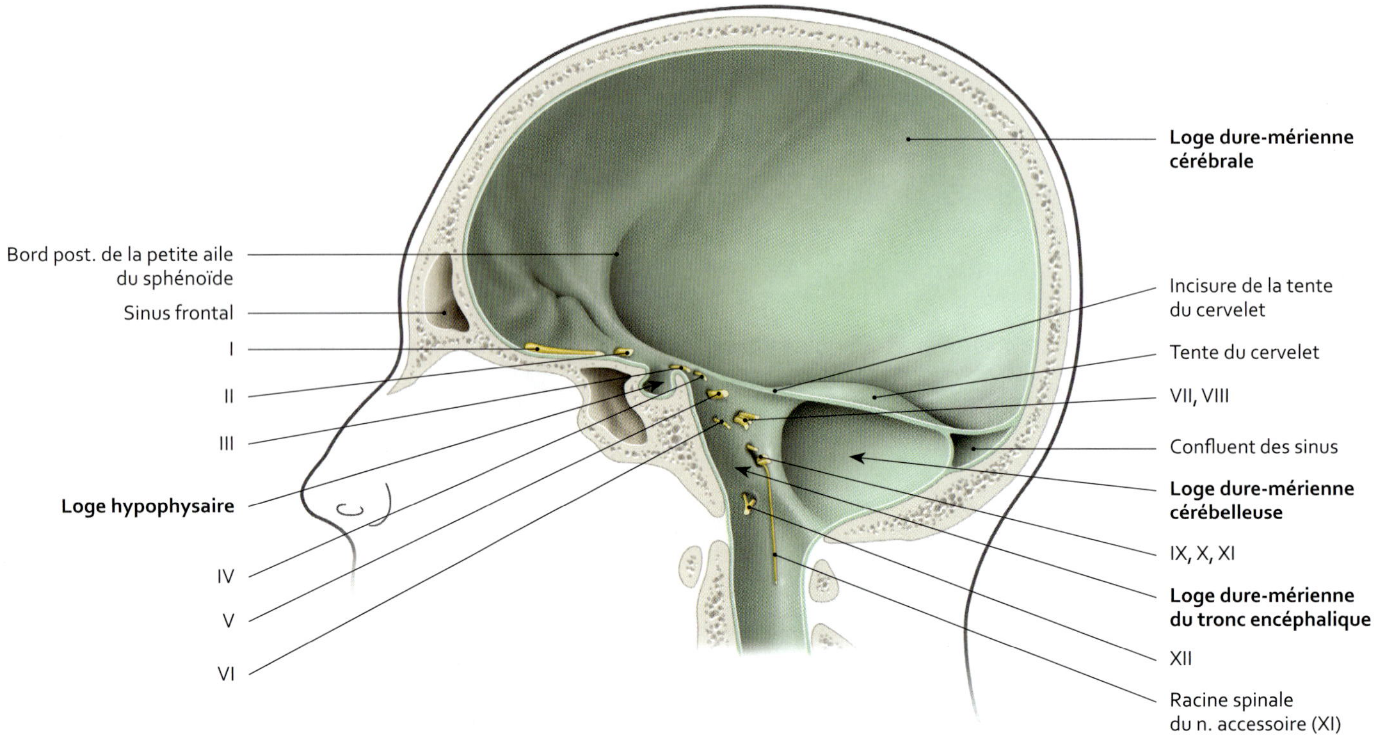

Loges de la dure-mère encéphalique
(coupe sagittale médiane, sans l'encéphale)

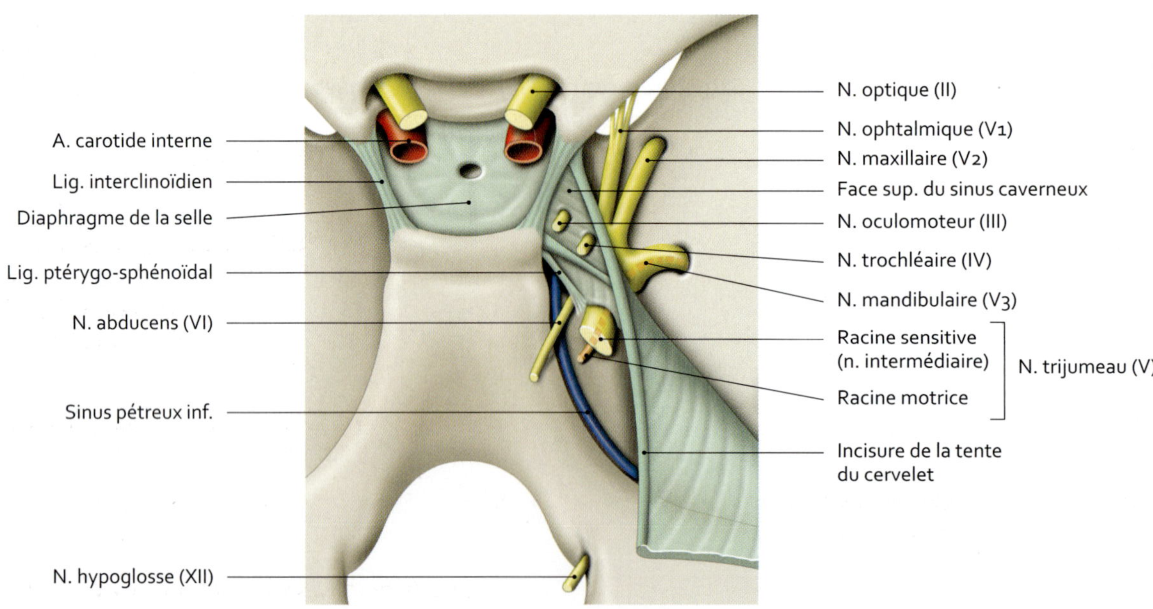

Sinus caverneux et tente du cervelet : constitution schématique

9.117 Méninges encéphaliques (ou crâniennes) (4)

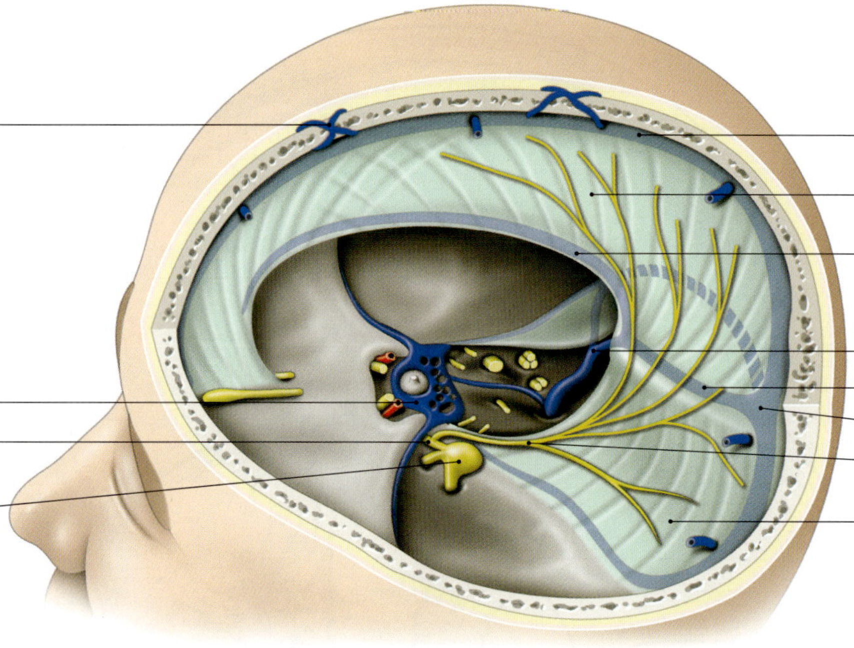

Faux du cerveau et nerf tentoriel
(vue supéro-latérale gauche de la cavité crânienne, sans l'encéphale)

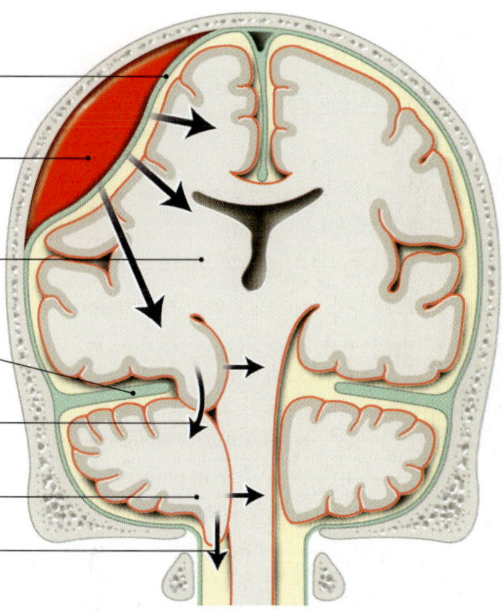

Conséquences anatomiques de l'hématome extradural
(coupe frontale)

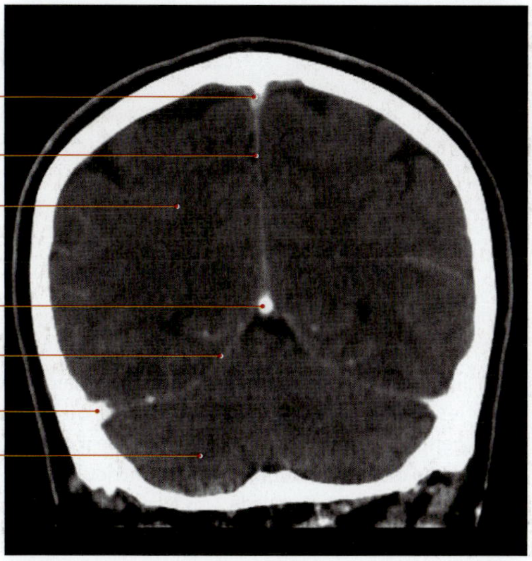

Coupe frontale TDM de la tête
(cliché Dr Th. Diesce)

9.118 Liquide cérébro-spinal

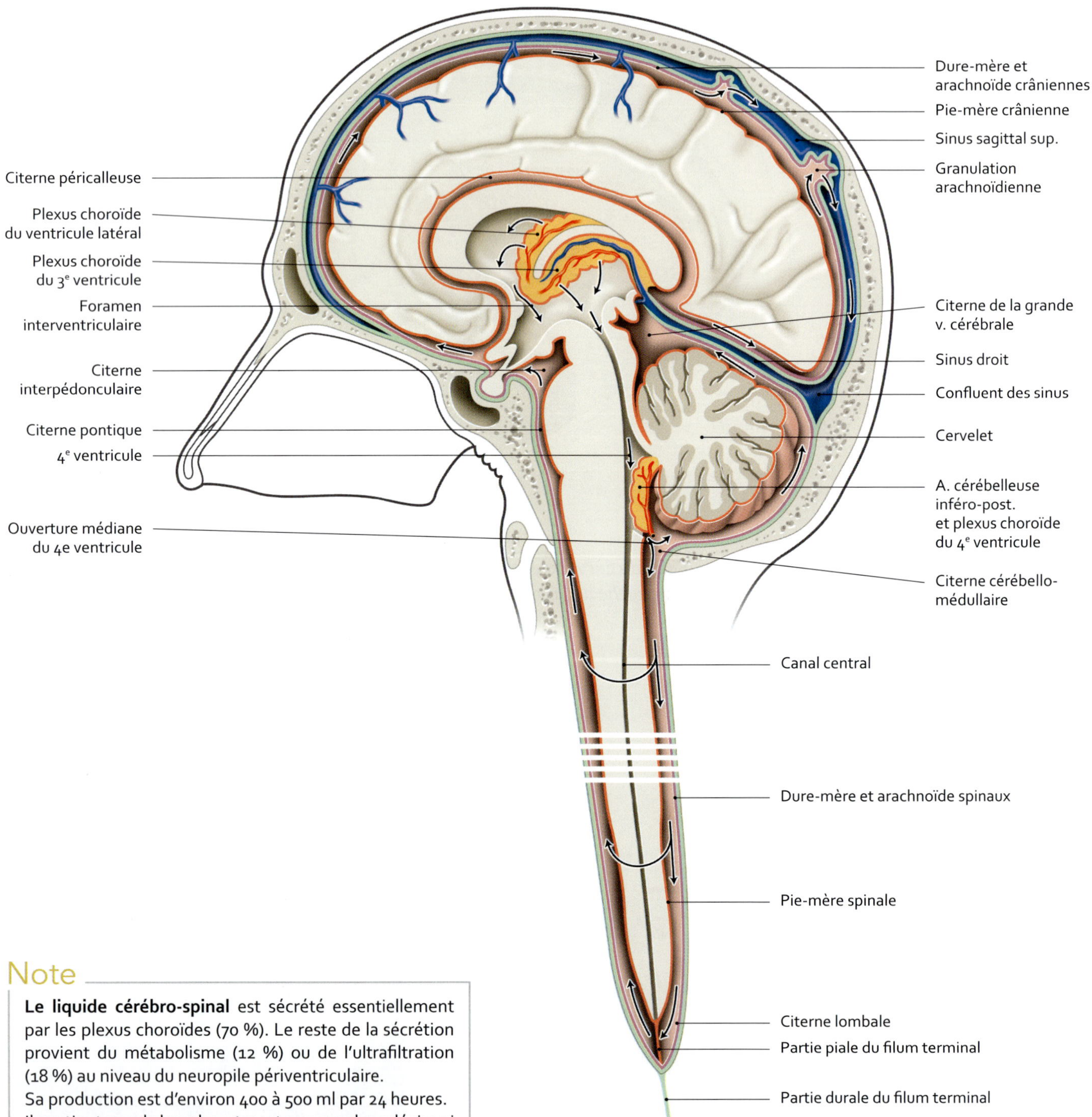

***Citernes subarachnoïdiennes et circulation du liquide cérébro-spinal** (coupe sagittale médiane)*

Note

Le liquide cérébro-spinal est sécrété essentiellement par les plexus choroïdes (70 %). Le reste de la sécrétion provient du métabolisme (12 %) ou de l'ultrafiltration (18 %) au niveau du neuropile périventriculaire.
Sa production est d'environ 400 à 500 ml par 24 heures.
Il contient peu de lymphocytes, et aucun polynucléaire ni globule rouge.
La circulation s'effectue des ventricules vers l'espace subarachnoïdien.
Le liquide cérébro-spinal est résorbé au niveau des granulations arachnoïdiennes et drainé par voie veineuse.
Il protège le système nerveux central, maintient la stabilité hydrolique environnante, et assure le transport des éléments nutritifs des neurones et l'élimination de leurs excrétions.

9.119 Coupe transversale au-dessus des bosses pariétales

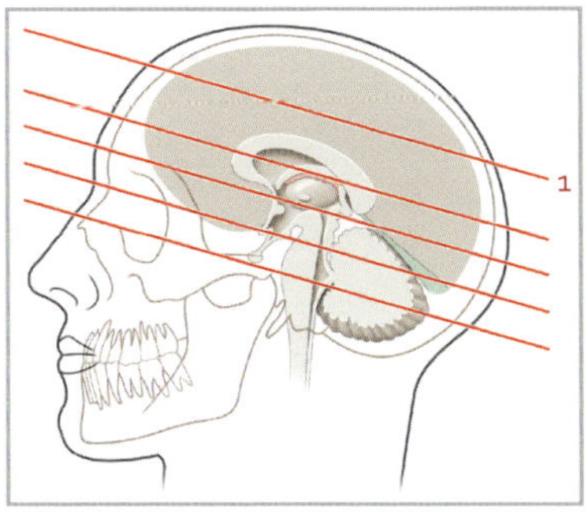

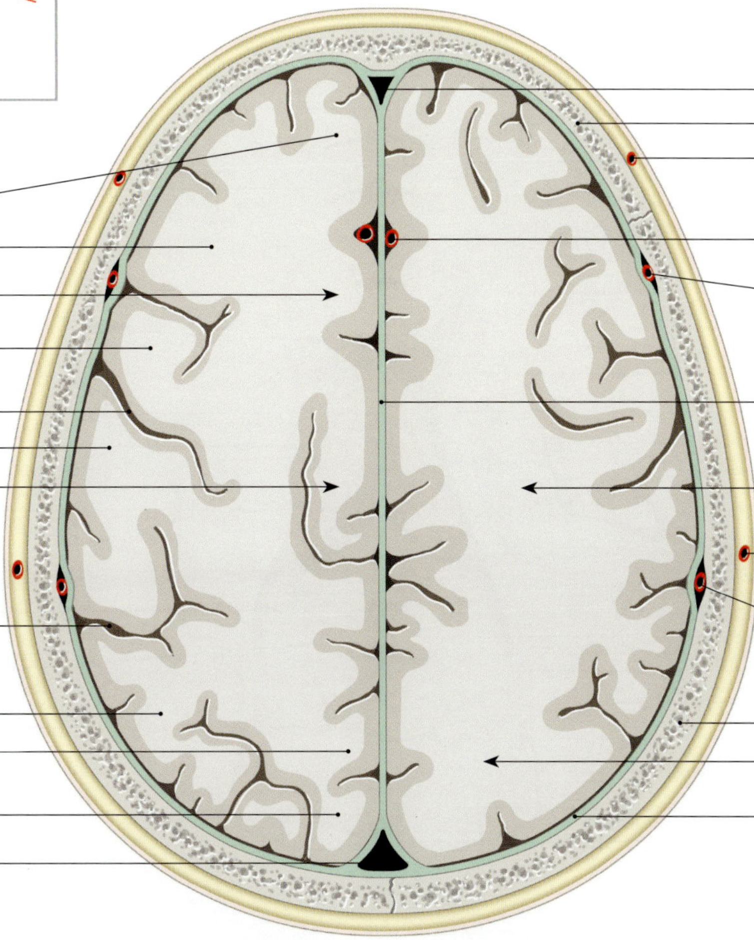

Coupe transversale oblique 1

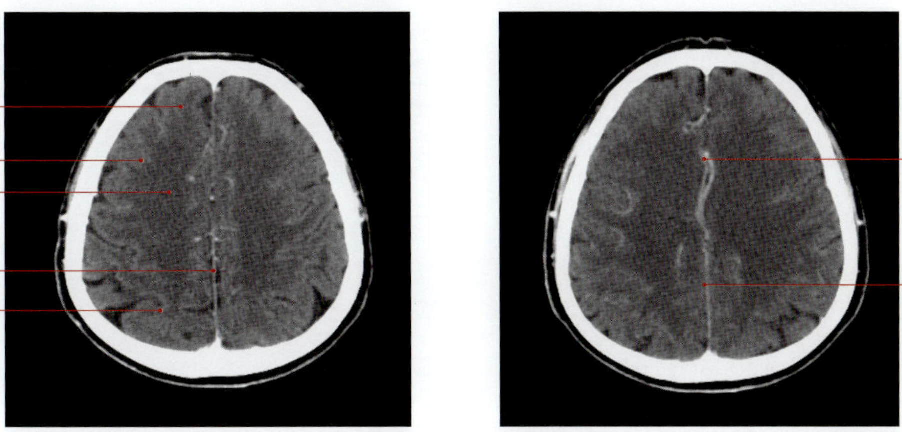

Coupes axiales transversales de la tête : niveau 1. IRM – gadolinium
(clichés Dr Th. Diesce)

9.120 Coupe transversale au niveau des bosses pariétales

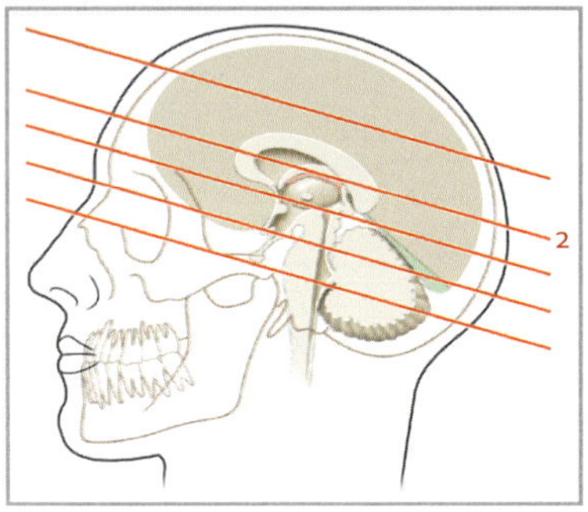

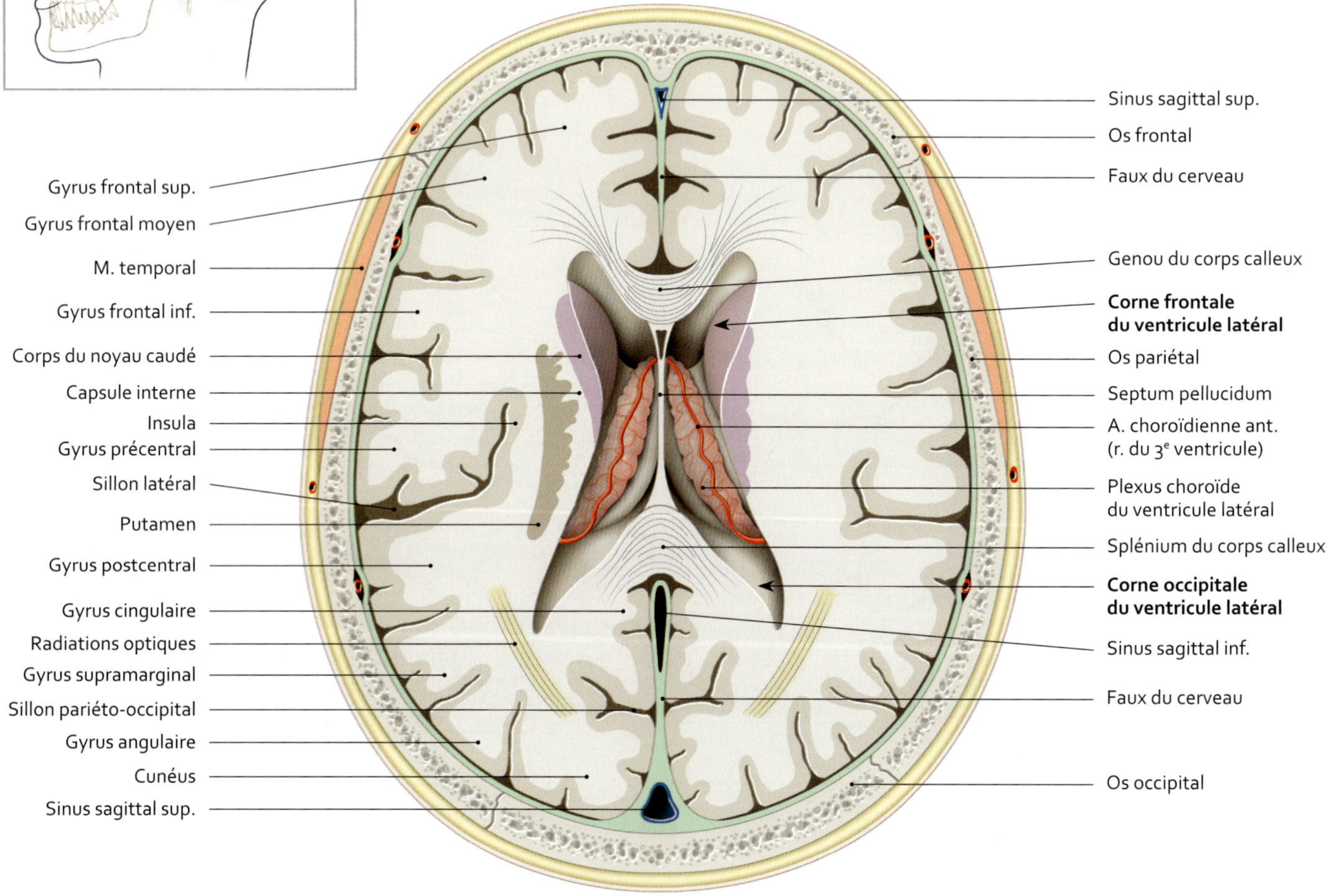

Coupe transversale oblique 2

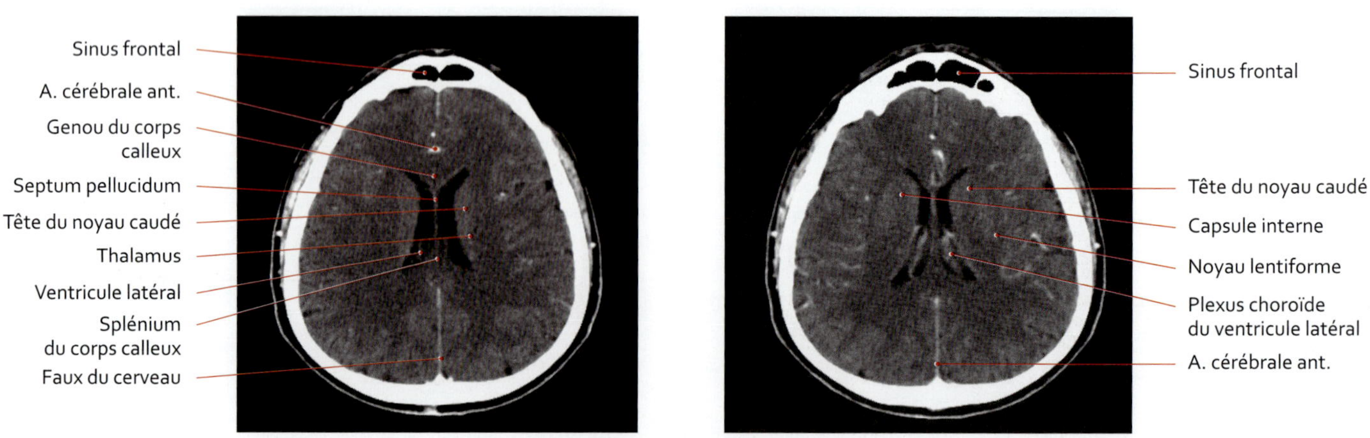

Coupes axiales transversales de la tête : niveau 1. IRM – gadolinium
(clichés Dr Th. Diesce)

9.121 Coupe transversale au niveau de la glabelle

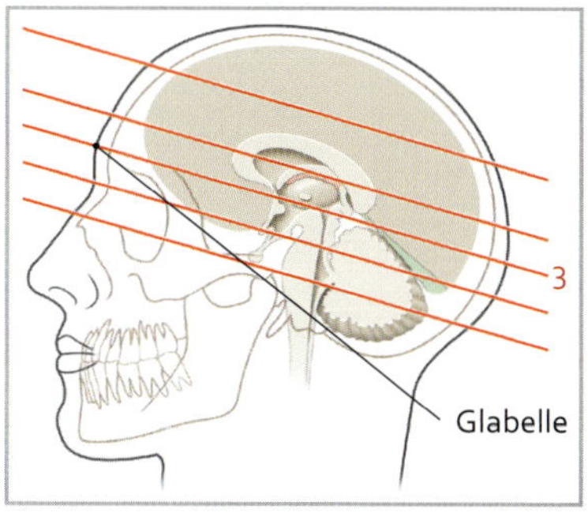

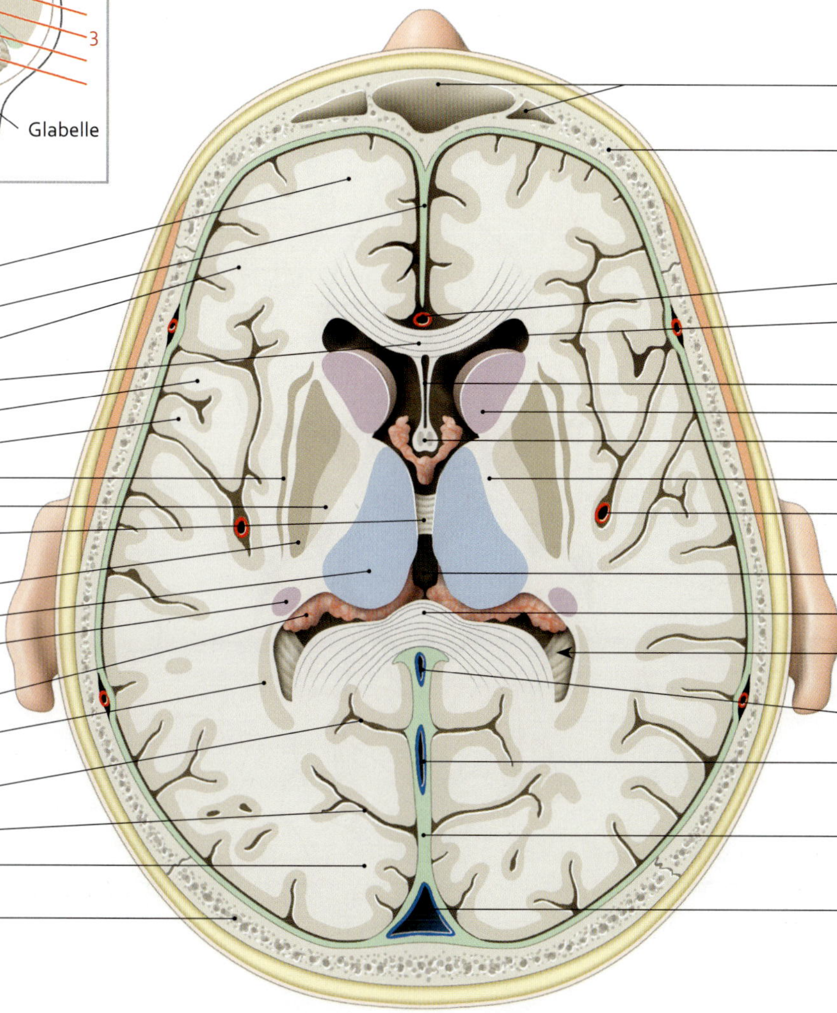

Coupe transversale oblique 3

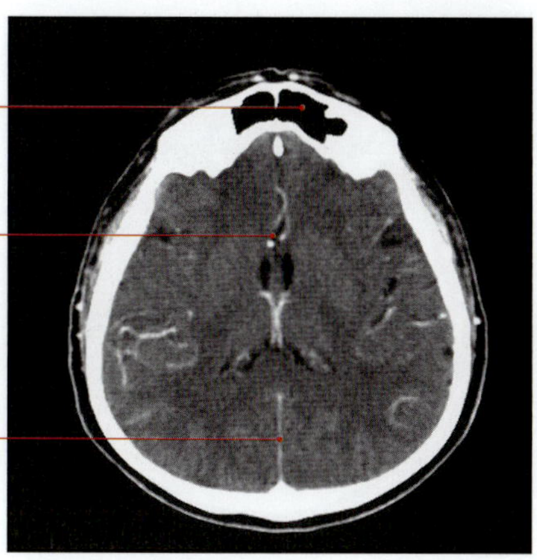

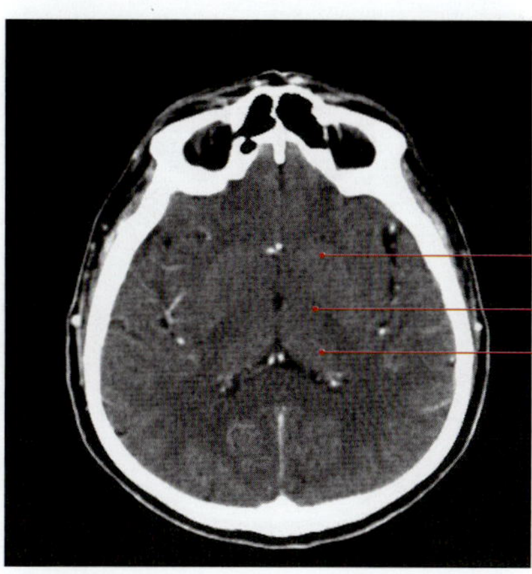

Coupes axiales transversales de la tête : niveau 3. IRM – gadolinium
(clichés Dr Th. Diesce)

9.122 Coupe transversale au niveau du nasion

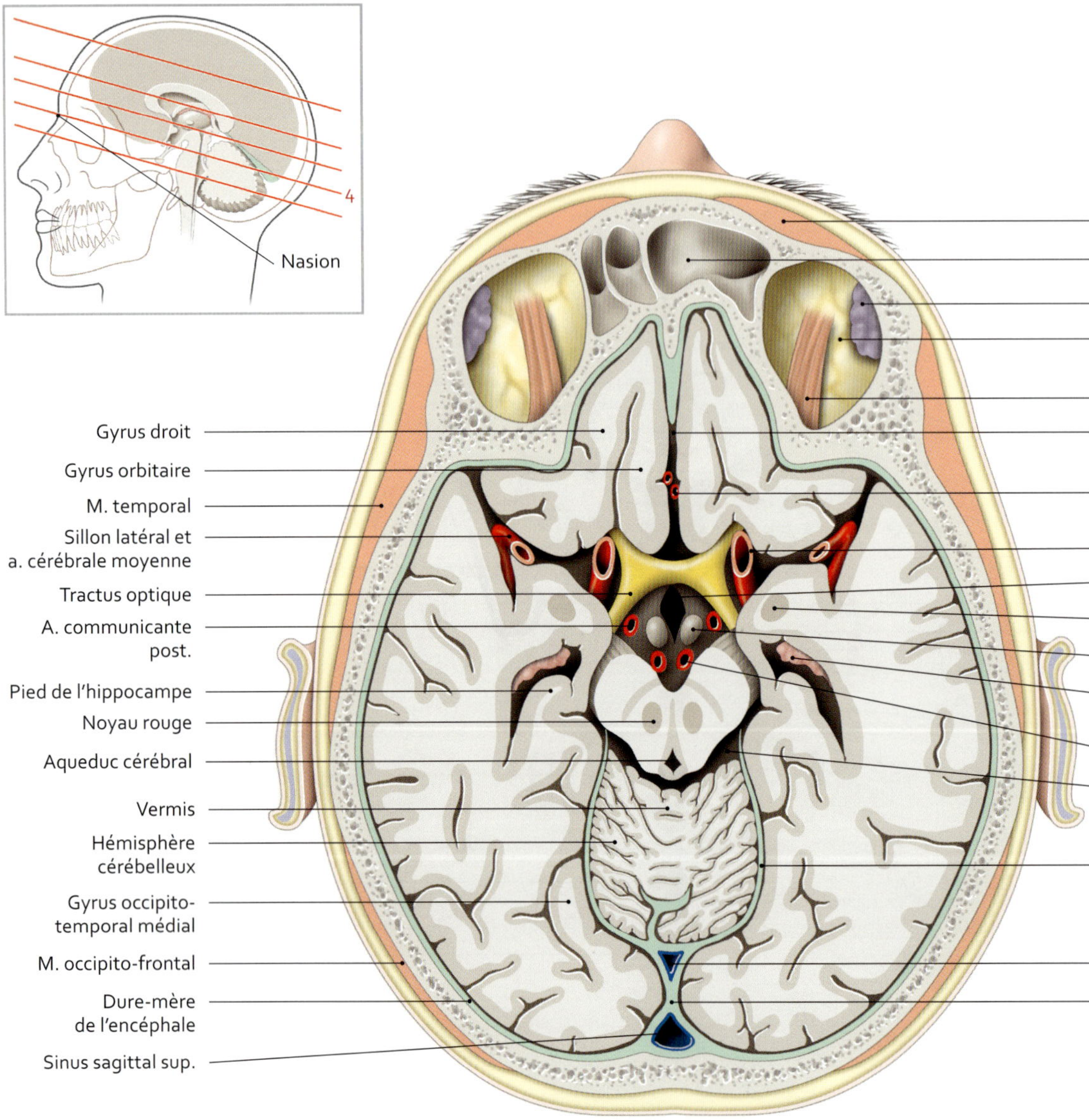

Coupe transversale oblique 4

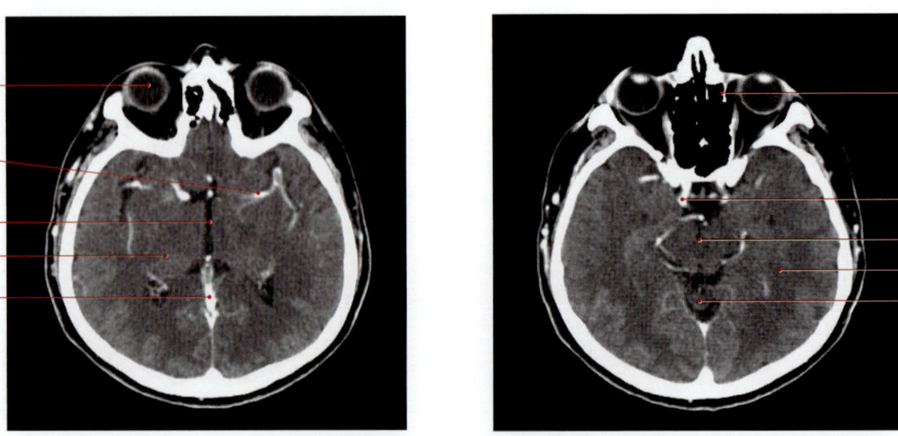

Coupes axiales transversales de la tête : niveau 4. IRM – gadolinium
(clichés Dr Th. Diesce)

9.123 Coupe transversale au niveau de l'inion

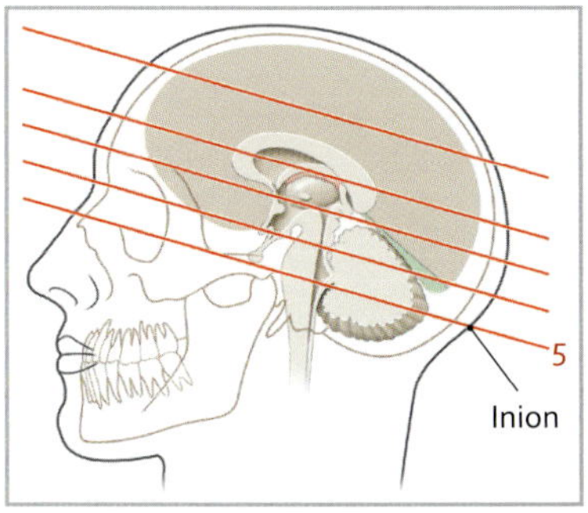

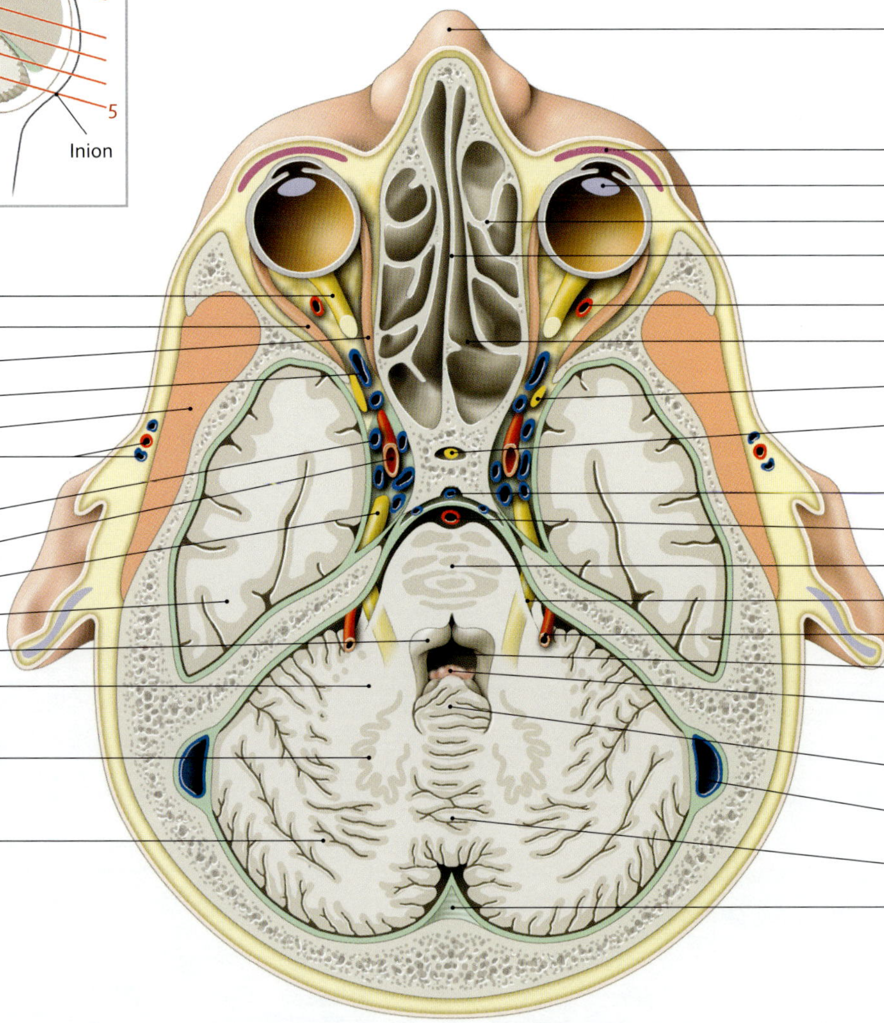

Coupe transversale oblique 5

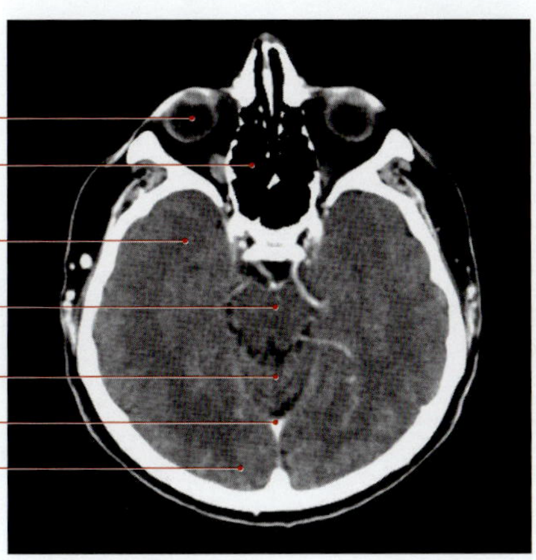

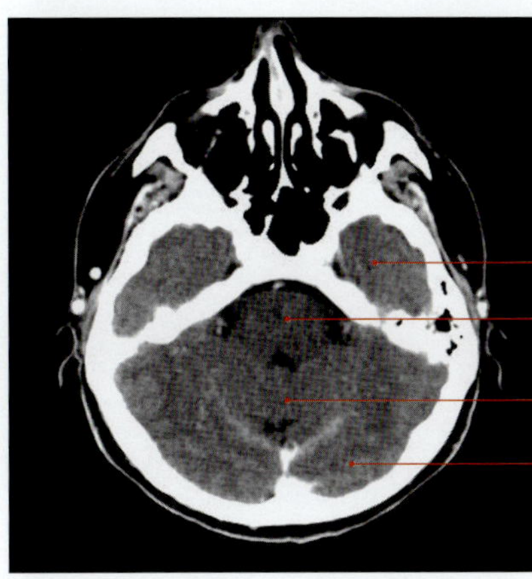

Coupes axiales transversales de la tête : niveau 5. IRM – gadolinium
(clichés Dr Th. Diesce)

Annexes

Index

A

Acétabulum 503, 504, 514
Achille, tendon calcanéen d' 524, 540, 542, 543
Acromion 422
Adénohypophyse 658, 659, 660
Adhérence interthalamique 648
Aile
– du lobule central 641
– du sacrum 173
Aire(s)
– corticales associatives 676
– corticales fonctionnelles 677
– criblée 292
– criblée de la sclère 81
– du cortex cérébral 676
– entorhinale 77, 79, 668, 671
– gastrique 261
– hypothalamique antérieure (rostrale) 655
– hypothalamique dorsale 655, 656
– hypothalamique intermédiaire 655
– hypothalamique latérale 655, 656
– hypothalamique postérieure 655
– occipito-temporale médiale 678
– para-olfactive 667
– préoptique 655
– prétectale 650
– rétro-olivaire 631
– sensitive cutanée 609
– somato-motrice primaire 626
– somato-motrices secondaires 626
– subcalleuse 78, 657, 671
– vestibulaire 633, 684
– visuelles 95, 678
Albuginée du corps caverneux 375, 376
Alvéole
– mammaire 22
– pulmonaire 213
Ammon, artère de l'hippocampe de la corne d' 695
Amnios 390
Ampoule
– de la trompe utérine 349
– du conduit déférent 336, 337, 340
– hépato-pancréatique (de Vater) 265
Anastomose cruciforme 555
Anatomie
– de la mémoire 678
– du langage 679
Angle
– ano-rectal 331
– colique 271
– costal 196
– d'inclinaison du talus 512
– de flexion de l'utérus 355
– de l'œil 89
– de version de l'utérus 355
– du pubis 506
– duodéno-jéjunal 263
– infrasternal 193
– irido-cornéen 82
– scapulo-claviculaire 421
– sternal (de Louis) 195
Anneau
– fibreux de l'ostium aortique 227
– fibreux de l'ostium de l'artère pulmonaire 227
– fibreux du disque intervertébral 177
– inguinal superficiel 252
– ombilical 250
– tendineux commun 86
– tympanique 110
Anse
– cervicale 123, 143, 144, 146
– de Reil (faisceau pédonculaire) 654
– du néphron 292, 293
– lenticulaire 654
– subclavière 145
Anthélix 110
Antitragus 110
Antre pylorique 259
Aorte 238
– abdominale 238, 286, 391
– ascendante 223
– thoracique 238
Apex
– de la cavité axillaire 485
– de la corne postérieure de la moelle spinale 616
– de la dent 61
– de la tête fibulaire 511
Aponévrose(s)
– dorsale du doigt 462
– du muscle biceps 446
– du soléaire 543
– gastrocnémienne 543
– intermédiaire des muscles dentelés postérieurs 183
– palatine 151
– palmaire 458
– pharyngienne 149
– plantaire 522, 550
Appareil digestif 255
Appendice(s)
– de l'épididyme 338, 353
– du testicule 338, 353
– épiploïques 274
– fibreux 279, 282
– fibreux du foie 257
– vermiforme 271, 272, 348, 393
– vésiculeux 349, 353
Aqueduc
– de la cochlée 115
– du mésencéphale (cérébral, de Sylvius) 682, 685
– du vestibule 115
Arachnoïde 704, 705, 706, 707
Arantius, conduit veineux (canal d') 391
Arbre bronchique 218
Arc(s)
– aortique 211, 238, 391
– axillaire 441, 442
– d'appui du pied 527
– du cartilage cricoïde 153
– du pied 527
– palato-glosse 56, 59
– palato-pharyngien 56
– réflexe monosynaptique 629
– réflexe polysynaptique 629
– réflexes spinaux 629
– tendineux du muscle élévateur de l'anus 365
Arcade
– artérielle infra-ovarique 351
– artérielle infratubaire 351
– colique bordante 274
– nerveuse infra-ovarique 351
– palmaire profonde 467, 468, 469, 496
– palmaire superficielle 467, 468, 469
– plantaire profonde 559
– pubienne 307
– sourcilière 32
– tendineuse du fascia pelvien 311
– tendineuse du muscle élévateur de l'anus 311, 312
– tendineuse du muscle soléaire 542
– thyro-cricoïdienne 150, 155
– veineuse dorsale du pied 560
– veineuse palmaire superficielle 470
– veineuse plantaire 561
Archicervelet 120, 645, 646
Aréa
– nuda 279
– postréma 633, 684, 685
Aréole du sein 20
Artère(s)
– acétabulaire 515
– alvéolaire inférieure 138
– angulaire 140
– arquée 293, 558
– auriculaire postérieure 140
– auriculaire profonde 138
– axillaire 465, 466, 485
– azygos du vagin 367
– basilaire 137, 619, 659, 686, 687, 688, 690, 693
– brachiale 465, 466, 486, 490
– bronchique droite 213
– buccale 138
– bulbaire 314
– calcarine 686, 692
– calloso-marginale 692
– carotide commune 135, 137
– carotide externe 135, 137
– carotide interne 135, 137, 686, 687, 693
– centrales antéro-latérales 687
– centrales antéro-médiales 687
– centrales postéro-latérales 687
– centrales postéro-médiales 690
– cérébelleuse inféro-antérieure 686, 688, 690
– cérébelleuse inféro-postérieure 686, 688, 689
– cérébelleuse supérieure 686, 687, 688, 690
– cérébrale antérieure 686, 687, 691, 692, 693, 695
– cérébrale moyenne 686, 687, 691, 692, 693, 695
– cérébrale postérieure 659, 686, 687, 691, 692, 693, 695
– cérébrale postérieure (partie postcommunicante) 690
– cervicale ascendante 136
– cervicale profonde 136, 137
– cervicale superficielle 465
– cervico-vaginale 360
– choroïdienne antérieure 687, 693, 694
– choroïdienne du 4e ventricule 688
– choroïdienne postéro-latérale 688, 693, 694, 695
– choroïdienne postéro-médiale 688, 692, 693, 694
– choroïdienne postéro-médiane 690
– ciliaire courte 80, 88
– ciliaire longue 80, 88
– ciliaire postérieure 88
– circonflexe antérieure de l'humérus 465, 466
– circonflexe de la fibula 553, 557
– circonflexe du cœur 227, 228, 230
– circonflexe du pénis 377
– circonflexe iliaque profonde 314
– circonflexe iliaque superficielle 553
– circonflexe latérale de la cuisse 553, 554
– circonflexe médiale de la cuisse 553, 554, 555
– circonflexe postérieure de l'humérus 465, 466
– colique 266, 274
– collatérale moyenne 466, 467
– collatérale radiale 466
– collatérale ulnaire inférieure 466, 467
– collatérale ulnaire supérieure 466, 467
– communicante antérieure 659, 686, 687, 692

Artère(s) (suite)
– communicante postérieure 659, 686, 687, 690, 693
– coronaire droite 227, 228, 230
– coronaire gauche 227, 228, 230
– crémastérique 341, 342
– cystique 266
– de l'encéphale 686
– de l'estomac 259
– de l'hippocampe (de la corne d'Ammon) 695
– de l'intumescence lombale 619
– de l'orbite 89
– de la cuisse 555
– de la jambe 557
– de la moelle spinale 619, 620
– des noyaux basaux du cerveau 693
– descendante du genou 553, 556, 567
– diagonale du cœur 227, 228
– digitale palmaire commune 495
– digitales dorsales 469
– digitales palmaires communes 467, 468
– digitales palmaires propres 467, 469
– digitales plantaires 559
– dorsale de la langue 58
– dorsale du clitoris 314, 383
– dorsale du corps calleux 692
– dorsale du pénis 372, 374, 376, 377
– dorsale du pied 558
– du canal palato-vaginal 138
– du canal ptérygoïdien 138
– du cerveau 691, 692, 693, 695
– du chiasma optique 687
– du conduit déférent 326, 341, 342
– du fundus utérin 351, 360
– du genou 556
– du gyrus angulaire 691
– du ligament rond de l'utérus 351, 360, 387
– du nerf médian 465, 466, 467
– du nerf oculomoteur 687
– du nerf ulnaire 467
– du nœud atrio-ventriculaire 227, 228
– du nœud sinu-atrial 228
– du sein 23
– du sillon central 691
– du thalamus 693
– du tuber cinéréum 687
– épigastrique inférieure 314, 315
– épigastrique superficielle 385, 553
– épigastrique supérieure 136, 249, 465
– ethmoïdale antérieure 88
– faciale 135, 137, 140
– fémorale 553, 577
– fémorale profonde 577
– fibulaire 556, 557, 572
– frontale antéro-médiale 692
– frontale intermédio-médiale 692
– frontale postéro-médiale 692
– fronto-basale latérale 686, 691
– fronto-basale médiale 686, 692
– gastrique droite 259
– gastrique gauche 259
– gastro-duodénale 266
– gastro-épiploïque droite 266
– gastro-omentale 259
– glutéale inférieure 314, 315, 555, 576
– glutéale supérieure 314, 315, 555, 576
– graisseuse du cœur 228
– grande pancréatique 266
– hépatique commune 259, 266
– hépatique propre 259, 281
– hypophysaire inférieure 659, 660
– hypophysaire supérieure 659, 660
– hypothalamique 687
– iléales 266
– iliaque commune 314
– iliaque externe 314, 315
– iliaque interne 314, 391
– ilio-lombale 314
– inféro-latérale du genou 553, 556
– inféro-médiale du genou 553, 556
– infra-orbitaire 137, 138
– insulaires 691
– intercostale 620
– intercostale suprême 135, 136, 137
– interlobaire 293
– interlobulaire 293
– interosseuse antérieure 466, 467, 469, 491
– interosseuse commune 466, 467
– interosseuse postérieure 466, 467, 469
– interosseuse récurrente 466, 467
– interventriculaire 227
– intralobulaire 293
– jéjunales 266
– labiale inférieure 140
– labiale supérieure 140
– labyrinthique 139, 686, 688
– liénale (splénique) 259, 266, 285
– linguale 58, 135, 137, 140
– malléolaire antéro-latérale 558
– malléolaire antéro-médiale 558
– mamillaires 687
– marginale droite du cœur 228
– marginale gauche du cœur 228
– massétérique 138
– maxillaire 135, 137, 138, 140
– médullaire segmentaire 620, 621
– méningée accessoire 138
– méningée moyenne 137, 138, 139
– méningée postérieure 139
– mentonnière 138
– mésencéphaliques 687
– mésentérique inférieure 274, 296
– mésentérique supérieure 266, 274
– métacarpienne dorsale du pouce 469
– métacarpiennes palmaires 467, 468
– métatarsiennes dorsales 558
– métatarsiennes plantaires 559
– moyenne du genou 556
– musculo-diaphragmatique 465
– musculo-phrénique 136, 204, 249
– nasale postéro-latérale 138
– nourricière de l'humérus 465, 466
– obturatrice 315, 326, 367, 387, 554
– occipitale 135, 140
– occipitale latérale 686, 692
– occipitale médiale 686, 692
– occipito-temporale 686, 692
– œsophagienne 210
– ombilicale 314, 359, 360, 367, 391
– ophtalmique 86, 88, 686, 687
– ovarique 286, 298, 352, 360
– ovarique latérale 351
– ovarique médiale 351
– palatine ascendante 135
– palatine descendante 138
– pancréatico-duodénale 266
– pancréatique dorsale 266
– pancréatique inférieure 266
– paracentrale 692
– pariétale antérieure 691
– pariétale postérieure 691
– pariéto-occipitale 686, 692
– pédonculaires 690
– pénicillée 285
– perforante thalamique 692
– perforantes distales 558
– perforantes proximales 558
– péricalleuse 692
– péricardiaco-phrénique 136
– périnéales 314, 370
– périnéale profonde 379
– périnéale superficielle 379
– périphériques du corps 10
– pharyngienne ascendante 137, 139, 140
– phrénique 298
– plantaire latérale 559, 585
– plantaire médiale 559, 585
– plantaire profonde 558
– polaire frontale 692
– pontiques 688
– poplitée 553, 555, 556, 557, 578
– post-centrale 691
– précunéale 692
– préfrontale 686, 691
– principale du pouce 467, 468, 469, 496
– profonde de la cuisse (fémorale profonde) 553, 554
– profonde du bras 465, 466, 467, 487
– profonde du pénis 376, 377
– ptérygo-méningée 139
– pudendale externe 376, 385
– pudendale externe profonde 553
– pudendale externe superficielle 553
– pudendale externe supérieure 376, 385, 387
– pudendale interne 274, 314, 315, 326, 367, 370, 386, 387
– pulmonaire 218, 220
– quadrigéminale 690
– radiale 466, 467, 468, 490, 491
– radiale de l'index 467, 468, 469
– radiculaire antérieure 621
– radiculaire postérieure 620, 621
– rectale 274
– rectale inférieure 314, 370
– rectale moyenne 314, 315, 326, 367
– rectale supérieure 296, 334, 335
– récurrente fibulaire antérieure 553, 557
– récurrente radiale 466, 467
– récurrente tibiale antérieure 557
– récurrente tibiale médiale 553, 556, 557
– récurrente tibiale postérieure 556
– récurrente ulnaire 466, 467
– rénale 290, 298
– rétrosymphysaire 314, 326
– sacrale latérale 314
– sacrale médiane 314
– scapulaire dorsale 135, 136, 137, 465
– segmentaires du rein 291
– sigmoïdienne supérieure 274
– sphéno-palatine 138
– spinale 620, 621
– spinale antérieure 619, 620, 621, 686, 689
– spinale postérieure 619, 620, 621, 689
– splénique (liénale) 259, 266, 285
– striée médiale 687
– striées latérales 693
– subclavière 136, 137, 465
– submentonnière 140
– subscapulaire 465, 466
– supérieure du vermis 688
– supéro-latérale du genou 553, 556
– supéro-médiale du genou 553, 554, 556
– supra-scapulaire 136, 137, 465
– surale latérale 556
– surale médiale 556
– surrénale inférieure 298
– surrénale moyenne 298
– tarsiennes médiales 558
– temporale antérieure 686, 691, 692
– temporale intermédiaire 691, 692
– temporale moyenne 140
– temporale postérieure 691, 692
– temporale superficielle 135, 137, 140
– temporales profondes 137, 138
– testiculaire 296, 298, 341, 342, 378
– thalamo-géniculée 693
– thalamo-tubérale 687
– thoracique interne 135, 136, 137, 465
– thoracique latérale 465
– thoracique supérieure 465
– thoraco-acromiale 465
– thoraco-dorsale 465
– thyroïdienne ima 159

– thyroïdienne inférieure 135, 136, 137, 159, 160, 465
– thyroïdienne supérieure 135, 137, 160
– tibiale antérieure 553, 556, 557, 558, 572
– tibiale postérieure 556, 557, 559, 572, 582, 585
– trabéculaire 659
– transverse de la face 135, 140
– transverse du cou 136, 137
– tubaire latérale 351
– tubaire médiale 351
– tympanique antérieure 138
– tympanique inférieure 139
– tympanique supérieure 139
– ulnaire 466, 467, 468, 491, 495
– urétérique 290
– urétrale 314
– utérine 314, 315, 326, 351, 359, 360, 362, 367
– vaginale 314, 315, 326, 359, 360, 362, 367
– veine(s) et nerf(s) périnéaux profonds 379
– vertébrale 135, 136, 137, 465, 686, 688, 689
– vésicale antérieure 314, 326
– vésicale inférieure 315, 326, 346
– vésicales supérieures 326
– vésico-vaginale 360
– zygomatico-orbitaire 135, 140
Artériole(s)
– droite 293
– pénicillée 285
Articulation(s)
– atlanto-axoïdienne 174, 175
– atlanto-axoïdienne latérale 174
– atlanto-axoïdienne médiane 174, 175
– atlanto-occipitale 174, 175
– carpo-métacarpienne du pouce 437
– costo-vertébrale 198, 199
– coxo-fémorale 514, 515, 516
– crânio-vertébrales 174
– crico-thyroïdienne 155, 156
– de l'avant-bras 436
– de l'épaule 428
– de la hanche 514
– de la jambe 521
– de la main 437, 438, 439
– du coude 432, 433, 434, 435
– du genou 517, 518, 519, 520
– du pelvis 308
– du pied 522, 523, 524, 525
– du tarse 523
– intercarpiennes 437
– intermétatarsiennes 526
– interphalangiennes 439, 526
– métacarpo-phalangienne 439
– métatarso-phalangiennes 526
– radio-carpienne 437
– sacro-coccygienne 178
– sacro-iliaque 308
– scapulo-humérale 429, 430, 431
– sterno-claviculaire 197
– sterno-costale 197
– subtalaire (talo-calcanéenne) 522
– talo-crurale 522
– tarso-métatarsienne 523, 526
– temporo-mandibulaire 53
– tibio-fibulaire distale 521
– tibio-fibulaire proximale 521
– transverse du tarse 523
– unco-vertébrale 175
– zygapophysaire 176
Astrocyte
– fibreux 595
– protoplasmique 595
Asymétrie des hémisphères cérébraux 675
Atlas 171
Atrium
– alvéolaire 213
– du cœur 224
Auricule 109, 226
Axe(s)
– de l'œil 81
– de la main 5
– du calcanéus 512
– du col du talus 512
– du corps 5
– du corps du talus 512
– du détroit inférieur 313
– du détroit supérieur 313
– du hiatus uro-génital 313
– du pelvis 306
– du pied 5
Axis 171
Axone 594
– amyélinisé 599
– myélinisé 599

B

Bandelette
– de l'uncus 664
– diagonale (de Broca) 79
– ilio-pectinée 251
– semi-circulaire supérieure 202
Barkow, ligament oblique de la jambe de 520, 521
Bartholin, glande vestibulaire majeure de 379, 380, 386
Base
– de la corne postérieure de la moelle spinale 616
– du sacrum 173
– externe du crâne 39
– interne du crâne 40
Bassin osseux 305, 306
Bâtonnet de la rétine (épithéliocyte bacilliforme) 92
Bauhin, valve iléo-cæcale de 272
Béclard, triangle infradigastrique de 128
Bertin, colonne rénale de 292
Biceps fémoral 537
Bifurcation trachéale 212
Bouchon muqueux du col utérin 389
Bourrelet
– acétabulaire 514
– glénoïdal 429, 430
Bourse
– bicipito-radiale 435
– ilio-pectinée 516, 529
– infrapatellaire profonde 509, 518, 519, 520
– olécrânienne intratendineuse 434
– olécrânienne sous-cutanée 434
– omentale 257, 258, 284
– sous-cutanée acromiale 431
– sous-cutanée de la tubérosité tibiale 509
– sous-cutanée prépatellaire 509
– subacromiale 429, 430
– subcoracoïdienne 430
– subdeltoïdienne 429, 431
– subfasciale prépatellaire 509
– subtendineuse du muscle subscapulaire 431
– subtendineuse iliaque 516
– subtendineuse infrapatellaire 509
– subtendineuse prépatellaire 509
– suprapatellaire 509, 517, 518, 519, 520
– synoviale rétro-hyoïdienne 154
– trochantérique du muscle moyen fessier 516
– trochantérique du muscle petit fessier 516
Branche(s)
– choroïdiennes du ventricule latéral 694
– de l'ischium 503
– de la mandibule 46
– hépato-pylorique 260
– inférieure du pubis 503
– inférieure du vermis 688
– marginale de la mandibule 107
– profonde du nerf radial 480, 491, 492
– profonde du nerf ulnaire 476, 477, 479
– septales interventriculaires 228
– superficielle du nerf radial 480, 490, 491
– superficielle du nerf ulnaire 476, 477, 479
– supérieure du pubis 503, 505
– vésico-prostatique 346
Bras
– antérieur de la capsule interne 670, 671
– postérieur de la capsule interne 670, 671
Bregma 33
Broca, bandelette diagonale de 79
Bronche(s) 212
– intra-segmentaire 213
– lobaires 212
– segmentaires 212
Bronchiole
– respiratoire 213
– terminale 213
Bulbe
– de l'encéphale (moelle allongée) 632
– de la corne occipitale 669
– du pénis 373
– olfactif 76, 77, 78, 661, 663, 664
– terminal 598
– vestibulaire 379, 380, 383, 384
Bulle ethmoïdale 44

C

Cæcum 272
Calcanéus 512, 513
Calcar avis 648, 664, 669
Callicule gustatif 60
Calvaria 33, 50
Canal(aux)
– anal 330, 331
– carpien 458
– central 615, 710
– cervical de l'utérus 349, 354
– condylaire 41
– des adducteurs 567
– du nerf hypoglosse 41
– hyaloïde 80, 81, 83
– inguinal 251, 253, 378
– ioniques intercellulaires 601
– optique 32, 41
– palato-vaginal 43
– portal 280
– ptérygoïdien 35
– pylorique 259
– sacral 173
– semi-circulaire antérieur 114
– semi-circulaire latéral 114
– semi-circulaire postérieur 114
– ulnaire (de Guyon) 458
– voméro-rostral 43
– voméro-vaginal 43
Canalicule(s)
– efférents 341
– épididymaires aberrants 341
– lacrymal 91
Capitulum 423
Capsule(s)
– adipeuse du rein 289
– articulaire 515, 517
– du cristallin 82
– externe 667
– extrême 649, 667
– fibreuse du rein 293
– interne 626, 627, 648, 654, 670, 671
– prostatique 345
Cardia 210
Carina
– de la trachée 212
– urétrale du vagin 363, 381, 384
Caroncule
– lacrymale 89, 91
– sublinguale 68
Carpe 426
Cartilage(s)
– aryténoïde 153, 154
– corniculé 152, 153

Index

Cartilage(s) (suite)
– cricoïde 153
– cunéiforme 152, 156
– épiglottique 153
– latéraux du nez 42
– nasaux 42
– septal 42
– thyroïde 153, 154
– triticé 153
– tubaire 113
– tubulaire 113
– voméro-nasal 42
Cavernes du corps caverneux 375
Cavité(s)
– axillaire 440, 441, 485
– de la vaginale du testicule 339
– glénoïdale 422, 430
– infra-glottique 152
– laryngée 147
– orale 147, 255
– péricardique 235, 236
– péritonéale 256, 258
– pulpaire 61
– utérine 349, 354
Cavum trigéminal 100
Cellule(s)
– de l'épendyme 596
– mitrale 78
– sustentaculaire olfactive 76
– vestibulaire 116
Cément 61
Centre
– de gravité de la tête 5, 170
– de gravité du corps 5, 170
– périnéal (corps périnéal) 372
– semi-ovale 669
– tendineux du diaphragme 202
Cercle
– artériel du cerveau 687
– veineux de la base du cerveau 699
Cerveau 661
Cervelet 641, 642
Chambre
– antérieure de l'œil 81, 83
– postérieure de l'œil 83
Champ visuel 94
Chef
– oblique du muscle adducteur de l'hallux 551
– transverse du muscle adducteur de l'hallux 551
Chiasma optique 93, 631, 658, 659
Choane(s) 42, 43, 147
Chorion 390
Choroïde 80, 83
Cils olfactifs 76
Cingulum 63, 672
Circonférence articulaire radiale 433
Circulation
– artérielle cérébrale 696
– veineuse de l'encéphale 701
Citerne
– cérébello-médullaire 710
– de la grande veine cérébrale 710
– interpédonculaire 710
– lombale 614, 705
– péricalleuse 710
– pontique 710
Claustrum 654, 665, 666, 667
Clavicule 421
Clitoris 386
Clivus 40
Coccyx 170, 173
Cœur 222, 223
Col
– anatomique de l'humérus 423
– chirurgical de l'humérus 423
– de la corne postérieure 616
– de la côte 196
– de la fibula 511
– de la scapula 422
– de la vésicule biliaire 263
– du fémur 507
– du pancréas 262
– du pénis 375
– du radius 424, 433
– du talus 512
– utérin 354, 355
– vésical 327
Collatérale axonale 594
Collet de la dent 61
Colliculus
– axonal 593, 594
– cellulaire 706
– facial 633, 684
– inférieur 121, 632, 633, 648
– séminal 322, 323, 344, 346
– supérieur 93, 632, 633, 648, 690
Côlon 255, 271
– ascendant 271
– descendant 273
– sigmoïde 268, 271, 273
– transverse 271
Colonne
– anale 330
– antérieure de la moelle spinale 615
– du fornix 648, 649, 656, 664, 665, 669
– du vagin 354, 384
– intermédio-latérale 613, 615, 616
– intermédio-médiale 616, 628
– postérieure de la moelle spinale 615
– rénale (de Bertin) 292, 294
Colonnes
– de dominance fonctionnelle 674
– des noyaux réticulaires 639
Commissure(s)
– antérieure du cerveau 665, 672
– bulbaire 383
– caverneuse 383
– des paupières 89
– du fornix 664, 669
– encéphaliques 672
– épithalamique 650
– grise antérieure 616
– grise postérieure 616
– habénulaire 650
– labiale 56
– postérieure (épithalamique) 650
– postérieure des lèvres 369, 381, 384
Complexe olivaire inférieur 646
Conduit(s)
– artériel 391
– biliaires 264
– cholédoque 263, 264
– cochléaire 115, 117
– cystique 263
– de la glande séminale 344
– déférent 253, 322, 336, 338, 339, 340, 341, 344, 353, 378
– déférent vestigial (canal de Malpighi-Gartner) 353
– éjaculateur 344, 345
– endolymphatique 115
– épididymaire 341, 353
– hépatique 281
– hépatique commun 263, 264
– lacrymo-nasal 91
– longitudinal de l'époophoron 353
– lymphatique droit 240, 241
– pancréatique (de Wirsung) 263, 265
– pancréatique accessoire (de Santorini) 263
– papillaire 292
– parotidien (de Sténon) 68, 69, 101
– périlymphatique 115
– semi-circulaires 115
– submandibulaire 68, 128
– thoracique 159, 239, 240, 241
– transversaux de l'époophoron 353
– veineux (canal d'Arantius) 391
Condyle
– du fémur 507, 510
– du tibia 532
Cône
– artériel 225
– de la rétine (épithéliocyte coniforme) 92
– élastique 152, 154, 157
Confluent des sinus 700, 703, 709, 710
Conque de l'auricule 110
Copulation 388
Cordages tendineux 225, 226
Corde
– du tympan 54, 103, 123
– oblique 434, 435, 436
– sacrale 306
Cordon(s)
– antérieur de la moelle spinale 615
– latéral de la moelle spinale 615
– ombilical 390, 391
– postérieur de la moelle spinale 615
– séparant 633, 684
– spermatique 342, 371
Corne
– antérieure de la moelle spinale 615, 618
– d'Ammon 695
– du sacrum 173
– du ventricule latéral 682
– latérale 616
– occipitale du ventricule latéral 682
– postérieure de la moelle spinale 615, 618
– temporale du ventricule latéral et plexus choroïde 649
Cornée 80, 81
Cornet
– nasal moyen 43
– nasal supérieur 43
– suprême 43
Corps
– adipeux de l'orbite 89
– adipeux infrapatellaire 509, 517, 519, 520
– adipeux labial 379, 382
– amygdaloïde 78, 640, 663, 664, 665, 667, 668, 671, 678, 693
– ano-coccygien 311, 370, 371, 373
– calleux 648, 649, 663, 664, 668
– caverneux 323, 346, 373, 376, 379, 380
– ciliaire 80, 82
– cristallin 82
– de l'axis 171
– de l'épididyme 339
– de l'estomac 259
– de l'utérus 347
– de la mandibule 46
– du clitoris 382
– du fornix 633, 664, 669
– du neurone (péricaryon) 593, 594
– du noyau caudé 649
– du pancréas 262
– du pénis 372, 375, 376, 388
– du pubis 503
– du talus 512
– du ventricule latéral 649, 682
– érectiles 373, 377, 383
– géniculé 93, 693
– géniculé latéral 633, 671
– géniculé médial 121, 633, 671
– juxtarestiforme 646
– mamillaire 631, 649, 650, 658, 659, 664, 669
– mammaire 22
– médullaire du cervelet 643, 644
– périnéal (centre) 336, 347, 363, 365, 366, 371, 372, 374, 379, 380, 388
– pinéal (glande) 632, 633, 648, 650, 685
– restiforme 643
– spongieux 323, 346, 373, 375, 376, 378
– strié (striatum) dorsal 666
– strié (striatum) ventral 667

– utérin 354, 356, 389, 393
– vitré 80, 81, 83
Corpuscule
– bulboïde (de Kause, Golgi-Mazzoni) 604
– génital (de Dogiel) 604
– glomérulaire 292
– lamelleux (de Vater-Pacini) 604
– lingual 604
– rénal 293, 294
– tactile aplati (de Ruffini) 603
– tactile ovoïde (de Meissner, Wagner) 604
Cortex 292, 293, 350
– auditif associatif 676
– auditif primaire 676
– cérébelleux 647
– cérébral 673
– cérébral moteur 627
– cingulaire 668
– hémisphérique latéral 645, 647
– hippocampal 680
– moteur 673
– paléo-cérébelleux 625
– para-vermien 645
– pariétal sensoriel 676
– préfrontal 676
– sensitif 673
– somato-moteur primaire 676
– somato-moteur secondaire 676
– somato-sensitif primaire 676
– somato-sensitif secondaire 676
– surrénal 298
– visuel 676
– visuel associatif 676
– visuel primaire 676
Corti, organe spiral de 117
Côte(s) 196
Couche
– granulaire du cortex 644
– moléculaire du cortex 644
– piriforme du cortex 644
– sous-muqueuse de l'utérus 356
– supravasculaire de l'utérus 356
– vasculaire de l'utérus 356
Coupe(s)
– anatomique au niveau de la symphyse pubienne chez l'homme 416
– anatomique au niveau de la symphyse pubienne chez la femme 413
– anatomique au-dessous de la symphyse pubienne chez l'homme 417
– anatomique au-dessous de la symphyse pubienne chez la femme 414
– anatomique au-dessus de la symphyse pubienne chez l'homme 415
– anatomique au-dessus de la symphyse pubienne chez la femme 412
– anatomique passant par la vertèbre lombale L5 410
– anatomique passant par la vertèbre sacrale S2 411
– anatomique passant par la vertèbre thoracique T3 401
– anatomique passant par la vertèbre thoracique T4 402
– anatomique passant par la vertèbre thoracique T5 403
– anatomique passant par la vertèbre thoracique T6 404
– anatomique passant par la vertèbre thoracique T7 405
– anatomique passant par la vertèbre thoracique T8 406
– anatomique passant par la vertèbre thoracique T10 407
– anatomique passant par la vertèbre thoracique T11 408
– anatomique passant par la vertèbre thoracique T12 409
– anatomiques 400
– au niveau de l'articulation occipito-atloïdienne 161
– au niveau de la vertèbre C5 163
– au niveau de la vertèbre C7 164
– de l'épaule 488
– du coude 489
– du tiers distal du bras 489
– du tiers proximal du bras 488
– transversale au niveau de l'inion 715
– transversale au niveau de la glabelle 713
– transversale au niveau des bosses pariétales 712
– transversale au niveau du nasion 714
– transversale au-dessus des bosses pariétales 711
– transversale de la tête et du cou au niveau de la vertèbre C2 162
– transversales au niveau du mésencéphale 637, 638
– transversales au niveau du pont 636
– transversales de l'avant-bras 493
– transversales de l'avant-bras et du poignet 494
– transversales de l'épaule et du bras 488
– transversales de la cheville et du pied 586
– transversales de la cuisse 579
– transversales de la cuisse et du genou 580
– transversales de la jambe 583
– transversales de la main 498
– transversales de la moelle allongée (bulbe) 634, 635
– transversales du bras et du coude 489
– transversales du doigt 499
Coupole
– de la cochlée 114
– pleurale 215
Couronne
– de la dent 61
– du gland 375
– radiée 670
Cowper, glande bulbo-urétrale de 372, 373
Crête(s)
– ampullaire 116
– de Duret 22
– du muscle supinateur 453
– du tubercule majeur 423
– du tubercule mineur 423
– frontale 33
– iliaque 169, 503
– infra-temporale 35
– intervalvulaire (tendon de Todaro) 225, 231
– marginale 63
– obturatrice 503, 505
– occipitale externe 33, 38
– occipitale interne 39
– sacrale médiale 173
– sacrale médiane 173
– terminale 225
– trochléaire 433
– urétrale 323
Cristallin 80
Croix du cœur 230
Cuir chevelu 706
Cul-de-sac
– recto-utérin (de Douglas) 320, 321, 347, 348, 359, 363
– recto-vésical (de Douglas) 319, 321, 322, 337, 340
– synovial périphérique 464
– synovial péritendineux 464
– synovial talo-crural 521
– vésico-utérin 320, 365
Culmen 641
Cunéus 661, 663
Cuspide 63, 227
Cymba de la conque 110

D

Darkschevich, noyau préinterstitiel de 646
Darwin, tubercule de l'auricule de 110
Décidua
– basale 390
– pariétale 390
Déclive 641
Décussation
– des pyramides 627, 631
– du tractus cortico-spinal latéral 627
Dendrite 593, 594
Densité présynaptique 600
Dent(s)
– de l'axis 171
– déciduales 62
– permanentes 64, 65, 66
Dermatome(s) 610
Desjardins, point de 264
Détroit
– inférieur du bassin osseux 307
– supérieur du bassin osseux 305
Détrusor 295
Diamètre(s)
– antérieur du détroit moyen 306
– bitubéral ischiatique 307
– céphaliques 34
– conjugué du détroit supérieur 306
– du bassin osseux 306
– du pelvis 306
– médian du détroit supérieur 305
– oblique médian du détroit supérieur 305
– postérieur du détroit moyen 306
– promonto-pubien 305
– pubo-coccygien 306, 307
– sacro-cotyloïdien 305
– transverse maximum du détroit supérieur 305
– transverse médian du détroit supérieur 305
Diaphragme 202, 204
– de la selle 708
– stylien 70
Diencéphale 632, 649
Diploé 50, 706, 707
Disque
– articulation radio-ulnaire 437
– interpubien 308
– intervertébral 177
– lombo-sacral 178
Division(s)
– fonctionnelle du cervelet 645
– (secteurs) hépatiques 283
Dogiel, corpuscule génital de 604
Dominance hémisphérique 675
Dos
– de la langue 56
– de la main 484
– du pénis 338
– du pied 575, 584
Douglas
– cul-de-sac recto-utérin de 320, 321, 347, 363
– cul-de-sac recto-vésical de 319, 321, 322
Ductus reuniens 115
Duodénum 262
Dure-mère 704, 705, 706, 707
Duret, crêtes de 22
Dynésine 598

E

Ébauche utéro-vaginale 353
Échancrure spino-glénoïdale 422
Effecteurs nerveux 605, 606
Éminence
– arquée 39, 115
– hypothénar 484
– ilio-pectinée 503, 529
– intercondylaire 510

Éminence (suite)
– médiale 633, 684
– médiane 685
– orbitaire 32
– pyramidale 111, 114
– thénar 484
Empreinte(s)
– cardiaque 216
– d'appui du pied 527
Encéphale 630
Endocrinocyte 659
Endomètre 356, 357
Endonèvre 608
Épaississement
– cytoplasmique 596
– cytoplasmique périphérique 597
Épendymocytes
– cubiques 595
– cylindriques 595
– enrubannés (tanycytes) 595
Épicondyle
– latéral 432, 507, 508
– médial 432, 507
Épicrâne 50, 706
Épididyme 336, 339, 341, 342, 378
Épiglotte 151, 152, 154
Épine(s)
– de la scapula 422
– du sphénoïde 35
– iliaque antéro-inférieure 503
– iliaque antéro-supérieure 503
– iliaque postéro-inférieure 503
– iliaque postéro-supérieure 169, 503
– ischiatique 503
– mentonnière 33, 46
Épithalamus 650
Épithéliocyte
– bacilliforme (bâtonnet de la rétine) 92
– coniforme (cône de la rétine) 92
– tactile (de Merkel) 603
Épithélium olfactif 76
Époophoron 351, 353
Érection 377
Espace
– axillaire inférieur 447
– axillaire latéral 429, 447
– axillaire médial 447
– bulbaire 85
– épicrânien 50, 706, 707
– épidural 705
– épiscléral 85
– infra-mésentérique 258
– intervilleux 390
– latéro-pharyngien 70, 71
– pararectal 321, 330, 359
– paravésical 321, 322, 324, 359, 364
– perforé postérieur 631
– péri-anal 332
– péridural 705
– prépéritonéal 319
– présacral 321, 331
– profond du périnée 319, 320
– rétro-bulbaire 85
– rétro-œsophagien 130
– rétropéritonéal 319, 320
– rétroprostatique 322, 343
– rétropubien (de Retzius) 319, 320, 324, 336, 343, 347, 363
– rétrorectal 319, 321, 331, 347
– subarachnoïdien 704, 706, 707
– subdural 706
– superficiel du périnée 319, 320, 370, 379
– supra-mésentérique 258
Estomac 255, 259, 284
Ethmoïde 38, 39

F

Fabella 509
Face
– palmaire de la main 484
– urétrale du pénis 338
Faisceau(x) 473, 474
– atrio-ventriculaire (de His) 231
– cérébello-mésencéphalique 646
– cérébello-thalamique 646
– cortico-striés 666
– cunéiforme 615, 618
– du plexus brachial 485
– gracile 615, 618
– interfasciculaire 615, 628
– lenticulaire 654
– longitudinal dorsal 657
– longitudinal du ligament cruciforme de l'atlas 174, 175
– longitudinal inférieur 672
– longitudinal médial 120, 615, 646
– longitudinal supérieur (ou arqué) 672
– mamillo-tegmental 657
– mamillo-thalamique 649
– nigro-strié 666
– occipital vertical 672
– occipito-frontal inférieur 672
– occipito-frontal supérieur 672
– pallido-olivaire 666
– pallido-tegmental 666
– pallido-thalamique 666
– pédonculaire (anse de Reil) 654
– propre antérieur 615, 628
– propre latéral 615, 628
– propre postérieur 615
– septo-marginal 615, 628
– strio-nigral 666
– strio-pallidal 666
– subthalamique 654
– sulco-marginal 615, 628
– télencéphalique médial 657
– thalamique 654
– thalamo-strié 666
– transverses 550
– unciné 646, 672
Fascia(s)
– axillaire 440, 441, 442
– clavi-pectoral 441, 442
– crémastérique 338, 339
– criblé 253, 532
– de la cuisse 532
– du muscle obturateur interne 311
– endothoracique 205
– glutéal 530, 532
– iliaca (iliaque) 180
– inférieur du diaphragme uro-génital (membrane périnéale) 370, 371, 372, 379, 380, 383
– lata 532
– ombilico-prévésical 320, 322, 324
– pénien profond 336
– pharyngo-basilaire 150
– plantaire 550
– présacral 311, 319
– profond du pénis 374, 375, 376
– prostatique 322, 345
– rectal 320, 330
– recto-vésical 319, 322
– rétroprostatique 343
– rétrovésical 319, 320, 324
– spermatique externe 338
– spermatique interne 338, 339
– superficiel du pénis 374, 376
– superficiel du périnée 379
– supérieur du diaphragme uro-génital 325, 380
– temporal 54
– thoraco-lombal 179, 180
– transversalis 180
– vaginal 320, 365
Fascicule nerveux 608
Faux
– du cerveau 709
– inguinale 244
Fémur 507, 508
Fenêtre
– de la cochlée 111, 114
– du vestibule 111, 114
Fente
– de la glotte 152
– hypophysaire 658
– orale 56
– vestibulaire 152
Fibres
– arquées du cerveau 672
– associatives courtes cortico-corticales 673
– associatives tranversales 672
– caudales 672
– cortico-nucléaires 627, 671
– cortico-réticulaires 671
– cortico-rubrales 671
– cortico-spinales 627, 671
– cortico-thalamiques 671
– cunéennes du faisceau occipital horizontal 672
– dento-thalamiques 654
– du cristallin 82
– fronto-pontiques 671
– grimpantes 644
– hypothalamo-réticulaires 657
– intercrurales 244
– parallèles 644
– ponto-cérébelleuses 647
– rubro-thalamiques 654
– spino-péri-aquaductales 628
– thalamo-corticales 652
– zonulaires 82
Filum terminal 607, 614, 705
Fimbria
– de l'hippocampe 663, 664, 668, 669, 681
– du fornix 648
Fissure
– du conduit veineux 279, 282
– du ligament rond 279
– horizontale 641
– interglutéale 169
– longitudinale du cerveau 661
– lunato-gracile 641
– médiane 615
– ombilicale 281, 282, 283
– orbitaire inférieure 86
– orbitaire supérieure 32, 41
– portale droite 281, 282, 283
– portale principale 281, 282, 283
– prédigastrique 641
– primaire 641
– supéro-postérieure 641
– synaptique 600
Flèche sacrale 306
Flocculus 641, 642
Foie 255
– droit 283
– gauche 283
– postérieur (lobe caudé) 283
Folium 641
Follicules lymphatiques solitaires 270
Fond d'œil 81
Fontanelle
– antérieure 34
– mastoïdienne 34
– postérieure 34
– sphénoïdale 34
Foramen(s)
– cæcum 41, 59, 631
– de la lame criblée 41
– déchiré 41
– épineux 35, 41
– ethmoïdal antérieur 41
– ethmoïdal postérieur 41

– infra-orbitaire 32
– interventriculaire 682, 694, 710
– intervertébral 176, 650
– jugulaire 41, 122
– magnum 41
– mandibulaire 46
– mastoïdien 41
– mentonnier 46
– obturé 503
– ovale 41, 391
– papillaire 292
– pariétal 34
– rond 41
– sacral dorsal 173
– sacraux pelviens 173
– sphéno-palatin 35
– stylo-mastoïdien 111
Formation réticulaire 78, 639, 646, 666
Fornix 663, 669
– antérieur du vagin 388
– du sac lacrymal 91
– postcommissural 668
– précommissural 668
– vaginal 354
Fossa subarcuata 122
Fosse(s)
– acétabulaire 514
– axillaire 441, 442
– cérébelleuse 39
– cérébrale 39
– coronoïdienne 423
– costale transversaire 172
– crânienne antérieure 40
– crânienne moyenne 40
– crânienne postérieure 40, 122
– de l'acétabulum 515
– digastrique 33
– du sac lacrymal 32
– du vestibule du vagin 369
– hyaloïde 83
– iliaque 503, 506
– ilio-lombale 564
– incisive 36
– infraclaviculaire 193
– infra-temporale 35
– inguinale latérale 250, 253
– inguinale médiale 250, 253
– intercondylaire 507
– interpédonculaire (espace perforé postérieur) 631
– ischio-rectale 332, 370, 379, 380
– lacrymale 32
– naviculaire de l'urètre 323, 375
– olécrânienne 423
– ovale 224, 231
– pararectale 332, 337, 348
– paravésicale 337, 348
– poplitée 575, 578
– pré-ovarique 348
– ptérygoïdienne 43
– ptérygo-palatine 35
– radiale 423
– rétrotrigonale 322, 324
– rhomboïde 632, 633, 684
– subarcuata 39
– sublinguale 46
– submandibulaire 33, 46
– supravésicale 250, 253
– triangulaire 110
Fossette(s)
– articulaire radiale 433
– de la tête fémorale (fovéa capitis) 507, 508
– du ganglion ptérygo-palatin 35
– du sac endolymphatique 39, 41, 122
– du vestibule du vagin 381
– gastriques 261
– granulaires 33
– inférieure du 4e ventricule 633, 684
– oblongue 153, 154
– ovarique 347, 349
– pharyngienne 38
– ptérygoïdienne 46
– rétro-molaire 56
– supérieure du 4e ventricule 633, 684
– triangulaire 153
– trochléaire 32
Fovéa
– capitis 507, 508
– centralis 81
– dentis 171, 174
Frange ovarique 349
Frein
– de la langue 68
– des lèvres de la vulve 369, 381
– du clitoris 382
– du prépuce 375
– du voile médullaire supérieur 684
– labial 68
– médulaire supérieur 633
– temporo-méniscal 53
Fundus
– de l'estomac 259
– de la vésicule biliaire 263
Fuseau
– neuromusculaire 606
– neurotendineux (de Golgi) 606

G

Gaine(s)
– axillaire 441
– de myéline 595
– rectusienne 244, 245, 247, 443
– synoviale commune des muscles fibulaires 546
– synoviale commune des muscles fléchisseurs des doigts 463
– synoviale des doigts 498
– synoviale des tendons des doigts 464
– synoviale du muscle court extenseur du pouce (I) 464
– synoviale du muscle court extenseur radial du carpe 464
– synoviale du muscle extenseur commun des doigts 464
– synoviale du muscle extenseur du petit doigt 464
– synoviale du muscle extenseur ulnaire du carpe 464
– synoviale du muscle long abducteur du pouce (I) 464
– synoviale du muscle long extenseur de l'hallux 546
– synoviale du muscle long extenseur des orteils 546
– synoviale du muscle long extenseur du pouce (I) 464
– synoviale du muscle long extenseur radial du carpe 464
– synoviale du muscle long fléchisseur de l'hallux 546
– synoviale du muscle long fléchisseur des orteils 546
– synoviale du muscle tibial antérieur 546
– synoviale du muscle tibial postérieur 546
– synoviale intertuberculaire 429
– synoviales des muscles du pied 546
– synoviales des tendons des doigts 463
– synoviales palmaires 463
Galéa aponévrotique 47, 50, 706, 707
Galien, grande veine du cerveau de 650, 697, 698, 699, 700
Ganglion(s)
– aortico-rénal 126, 204, 242, 277, 342, 352
– autonomes 611, 612, 613
– cardiaque 232, 233
– cardiaque supérieur 126, 145
– cervical moyen 145, 146
– cervical supérieur 145, 146, 299
– cervico-thoracique (stellaire) 145, 146, 233
– ciliaire 86, 99, 100, 146
– coccygien 299, 569
– cœliaque 126, 204, 242, 260, 277
– du nerf vestibulaire 106, 120
– géniculé 101
– inférieur du nerf vague (X) 125
– intramural 611
– mésentérique supérieur 126, 204, 242, 277
– otique 54, 103, 106, 124
– parasympathique 611
– ptérygo-palatin 100, 101, 103, 104, 106, 146
– spinal 121
– spiral 115, 117
– stellaire 145, 146, 233
– submandibulaire 101, 128
– supérieur du nerf vague (X) 125
– sympathique 611
– sympathique pelvien 317
– trigéminal 105, 124
– vertébral 145
– viscéral 611, 613
Gant lamellaire terminal 597
Gelée de Wharton (tissu mucoïde) 390
Gémule dendritique 593
Genou
– de la capsule interne 670, 671
– du corps calleux 664, 669
Gerlach, valve appendiculaire de 272
Glabelle 32
Gland 336, 369
– du clitoris 363, 369, 379, 380, 381, 382, 383, 384, 388
– du pénis 370, 373, 375
Glande(s)
– bulbo-urétrale (de Cowper) 322, 323, 336, 340, 372, 373
– cardiales 210
– ciléaires (de Moll) 90
– de la muqueuse tubaire 113
– gastriques 210
– lacrymale 86, 91
– lacrymales accessoires (de Krause) 90
– molaires 68
– olfactive 76
– orales 68
– parathyroïde inférieure 160
– parathyroïde supérieure 130, 160
– para-urétrales (de Skène) 384
– parotide 68, 69
– parotides accessoires 69
– pinéale (corps pinéal) 632, 633, 648, 650, 685
– prostatiques 344, 345
– salivaires majeures 68
– salivaires mineures 68
– sébacées (de Zeiss) 90
– séminale 336, 337, 340, 343, 344, 346, 353, 378
– sublinguale 68
– submandibulaire 68, 128
– surrénales (ou suprarénales) 286, 298
– thyroïde 130, 159
– trachéale 212
– urétrale 325, 384
– vestibulaire majeure (de Bartholin) 364, 379, 380, 384, 386
– vestibulaires mineures 384
Gliocytes
– centraux 595, 596
– périphériques 595
Globus
– pallidus 649, 665, 693
– pallidus latéral 654, 666
– pallidus médial 654, 666
Glomérule cérébelleux 644
Glomus
– aortique 299
– carotidien 124, 125, 146, 233, 299

Glomus (suite)
– choroïdien 633, 697
– coccygien 314
Glyocyte subépendymaire 596
Golgi, fuseau neurotendineux de 606
Golgi II, grand neurone stellaire de 644
Gosier 147
Gouttière scaphoïde 110
Graisse pararénale 289
Grand
– calice 292
– cartilage alaire 42
– foramen ischiatique 306
– nerf caverneux 346, 362
– neurone pyramidal 673
– neurone stellaire (Golgi II) 644
– noyau du raphé 639
– trochanter 507, 508
Grande
– corne de l'os hyoïde 45
– épine tympanique 110
– fosse supra-claviculaire 31
– incisure ischiatique 503
– lèvre 347, 379, 381
– veine du cerveau (de Galien) 650, 697, 698, 699, 700
– veine du cœur 228
– veine saphène 560, 561
Granulation arachnoïdienne 707, 710
Granules sécrétoires 593
Greenhill, méthode de 307
Grynfelt, quadrilatère lombal de 180
Guyon
– canal ulnaire de 458
– ligament carpien ulnaire de 496
Gyrus
– ambiens 79
– angulaire 661, 662
– cérébraux 661, 662, 663, 664
– cingulaire 663, 668
– courts de l'insula 662
– dentelé 663, 664, 681
– droit 661, 663
– fasciolaire 663, 664
– frontal inférieur 661, 662
– frontal médial 663
– frontal moyen 661, 662
– frontal supérieur 661, 662
– intralimbique 664
– lingulaire 661, 663
– longs de l'insula 662
– occipito-temporal latéral 661, 663
– occipito-temporal médial 661, 663
– orbitaires 661
– parahippocampal (aire entorhinale) 661, 663, 664, 671, 681
– para-olfactif 663, 671
– paraterminal 663, 671
– postcentral 624, 661, 662
– précentral 661, 662
– semi-lunaire 79
– supramarginal 661, 662
– temporal inférieur 662
– temporal moyen 662
– temporal supérieur 662
– temporaux transverses antérieurs 662
– temporaux transverses postérieurs 662
– unciné 664

H

Habénula 633, 650
Hallux valgus 527
Haustration du côlon 271
Hélicotrème 114
Hélix 110
Hiatus
– du canal du nerf grand pétreux 40, 41
– du canal du nerf petit pétreux 40, 41
– infrapubien 311, 324
– sacral 173
– semi-lunaire 44
– tendineux de l'adducteur 536, 578
– uro-génital 313
Hile (porte) du foie 264, 279
Hippocampe 78, 648, 649, 668, 669, 671, 681, 695
His, faisceau atrio-ventriculaire de 231
Homoncule
– moteur 627
– sensitif 624
Humérus 423
Hymen 381
Hypophyse 650, 658, 659
Hypothalamus 649, 655, 656, 657, 658

I

Iléum 255, 268
Ilium 504
Incisure
– (ou foramen) supra-orbitaire 32
– acétabulaire 504
– angulaire 259
– cardiale 259
– claviculaire 195
– de la tente du cervelet 708
– glénoïdale 422
– interaryténoïdienne 156
– intertragique 110
– jugulaire 195
– mandibulaire 46
– mastoïdienne 36
– myélinique 597
– pré-occipitale 662
– radiale 425, 433
– scapulaire 422
– supra-orbitaire 32
– trochléaire 425, 433
– ulnaire 424
Incus 111, 663
Indusium gris 663, 664
Infundibulum
– de l'hypophyse 631
– de l'hypothalamus 658
– de la trompe 349
Innervation
– des viscères abdominaux 278
– du sein 25
Insertions
– des muscles antérieurs de l'avant-bras 448
– des muscles antérieurs de la jambe 538
– des muscles de la main 457
– des muscles de la plante du pied 549
– des muscles du dos du pied 547
– des muscles postérieurs de l'avant-bras 454
Intestin grêle 268
Intumescence
– cervicale 614
– lombo-sacrale 614
Iris 80
Ischium 504
Isthme
– de la prostate 344
– de la trompe 349
– du cingulum 661, 663
– du gosier 56, 151
– du gyrus cingulaire 663
– thyroïdien 159, 160
– utérin 354

J

Jéjunum 255, 268
Jonction
– gingivo-dentaire 61
– recto-sigmoïdienne 330
– urétéro-vésicale 295
Jugum de la canine 32

K

Kause, Golgi-Mazzoni, corpuscule bulboïde de 604
Keith-Flack, nœud sinu-atrial de 231
Kinésine 598
Koch, nœud atrio-ventriculaire dans le triangle de 231
Krause, glandes lacrymales accessoires de 90

L

Labbé, veine cérébrale anastomotique inférieure de 700
Labrum acétabulaire 515
Lacune(s)
– musculaire 529
– urétrales 323
– vasculaire 251, 529
Lambda 33
Lame(s)
– choroïdo-capillaire 83
– criblée 41
– d'origine du tendon calcanéen 543
– du cartilage cricoïde 153
– fixée (lamina affixa) 648, 649
– gauche 153
– granulaire externe 673
– granulaire interne 673
– hépatiques 280
– intersurréno-rénale 289
– médullaire latérale 652
– médullaire médiale 651
– moléculaire 673
– multiforme 673
– prétrachéale musculaire 130
– pyramidale externe 673
– pyramidale interne 673
– spinale 616
– spirale osseuse 114, 117
– superficielle du fascia cervical 130
– terminale 665, 669, 672
– vasculaire 83
Lamina affixa (lame fixée) 648, 649
Larynx 255
Lemnisque
– médial 624
– spinal 624
Ligament(s)
– acromio-claviculaire 428
– alaire 174
– annulaire du radius 433, 434, 435, 436
– annulaire du stapès 112
– ano-coccygien 366, 370, 371
– antérieur de la tête fibulaire 520, 521
– antérieur du coude 434
– antérieur du malléus 112
– arqué latéral 202, 203
– arqué médial 202, 203
– arqué médian 203
– atlanto-axoïdien accessoire 174
– atlanto-axoïdien antérieur 175
– atlanto-occipital latéral 174
– bifurqué 523, 524
– calcanéo-cuboïdien plantaire 523, 524, 525
– calcanéo-fibulaire 522, 524
– calcanéo-naviculaire plantaire 523, 524
– cardinal (transverse du col utérin) 358
– carpien ulnaire (de Guyon) 458, 496
– carpo-métacarpien latéral 438
– carpo-métacarpiens palmaires 438
– carré 433
– coccygien latéral 178
– collatéral fibulaire 517, 519, 520
– collatéral radial du carpe 434, 435, 438
– collatéral talo-crural latéral 524
– collatéral talo-crural médial (deltoïde) 522, 524
– collatéral tibial 517, 519, 520
– collatéral ulnaire du carpe 434, 435, 438

– conoïde 428, 431
– coraco-acromial 428
– coraco-huméral 428
– costo-claviculaire 197, 428
– costo-lamellaire 199
– costo-pleural 215
– costo-transversaire interosseux 198
– costo-transversaire supérieur 199
– crico-aryténoïdien postérieur 154
– crico-thyroïdien 153, 154
– croisé antérieur 517, 518
– croisé postérieur 517, 518
– croisés du genou 518
– cubo-naviculaire dorsal 524
– cunéo-cuboïdien dorsal 524
– cunéo-naviculaires dorsaux 524
– de l'apex de la dent 174, 175
– de l'utérus 359
– de la tête fémorale 514, 515, 554
– de la veine cave gauche (de Marshall) 236
– deltoïde 523
– dentelé 705
– du carpe 438
– du rectum 331
– épididymaire supérieur 338
– falciforme du foie 250, 256, 279, 282
– fundiforme du pénis 374
– gastro-hépatique 284
– gastro-splénique (hile de la rate) 284
– gléno-huméral inférieur 430
– gléno-huméral moyen 428, 430
– gléno-huméral supérieur 428, 430
– hépato-duodénal 284
– huméral transverse 428, 429
– hyo-épiglottique 154
– ilio-fémoral 514, 516
– ilio-lombal 309
– inférieur du pubis 312
– infundibulo-ovarique 351
– inguinal 244, 529
– interclaviculaire 197, 428
– interclinoïdien 708
– intercunéiforme dorsal 524
– intercunéiforme interosseux 523
– interépineux 175, 176, 199
– interfovéolaire 251
– intermétacarpiens 438
– interosseux de la syndesmose tibio-fibulaire 522
– intertransversaire 176
– ischio-fémoral 514, 516
– jaune 175, 176, 704
– jugulaire 122
– lacunaire 251, 309, 311, 385, 529
– latéral de la vessie 358
– latéral du malléus 112
– latéral du rectum 358
– lombo-costal 180
– longitudinal antérieur 175, 176, 178, 309, 310
– longitudinal postérieur 174, 175, 176, 178, 310
– médio-carpien dorsal 438
– méniscal antérieur 53
– méniscal antéro-latéral 517
– méniscal antéro-médial 517
– méniscal postérieur 53
– méniscal postéro-latéral 517
– méniscal postéro-médial 517
– ménisco-fémoraux antérieurs 517
– ménisco-fémoraux postérieurs 517
– métacarpien transverse profond 458, 462
– métacarpien transverse superficiel 458
– métatarsien transverse 525
– métatarsien transverse profond 526
– nucal 175, 182
– oblique de la jambe (de Barkow) 520, 521
– œsophago-péricardique 237
– ombilical médian 320, 322, 324, 348
– palpébral 89
– patellaire 509, 517, 534
– pectiné 251, 311
– pétro-épineux 54
– phrénico-colique 284
– phréno-péricardique postérieur 237
– pisi-hamatum 438
– pisi-métacarpien 438
– plantaire long 522, 523, 524, 525
– poplité arqué 519
– poplité oblique 517, 519, 537
– postérieur de l'incus 112
– postérieur du coude 434
– propre de l'ovaire 348, 349, 351, 353
– ptérygo-sphénoïdal 708
– pubien antérieur 308
– pubien inférieur 308, 309
– pubien supérieur 308
– pubo-fémoral 514, 516
– pubo-prostatique 322, 343
– pubo-vésical 311, 321, 325, 327
– pulmonaire 216
– radié de la tête costale 198, 199
– radio-carpien dorsal 438
– radio-carpien palmaire 438
– rectal latéral 321
– rectal supérieur 331
– recto-utérin 331
– recto-vésical 331
– rond de l'utérus 348, 349, 353, 358, 366
– rond du foie 250, 279, 281, 282
– sacro-coccygien dorsal 178, 311, 705
– sacro-coccygien latéral 178, 311, 705
– sacro-coccygien ventral 178, 311, 705
– sacro-épineux 308, 309, 310, 533
– sacro-iliaque dorsal 173, 310
– sacro-iliaque interosseux 173, 308
– sacro-iliaque ventral 309
– sacro-tubéral 308, 309, 310, 533
– sacro-utérin 321, 332, 349, 354, 358, 368
– sacro-vésical 321, 331, 332, 345
– scrotal 338, 339, 353
– sphéno-épineux 53
– sphéno-mandibulaire 53
– spiral 117
– spléno-rénal 284
– sterno-claviculaire antérieur 197, 421, 428
– sterno-costal intra-articulaire 197, 428
– sterno-costal radié 197, 428
– sterno-péricardique supérieur 237
– stylo-hyoïdien 45
– stylo-mandibulaire 53, 54
– supérieur de l'incus 112
– supérieur du malléus 112
– supra-épineux 176, 199
– suspenseur de l'aisselle 441, 442
– suspenseur de l'ovaire 348, 349, 351, 353
– suspenseur du clitoris 325, 380, 383
– suspenseur du pénis 336, 374
– suspenseurs du sein (de Cooper) 21, 22
– talo-calcanéen interosseux 523, 524
– talo-calcanéen latéral 524
– talo-calcanéen médial 524
– talo-calcanéen postérieur 523, 524
– talo-fibulaire antérieur 524
– talo-fibulaire postérieur 524
– talo-naviculaire 523, 524
– tarso-métatarsien dorsal 524, 526
– temporo-mandibulaire latéral 53
– temporo-mandibulaire médial 53
– thyro-épiglottique 154
– thyro-hyoïdien latéral 154
– thyro-hyoïdien médian 154, 156
– tibio-calcanéen 524
– tibio-fibulaire antérieur 521, 524
– tibio-fibulaire interosseux 521
– tibio-fibulaire postérieur 524
– tibio-naviculaire 524
– tibio-talaire antérieur 524
– tibio-talaire postérieur 524
– trachéo-péricardique 237
– transverse de l'acétabulum 504, 514
– transverse de l'atlas 174
– transverse du col utérin (cardinal) 358
– transverse du genou 517, 518
– transverse du périnée 309, 312, 315, 324, 325, 371, 372, 383
– transverse supérieur de la scapula 428
– trapézoïde 428, 431
– triangulaire droit 279
– triangulaire gauche 279
– ulno-carpien palmaire 438
– utéro-sacral 366
– vertébro-péricardique 237
– vertébro-pleural 215
– vésical latéral 321, 359
– vésico-utérin 321, 354, 358, 359
– vestibulaire 154
– vocal 154, 157, 158
Ligne(s)
– ano-cutanée 330
– ano-rectale 334
– arquée de la gaine rectusienne 250
– axiale dorsale 610
– axiale ventrale 610
– axillaire 440
– axillaire antérieure 193
– blanche 244, 247
– de gravité du corps 170
– du muscle soléaire 510
– glutéale antérieure 503
– glutéale postérieure 503
– intercondylaire 507
– interépineuse 243
– intertrochantérique 507, 516
– limitante du péritoine 350
– mammaire 20, 193
– médio-claviculaire 193
– mylo-hyoïdienne 33
– nucale inférieure 33, 36
– nucale supérieure 33, 36
– nucale suprême 33
– oblique 46, 153
– parasternale 193
– paravertébrale 194
– pectinée 334
– scapulaire 194
– semi-lunaire 247
– sternale 193
– supracondylaire latérale 507
– supracondylaire médiale 507
– temporale inférieure 34
– temporale supérieure 34
– terminale du pelvis 305
– transverse 173
– trapézoïde 421
Limbe
– de la cornée 82
– de la lame spirale osseuse 117
– de la paupière 89, 90
Limbus
– (bord) acétabulaire 504, 514
– labial 56
Limen insulaire 662
Liquide cérébro-spinal 710
Lissauer
– tractus postéro-latéral de 615
– zone marginale de 616
Lobe(s)
– (cotydélon) placentaire 390
– antérieur 642
– carré du foie 257, 279
– caudé du foie (foie postérieur) 257, 279, 282
– cérébraux 661, 662, 663, 664
– droit du foie 279
– flocculo-nodulaire 645
– frontal 661, 662, 663

Lobe(s) (suite)
– gauche du foie 279
– insulaire 662
– latéraux de la prostate 344
– limbique 663, 664
– mammaire 22
– moyen de la prostate 344
– occipital 661, 662, 663
– pariétal 661, 662, 663
– postérieur du cervelet 642
– pulmonaires 216
– pyramidal 159
– rénal 292
– temporal 661, 662, 663
– thyroïdien 160
Lobule(s)
– central 641
– de l'auricule 110
– digastrique 641
– gracile 641
– hépatique 280
– paracentral 663
– pariétal inférieur 661, 662
– pariétal supérieur 661, 662
– quadrangulaire antérieur 641
– quadrangulaire postérieur 641
– rénal 292, 294
– semi-lunaire inférieur 641
– semi-lunaire supérieur 641
– splénique 285
– testiculaire 341
Locus cœruléus 639, 640, 671
Loge
– de la tonsille palatine droite 124
– dure-mérienne cérébelleuse 708
– dure-mérienne cérébrale 708
– dure-mérienne du tronc encéphalique 708
– hypophysaire 708
– rénale 289
– splénique 258
– vésicale 324
Louis, angle sternal de 195
Lymphatiques
– du membre supérieur 472
– du sein 23, 24
– pulmonaires 221
– superficiels du membre inférieur 562
Lymphocentre
– axillaire 24
– parasternal 24
Lymphonœud(s) (nœuds lymphatiques)
– axillaires 472
– axillaires apicaux 142, 485
– brachiaux 472
– broncho-pulmonaires (hilaires) 206
– buccinateur 142
– cervical superficiel 142
– cervicaux profonds 159
– du ligament artériel 221
– du promontoire 316
– glutéaux inférieur 316
– glutéaux supérieur 316, 368
– iliaque externe intermédiaire 316
– iliaque externe latéral 316
– iliaque externe médial 316
– iliaques communs 240, 316
– iliaques externes 240
– infra-auriculaires 142
– inguinaux 316, 334
– inguinaux latéraux 385
– inguinaux médiaux 368, 376
– inguinaux superficiels supéro-latéraux 562
– intercostaux 240
– interiliaque 316
– jéjuno-iléaux 269
– jugulaire antérieur 142
– jugulaire latéral 142
– jugulo-digastriques 142
– jugulo-omo-hyoïdiens 142
– lacunaire 385, 529
– latéro-aortique 316
– latéro-cave 316
– lombaux droits 240
– lombaux gauches 240
– mandibulaires 142
– naso-labial 142
– obturateurs 316, 368
– occipital 142
– pancréatico-duodénaux 267
– pancréatiques 267
– pararectaux 334
– parasternal 241
– paratrachéaux 221, 241
– parotidien 142
– phrénique supérieur 221, 241
– poplités 562
– pré-aortique 316
– pré-cave 316
– prélaryngés 142, 159
– prétrachéaux 142, 159
– prévertébraux 240
– rectaux supérieurs 334
– rétro-auriculaires 142
– rétropyloriques 267
– sigmoïdiens 334
– subaortique 316, 368
– submandibulaires 142
– submental 142
– supraclaviculaires 142, 472
– supratrochléaires 472
– thyroïdiens 142
– trachéo-bronchiques 221
– zygomatique 142

M

Macula 81
Macule
– ampullaire 120
– sacculaire 115, 120
– utriculaire 115, 116, 120
Main
– de singe 478
– du serment 478
– en « col de cygne » 481
– en griffe 476
Malléole médiale 510
Malléus 111
Malpighi-Gartner, canal de (conduit déférent) 353
Mamelon 21
– (papille mammaire) 20
Mandibule 46
Marshall
– ligament de la veine cave gauche de 236
– pli de la veine cave gauche de 236
Maxillaire 37
McBurney, point de 272
Méat
– acoustique externe 34, 109
– acoustique interne 41
Médiastin 205, 207
Médiastinum testis 339
Médulla 292, 293, 350
– surrénale 298
Meissner, Wagner, corpuscule tactile ovoïde de 604
Membrana tectoria 117, 174, 178
Membrane
– atlanto-occipitale antérieure 175
– atlanto-occipitale postérieure 174, 175
– basilaire 117
– choriale 394
– des statoconies 116
– du stapès 112
– intercostale interne 200
– interosseuse antébrachiale 436
– interosseuse crurale 521
– obturatrice 308, 309, 506, 516
– périnéale (fascia inférieur du diaphragme uro-génital) 322, 324, 325, 343, 374
– postsynaptique 600, 601
– présynaptique 600, 601
– quadrangulaire 152, 154, 156
– suprapleurale 215
– tectoria 175
– thyro-hyoïdienne 152, 153, 154, 155
– tympanique 110
– vitrée 83
Mémoire
– épisodique 678
– implicite 678
Méninges
– encéphaliques (ou crâniennes) 706, 707, 708, 709
– spinales 704, 705
Ménisque
– latéral du genou 518
– médial du genou 517, 518
Merkel, épithéliocyte tactile de 603
Mésencéphale 98, 632
Mésentère 268
Méso-appendice 271
Mésocôlon
– ascendant 268
– descendant 268
– sigmoïde 273
– transverse 257, 268
Mésoduodénum 289
Mésomètre 349, 354, 356
Mésosalpinx 349, 351
Mésovarium 349, 350
Métacarpe 426
Métatarse 513
Méthode de Greenhill 307
Microglie 595
Miction 328
– involontaire 328
– volontaire 329
Modiolus de l'angle de la bouche 47
Moelle
– allongée (bulbe) 632
– spinale 614, 632
Moll, glandes ciléaires de 90
Mont du pubis 381
Muqueuse de la langue 59
Muscle(s)
– abaisseur de l'angle de la bouche 47, 48, 51
– abaisseur de la lèvre inférieure 47, 48, 51
– abaisseur du septum nasal 47, 49, 51
– abaisseur du sourcil 49, 51
– abducteur de l'hallux 550, 551, 573
– abducteur du petit doigt 459
– abducteur du petit orteil 550
– adducteur du pouce 460
– anconé 447, 455
– antébrachiaux 449, 450, 452, 453
– antébrachiaux postérieurs 455, 456
– antérieurs de l'avant-bras 448
– articulaire du genou 534
– ary-épiglottique 152, 156
– aryténoïdien oblique 156, 157
– aryténoïdien transverse 156, 157
– auriculaire 47
– biceps brachial 446
– biceps fémoral 532, 535
– brachial 446
– brachio-radial 450
– buccinateur 48, 51
– bulbo-caverneux 388
– bulbo-spongieux 327, 370, 374, 378, 379, 380
– carré des lombes 181
– carré fémoral 533
– carré plantaire 545, 551
– carré pronateur 453

- caverneux 377
- chondro-glosse 58
- ciliaire 82
- coccygien 533
- compresseur de l'urètre 325, 372, 380
- compresseur de la veine dorsale du clitoris 380
- compresseur de la veine dorsale du pénis 374
- constricteur inférieur du pharynx 149, 150, 155
- constricteur moyen du pharynx 149, 150
- constricteur supérieur du pharynx 149, 150
- coraco-brachial 446
- corrugateur de la marge de l'anus 313
- corrugateur du sourcil 49, 51
- court abducteur du pouce 459
- court adducteur 533, 536
- court élévateur des côtes 187
- court extenseur de l'hallux 548
- court extenseur des orteils 548
- court extenseur du pouce 455, 456
- court extenseur radial du carpe 455, 456
- court fibulaire 525, 540
- court fléchisseur de l'hallux 551
- court fléchisseur des orteils 550
- court fléchisseur du petit doigt 459
- court fléchisseur du petit orteil 551
- court fléchisseur du pouce 460
- court palmaire 458
- court rotateur du rachis 187
- crémaster 246, 248, 339
- crico-aryténoïdien latéral 152, 156, 157
- crico-aryténoïdien postérieur 156, 157
- crico-thyroïdien 150, 152, 155, 156, 157, 159
- de la ceinture pelvienne 528
- de la langue 57
- de la main 459
- de la mimique 51
- de la patte d'oie 520, 535
- deltoïde 179, 444
- dentelé antérieur 445
- dentelé postéro-inférieur 180, 183
- dentelé postéro-supérieur 183
- digastrique 131, 132
- dilatateur de la pupille 82
- droit antérieur de la tête 133
- droit de l'abdomen 244, 248
- droit fémoral 532, 534, 535
- droit inférieur de l'œil 86
- droit latéral de l'œil 86
- droit latéral de la tête 133
- droit médial de l'œil 86
- droit supérieur de l'œil 86
- du dos du pied 548
- du menton (mentonnier) 47, 48, 51
- élévateur de l'angle de la bouche 47, 48, 51
- élévateur de l'anus 330, 371, 373
- élévateur de la lèvre supérieure 47, 51
- élévateur de la paupière supérieure 86
- élévateur de la prostate 312
- élévateur de la scapula 182, 183
- élévateur du voile du palais 113, 149, 151
- élévateur naso-labial 47, 48, 51
- épineux de la tête 184
- épineux du cou 184
- érecteurs du rachis 180, 184
- extenseur de l'index 456
- extenseur des doigts 455, 456
- extenseur du petit doigt 455, 456
- extenseur ulnaire du carpe 455, 456
- fléchisseur profond des doigts 452
- fléchisseur radial du carpe 449
- fléchisseur superficiel des doigts 451
- fléchisseur ulnaire du carpe 449, 450, 455, 456
- gastrocnémien 542, 543
- génio-glosse 57, 58
- génio-hyoïdien 58
- gracile 309, 533, 534, 535, 536
- grand adducteur 533, 534, 536
- grand dorsal 179, 180, 181
- grand droit postérieur de la tête 52
- grand fessier 530, 531, 532
- grand pectoral 443
- grand psoas 529, 531
- grand rhomboïde 179, 182, 183, 445
- grand rond 179, 444, 445
- grand zygomatique 47, 48, 51
- hyo-glosse 57, 58
- iliaque 529, 531
- ilio-coccygien 311, 312
- ilio-costal 180
- ilio-costal des lombes 184
- ilio-costal du cou 184
- ilio-costal du thorax 184
- ilio-psoas 529
- incisif de la lèvre inférieure 48
- incisif de la lèvre supérieure 48
- infra-épineux 179, 445
- infra-hyoïdiens 132
- intercostal externe 200
- intercostal interne 200
- intercostal intime 200
- intercostaux 201
- interépineux 187
- interosseux dorsaux de la main 461
- interosseux palmaire 461, 462
- interosseux plantaires 552
- intertransversaire 187
- interurétérique 295
- ischio-caverneux 327, 370, 371, 374, 379, 380
- ischio-coccygien 311
- ischio-jambiers 537
- jumeau inférieur 533
- jumeau supérieur 533
- lombricaux 452, 459, 462, 551
- long abducteur du pouce 455, 456
- long adducteur 309, 533, 534, 536
- long de la tête 133
- long du cou 133
- long élévateur des côtes 187
- long extenseur de l'hallux 539, 548
- long extenseur des orteils 540
- long extenseur du pouce 455, 456
- long extenseur radial du carpe 455, 456
- long fibulaire 525, 540
- long fléchisseur de l'hallux 545, 551
- long fléchisseur des orteils 545
- long fléchisseur du pouce 452
- long palmaire 449
- long rotateur du rachis 187
- longissimus 185
- longissimus de la tête 185
- longissimus du cou 185
- longissimus du thorax 185
- longitudinal inférieur de la langue 57, 58
- longitudinal supérieur de la langue 57
- masticateurs 54
- mentonnier (du menton) 47, 48, 51
- moyen fessier 531
- multifides 186
- multifides lombaux 186
- multifides sacraux 186
- mylo-hyoïdien 58, 131, 132
- nasal 47, 49, 51
- oblique externe de l'abdomen 179, 180, 244, 245, 248
- oblique inférieur de l'œil 86
- oblique inférieur de la tête 52
- oblique interne de l'abdomen 180, 244, 246, 248
- oblique supérieur de l'œil 86
- oblique supérieur de la tête 52
- obturateur externe 533
- obturateur interne 533, 535
- occipito-frontal 47, 50, 51
- omo-hyoïdien 132
- opposant du petit doigt 460
- opposant du petit orteil 551
- opposant du pouce 460
- orbiculaire de l'œil (partie ciliaire) (de Riolan) 47, 49, 86, 90
- orbiculaire de la bouche 47, 48
- palato-glosse 57, 58, 129, 149, 151
- palato-pharyngien 149, 151
- papillaires du ventricule 225, 226
- pectiné 225, 533, 534, 536
- pelvi-trochantériens 533
- petit droit postérieur de la tête 52
- petit fessier 531
- petit pectoral 443
- petit psoas 529
- petit rhomboïde 182, 183, 445
- petit rond 179, 445
- petit zygomatique 47, 48, 51
- pharyngo-épiglottique 149
- piriforme 311, 312, 533
- plantaire 542, 574
- platysma 51
- pleuro-œsophagiens 209
- poplité 542, 544
- postérieurs de l'avant-bras 454
- postérieurs de la jambe 541
- postérieurs profonds de la jambe 544, 545
- postérieurs superficiels de la jambe 543
- prévertébraux du cou 133
- procérus 47, 49, 51
- profonds de la plante du pied 551
- ptérygoïdien latéral 54
- ptérygoïdien médial 54
- pubo-coccygien 311, 312
- pubo-rectal 312
- pubo-vaginal 311, 312
- pyramidal 244, 248
- recto-urétral 331
- recto-vaginal 331
- risorius 47, 51
- rond pronateur 449
- salpingo-pharyngien 113, 149, 151
- sartorius 532, 534
- scalène antérieur 132, 133
- scalène moyen 132, 133
- scalène postérieur 132, 133
- semi-épineux 186
- semi-épineux de la tête 187
- semi-épineux du cou 186
- semi-épineux du thorax 186
- semi-membraneux 535, 537
- semi-tendineux 535, 537
- soléaire 542, 543
- sphincter de l'ampoule hépato-pancréatique 265
- sphincter de l'urètre 327, 343, 364, 372, 378
- sphincter du conduit cholédoque 265
- sphincter du conduit pancréatique 265
- sphincter externe de l'anus 313, 330, 331, 332, 370, 371, 373, 379
- sphincter interne de l'anus 330, 331, 332, 333
- splénius 183
- splénius de la tête 183
- splénius du cou 183
- sternal 443
- sterno-cléido-mastoïdien 131, 159, 179
- sterno-hyoïdien 132, 155, 159
- sterno-thyroïdien 132, 159
- stylo-glosse 57, 58
- stylo-hyoïdien 131, 132
- stylo-pharyngien 149, 150
- subclavier 443, 485
- subcostal 200
- subocciptaux 52
- subscapulaire 444
- supinateur 453, 456
- supra-épineux 445
- supra-hyoïdiens 132
- suspenseur du duodénum (de Treitz) 262
- tarsal 90

Muscle(s) (suite)
– temporal 54
– tenseur du fascia lata 530, 532, 534
– tenseur du voile du palais 54, 113, 151
– thyro-aryténoïdien 156, 157
– thyro-épiglottique 156
– thyro-hyoïdien 132, 155, 159, 160
– tibial antérieur 525, 539
– tibial postérieur 525, 544
– transverse de l'abdomen 180, 245, 248
– transverse de la langue 57
– transverse du menton 47, 48
– transverse du thorax 197
– transverse profond du périnée 325, 372
– transverse superficiel du périnée 370, 371, 373, 379, 380
– trapèze 131, 179, 182
– triceps brachial 447
– triceps sural 542, 543
– trigonal 295
– troisième fibulaire 539, 540
– urétro-vaginal 325, 380
– uvulaire 151
– vaste latéral 532, 534
– vaste médial 534, 535
– vertical 57
– vocal 152, 154, 157
Musculature du corps 8, 9
Myocarde 231
Myomètre 356, 390

N

Naso-pharynx 147
Néocervelet 645, 647
Néphron 292, 294
Nerf(s)
– abducens (VI) 86, 97, 98, 99
– accessoire (XI) 118, 122, 123, 127
– alvéolaire inférieur 128
– alvéolaire supéro-postérieur 101
– ampullaire 115, 119
– anal (rectal) inférieur 314, 370, 569
– anal (rectal) supérieur 314
– auriculaire postérieur 107
– auriculo-temporal 102, 103
– autonomes 611, 612, 613
– axillaire 473, 474, 482, 483, 485, 487, 607
– buccal 101
– cardiaque cervical inférieur 125, 126
– cardiaque cervical supérieur 125, 126
– cardiaque moyen 145
– cardiaque supérieur 145
– cardiaques thoraciques 125, 126
– caverneux 378
– ciliaire court 99, 146
– ciliaire long 146
– cluniaux inférieurs 570, 574
– cluniaux moyens 574
– cluniaux supérieurs 180, 574
– cochléaire 106, 115, 119
– conarien 650
– coronaires droits 232
– coronaires gauches 232
– crâniens 72, 73
– crâniens mixtes 631, 632
– crâniens moteurs 631, 632
– crâniens sensitifs ou sensoriels 631, 632
– cutané antérieur de la cuisse 577
– cutané dorsal intermédiaire 581
– cutané dorsal intermédiaire du pied 573, 584
– cutané dorsal latéral du pied 584
– cutané dorsal médial 581
– cutané dorsal médial du pied 573, 584
– cutané latéral de la cuisse 286, 563, 565
– cutané latéral inférieur du bras 481
– cutané latéral supérieur du bras 482
– cutané médial de l'avant-bras 473, 474, 475, 482, 483
– cutané médial de la cuisse 566
– cutané médial du bras 473, 474, 475, 481, 482, 483, 486
– cutané postérieur de la cuisse 387, 570, 574, 607
– cutané postérieur du bras 481, 482
– cutané sural latéral 571, 572, 573, 574, 582
– cutané sural médial 571, 573, 578, 582
– cutanés antérieurs de la cuisse 566, 574
– cutanés médiaux de la cuisse 574
– de l'orbite 86, 97
– de la queue de cheval 564
– diaphysaire de l'humérus 478
– digital dorsal latéral du pouce 480, 497
– digital dorsal médial du pouce 480, 497
– digitaux communs palmaires 478, 495
– digitaux dorsaux 480
– digitaux palmaires du pouce 495
– digitaux propres du pouce 479
– dorsal de la scapula 474
– dorsal du clitoris 383, 569
– dorsal du pénis 372, 376, 569
– du canal ptérygoïdien (nerf Vidien) 104, 106
– du cœur 232
– du glomus carotidien 123
– du muscle carré des lombes 563
– du muscle élévateur de l'anus 569
– du muscle obturateur interne 569
– du muscle stapès 106
– du muscle tenseur du voile du palais 103
– du muscle trapèze 143
– du sinus carotidien 125
– épineux (rameau méningé) 101, 103
– érecteur (splanchnique pelvien) 335, 362, 378, 569
– ethmoïdal antérieur 104
– facial (VII) 101, 102, 107, 118, 122
– fémoral 286, 563, 564, 565, 566, 567, 568
– fibulaire commun 570, 571, 572, 573, 578, 582
– fibulaire profond 574, 581, 582, 584
– fibulaire superficiel 574, 581
– frontal 86, 98, 100
– génito-fémoral 286, 376, 387, 563, 564, 565, 574
– glosso-pharyngien (IX) 97, 118, 122, 123
– glutéal inférieur 576
– glutéal supérieur 571
– grand auriculaire 143, 144
– grand occipital 143, 144
– grand palatin 100, 103, 104
– grand pétreux 101, 103, 106
– grand splanchnique 242
– hypogastrique 317, 335, 362
– hypoglosse (XII) 58, 97, 123, 128
– ilio-hypogastrique 249, 286, 376, 387, 563, 565, 574, 607
– ilio-inguinal 249, 286, 376, 387, 563, 565, 574, 607
– inférieur du muscle soléaire 572
– infra-orbitaire 100
– intercostaux 607
– intercosto-brachial 473, 483, 485
– intermédiaire 106, 115
– interosseux antébrachial antérieur 478, 491
– ischiatique (sciatique) 317, 555, 565, 569, 571, 576, 607
– jéjunaux et iléaux 277
– jugulaire 145
– lacrymal 86, 98, 100
– laryngé inférieur 125
– laryngé récurrent 125, 126, 127, 160, 211
– laryngé supérieur 125, 159, 160
– latéral de l'utérus 351, 362
– lingual 54, 103, 123, 128
– lombaux 563
– mandibulaire (V3) 97, 98, 99, 101, 102, 123, 128
– massétérique 102
– maxillaire (V2) 97, 98, 99, 102
– médian 473, 474, 478, 479, 483, 485, 486, 490, 491, 495, 607
– mentonnier 101
– musculo-cutané 473, 474, 475, 483, 497, 607
– naso-ciliaire 86, 98, 99, 100
– naso-palatin 104
– obturateur 311, 314, 563, 564, 565, 567, 568, 569, 574, 577, 607
– oculomoteur (III) 97, 98, 99
– olfactifs 76, 104
– ophtalmique (V1) 97, 98, 99, 100, 102
– optique (II) 80, 86, 93, 98, 99
– pectoral latéral 474
– pectoral médial 474
– perforant cutané 569, 574
– périnéal 314, 370, 569
– périnéal profond 379
– périnéal superficiel 379
– périodontal 67
– périphériques du corps 12, 13
– petit occipital 143, 144
– petit palatin 100, 103, 104
– petit pétreux 103, 106, 124
– petit splanchnique 242
– pétreux profond 106
– pharyngien 104
– phrénique 143, 144, 159, 204
– plantaire latéral 571, 574, 585
– plantaire médial 571, 573, 574, 585
– présacral 317, 331, 378
– ptérygo-palatins 106
– pudendal 314, 317, 370, 378, 387, 569, 576, 607
– pulpaire 67
– radial 473, 474, 480, 481, 483, 486, 487, 491, 497, 607
– rectal (anal) inférieur 314, 370, 569
– rectal (anal) supérieur 569
– récurrent laryngé 159
– sacculaire 115, 119
– saphène 566, 567, 574
– sciatique (ischiatique) 317, 555, 565, 569, 571, 576, 607
– spinal (XI) 97, 607, 608, 609, 610, 615
– splanchnique imus 242
– splanchnique lombal 317
– splanchnique pelvien (nerf érecteur) 317, 346
– splanchnique sacral 317, 335, 378
– subclavier 474
– subcostal 249, 563, 565, 607
– subscapulaire inférieur 474
– subscapulaire supérieur 474, 485
– superficiels du membre supérieur 470, 471
– supraclaviculaire intermédiaire 143, 144
– supraclaviculaire latéral 143, 144
– supraclaviculaire médial 143, 144
– supraclaviculaires 483
– supra-orbitaire 86
– suprascapulaire 474
– supra-trochléaire 86
– sural 571, 573, 574, 582
– sural médial 572
– tentoriel 709
– thoracique long 485
– thoraco-brachial 474
– thoraco-dorsal 474
– tibial 570, 571, 572, 573, 578, 582, 585
– transverse du cou 144
– trijumeau (V) 97, 98, 99, 100, 118
– trochléaire (IV) 86, 97, 98, 99, 118
– tympanique 106, 124
– ulnaire 473, 474, 476, 477, 483, 485, 486, 487, 490, 491, 495, 497, 607
– utriculaire 115, 119
– vaginaux 317
– vague (X) 97, 118, 122, 123, 126, 127, 159, 160, 352
– vestibulaire 106, 115, 119, 646
– vestibulo-cochléaire (VIII) 118, 122

– zygomatico-facial 100
– zygomatico-temporal 100
– zygomatique 86, 100
Neurocyte 595
Neurofibre(s)
– amyélinisée 597
– hypothalamique 659
– myélinisée 597
– post-ganglionnaire 611
– pré-ganglionnaires 611
Neuroglie 595
– centrale 595
Neurohypophyse 658, 660, 685
Neurolemmocyte (cellule de Schwamm) 593, 597
Neurone(s) (neurocyte) 593, 594
– à corbeille 644
– bipolaire 594
– cérébelleux 644
– granuliforme 644
– horizontal 673
– multipolaire 594, 673
– olfactif 78
– piriforme 644
– pseudo-unipolaire 594
– stellaire 644, 673
– unipolaire 594
Neuropile (neuropilème) 595
Neurotransmetteurs 611
Nissl, substance chromatophile du neurone (corps de) 593
Nodule 642
Nœud(s)
– atrio-ventriculaire 231
– lymphatique (lymphonœuds) 240, 316
– lymphatique latéro-aortique 240
– lymphatique latéro-cave 240
– lymphatique pré-aortique 240
– lymphatique pré-cave 240
– lymphatique rétro-aortique 240
– lymphatique rétro-cave (post-cave) 240
– neurofibrillaire (de Ranvier) 597
– sinu-atrial (de Keith- Flack) 231
Nomenclature des dents 63
Norma
– faciale 32
– latérale 34
– occipitale 33
– supérieure (ou verticale) 33
Noyau(x)
– abducens (VI) 119, 120
– accessoire 616
– accumbens 663, 665, 667, 668, 678
– ambigu 74, 124, 127, 639
– amygdaloïde 654, 657
– antérieur du thalamus 651, 652, 653
– antéro-latéral du thalamus 616, 618
– antéro-médial du thalamus 616, 618
– arqué 655, 656, 657, 660
– basal encéphalique 678
– basal télencéphalique 665, 672
– basaux du cerveau 665, 666, 667, 668
– baso-latéral du thalamus 668
– baso-médial du thalamus 668
– caudé 648, 665, 693
– central latéral du thalamus 652
– central médial du thalamus 652
– centro-médian du thalamus 652
– cochléaire 119
– cochléaire antérieur 121
– cochléaire postérieur 121
– cortical 668
– cunéiforme 624
– d'union 652
– de l'habénula 78
– dentelé 643, 645, 647
– des nerfs crâniens 75
– dorsal du nerf vague (X) 125, 127
– dorsal latéral du thalamus 651, 652
– dorsaux du thalamus 653
– dorso-médial du thalamus 655, 660
– du cervelet 643
– du cristallin 82
– du nerf accessoire 127
– du nerf oculomoteur (III) 97
– du nerf vague (X) 125
– du pont 647
– du raphé du pont 639, 640
– du tegmentum 78
– emboliforme 625, 643, 645
– fastigial 120, 643, 645, 646
– gigantocellulaire antérieur 639
– globuleux 625, 643, 645
– gracile 624
– H 654
– H1 654
– H2 654
– hypothalamique antérieur 655, 656
– hypothalamique dorso-médial 657
– hypothalamique postérieur 655, 656, 657
– hypothalamique ventro-médial 657
– intermédio-latéral 616, 617
– intermédio-médial 616, 617
– interpédonculaire 78
– interstitiel 120, 668
– intralaminaires 652, 653
– lentiforme 665, 666
– linéaires 639
– mamillaire latéral 655, 656, 657
– mamillaire médial 655, 656, 657
– marginal de l'apex de la corne postérieure 616
– médian du raphé 639
– médians du thalamus 651, 652
– médiaux du thalamus 651, 653
– médio-dorsal du thalamus 652
– médio-ventral du thalamus 652
– mésencéphalique du V 105
– moteur du trijumeau (V) 105
– oculomoteur (III) 93, 119, 120
– oculomoteur accessoire 93, 97
– olivaire accessoire supérieur 121
– olivaire inférieur 121
– pâle et sombre du raphé 639
– paragigantocellulaire latéral 639
– paragigantocellulaire postérieur 639
– paralemniscal 639
– parapédonculaire 639
– parasympathique 616
– paraventriculaire 652, 655, 656, 657, 660
– périfornical 655, 656
– périnéal (d'Onuf) 618
– périventriculaire 656
– phrénique (lombo-sacral) 616, 618
– postérieur du raphé 639
– postéro-latéral du thalamus 616, 618
– postéro-médial du thalamus 616, 618
– postéro-médial du trijumeau (V) 105
– préinterstitiel (de Darkschevich) 646
– pré-optique 657
– pré-optique latéral 655
– pré-optique médial 655
– prétectal 93
– propre 616, 617
– pulpeux 177
– pulvinaire 651
– réticulaire bulbaire 640
– réticulaire inférieur du pont 639
– réticulaire mésencéphalique 640
– réticulaire parvocellulaire 639
– réticulaire pontique 640
– réticulaire supérieur du pont 639
– réticulaire tegmental du pont 639
– réticulaires 639, 652
– rétro-postéro-latéral 616, 618
– rouge 625, 637, 646, 655, 666, 690
– salivaire inférieur 124
– septal 667, 668, 671
– solitaire 124
– spinal du trijumeau (V) 105
– subcunéiforme mésencéphalique 639
– subthalamique 649, 654, 666
– suprachiasmatique 655
– supra-optique 639, 660
– supra-optique dorso-latéral 655, 656
– supra-optique dorso-médial 655, 656
– supra-optique latéral 656
– supra-optique médial 656
– supra-optique ventro-médial 655, 656
– supra-optiques 657
– tegmental dorsal 657
– tegmental pédonculo-pontique 639
– tegmental ventral 657
– thoracique 617
– trochléaire (IV) 119, 120
– tubéraux latéraux 655
– tubéro-mamillaire 655
– ventral antérieur du thalamus 651
– ventral du nerf vague 125
– ventral latéral du thalamus 651
– ventral postéro-latéral du thalamus 651, 652
– ventral postéro-médial du thalamus 652
– ventraux du thalamus 653
– ventro-médial du thalamus 655, 656, 660
– vestibulaire 119, 120
– vestibulaire médial 646
– viscéral 617
Nucléus 593

O

Obex 633, 684
Occipital 38, 39
Œil 80
Œsophage 130, 149, 209, 255
– abdominal 209
– cervical 209
– thoracique 209
Olécrâne 425, 432, 434
Oligodendrocyte 595, 596
Olive bulbaire 631
Ombilic 250
Ongle 18
Onuf, noyau périnéal d' 618
Opercule(s)
– fibreux du canal intervertébral 704
– frontal 662
– temporal 662
Ora serrata 80, 82
Orbite 32, 35
Oreille
– externe 109
– interne 109
– moyenne 109
Organe(s)
– circumventriculaires 685
– du goût 60
– spiral (de Corti) 117
– subcommissural 650, 685
– subfornical 650, 685
– vasculaire de la lame terminale 685
– vestibulaire 116
Orifice
– externe de l'utérus 354
– iléo-cæcal 272
– interne de l'utérus 354
Oropharynx 147
Os
– alvéolaire 61
– coxal 503, 504, 505, 506
– cuboïde 512, 513
– cunéiforme intermédiaire 512
– cunéiforme latéral 512
– cunéiforme médial 512
– de la main 426, 427
– du pied 512, 513
– frontal 37, 38, 39

Os (suite)
– hyoïde 45, 153, 154
– incisif (ou prémaxillaire) 36
– métacarpien 427
– naviculaire 512, 513
– palatin 37
– sésamoïde 426
– temporal 38, 39
– zygomatique 32, 37
Ostium(s)
– abdominal de la trompe 349
– atrio-ventriculaire droit 225
– atrio-ventriculaire gauche 226
– cardiaques 224
– de la glande para-urétrale 363, 384
– de la glande vestibulaire majeure 384
– du cœur 224
– externe de l'urètre 363, 381, 382, 384
– pharyngien de la trompe auditive 147, 148
– utérin de la trompe 349
Ouraque 391
Ouverture
– de l'aqueduc de la cochlée 122
– de l'aqueduc du vestibule 122
– du canalicule de la cochlée 41
– médiane du 4e ventricule 684
– piriforme 32
Ovaire 347, 351

P

Palais dur 147
Paléocervelet 645, 646
Pancréas 262, 284
Papille(s)
– circumvallées 59
– duodénale majeure 263, 265
– duodénale mineure 263
– filiformes 59
Paracervix 321, 358, 359, 364
Paradidyme 353
Paraganglions 299
Paramètre 321, 358, 359, 364
Parasubiculum 681
Parasympathique sacral 617
Paroi vaginale 388
Paroophoron 353
Partie
– centrale du ventricule latéral 682
– chondro-pharyngienne 150
– compacte de la substance noire 637
– crico-pharyngienne 149, 150
– distale de l'hypophyse 658
– intermédiaire de l'hypophyse 658, 659
– latérale de la substance noire 637
– libre du pénis 371
– magno-cellulaire du noyau rouge 647
– membranacée de l'urètre 323
– operculaire du gyrus frontal inférieur 662
– orbitaire du gyrus frontal inférieur 662
– parvo-cellulaire du noyau rouge 647
– prostatique de l'urètre 323
– réticulaire de la substance noire 637
– rétrorubrale de la substance noire 637
– spongieuse de l'urètre 323
– sublenticulaire de la capsule interne 649
– thyro-pharyngienne 149, 150
– triangulaire du gyrus frontal inférieur 662
– tubérale 658, 659
– utérine de la trompe 349
– vaginale du col 354
Patella 509
Paupière(s) 89
Peau 17, 19
– du pénis 371
Pecten
– anal 330
– du pubis 503, 536
Pédicule portal 281
Pédoncule(s)
– cérébelleux inférieurs 625, 642
– cérébelleux inférieurs (corps restiforme) 643
– cérébelleux moyen 632, 643
– cérébelleux supérieurs 625, 642, 643, 684
– cérébral 627, 631, 637, 690
– hypophysaire 658
Pelvis 305
– osseux (bassin osseux) 305, 306
– rénal 292
Pénis 375
Péricarde
– fibreux 237
– séreux 234
Péricaryon 593, 594
Péricrâne 707
Périmétrium 356
Périnée
– anal 369
– féminin 369, 379
– masculin 369, 371, 372
– uro-génital 369
Périnèvre 608
Périorbite 85, 90
Péritoine pariétal postérieur 258
Pétiole de l'épiglotte 153
Petit
– calice 292
– cartilage alaire 42
– foramen ischiatique 306
– nerf caverneux 346, 362
– neurone pyramidal 673
– omentum 257
– trochanter 507, 508
Petit, trigone lombal de 180
Petite
– corne de l'os hyoïde 45
– épine tympanique 110
– fosse supra-claviculaire 31
– lèvre 347, 379, 381, 384
– veine cardiaque 228
– veine saphène 560, 561, 578
Phalange(s) 426, 427, 513
Pharynx 148, 255
Philtrum 56
Pied
– de l'hippocampe 664, 669, 681
– du cerveau 637
Pie-mère 704, 705, 707
– recouvrant le cerveau 706
Pilier(s)
– du clitoris 383
– du diaphragme 202, 203
– du fornix 633, 664, 669
– du pénis 373
– latéral du canal inguinal 245
– médial du canal inguinal 245
Pilosité 18
Pirogoff, triangle supradigastrique de 128
Placenta 389, 390, 391, 394
Plan(s)
– du détroit inférieur 306
– du détroit moyen 306
– du détroit supérieur 306
– subcostal 243
– transpylorique 243
– xiphoïdien 243
Planum temporal 34
Plaque
– basale 390
– choriale 390
– motrice (neuromusculaire) 605
Plasticité synaptique 602
Platysma 47, 131
Plèvre(s) 222
– costale 215
– diaphragmatique 215
– médiastinale 215
Plexus
– aortique thoracique 242
– basilaire 703
– brachial 473, 474, 607
– cardiaque supérieur 126, 211
– carotidiens externes 145
– carotidiens internes 145, 233
– cervical 143, 144, 607
– choroïde 648
– choroïde du 3e ventricule 649, 710
– choroïde du 4e ventricule 684
– choroïde du ventricule latéral 633, 649, 694, 710
– cœliaque 126
– commissural postérieur 386
– de la selle turcique 659
– dentaire 67
– entérique sous-muqueux 270
– hépatique 277
– hypogastrique inférieur 317, 346, 362, 378
– hypogastrique supérieur (nerf présacral) 317, 335, 378
– hypothalamique 659
– labial 386
– lombal (ou lombaire) 563, 564, 565, 607
– mésentérique supérieur 126, 277
– myentérique 270
– ovarique 126, 297, 352
– pampiniforme 341
– pharyngien 125, 145
– pial 620
– présymphysaire 386
– ptérygoïdien 88, 141, 702
– pulpaire 67
– rectal externe 333
– rectal interne 333
– rectal supérieur 335
– rénal 126
– sacral 311, 569, 607
– splénique (liénal) 277
– testiculaire 297, 342, 378
– tonsillaire 124
– tympanique 111
– veineux intermédiaire 383
– veineux rétropubien 315
– veineux suboccipital 702
– veineux utéro-vaginal 362
– veineux vertébral externe antérieur 621
– veineux vertébral externe postérieur 621
– veineux vertébral interne antérieur 621, 704
– veineux vertébral interne postérieur 621, 704
– veineux vulvaire 362
– vertébral 145
– vestibulaire 386
Pli(s)
– ary-épiglottique 148, 152
– axillaire postérieur 442
– ciliaires 82
– d'opposition du pouce 463
– de flexion des doigts 463
– de l'artère ombilicale 337, 348
– de l'uretère 347, 348
– de la veine cave gauche (de Marshall) 235, 236
– du ligament rond 347
– du ligament suspenseur de l'ovaire 347
– glosso-épiglottique latéral 152
– glosso-épiglottique médian 151, 152
– iléo-cæcal 272
– inframammaire 193
– interaryténoïdien 152
– interurétérique 322
– lacrymal 91
– malléaire 110
– ombilical latéral 250
– ombilical médial 250
– ombilical médian 250
– palmaire inférieur 463
– palmaire moyen 463

– palmaire supérieur (thénarien) 463
– palmés de l'utérus 354
– recto-utérin 348, 359
– recto-vésical 337
– salpingo-palatin 147
– salpingo-pharyngien 147, 148
– semi-lunaire 56, 272
– sublingual 68
– transverse du rectum 330
– triangulaire 56, 59
– tubaires 351
– vésical transverse 348
– vestibulaire 152
– vocal 152
Poil 19
Point(s)
– d'appui du pied 527
– de Desjardins 264
– de McBurney 272
– de Valleix 102
– lacrymal inférieur 89
– vésiculaire 264
Pôle
– antérieur du bulbe 81
– frontal 661
– occipital 661
– postérieur du bulbe 81
– temporal 662
Polymastie 20
Pont 631, 632
Pore acoustique externe 110
Porte (hile) du foie 264, 279
Poumon 222
Précunéus 663
Prédentine 61
Prépuce
– du clitoris 363, 369, 381, 382
– du pénis 370, 375
Présubiculum 681
Procès ciliaire 82
Processus
– caudé 279
– cochléariforme 111
– coracoïde 422
– coronoïde 46, 425, 433
– costiforme 172
– linguiforme 596
– mamillaire 172
– musculaire 153, 154, 157
– myélinopoïétique 596
– olécrânien 425, 433
– orbitaire de l'os palatin 32
– papillaire 279
– pial 595
– styloïde 45
– styloïde radial 424, 425
– styloïde ulnaire 425
– triangulaire 154
– unciné 262
– vocal 153, 154, 157
Proéminence
– du canal facial 111
– du canal semi-circulaire latéral 111
– malléaire 110
– spirale 117
Promontoire 173, 306, 309
Prostate 336, 340, 343, 346, 378
Protubérance
– mentonnière 32, 46
– occipitale (inion) 33
– occipitale externe 36, 38
– occipitale interne 39
Pubis 504
Pulpe de la rate 285
Pulvinar 93
Pupille 80
Putamen 648, 649, 654, 665, 666, 667, 693
Pyramide 631, 642
– de la moelle allongée 627
– du vestibule 114
– rénale 292, 293, 294

Q

Quadrilatère lombal (de Grynfelt) 180
Quatrième ventricule 684
Queue
– de cheval 607
– de l'épididyme 338, 339
– du noyau caudé 649
– du pancréas 262

R

Racine(s)
– clinique de la dent 61
– de la dent 61
– du clitoris 383
– du mésentère 296
– du mésocôlon sigmoïde 296
– du pénis 373
– du plexus brachial 473, 474
– inférieure de l'anse cervicale 129, 144
– supérieure de l'anse cervicale 129, 144
Radiation(s)
– acoustiques 671
– auditives droites 121
– optiques postérieures 671
– thalamique centrale 671
– thalamo-corticale antérieures 671
Radius 424
Rameau(x)
– acétabulaire 554
– circonflexe de la fibula 556
– communicant avec le nerf ulnaire 480
– communicant fibulaire 571, 572, 573, 578
– communicant ulnaire du nerf radial 497
– dorsal du nerf ulnaire 479, 497
– lingual du glosso-pharyngien (IX) 124
– palmaire du nerf ulnaire 479
– palmaire profond du nerf ulnaire 496
– pharyngé 127
– scrotaux postérieurs 376
– superficiel du nerf radial 497
– thénarien du nerf radial 480
Rampe
– tympanique 114, 115, 117
– vestibulaire 114, 115, 117
Ranvier, nœud neurofibrillaire de 597
Raphé
– des muscles bulbo-spongieux 374
– pharyngien 149
– ptérygo-mandibulaire 54
Rapports des reins 287, 288
Rate 255, 284
Rayons du cristallin 82
Récepteurs nerveux 603, 604
Récessus
– annulaire 433
– antérieur de la fosse ischio-rectale 322, 324
– cochléaire 114
– coronoïdien 434
– costo-diaphragmatique gauche 215
– duodénal 263
– elliptique 114
– épitympanique 112
– hépato-rénal 257
– hypotympanique 112
– iléo-cæcal inférieur 272
– infundibulaire 682
– intersigmoïdien 273
– latéral du 4e ventricule 684
– olécrânien 434
– optique 650
– paraduodénal 263
– pharyngien 147, 148
– phrénico-diaphragmatique 215
– phréno-hépatique droit 279
– phréno-hépatique gauche 279
– pinéal 650, 682
– piriforme 148, 151, 152
– rétrocæcal 272
– rétroduodénal 263
– sacciforme 433, 437
– sphérique 114
– subhépatique droit 256
– subphrénique droit 256
– suprapinéal 650, 682
Rectum 255, 271, 330, 331
Réflexe
– achilléen 543
– patellaire 535
Région(s)
– antébrachiale antérieure 484
– antébrachiale antérieure profonde 491
– antébrachiale antérieure superficielle 490
– antébrachiale postérieure 484, 492
– antérieure de la jambe 581
– antérieure du carpe 484
– antérieure du genou 575
– auriculaire 31
– axillaire 484, 485, 487
– brachiale antérieure 484, 486
– brachiale postérieure 484, 487
– buccale 31
– calcanéenne 575
– cervicale postérieure 31, 169
– crurale antérieure 575
– crurale postérieure 575
– cubitale antérieure 484
– cubitale postérieure 484
– deltoïdienne 169, 194, 484
– dorsale 550
– dorsale de la main 497
– du dos 169
– du membre supérieur 484
– du pied 584
– fémorale antérieure 575, 577
– fémorale postérieure 575
– frontale 31
– glutéale 169, 575, 576
– glutéale droite 531
– infraclaviculaire 484
– inframammaire 193
– infra-orbitaire 31
– infra-scapulaire 169, 194
– inguinale 243
– inguinale profonde 254
– interosseuses 550
– latérale du cou 134
– lombale 169, 194
– mammaire 193
– mentonnière 31
– nasale 31, 42
– ombilicale 243, 250
– orale 31
– orbitaire 31
– palmaire 495
– palmaire profonde 496
– palmaire superficielle 495
– pariétale 31
– parotido-massétérique 31, 69
– plantaire 585
– plantaire intermédiaire 550
– plantaire latérale 550
– plantaire médiale 550
– pleuro-pulmonaires 205
– postérieure de la jambe 582
– postérieure du carpe 484
– postérieure du genou 575, 578
– précordiale 223
– prépiriforme 77
– présternale 193
– pubienne 243

Région(s) (suite)
– quadricipitale 575
– sacrale 169
– scapulaire 169, 194
– sterno-cléido-mastoïdienne 31
– submandibulaire 134
– superficielles du membre inférieur 575
– supramésocolique 257
– supra-scapulaire 169
– talo-crurale antérieure 575
– talo-crurale postérieure 575
– temporale 31
– vertébrale 169, 194
– zygomatique 31
Reil, anse de (faisceau pédonculaire) 654
Reins 286, 287
Réseau
– anastomotique du genou 556
– artériel exorénal 290
– artériel pulpaire 469
– veineux dorsal 560
– veineux dorsal de la main 471
– veineux plantaire 561
– veineux unguéal 560
Rété
– ovarii 353
– testis 353
Rétinaculum(s)
– caudal 319, 347
– cutanés du sein 22
– des extenseurs 458, 464
– des fléchisseurs 452, 458, 463
– inférieur des muscles extenseurs 539, 546
– patellaire 518, 520, 534
– patellaire latéral 509, 517, 519
– patellaire médial 517, 519
– supérieur des muscles extenseurs 539, 546
– supérieur et inférieur des muscles fibulaires 540
Rétine 80, 92
– avasculaire 83
– capillaire 83
Retzius, espace rétropubien de 319, 320, 324, 343, 347, 363
Rides du vagin 363
Riolan, muscle orbiculaire de l'œil (partie ciliaire) de 90
Rolando, sillon central de 661, 662
Rosenthal, veine basale de 699
Rostrum du corps calleux 669
Ruffini, corpuscule tactile aplati de 603

S

Sac
– alvéolaire 213
– endolymphatique 115
– lacrymal 89, 91
Saccule 115
Sacrum 170, 173
Santorini, conduit pancréatique accessoire de 263
Scapula 422
Schwamm, neurolemmocyte (cellule de) 597
Scissure du poumon
– horizontale 215, 216
– oblique 215
– oblique droite 216
– oblique gauche 216
Sclère 80
Scrotum 339, 369, 374
Secteur(s) (divisions) hépatiques 283
Segment(s)
– du rein 290
– hépatiques 281, 283
– inférieur 389, 392, 394
– inférieur de l'utérus 393
– pulmonaires 217
– splénique 285
Segmentation hépatique 282
Sensibilité
– épicritique 624
– proprioceptive 624
– tactile protopathique 624
– thermo-algésique 624
Septième ganglion thoracique 242
Septulum testiculaire 341
Septum(s)
– atrio-ventriculaire (X cardiaque) 224
– du cœur 224
– du pénis 376, 377
– interatrial 224
– interventriculaire 224
– nasal 42
– orbitaire 85, 90
– pellucidum 648, 649, 663, 664, 668, 671
– recto-vaginal 320, 363
– recto-vésical 319, 322, 336, 343
– scrotal 370
– urétro-vaginal 363
– uro-génital 320
– vasto-adducteur 567
Sillon(s)
– antéro-latéral 615, 631
– bulbo-protubérantiel 631
– calcarin 661, 663
– central (de Rolando) 661, 662, 663
– collatéral 661, 663
– de l'artère vertébrale 171
– de l'hippocampe 661
– de la trompe auditive 36
– du cingulum 663
– du corps calleux 663
– du nerf radial (spiral) 423
– du nerf ulnaire 423
– du sinus sagittal supérieur 33
– frontal inférieur 661, 662
– frontal supérieur 662
– gingival 61
– glutéal 169
– habénulaire 648
– inframalléolaire médial 585
– inframammaire 20
– infra-orbitaire 35
– intertuberculaire 423
– intrapariétal 661, 662
– lacrymal 32
– latéral (de Sylvius) 662
– limitant 633, 684
– malléolaire 510, 511
– malléolaire médial 585
– médian 59, 633, 684
– médian de la langue 56
– médian postérieur 632
– mento-labial 56
– mylo-hyoïdien 46
– naso-labial 56
– occipito-temporal 661, 663
– olfactif 661
– ombilical 250
– orbitaire 661
– palpébral 89
– pariéto-occipital 661, 662, 663
– postcentral 661, 662
– postéro-latéral 632
– précentral 661, 663
– rétro-olivaire 631, 632
– rhinal 663
– spiral externe 117
– spiral interne 117
– temporal moyen 662
– temporal supérieur 662
– terminal 59
– tympanique 111
– vestibulaire 381
Sinus
– anal 330
– carotidien 137, 299
– caverneux 137, 377, 702, 703, 708
– coronaire 227
– de la base du crâne 702, 703
– droit 697, 698, 700, 702, 703, 709, 710
– du tympan 111, 114
– épididymaire 339, 341
– ethmoïdal 44
– frontal 44
– intercaverneux 703
– intercaverneux postérieur 659
– marginal 390
– maxillaire 43, 44
– occipital 700, 703
– paranasaux 44
– pétreux inférieur 703
– pétreux supérieur 703
– prostatique 344
– sagittal inférieur 709
– sagittal supérieur 697, 700, 702, 703, 709, 710
– sigmoïde 700, 702, 703
– sphénoïdal 44, 703
– transverse 700, 702, 703
– transverse du cœur (de Thébésius) 234, 235, 236
– veineux 706
– veineux de la sclère 80
Skène, glandes para-urétrales de 384
Sphénoïde 37, 38, 39
Sphincter
– de l'urètre 322
– pylorique 261
– vésical 327, 343
Spicule dendritique 593
Splénium du corps calleux 661, 664, 669
Squelette 6, 7
– axial 170
Stapès 111
Statoconies 116
Sténon, conduit parotidien de 68, 69, 101
Sternum 195
Striatum (corps strié) 666, 667
Strie(s)
– diagonale 671
– longitudinale 78
– longitudinale latérale 664, 669
– longitudinales médiales 664, 669
– malléaire 110
– médullaire du 4e ventricule 633
– médullaire du thalamus 633, 650, 671
– médullaire thalamique 78
– médullaires 684
– olfactive 77, 79, 659
– olfactive latérale 664, 667
– olfactives médiale 664
– terminale 648, 649, 664, 668
– vasculaire 117
Structure
– de l'estomac 261
– de l'intestin grêle 269, 270
– de l'uretère 297
– du foie 280
– du rein 292
Structures
– de l'ovaire 350
– pertinentes du cerveau 669, 671, 672
Subiculum
– de l'hippocampe 681
– du promontoire 111, 114
Substance
– blanche de la moelle spinale 615
– chromatophile du neurone (corps de Nissl) 593
– gélatineuse de la moelle spinale 616
– grise de la moelle spinale 616, 617, 618
– innominée encéphalique 665, 667, 668, 672
– intermédiaire centrale 616
– noire 637, 666, 678, 690

– perforée antérieure 79, 661, 662, 663, 665, 671, 672
– viscérale secondaire 613, 628
Subthalamus 649, 654
Surface(s)
– articulaire acromiale 421
– articulaire antérieure 171
– articulaire de la malléole latérale 511
– articulaire de la tête fibulaire 511
– articulaire fibulaire 510
– auriculaire 173, 503, 506
– calcanéennes du talus 513
– patellaire 507
– poplitée 507
– quadrilatère 506
– semi-lunaire 504, 514
– semi-lunaire de l'acétabulum 515
– symphysaire 308
– talaire de l'os naviculaire 513
– talaires du calcanéus 513
Sustentaculum tali 513
Suture
– coronale 33
– incisive 36
– lambdoïde 33
– sagittale 33
Sylvius
– aqueduc du mésencéphale cérébral de 682
– sillon latéral de 662
Symétrie des hémisphères cérébraux 675
Symphyse
– lombo-sacrale 178
– pubienne 308
Synapse 593, 602
– axo-axonale 602
– axo-dendritique 602
– axo-somatique 602
– chimique ou vésiculaire 600
– électrique ou non vésiculaire 601
Synchondrose sterno-costale 197, 428
Syndesmose tibio-fibulaire 521
Systématisation
– du cortex paravermien 646
– du système sympathique 613
– du vermis 646
Système
– chromaffine 299
– limbique 678, 680, 681
– nerveux autonome 611
– parasympathique 611
– sympathique 611

T

Tabatière anatomique 456, 484
Table
– externe de la calvaria 50, 706
– interne de la calvaria 50, 706
Tache
– criblée inférieure 114
– criblée supérieure 114
Talus 512, 513
Tanycytes 595
Tarse 89, 90, 513
Tectum mésencéphalique 637, 690
Tegmentum mésencéphalique 637, 690
Tégument commun 17
Tendon
– calcanéen (d'Achille) 524, 540
– conjoint 245
– de l'infundibulum 227
– du muscle long fléchisseur de l'hallux 551
– du muscle long fléchisseur des orteils 551
– du muscle quadriceps 520
– du muscle quadriceps fémoral 509
– patellaire 518, 520
Ténia
– choroïdien 648
– colique (bandelette longitudinale du côlon) 271, 272
– du fornix 669
Tente du cervelet 708
Terminaison(s)
– nerveuses cutanées 603
– nerveuses d'un follicule pileux 603
– neuromusculaire (plaque motrice) 605
– neurosécrétroire 605
Territoires
– sensitifs cutanés du membre inférieur 574
– sensitifs cutanés du membre supérieur 483
Testicule 336, 339, 341, 342, 378
Tête
– de l'épididyme 338
– de l'humérus 423
– de la corne postérieure de la moelle spinale 616
– de la mandibule 46
– de la côte 196
– du fémur 507, 508
– du pancréas 262
– du talus 512
– fémorale 515
– radiale 424
– ulnaire 425
Thalamus 624, 633, 639, 648, 649, 651, 653, 665, 693
Thébésius, sinus transverse de 235
Thymus 208
Tibia 510
Tissu mucoïde de connexion (gelée de Wharton) 390
Todaro
– crête intervalvulaire (tendon de) 231
– tendon de 225
Toile choroïdienne du 3e ventricule 697
Tonsille(s)
– cérébelleuse 641, 642
– palatine 56, 59
– palatine gauche 151
– pharyngienne 147, 148
Torus
– aortique 225
– du muscle élévateur de la trompe auditive 147
– tubaire 147, 148
– utérin 354
Trabécule(s)
– arachnoïdiennes 706, 707
– septo-marginale 224, 225, 231
Trachée 130, 211, 212, 214
Tractus
– bulbo-réticulo-spinal 615, 626
– cérébello-rubrique 625, 647
– cérébello-thalamique 625, 646, 647
– cortico-nucléaire 127, 647, 670
– cortico-pontique 670
– cortico-spinal 127, 627, 639, 670
– cortico-spinal antérieur 615, 626, 627
– cortico-spinal latéral 615, 626, 627
– fastigio-spinal 646
– fronto-pontique 626
– habénulo-pinéal 650
– hypothalamo-hypophysaire 660
– ilio-tibial 530, 532, 534
– mamillo-thalamique 656, 657
– mésencéphalique du nerf trijumeau (V) 74, 105
– olfactif 77, 79, 659, 664
– olivo-cérébelleux 646
– olivo-spinal 615, 626, 646
– optique 93, 649
– pariéto-temporo-pontique 670
– ponto-réticulo-spinal 615, 626
– postéro-latéral (de Lissauer) 615, 618, 623, 628
– pyramidal 626, 627, 639
– réticulo-spinal 639, 640, 646
– réticulo-spinal antérieur 615, 626
– rubro-spinal 615, 626, 646, 647
– sensitifs de la moelle spinale 623
– spinal du nerf trijumeau (V) 74, 105
– spino-cérébelleux antérieur 615, 623
– spino-cérébelleux postérieur 615, 623
– spino-olivaire 615, 623
– spino-réticulaire 639
– spino-réticulaire antérieur 615, 623
– spino-réticulaire latéral 615, 623
– spino-tectal 615, 623
– spino-thalamique 628
– spino-thalamique antérieur 615, 623, 625
– spino-thalamique latéral 615, 623
– spino-thalamique postérieur 625, 646
– tecto-spinal 615, 626
– tegmental central 647
– thalamo-strié 653
– tubéro-infundibulaire 660
– vestibulo-cérébelleux 119
– vestibulo-spinal 119, 120
– vestibulo-spinal latéral 615, 626, 646
– vestibulo-spinal médial 615, 626, 646
– viscéral secondaire 615
– viscéral secondaire ascendant 628
Tragus 110
Transmission de l'influx nerveux 599
Transport axonal 598
Treitz, muscle suspenseur du duodénum de 262
Triangle
– de Koch 231
– infradigastrique (de Béclard) 128
– lumineux 110
– supradigastrique (de Pirogoff) 128
Trigone
– carotidien 31, 134
– cervical latéral 31
– clavi-pectoral 484
– collatéral 664
– du lemnisque 633
– du nerf hypoglosse (XII) 633, 684
– du nerf vague (X) 633, 684
– fémoral 385, 575, 577
– fibreux droit 227
– fibreux gauche 227
– habénulaire 633
– lemniscal 641
– lombal (de Petit) 180
– lombo-costal 202
– olfactif 79
– omo-claviculaire 31, 193
– omo-trachéal (ou musculaire) 31
– ponto-cérébelleux 641
– submandibulaire 31
– submentonnier 31
– vaginal 354, 363
– vésical 295, 322, 323, 324, 327
Trochlée 423
Troisième
– trochanter 507
– ventricule 648, 682
Trolard, veine cérébrale anastomotique supérieure de 700
Trompe utérine 347, 348, 351, 353
Tronc(s) 473, 474
– brachio-céphalique 137
– cœliaque 259, 266
– costo-cervical 136
– du corps calleux 669
– encéphalique 631, 632, 633
– jugulaire 240
– lombo-sacral 563, 564, 569
– lymphatique droit 159
– pulmonaire 218, 223
– subclavier 240
– thyro-cervical 465
– vagal droit 126, 260, 277
– vagal gauche 126, 277
– veineux thyro-linguo-facial 58
Tuber 641, 642

Tubercule(s)
– conoïde 421
– corniculé 148, 156
– costal 196
– cunéiforme 148, 156, 632, 633, 684
– de l'adducteur 507, 508, 536
– de l'épiglotte 152
– de la dent 61, 63
– de l'auricule (de Darwin) 110
– deltoïdien 421
– du ligament transverse de l'atlas 171
– du métatarsien V 526
– du pubis 503
– du trapèze 422
– glénoïdal 422
– gracile 632, 633
– iliaque 503
– infra-optique 35
– intercondylaire latéral 510
– intercondylaire médial 510
– labial 56
– majeur 423
– mineur 423
– obturateur antérieur 309
– obturateur postérieur 309, 514
– ombilical 250
– omental 262, 279
– pharyngien 36, 38
– piriforme 312
– pubien 251, 308, 309, 505
– supracondylaire latéral 507
– supracondylaire médial 507
– thyroïdien inférieur 153
– thyroïdien supérieur 153
Tubérosité(s)
– deltoïdienne 423, 444
– du calcanéus 542, 550
– du tibia 510
– frontale 32
– glutéale 507
– iliaque 503, 506
– radiale 424
Tubule
– collecteur 293
– contourné distal 292, 293, 294
– contourné proximal 292
– droit distal 293
– droit proximal 293
– rénal arqué 292
– rénal collecteur 293
– rénal droit 292
– séminifère 353
– séminifère contourné 341
– séminifère droit 341
Tunique
– albuginée du testicule 350
– dartos 339, 376
– spongieuse de l'urètre 324
– spongieuse du vagin 365
– vaginale 336
– vasculaire du testicule 341

U

Ulna 425
Uncus 172, 175, 661, 663, 664, 681
Uretère 286, 292, 295, 296, 317
– iliaque 295
– lombale 295
Urètre 347
– féminin 325
– masculin 323
– prostatique 344, 345
Urothélium 295
Utérus 354, 355, 364, 365
– gravide 389, 392, 393
– puerpéral 394
Utricule 115
– prostatique 344, 345, 353
Uvule 642
– palatine 56, 148, 151
– vésicale 323

V

Vagin 347, 349, 355, 363, 364, 365, 366
Vaginale du testicule 339
Vaisseau
– du cou 134
– proéminent 117
– spiral 117
Vallécule
– du cervelet 642
– épiglottique 152
Valleix, points de 102
Valve(s)
– appendiculaire (de Gerlach) 272
– iléo-cæcale (de Bauhin) 272
Valvule(s)
– anale 330
– aortique 227
– de la fosse naviculaire 323, 375
– de la veine cave inférieure 224, 225
– du sinus coronaire 224, 225
– semi-lunaires 225
Vascularisation de l'hypophyse 659
Vater, ampoule hépato-pancréatique de 265
Vater-Pacini, corpuscule lamelleux de 604
Veine(s)
– anastomotique intersaphène 560, 561, 578
– angulaire 88, 141, 702
– antérieure du septum pellucidum 698
– auriculaire postérieure 141
– axillaire 474
– azygos 239, 291, 622
– basale 697, 698, 700
– basale (de Rosenthal) 699
– basilique 470, 471, 475
– basivertébrale 621
– brachiale 486
– bulbaire 377
– cæcales 275
– cave inférieure 239, 286, 391
– cave supérieure 223, 239
– caverneuse 376
– centrale 280
– centrale de la rétine 88
– céphalique 470, 471, 475
– cérébrale anastomotique inférieure (de Labbé) 700
– cérébrale anastomotique supérieure (de Trolard) 700
– cérébrale antérieure 699
– cérébrale inférieure 700
– cérébrale interne 697, 698, 699
– cérébrale moyenne 700
– cérébrale moyenne profonde 699
– cervicale profonde 141
– choroïdienne inférieure 699
– choroïdienne supérieure 697, 698
– circonflexe du pénis 377
– circonflexe iliaque superficielle 560
– circonflexes iliaques profondes 315
– coliques 275
– de l'incus 699
– de la citerne cérébello-médullaire 700
– de la moelle spinale 621, 622
– des doigts 470
– digitales dorsales 471
– dorsale profonde du clitoris 315, 383
– dorsale profonde du pénis 315, 376, 377
– dorsale superficielle du pénis 376
– du bulbe du vestibule (ou du bulbe du pénis) 315
– du cerveau 697, 698
– du cervelet 700
– du noyau caudé 697, 698
– du récessus latéral du 4e ventricule 700
– du sein 23
– du tronc cérébral 700
– émissaire 707
– émissaire mastoïdienne 141
– épigastrique inférieure 315
– épigastrique superficielle 385, 560
– faciale 141
– fibulaire 572
– frontales 700
– gastrique 267
– gastrique droite 267, 275
– gastrique gauche 275
– gastro-omentale 267
– glutéale inférieure 315
– glutéale supérieure 315
– grande saphène 560
– hémi-azygos 291, 622
– hémi-azygos accessoire 239, 622
– hépatique 267, 281, 291
– iliaque commune 239
– iliaque externe 315
– inférieure du vermis 700
– inférieures des hémisphères cérébelleux 700
– intercapitales 471, 560
– intercolliculaire 700
– intercostale suprême 141
– interlobaire 293
– intervertébrale 621
– jéjunales et iléales 275
– jugulaire antérieure 141
– jugulaire externe 141
– jugulaire interne 141
– labiale inférieure 141
– labiale supérieure 141
– labiales postérieures 315
– latérale du ventricule latéral 698
– linguale 58
– lombale ascendante 239, 291, 315, 622
– lombales 239
– marginale latérale 560
– marginale médiale 560, 561
– médiane antébrachiale 470, 475
– médiane basilique 470
– médiane céphalique 470
– médiane de la nuque 141
– médiane du coude 470
– mésentérique inférieure 267, 275
– mésentérique supérieure 267, 275
– métacarpiennes dorsales 471
– métatarsiennes dorsales 560
– nasales externes 141
– obturatrice 315, 362
– occipitale 141, 700
– ombilicale 391
– ophtalmique 88
– ovarique 286, 291, 352
– pancréatico-duodénale inférieure 267
– pariétales 700
– pédonculaire 699
– périnéale profonde 379
– périnéale superficielle 379
– périphériques du corps 11
– petite saphène 560
– phrénique 291
– pontique latérale 700
– pontique transverse 700
– ponto-mésencéphalique 700
– poplitée 561, 578
– portales courtes 659
– portales longues 659
– porte 267, 275, 281
– postérieure du corps calleux 697, 698, 700
– précentrale 700
– profonde du bras 487
– pudendale interne 315, 333, 362
– pudendales externes 376, 385, 560
– pulmonaire 218, 219, 226
– radiculaire 621, 622

– rectale inférieure 315, 333
– rectale moyenne 275, 315, 333
– rectale supérieure 275, 333
– rénale 291, 298
– rénale gauche 239, 291
– rétro-mandibulaire 141
– sacrale médiane 315
– sacrales latérales 315
– saphène accessoire 560
– scrotales 315
– sigmoïdiennes 275
– sinusoïde 280
– spinale antérieure 621, 622
– spinale antéro-latérale 621
– spinale postérieure 621
– spinale postéro-latérale 621
– splénique (liénale) 267
– spongieuse 377
– submentale 141
– superficielles du cerveau 700
– superficielles du membre inférieur 560
– superficielles du membre supérieur 470
– supérieur des hémisphères cérébelleux 700
– supérieure du vermis 700
– supra-orbitaire 141
– suprascapulaire 141
– surrénale droite 291
– surrénale gauche 291
– temporale moyenne 141
– temporale superficielle 141
– temporales 700
– terminale (thalamo-striée supérieure) 648, 698
– testiculaire 291, 298, 342
– thalamo-striée supérieure 697, 698
– thalamo-striée supérieure (veine terminale) 648, 698
– thalamo-striées inférieures 699
– thyroïdienne inférieure 141, 159, 160
– thyroïdienne moyenne 141
– thyroïdienne supérieure 141
– tibiale antérieure 572
– transverse de la face 141
– transverse du cou 141
– utérine 315, 362
– vaginale 315, 362
– vertébrale 141, 622
– vésicale inférieure 315
– vorticineuse 80, 88
Veinule droite 293
Ventricule(s)
– du larynx 152
– encéphaliques 682
– latéral 648, 664
Vermis 645
Vertèbre
– cervicale 172
– lombale 172
– proéminente (C7) 170
– thoracique 172
Vertex 5, 170
Vésicule
– olfactive 76
– synaptique 600
Vessie 365
Vestibule 152, 369
Vidien, nerf du canal ptérygoïdien 106
Villosité
– arachnoïdienne 706
– choriale 390
– intestinale 270
Voie(s)
– associatives de la moelle spinale 628
– biliaires 263
– de la sensibilité viscérale 628
– lacrymales 91
– motrices volontaires 626, 627
– optiques 94
– pancréatiques 263
– sensitives conscientes 623, 624
– sensitives inconscientes 623, 625
– visuelles 93, 95
Voile
– médullaire 684
– médullaire inférieur 642
– médullaire supérieur 633, 642, 684
Vomer 36
Vortex du cœur 231
Vulve 363, 381

W

Wagner, Meissner, corpuscule tactile ovoïde de 604
Wharton, tissu mucoïde de connexion (gelée de) 390
Wirsung, conduit pancréatique de 263, 265

Z

Zeiss, glandes sébacées de 90
Zona incerta 654
Zone
– ano-cutanée (transitionnelle anale) 330
– capitulo-trochléaire 423
– des colonnes anales 330
– marginale (de Lissauer) 616
– orbiculaire de la capsule articulaire 515, 516
– pancréatico-cholédocienne 264
– transitionnelle anale (ano-cutanée) 330
Zonule ciliaire 80, 81, 82, 83

Bibliographie

ANSON BJ. Atlas of human anatomy. Philadelphia, Saunders, 1951.

BEAR MF, CONNORS BW, PARADISO MA. Neurosciences. À la découverte du cerveau. Traduction et adaptation française de A NIEOULLON. Paris, Pradel, 2002.

CARPENTER MB. Human neuroanatomy, 7th edition. Baltimore, Williams and Wilkins, 1976.

CASTAING J, SOUTOUL JH. Atlas de coupes anatomiques. Paris, Maloine, 1968.

COUINAUD C. Le foie : études anatomiques et chirurgicales. Paris, Masson, 1957.

DICKINSON RL. Human sex anatomy. New York, P. Krieger EP, 1971.

ELIAS H, PAULY JE, BURNS ER. Histologie et micro-anatomie du corps humain. Traduction française de JP MUSY. Padoue, Piccin, 1984.

ELLIS H, LOGAN B, DIXON A. Human cross-sectional anatomy. Atlas of body sections an CT images. Oxford, Butterworth-Heinemann, 1991.

HOLLINSHEAD W. Anatomy for surgeons, 2sd edition. Philadelphia, Harper and Row, 1971.

HOVELACQUE A, MONOD O, SAVART P. Treize coupes horizontales du thorax. Correspondances anatomiques et tomodensitométriques. Paris, Maloine, 1982.

KAMINA P. Anatomie clinique, 5 tomes, 3e édition. Paris, Maloine, 2009.

KAMINA P. Dictionnaire-atlas d'anatomie. Paris, Maloine, 1983.

KAMINA P. Planches d'anatomie, 2e édition. Paris, Maloine, 2008.

KORITKE JG, SICK H. Atlas of sectional human anatomy. Baltimore-München, Urban & Schwarzenberg, 1988.

KRSTIC RV. Illustrated encyclopedia of human histology. Berlin, Springer-Verlag, 1984.

LAVAL-JEANTET M, LASSAU JP, BASTIAN D. Tomodensitométrie du tronc de l'adulte. Atlas anatomique et variations. Paris, Masson, 1989.

LAZORTHES G, GOUAZÉ A, SALAMON G. Vascularisation et circulation cérébrales. 2 volumes. Paris, Masson, 1976-1978.

LIPPERT H, PABST R. Arterial variations in man. Classification and frequency. Munich, Bergmann Verlag, 1985.

MC ALPINE WA. Heart and coronary arteries, 2e édition. Berlin, Springer Verlag, 1978.

MÖLLER TB, REIF E. Atlas de poche d'anatomie en coupes sériées. Tomodensiotométrie et imagerie par résonance magnétique. Paris, Flammarion Médecine-Sciences, 2001.

MOUNTCASTLE VB. The columnar organization of the cerebral cortex. Brain, 1997; *120* : 701-722.

NETTER FH. Atlas d'anatomie humaine, 3e édition. Adaptation française de P KAMINA. Paris, Masson, 2004.

NIEWENHUYS R, VOOGD J, VAN HUIJZEN C. The human central nervous system. Synopsis and atlas, 3rd edition. Berlin, Springer Verlag, 1988.

PATURET G. Traité d'anatomie humaine, 4 volumes. Paris, Masson, 1958.

PAXINOS G, MAI JK. The human nervous system, 2sd edition. San Diego, Elsevier Academic Press, 2003.

PURVES D, AUGUSTINE GJ, FITZPATRICK D, KATZL C et al. Neurosciences, 2e édition française de JM COQUERY. Bruxelles, De Boeck, 2003.

ROUVIÈRE H, DELMAS A. Anatomie humaine, 15e édition. Paris, Masson, 2002.

SMITH GT. The renal vascular patterns in man. J Urol, 1963; *89* : 274-288.

SOBOTTA J, PUTZ R, PABST R. Atlas d'anatomie humaine, 3e édition française de A DHEM et A GOUAZÉ. Cachan, Éditions médicales internationales, 1993.

TERMINOLOGIA ANATOMICA : international anatomical terminology. Federative Comittee on Anatomical Terminology. Stuttgart, Thieme Verlag, 1998.

WILLIAMS PL. Gray's anatomy, 39th edition. London, Churchill Livingstone, 2004.